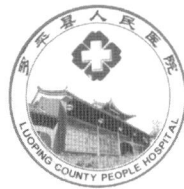

罗平县人民医院志

LUO PING XIAN REN MIN YI YUAN ZHI

《罗平县人民医院志》编纂委员会　编纂

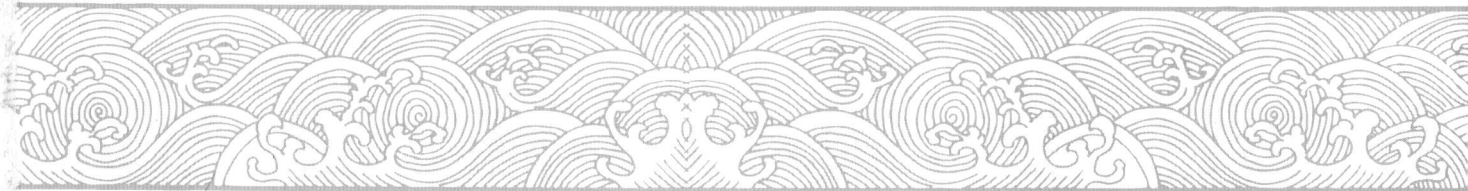

中国文史出版社

《罗平县人民医院志》编纂委员会

主 任 委 员：舒占坤

副主任委员：叶亚怀　李虹道　冯　锐　王国渊　郭静清

委　　　员：（以姓氏笔画为序）

马成燕　王国渊　王学斌　王家祥　王跃红　王红云

王　欣　王爱国　王丽华　王艳丽　王小建　王官珍

方　茜　田永波　田小冲　邓海滨　卢　松　左普林

冯粉竹　史林芝　刘　华　刘基建　刘麟江　宋光毕

沈改良　李定才　李　丹　李茂娟　李　红　李兴华

李海丽　李明花　李美琼　李强虎　李来坤　张显德

张春权　张柱生　张志萍　张西萍　张保芬　张　羽

张金慧　张自云　孟建丽　陈　平　陈书莲　陈　静

陈　丽　陈黎明　陈桂玲　陈家芬　陈培芳　金亚玲

赵有奎　念卫红　周　宓　郑周园　胡贵仙　柯　尧

保建强　保佑锐　徐金玉　钱炳坤　唐似亮　唐秀琼

郭静清　袁家礼　黄　羽　黄树芬　黄桂兰　黄胜荣

黄建能　崔荣刚　崔茂排　梁海忠　盛云会　彭柏雁

谢家应　谢国玲　董艳萍　翟　丽　潘　瑜

主　　　编：舒占坤

副　主　编：叶亚怀　李虹道　冯　锐　王国渊　郭静清

编　　　纂：唐似亮　刘　海

统　　　稿：唐似亮

摄　　　影：胡良辅　张春权　王克祥

责 任 编 辑：叶亚怀　李虹道　冯　锐　王国渊　郭静清

方　茜　陈　平　唐似亮　柯　尧

勇挑改革重担

树立杏林典范

陈觉民

二〇〇八·七·二十四

云南省卫生厅厅长陈觉民为医院题词

1

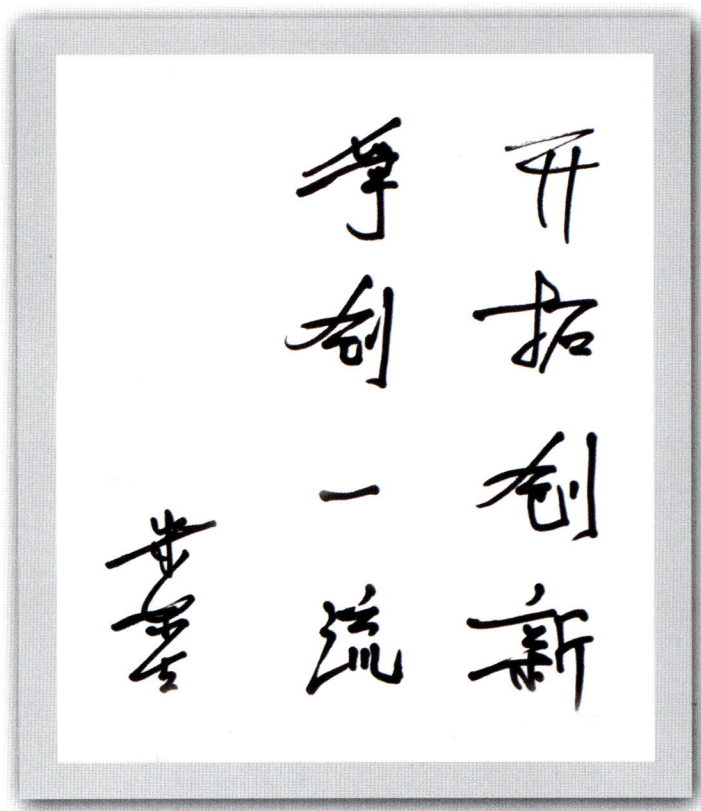

开拓创新 争创一流

云南省发改委主任米东生为医院题词

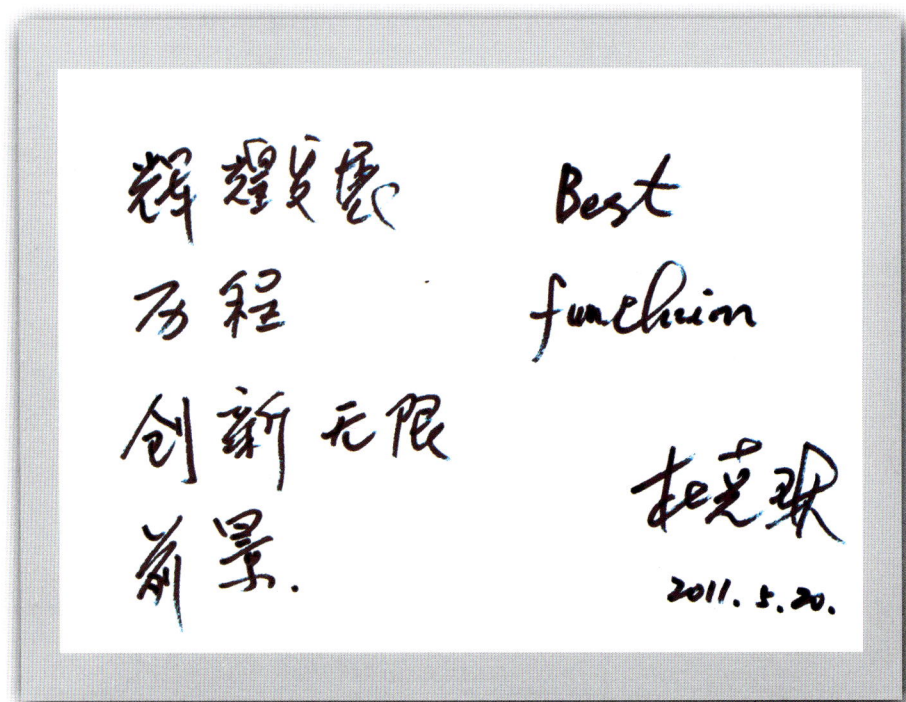

辉煌历程 创新无限前景

Best function

2011.5.20.

云南省卫生厅副厅长（正厅）杜克琳为医院题词

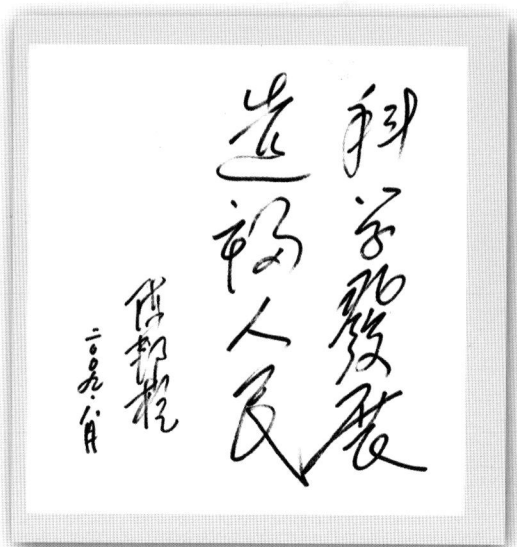

中央科学发展观巡回检查组组长陈邦柱为
医院题词

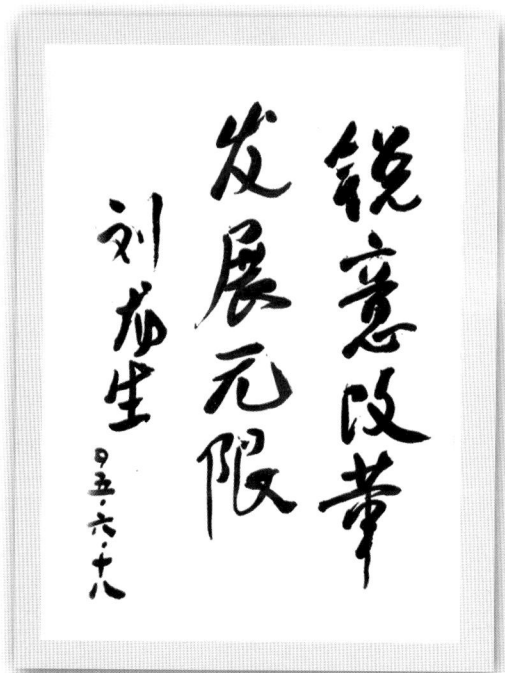

《医院领导决策与参考》主编刘龙生为
医院题词

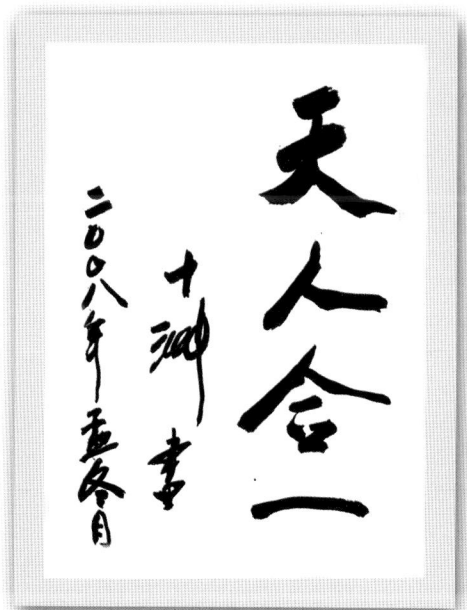

中国社会科学院政策研究中心副主任
吴十洲为医院题词

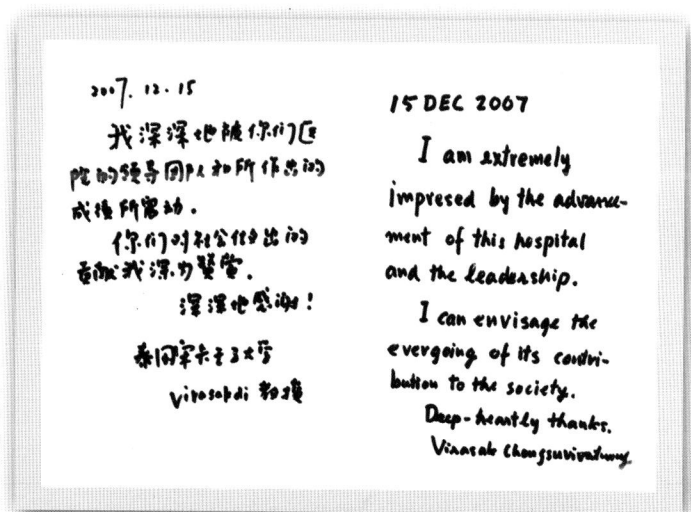

2007. 12. 15

我深深地被你们医
院的领导团队和所作出的
成绩所感动。
你们对社会作出的
贡献我深为赞赏。
深深地感谢！

泰国宋卡王子大学
Virasakdi 教授

15 DEC 2007

I am extremely
impressed by the advance-
ment of this hospital
and the leadership.
I can envisage the
evergoing of its contri-
bution to the society.
Deep-heartly thanks.
Virasak Chongsuvivatwong

泰国卫生部高级官员宋卡王子大学博士生导师Virasakdi
教授为医院题词

桃李不言下自蹊

司马迁史记李广列传

乙丑年暮春二月初二日龙抬头吉日拜览占帅院长立传大宏图与吴十洲丰历程喷之默默如此古今罕见与吴十洲同赴故宫博物院

故宫博物院何芳

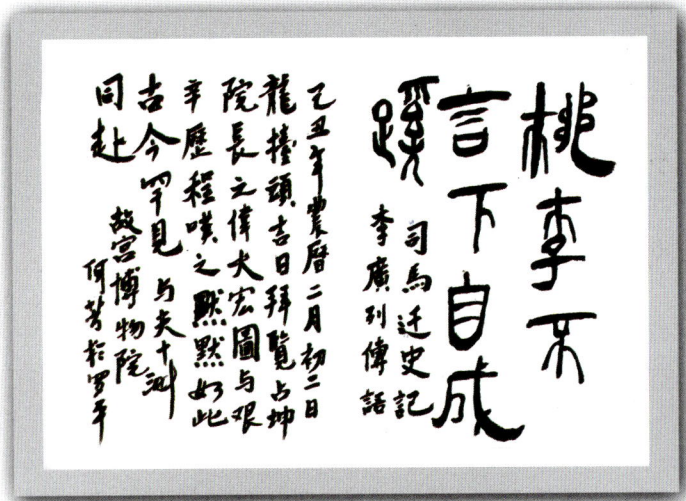

故宫博物院何芳为医院题词

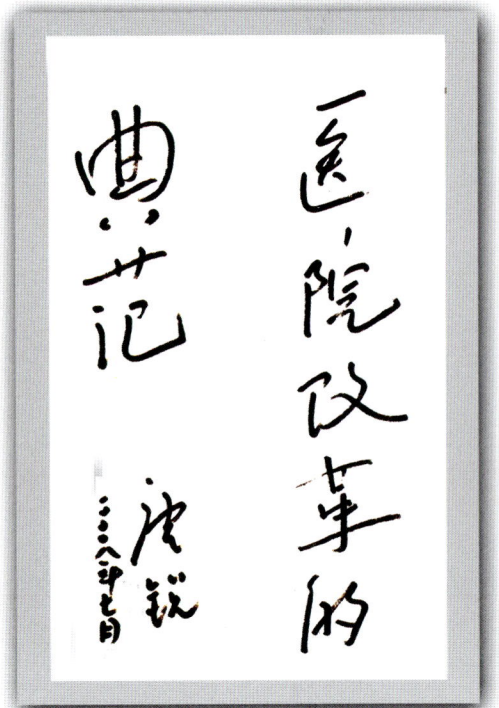

医院改革的典范

唐锐 二〇〇八年七月

曲靖市卫生局局长唐锐为医院题词

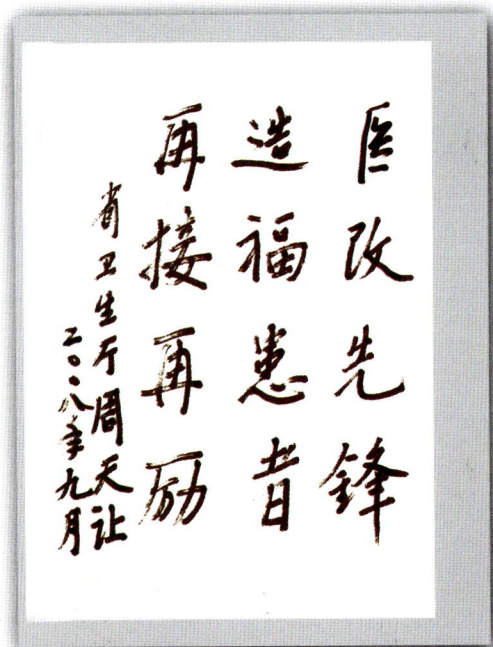

医改先锋
造福患者
再接再励

省卫生厅周天让
二〇〇八年九月

云南省卫生厅纪检组组长周天让为医院题词

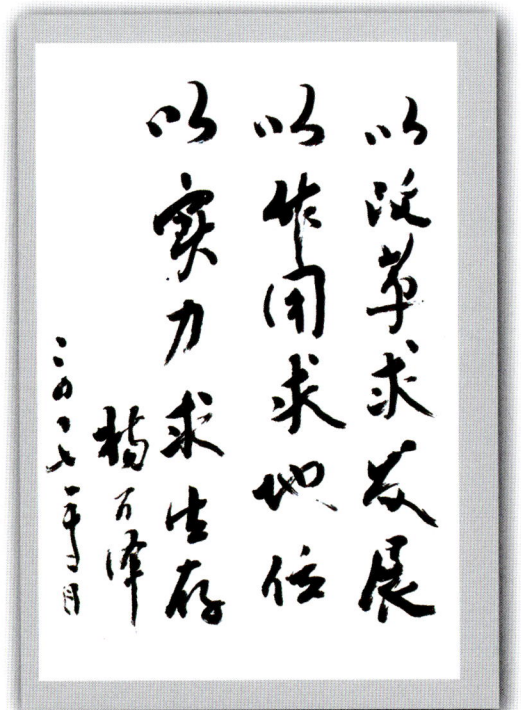

以改革求发展
以作用求地位
以实力求生存

杨万泽 二〇〇七年一月

云南省卫生厅医政处处长杨万泽为医院题词

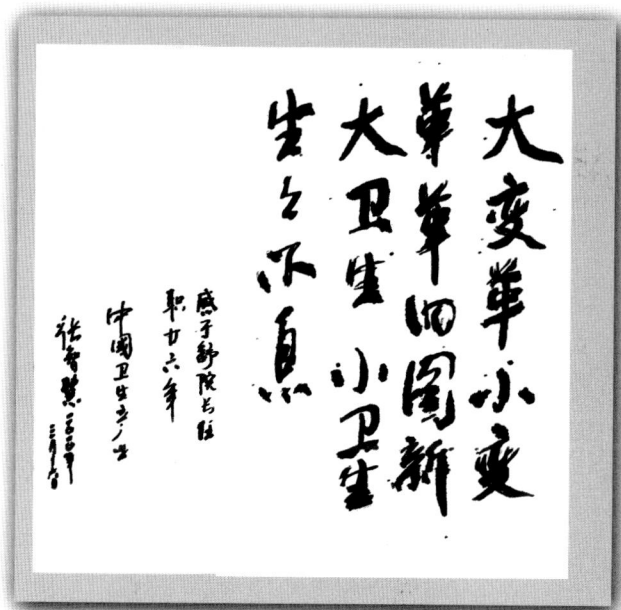

大变革 小变革 革革新 小卫生 生生不息

《中国卫生产业》杂志社张智慧为医院题词

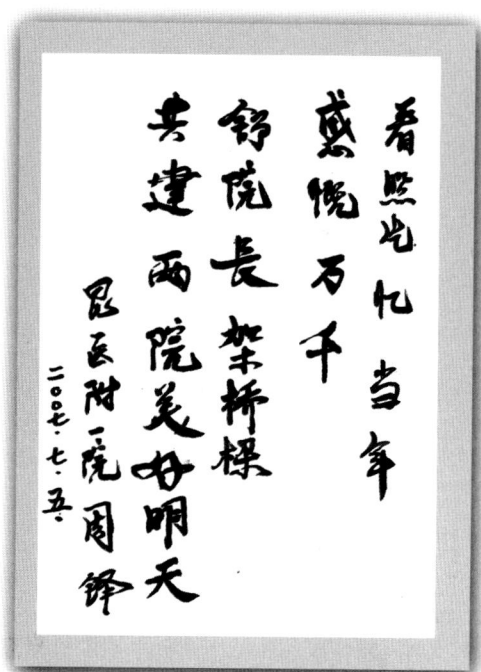

看照屯儿 当年
医院长 架桥梁
共建两院 美好明天

昆医附一院副院长周铎为医院题词

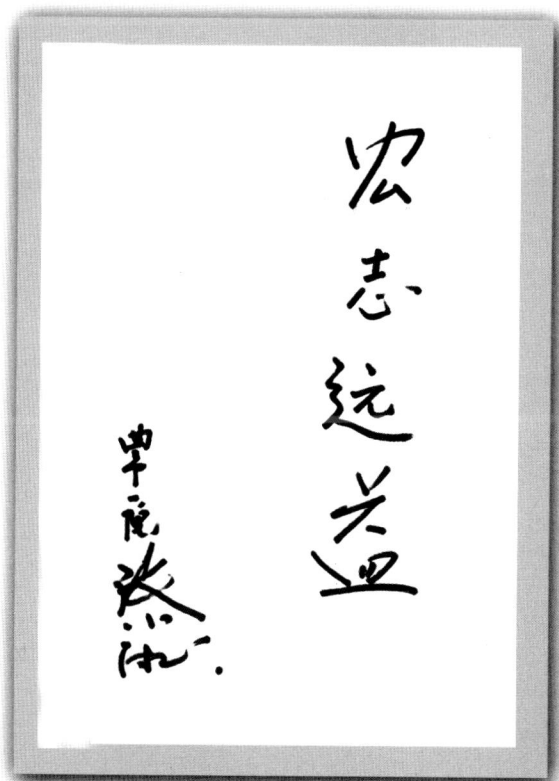

宏志远迎

曲靖市第一人民医院院长张小德为医院题词

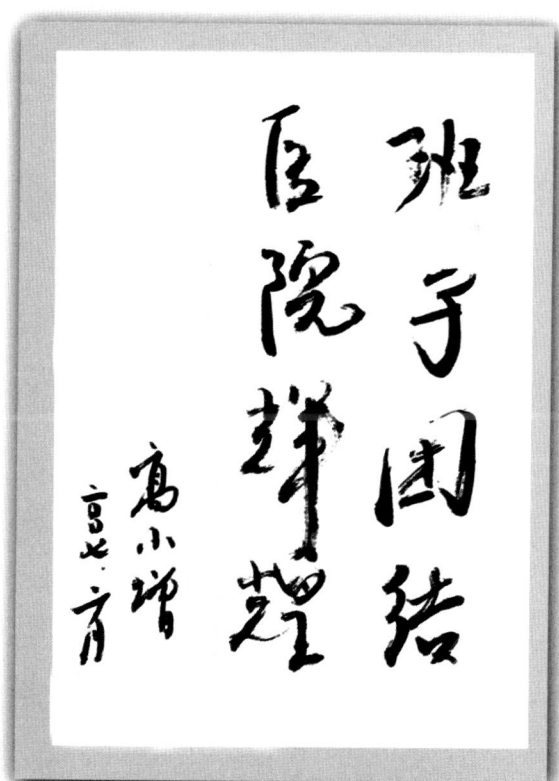

班于团结
医院辉煌

原曲靖市第一人民医院院长高小增为医院题词

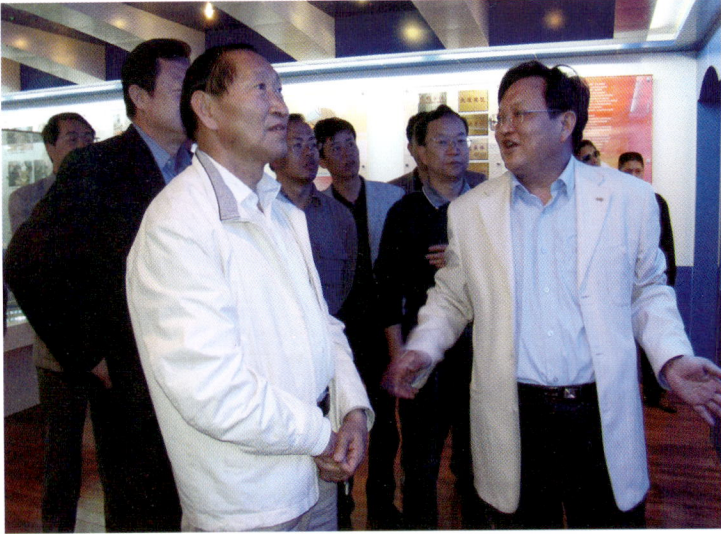

中共云南省委常委、省政府常务副省长
罗正富到医院视察

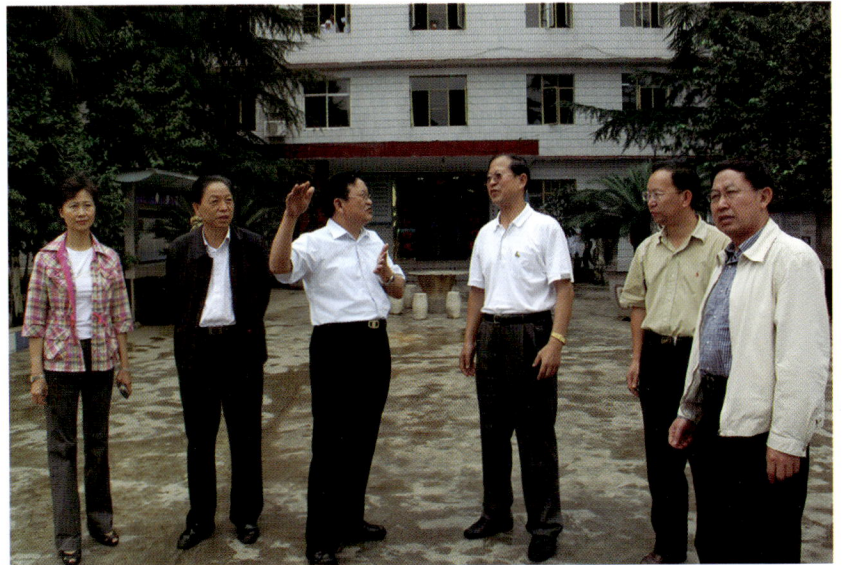

中央科学发展观检查组一行在
县长张长英陪同下到医院视察

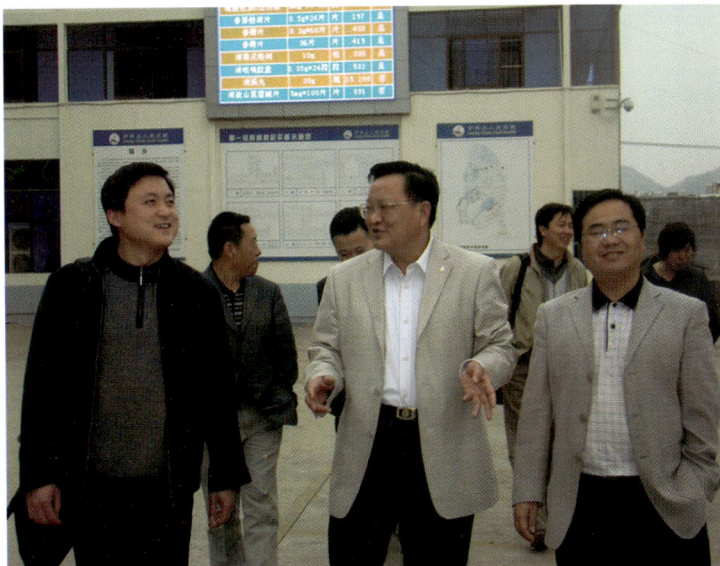

国家发改委调研员一行在副县长
张昔康陪同下到医院调研

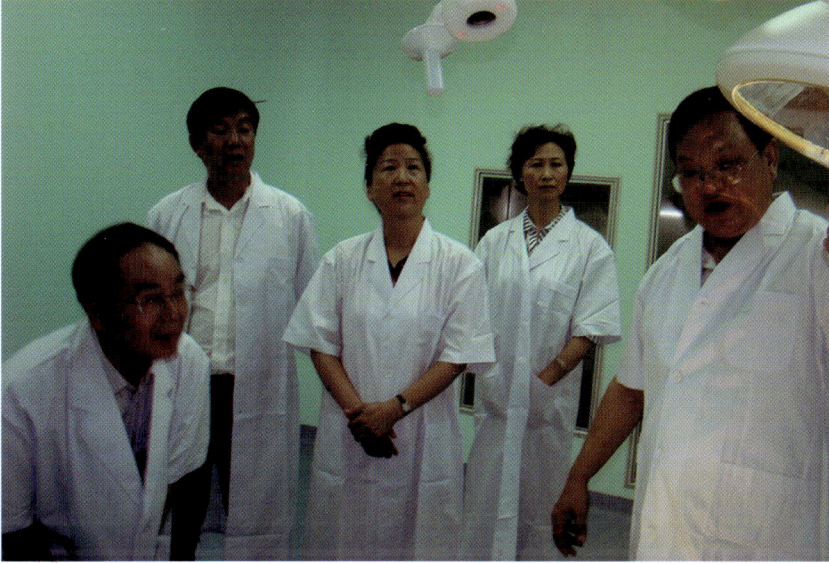

国家卫生部人才中心主任刘金峰一行在副市长饶卫、县长张长英陪同下到医院检查指导工作

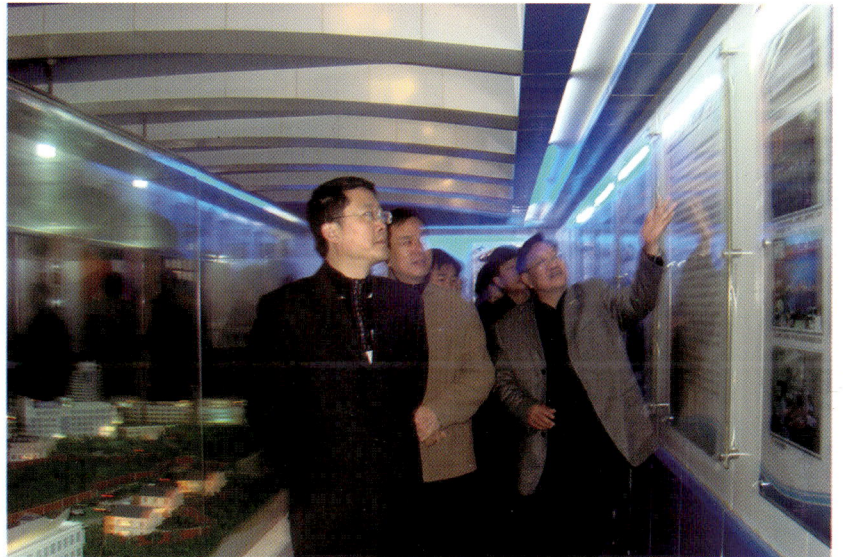

国务院参事陈全训一行到医院进行公立医院深化改革、加强管理专题调研

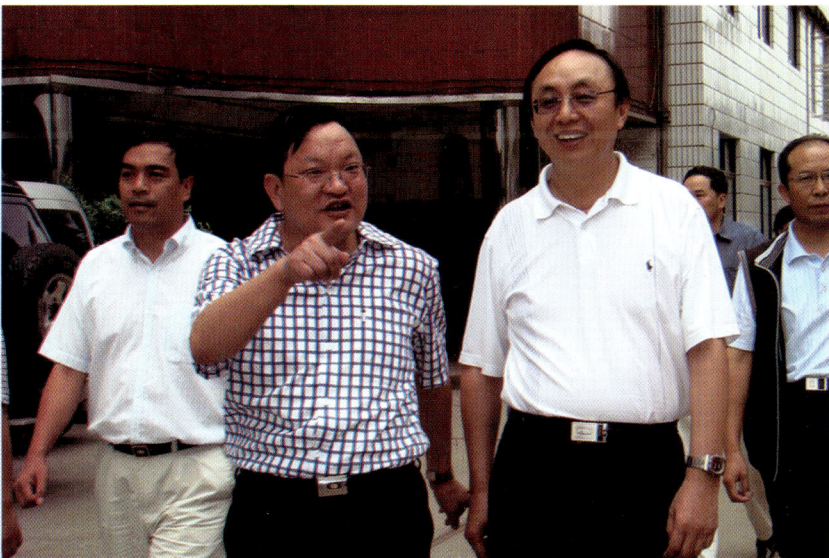

云南省卫生厅厅长陈觉民在县委副书记李光辉陪同下视察医院工作

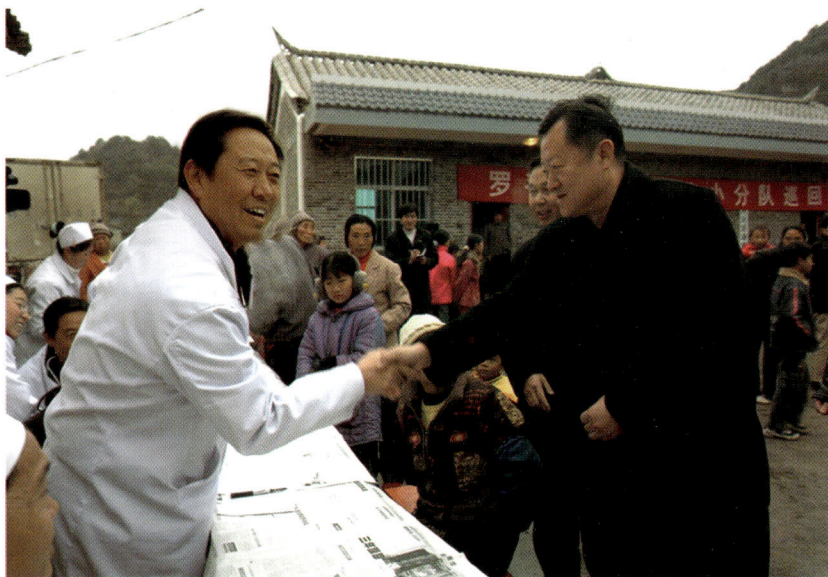

曲靖市委书记米东生看望医院巡回
医疗小分队

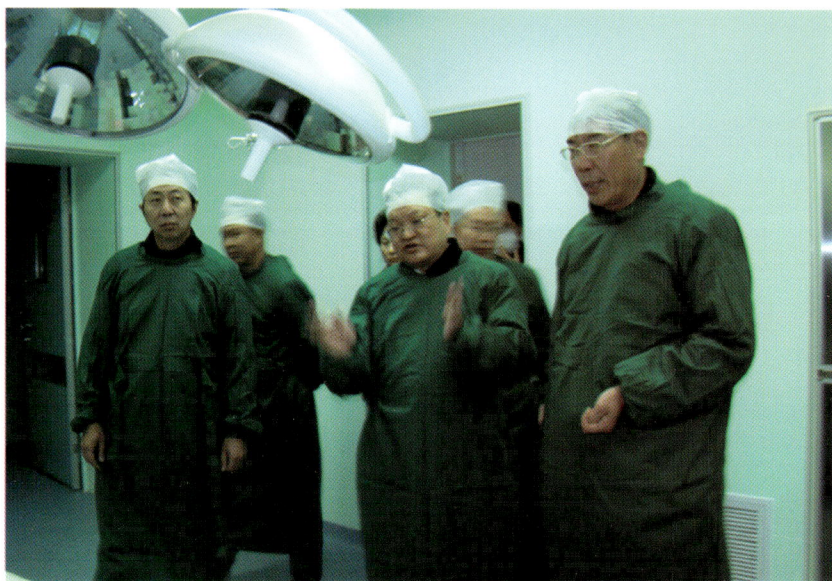

曲靖市委书记赵立雄,市委常委、
宣传部长江庆波视察医院工作

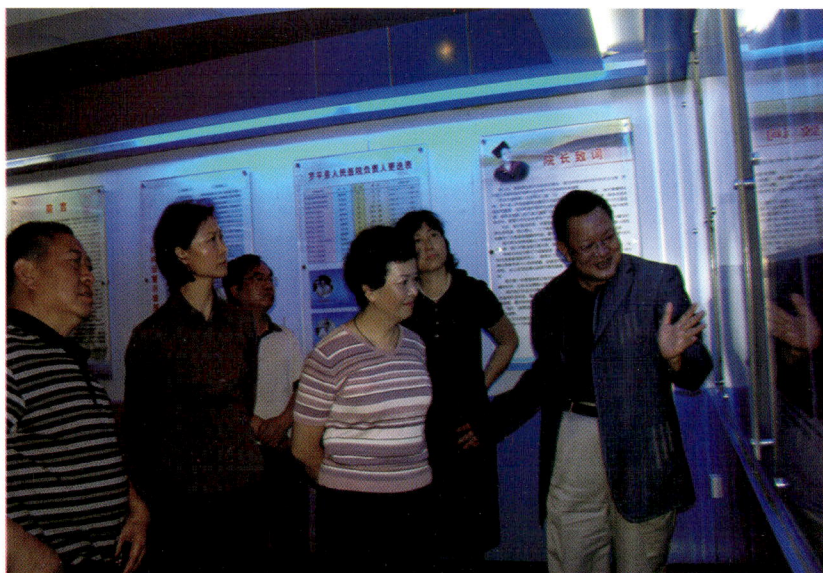

省卫生厅副厅长杜克琳在曲靖市卫
生局长唐锐、县长张长英陪同下到
医院视察工作

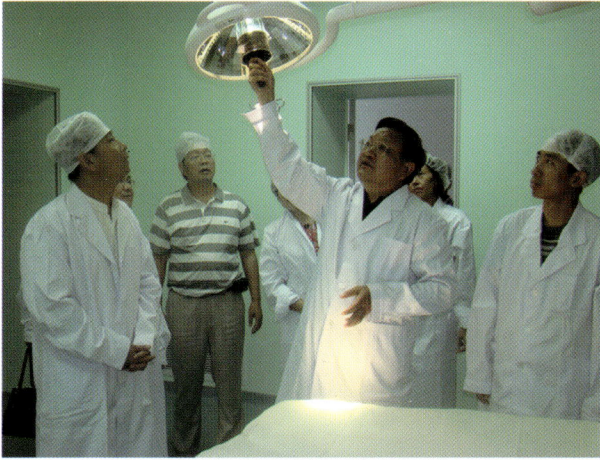
农工党中央社会服务部副部长刘杰一行到医院调研

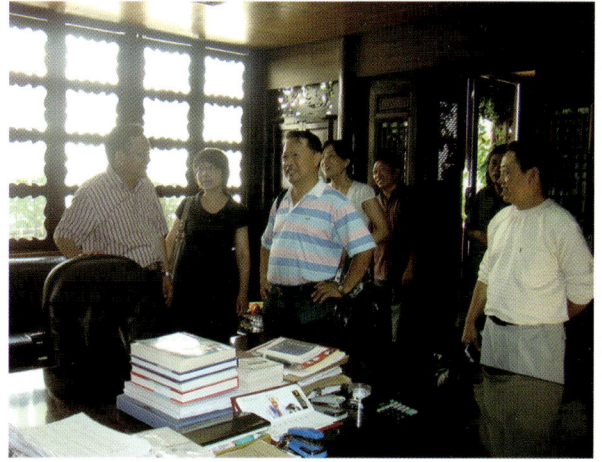
中国医院协会创百姓放心示范医院办公室副主任杨玉山一行到医院检查指导

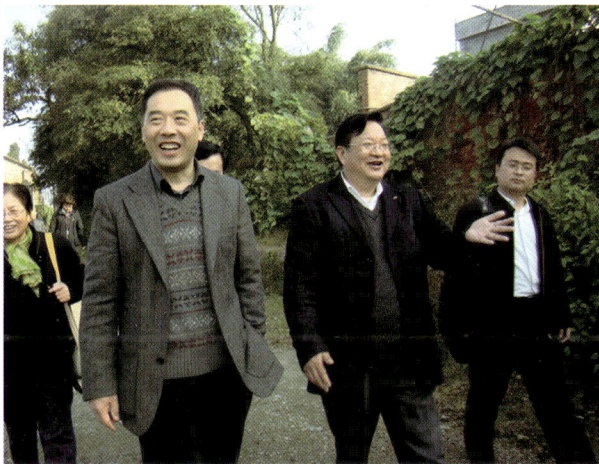
中国科学院政策研究中心副主任吴十洲一行到医院调研

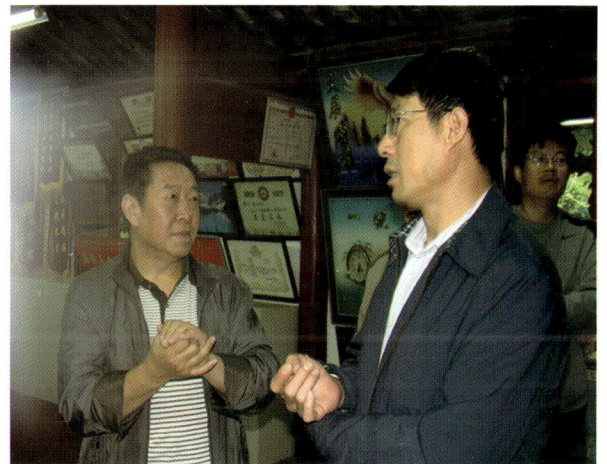
曲靖市委副书记范华平到医院视察工作

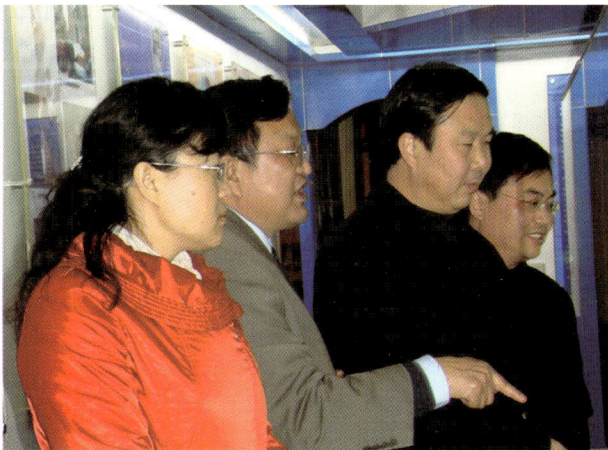
曲靖市委常委、市委秘书长朱德光在县纪委书记高丽、副县长张昔康陪同下到医院检查指导工作

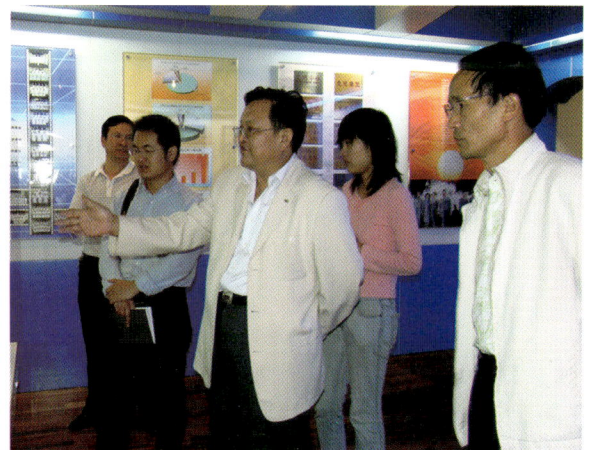
新华社记者关桂峰、人民日报记者徐元峰到医院采访

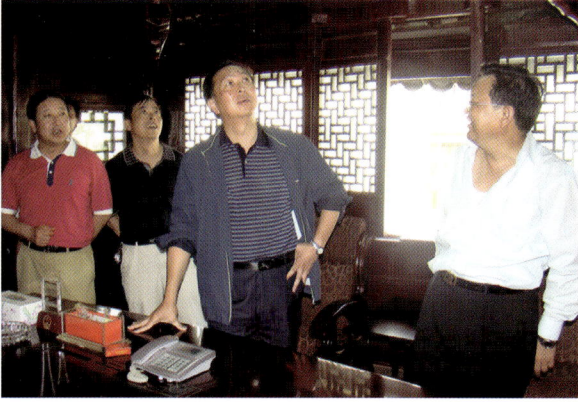

曲靖市人大常委会主任周云在县委常委、副县长涂勇陪同下到医院检查指导工作

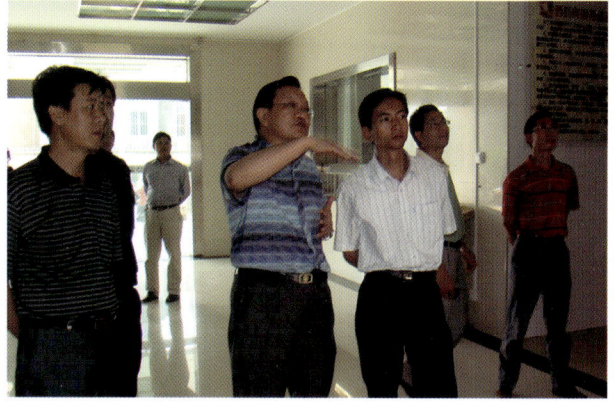

曲靖市委常委、宣传部部长何华在县委副书记吕连松陪同下到医院检查指导工作

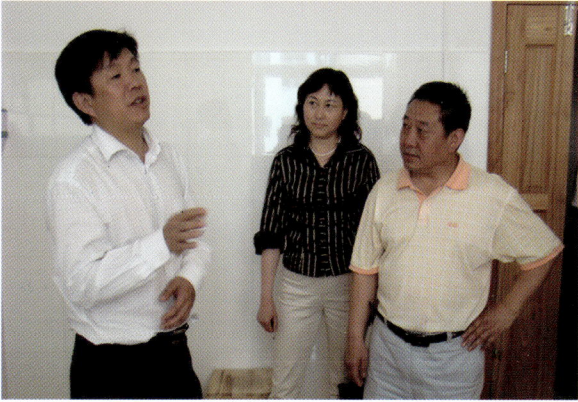

曲靖市副市长饶卫在市卫生局局长唐锐陪同下到医院检查指导工作

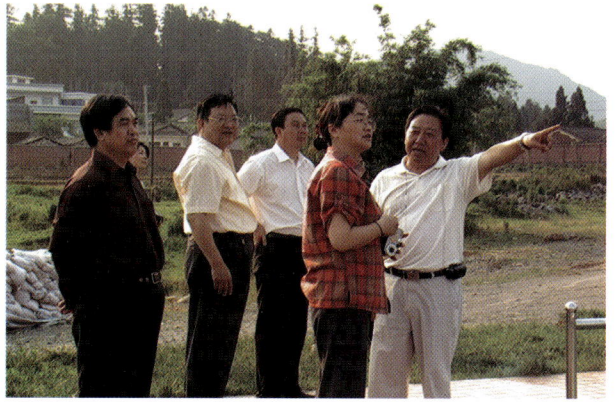

曲靖市副市长李玉雪在县委书记朱德光、市卫生局局长吴有芳陪同下到医院检查指导工作

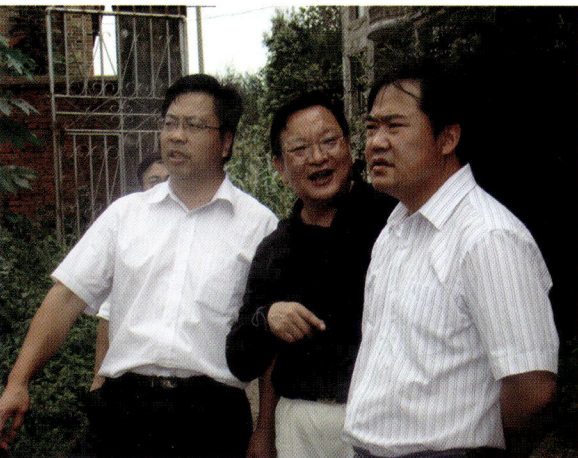

县委书记韩开柱,县委常委、常务副县长方文华到医院检查指导工作

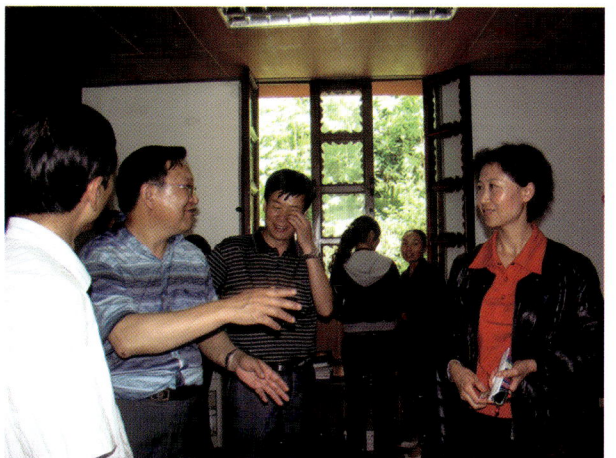

县委副书记、县长张长英,县委副书记吕连松到医院检查指导工作

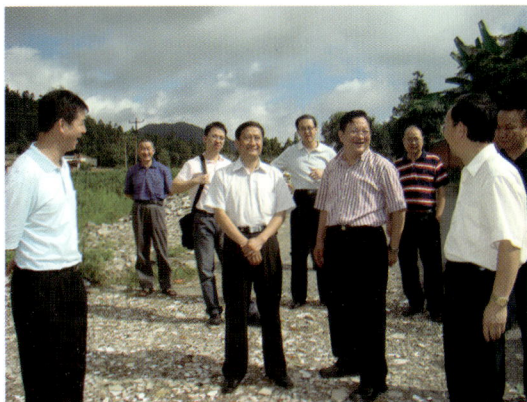

中共中央学习实践科学发展观督导组陈邦柱、市委组织部副部长翟国臣一行到医院督导

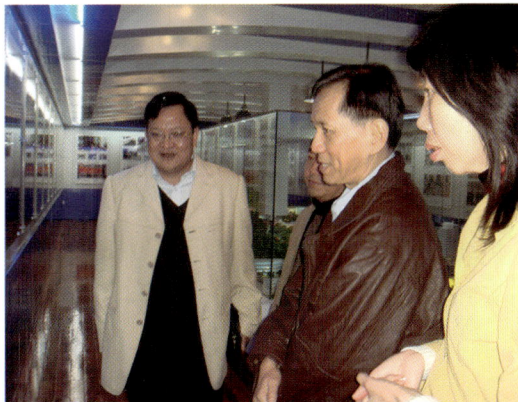

泰国卫生部高级官员宋卡王子大学博士生导师Virasakdi教授到医院考察指导

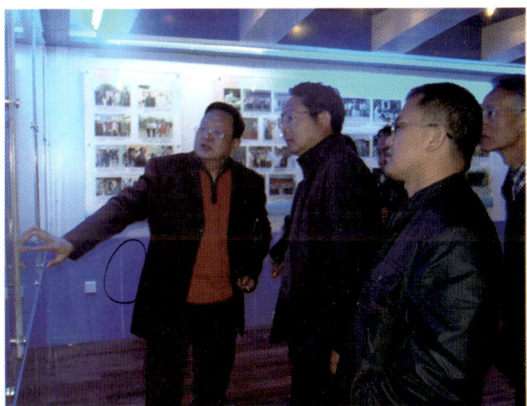

省农工党一行到医院指导工作

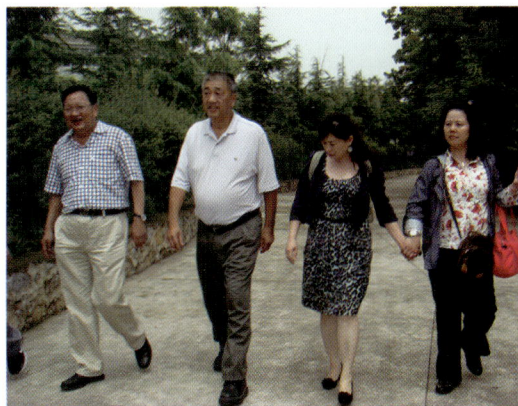

台湾中山医学院董事周明仁先生到医院考察指导工作

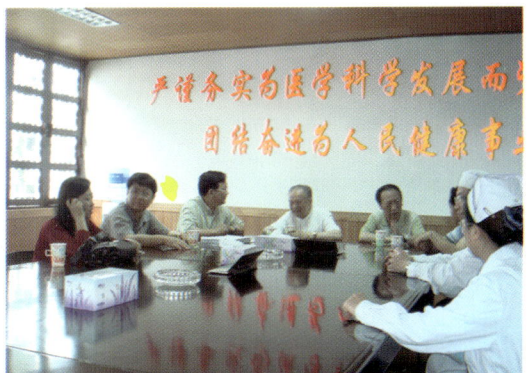

云南省放射学会专家翟凌云、宋光义、赵卫等到医院指导工作

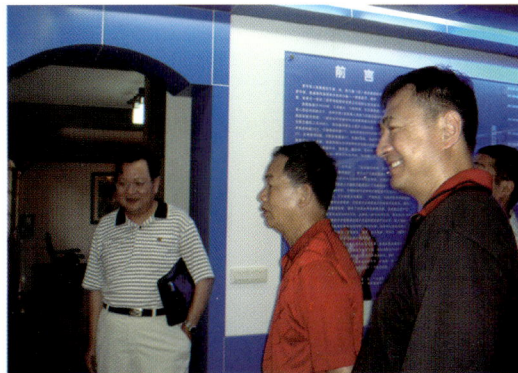

昆医附一院副院长周铎到医院指导工作

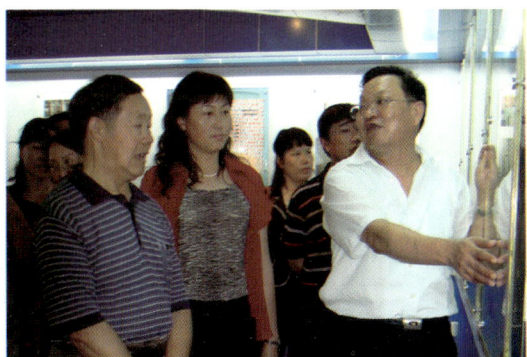

曲靖市卫生局原局长陈昌柏到医院指导工作

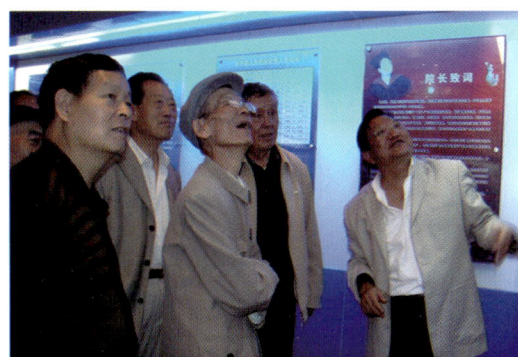

曲靖市原市级老领导一行到医院指导工作

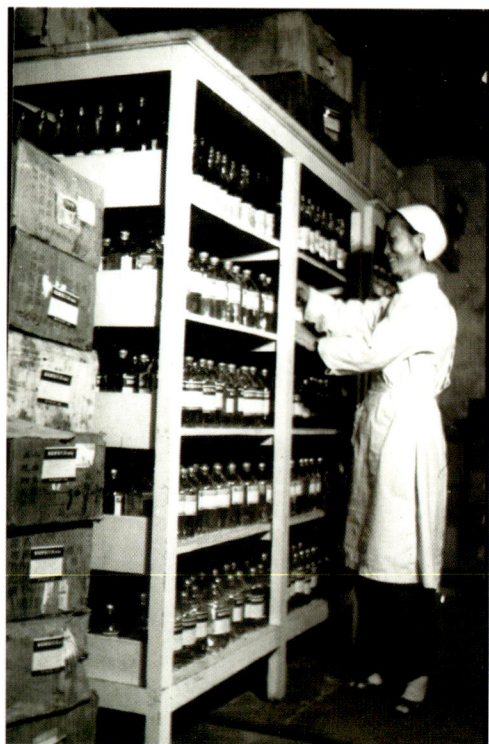

过去的医院药房

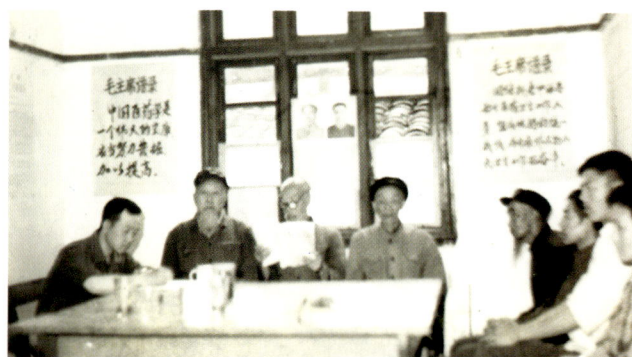

医院老职工

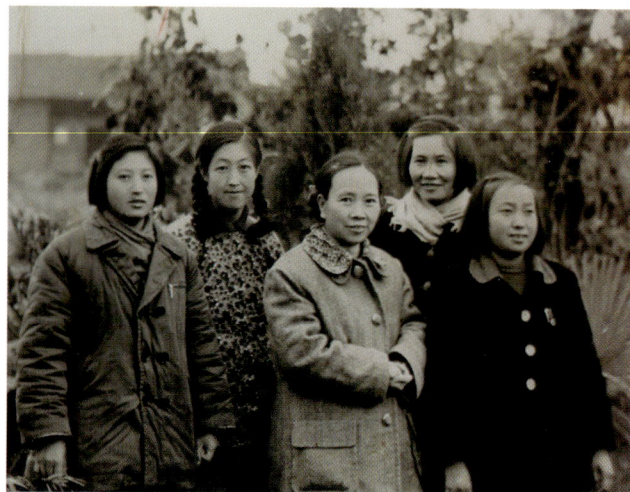

医院老职工

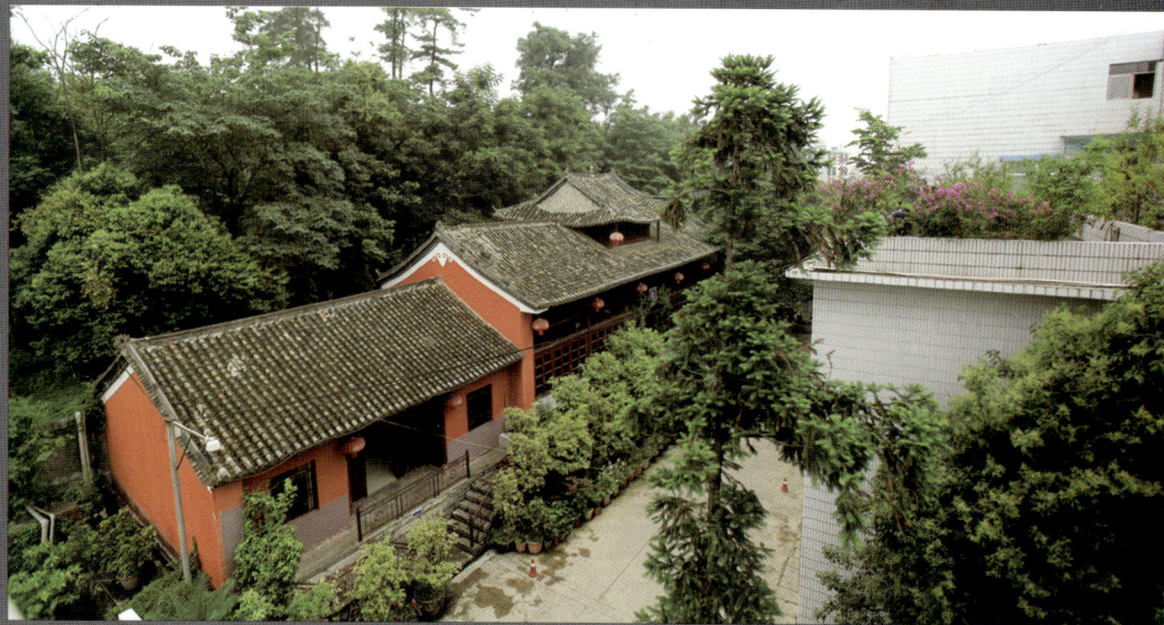

现医院行政办公楼

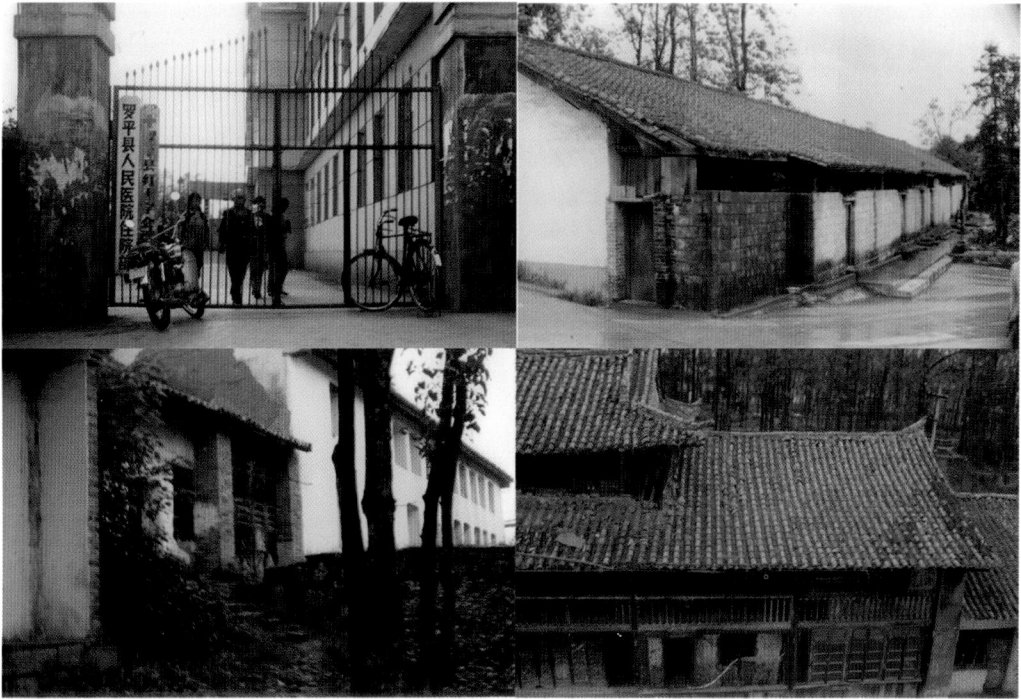

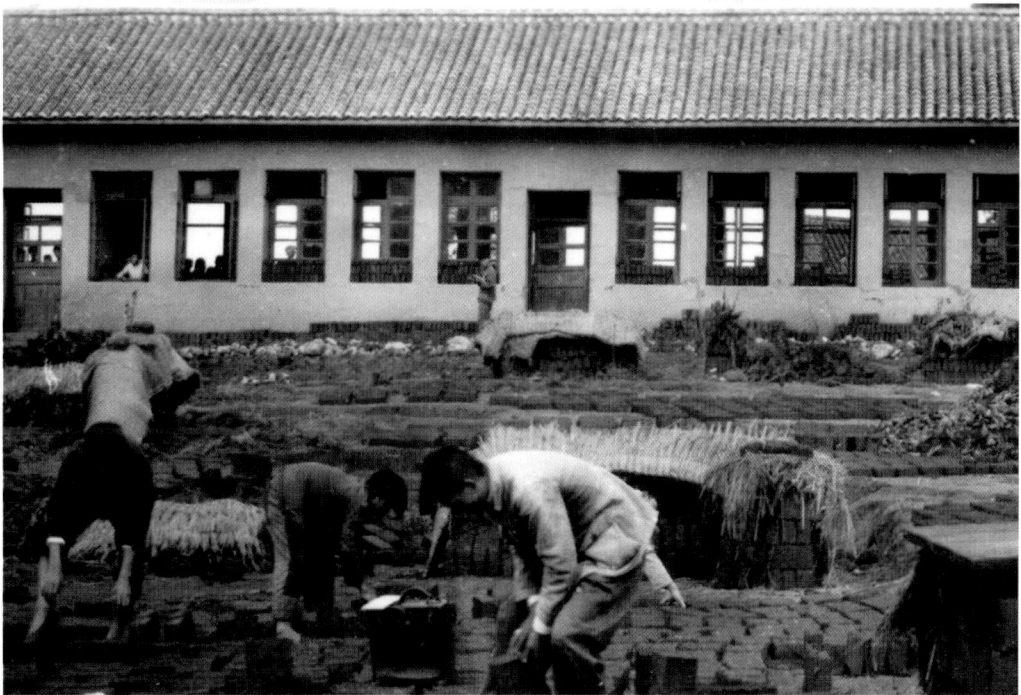

原医院办公区及生活区

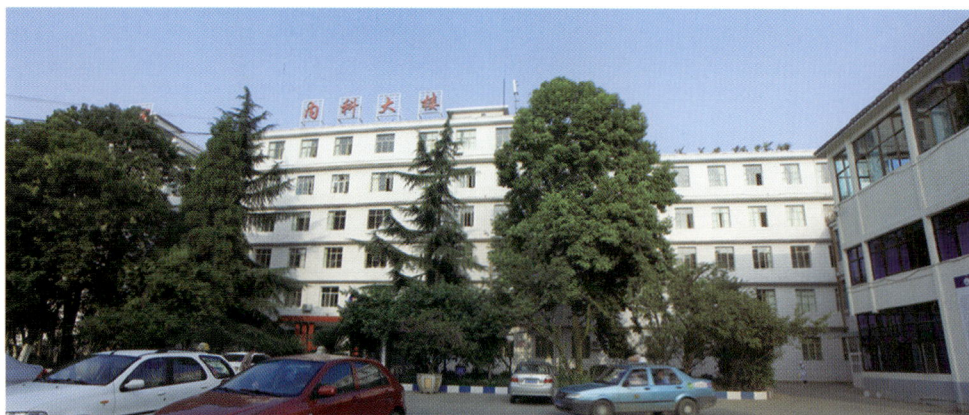

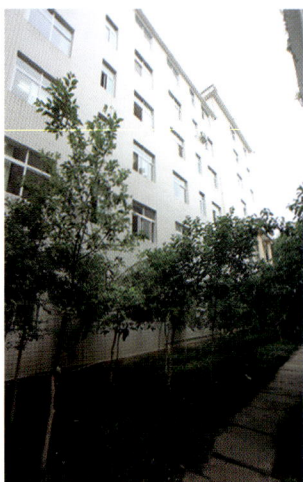
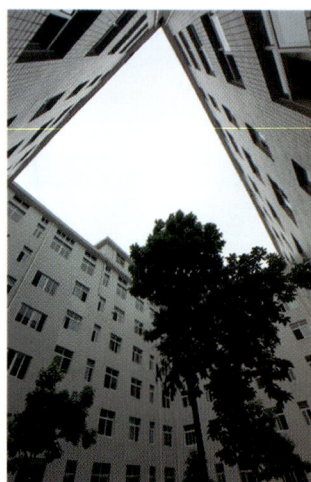
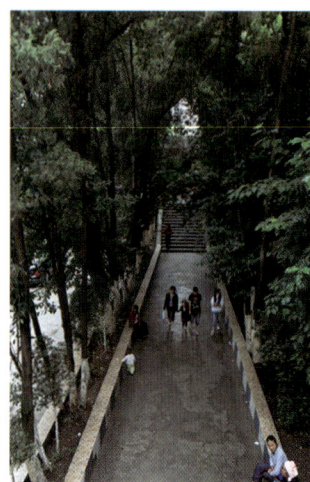

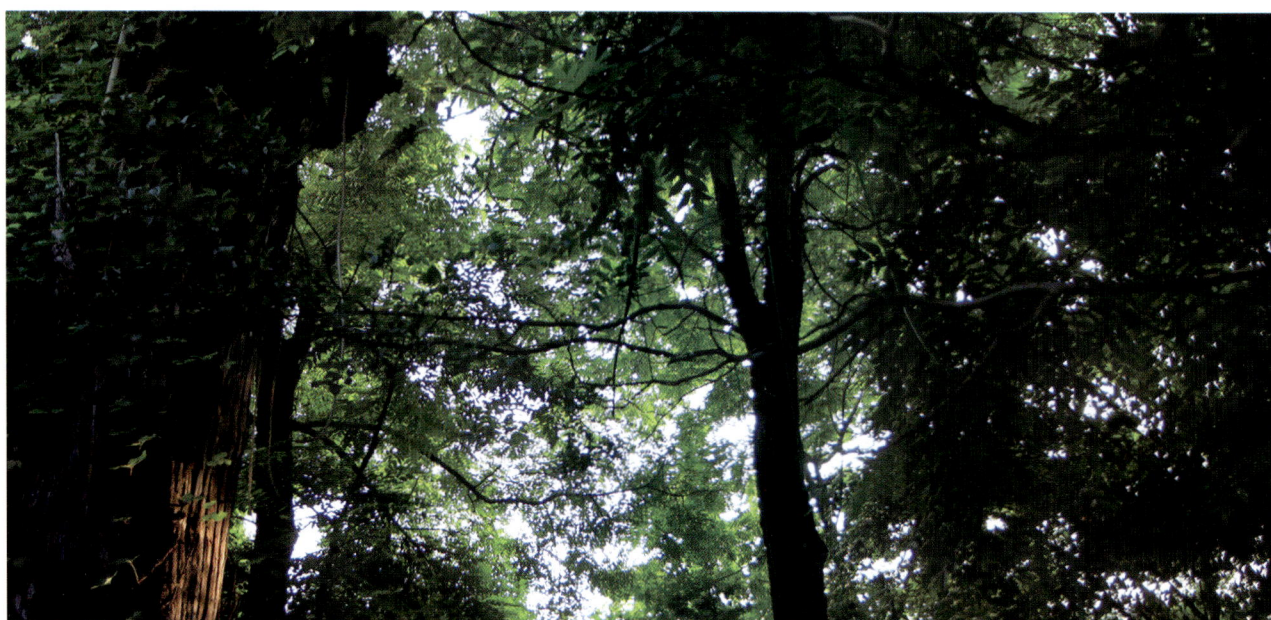

病区环境

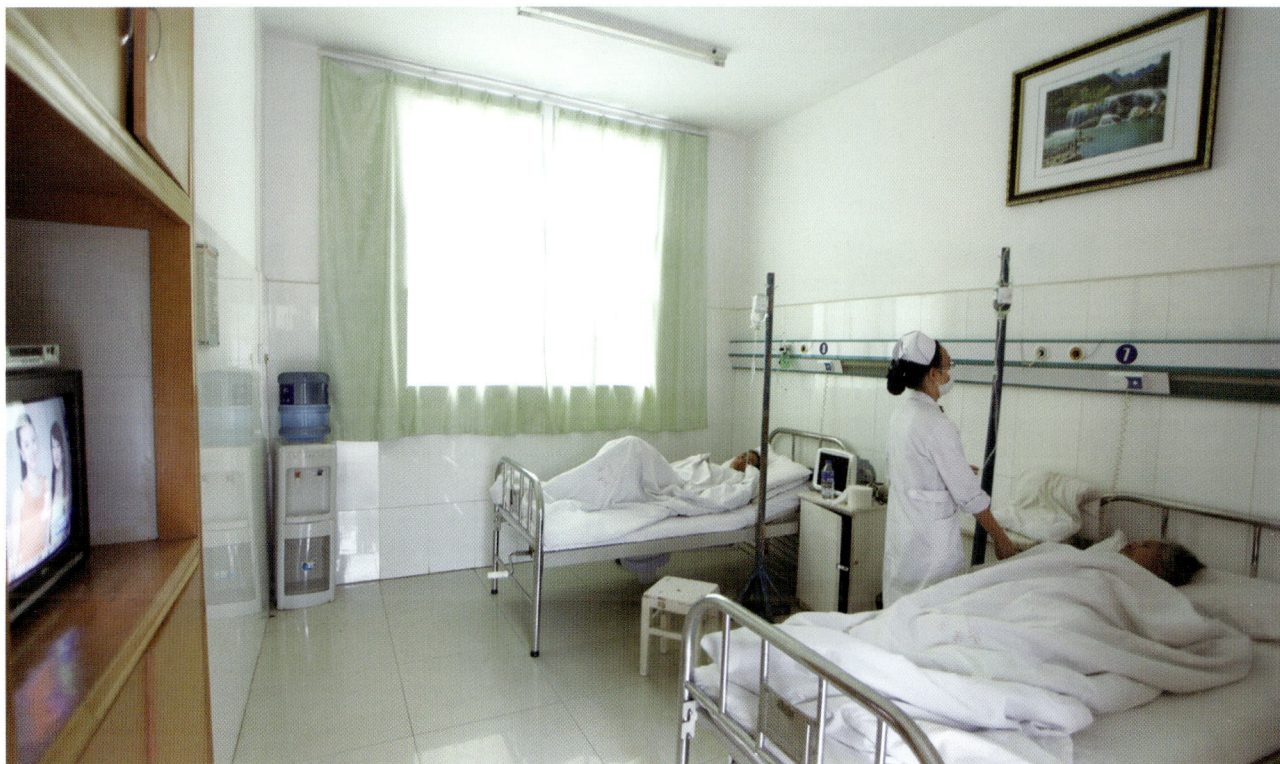

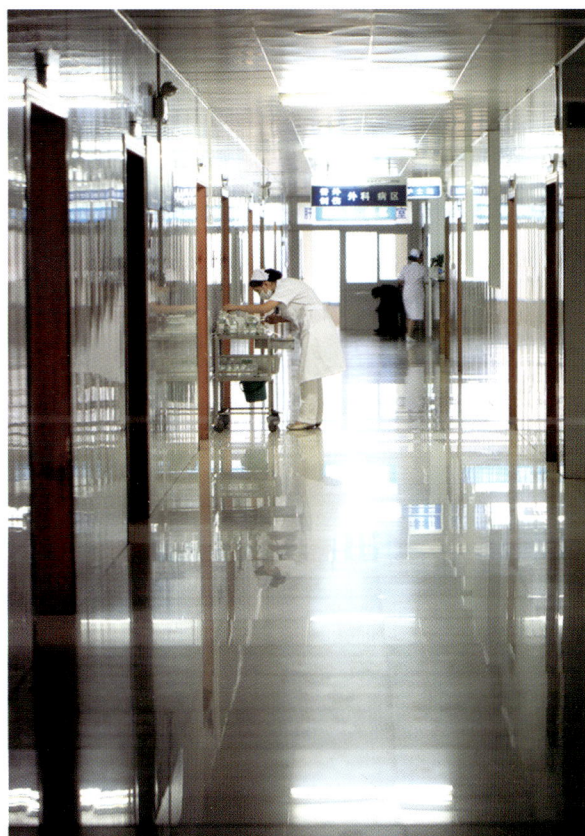

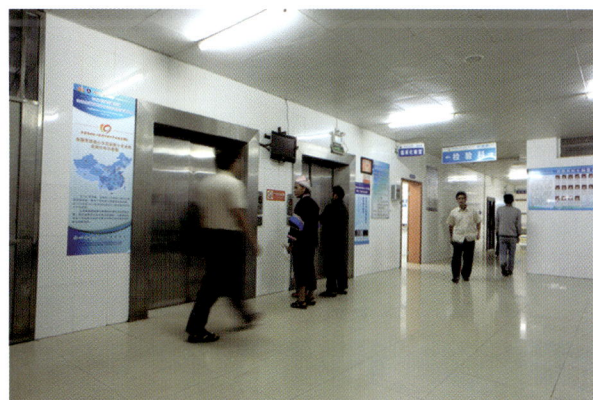

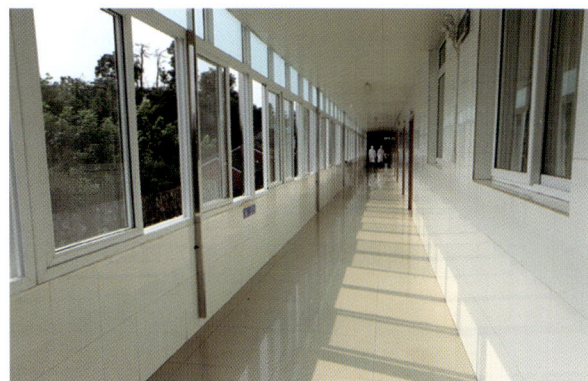

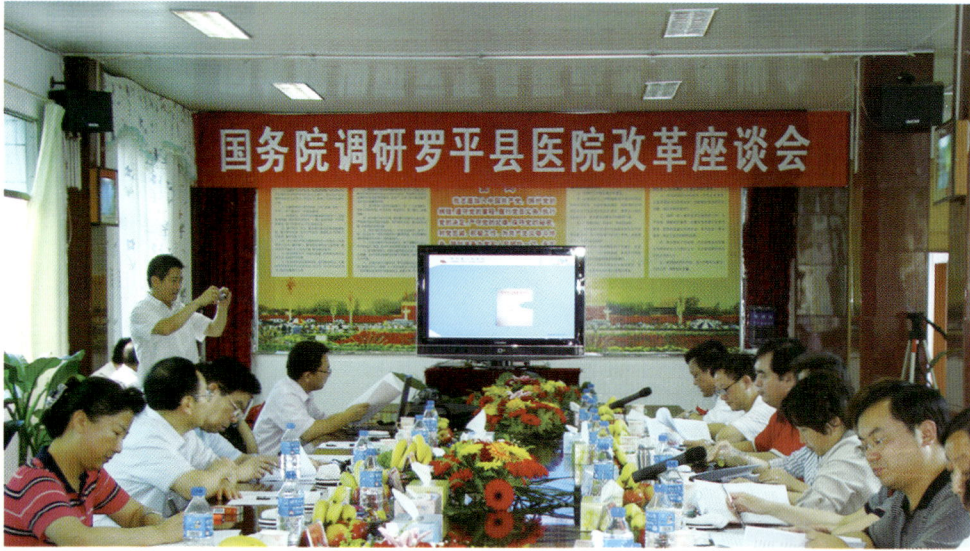

国务院调研罗平县医院改革座谈会

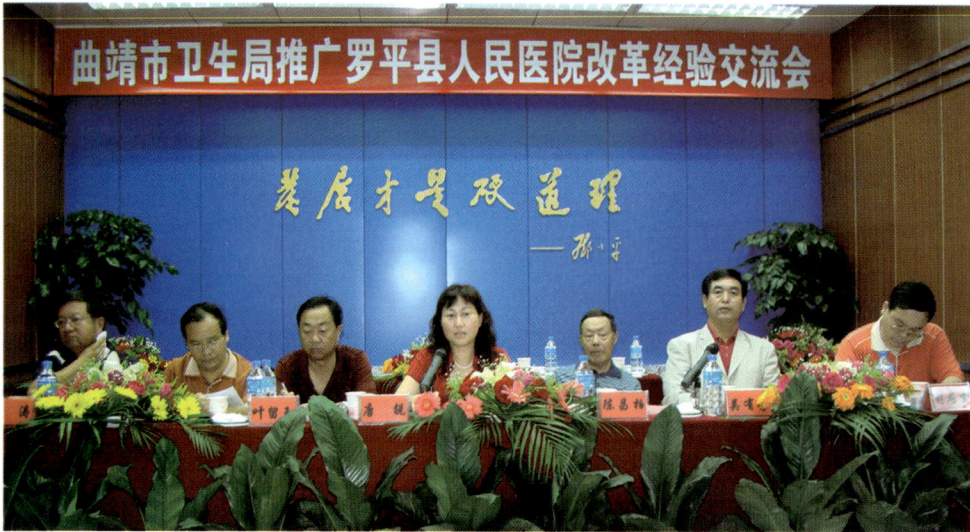

曲靖市卫生局推广罗平县人民医院改革经验交流会

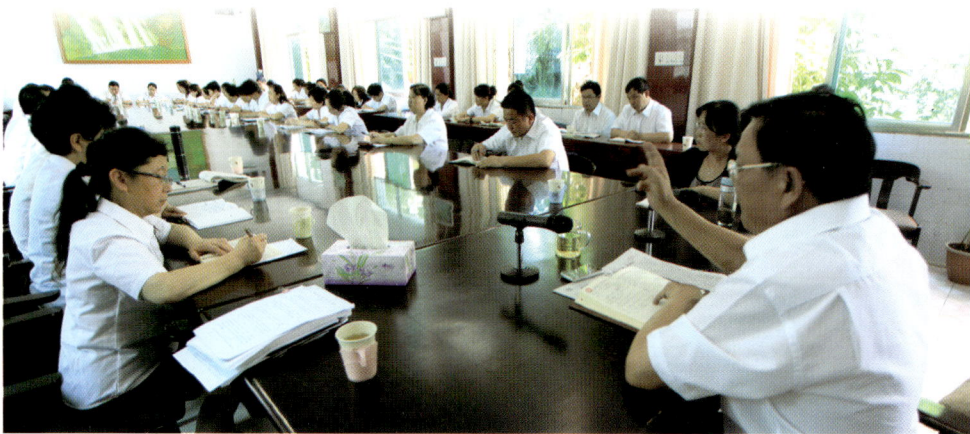

医院党政班子联席会

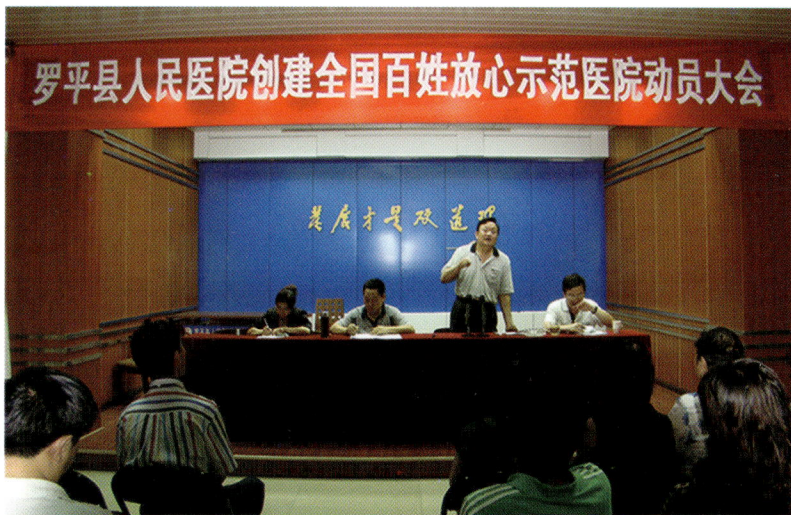

创百姓放心示范医院动员大会

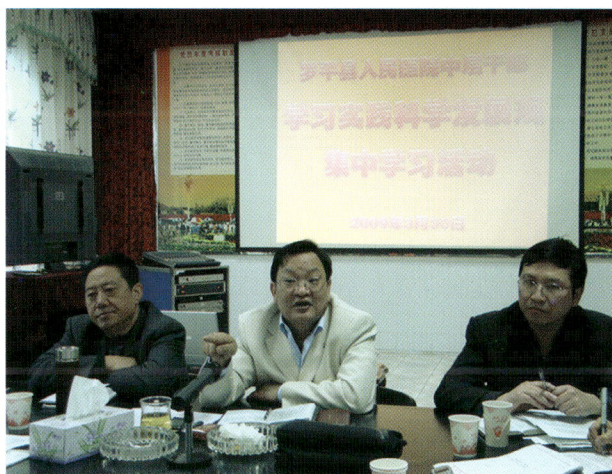

部署工作任务

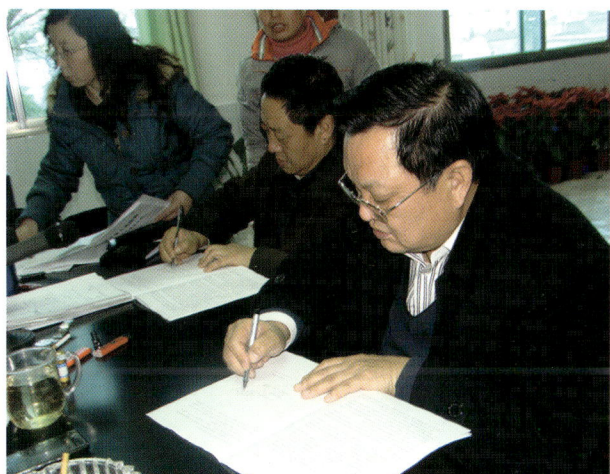

签订目标管理责任书

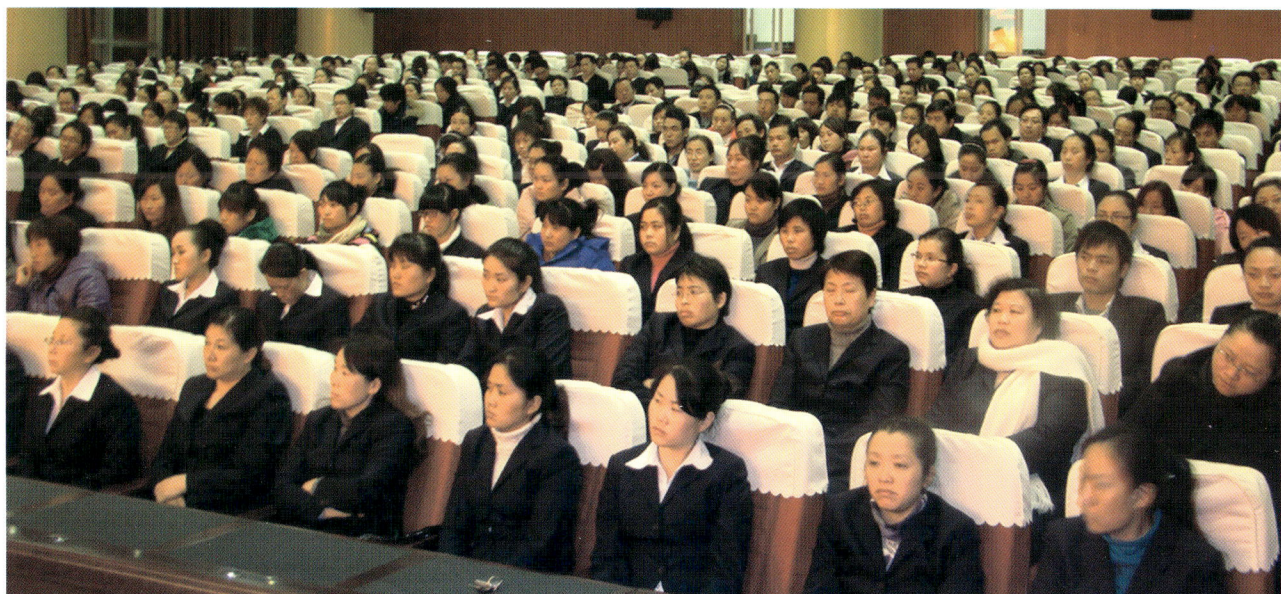

会场一角

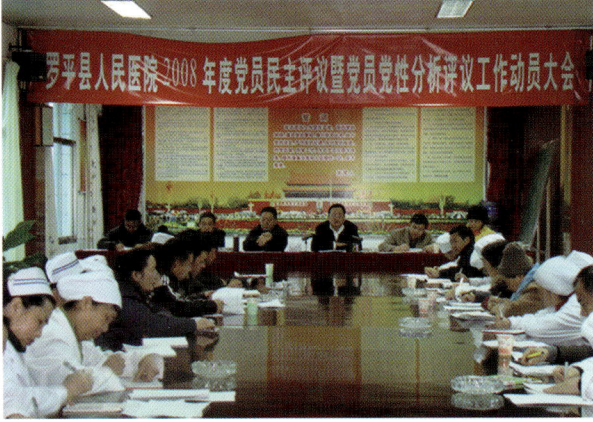

年度民主评议动员会

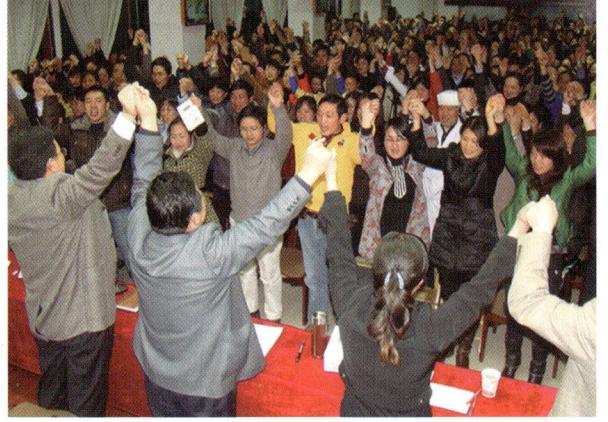

职工大会会场一角

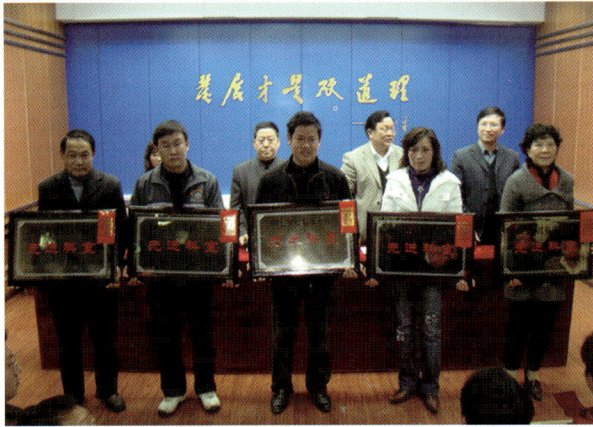

表彰先进科室

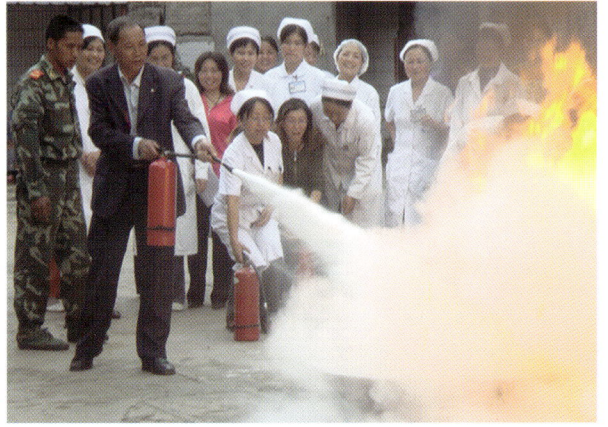

院区消防安全演练

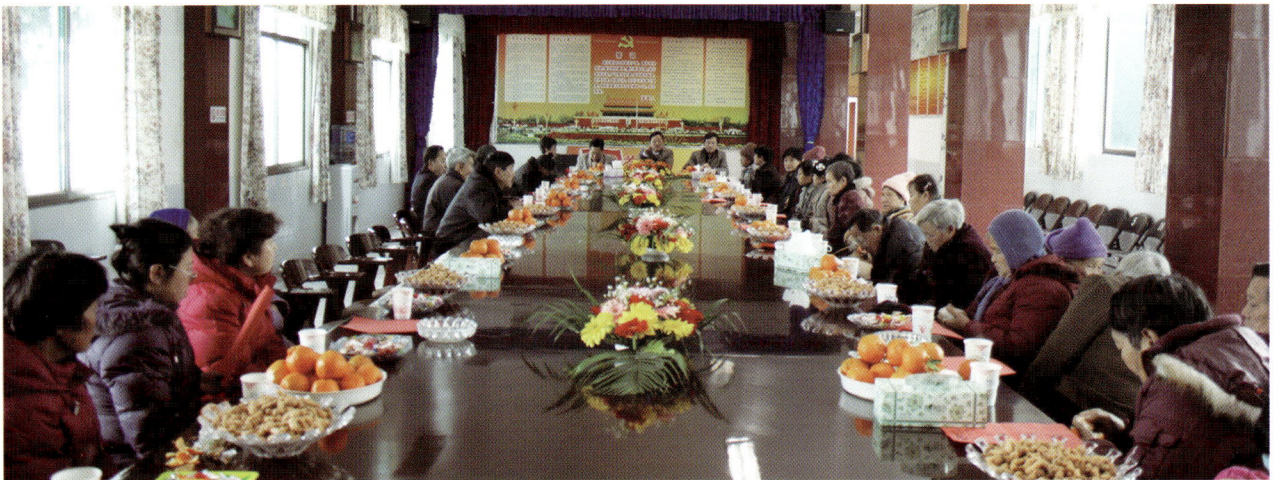

离退休职工座谈会

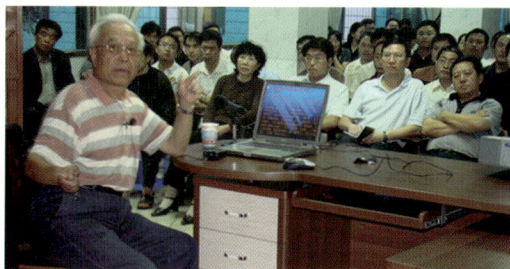
考察学习

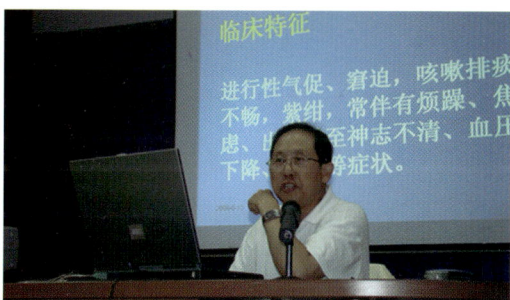
惠金明教授讲课

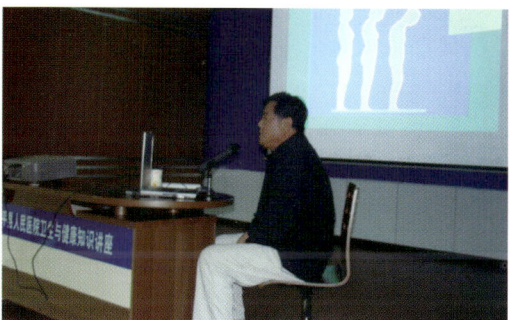
李焕贵教授讲课

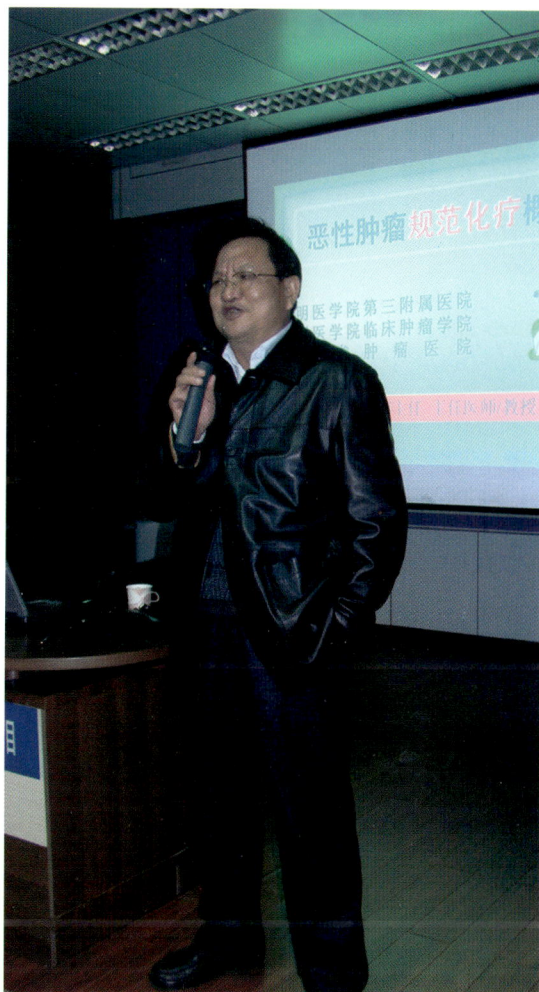
舒占坤教授讲课

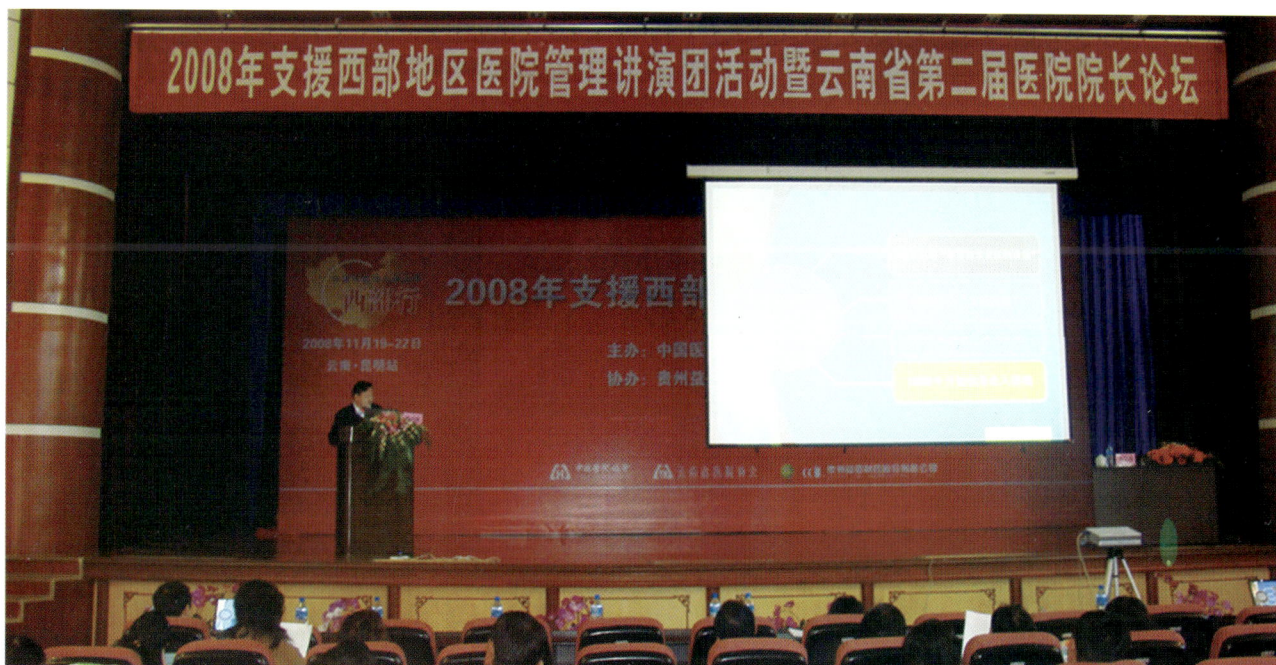
舒占坤院长在云南省第二届医院院长论坛上讲课

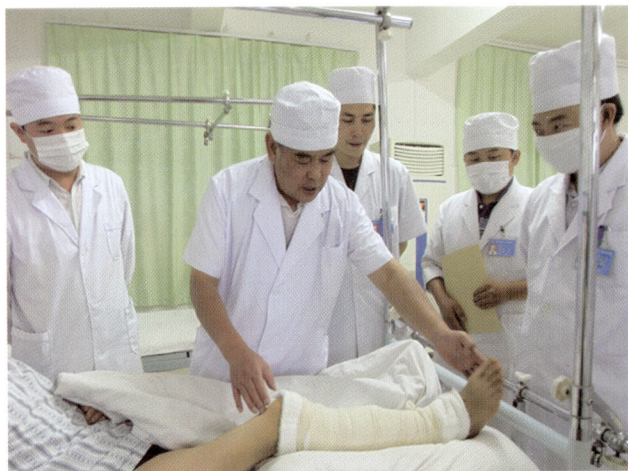

李焕贵教授临床指导

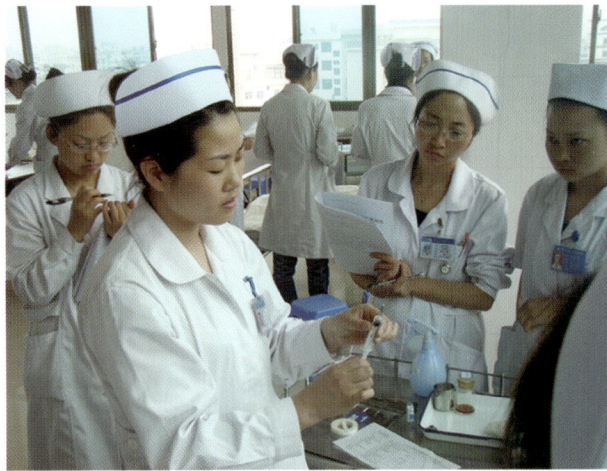

护理操作培训

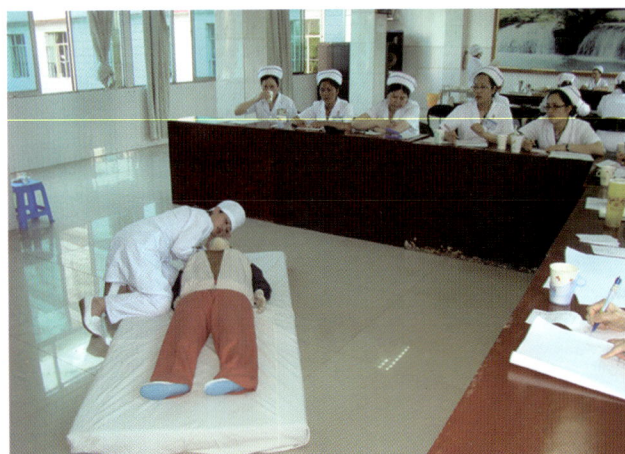

护理操作培训

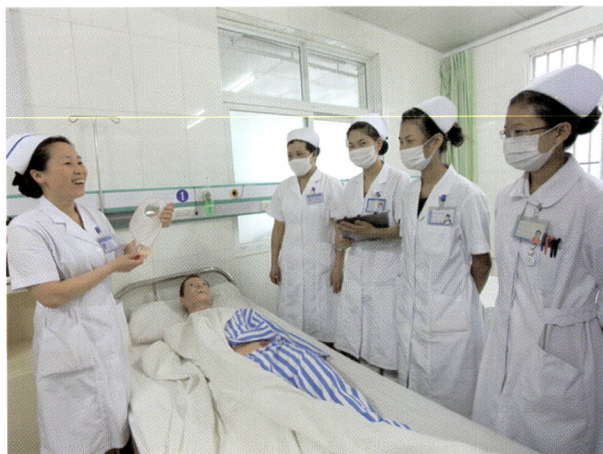

护理操作培训

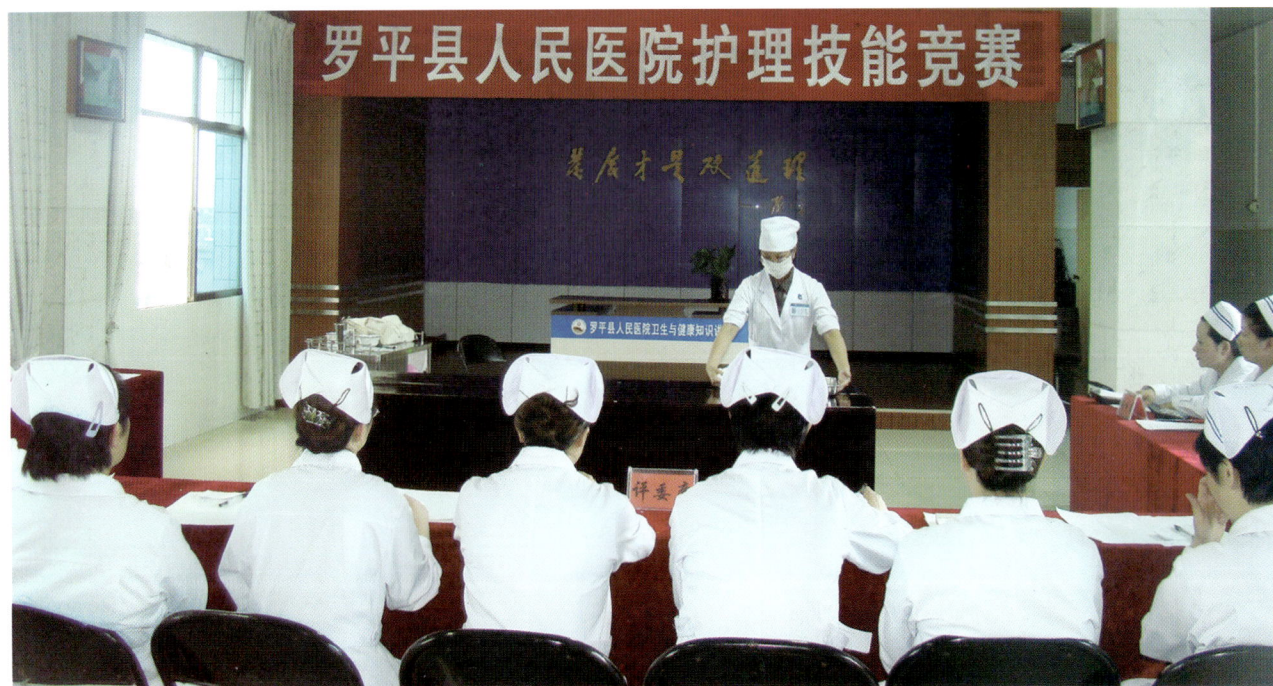

罗平县人民医院护理技能竞赛

护理技能竞赛

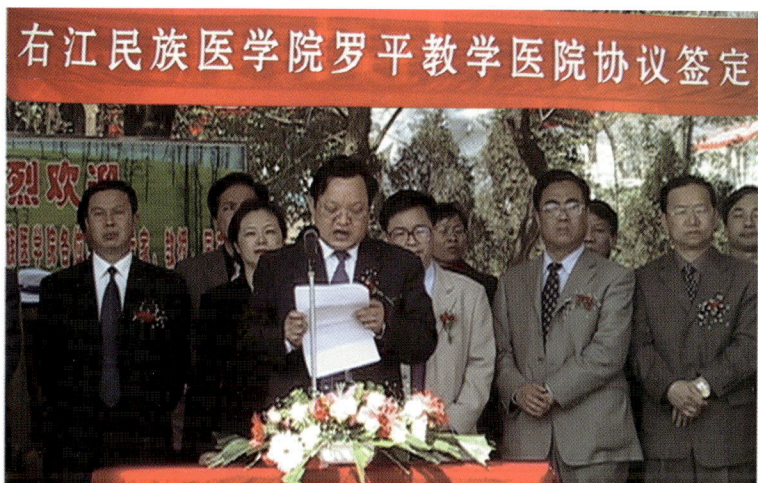

与广西右江医学院合作协议签定仪式

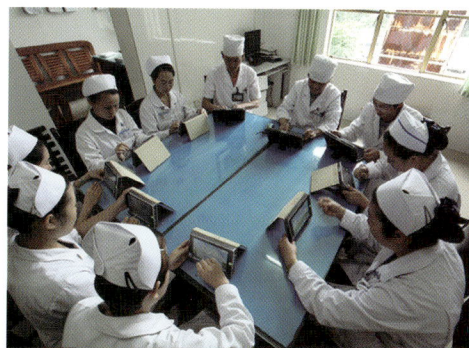

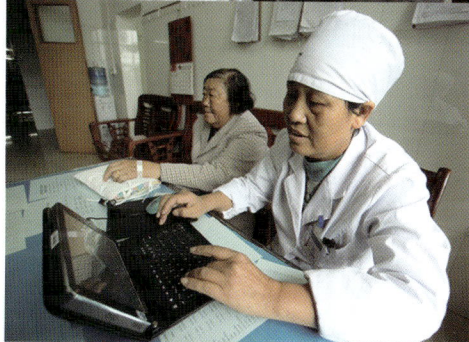

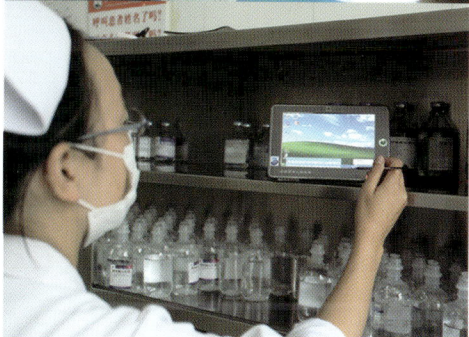

签定医院网络工程建设协议

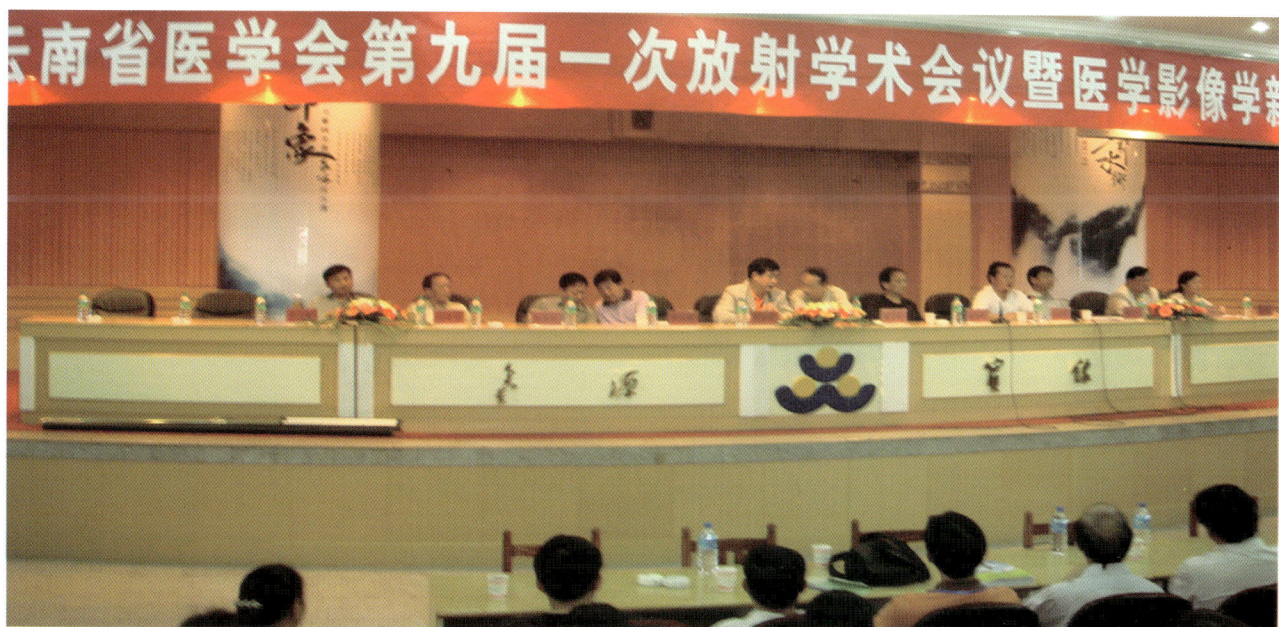

医院与华中科技大学联合开发
的医疗网络成果应用

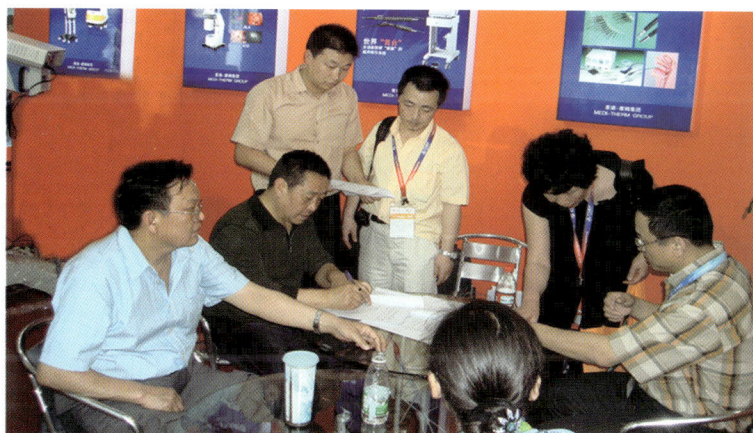

云南省第九届一次放射学术会议暨医学影像学会议在医院举办

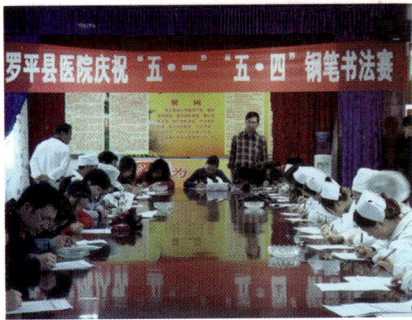

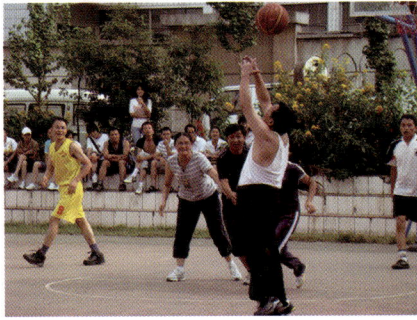

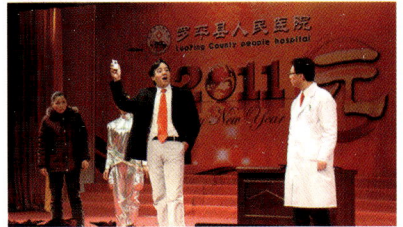

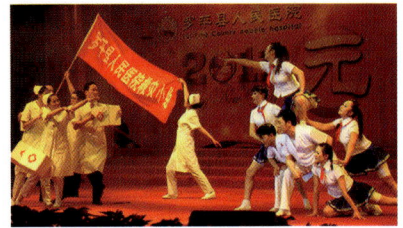

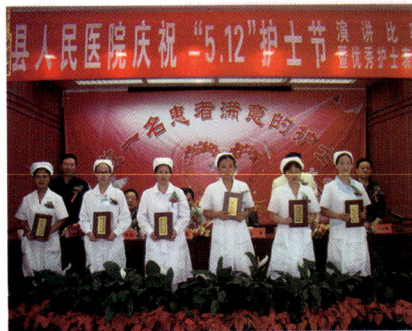

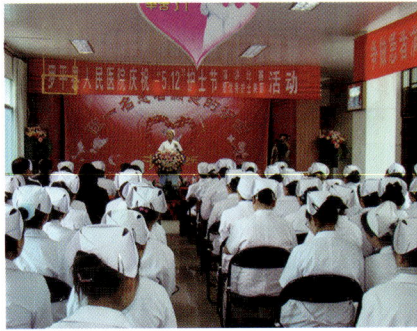

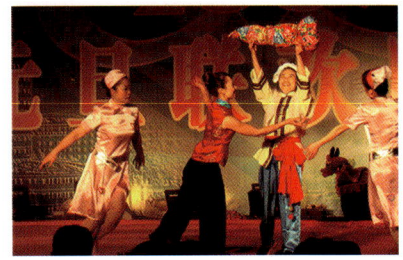

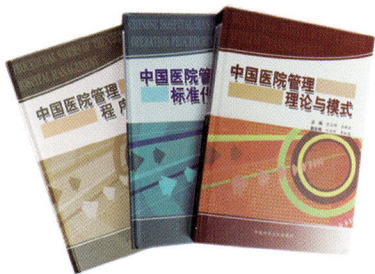

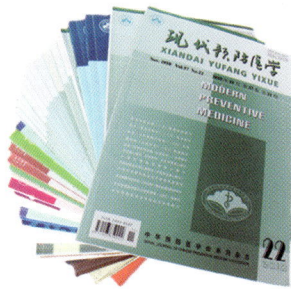

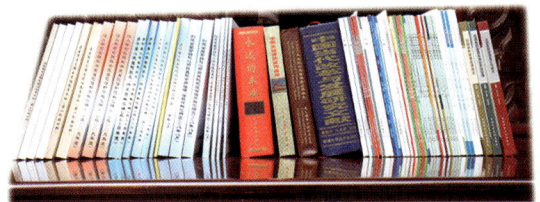

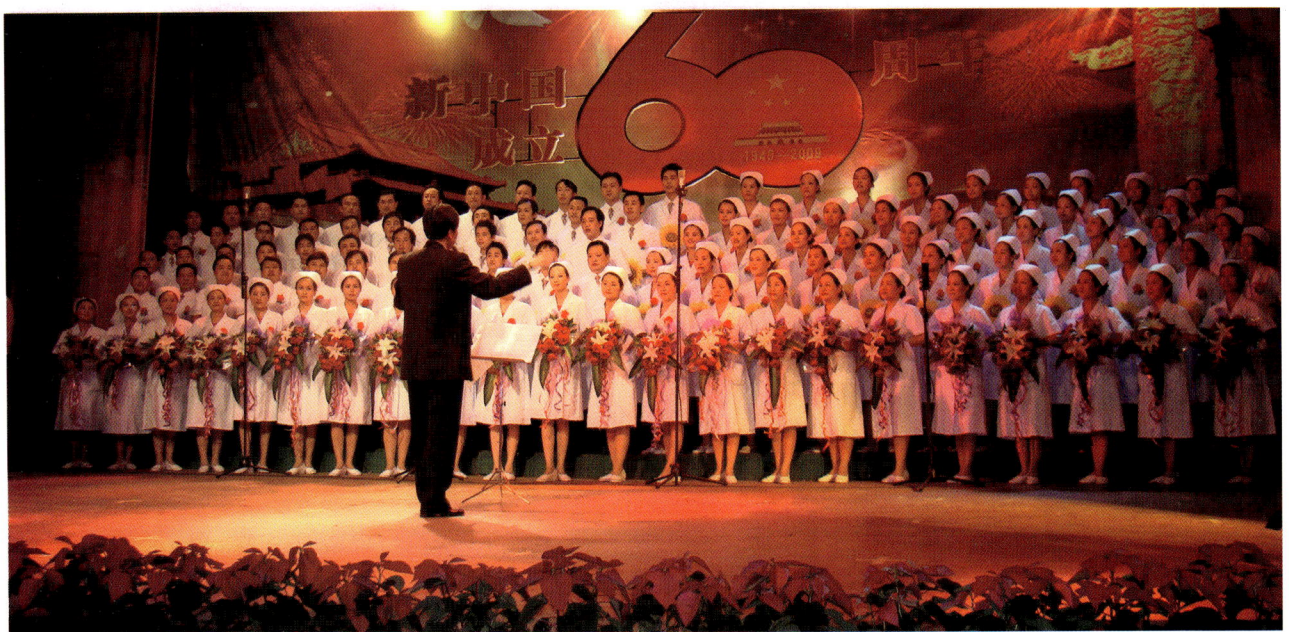

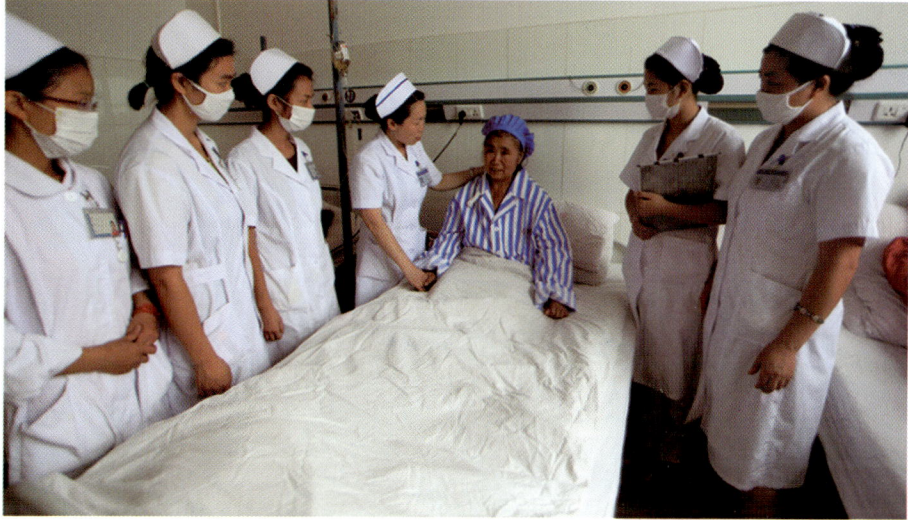

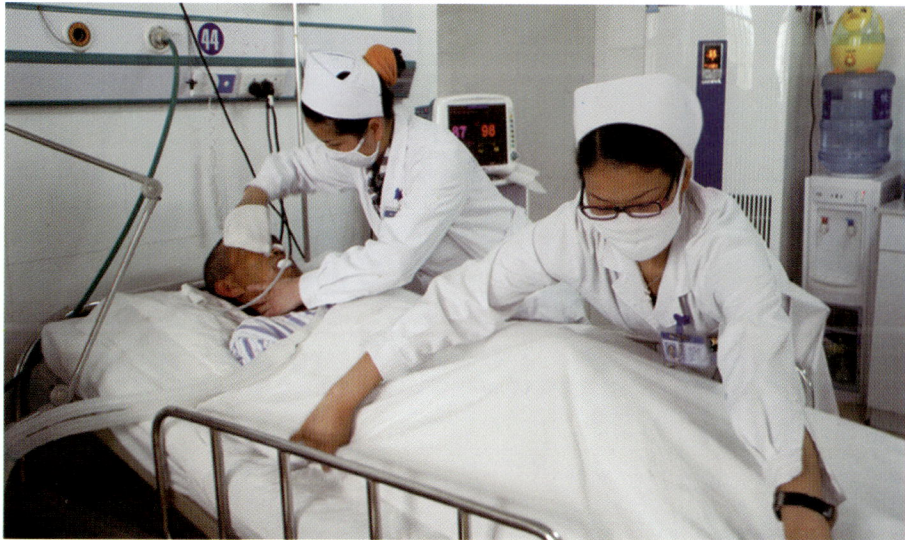

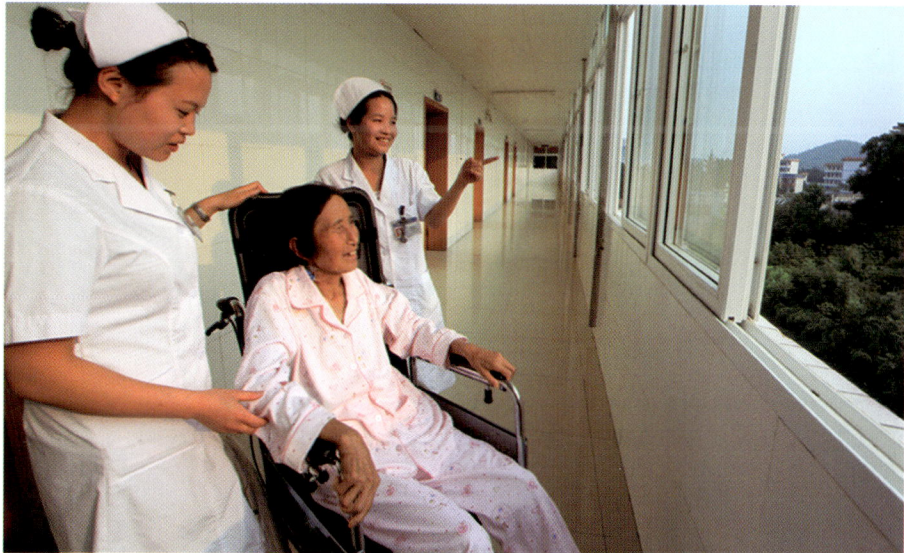

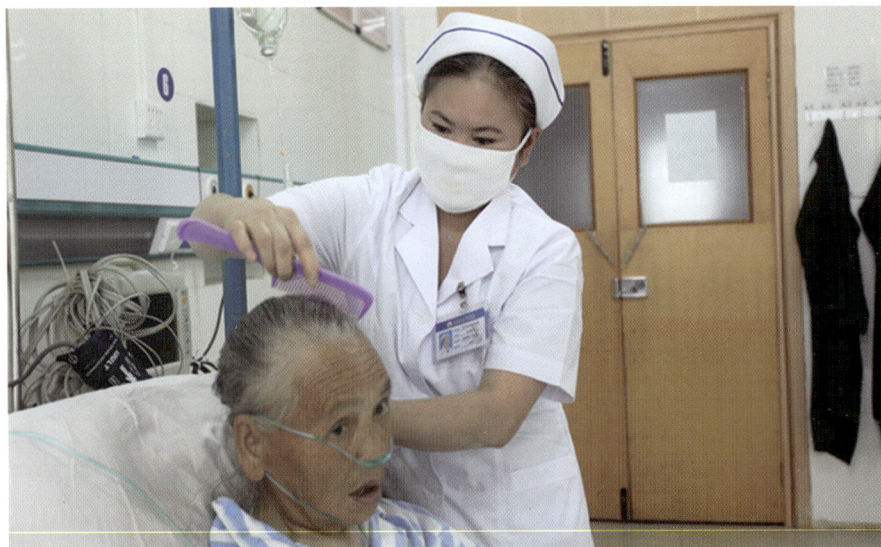

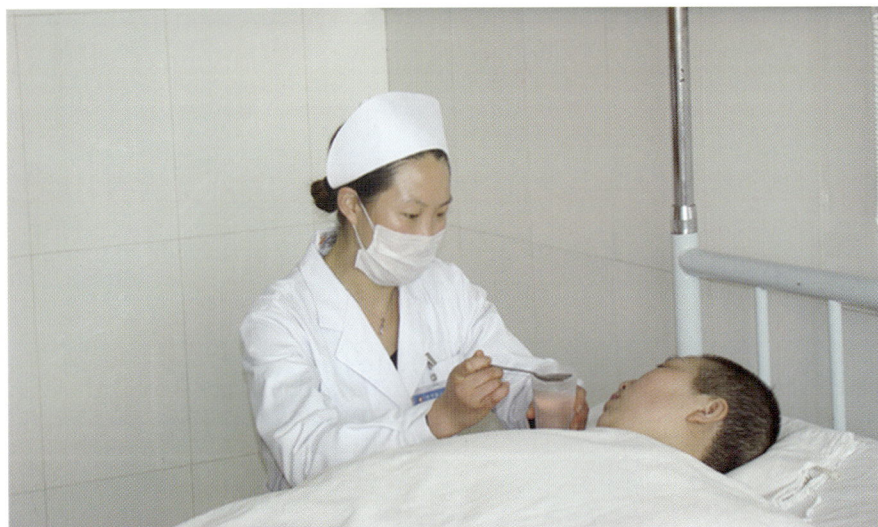

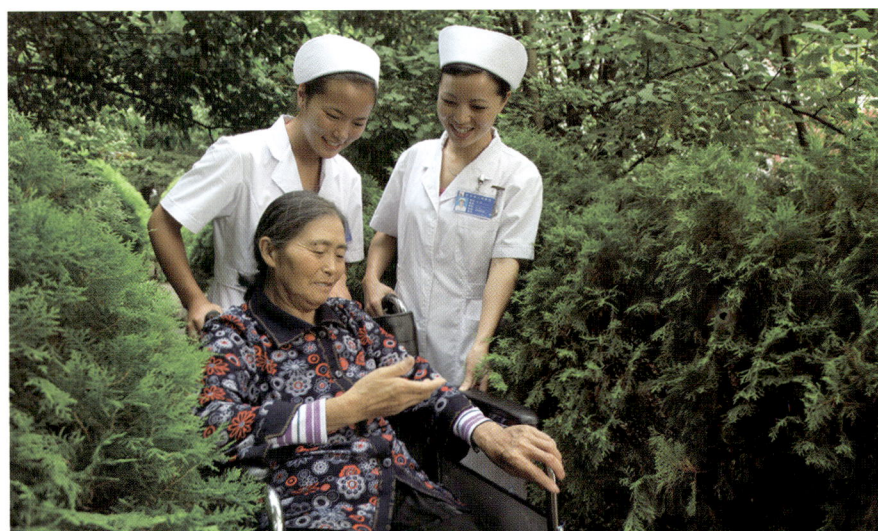

温馨优质的医疗护理服务

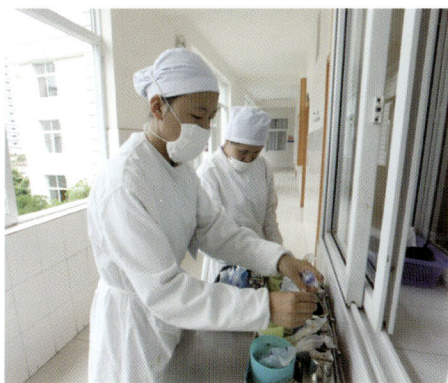

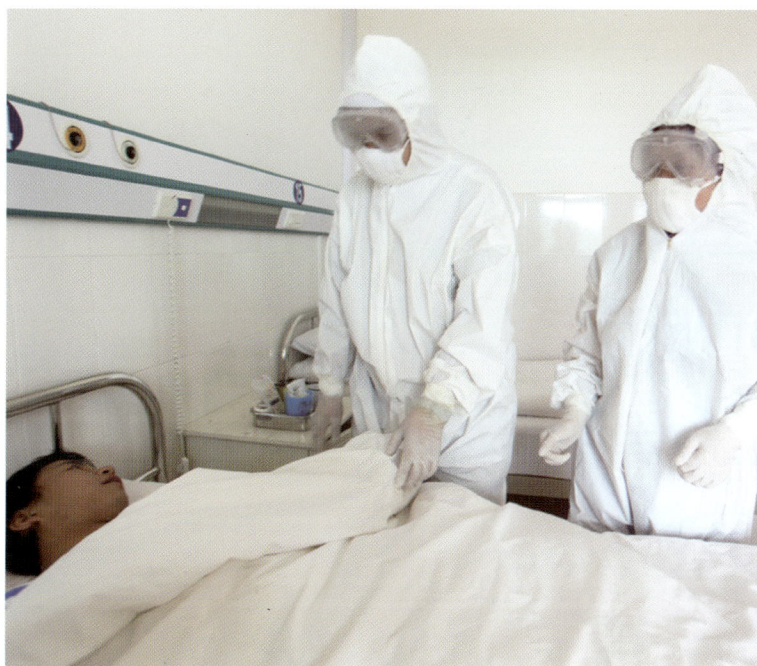

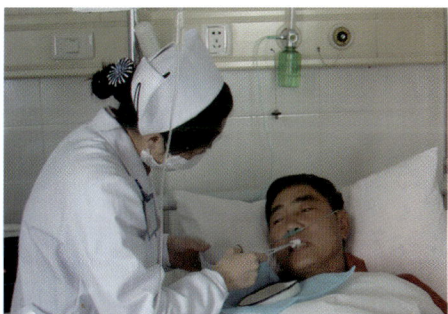

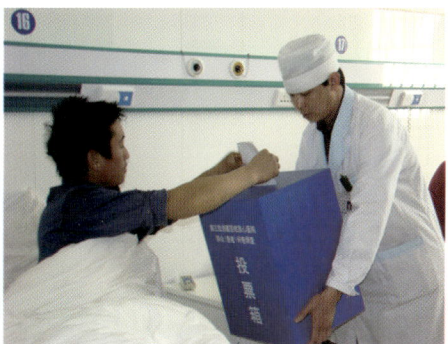

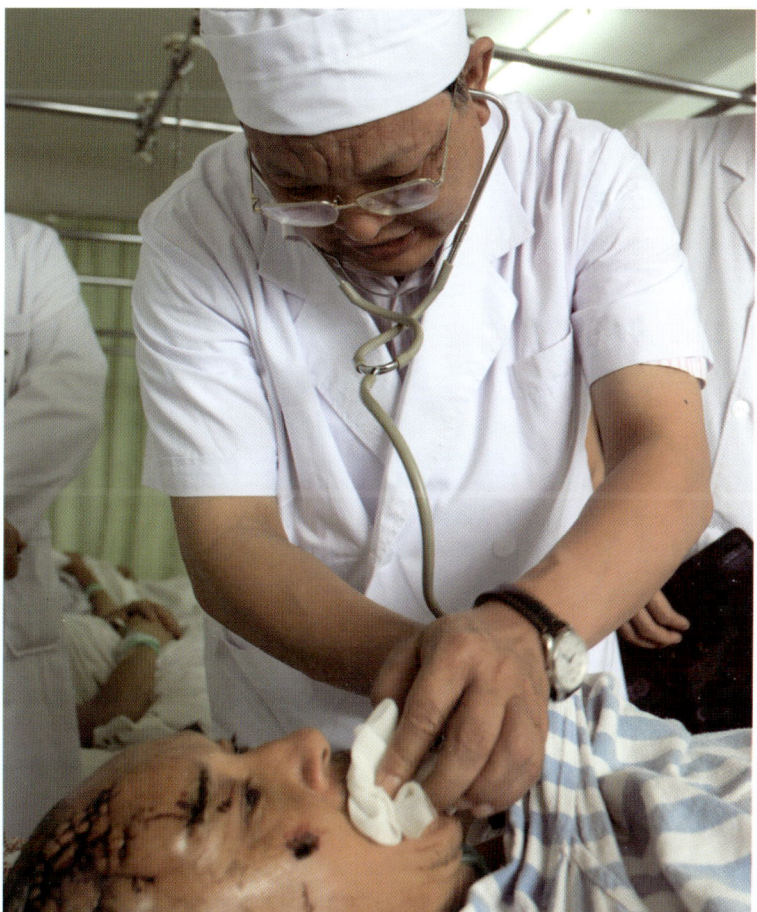

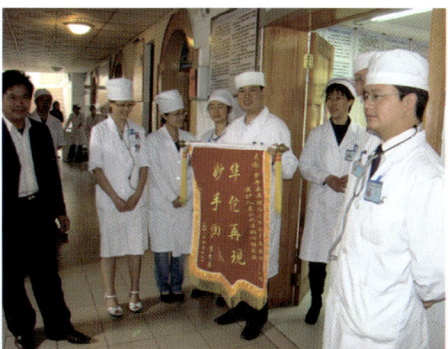

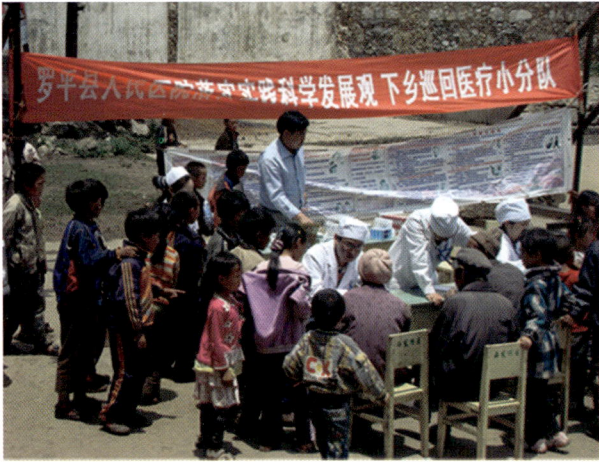

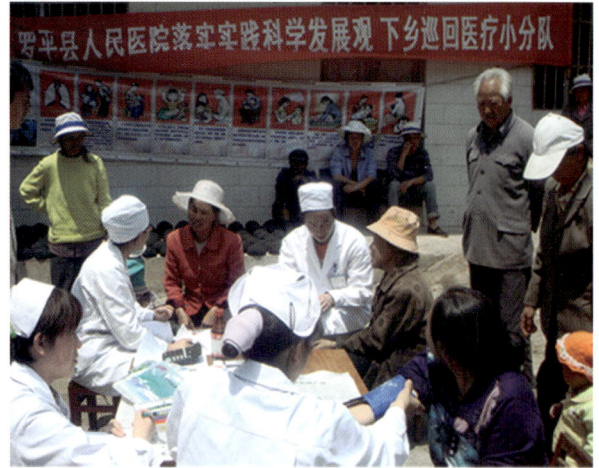

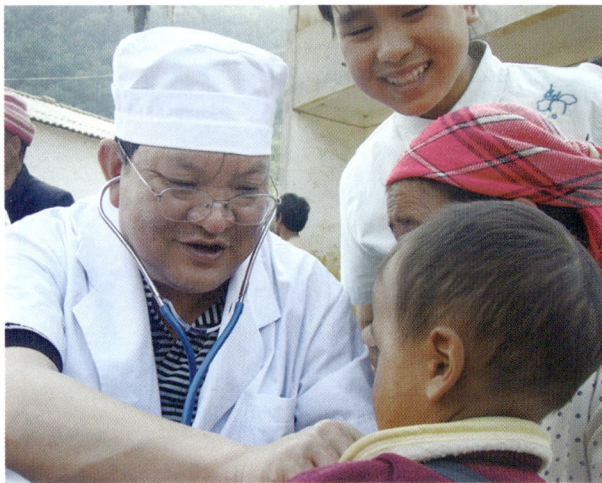

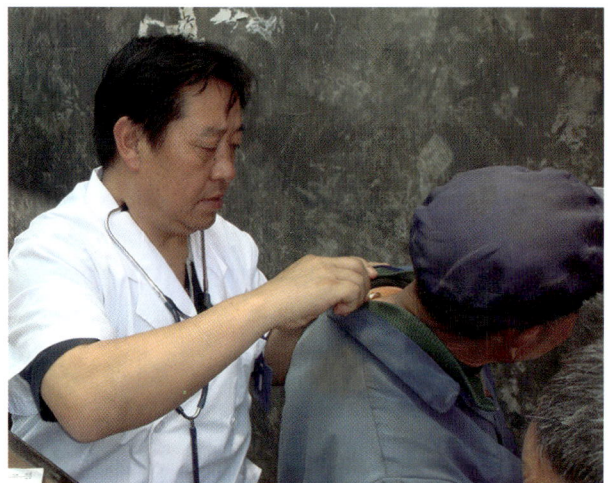

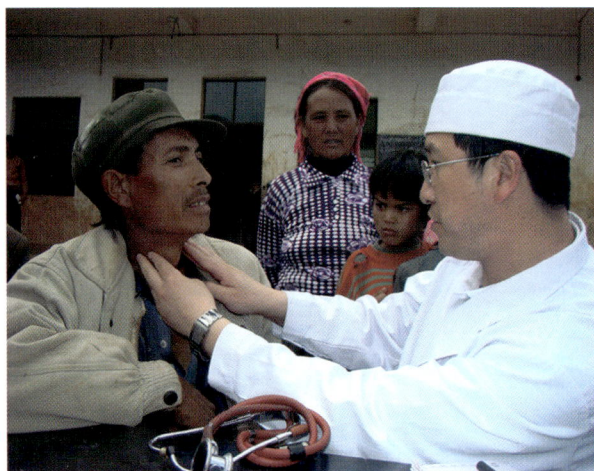

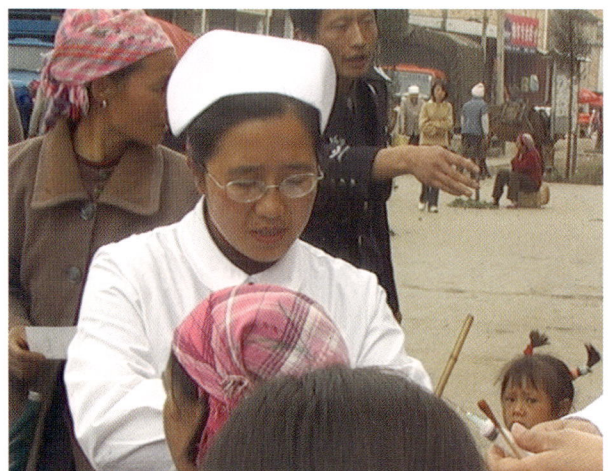

送医送药下乡

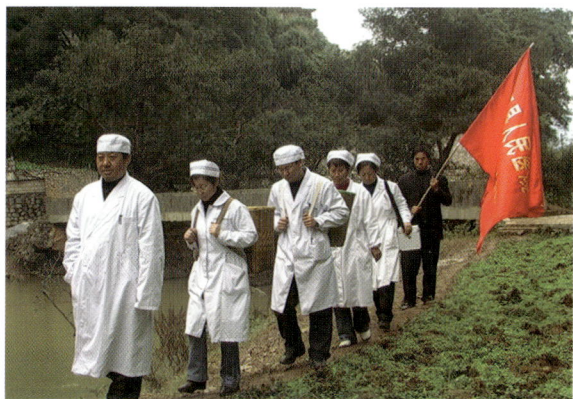
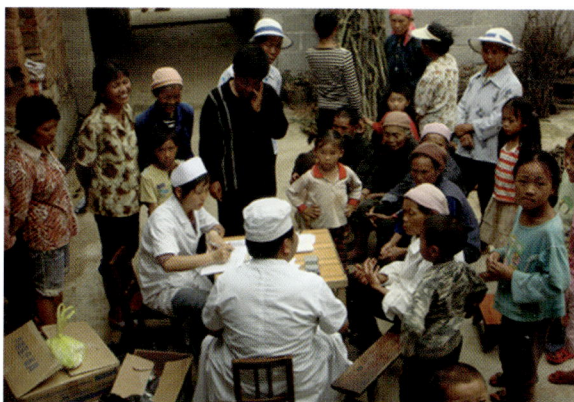
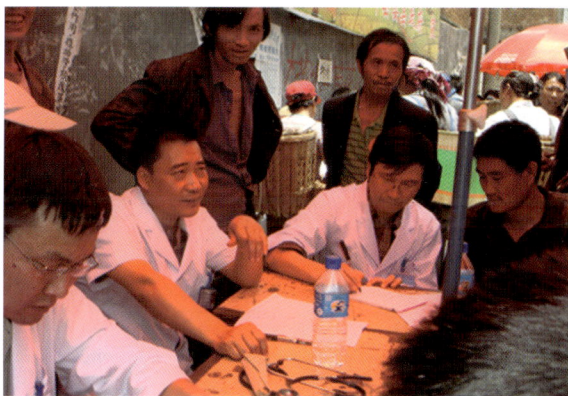
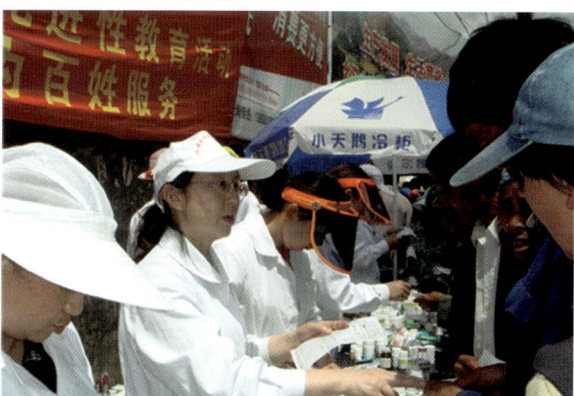
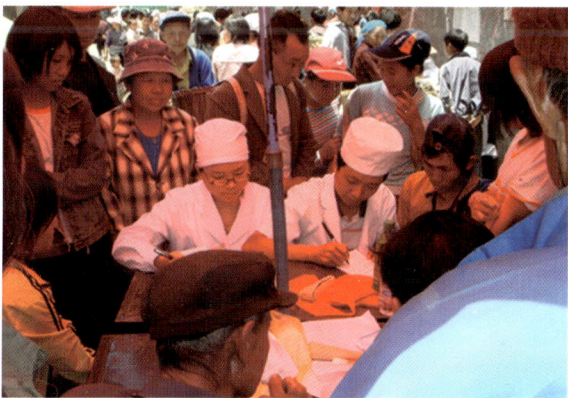
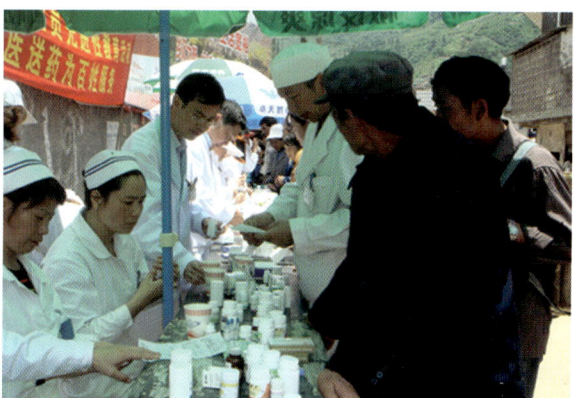
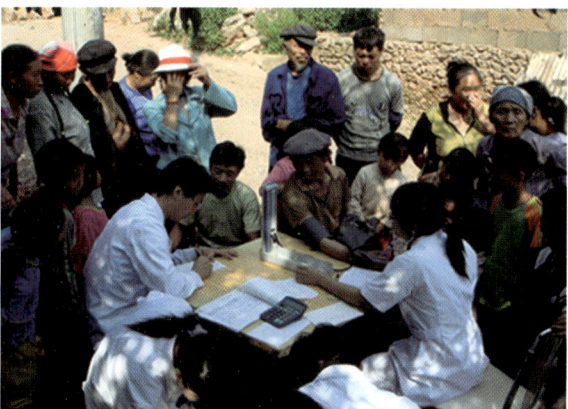
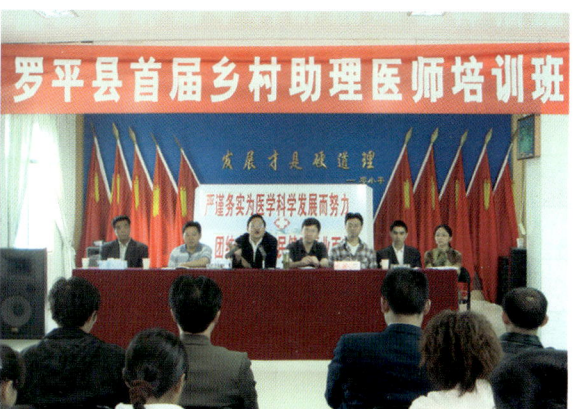

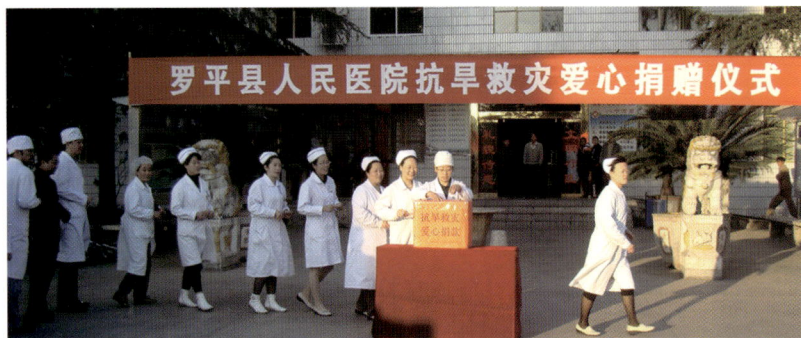

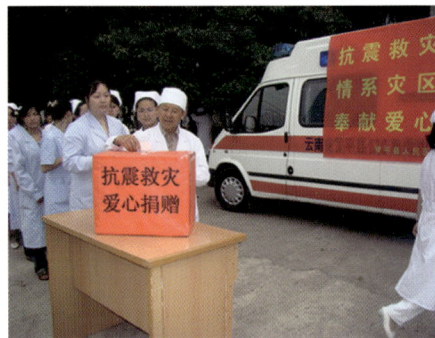

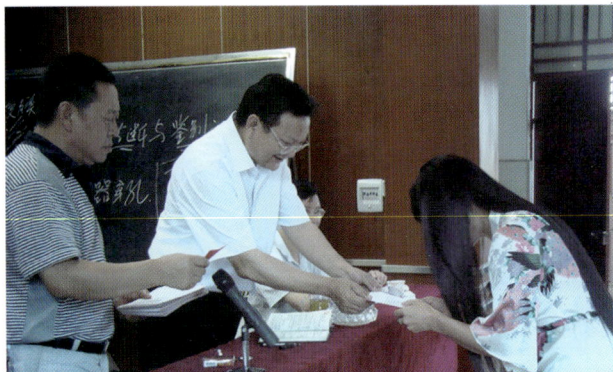

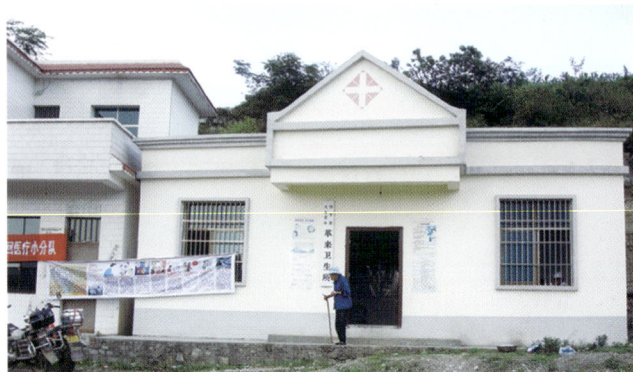

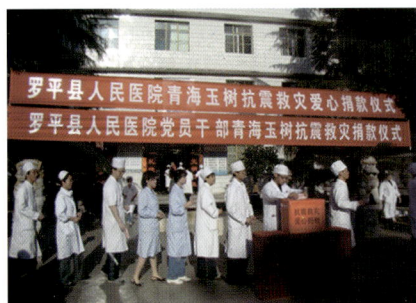

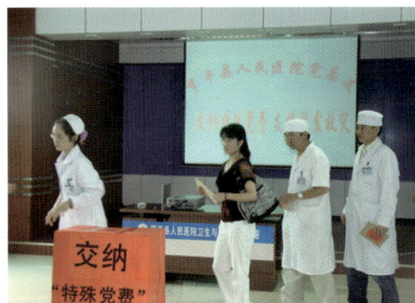

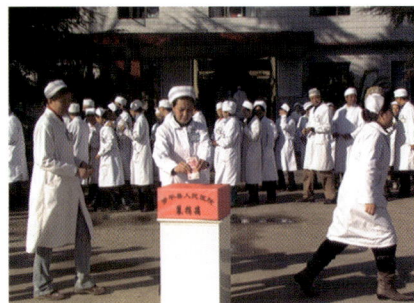

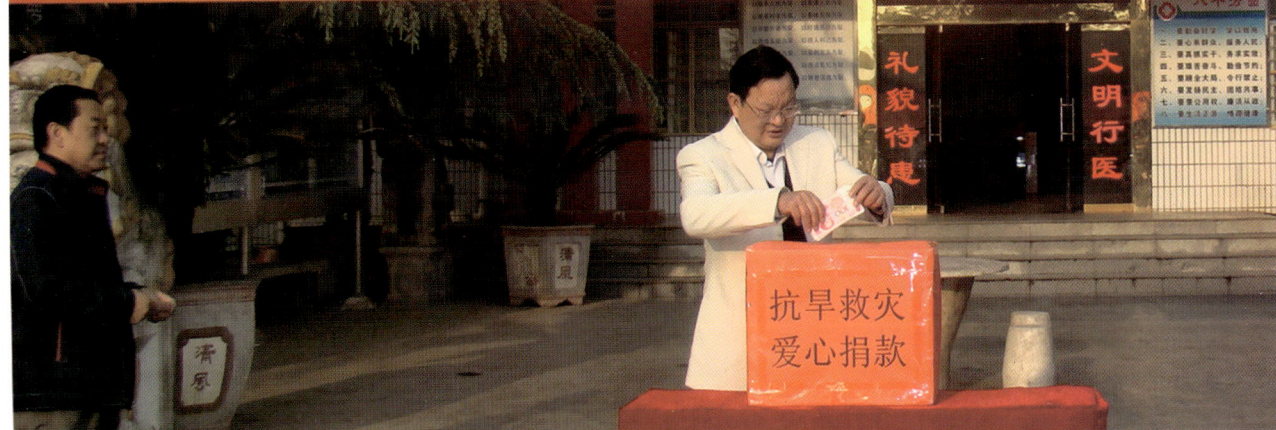

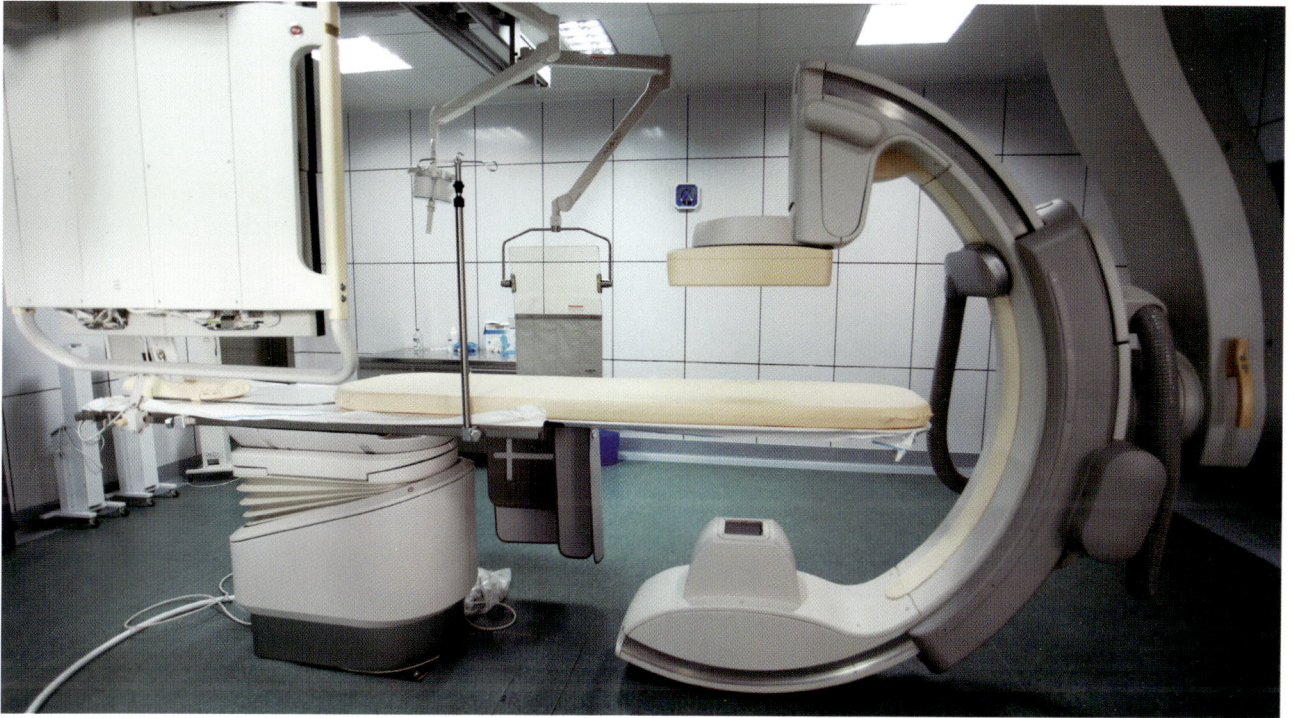

飞利浦FD20大平板血管造影系统

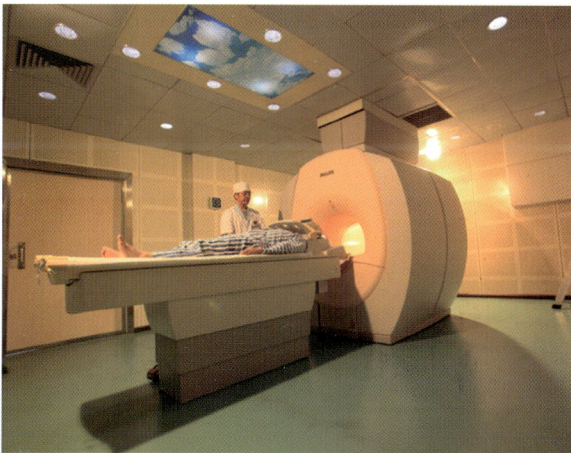

超导1.5T核磁共振

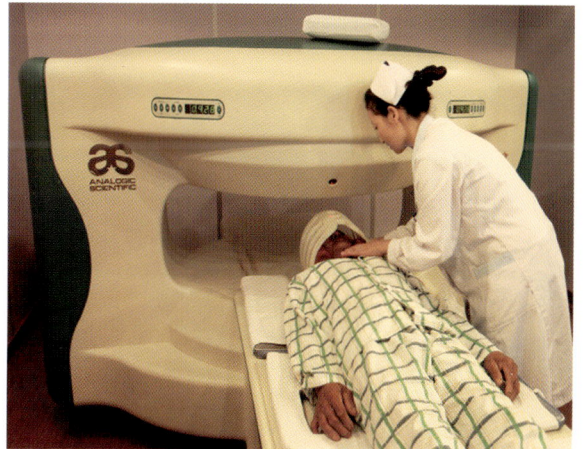

0.2永磁核磁共振

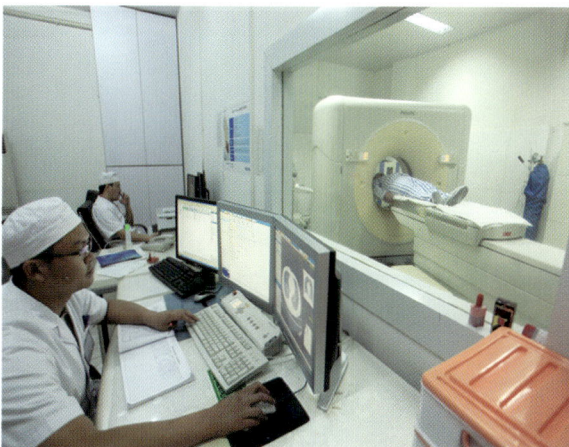

64层128排螺旋CT

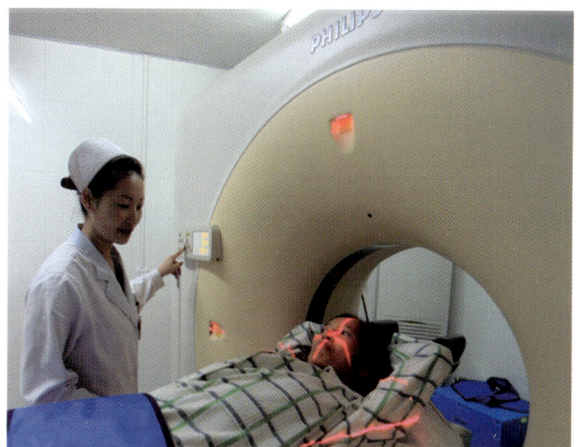

16层24排螺旋CT

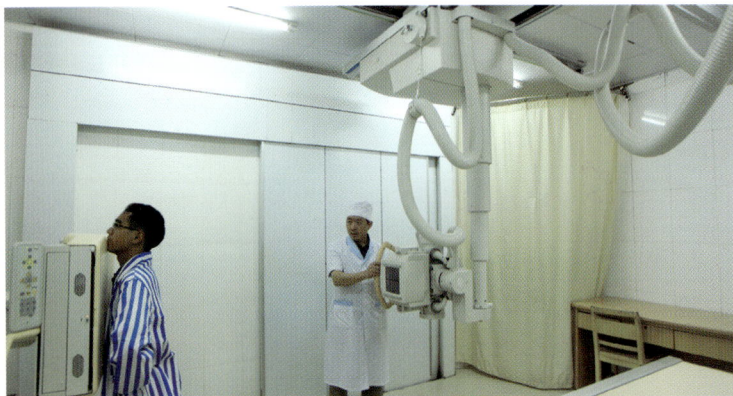

平板探测器全数字化摄影系统

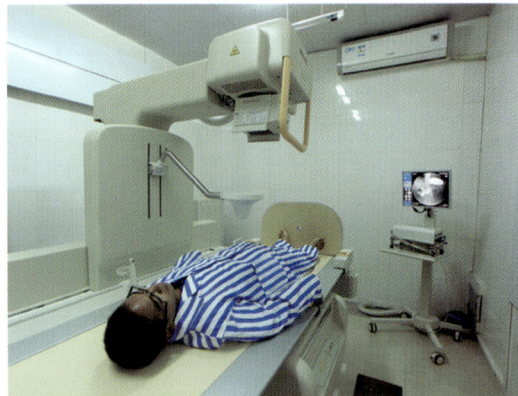

多功能数字肠胃机

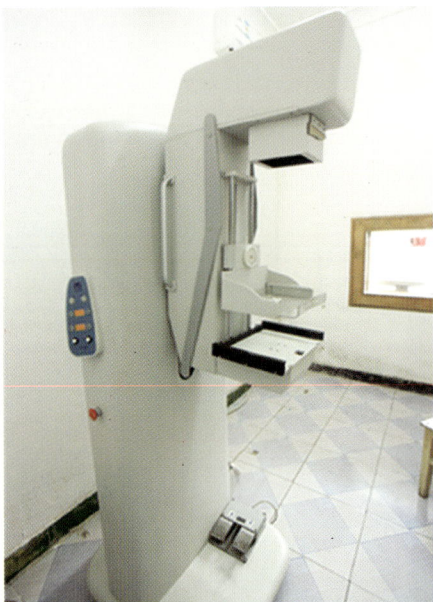

乳腺钼靶X线机

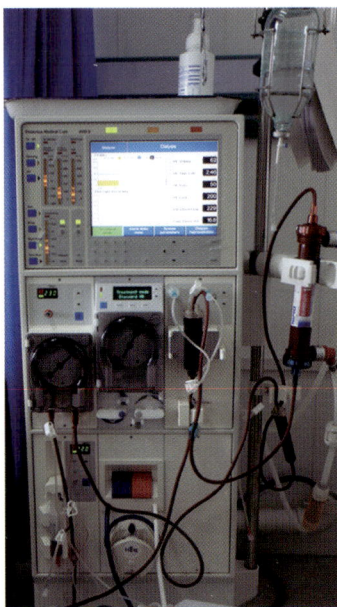

费森尤斯人工肾

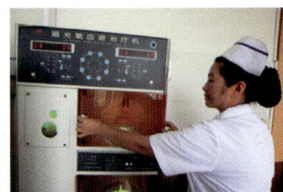

血栓解毒治疗机

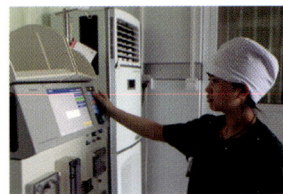

CRRT连续性血液透析滤过机

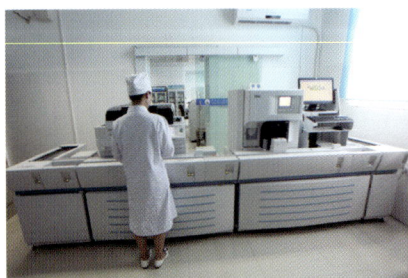

贝克曼CX5全自动生化分析系统

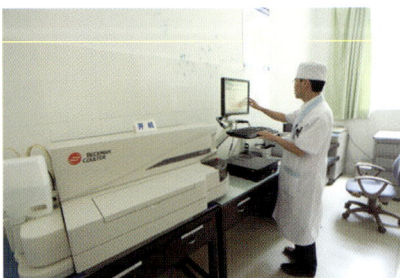

贝克曼全自动化学发光分析仪

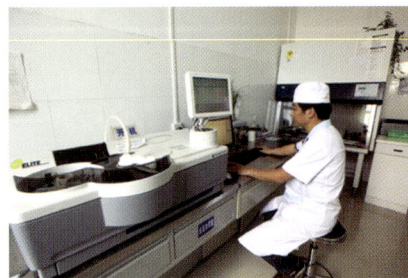

贝克曼全自动血凝仪

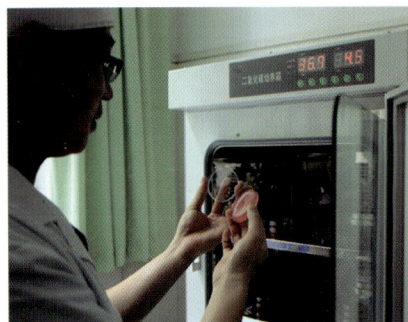

微生物培养箱

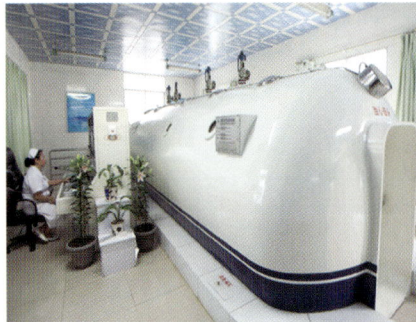

高压氧舱

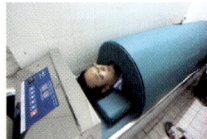

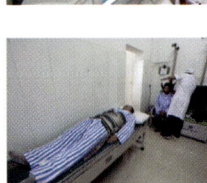

三维牵引设备

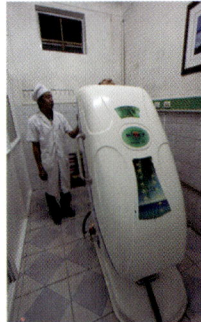

熏蒸设备

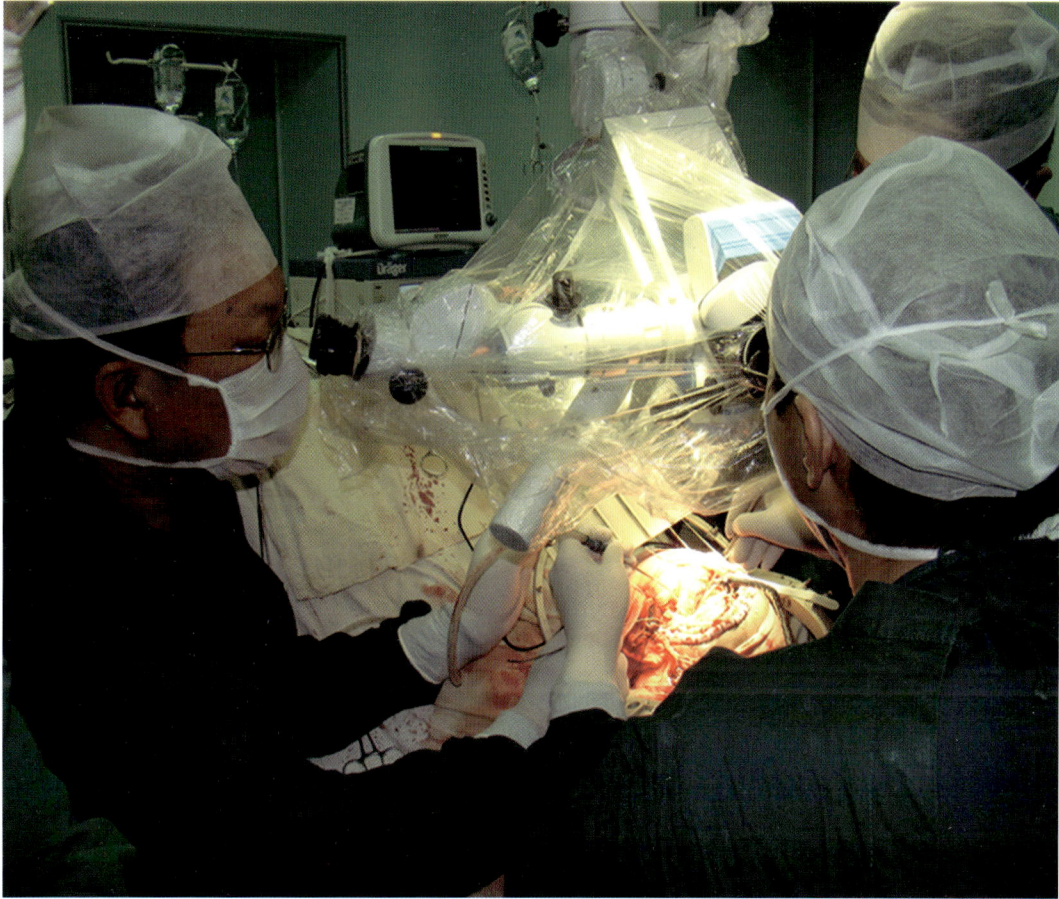

脑血管动脉瘤夹闭术

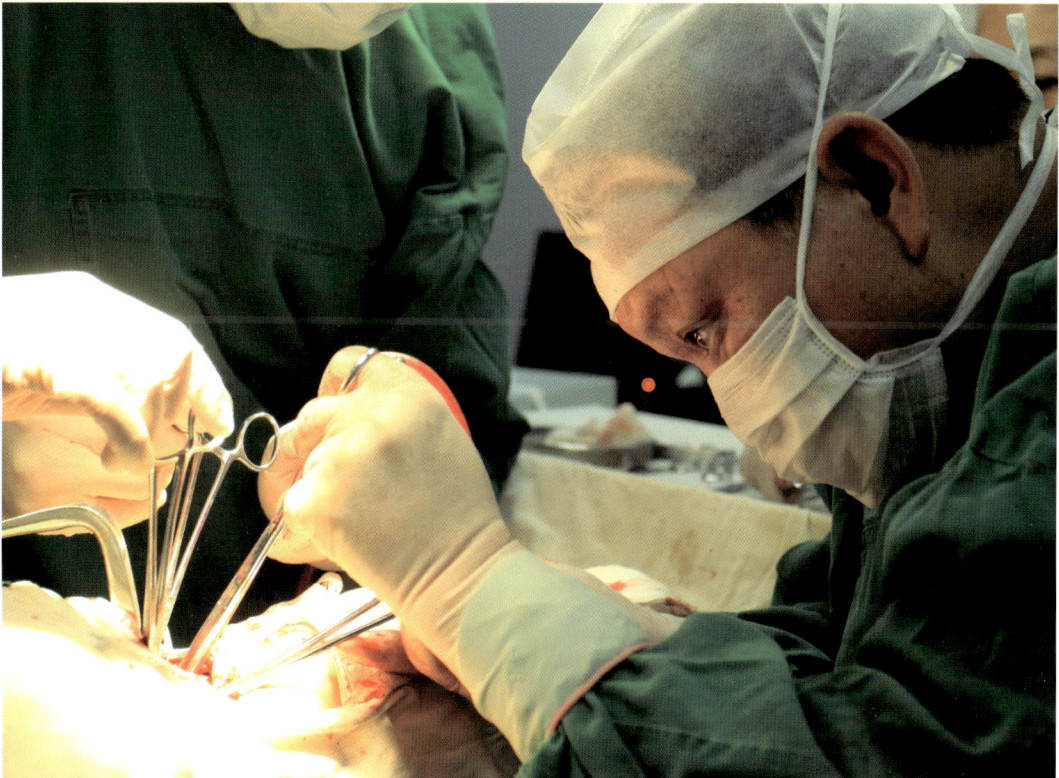

脊柱手术

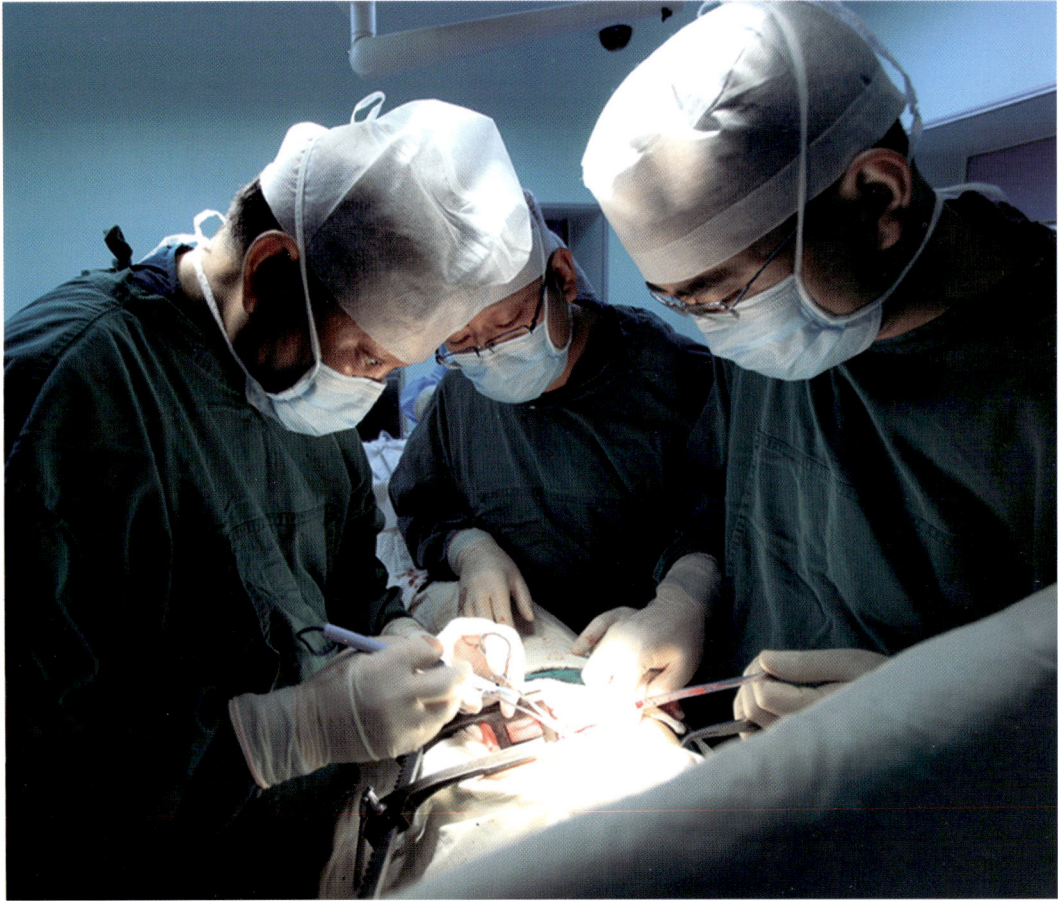

肺癌根治术

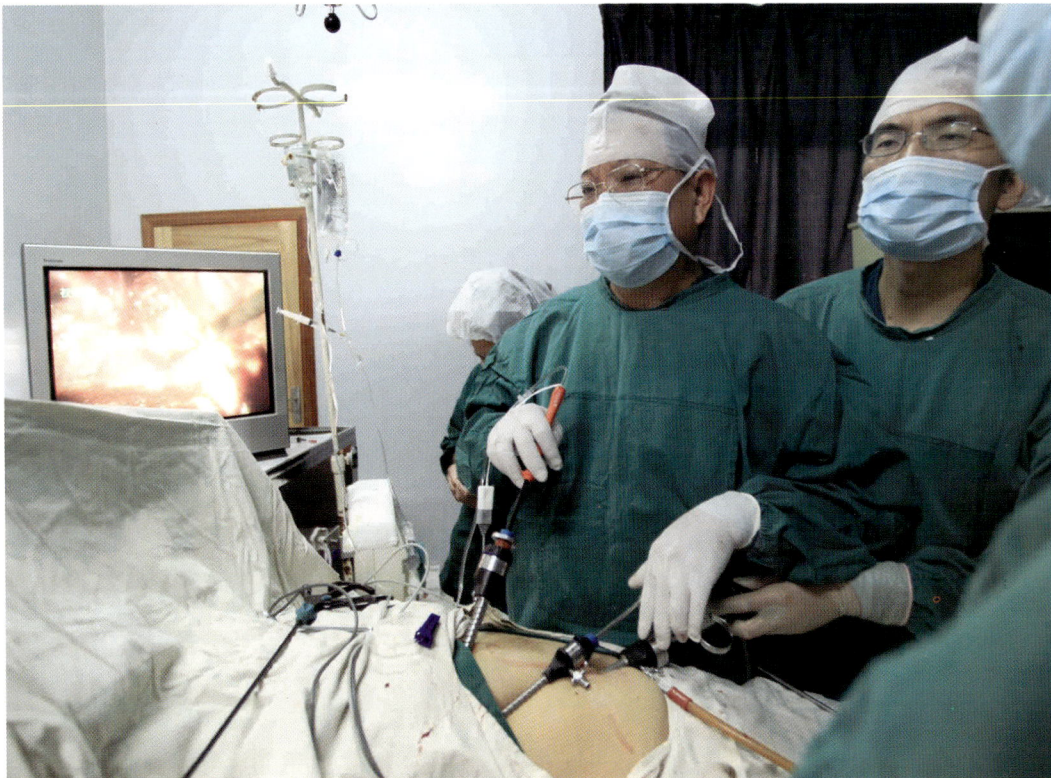

腹腔镜

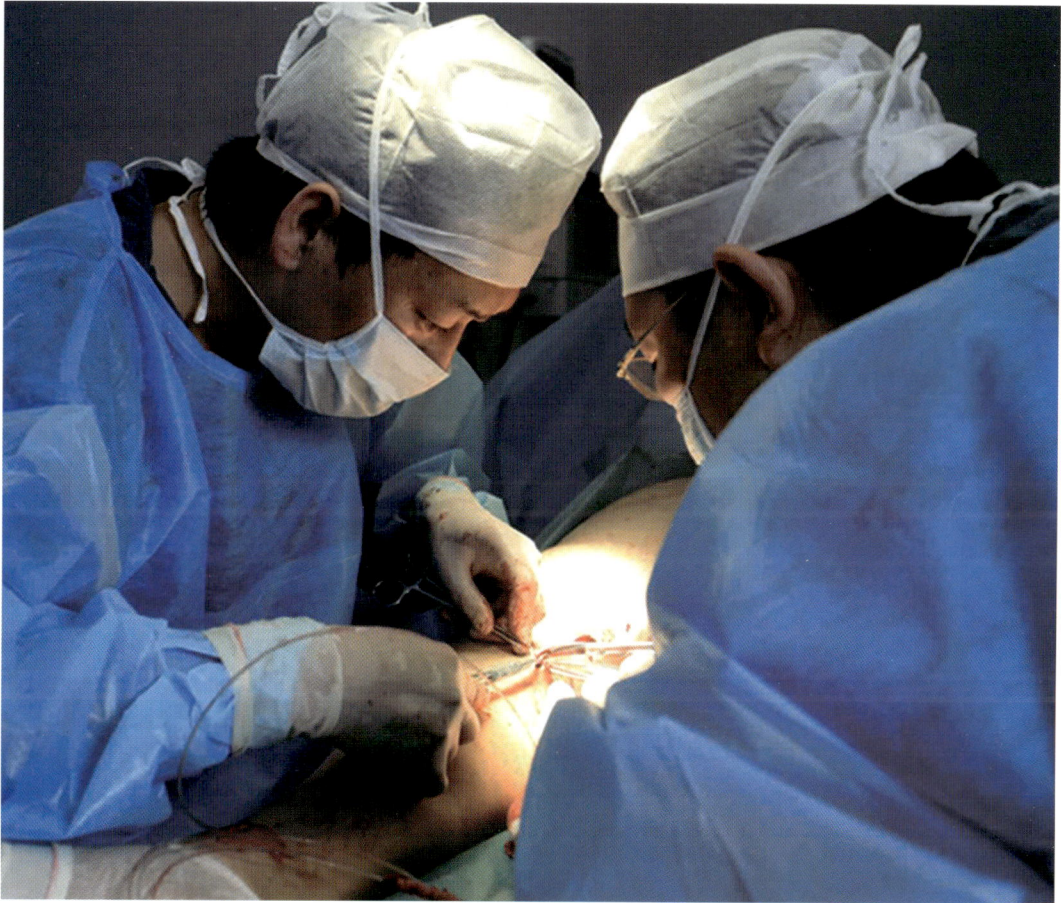

大隐静脉剥除术

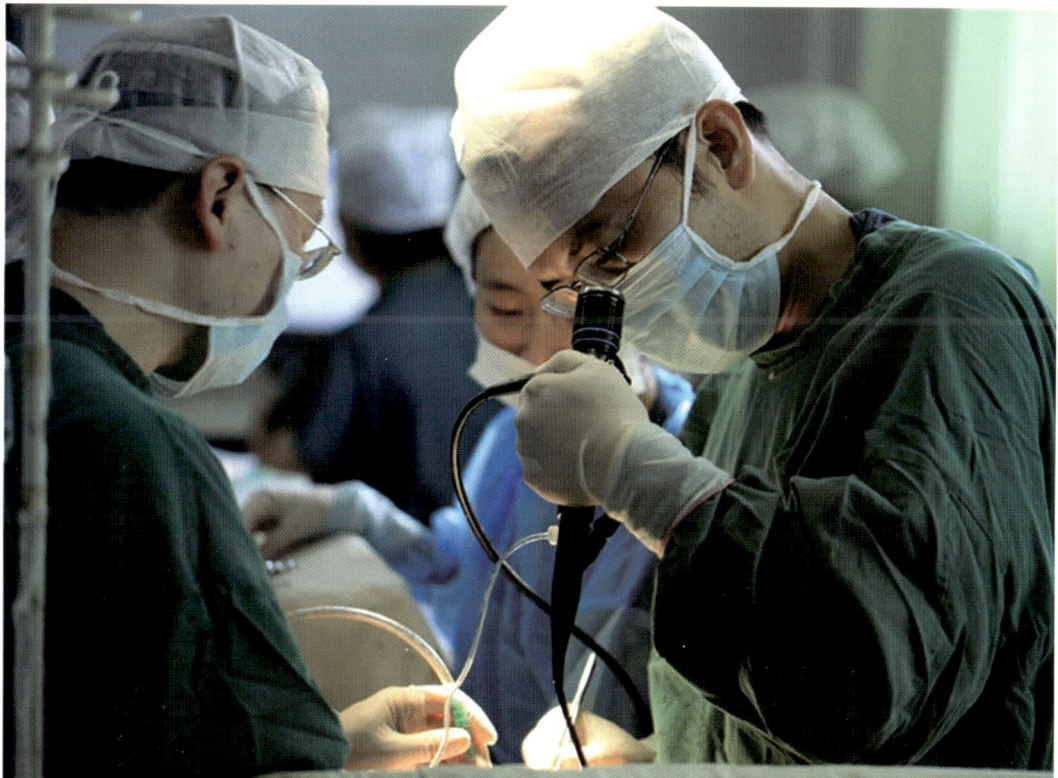

肝内胆管取石术

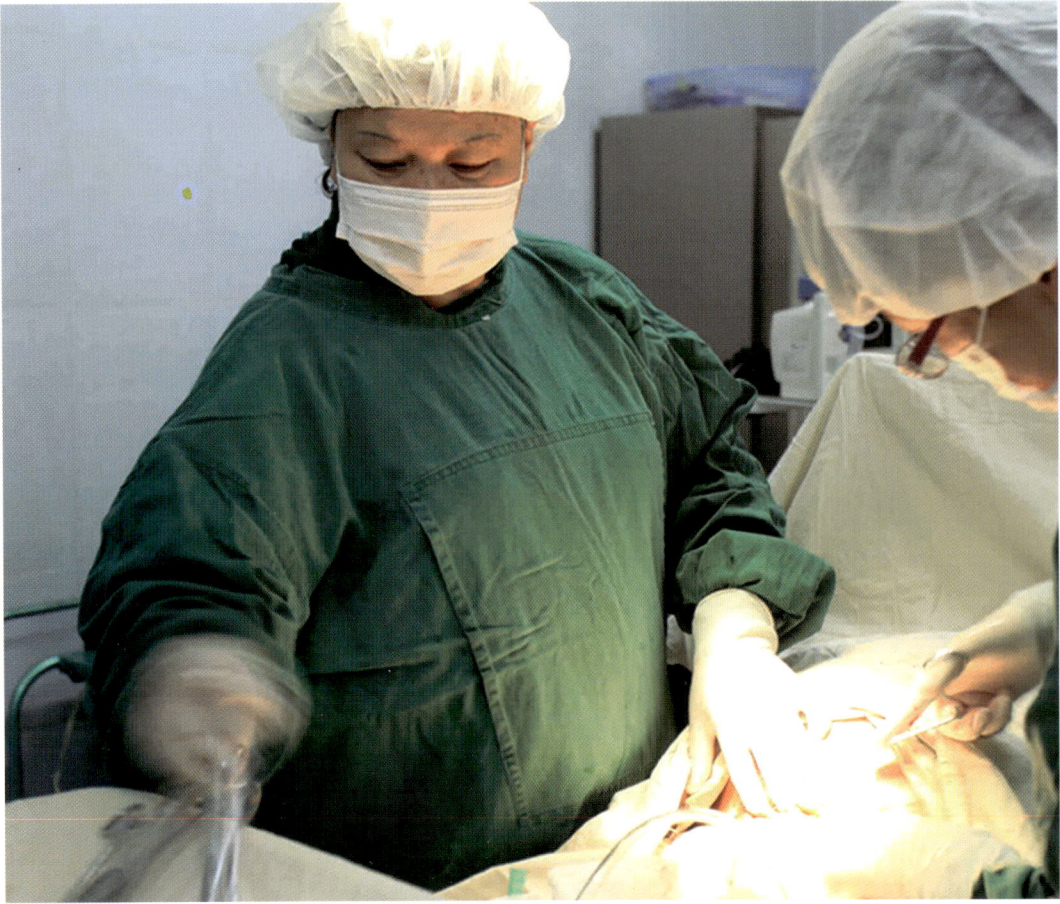

子宫切除术

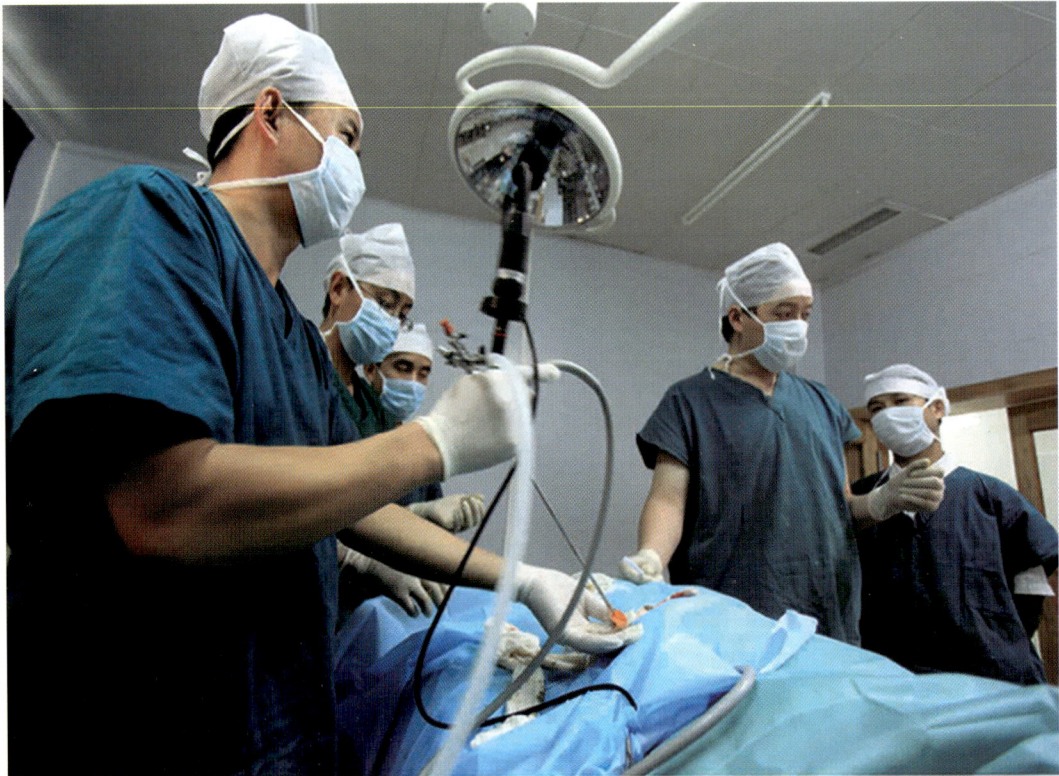

经皮肾镜钬激光碎石取石术

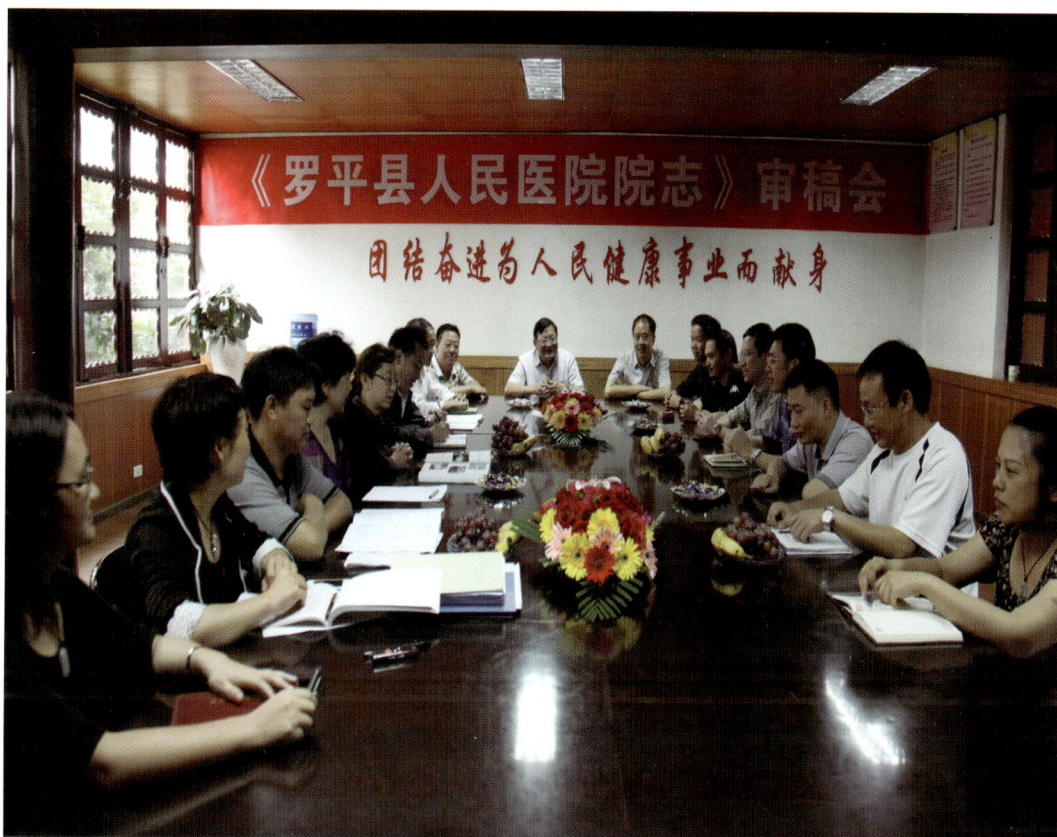

《罗平县人民医院院志》审稿会

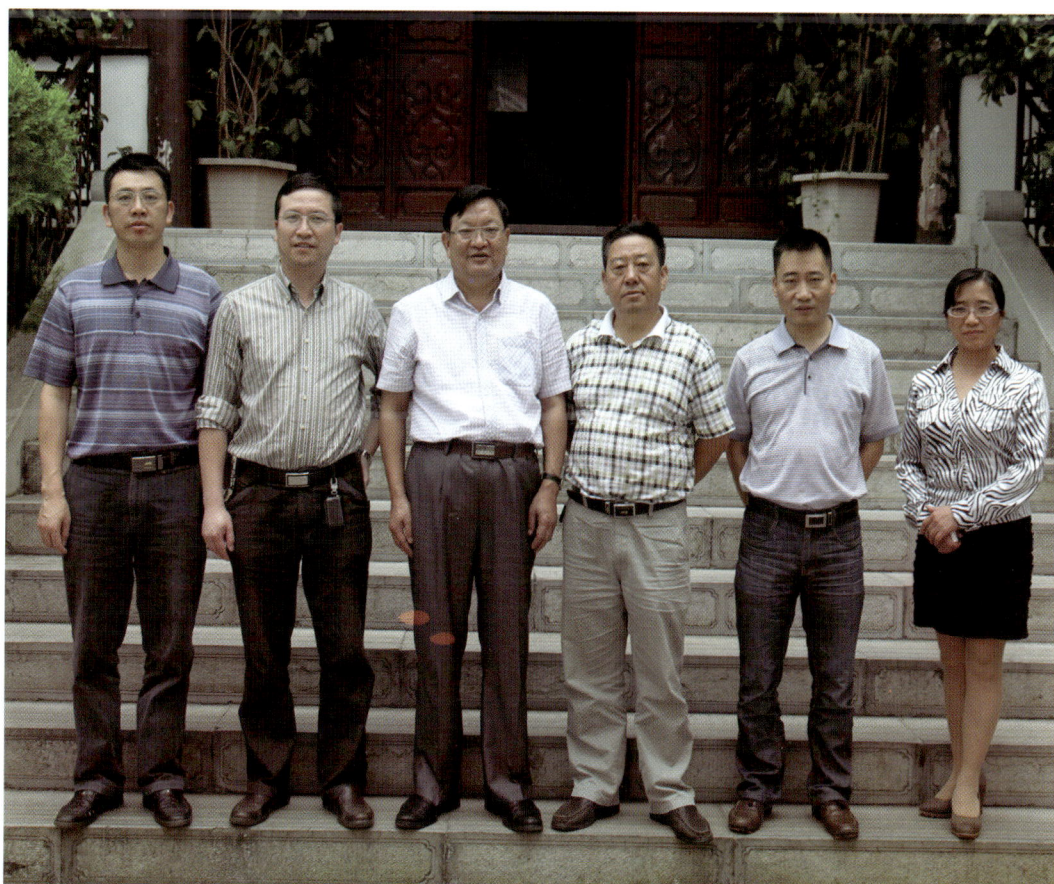

医院领导班子

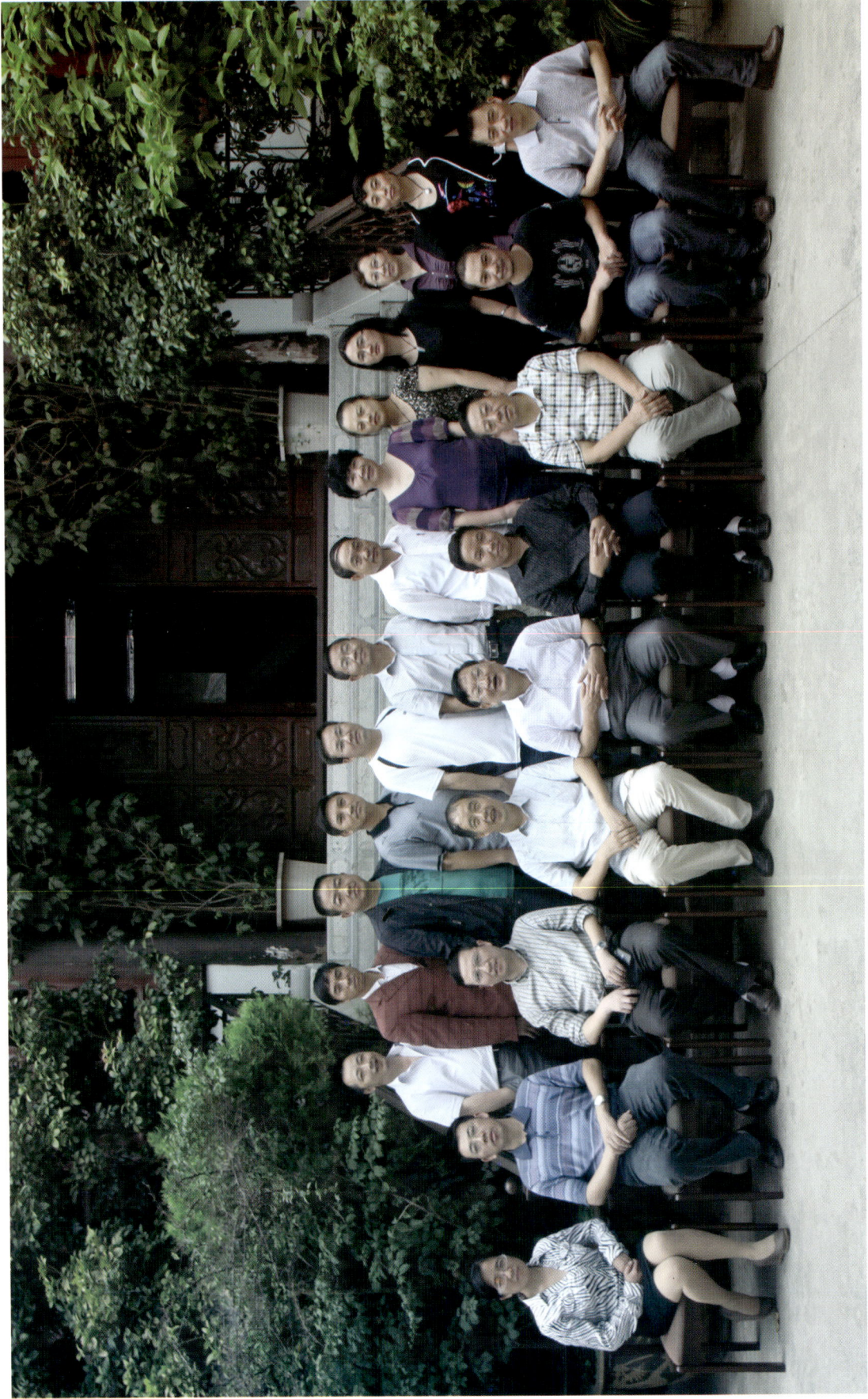

《院志》编委部分成员留影

序

　　天生罗平，领袖滇、黔、桂；三省、区的山、水和气候的灵气，似乎在这块土地上展示得淋漓尽致。背靠曲靖，北连贵州省的黔西南，东接广西壮族自治区的百色，南连本省的文山，南盘江、黄泥河、清水江三条江河从不同的方向流到罗平的下梢，汇成了珠江正流的奔腾与浩荡。于是在这片水肥地沃的土地上，生命的成长分外繁茂！

　　生命对于任何生命体来说，都是宝贵的，但在现时生存状态中，生命又是十分脆弱的，因此挽救生命的行动就与生命的发展史一起进步，尤其是为了挽救人的生命，这个直立起来的高级动物，把在保护生命过程中的真知灼见积累、验证、实践，堆垒为人类文明的"金字塔"——医学。中国也不例外，神农氏尝百草，尝出了中国中医药的源头。其后，一代代致力于治病救命的先贤圣雄们，把他们毕生的精力和聪明才智都贡献给了中医药，才有了中医药宝库的丰厚与悠久。即使是现代科学技术已经相当发达的今天，有了最先进的医疗技术设备，仍然不能解释古人的经络学说是如何建立起来的，又是如何起到治病救命效果的，更无法否定它的存在。一棵小小的银针，代表了中国医学技术的神秘。一棵不起眼的小草，通过与其它的小草配伍，道出了人与植物、动物之间相互依存和共生共荣的哲学关系。一部《千金方》，一部《本草纲目》，不是任何人都能完全读懂的典籍。甚至于去往年代的一些漂泊江湖的"游医"（不是今天所谓的游医），虽然没有满腹经纶，没有受过名家指点，却也能在行医过程中成为"悬壶济世"救死扶伤的道德与学术楷模。所有这一切无不证明，为医之人，须是学术上不畏艰险的攀登者，是人格上特立独行的先行者。如若不是这样，就与"医"的本真大谬了！

　　任何先进和宝贵东西，一旦止步不前，就意味着倒退。中国医学的可悲之处就是这样，当西方医学已经走出经验玄学向理性实证发展时，中国的医学仍"墨守"千年的陈规。到了公元19世纪末20世纪初，西医传入中国，从此开始了中、西医孰强孰弱的论争，百年不绝于耳。地处边疆偏僻一隅的罗平，千百年来的人民健康，依靠的是随地而生的中草药。顺应潮流，国民政府颁布了卫生建设大纲，建立了官方医院，西医进入人们的视野。可经济的贫困，从医人员素质的低下，加上社会的动荡，少得可怜的医疗器械和药品被人席卷一空，卫生院和它依附的时代一起走向崩溃。

　　新中国的成立，罗平的医疗卫生事业有了空前的大发展；改革开放，则在发展中的催马扬鞭。罗平县人民医院恪守的信条始终不渝：无论怎样改革，全称中的"人民"两字不能丢，服务人民的宗旨不能少，提高人民健康生活水平的这个目标不能缺。因此，办院六十多年（从罗盘医务处算起），虽然有过曲折，有过蹉跎，但从来没有对人民群众的轻视。反过来，正是有了各级党委、政府和广大人民群众的支持，罗平县人民医院才有了今天的兴旺发达，才凝聚了人气，集合了医智，医疗技术装备和技术人才相互作用，让来到医院就医的每一名患者满意而归。

为了记录罗平县人民医院走的过风雨历程，为后人提供借鉴，医院党政班子决定修编医院志。经过数年的努力，终于完成了几代医务工作者的夙愿。在院志付梓出版之际，写下以上的话，与全院同志共勉，也与全县医疗卫生工作者共勉！

2012 年 6 月 26 日

凡　例

一、本志的全称为《罗平县人民医院志》。

二、本志的记述范围为罗平县人民医院的发展过程和现状，与之有联系的民国时期的县卫生院、共产党领导下的罗盘地区医务处，也分别给予记述。

三、本志立足当代，按线索详近略远。由于第一次编修院志，为保证其完整性，上限从县内有正规医疗机构的1939年始，下限至2010年底。

四、本志横排门类，纵写史实，设置章、节、目、子目，配合图、表、录、传、简介、记、序，构成全志。

五、本志纪年按出版管理规定，中华人民共和国成立之前，采用朝代和民国纪年，在括号内加注公元纪年；中华人民共和国成立后采用公元纪年。

六、计量单位统一使用国家标准计量单位，特殊计量原文书写，另加注释。

七、本志涉及的行政区划、地名及名称，变化之前一律用原称呼，变化后按现称呼；地名在标准地名确定之前用原地名，确定后用现名。

八、本志引述的内容不在志中一一注明，所有参考资料在附录中标注。

九、本志所用的统计数字以法定统计数据为准。

十、本志使用的缩写名词按规定书写，标题使用全称，文中使用简称。

十一、专用名词使用标准用语，必要时加注习惯用语；特殊用语按行业规定使用。

目 录

第一章　行　政

第二章　医　疗

第三章　护　理

第四章　社会服务

第五章　教学科研

第六章　人事技术

第七章　财　务

第八章　后　勤

第九章　精神文明

第十章　党　群

第十一章　绩　效

人　物

文　献

艺　文

概　述

　　罗平县地处滇、黔、桂三省区结合部，位于云南省曲靖市东南部，北与贵州省黔西南州兴义市山水相连，东与广西壮族自治区百色市西林县隔南盘江相望；南与本市师宗、陆良县接壤，西北与麒麟区、富源县为邻。西南距省会昆明 210 公里，西距曲靖市府所在地 130 公里，北距贵州省黔西南州首府兴义市 89 公里，东距广西壮族自治区百色市府所在地 359 公里。全县总面积 3116 平方公里，南北纵距 97.8 公里，东西横距 77 公里。全县辖 13 个乡镇 147 个村民委员会、社区，2010 年第六次全国人口普查，总人口 549680 人，有汉、彝、布依、回、苗 5 个主体民族，少数民族人口占全县总人口的12%，农业人口占全县总人口的 90%。

　　罗平县地处滇东高原向黔西南、广西丘陵的过渡地带，地势总趋势为西北高东南低，境内分为三级台阶，第一级为阿岗至马街、老厂、富乐一线，多以山峦为主；第二级为罗平坝子，为全县最大的平坝；第三级为南盘江和支流黄泥河环抱的河谷，为境内的低热河谷；最高点为县城西侧的白腊山，主峰大白腊海拔 2467 米；最低点为原三江口（南盘江、多依河、黄泥河交汇点），海拔 700 米。现为广西天生桥水库淹没区。全年平均气温 15.1℃，平均降水量 1743 毫米。立体地形、立体气候孕育了丰富的自然资源，矿产资源主要有煤、铁、锌、铜、铅；水力资源开发较早开发程度较高，与矿产资源开发形成了电矿一体化；粮食作物以稻谷、玉米为主，经济作物以油菜、烤烟、生姜为主，农副产品加工业较为发达；得天独厚的油菜花与罗平的山、水构成了独具特色的旅游资源，与省内的石林、沙林、泸西阿庐古洞构成滇东南旅游线的重要环节。

　　罗平历史较为悠久，县名来源于宋朝大理国时期滇东三十七部之一的罗雄部，县城现仍设置罗雄镇。经过罗平的古驿道是滇东南通往中原的大通道。明代大旅行家徐霞客为了探寻南盘江的来龙去脉，到达昆明后又南下阿迷（今开远），东转广西府（今泸西），过师宗进入罗平，抵达贵州黄草坝（今兴义），对罗平的山水留下了精彩的记述。便利的交通，肥沃的土地，湿热的气候，成为古代各民族人民选择居住之地的首选。彝族是县境内最早的居民，生活于半山区和山区；百越民族的后裔布依族、壮族沿红水河而上，居住于低热河谷地区；苗族迁徙到罗平的时间较短，大多居住于高山之巅；汉族主要居住于平坝。各民族人民和睦相处，孕育了丰富的地方民族文化。

　　罗平的低热河谷区，在解放前是让人闻之生畏的"瘴疠之乡"，传统的民族、民间中草药，难以抗御重、特大疫病。加之经济困顿，各族人民群众治病疗伤，大都是"神药两解"，一遇重大疫病流行，"千村薜荔人遗失，万户萧疏鬼唱歌"是其真实的写照。

　　民国十八年（1930 年）初，西医开始传入罗平。9 年后，罗平县政府创办了罗平县卫生院，为境内第一个官办卫生医疗机构。由于政府经费不能及时拨付，医护人员工资难以保证，加之医疗条件和医疗技术落后，卫生院时开时停，难以为继，临近解放时已关门歇业。与此同时，中国人民解放军滇黔桂边区纵队在罗平建立了罗盘解放区，设立了医务处，在救治指战员的同时也为当地人民群众看医防疫。1950 年 1 月，罗平县人民政府成立，罗盘解放区医务处就地转业，以之为基础成立罗平县人民卫生院，承担起罗平县人民医疗卫生事业建设的主要任务。1956 年 7 月，罗平县人民医院正式成立，至今他沿用这一名字。

　　罗平县人民医院的发展经历如下几个阶段：

　　1950 年至 1966 年为医院的初创期。期间，中央人民政府制定了"面向工农兵、预防为主、团结中西医、卫生工作与群众运动相结合"的卫生工作四大方针，医疗卫生队伍得以发展壮大，医疗技术水平有所提高，人民的健康水平得到明显改善。

1950年7月，罗平县人民卫生院成立，为云南省宜良专员公署乙等县级卫生院，有工作人员3人，4张病床。医院所在地朝阳寺房屋老旧、狭窄，医疗业务开展不便。1951年9月，县人民政府划拨寿福寺（原武装部，现已拆除）为卫生院医疗业务用房，卫生院工作人员增至18人，病床增至20张，设内科、外科、妇产科及防疫股。1953年，宜良专员公署撤销合并曲靖专员公署，罗平县划归曲靖专员公署。1954年，县政府划拨建国街（现邮电局址）为卫生院门诊部。1956年，云南省卫生厅下发了《关于改变卫生院组织机构、加强防疫工作的意见》，同年7月，罗平县人民卫生院更名为罗平县人民医院，卫生院内防疫股划出成立罗平县疟疾防治站。1958年，医院门诊部迁往通河会馆（现址）开设门诊。至1959年，医院职工增加至41人，住院病床75张，尝试开展少量下腹部手术。1959年10月，国家颁布了《综合医院制度》和《综合医院工作人员职责》，医院管理逐步规范化。至1966年，医院职工增至52人，开设病床115张。

1967年至1979年为曲折发展阶段。受"文化大革命"的冲击，医院正规化管理受到干扰，医护人员的工作也难以正常开展，医院内部脏、乱、差现象突出，医院广大干部职工忍辱负重，医院在艰难中曲折发展。至1979年，医院职工增至127人，病床增至142张。

1979年至2007年为迅速发展阶段。1982年3月，省、地、县三级政府投资63万元，新建了罗平县人民医院住院大楼，建筑面积5890.36平方米，1984年11月竣工投入使用。医院职工增加至155人，病床增至180张。医院功能进一步健全，基本上能治疗县内的常见病、多发病、疑难病，可开展多种较复杂的手术、院前急救。1986年10月，被评为云南省省级文明医院。1987年11月，省委、省政府授予省级文明单位称号。1988年，医院职工增加至176人，病床增至200张。1995年10月创建为国家"二级甲等"医院。1996年8月创建为国际"爱婴医院"。2003年2月，医院成为昆明第一人民医院的协作医院。2003年2月，成为广西左江民族医学院的教学医院。2005年启动医学科技大楼建设，一个适应社会发展，集医疗水疗中心、护理院、老年公寓、敬老院、临终关怀为一体的发展规划全面启动实施。2009年被中国医院协会评为全国百姓放心示范医院。2010年11月被卫生部定为"以电子病历为核心的医院信息化建设试点医院"。

截至2010年底，医院占地面积800余亩，业务用房6万余平方米，开放病床800余张，临床医技科室26个、行政职能科室7个，固定资产1.7亿元。安装1.5T超导磁共振、64层（128排）螺旋CT、双板全数字化X光成像系统（DR）、全自动数字胃肠X光机、日本奥林巴斯胃镜、肠镜、支气管镜、宫腔镜等万元以上先进医疗设备500余台件，安装了CR、PACS、LIS及HIS数字影像系统，可开展脑外科、胸外科、腹外科、骨外科、眼科、妇科、产科、咽耳鼻喉科等各种高难度手术。有在职在编职工369人，其中专业技术人员358人，工人11人，按专业技术职称分类，正高级职称2人，副高级职称8人，中职专业技术人员109人，初级专业技术人员221人，其他18人（2010年11月新招聘人员）；按学历分类：博士学位1人，硕士学位3人，大学本科169人，专科122人，中专及以下74人。临床医技科室增加到26个，行政职能科室7个。2010年，共收治门诊病人289917人次，与上年同期相比增长65736人次；住院病人43462人次，与上年同期相比增长12399人次；手术11191台次，与上年同期相比增长5656台次。总收入13948万元，其中业务总收入13427万元，财政补助收入431万元；2010年总支出10226万元。

年内，制定医院"十二五"发展规划，总目标是："以人为中心、以医疗护理质量为核心"，以提高医疗技术水平、强化医疗服务质量、注重人才开发培养、加强医院科学、信息化管理为重点，积极探索新的经营模式，群策群力，团结协作，力争五年内建成规模适度、功能完善、环境优美、设施完备、管理规范、技术精湛的集医疗、教学、科研、预防保健、康复理疗、护理院、敬老院、老年公寓、临终关怀于一体的能满足全县及周边三省（区）、八县市老百姓"生老病死""全程服务"的服务实体。医院规模达到开设床位3000张，职工人数达2000人。固定资产总值超5亿元。年收入超2亿元。

大事记

民　国

民国二十八年（1939 年）

9 月，民国政府行政院颁布《县级卫生组织大纲》，在县一级设立官方医疗机构。

11 月，成立罗平县卫生院，院长许成涛。医院有医生一人，护士二人，事务员二人。卫生院代行县级卫生行政职能，院址设在东岳庙（今三关楼）。不久，搬迁至寿福寺（今武装部），院长喻恩锡，军医学校毕业。

民国三十年（1941 年）

是年，罗平县卫生院设病床两张。

民国三十三年（1944 年）

是年，罗平县卫生院病床增至六张。陈学谦任院长，院内增加环卫人员一名，调剂员一名，助产士一名。就诊者多为政府职员及地方绅士，年门诊不及千数，住院者不及百数。

民国三十四年（1945 年）

李建群（军医补习班毕业）任院长，后因政府经费不足，药品稀缺，卫生院濒临倒闭。1948 年初，李建群私自带走仅有的医疗器械，卫生院名存实亡。

民国三十七年（1948 年）

8 月，中国人民解放军滇桂黔边区纵队罗盘指挥部医务处在板桥成立。医务处设在钱再兴家楼上，有三名医务人员，主要诊治边纵部队伤病员。

民国三十八年（1949 年）

9 月，边纵罗盘区医务处修订就诊办法，对就诊人员、药品使用作出具体规定：就诊人员必须持有主管人签名或盖章的证明条子，条子上书明就诊人的姓名；诊后须打针或用贵重药品的，主管人员须另开条子；每天上午 9 时开始诊治。

中华人民共和国

1949 年

10 月 1 日，中华人民共和国成立。

11 月 27 日，中共罗盘地委、罗平县委、专员公署、县临时人民政府从板桥迁入县城，罗盘区医务处随同迁入，设于朝阳寺（今红星街信用县联社），人员增至 8 人，何玉凤任主任。

1950 年

2 月，中国人民解放军第十四军医务处进入罗平，自设营日起，每日 10 时至 12 时义务为人民看病，诊治施药，一概免费。平均每日诊治百人以上。

3 月，罗盘区医务处在县城开展免费种痘，时间为每天上午至下午三时。

7 月，撤销边纵罗盘区指挥部医务处，设立罗平县人民卫生院。院址设朝阳寺（现红星街信用县联社），有医生 2 人，卫生员 1 人，工作人员 4 人，勤杂工 2 人。卫生院代行卫生行政职能。设病床 4 张，院长由县人民政府秘书徐学仁兼任，宜良专署调派汤麟生、洪麟书两位医师来罗平工作。

1951 年

9 月，罗平县人民卫生院迁往福寿寺（今武装部）卫生院人员增加到 18 名，病床增至 20 张，设内科、外科、妇产科及防疫股，有门诊部和住院部。

年底，罗平县人民政府设卫生科，卫生院代行的行政职能终止。

1953 年

年内，县人民卫生院配政治指导员，主抓思想政治工作。

1954 年

年内，因卫生院地址偏僻，不方便群众就诊，门诊部迁移至建国街就诊（今邮电局）。

年内，购置显微镜等检验设备，建立化验室。

1955 年

年内，贯彻卫生工作"面向工农兵、预防为主、团结中西医、卫生工作与群众运动相结合"的四大方针，县卫生院培训农村卫生员两批，计 115 人。

1956 年

7 月 1 日，罗平县卫生院更名为罗平县人民医院，同时撤销原卫生院防疫股，分设罗平县防疫站。

年内，县人民医院建立中共党支部委员会。防疫站、保健站与医院同为一个支部。

1957 年

夏季，县医院外科医生杨耀光从曲靖专区医院进修回来，开展外科下腹部手术。

是年，罗平县第一例宫外孕手术成功。

1958 年

年初，门诊部迁往通河会馆（今门诊部）。

4 月，整风期间，一名医务人员被错划为右派分子（1979 年纠正）。

10 月，罗平、师宗、泸西三县合并，医院更名为师宗县第二人民医院。

同月，原罗平中医院（集体性质）并入县人民医院。

同月，原罗平县防疫站并入县医院。

是年，县妇幼保健站并入县人民医院。

1959 年

2 月，泸西县划出，师宗县第二人民医院更名为罗平县人民医院。

是年，防疫部门划出，另设罗平县卫生防疫站，妇幼保健机构分出与防疫站合并。

1960 年

是年，县医院采用中西医结合会诊，一例慢性阑尾炎患者和一例肠梗阻患者免受手术。同年，在板桥黑石岗试验成功用中医指端诊断钩虫病，采用中西医治疗，现场培训 72 人。

1961 年

8 月，医院更名为罗平县第一人民医院，板桥卫生所更名为罗平县第二人民医院。

10 月，马街卫生所更名为罗平县第三人民医院。

年底，县四级干部会议期间，与会人员中暴发流感，县第一人民医院急速派人防治，中西药并举，迅速控制传染。

1963 年

年初，医院购置万能产床和万能手术床各一张，50 毫安 x 光机一台，高压离心器一台。

8 月，县第一人民医院首例胃穿孔修补手术获得成功。

1964 年

5 月，富乐桃源村吃牛肉中毒 60 余人，县医院及防疫站派出医务人员前往抢救。

5 月，县第一人民医院从寿福寺（今人民武装部）迁往黉学（旧孔庙，今住院部，原罗平中学）。

7 月 16 日，板桥爆竹厂发生火药爆炸，伤 16 人，送县第一人民医院抢救，医院和防疫站、保健站全体职工连夜救治伤员。

9 月，县第一人民医院更名为罗平县人民医院。

同月，继承本县老中医经验，招收中医学徒 14 名。

1965 年

1 月 8 日，老厂西村小煤窑发生瓦斯爆炸，医院组织医务人员前往抢救。

1 月 10 日，富乐欧家寨小煤窑发生瓦斯爆炸，医院组织医务人员前往抢救。

1966 年

6 月，文化大革命波及医院，医院分别成立白求恩战斗队、反修战斗队、争朝夕战斗队。

1967 年

7 月，省卫生厅分配给罗平县人民医院救护车一辆。

1968 年

8 月，防疫站、保健站撤销，人员、财产合并入县人民医院，成立罗平县人民医院革命委员会。

1969 年

4 月 14 日，医院职工李红英在"清理阶级队伍"运动中自杀身亡。

7 月，推广新针疗法、水针疗法、埋线疗法，并以新针疗法治疗聋哑病人。

10 月，医院派出医护人员参加防原子、防化学、防生物和战伤救护培训。

年底，医院举办"六·二六"学习班，下放医务人员 32 名到基层单位，部分药品、器械、病床等物资同时下放。

1970 年

7 月，防疫、保健站划出分设。

1971 年

11 月，县革命委员会文卫组委托医院举办卫生培训班，首批培训学员 17 名。

1972 年

11 月，县人民医院在胜利街开设第二门诊部。

1973 年

3 月，医院抽调医护人员参加县组织的抗疟专业队。

同月，医院成立民兵连。

1975 年

4 月，县人民医院外科先后派出两批医务人员分别参加省卫生局举办的针麻学习班。

1978 年

是年，县人民医院设立口腔科、五官科。

1979 年

元月，中共罗平县委落实政策办公室对医院"划线站队"期间李红英"特嫌"进行审查并给予平反恢复名誉。

中旬，支援对越自卫还击作战，县卫生局抽调 34 名医务人员组成战备医疗队，在医院设战备床位 70 张。

同月，自筹资金建盖第一幢职工宿舍，解决 24 户职工的住房困难。

2 月，驻罗中央、省、地及县级机关、厂矿、学校等单位 586 名干部、职工自愿报名参加对越自卫还击输血队，县人民医院承担血型、血色素等鉴定和健康检查任务。

7 月，医院进行改革，试行评工记分、定额消耗、月评月奖、鼓励为主奖励为辅的管理方法。

10 月，撤销罗平县制药厂，设备拨给县人民医院生产葡萄糖、生理盐水。

1980 年

1 月，根据中央、省、地文件精神，医院 45 名职工调资晋级 40%。

5 月，根据中央、省、地、县卫生部门通知，开展医务人员专业职称评定。

1981 年

1 月，医院 84 人获得专业技术职称。

4 月，阿岗公社阿布科村伤寒流行，发病 54 例，县人民医院抽调人员配合防疫站、阿岗卫生院医务人员前往救治。

5 月，政府拨款及县直 30 余个单位资助，县城至县人民医院住院部的土路改修为水泥路面。

5 月底，县卫生局组织麻风、头癣普查，县人民医院派出医务人员参加。

8 月，县卫生局在县城开展男性输精管粘堵术，县人民医院医务人员参加。

1982 年

3 月,卫生系统开展文明礼貌月活动,县人民医院医务工作者上街义务诊病。

同月,省、地、县三级政府先后拨款 63 万元新建县人民医院住院部大楼,1984 年 9 月竣工使用。

8 月,沾益树脂厂运输氯气专车因机械事故导致氯气泄漏,罗雄镇松毛山、新村一带人、畜中毒 203 例,县人民医院参与抢救,中毒人员均脱离危险。

1983 年

1 月,根据卫生部及省、地、县卫生部门文件精神,县人民医院列为改革试点之一(另有罗雄镇卫生院)。

10 月,医院与县卫生局签定包干合同,超额完成合同定额任务后,提取奖金单位封顶,个人不封顶,调动了职工的积极性。

1984 年

3 月底,县卫生局调整县人民医院领导班子,舒占坤任院长,方保发任书记;正、副院长 3 人,均为卫生专业技术人员,平均年龄 34 岁。

4 月,医院医生周美轩当选罗平县人大常务委员会副主任。

5 月 12 日,成立中华医学会罗平分会,县医院选派代表参加。

同日,40 岁以下的护理人员参加县卫生局组织的护理知识竞赛,其中 3 人参加曲靖地区护理知识竞赛,荣获集体第二名。

7 月,设立传染科。

9 月,县人民医院门诊部实行自负盈亏管理。

8 月,院长舒占坤参加全国医院院长管理学习班。

同月,住院大楼竣工,建筑面积 6695.37 平方米,行政、外科、内儿科、妇产科、中医科、放射科、检验科、药房、收费室相继搬入大楼。

10 月,曲靖卫校老师胡宝英、罗秀明、张有行、李云鹤来院讲课,内容为护理操作常规、基础理论、基础护理。

12 月,王绍芬带领全县护理人员到曲靖参加干部录用考试。

1985 年

1 月,医院组织 60 多人参加县总工会"振兴中华读书活动",被评为先进集体。

3 月 8 日,医院女职工参加县三·八节拔河竞赛,获团体第三名。

4 月,罗平县委授予县医院县级文明单位称号。

4 月至年底,组织四批妇产科、外科医生、护士、放射科、检验科医生到阿岗普查妇科病及开展计划生育节育手术。

5 月 1 日,组队参加县直机关五·一拔河赛,荣获第一名。

5 月,安装自来水厂至住院部大楼供水管,保证大楼供水。

6 月,医院工会成立。

同月,从上海购买飞羚牌救护车一辆。

7 月,从四川购买电动洗衣机及甩干机各一台。

同月,罗平县人事局批准,医疗专业技术人员技术津贴按临床接触病人分别定为 12 元、9 元、5 元、4 元四个等级。

9 月 2 日,县人民医院召开首届职工代表大会,会议通过医院工作报告、规划、规章制度,审议了财务报告。

同月，分别建盖太平间、职工食堂。

10 月，罗平县总工会评定医院职工之家。

同月，门诊部西药房被盗。

11 至 12 月，抽调内科、放射科医生到旧屋基开展结核病普查。

年底，评出医院先进工作者 44 名。

1986 年

6 至 7 月，抽调传染科、外科、内科医生到旧屋基、以德进行结核病普查。

6 月，富乐桃源小煤窑瓦斯爆炸，医院派出外科医生、护士前往抢救。

7 月 1 日，医院 9 名医护人员光荣加入中国共产党。

同月，云南省卫生厅"文明医院"检查验收小组到医院进行创省级"文明医院"检查。

8 月，医院再次组织计划生育手术组到阿岗开展结扎手术一个多月。

10 月 4 日，曲靖地区卫生局代表省卫生厅授予罗平县人民医院为省级"文明单位"

10 月 24 日，县委、政府在县大礼堂召开关于省级文明医院授匾大会，县委副书记李冬林、副县长王开铸到医院住院部挂匾。

同月，医院组织开展的对全县盲人及低视力调查，经云南省卫生厅验收合格。

11 月，医院安装的 KB—500 毫安 X 光机投入使用。

12 月，县政府拨款 20 万元，医院自筹 8.6 万元，建盖两幢职工宿舍，解决 32 户职工住房。

同月，县政府拨款 24 万元，建盖锅炉房及购买 1 吨锅炉 1 台安装。

同月，医院在病房内安装护理传呼系统。

年内，医院制剂室取得灭菌制剂许可证。

年底，评出先进工作者 51 名。

1987 年

4 月，参加曲靖地区"文明医院"交叉检查，本院检查曲靖市一、二院、马龙、寻甸县医院。

10 月，医院被评为省级体育先进集体。

同月，曲靖地区爱国卫生运动检查，医院被评为全区卫生先进单位。

11 月 24 日，县委、政府领导到医院召开职工大会，代表云南省卫生厅进行文明医院复查，复查合格后代表省委、省政府授予医院省级"文明单位"牌匾及证书。

是年，县人民医院住院部设立儿科。

1988 年

3 月 8 日，县院妇女小组荣获县三八红旗集体。

12 月，医院各科进行空气培养。

1989 年

1 月 10 日，B 超安装结束并投入使用。

7 月 15 日，罗平县召开首届红十字代表会议，出席代表共 71 人，会议确定罗平县医院为罗平县红十字会医院。

1990 年

7 月 27 日、8 月 17 日，罗平县境内相继发生两起特大交通事故，医院投入大量的人力、物力全力抢救，受到云南省交通厅和县委、政府的表彰。

1991 年

10 月 23 日，罗平县五班子领导到医院进行门诊大楼选址。

1992 年

2 月 29 日，决定卫生支农，对口支援阿岗卫生院。

3 月 3 日，抽中医科陈长维参加罗平县社教工作队。

3 月 5 日，全院各科室统一建立"危重病人抢救登记本"，记录参加抢救人员、人次。

4 月 16 日，决定购买微机，对财务报表、工资报表实行微机管理。

同日，规定医院职工在外住院的家属护理费包干支出，昆明 13 元，曲靖 11 元，双职工护理期间不发工资、奖金，算出勤；单职工由院方联系算出勤；凡有家属者一律由家属照顾，院方不再派人。

4 月 23 日，护士节活动，每人写一篇护理讲演稿，组织到鲁布革库区游玩。

4 月 25 日，决定医护人员门诊经费包干，15 年以下一年报销 80 元，15～30 年报销 90 元；30 年以上年报销 100 元（含退休人员），离休人员年报销 110 元，超支自负，结余归己，年终结算兑现，住院按政府规定办理。

4 月 27 日，验收传染科办公楼。1992 年 3 月 27 日竣工。

6 月 30 日，曲靖地区文明办周主任来送匾。1985 年以来，医院在职工中开展了"假如我是一个病人"、"让病人在我院满意"的活动。

8 月 17 日，同意王波到昆明附一院进修；洪婉若、黄树芬参加全国中医、中西医结合肝胆疾病诊疗新进展研修班；刘海、段雨生参加"临床检验新技术推广学习班"；陈建娣、刘美仙参加"新生儿急救班"。

同日，按统一配发医护人员工作鞋的通知，配发按通知办理。检验科接触有毒物质的补助津贴，按接触强酸、强碱等高致癌物质，每月发 18 元。

9 月 24 日，县委莫副书记、曹老师、政协李应德、政府王海应等到医院审验医院门诊部设计图。

11 月 24 日，妇产科受环城乡邀请，突击计划生育服务一个月。

11 月 26 日，昆明医学院附一院曾教授一行 4 人来院开展手术。

11 月 27 日，昆明医学院附一院牟主任到医院搞"三项康复"。罗平县县长张爱民、残联艾必宽等人到医院表示欢迎。张爱民说，从去年开展"三项康复"手术后，通过医生的手术及精心医治，使人民感谢党、感谢政府。病床、医疗方面的工作由医院负责。全县有 4 万多残疾人，去年动员职中毕业生参与普查，查出 3000 多盲人。

12 月 26 日，曲靖地区卫校党委、行政班子到医院拜访，感谢多年来对卫校实习工作的支持。实习班主任由医院任命，每月发给 10 元的班主任津贴。

年内，开展量化管理及等级医院管理工作。

1993 年

1 月 14 日，慰问离退休职工，按政府文件规定发给慰问费每人 40 元。春节期间回家过节的职工报销往返车费。

3 月 2 日，评选出 1992 年"五好家庭"30 户。

4 月 1 日，曲靖卫校学生实习结束，医院召开座谈会。到医院实习的学生有医士班 14 人，乡医班 5 人。

4 月 29 日，罗平县委、政府派出工作组进驻医院，调查、了解改革情况。县委、政府领导王晓忠、杨黎晖等到会讲话。

5 月 19 日，罗平县委、政府在医院召开全院职工大会，县委书记张爱民、副书记何兴泽、纪委书记袁学明、宣传部长杨黎晖、人大副主任马局三、卫生局局长尹志得出席了会议。县委组织部部长林尚武宣布了罗平县委的决定,舒占坤任罗平县人民医院院长、党支部书记。

5月21日,内科护士长杜梅调任罗平县卫生局副局长兼人事秘书股股长,决定陈黎明任内科护士长。

5月24日,医院决定护工管理交护理部,统一住宿,统一用电、用水,按"文明单位"工作人员的标准考核护工。

6月7日,召开全院职工大会,副县长王晓忠宣布县委的决定,邱树玉、叶亚怀任副院长,叶亚怀代理外科主任。同时宣布医院为全县卫生工作改革的试点。

6月11日,召开院长办公会,决定院领导班子的分工。舒占坤负总责,分管人事、财务;叶亚怀分管医疗;邱树玉分管行政、护理;杨福存分管党建、支部、制度建设与药剂、医技;决定李加庆任医务科主任,刘海任院办公室副主任。

6月12日,党支部支委分工,书记舒占坤分管党建、支部建设;副书记杨福存为专职副书记,分管党务、组织、思想、作风建设;组织委员邱树玉,宣传委员王菊芬,工青妇徐金玉;纪检委员,柏国兰。

同日,徐金玉、王菊芬破格晋升中级技术职务。

6月14日,县委工作组完成任务召开座谈会,县委副书记何兴泽、副县长王晓忠、宣传部长、纪委书记、卫生局长出席座谈会并讲话。

6月15日,县卫生局领导尹志德、许忠良和医院院长舒占坤、副院长邱树玉率办公室副主任刘海、护理部侯建书、医务科李家庆、财务科杨发昌、后勤科王六九、徐金玉等到寻甸、弥勒县考察医院改革。

6月19日,召开院办公会议,汇报、传达寻甸、弥勒参观、考察医院改革经验,县卫生局领导许忠良、杜梅、尹志德及各科室负责人出席会议。

6月22日晚,召开全院职工大会,县卫生局总支书记、局长尹志德传达寻甸、弥勒参观学习精神。

6月26日,召开科室负责人会议,讨论医院改革方案与经济、信誉、医院建设的关系,各科室负责人踊跃发言。

6月28日,上午召开院务会讨论改革方案,通过部分修正,下午交科室负责人会议讨论,基本获得通过。为慎重起见,将科室分为5个大组,再进行广泛讨论。

7月1日,召开科室负责人会议,各大组汇报讨论情况,一致通过改革方案,上报政府批准后执行。

7月2日,召开后勤管理人员会议,决定加强对医院职工用电管理,查表后贴上医院封条,如有损坏和偷用电,处罚500元;医院小工统一住宿,用电同职工管理;用水自己购买水表,由院方统一安装。

同日,县委、政府讨论医院改革方案,张爱民、殷树青、何兴泽、王晓忠、杨黎晖等领导参加讨论,提出9点修改意见,原则通过改革方案。会上同时讨论医院门诊部建设,成立征地领导小组,由副县长王晓忠任领导小组组长。

7月22日,召开护士长会议,各科开始使用一次性输液器,从8月1日起使用护士长手册,实行全院行政业务大查房和护理大查房。

7月27日,成立医院住房改革领导小组,组长舒占坤,副组长叶亚怀,下设办公室,方良华任办公室主任。

8月1日,医药收费办法实施,收据与处方同步进入药房,收费人员做账时必须有处方,核算联存根;药房发药必须有处方、核算联。收费人员不得进入药房,违者一次扣奖金30元。

8月6日,地区药师李主任到医院检查制剂室,存在的问题有:洗瓶后水没控干就使用,有菌群遗留，重金属从 4 月份就超标，登检制度不严格，净化工作台不达标。

8 月 11 日，专题研究制剂室的问题，决定添置蒸馏器、配料桶等设备。

8 月 31 日，地区一院党委书记、副院长、医务科长到医院检查指导工作。

9 月 6 日，专题研究门诊人数下降的问题，下降最高 1390 人，最低 990 人，至 9 月累计下降 3190 人。确定改善服务态度，提高医疗质量。

9 月 13 日，罗平县总工会、卫生局领导到医院研究医院工会换届选举问题，建议由党支部提出候选人上报。医院工会 1986 年曾被表彰为"工会之家"、先进工会。

9 月 17 日，召开院务会讨论制定廉洁行医的若干规定。地区卫生局陈施贤到院检查发现的问题有：清洁卫生差、没有病人一览表、外科不戴口罩、帽子的现象严重，还有人不知工作范围，基础护理和无菌操作不规范。

9 月 26 日，原门诊部拆除新建，租民房开设门诊，门诊和急诊合并，定人定编定指标，工资自苦，利润在允许范围内分成。该办法后称"三定一奖"。

同日，确定医院改革方案，重新组建巩固文明医院领导小组。

9 月 28 日，召开全院职工大会，改选医院工会，副院长邱树玉兼任工会主席。

10 月 6 日，院长办公会同意吴振义、王波的申请，到昆医读书三年，医院虽然暂时还很困难，从长远出发培养技术尖子。

10 月 10 日，医院改革方案获得批准，改革正式开始。

10 月 21 日，决定修缮住院大楼，投资 31000 元粉刷墙面，油漆门窗，改造地板，改建卫生间、地脚线。

10 月 25 日，李定才任内、儿科主任，余雄武任外科副主任。

10 月 31 日，曲靖地区医院院长杨忠和一行五人到医院介绍创等级医院的经验，谈评分标准和改革软、硬件建设的关系，县卫生局领导尹志德到会。

11 月 8 日，院长办公会决定，从 11 月 1 日起给党小组长以上的负责人发职务津贴。

11 月 12 日，寻甸县人民医院领导到医院参观指导，院长舒占坤向客人介绍了收费、护理的经验。

11 月 13 日，医院召开欢迎会，欢迎曲靖地区医院传染科主任、护理部主任、功能科、修理科师傅一行 4 人到医院指导协助工作。

12 月 15 日，下午 4 时 30 分，制剂室消毒柜发生爆炸，炸伤值班人员李进等。李进伤势较重，医院成立抢救小组，院长舒占坤任组长，并向地区医院求援，副书记杨福存赶往曲靖接医生并拿急救药品。李进于 12 月 19 日凌晨 3 时 15 分抢救无效死亡。

12 月 17 日，县安监会魏源光、范长发等到医院对消毒柜爆炸一事展开调查，地区安监会随后赶到。

12 月 24 日，医院召开科室负责人会议，强调安全生产，要求全院职工树立质量第一、服务第一、信誉第一的意识。

12 月 26 日，房改售房职工付款部分全部办结。

1994 年

1 月 25 日，召开离退休老同志座谈会，通报 1993 年的工作：全年业务总收入 3239101.81 元，比上年增长 1311043.87 元，增幅为 68%；征地 11.36 亩建盖新门诊大楼；县卫生局将待业商店划给医院；9 月份还清全部外债；10 月理顺医院管理。老同志对医院的发展提了很好的意见。

3 月 2 日，发各科室《邓小平文选》第三卷近 200 册，确定每星期二上、下午为学习日，每次学习时间为两小时。

3 月 8 日，文明城市检查到罗平检查，地区文明办孙副主任、县卫生局尹局长一行到医院检查，孙副主任肯定了医院改革的成果。

3月，医院多收一位病人的药费32元，经查证后退还，并向该病人道歉。

3月10日，传染科民主选举承包组长，田春兰得7票当选。群众要求当选者三个月干不好自动下台。

3月21日，针对医院改革存在的问题，正式提出"四个对得起"，即：对得起党，对得起人民，对得起病人，对得起自己的良心。

3月31日，根据群众的意愿，任命田春兰为传染科主任。

4月5日，云南省卫生厅防盲办主任、附一院曾教授一行七人到医院进行防盲先进县验收，县领导、卫生局、民政局领导陪同。

同日，医院成立流脑抢救小组，副院长叶亚怀任组长，传染科主任田春兰任副组长。全县流脑发病26人，死4人，涉及4乡2镇17个自然村。

4月18日，住院部清洁区划分到各科室，防保科每天上午8时30分负责检查，清洁卫生与科室奖金挂钩。

4月26日，职工大会无记名投票选举地区级模范工作者，院长舒占坤以63票当选；县医院同时获"先进集体"。"四项技术操作竞赛"选拔出尖子及先进护士18名。

5月12日，护士节，医院18位护士被县卫生局表彰为"先进护理工作者"。

5月18日，曲靖地区护理竞赛活动结束，罗平县人民医院成绩列县级医院第三名。

5月31日，省卫生厅医政处段处长、地区卫生局副局长吴有方一行五人到医院检查工作。

6月1日，医院开展病历大抽查，每个医生随机抽两份，下午2时以科为单位集体修改。甲级病历100%的奖600元，乙级不奖不惩，丙级惩200元，等外级惩500元。观察病历除外。

同日与县药检所联合成立药事管理委员会，主任委员舒占坤，副主任委员沈改良，委员陈敏、李定才、俞关凤。

6月4日，提高职工的生活环境，给职工安装液化灶，每户补助500元，7月31日以后分配、调入的补助300元。

6月6日，护理考核结果公布，全院除45岁以上及不在单位者，有59人参加考试，最低分79.5分，最高分97分，总平均分90.82分，其中90分以上的39人。

6月18日，云南省卫生厅授予医院"云南省卫生系统先进集体"称号。

7月20日，罗平县劳动局长孙维民和念副局长到医院进行食堂工作人员工资问题申诉的仲裁，在听取了医院领导的汇报后，认为县委、政府批转的改革方案要坚决执行。

7月22日，B超出现故障，和昆明医学院附一院联系，装车送昆明修理。

8月1日，曲靖地区卫生学校33名学生到医院实习，医院召开欢迎会。

9月6日，曲靖地区文明办一行十四人到医院检查文明医院创建工作。

9月12日，院务、院周会议重新学习医院改革方案和实施细则，坚持改革的连续性和稳定性不动摇，针对存在的实际问题予以即时解决。

9月22至23日，医院党政联席会议决定，医院后勤工作的改革思路是设岗设固定津贴，后勤材料要求按时按质服务到临床，按临床领用的实际数6.3%提取。洗浆房、锅炉房也同时一并承包。

10月1日，下午举行国庆歌咏竞赛。

10月11日，决定正在建设的门诊部大楼变更设计，将原预制块支砌变为整体浇灌，门面全部采用玻璃幕墙，工期从150天延长为190天。

10月26日，云南省卫生厅厅长杨慈生、副厅长舒自尧率省防盲指导组委会的专家一行26人，到医院进行防盲治盲先进县的验收。12月30日授予罗平县为"云南省防盲先进县"的决定。

10月31日，爱婴医院创建和等级医院创建同步进行，爱婴医院创建正式启动。

11月3日，医院领导、科室负责人及县卫生局领导一行34人，到会泽参观等级医院创建，按各自的职责参观相应的科室。之后转曲靖参观地区第一人民医院。

12月5日，医院收到一封匿名信，指出了医院工作中存在的若干不足，院周会议上宣读了这封信，参加会议人员认为应该在全院职工中就这封信开展大讨论，推动医院的改革。

12月6日，配合爱婴医院、等级医院的创建，调整充实科室班子，袁家礼任医务科主任，兼设备科主任；李虹道任内科副主任；张传远任功能科主任；田春兰兼任防保科主任；财务科成立信息科，杨发昌兼任信息科主任；设立政工科、人事科、等级医院办公室，直属医院管理，刘海任等级办主任。

同日，药事委员会、控制院内交叉感染委员会、病案管理委员会、医疗护理质量管理委员会、创爱婴医院领导小组、急诊抢救领导小组相继成立。

12月7日，院长舒占坤、副院长叶亚怀及龚建昌前往广东沿海开放城市考察订购医疗设备，包括救护车、彩超、多功能心电监护仪，总价值33.5万元，与同等同类产品相比，节约投资5万元。

12月15日，下午，县五班子领导到医院听取改革一年来的工作汇报，人大马副主任、政府王副县长、卫生局许局长肯定了医院改革取得的成绩，要求针对存在的问题进一步完善措施，坚持改革不动摇。

12月17日，经上级组织人事部门批准，院长舒占坤到昆明读书，医院行政由副院长叶亚怀主持，党务工作由副书记杨福存主持。

12月19日，文明医院自查、等级医院创建动员汇报会召开，县人大副主任马学忠、县卫生局长许忠良到会听取汇报并讲话。

12月26日，购《等级医院分等考核评分标准》、《评审检查方法附件》下发各科室学习，对不达标的部分进行分类补充。

12月31日，医院被县爱委会评为卫生先进单位，接地区文明办通知，撤销对医院的黄牌警告。

1995年

1月3日，拟定《关于申报等级医院的方案》，党政联席会议讨论、修订后上报县委、政府，请求在硬件建设上给予支持；同时拟定《关于1995年的规章制度》草案。

1月14日，为解决住院病人冬季夜间取暖，决定即日起为入院病人加棉毯、被子，收押金30元，每天收0.3元的使用费，出院结算。

1月23日，起草并讨论《元旦献词》，对过去的一年进行简要总结，在全院职工大会上宣读，从这一年开始形成制度。

2月7日，罗平县卫生局许忠良、欧金安到院，协商将新征土地转让部分给县卫生防疫站问题。

2月13日，通过职工推荐，按得票多少计算，田春兰当选罗平县卫生系统先进女职工。

2月15日，新购进的B超安装在住院部，心电监护仪安在内科。

2月20日，创等级医院方案交科室、交职工开展大讨论，中层干部吃透标准，通过对标准的学习统一职工的思想，党员、团员、工会会员、女职工在创建中发挥什么作用，最后签字认可。

2月22日，曲靖地区卫生防疫站到医院进行消毒、控制感染的检查，紫外线消毒灯合格率仅有42%，消毒液体有的已属淘汰产品。

2月21日至23日，收费室叶某某拒绝病人交费，并与病人和职工家属发生口角，经过批评教育，本人认识了错误，按规章制度给予扣除半年的活工资的处罚，并继续聘用。

2月24日至3月30日，妇产科医护人员分五批到地区妇幼医院学习创爱婴医院。

3月1日，通过卫生局协调，支持罗平县卫生防疫站的建设，将邻近防疫站的土地36米划出。

3月8日，内儿科创办专刊15期，医院奖励300元。

3月15日，与汕头生产厂家达成协议，购买门诊X光机和制氧系统。

3月20日，创等级医院责任目标划分到科室，科室拿出各自的方案，目标是"以创甲等为努力方向，创上乙等"，与医院改革相结合。

3月31日，曲靖地区团地委授予医院共青团"青年文明号"称号。

4月8日，院务会议决定，请昆明医学院附一院为医院创等级医院的指导医院。

4月24日，公费医疗实行医嘱本记账制度。

同日，由医院出面和广电、电信联系，为职工安装有线电视和电话，有线电视每户交300元，电话安装每部交1800元（非统一安装的每部2800元）。

4月25日，医院领导和业务技术骨干邱树玉、袁家礼、李定才、徐金玉、余雄武等到曲靖参观学习等级医院创建的经验，以解决创建工作中的三项操作、处方书写及管理出现的问题。

4月26日，世行贷款项目启动，罗平县医院列入第一批启动医院，医院领导参加了会议。

5月1日，医院音响系统被盗。

5月5日，昆明医学院附一院眼科曾教授、樊教授三人到医院帮助眼科工作。

5月4日，医院全面开展创等级医院的基础训练。

5月9日，待业青年房子加层竣工，交付眼科使用。

5月12日，后勤科负责人王六九辞职，工作考勤记录暂停。

5月16日，创建等级医院评估检查组一行6人，由地区医院杨中和院长、地区卫生局何斌科长带队抵达罗平，县委副书记江庆波、县卫生局长许忠良陪同检查。评估重点是：抽查医疗三项、护理四项，院内感染是重中之重，如监控室、手术室、婴儿室、换药室等；抽查医疗文件、病历、处方、门诊手册、急救演练；对领导、医生进行调查。通过评估，病历为乙级，门诊处方问题较大，抽查50张合格9张。

6月7日，下午，罗平县卫生局领导许忠良等到医院参加院务会，专题讨论医院后勤科的问题，对后勤科烧电机、放长流水提出批评并要求调查。

6月8日，成立医院廉政建设领导小组，组长舒占坤，成员徐金玉、柏国兰、王菊芬。

6月13日至16日，地区卫生局组织医技人员开展"三基"竞赛，医院推选徐金玉、阮品菊、洪婉若三同志参赛，徐金玉、阮品菊获三等奖。

7月20日，小儿科民主测评，一票同意，7票不同意医师李某留在科室工作，交院方待岗（改革后第一人）处理。

7月22日，医院自筹资金，购买生化设备和惠普公司生产的微机（18500元）。

8月8日，全县护士体检，医院承担体检任务。

8月15日，曲靖地区卫生局毛副局长等到院检查"二号"病的防治工作，医院成立了领导小组，建立了AFP病例报告制度。

8月16日，院长舒占坤到师宗参加曲靖地区医政工作会议，领取"中华人民共和国医疗机构执业许可证"，认定了医院的执业范围。

8月17日，对分配到医院工作的毕业生进行岗前培训，宣讲了部、省有关医疗道德的文件和医院规章制度，对毕业生工作、生活存在的问题给予解答。

8月18日，罗平县板桥镇中心医院院长秦家学一行七人到医院了解创等级医院情况，院长舒占坤作了介绍。

8月22日，医院组织科室主任、护士长共38人，由副院长叶亚怀带队，到师宗县人民医院参观学习创等级医院的经验。

8月29日，晚上7时30分，医院召开争创等级医院职工动员大会，动员全院职工积极参与。

9月9日，院务会议决定，鉴于创等级医院为目前工作的中心，原定文明医院兑现奖暂时停发。

9月20日，曲靖地区卫生局医政科长李福黎、地区一院院长杨忠和、徐若冰等到院检查创等级医院工作情况，罗平县卫生局局长许忠良、副局长马爱国陪同检查。21日下午，检查组就存在问题与医院交换了意见。22日医院召开会议，研究整改措施。

9月27日，院长办公会决定半自动生化分析仪等进口设备的收费标准，以低于省级医院10%的标准执行。

10月1日，创二级乙等医院审报表填写完毕，上报地区卫生局。

10月8日，成立医院发展史专题片领导小组，院长舒占坤任组长，副院长叶亚怀全权负责。

10月16日，门诊新安装的300mAX光机投入使用。

同日，开始美化住院大楼前的花园及围栏。

10月26日至29日，曲靖地区等级医院评审团到达罗平，对医院进行评审；29日下午进行反馈，罗平县副县长王晓忠主持，曲靖地区卫生局局长吴有芳讲话，李科长公布评审结果，得分906分，达到二级甲等医院的标准，是日夜重新填写申报二级甲等医院的申报表，上报曲靖地区卫生局。

10月31日，下午，罗平县卫生局局长许忠良召集县医院、县卫生防疫站有关人员，就创等级医院中上报的噪音检测报告进行讨论，要求卫生防疫站重新检测。

11月8日，罗平县审计局派出人员到医院，就收费项目进行审计，结果与医院交换意见。

11月10日，医院领导及职能科室负责人一行七人，到板桥中心卫生院指导创等级医院工作。

11月17日，院务会议决定，对全院职工的个人收入调节税进行检查，不允许有偷税漏税的现象。

1996年

1月，云南省卫生厅药政处处长、曲靖地区药政科长和药检所相关人员至医院检查制剂生产，要求尽快安装生产流水线。

1月8日，针对医院后勤管理的薄弱环节，副院长叶亚怀和杨发昌、方良华、袁家礼等到弥勒县人民医院考察学习后勤管理经验。

1月10日，富源县人民医院一行十六人到医院参观等级医院创建，院长舒占坤向同行介绍了医院改革和创等级的情况。罗平县委书记何兴泽，副县长王晓忠，财政局长林家德，卫生局长许忠良、副书记雷芳、欧金安等到医院参加会议并讲话。

1月18日，医院职工陈小乔死亡，报公安机关侦破。

1月22日，罗平县卫生局局长许忠良到医院参加院周会，就巩固等级医院成果提出建议。

2月4日，曲靖地区药检所张主任一行二人，罗平县药检所所长谢关祥，苏州净化设备厂徐副厂长，医院制剂室沈改良等，就生产流水线安装和净化设备一事进行实地考察，之后在院务会议上与苏州净化设备厂达成供货协议，货款9.9万元。

2月7日，医院召开离退休职工春节座谈会，科室主任和护士长参加会议，会议由副院长叶亚怀主持，院长舒占坤介绍了医院一年来的工作情况。

2月27日，医院决定美化院内三角地，并在其中建一雕塑。

3月8日，医院首次组织全院职工旅游，分两批到昆明游览刚建成的云南民族村。第一批8日出发，第二批10日出发。医院开支2万多元。

同日，县妇联、县体委举行三·八妇女节拔河比赛，医院女队获第一名。

3月20日，晚上召开全院职工大会，传达县人代会精神，树立"吃饭靠自己，建设靠国家"的信心，在负债150万元的情况下，投资90万元建设干部科。

3月21日，云南省卫生厅在罗平召开全省健康教育工作会议期间，附一院、附二院、附三院及省卫生处长及专家一行八人到院检查指导工作。

3月22日，丽江发生大地震之后，医院职工积极向为地震灾区捐款。

3月29日，云南省卫生厅文件下发至医院，"3月14日经省等级医院评审委员会认定，授予罗平县人民医院为二级甲等医院。"（从评审验收之日算起）。

4月1日至3日，全县健康杯象棋比赛，医院获团体第四名。

4月2日，曲靖地区卫生工作会议在曲靖召开，医院院长舒占坤参加了会议。4日下午向获得二级甲等的罗平县人民医院颁发了奖牌和5000元的奖金。

4月8日，院务会决定，严肃医院改革纪律，对创等级医院的有功人员进行奖励，原来按规定交了风险抵押金的可以兑现奖金，没有交的一律不兑现。

4月10日，马龙县人民医院一行27人到医院参观学习，罗平县卫生局长许忠良和医院领导共11人参加接待。院长舒占坤向客人介绍了改革和创等级医院的经验。

4月11日，专题研究为净化设备建风机房一事，决定造价在3000元左右。

4月24日，曲靖地区卫生局副科长李再福、药检所张主任药师、何药师，罗平县卫生局局长许忠良、县药检所谢关祥等，到医院复查验收制剂室，51条合格46条，同意通过经验。

5月10日，决定脑电图、脑地形图的收费标准为118元，须盖有收费章和药房章，功能科才能做。

5月12日，护士节，县委常委、副县长杨黎晖和县卫生局领导到院参加护士节座谈会，医院向护士们发太阳伞一把。

5月17日，医院党政联席会议讨论添置CT设备问题，参会人员同意添置。下午与汕头迈科公司郑新波、郑长德商谈合作方式。

5月22日，医院与罗平县教育局联合召开高考体检工作会议，卫生局、教育局领导许忠良、刘朝安、尹小谷和院长舒占坤、副院长叶亚怀、邱树玉和医院体检组全体成员参加会议。

5月24日，由曲靖地区卫生局组织，院长舒占坤参加赴新、马、泰的考察团。6月2日返回罗平。

6月3日，到医院实习的学生违章开药，院务会决定辞退并终止违章学生的实习。

6月11日，院长办公会决定，为工作方便，购买2台子母电话机。同意赵友奎进修骨髓细胞学。同日同意外科分科。

6月19日，对到医院实习学生作出规定，正规学生由学校安排，自费生每月交实习费80元，医院职工子女每月交50元。从本年7月执行，先交费后实习。

6月24日，讨论购置CT的请示报告、可行性研究报告，认可后上报县委、政府。

7月5日，召开党政联席会议，审查干部科病房图纸，建筑面积1600平方米，修改后一致通过。同日决定赞助龙王庙小寺修复6000元，黉学村修建水井赞助300元。

7月8日，本月开始开展百日无医疗事故活动，分组设奖，奖金200元；护理分设一、二、三名，奖金300、200、100元。

7月22日，请曲靖地区妇幼医院保护士长到医院讲授创爱婴医院的有关问题。

7月28日，曲靖地区卫生局毛副局长到医院检查爱婴医院创建情况。

8月8日至10日，云南省爱婴医院评审团到医院验收"爱婴医院"，经过检查达到合格，同意验收。

8月13日，罗平县委、政府同意医院与汕头迈科公司合资引进CT设备，县委书记何兴泽、副县长王晓忠、财政局长林家德、院长舒占坤、副院长叶亚怀、财务科长杨发昌六人前往广东汕头迈科公司，商谈合资的具体问题。

9月3日，院务会议决定拆除老厨房，建盖CT房，改原防疫站车库为厨房。

9月9日，上午9时，医院雕塑《白衣天使》落成。

9月17日，院长舒占坤、副院长叶亚怀、邱树玉、杨发昌等与罗平建设银行行长田政举行座谈，就购置CT设备达成贷款协议，建行同意贷款112万元。

9月13日，昆明市第一人民医院、延安医院、晋宁县人民医院一行九人到医院，就在罗平召开创伤外科学术研讨会与医院领导进行磋商。

9月19日，院长舒占坤、副院长叶亚怀、邱树玉、杨发昌等与云南省医药公司药品采购供应站张书华、赵海涛等，就医院药品采购进行商谈，双方达成如下协议：年采购量300万元以上，折扣率13.2%，付款时间一般为45天，特殊情况协商解决。

9月23日，罗平县药品回扣检查组就到医院检查情况与医院领导交换意见，检查结果为：除一笔3605元不在账上，其余项目数数相符，其中重报28万元已经冲掉。院长舒占坤对检查组表示感谢。

9月25日，以丁洪聪为团长的云南省政府药品市场检查团到医院检查药品进销情况，院长舒占坤作了汇报，进货渠道以国营为主，主要为县医药公司，少部分为昆明纪元医药站，回扣全部在账上，用于医院基础设施建设。检查团对医院的药品进销管理给予较高评价。

10月4日，为强化管理，增收节支，医院决定在购房户、租房户和单车房、学生房、锅炉房、制剂室等安装水表，用水管理参照用电管理办法执行。购房户、租房户自购水表等材料，医院负责安装费。

10月7日，成立CT楼改建领导小组，按罗平县计委批复改建，组长舒占坤，成员叶亚怀、杨发昌、方良华、刘海；办公室主任方良华负责具体工作。

10月8日，院务会议全体成员与罗雄镇建筑公司经理罗为生商谈CT楼建设，达成协议由建筑公司全额垫资，从下线之日算起，工期80天，提前一天奖300元，推迟一天罚500元。

10月9日，院长办公会决定，任命郭万松为检验科主任，孙桂芳到退休年龄，免去检验科主任和院内控制感染小组组长职务。

10月17日至21日，昆明市医学会创伤外科、麻醉学会学术研讨会在医院召开。

10月19日，医院举行百日无医疗事故安全竞赛颁奖晚会，内科、五官科、麻醉科评为先进医疗安全科室，其他评为医疗安全科室。晚上演出了自创的文艺节目。

10月，院长舒占坤和李兴华前往汕头，将CT设备费用193万元存到汕头营业部，货到后再划拨。

10月25日，医院组织职工分三批到广西北海旅游，第一批于当日启程。

11月6日，法金殿小学房屋倒塌，打伤学前小孩39人，医院立即成立抢救领导小组，组织有关科室全力抢救，1.5小时抢救结束，无一人死亡。

10月10日，罗平县副县长王晓忠到医院，对医院全力抢救受伤孩子给予表扬。

11月14日，医院组织等级医院自查，按照标准自查合格。

11月25日至27日，以曲靖地区第二人民医院为主体的曲靖地区等级医院评审复查团一行8人，对医院进行复查，结果合格。

12月8日，全国卫生大会召开之际，院领导和职能科室主任、护士长及医护人员到街上开展健康医疗服务义务咨询活动。

12月30日，庆祝元旦，医院举行第七套广播操大赛，麻醉科、内科、检验科分获第一、二、三名。

12月30日，早上，日本岛津4800CT运抵医院。

1997年

1月16日，曲靖地区卫生学校孔副校长一行四人到医院，授予"曲靖地区卫生学校实习医院"牌匾，罗平县卫生局局长许忠良、欧金安和院领导舒占坤、邱树玉、杨发昌等参加授牌仪式。

1月17日，医院左老医生去世，各科室送花圈表达哀思。

1月21日至29日，CT安装调试完毕。29日召开论证会，由副县长王晓忠主持，昆明市第一人民医院惠主任、李主任、赵工程师介绍了设备验收和安装、调试情况，认为设备基本正常，达到了双方合作时"技术是九十年代最先进的、设备是全新的、价格是优惠的"承诺。1月30日投入使用。

2月20日，医院召开党政联席会议，讨论CT的管理办法，任命郭静清为CT室主任。

3月20日，住院大楼加层议标开标，最低标的44.8万元。

3月25日，举行CT验收会，省内昆明市一院、曲靖地区一院和友邻的文山州丘北县医院、广西百色市西林县医院、贵州省兴义市医院、本地区陆良、师宗县人民医院领导、专家应邀出席验收会议。罗平县五班子领导参加了验收。

3月26日，晚上召开党政联席会议，与汕头迈科公司郑长德确定双方合作的具体时间。合作期5年，起于1997年2月20日，止于2002年2月20日。

3月27日，院长舒占坤、副院长叶亚怀和徐金玉到昆明考察住院部大楼加层和手术室设计。

4月2日，院务会全体成员验收CT楼。工程于1996年10月20日开工，1997年3月25日竣工。因变更较多，超工期55天。同意通过验收。

4月7日，决定从汕头迈科公司购置血球计数仪K1000型，价格24万元。

4月9日，罗平县卫生局领导许忠良、欧金安到医院，主持推荐曲靖地区有突出贡献人员和选拔中青年学科带头人。以无记名投票方式，舒占坤推荐为曲靖地区1997年度有突出贡献人员，李虹道、叶亚怀、舒占坤、徐金玉、余雄武五人推荐为中青年学科带头人。

4月15日至18日，曲靖地区医学会消化学分会在罗平县人民医院召开学术年会，出席会议人员22人。

4月19日，组队参加罗平县环保及爱国卫生知识竞赛，获集体二等奖。

5月1日，组队参加罗平县委宣传部、总工会、团县委主办的精神文明建设、迎接香港回归知识竞赛，获三等奖。

5月9日，罗平县招投标领导小组在医院主持干部楼招标议标会议，根据复标，陆良县建筑工程公司中标。

5月12日，护士节，医院举行护理知识竞赛，外科获第一名，门诊获第二名，内科中医CT室混合组获第三名，晚上举行卡拉OK及舞会。

5月20日，罗平县卫生局局长许忠良到医院参加医院党政联席会议，讨论干部楼合同书内容。

6月，召开职工大会，无记名投票推选曲靖地区、罗平县先进工作者。以得票最高的舒占坤、邱树玉2人推选为地区级先进工作者，叶亚怀、徐金玉、侯建书、余雄武、刘海、李定才、王菊芬、李虹道、王学斌、陈静10人推选为县级先进工作者。

7月，庆七一迎接香港回归，医院举行系列活动，成立活动评委，定立奖励标准。

7月17日，连日大雨，医院围墙倒塌，砸坏黉学村村民张某的兰花，罗平县兰花协会李柱等到医院，参与赔偿损失的协调。

7月，曲靖地区卫生工作大会召开，医院被评为全区"卫生工作先进集体"。

8月5日，住院大楼加层验收。原定工期60天，4月14日开工，6月14日竣工，因雨季墙体不干，6月8日作了停工记录。7月2日管理人员进行初验。考虑到各种因素，给予16天延期，仍然超出工期2天，处罚1000元。

8月30日，医院向遭受洪灾的八大河卫生院捐款。

9月10日至12日，曲靖地区卫生局副局长李福黎、科长李再浒、副科长徐若冰到医院，检查落实地区医政工作会议精神的贯彻落实和等级医院第二评审周期的准备。12日举行反馈座谈，院长舒占坤作了新标准学习和实施的汇报。罗平县卫生局局长许忠良到会并传达了曲靖地区卫生大会精神。

9月，CT照像机信息消失，迈科公司和爱克华公司派出技术人员到院修理后恢复正常工作。

10月1日，因纪杏莲到曲靖读大专班，征求科主任李定才的意见，任命史林芝为儿科护士长。

10月3日，天气突变，雷电击坏X光机。

同日，罗平县审计局到医院就审计结果进行反馈，审计员宣读了审计报告，院长舒占坤对报告的表述提出建议：1996年住院病人少于1995年不符合事实；自负盈亏、自主经营应改为"执行综合目标管理责任制"。

10月13日，云南省设计院方副院长、陈处长、韩工程师和罗平县设计室王祥到医院，对医院门诊部大楼图纸进行审定。副县长王晓忠到会参加，医院党政班子全部参加，初步同意设计方案。

10月14日，曲靖地区等级医院新标准护理班开学，邱树玉、侯建书带队参加学习。

10月17日，曲靖地区文明办委托罗平县文明办到医院，就申报省级文明单位进行复查。罗平县卫生局领导许忠良、欧金安到会，副院长叶亚怀汇报了精神文明建设情况，文明办方老师等同意通过复查上报。

10月19日，曲靖地区等级医院新标准医疗班开学，副院长叶亚怀带队参加学习。

10 月 23 日，院务会决定购置手机两部、麻醉机一部、血球计数码相机仪一台。

10 月 31 日，罗平县招投标领导小组办公室到医院，就医院集资建房议标方案讨论，根据职工要求，选择两全建筑公司施工，报县招投标领导小组批准。

11 月 12 日，医院全体干部职工向罗平县希望工程捐款。

11 月 13 日，曲靖市第一人民医院口腔科、CT 室、烧伤科、神经科医生护士数人到院支援工作，时间一月。

11 月 29 日，曲靖市电视台到医院采访，院长舒占坤接受了采访。

12 月 12 日，曲靖市第一人民医院支援人员期满，医院召开欢送会，市一院纪委书记、办公室主任到院座谈。

12 月 15 日，罗平县招投标领导小组成员、医院院务会成员进行干部科病房验收，综合等级为优质工程，同意验收。

12 月，月内组织职工分四批考察学习，第一批 2 日出发。参观了广西天生桥水电站、百色小平纪念馆、南宁、北海市容。

1998 年

1 月 5 日，召开院周会，院长舒占坤通报上年经济总收入为 1879 万元，比年初预测的 1500 万元多收入 379 万元。

2 月 9 日，罗平县私立苗苗幼儿园 26 个儿童食物中毒，医院门诊部全力抢救，未死亡一人。

2 月 16 日，曲靖市第二人民医院院长张正华一行 42 人到医院，参观考察工作量化，下午在 CT 楼进行交流座谈。

4 月 27 日，曲靖市妇幼保健院领导到医院，检查世界卫生组织项目。

5 月 1 日，优化医院环境，全院职工绿化楸树林，强化"爱院如家、爱科如家、爱岗如家"意识。

5 月 21 日，曲靖市卫生局副局长李福黎、纪委书记潘正早一行四人到院检查等级医院，下午召开座谈会，院长舒占坤汇报工作。罗平县卫生局许忠良等领导陪同检查并听取汇报。

5 月 12 日，医院举行护理技能竞赛，小儿科杨琼获第一名，麻醉科张丽娅获第二名，内科付同玲获第三名，晚上组织文艺活动。

6 月 3 日，医院召集集资建房户开会，就集资建房选择施工队进行无记名投票。发票 35 张，收回 35 张，陆良建筑公司得票 35 张，罗雄镇建筑公司得票 34 张。

6 月 12 日，干部楼审计结束，建设甲乙方同意审计结果，无任何纠纷。

6 月 17 日，集资建房施工抽签，罗雄建筑公司承建 1 号楼，陆良建筑公司承建 2 号楼。医院当日发出通知，涉及搬迁的柴火房 2 日内搬完。

6 月 20 日，集资建房工程开工，工期 160 天，每户预交 3 万元，共建设 60 套。

7 月 6 日，罗平县卫生局领导许忠良、马爱国、纪文灿到医院，和医院领导舒占坤、邱树玉等，与患者董宝云发生的纠纷进行调解。患者 1 月 10 日因高热、腹泻到内科分院就诊，下午病情严重送住院部治疗，诊断为病毒性脑炎，在小儿科住院 37 天，病情稳定出院。董认为是医疗事故，7 月 3 日到卫生局投诉。经卫生局调解，医院付给董 4 万元扶贫帮困款。

7 月 23 日，医院党政联席会决定，鉴于外出学习和论文交流有走样的问题，今后只同意参加国家级、中华级和文库级组织的活动，省内同意参加与医院专业相关的活动。科室主任、护士长审批后交院长、副院长批准。

7 月 31 日，医院省级文明单位经省、市、县三级复查，经省委办公厅、省政府办公厅、省文明办认定保持省级"文明单位"称号

8 月 4 日，罗平县民主评议行风领导小组一行到医院，对医院进行民主评议。经评议，为合格单位。

8月15日，医院及职工向洪灾区捐款8657元。

9月3日，曲靖市麻醉学会年会在医院召开。

9月15日，医院党政联席会议决定，增加集资建房20套；在建两幢职工宿舍增加16套。

9月30日，医院党政联席会议决定，综合外科、内科分设，外科分设为外一科、外二科、外三科；内科分设为内一科、内二科，传染科更名为内三科。同日任命了各科主任。核算从10月1日起。

9月30日，曲靖市卫生局组织全市卫生系统文艺汇演，医院抽调14人组成罗平县卫生系统代表队参加汇演，荣获组织奖。

10月1日，医院干部科高等级病房投入使用。

同日，医院工会被县总工会评为"工会工作先进集体"。

10月15日，医院决定对洗浆房进行改造和加层。

10月16日，院长舒占坤主持会议，对8月16日眼科岳某搭车开药，冒领患者160.10元的药品一事作出严肃处理，由本人写出深刻检查，并从9月份扣缴处罚732.10元。

10月30日，加拿大医学专家到昆明讲学，院长舒占坤、副院长叶亚怀赶往昆明听学术讲座。

12月11日，按照政策规定，医院房改房从即日起由部分产权向全部产权过渡，实行商品化。购房者12月20日交清房款，不参加过渡者按租房处理，每平方米交80元保证金，月租金每平方米3元。

12月14日，院长舒占坤亲自撰写的《论社会道德和医德在市场经济新时期的重要作用》一文在院周会上讨论后，打印下发科室作为医德医风建设的辅导材料。

12月15日，会泽铅锌矿职工医院周院长一行12人到医院参观指导，之后与医院领导进行交流座谈。罗平县卫生局局长许忠良出席了座谈会。

12月30日，院务会对12月25日、29日两次派车到曲靖接开会职工不执行的龚某某作出严肃处理，撤销保卫科长一职，取消待遇，两次不出车按旷工计算，自12月30日起待岗，不改正错误3个月算自动离职。

1999年

1月1日，白天医院举行"走进新时代"歌咏比赛，全院职工共进晚餐；晚上举办集体舞会。

1月11日，罗平县医药公司孙维波等3人到医院，与院务会成员谈1999年药品供应，让利按省公司的14.5%办理，并草签了合同。

1月13日，应对国家卫生改革，确保医院收入保持8—12%的增长速度，院务会连续三天展开讨论，将稳定增长指标划分到有收入的科室。

1月14日，制定医院评选1998年度先进工作者办法，当选为先进工作者发资金200元。全院按6%的比例，以科室为单位评选。

1月19日，医院党政联席会议讨论通过《关于深化医院改革，确保两个目标实现的有关规定》，并从3月1日起执行。

2月10日，曲靖市卫生学校尹校长一行四人到医院慰问实习学生，并就实习情况与医院领导交换意见。

同日，云南省医药发展科技公司李经理等到医院洽谈药品供应，双方达成协议，签订了40万元的供货合同。

2月24日，医院安装微机网络系统，3月1日开通，实现微机管理和收费。

3月2日，医院召开职工大会，对评选出的18位1998年度先进工作者进行表彰奖励。

3月9日，医院决定，为眼科购一台显微镜，由汕头迈科公司代购，价格7.5万元。

3月24日，云南电视台高级工程师、省劳动模范张昆到罗平过菜花节遭严重车祸，出院时向医院赠送"精湛技艺、高尚医德"的锦旗。

3月25日，曲靖市第一人民医院李副院长一行十一人到医院参观学习，院长舒占坤向客人介绍医院改革的经验。

3月26日，院务会决定CT楼加层，鉴于水泥价格从205元涨至290元一吨，工程需水泥90吨，医院给建筑公司补价差5000元。

3月31日，宣威市人民医院何院长一行八人到医院参观学习医院改革，院长舒占坤向客人介绍了改革中如何兼顾三者关系和发挥三个效益的情况。

4月7日至8日，院务会讨论决定，对CT室执行两年的任务数和调控数进行调整，减原任务数的30%进入固定资产，从3月1日执行。

4月14日，曲靖市卫生防疫站站长一行四人到医院，检查2号病的监测、预防。

4月，组织医疗扶贫下乡四次，分别下乡阿岗、马街、大水井、钟山，药品价值约1.5万元，诊治近5000人次。

5月19日，外二科租用民房开办门诊，医院给予大力支持，作为乙方的外二科与甲方签订了五年期的合同。

5月31日，小儿科兼并传染科，首次实行院内兼并。

6月18日，云南省卫生厅副厅长杜克琳率计财处长、防疫处长，在曲靖市卫生局局长吴有芳、罗平县卫生局领导的陪同下到医院视察，院长舒占坤汇报了医院的改革和发展，反映了存在的问题主要是缺少建设资金。

7月1日，云南省卫生防疫站到医院调查阿米巴痢疾的情况，医院已诊治3人，其中1人来自广西西林县。

7月21日，医院病房统一安装21吋TCL王牌彩电54台，每台1235元。

7月26日至30日，昆明医学院祁秉光教授、万博士和附一院樊主任、董主任、惠主任、马主任相继到医院进行学术讲座，涉及社会医学、撰写论文及开展科研项目、妇产科新式剖腹产、神经外科、新式麻醉等前沿技术。

8月2日，院务会决定，对7月28日夜间罗平县公安局110送一病人到医院就诊，叶某某收费态度不好，当面骂人，周某某核价几次几个价一事作出严肃处理，叶某某待岗三个月，周某某调一线收费。

8月20日，院务会决定购买四川内江X光机一台，总价43000元，预付3万元，安装调试使用10天后付余款。

8月24日，住院大楼加层通过验收，定为合格工程。

9月3日，罗平县人大两位副主任和县政府一名副县长到医院，就医院有人向县委、政府反映医院存在"十一条"问题进行调查，认为"十一条"不符合事实，不能否定改革成果。

9月17日，毛国辉调板桥卫生院任院长，医院任命张柱生为内一科主任。

9月24日，庆祝中华人民共和国成立50周年，医院举行歌咏比赛，门诊部获第一名，内科获第二名，外科获第三名，其他科获鼓励奖。同时组织参加县级活动。

10月1日，中共曲靖市卫生局委员会授予医院"行业作风建设先进集体"称号。

10月4日，云南日报公布云南省精神文明创建工作先进单位和先进个人名单，医院被评为精神文明创建工作先进单位。

10月九九重阳节，医院组织老职工到昆明世博园游览。

10月22日，富源县人民医院院长率41人到医院考察学习管理经验，副院长邱树玉向客人作了介绍。

11月2日，昆明医学院附属第一医院四名医生下乡罗平，医院召开欢迎座谈会。

11月8日，医院出资40万元，组织职工分两批双飞海南经济特区考查，并到海口市人民医院参观学习；第二批于11月20日返回罗平。

11月19日，职工集资建盖的80套住房通过验收。城建、计委、建行、质检、设计部门的负责人和院领导参加了验收。

12月3日，医院设立流动红旗，每月评选一次；获得流动红旗的先进科室，特等奖3000元，一等奖1000元，二等奖800元。

12月6日，汕头迈科公司工程师郑长德到医院，对CT机和麻醉机等进行保养；医院党政联席会议决定，再与迈科公司合作，以合资的方式购置彩超、血液透析等设备。

12月13日，曲靖市卫生局长、昭通地区卫生局长代表云南省卫生厅到医院检查，对医院取得的成绩表示满意。

12月20日，晚上7时30分，迎接澳门回归，医院组织大型篝火晚会，院长舒占坤发表热情洋溢的讲话，各科室不上班人员全部出席了晚会。

12月24日，曲靖市精神文明建设办公室熊主任、崔科长，罗平县委宣传部冯副部长一行到医院，举行"精神文明建设先进单位"的授匾仪式，对医院的职业道德和医德医风建设，把病人放在首位的意识贯穿于精神文明建设的做法给予了较高评价。

12月30日，庆祝2000年元旦，下午2时30分医院召开离退休职工座谈会，5时，全院职工共进晚餐；7时30分举行文艺晚会，各科室参加的节目有诗歌朗诵、小品、独唱合唱、相声、歌舞，评出一、二、三等奖，分别给予1000元、800元、600元的奖励。

2000年

1月3日，罗平县县长王宝德到医院视察大成庙，要求维修工程必须原模原样，青瓦青砖，白灰勾缝，土红油漆，古色古香。

同日，院务会决定，为把医院建成花园式、宾馆式医院，搬迁锅炉房，在原地绿化。

1月4日，医院党政会议决定，按宾馆式要求重新装修住院大楼，连同锅炉房核定价，基础遇到溶洞除外，工期从旧历腊月十二日至正月十四日。

1月12日，罗平县电信局朱局长一行到医院，与院领导商谈院内磁卡电话、科室电话和病房内部电话的安装，同时代销201卡。院党政会议决定安装程控电话300部，每部300元。

1月14日，昆明邦高电气空调设备有限公司到医院，与医院达成在手术室、临产室、CT室安装空调机。

1月20日，从昆明市锅炉厂新购两吨锅炉一台，按让利5%签订合同，保修期18个月。

1月25日，医院党政联席会议研究80套集资房的分配方案，各科室讨论后决定，职务分按院长、副院长、主任、副主任、小组长为6、5、4、3、2，分房前交足3万元的加3分，经济分占70%。26日现场分房结束。

2月15日，云南省卫生厅药政处念处长、曲靖市药检所李所长、罗平县卫生局许局长等，到医院了解民间中草药的开发利用，副县长杨黎晖陪同了解。

2月23日，医院中医科全体成员到院办公室反映，辛苦一年拿不到工资和劳酬金，院领导和主任王建友交换了意见，召集全科人员，由院务会主持，民主选举主任。经过两轮选举，黄树芬当选，医院予以任命。

2月28日，曲靖市市长王学智到医院视察，同意大成庙原样修复，并给予补助3万元。

3月3日，曲靖市第一人民医院张书记、车主任到医院商谈药品供应，同意让利20%。医院送两人到市一院进修普外、麻醉。

3月14日，贵州省兴义至文山邱北的大客车，在师宗县高良乡倾覆，死亡6人，轻重伤13人。15日早上医院接到曲靖市卫生局局长吴有芳的电话，即组织医护人员赶赴现场抢救，下午4时45分伤员全部运抵医院。

3月22日，召开职工大会暨文艺晚会，向去年等级医院自查先进科室发奖，特等奖麻醉科，一等奖五官科，二等奖小儿科。同时颁发文艺奖，一等奖麻醉科，二等奖内二科、功能科，三等奖外二科。

4月13日，购买深圳安科公司 ASA－－200CT 室高压注射器一台，报价12.8万元，成交7.8万元；8110P 心电图机一台，报价2.8万元，成交2.3万元。

4月18日，医院领导到昆明参加全国第43届医疗器械博览会，购置 ZJY—B 型三维正脊仪一台，报价16.8万元，成交价8万元，交骨科使用。

5月12日，护士节，医院举行护士职业道德演讲比赛，冯锐获第一名，吕晓仙获第二名，李茂娟获第三名，晚上举行舞会。

5月9日，院务会决定，对门诊部1964年建盖的房子进行翻新改造，三楼加层；5月15日动工。

5月15日，曲靖市技术质量监督局到医院进行计量检测。

5月16日，罗平县劳动局一行四人到医院，就医疗保险、定点医院进行检查，劳动局负责行政年检，医疗事故中心负责业务年检，要求分院进行微机联网。

5月21日，全国助残日，院领导、职能部分科主任到街上为残疾人开展义诊。

6月1日，院长舒占坤带领职能及部分科主任、护士长到旧屋居乡支农扶贫，并慰问了旧屋居小学师生。

6月17日，医院成立"三讲教育"过三关领导小组，院长舒占坤任组长，副院长叶亚怀、邱树玉任副组长，下设办公室开展工作。

6月20日，曲靖市房改办、罗平县房改办和县纪委吴彦英一行五人到医院了解房改情况，院长舒占坤向来人作了介绍，第一期房改过渡56套，1996年集资建房80套，每套96平方米，无夫妻双方占房的情况。

7月1日，医院党支部被罗平县委评为"先进党支部"。

7月17日至18日，院长舒占坤、副院长叶亚怀和张春权前往上海，考察医院微机网络系统的使用。

7月20日，医院领导主持，与汕头迈科公司达成协议，将原使用的 CTS—240AB 超交换日本产阿络卡 SSD—630B 超（彩色），样机经曲靖市技术质量监督局检验合格，医院补给差价8.6万元，保修一年，终身维护。

8月10日，曲靖市水电设计院建筑设计分院院长、设计人员到医院，就门诊大楼设计图纸向医院党政联席会议进行说明，会议建议微调后上报县政府批准。

同日，曲靖市劳动局锅炉检验所、罗平县劳动局到医院，对新安装锅炉进行验收，除少部分需要完善外，同意通过验收。

8月23日，曲靖市水电设计院建筑设计分院院长、设计人员再次到医院征求设计方案意见，医院党政联席会议根据功能需要提出修改建议，设计费按罗平定额标准一口断25万元。副县长杨黎辉到会听取了意见。

8月31日，罗平县委副书记高阳、副县长杨黎晖受县委江庆波的委托，到医院听取查荣、陈惠退休问题的讨论。下午杨副县长听取设计院、地质勘探部门的汇报，要求把门诊大楼建成罗平县的医学科技大楼。

9月，院长舒占坤，副院长叶亚怀到北京参加新经济研讨会。

9月20日，罗平县副县长杨黎晖率计委、城建、消防部门负责人到医院，对医学科技大楼设计方案进行论证。

9月26日，曲靖市民族团结先进集体和先进个人表彰大会召开，院长舒占坤被表彰为民族团结先进个人。

10月3日，院长舒占坤获曲靖市政府特殊津贴。

10月6日，医院通过汕头迈科公司从广东帝鹏公司引进的血透机及水处理系统到货，开箱检查时与合同不符，水处理系统非美国产。医院和迈科公司多次与帝鹏公司协商未有结果，由迈科公司向帝鹏公司发出最后通牒。

10月10日，曲靖市第一人民医院眼科主任刘医生、市二院眼科樊主任、董医生等到医院，就曲靖市医学会眼科年会由医院承办进行协商。

10月11日，门诊大楼工程选定地质勘探单位，由云南省设计院勘探一大队承担。副县长杨黎辉参加了审查会。

10月13日，门诊部老房维修翻新改造工程完工，即日起交付使用。

10月16日，曲靖市卫生防疫站到医院检查结核病、性病防治情况。

10月30日，院长舒占坤、副院长叶亚怀和科主任余雄武、李虹道、王学斌参加在成都举行的第四十四届全国医疗器械博览会，购置了液压手术床、心电工作站、眼底摄像分析系统等医疗器材。

11月4日，曲靖市医学会眼科年会在罗平召开，参会人员到医院参观，李院长对医院的发展给予较高的评价。

11月10日，检验科职工向医院提出罢免科长郭万松，医院研究决定，对郭万松进行自省处理，自省期间按待岗对待，检验科工作由段雨生全权负责。

11月8日，院长舒占坤被聘为中国管理科学院研究院学术委员会特级研究员。

11月13日，易门县人民医院一行18人到医院参观学习，院长舒占坤向客人介绍了医院改革和发展。

12月2日，广东帝鹏公司陈林、汕头迈科公司郑新波、郑长德等到医院，就血透机水水系统一事进行协商。帝鹏公司赔偿损失32万元，其中现金赔偿10万元，其余22万元做维修服务费。

12月28日至29日，响应县委、政府的要求，支农三下乡到阿鲁、旧屋基。

12月30日，上午，罗平县召开第五次民族团结表彰大会，李定才被评为县民族团结先进个人。下午，县劳动模范表彰大会召开，副院长叶亚怀被评为县劳动模范受到了表彰。

2001年

1月1日，医院举行迎新年团拜会，全院职工共进晚餐，晚上举行文艺晚会。

1月6日，医科大楼由云南省设计院进行磁法CT扫描，送广西桂林地质研究所鉴定，提出在岩溶地区的处理方案。医院党政联席会议要求勘探和设计方达到科学、安全和经济的标准。

1月10日，医院党政联席会议研究制剂室迎接省验收的设备添置，93条标准，其中5条一票否决。

1月11日，副院长叶亚怀参加曲靖市医疗服务价格改革会议，新价格自2001年2月1日执行。

2月14日，医院同意购买微机5台，在门诊和药房实行微机管理。年内投资20多万元，完成医院微机管理系统建设。

2月15日，医院与云南省医药工业公司孙汉成经理达成药品供需协议，供货率90%，让利14.3%。

2月23日，大成庙维修工程基本确定，工期3个月，维修费用19.6万元。

3月10日，广西右江民族医学院临床医院副院长一行五人到医院，联系学生到医院实习。

3月13日，玉溪市华宁县人民医院院长一行16人到医院参观学习，副院长叶亚怀介绍了医院改革以来的发展，副院长邱树玉也参加了接待。

4月9日，医院科技大楼设计方案论证会召开，副县长杨黎辉参加会议，基本确定设计方案。

4月16日，曲靖市物价局管副领导和罗平县物价局长太云德等四人到医院检查执行新的医疗基准价格收费情况，院长舒占坤介绍了执行情况，物价检查组给予充分的肯定。

5月1日，医院与张家港医疗器材厂达成骨科器械供货协议，让利30%，发生质量问题由厂家负责。

5月10日，院领导及职能、临床科室主任到长底乡支农、扶贫。

5月12日，县委、政府、人大、政协领导到院参加护士节座谈会，并和护士共进晚餐。

5月23日，曲靖市卫生局局长吴有芳等一行11人到医院进行调研，对医院的工作给予高度评价。

6月2日，经罗平县委、政府批准，院长舒占坤到澳大利亚拉筹伯大学学习。副县长杨黎晖、卫生局局长许忠良到医院宣布，学习期间由副院长邱树玉主持医院工作（党务、行政、财务），副院长叶亚怀负责后勤、业务，重大问题请示卫生局和杨副县长。6月5日，院长舒占坤启程前往澳大利亚。

6月8日，玉溪市红塔区卫生局钱局长率二院及两个卫生院一行14人到医院参观学习，罗平县卫生局局长许忠良陪同参观，并向客人介绍了情况，副院长邱树玉、叶亚怀汇报了基本情况。

6月11日，罗平县地方税务局白副局长一行四人到医院，就医院职工个人收入调节税进行检查。

6月18日，会泽县卫生局马副局长率药检所、医院负责人一行8人到医院，考察学习医院改革和量化管理的经验，副院长邱树玉、叶亚怀接待并介绍了经验。

7月1日，医院党支部被县委评为"先进党支部"。

7月13日，会泽县人民医院吕院长率科主任、护士长一行到医院，就医院改革、分配、管理等问题进行考察。副院长叶亚怀作了全面介绍，科室之间对口交流学习。

7月26日，罗平县行风评议组李应德一行到医院，副院长邱树玉作了汇报，评议组要求医院把评议工作搞得更好。

8月12日，小儿科护士长史林芝被云南省卫生厅评为"优秀护士"。

8月14日，玉溪市第一人民医院黄副院长率科室主任一行11人到医院，考察医院改革和量化管理经验，副院长叶亚怀作了介绍。考察学习进行了两天。

8月26日，医院CT出现机械故障，直至9月26日方修复。

8月27日，峨山县人民医院张院长一行24人到医院参观学习，副院长叶亚怀介绍情况，然后科室之间对口交流学习。

9月4日，曲靖市医政工作暨医疗改革工作会议在罗平县召开，医院同时被云南省卫生厅评为"省卫生系统先进单位"。

9月2日，医院被曲靖市残联评为"助残先进单位"。

9月11日，曲靖市卫生局潘副书记率行风检查组一行4人到医院，对医院职业道德和行风进行检查，罗平县卫生局局长许忠良陪同检查，县行风评议组李应德通报了评议情况。

10月11日，会泽铅锌矿职工医院林书记一行18人到医院，考察医院人事、分配、后勤和奖罚等方面的改革。副院长邱树玉、叶亚怀介绍了情况。

10月17日，阿鲁乡阿者小学62名学生食物中毒，医院全力抢救至凌晨五时，无一人死亡。

10月18日，医院召开院务会，就17日夜间抢救中毒学生值班的医务科长未到场一事进行批评，决定对其经济处罚1200元，写出深刻检查，在科室负责人会议上检讨。

10月24日，医院组织职工向钟山革命老区修建公路捐款。

10月30日，医院与电信局协商，开通总值班室电话，新安装一部救护车车载电话、院办公室宽带电话和微机室可输入医保电话。

11月8日，院长舒占坤从澳大利亚留学学业结束回到医院。12日召开院务会，领导班子分工恢复原来的职责。

11月18日，阿岗二中157名学生因食出芽洋芋中毒，医院派出医疗队赶往阿岗抢救。

11月16日，大成庙修复工程进入尾声，医院领导班子到现场办公，要求尽快完工。

12月21日，院务会与昆明卡德龙服装公司达成协议，在春节前为在职职工定制一套高级服装。

2002年

1月9日，为内二科购置一台除颤监护仪，报价8.5万元，成交7.3万元。

1月22日，医院党政联席会议决定，五官科分设为眼科和耳鼻喉科，任命田永波为眼科主任，纪杏莲为护士长；王学斌为耳鼻喉科主任，冯锐为护士长。

同日，麒麟区人民医院高院长、尹副院长一行 12 人到医院，考察医院人事制度和量化管理改革。院长舒占坤作了介绍，副院长邱树玉作了补充。

1 月 31 日，曲靖铁路医院王书记、院长一行 10 人到医院参观考察医疗和医院改革，院长舒占坤介绍了具体情况。

3 月 13 日，玉溪市第一人民医院副院长一行 12 人到医院，就医院量化管理、分配和计算机管理等进行考察，副院长邱树玉向客人介绍了情况，罗平县卫生局张副局长陪同考察。

3 月 14 日，开远铁路医院何院长、钟书记、杨副院长一行 3 人到医院，就医疗保险、成本核算和分配制度改革进行考察，院长舒占坤向客人作了介绍。

3 月 26 日，河北省保定市儿童医院李院长一行到医院，传授病人选医生、药品招标采购医、药分家的管理经验，对医院取得的成绩给予较高评价：想不到大山深处有如此好的医院。

3 月 27 日，党政联席会议通报了胡蓉事故为三级甲等事故，要求以后医疗事故必须按程序办。院长舒占坤向会议报告了医院发展思路，年内完成彩超、电子胃镜、结肠镜、腹腔镜、胆道镜、麻醉机、800MAX 光机、C 臂等大型设备采购，三年完成 CT 更新、添置核磁共振等大型设备。

3 月 28 日，医院领导和相关科室负责人与汕头迈科公司郑长德等一共 14 人，前往昆明参加医疗器械展销会，考察大型医疗设备的采购。

4 月 5 日，医院与曲靖水电勘测设计院建筑设计分院就 CT 楼、干部科、办公楼加层设计达成协议，由设计提供二至三套方案交医院选择。

4 月 8 日，医院与北京沃尔福公司谈判电视腹腔镜的购买，报价 48.6 万元，成交 31.8 万元，货到验收合格后付款 95%，余 5% 做五例手术无情况付清。

4 月 9 日，罗平县药检局到医院对一次性用品进行检查，医院不得销售自制制剂，所生产的药品要重新审查批准。

4 月 10 日，医院召开党政联席会议，决定购置核磁共振、彩超，县委副书记杨黎晖，政府副县长纪爱华，财政局长叶荣昌和医院领导参加北京由军委主办的总后医疗设备博览会。

4 月 15 日，医院职工为罗平县公路建设捐款 130400 元。

4 月 19 日，医院被云南省卫生厅评为"云南省卫生系统行业作风建设先进单位"。

4 月 22 日，院长舒占坤，副院长叶亚怀和科室负责人李定才、徐金玉、王菊芬、张传远一行六人到深圳安科公司，就购买核磁共振进行谈判，以 410 万元成交，与市场报价节约 130 多万元。该设备为国内最先进技术。

5 月 15 日，医院党政联席会议就医疗安全责任事故进行讨论，决定今后凡发生医疗事故，直接责任人按级别分别负责 30%、20%、10%，科室分别负责 60%、70%、85%，全院分摊 10%、15%；技术和差错事故，科室负责 90%，直接责任人负责 10%。科室部分全院分担 5%，相关人员 3%，科室主任 2%，职能 2%；全院部分，直接科室 5%，职工 2%，领导 1%。风险抵押金扣除，直接科室按一、二、三、四级分别为 100%、80%、60%、60%，全院按 20%、15%、10%、5%。不出事故奖风险抵押金的 30%。

5 月 19 日，助残日，医院党、政、工、青、妇及医护人员近 20 人到罗平县城开展义务咨询服务。

5 月 17 日，到厦门参加医疗器械博览会归来，与广东汕头迈科公司郑长德签定购买菲利普 HD13500 彩色多普勒合同，成交价 136.8 万元。

6 月 3 日，昆明卡德龙服装公司老总一行 6 人到医院，就职工服装问题与医院磋商。下午发出意见调查表，由公司向不满意的 6 人做好后继服务。

6 月 6 日，玉溪市中医院一行 6 人到医院，就医院改革进行考察。院长舒占坤向客人介绍情况。

6 月 8 日，配合罗平县委、政府三下乡活动，医院领导、职能及部分科主任、护士长共 16 人到板桥下乡支农。

6月13日，曲靖市妇幼医院彭书记、史副院长一行13人到医院，就医院一日清单和财务核算等进行考察。院长舒占坤向客人作了介绍。

7月5日，因球管问题，CT停机，院务会决定向北京兰宣公司购买，成交价16.6万元，使用达不到4万次由兰宣公司负责更换。电池、硬盘和充气问题，汕头迈科公司应承担总价的三分之一。

7月11日，医院与美国DA公司雷总谈判，达成购买脑地形图设备，成交价9万元。

7月24日，鉴于杨发昌退休一年多仍然承担基建后勤工作，医院决定任命张显德担任基建后勤科长。同日，干部楼加层通过验收。

8月2日，原在厦门与厂家达成购买1.6电子胃镜的协议，厂家在写合同时将之改为1.4，医院决定放弃；经与奥林巴斯南方片区经理谈判，签订了购买合同，报价为96万元，成交42万元，两个月内完成供货和安装。

8月7日，曲靖市药检所何所长一行到医院检查制剂、药品和采购，提出了中肯的建议，副院长叶亚怀陪同检查。

8月8日，罗平县开展义务献血活动，医院领导带头，全院共64人参加了无偿献血。

8月9日，经过连续几天的讨论，医院决定进一步深化改革，拟定人事制度、风险抵押、分配等方案，提交职工讨论。

8月16日，彩超安装调试完毕，正式投入使用。

8月23日，水电十四局职工医院在院长、魏书记一行9人到医院，就医院改革和管理进行为期两天的考察，院长舒占坤向客人作了介绍。

8月27日，师宗县人民医院赵书记、周副院长一行24人到医院参观学习，双方进行了交流。

同日，曲靖市药监局宋副局长一行4人到医院检查制剂生产，对检查出的使用回收瓶子、水处理等问题提出整改意见。副院长叶亚怀陪同检查。

9月8日，医院院务会约见云南海外旅游总公司副总经理刘向宇、云南省国际旅行社总经理黄红，商谈出国考察事宜；9日与云南海外签订了协议，人均费用4650元。

9月16日，院长办公会、党政联席扩大会议决定，核磁共振、彩超、电子胃镜、电子结肠镜、腹腔镜等大型设备安装调试完毕，邀请有关领导和专家、教授举行开机仪式。9月27日，各级领导、友好医院、友好单位代表共322人参加了开机仪式。

10月9日，罗平县副县长明建稳到医院听取住院大楼分时分段增加卫生间一事，指示医院自己选择施工队。

同日，前往泰、新、马考察的第一批出发，至11月18日全部结束。

10月23日，曲靖市疾病控制中心到医院检查后召开情况反馈会议，晋副主任对医院取得的成绩和存在的问题给予中肯的建议。

10月31日，宣威市卫生局徐局长、市一院赵书记一行7人到医院，就医院六大改革进行考察。院长舒占坤向客人作了介绍。

11月1日，医院为农业局离退休干部进行专项体检，医院优惠体检费为每人100元。

12月9日，罗平县委副书记李云华、副县长纪爱华、卫生局局长王洪等到医院宣布县委决定，余雄武任副院长。

12月12日，水电十四局医院念院长一行4人到医院，就医院经济核算和分配进行考察，并要求医院提供一套资料。

12月21日，曲靖市卫生局2002年度行风评议和卫生工作责任制检查组到医院，对责任制、输血前告知、双检测等内容进行检查。

12月25日，云南省年度文明单位复查，医院被省委、省政府评为"全省精神文明建设先进单位"。

2003 年

1月1日，深化医院改革，从即日起，原院、科分配比例作了调整。

1月7日，广西右江民族医学院常务副院长赵帮一行四人到医院，了解教学及实习情况，并与医院进行学术交流。

1月11日，云南省医学会麻醉学会、昆明市麻醉学会莫主任、马主任、张主任到医院，就召开2003年年会与医院进行磋商。院长舒占坤表示大力支持。

1月12日，云南省医学会护理学会五位专家到医院讲课及指导工作。同日，会泽县迤车卫生院、师宗县竹基卫生院共7人到医院考察量化管理和分配，副院长邱树玉、余雄武接待并介绍情况。

2月13日，医院党政联席会议就收回黉学村原属医院，后交由村上代管的70亩土地一事，与村民干部和代表协商后达成协议，每亩地连同附着物给4.599万元的补偿费，涉及拆迁的10000元由医院承担。

2月14日，云南省卫生厅人才处主任李琳一行到院检查工作。

2月20日，昆明市第一人民医院院长李华生、副院长孙敏、书记罗书清及惠主任、马主任一行5人到医院，就两院开展合作一事进行探讨。

2月24日，曲靖市卫生局局长吴有芳与上海市静安区卫生局尹局长一行6人到医院参观，与医院举行交流座谈。

2月25日，广西右江民族医学院院长李培春一行28人到医院，举行教学实习医院挂牌仪式，同时特聘院长舒占坤为教授，聘任副教授、讲师共21人。

2月28日，曲靖市人事局、罗平县人事局到医院，了解改革、分配和专业技术职称的评聘，副院长叶亚怀作了汇报。

3月20日，曲靖市卫生局胡副局长率医政、财务科长到医院检查药品价格公示，罗平县卫生局王局长、张副局长陪同检查。副院长叶亚怀作了汇报，医院自2001年1月开始公示，已公示198个品种。

3月22日，云南省麻醉学会及昆明市麻醉学会在医院召开年会，到会会员200多人。

3月23日，为支持曲靖市医学会的发展，医院赞助人民币5万元。

3月28日，麒麟区人事局、卫生局一行10人，在副区长林家德的带领下到医院考察人事制度和分配改革等，副院长叶亚怀、邱树玉分别介绍了改革情况。

4月14日，医院党政领导组队参加在成都举办的全国第49届医疗设备博览会，与安科公司洽谈PIS系统的购买。

4月27日，医院全面投入抗击"非典"工作，医院成立领导小组，院长舒占坤任组长，三名副院长任副组长，下设治疗组、督察室，设立隔离室，实行首诊负责制。5月2日至6月22日，共接受中央、省、市、县党委、政府、卫生主管部门及专家督察组21次检查。

5月14日，罗平县精神文明建设办公室到医院，对省级文明单位进行复查，副院长叶亚怀作了汇报。

6月15日，县长高阳、副书记纪爱华、计委主任孙维刚和医院院长舒占坤一行赶往昆明，与西部开发办陈处长洽谈以色列贷款项目，贷款期限为16年。

7月4日，医院领导及职能科室负责人一行六人到钟山乡大地平村公所联系点，商谈有关扶贫问题。

7月15日，曲靖市药检所杨书记等到医院，反馈检查意见，认为制剂室管理规范，检验报告每批都做。

7月25日，院长舒占坤到西安出席会议，医院日常工作由副院长叶亚怀主持。

8月7日，开展"立党为公、执法为民"活动（简称"双为"），医院为罗平县试点单位，成立领导小组，院长舒占坤任组长，副院长叶亚怀、邱树玉、余雄武任副组长，李定才、徐金玉、王菊芬为成员。

8月13日至24日，组织"双为"下乡扶贫支农小分队，分三批到阿岗、长底、钟山为群众看病。

9月19日，医院获曲靖市抗击非典先进集体。

10月1日，举行立党"双为"活动演讲比赛，外二科获第一名。

10月12日，昆明市第一人民医院惠主任、马主任等6名专家到医院，就医疗管理和医疗纠纷等问题举行座谈，并与医院同台做手术。

10月20日，修订医院人事制度改革方案，中层干部竞争上岗的思路在医院宣传。

10月24日，呈贡县人民医院刘院长一行12人到医院，就人事、分配制度改革进行考察。副院长邱树玉介绍改革情况，院长舒占坤做完手术后到会座谈。

10月27日，后所煤矿医院院长、书记一行6人到医院，参观学习医院改革的有关问题，院长舒占坤向客人介绍了医院的改革、发展状况。

11月2日，院长舒占坤、副院长叶亚怀和科室负责人李定才、王国渊参加在南京举办的全国第五十届医疗设备博览会。

11月10日，陆良县人民医院焦副院长一行28人到医院参观学习，院长舒占坤介绍了医院的改革和发展，双方进行了交流。

同日，医院被评为罗平县抗击非典先进单位，李定才、张春权、张柱生被评为抗击非典先进个人。

11月12日，曲靖市委副书记余潮在县委书记朱德光、副书记纪爱华、副县长吴彦英、卫生局长王洪陪同下视察医院，余副书记对医院给予高度评价。

同日，陆良县人民医院第二批参观团在曹院长、焦副院长的带领下，到医院参观学习。院长舒占坤介绍了医院的改革情况。

11月14日，医院向见义勇为基金捐款6000元，职工捐款26200元。

同日，干部、职工为大姚地震灾区捐款5530元。

11月21日，党政联席会议决定，为方便接送到医院开展合作的教授、专家，购买一辆奥迪轿车。

11月28日，医院评出抗击非典先进科室，小儿科（内三科）、内一科、内二科、门诊部当选，抗击非典先进个人42人。集体奖金1200元，个人300元。

12月17日，医院院歌创作完成，邀请张亚森老师到医院教唱。

12月23日，曲靖市卫生局领导在县卫生局局长王洪等的陪同下到医院检查2003年责任制、人事制度改革、新业务、新技术开展情况，对医院的评价是：医院发展、职工得利、质量提高。

12月24日，院长舒占坤被评为曲靖市十大先进人物，曲靖市委宣传部、罗平县委宣传部到医院，就制作先进人物录像片进行了解。

2004年

1月1日，医院召开庆祝元旦大会，院长舒占坤在会议上致辞。

1月5日，医院党政联席会议讨论当年的重要工作，包括医技大楼、第二住院大楼的设计等。

1月8日，罗平县长高阳、副县长明建稳、吴彦英及水务局、林业局领导到医院，将水管所土地及玉皇阁林地协调移交医院使用，原为1963年罗平一中移交给医院的土地。参加协调会议的领导还审阅了第二住院大楼的设计效果图。

1月30日，罗平县计委主任孙维刚等一行4人到医院，就公共卫生突发疾病控制中心的建设进行商谈，并与医院到昆明省计委汇报。

2月6日，云峰化学工业公司职工医院李院长一行20余人到医院考察学习，院长舒占坤向客人介绍医院的改革情况。

2月10日，召开中层干部竞争上岗的动员大会，宣读新修订的医院人事制度改革方案。

2月12日，罗平县医疗保险服务中心到医院，进行定点医疗机构的考核和换证。考核得分95.3

分，考核合格。

2月16日，成立罗平县人民医院人事制度改革领导小组、中层干部竞争上岗考评领导小组、人事制度改革监督领导小组。

2月20日，曲靖市第二人民医院史副院长、李副院长一行4人到医院，考察医院的改革经验，院长舒占坤、副院长邱树玉、余雄武与客人进行交流。

同日。云南省盛晟医药股份公司经理等10余人到医院参观，探讨合作事宜。

同日，罗平县卫生系统护理技术技能大赛结束，医院李海丽、段雪芬、冯锐、王丽华分别获得一、二、三、四名。

2月26日，党政联席会议决定，制作一本反映医院发展及现状的画册。

3月5日，医院召开竞争上岗测评、演讲会议，参加竞争者45人，王学斌的演讲题目是《生死抉择》，得到与会者的共鸣。拟聘41人即日起公示7天。

3月8日，医院妇委会曲靖市妇联评为三八红旗集体。

3月18日，上午，会泽县卫生局杨局长率会泽县医院领导共15人到医院考察学习，医院领导与客人进行了交流。下午，曲靖市第一人民医院吴副院长一行12人到医院参观、指导工作，院长舒占坤介绍了情况。

3月22日，法律援助，医院捐款4097元。

4月11日，院长舒占坤和副院长叶亚怀率职能科室负责人10余人参加在武汉举办的第五十一届医疗设备博览会。

4月15日，昭通地区鲁甸县人民医院李院长一行8人到医院参观学习，副院长邱树玉介绍了医院的情况，之后到各科室参观。

4月26日，原罗平中学九班学生集会，到医院原中学旧址参观，院长舒占坤、副院长叶亚怀、邱树玉、余雄武等对参加集会的同学表示热烈欢迎，并介绍了医院的发展。老同志杨顺昌撰联留念：树经风雨根尤壮，梅映霜雪花更浓。

4月28日，云南省卫生厅计财处长、曲靖市卫生局唐锐副局长、县计划发展局领导等12人到医院，检查疾病控制救治体系项目建设。县发改局领导作了汇报，表态基础做好就开工建设。

4月，院长舒占坤被曲靖市委、市政府评为全市十大奔小康先进典型，并到各县巡回演讲。

5月11日，送医送药扶贫下乡到钟山、富乐、阿岗、牛街控嘎、马街、阿鲁等乡镇，至6月26日，送药10.2万元，诊治病人1万余人次。

5月12日，深圳安科公司总经理陶祖纯、毕亚雷及部门经理一行6人到医院，考察并与医院洽谈合作。13日达成协议，8排CT、检验数据化、立体定向、乳腺X光机等，总价格568万元。

同日，召开护士节座谈会，罗平县人大主任杨黎晖、卫生局副局长戴峰、昆明市第一人民医院惠金明主任参加座谈，领导致辞后观看了电视片《春华秋实》。本月，陈黎明被云南省卫生厅评为2004年度优秀护士。

5月22日，曲靖市委宣传部、云南日报冯主任、曲靖日报黄主任一行到医院，采访院长舒占坤的先进事迹。副院长叶亚怀、邱树玉、余雄武及部分科室负责人、职工30余人接受了采访。

6月9日，宣威市卫生局老局长徐兴刻和来宾医院院长一行18人到医院，参观医院各科室。

6月11日，曲靖市发改局陈局长率物价检查小组一行三人在县发改局领导陪同下，检查了医院的价格执法、收费，院长舒占坤汇报了执行情况。13日召开反馈会议，要求对存在问题进行整改。

6月20日，院长舒占坤撰写了《试论时代医学发展的趋势，谈医务人员的医德培养》、《罗平县人民医院关于专项治理医疗护理服务中不正之风的实施方案》、《罗平县人民医院向社会承诺医疗护理服务活动的实施方案》、《罗平县人民医院"纠风"、"服务承诺"、"云岭先锋工程"责任书》，在院务会上讨论。

6月29日，曲靖市副市长刘金峰，罗平县吴副县长、卫生局领导和北京正大集团医疗公司张庆舒等，到医院就开展合作事宜进行洽谈。

7月7日，复旦大学支援西部开发医疗队到医院，帮助指导工作一个月。在医院召开欢迎座谈会，由卫生局局长王洪主持，副县长明建稳参加了座谈。医疗队共有妇产科、儿科、内科、神经科、泌尿科、骨外科医生9人。复旦大学夏处长、队长向阳在会上讲话。

7月8日，复旦大学支援西部医疗队向医院赠送医疗设备，仪式上，队长向阳介绍了医疗队的成员，宣读了设备和物品的名单。院领导和职工100多人参加了赠送仪式。

7月9日，医院职工88人参加义务献血。

7月24日，云南省卫生厅系统政策研讨会第六次年会既第四届四次理事会在罗平召开，卫生厅副厅长付新安、曲靖市卫生局长吴有芳、厅办公室主任张雅琼等领导率参会人员150多人到医院参观。

7月25日，云南省审计厅田处长一行5人到医院，就审计情况进行反馈，指出医院财务管理的不足，并提出整改意见。院长舒占坤作了表态发言。

7月28日，针对医院在各种检查中存在的问题需要整改，院务会决定组织有关人员到云南省第一人民医院、昆明医学院附一院、曲靖市第一人民医院、陆良县人民医院考察。

7月29日，为保存医院改革发展实物资料，医院党政联席会议决定，开辟医院资料陈列室。

8月3日，曲靖市副市长刘金锋、市人大张主任、罗平县县长高阳、副县长吴彦英，县人大主任杨黎晖等领导到医院指导工作，参观了医院环境和内部设施，观看了电视片，院长舒占坤向领导作了汇报。各位领导对医院取得的成绩给予较高评价。

同日，罗平县卫生系统2004年行风评议暨纠风工作动员会在医院大会议室召开，县人大副主任董树芳、副县长吴彦英、监察局局长李爱国等领导出席了会议。卫生局局长王洪主持，医院领导和科室负责人参加了会议。会上宣布了行风评议结果，医院的满意率为94%。

8月4日，医院召开欢送座谈会，欢送复旦大学支援西部医疗队。院长舒占坤对医疗队对医院的指导表示感谢，医疗队队员对医院的发展提出了中肯的建议。

8月5日，医院党政联席会议与生产厂家达成购买中心供氧、负压站等设备，主机报价128万元，成交116万元；负压站报价40万元，成交38万元。

8月10日，曲靖市医院改革经验交流会在会泽召开，院长舒占坤在会议上作了《靠改革求发展，向管理要效益》的交流发言。

8月24日，医院派王国渊到复旦大学进修泌尿外科。

8月30日，罗平县卫生系统行风评议民主测评，当场宣布测评结果。医院得票为：优秀8票，满意12票，基本满意5票，不满意2票。

9月10日，大理州祥云县人民医院中层干部一行32人到医院参观学习，并与对应科室进行交流。

9月16日，罗平县爱国卫生运动委员会督察小组到医院，就创建卫生城市工作进行检查。县卫生局副局长戴峰一行5人，由副院长叶亚怀陪同，实地逐项落实。

9月21日，医院与西南有色金属勘测设计院签订合同，由其承担大地电磁频谱地质勘察，寻找地下热水资源，为康复中心和敬老院建设打基础。勘探费4.8万元。

10月13日，祥云县人民医院杨副院长一行4人到医院参观。同日，曲靖市妇幼医院刘院长、人事科长送综合妇产科副主任陈艳芬到医院挂职，任院长助理，罗平县卫生局局长王洪参加了医院召开的欢迎座谈会。

10月16日，石林县卫生局长率县人民医院院长毕卫红等3人到医院，参观了医院的建设和大型医疗设备。

10月21日，院务会一致推荐院长舒占坤为2004年度享受国务院、省政府特殊津贴和云南省有突出贡献的优秀专业技术人才候选人。

10月22日，大理州祥云县卫生局、中医院、妇幼保健院领导一行19人到医院参观学习，同日医院召开重阳节（敬老节）座谈会，院长舒占坤主持敬老节座谈会，副院长余雄武接待祥云县客人并介绍情况。

10月24日，医院被云南省文明办、云南省爱卫办评为"讲文明、讲卫生、讲科学、树新风"先进单位。

10月26日，医院被中国国际行业组织研究会授予"行业定点研究单位"，院长舒占坤被中国国际行业组织研究会确定为行业理事。

同日，石林县人民医院副院长尹家福一行24人到医院，院长舒占坤介绍了改革情况，客人到科室对口参观学习，并参观了医院陈列室。

10月，新建停车库，建筑面积1685平方米，总投资108万元。

11月1日，医院被曲靖市政府征兵办公室表彰为"2003年度征兵体检工作先进单位"。

11月11日，医院陈列室通过验收。

11月12日，院务会讨论决定，为了总结医院的学术成果，保存资料，编辑出版论文集。启动院志的编纂，成立院志编纂委员会，院长舒占坤任主编，副院长叶亚怀、余雄武任副主编。

12月9日，楚雄州南华县卫生局长、县医院院长一行6人到医院参观学习。

12月15日，昆明市晋宁县人民医院领导共14人到医院学习交流。

12月22日，广西田林县医院领导共10人到医院参观学习。

12月23日，曲靖市第四人民医院（肿瘤医院）周院长一行14人到医院考察。

12月30日，医院决定，修理老庙房一楼为院办公室，原办公室交眼科使用。

12月，院长舒占坤被省委省政府表彰为实践三个代表重要思想先进个人。

2005 年

1月6日，医院被中国消费者查询网诚信联盟评为"守诚信，重质量，诚信医院"。

1月30日，医科大楼暨第二住院区工程奠基，全体中层干部参加了奠基仪式。

2月，新建高压氧舱房屋，建筑面积651平方米，总投资42万元。

2月17日，召开全院职工保先教育动员大会。

2月21日，楚雄州禄丰县人民医院熊院长一行48人到医院参观学习改革经验，送上一块"一流的管理，学习的楷模"的匾。

2月27日，昆明医学院第一附属医院况铣、况应敏教授到医院讲授良性前列腺增生诊断与药物治疗、机器人做手术、休克新认识及ICU病房管理。

3月1日，楚雄州牟定县人民医院一行20人到医院参观学习。

3月7日，会泽县迤车卫生院院长黄华率干部职工28人到医院参观学习。

3月7日，云南省卫生厅杨处长一行6人到医院指导工作。

3月8日，师宗县现代医院院长王志华一行40人到医院参观学习。

3月9日，县政府十五次常委会议研究决定，同意医院医科大楼的建设方案。

3月9日，院长舒占坤再次当选县人大十四常务委会常委。

3月9日，被市卫生局评为"卫生改革先进集体"。

3月9日，医院党支部被县委授予"先进党组织"称号。

3月9日，院长舒占坤被市政府授予"曲靖市有突出贡献的优秀事业技术人才"。

3月18日，文山州广南县人民医院领导李正红、李正学一行7人到医院学习医院改革量化方案。

3月20日，昆明市禄劝县人民医院领导余先文等中层领导干部12人到医院学习医院改革量化方案。

3月17日，卫生部医政司、中国护理研究院、护理中心处长巩玉秀等8人到医院指导工作，副院长叶亚怀介绍了医院的发展历程，巩玉秀说："想不到在云南的一个小县城，还有这么好的医院。"

3月22日，云南省卫生厅杨处长一行7人到医院检查非法采供血、一次性物品销毁。

3月23日，医院党政联席会议研究院志编写的具体问题，对上一日院志办第一次会议提出的问题进行讨论，何晓坤、刘海、刘庭选等参加会议。29日召开离退休人员座谈会，请老同志提供资料，王明德、王琼仙、马琼英、杨发昌、邱树玉、侯建书、张孝莲、方良华等参加了会议。

3月25日，罗平县举行"保先教育"文艺晚会，医院组织了一支96人的演出队参加，演出了大合唱《罗平的春天花如海》、《学习雷锋好榜样》。

3月30日，罗平县人民政府批准医院新建第二住院和购置部分设备的请示报告。

4月7日，曲靖市委书记米东生视察医院"保先教育"活动，对医院的改革和发展给予了很高的评价："罗平县医院各方面都领先，在全市医院可以说是一面旗帜。从我们的医疗装备水平、到我们的服务水平、业务收入水平、医德医风，是全市医疗战线的一面旗帜，一个典型、一个样板。医院在舒院长的带领下，开拓创新，深化改革，不断地谋求发展。医院今后要理顺政府与医院的关系，让医院有充分的探索自主经营的空间；创新医院的管理体制，使医院的管理体制适应医院的发展需要；深化从事制度改革、分配制度改革，从而做到不拒收一个前来就医的患者，不多收一分不应该收的钱，不出一台医疗责任事故，不让一个病人或病人家属失望而归。"

4月11日，医院制定《长年到农村为百姓服务巡回医疗小分队实施方案》，以党支部为龙头，以党员为支柱，以全体干部职工为依托，做到"走千家，串百村，连万民"的目的。并编制了轮流下乡的小组秩序。14日第一小组出发，院长舒占坤带队，马街镇荷叶办事处，四天时间巡回了8个村寨，义诊3200人次，减免医疗费3500元。

4月13日，曲靖市妇幼医院书记彭元富，市疾控中心李书记，市卫生局团委书记解俊玲一行4人到医院检查"保先"教育。

4月19日，医院医科大楼及传染病区在县招投标领导小组的监察下开标。

4月19日，新建处治突发公共卫生事件楼开标。

6月，新建高压氧舱房屋竣工。

7月3日，院长舒占坤被中国未来研究院聘为研究员。

7月6日，医院传染病区项目开工建设，建筑面积1632平方米。

7月20日至8月12日，罗平县审计检查组到医院审计财务，结论是财务收支清楚，账目健全。

8月2日，院长舒占坤被曲靖市人民政府授予2005年度有突出贡献的优秀专业技术人才。

11月10日，按照卫生部要求，根据省卫生厅的统一部署，由曲靖市卫生局代表卫生厅到院检查医院开展质量管理年活动情况。11月25日反馈情况，给予了很高的评价。

2006年

1月1日，罗平县人民医院新型农村合作医疗定点医院各项工作正式启动，院长舒占坤为医院新型农村合作医疗领导小组组长，副院长叶亚怀、余雄武为副组长。

1月2日，制定下发《关于新型农村合作医疗住院报销相关注意事项的规定》。

1月17日，罗平县人民医院120急救中心正式成立。

同日，曲靖市卫生局国债项目办到医院检查传染病区建设。

2月15日，市安全检查组到医院进行春节安全大检查。

同日，曲靖市卫生监督大队四支队孔德森一行7人到医院进行非法行医专项检查。

3月1日，省医学会杨主任、谢主任一行3人到医院检查指导工作。

3月3日，广西自治区卫生厅许亚南副厅长、计财处长，西林县医院院长等5人到院参观学习。

3月7日，医院被评为云南省有文化，科技，卫生三下乡活动先进集体。

3月9日，宣威羊场煤矿医院领导和中层干部共29人到医院学习参观。

3月22日，晚，鲁布革多依河小学100余人发生流感，院领导率医务人员17人赶赴现场进行抢救和治疗，三天后全部康复。

4月4日，医院为全院职工安装数字电视工程全部结束，共安装223户。

同日，医院与成都军区后勤部供水勘探大队签定水井工程合同，打水井2口，价格16.74万元。

4月26日，院长舒占坤率医院部分中层干部一行8人参加深圳第55届医疗器械博览会，采购PHILIPS HDII XE（锐影）高档彩色多普勒超声及其他相关设备。

5月19日，曲靖市副市长李玉雪，市卫生局长吴有芳及县委，政府领导等视察医院，进行调研新型农村合作医疗，县委书记朱德光、副县长吴彦英等参加调研。

5月31日，罗平电视台晚间新闻报道医院支部组织医疗小分队到大水井免费送医送药。

6月，新建的突发公共卫生事件楼竣工。

6月6日，曲靖市物价局陈局长率市县物价局相关部门负责人一行7人到医院进行物价检查。

6月13日，医院被罗平县委、政府表彰为2006年度油菜花旅游节活动先进集体。

6月21日至22日，曲靖市创国家级卫生县城检查组到医院检查创卫情况。

6月24日，医院组队参加曲靖市卫生系统文艺汇演，小品《医院彝山一家亲》获小品类二等奖，舞蹈《生命之光》获舞蹈类二等奖，快板《志在为民谋健康》获优秀创作奖，并获组织奖。

7月4日，创国家级卫生县城省检查组到医院检查。

7月5日，与罗平电信公司签定病房电话固定包月使用的协议，提高了医院病房的使用档次，极大的方便了患者家属与院外的联系。

7月19日至20日，副院长叶亚怀、余雄武带队，到蒙自参观考察创卫工作。

7月25日，曲靖市卫生局何副局长，市防艾办何兵一行8人到医院指导防艾工作。

8月1日，医院被罗平县委、政府县人武部评为拥军优属先进单位。

8月14日，院长舒占坤被云南省医院协会聘任为第一届理事会理事。

9月1日，院长舒占坤被中国职业经理联合会、《世界华商周报》、中国培训师协会主办的九一中国企业学习节上评为全国百佳学习型领导。医院被评为全国百佳学习型组织。

9月21日，曲靖市保健院朱院长一行8人到医院检查艾滋病防治、艾滋病母婴阻断工作。

9月22日，县委书记朱德光、副县长吴彦英、政协主席王琼芬、卫生局长王洪等领导到医院检查创卫工作，协商医用垃圾的处理。

9月28日，传染病区工程验收，曲靖市发改委罗荣汇副主任等领导参加了验收。

10月10日至12日，曲靖市卫生局副局长叶留玉、市一院包副院长一行12人到医院检查2006年度医院管理年活动。

10月16日，副院长余雄武调任罗平县中医医院院长。

10月17日，县委组织部长吕连松、卫生局局长王洪等领导到医院宣布干部任命，李虹道、冯锐任罗平县人民医院副院长。

12月4日，德宏州盈江县人民医院院长张涛一行20人到医院参观学习，5日下午离开。

12月10日，院长舒占坤被中国职业经理联合会、中国培训师协会、《世界华商周报》评为2006年度中国医疗健康大使。

12月19日，医院管理评价指南、等级医院自查，总分1013分，得分970.70分。

12月21日至22日，云南省医学会杨碧亮书记，上海同济医科大学金教授、博士马波到医院调研医院管理网络系统，达成口头协议从诊断系统入手改造、提升网络系统。

全年各科室减免医药费15964人次，金额600590元。

2007 年

1月1日，庆祝元旦，昆明医学院附一院心内科专家肖建明教授，延安医院原副院长、心胸外科专家雷定华教授，曲靖市第一人民医院院长高小增和成都军区话剧团喜剧表演艺术家汪艺德、王炳武等客人参加了晚会，演出28个节目，其中院外10个，外二科音乐短剧《油菜花与与紫荆花》获第一名。

1月17日，市、县疾病控制中心结核病专项治疗考核组一行3人到医院检查。

1月23日，市劳保局医保中心主任黄科长，县医保中心秦翠银主任到医院检查定点医疗保险医院工作，初评医院的等级。

同日，师宗县人民医院领导率妇产科医护人员15人到医院参观学习。

1月27日，医院党支部四下乡到牛街，共有43人参加，免费送医药8000余元。

2月1日，新招考的医护人员43人正式到医院报到。

同日，任命保佑锐为口腔科主任，李强虎为放射科副主任。

2月13日，医院党政领导班子慰问70岁以上离退休职工、曾任中层以上干部的老同志，共19人。

2月18日，大年初一，医院领导和职能科室负责人到各科室慰问春节值班人员。

2月21日，云南省卫生厅杨处长到医院考察工作。

3月1日，寻甸县人民医院徐院长一行8人到医院学习交流。14日、15日，该院马副院长、丁副书记分别率领两批中层干部共60人到医院参观学习。

3月27日，省卫生厅卫生监督大队胡处长一行10人到医院检查血液管理、依法行医工作。

3月28日，院长舒占坤受到县委、政府的表彰。

3月30日，曲靖电视台《源头夜话》播出医院改革的专题片《架起医患联系桥》。

同日，副院长叶亚怀被罗平县委、政府表彰为"创卫活动先进个人"。

同日，订购美国贝克曼公司生产的全自动生化分析仪一套。

4月3日，医院召开党员干部作风建设教育活动动员大会，会上下发了医院实施方案。

4月9日至14日，院长舒占坤，副院长叶亚怀一行10人到大连参加医疗器械博览会订购了一台24排（16层）飞利浦CT。

4月16日，贵州省兴义市第一人民医院医务科、眼科、放射科到医院参观学习。

4月24日，曲靖市、罗平县药监局检查、督察和监测药品管理工作。

同日，武汉同济医科大学金新政教授一行7人到医院，就罗平县医院管理流程、诊断与优化项目进行洽谈。25日，金新政教授在医院作了现代管理思维模式的讲座。26日，刘教授作了医院流程管理描述方法。

4月25日，省、市、县卫生监督大队到医院督察依法行医、传染病管理。

5月4日，医院举行庆"五一"、"五四"活动，上午书法比赛，下午卡拉OK大赛。

5月8日，外二科李明宝调任阿岗中心卫生院院长。

5月9日，昆明经济技术开发区医院张书记、陶院长和院科级领导一行43人到医院参观学习。

5月12日，庆祝国际护士节，向2007年年度护理工作考核获奖者颁奖，李海丽获得一等奖。

5月15日，昆明市晋宁县人民医院杨院长一行20人到医院参观学习。

5月16日，昆明市第一人民医院骨科李主任第一次到医院指导。

5月19日，曲靖市麒麟区卫生局领导一行5人到医院参观考察医院文化建设。

5月20日，支部和中层干部53人到老厂乡免费送医送药，送药18000元，看病1500人次。

5月21日，广西右江医学院老师到医院交流考察。

5月27日，医院支部党员、中层干部42人下乡大水井，免费送药17000元，看病1400人次，义诊2600人次。

5月29日，曲靖日报刊登医院下乡老厂为民服务活动的新闻及照片。

6月6日，昆明市第一人民医院惠金明教授到医院讲授肿瘤学。

6月13日，云南省卫生厅卿伯清、陈晓春，省血液中心杨国庆，市卫生局、市中心血站相关领导一行10人到医院检查医院采供血情况。

6月14日，罗平县首届乡村医师培训班在医院开班。培训内容为操作技能、农村常见病、多发病的诊治和急救。院长舒占坤在开班仪式上表示，医院今后将免费为全县的乡村医师提供长期、中期和短期的培训。本次培训人员近300人，分为两期，每期培训时间为四天。

6月19日，云南省医学会九届一次放射学会178位领导、专家到医院参观考察，参观了陈列室、观看了光碟《春华秋实》，参观了PACS系统等。

6月19日，全市物价大检查组到医院进行了为期两天的检查，未发现乱收费行为。

6月22日，医院党支部党员干部作风建设教育活动向群众进行满意度测评，发表250张，收回247张，满意度98.38%，基本满意度1.62%。

7月7日，医科大楼地基验收，委托曲靖市水电设计院修改设计，电梯增加到五部，附楼建成四层，主楼及附楼的房间尽可能设卫生间。

7月8日，会泽县第二人民医院院长张宗霖和邹副院长一行3人到医院考察CT设备及后勤管理。

7月18日，云南省卫生厅陈乃安、王昱春、杨万泽，曲靖市卫生局吴局长、副县长吴彦英等一行12人到医院调研医院改革。原曲靖地委书记朱发虞，市委宣传部部长江庆波、罗平县委书记朱德光等领导一行10人到医院指导，朱发虞为医院题词："广献爱心的天堂，医院发展的楷模。"县药监局到医院检查"两规"执行情况。省、市、县疾病控制中心到医院检查乙肝病情。

7月25日，医院党政联席会议决定，以文庙和医院标识制作院徽，含义为：慈善、文明、施善、救贫。

8月3日，医院第二住院区手术室净化工程由浙江华健医用工程公司中标。

8月9日，主管环保的李副县长，卫生局王洪局长到医院检查污水处理。

8月12日，腾冲县人民医院刘副院长率医院办公室、财务、人事、护理、医务、后勤信息等科室负责人到医院参观学习。

8月17日，医院2007年度民主评议政风、行风动员大会，县领导及卫生评议组陈敬泉、孙维波等参加了会议。

8月19日至20日，为落实卫生部办公厅2007年卫生管理年活动，副院长李虹道、冯锐等医院中层干部一行10人到曲靖市第一人民医院参观学习。

8月27日，医院召开职工大会，迎接医院管理年卫生部督导检查。医院公开服务承诺在罗平电视台播放。

9月12日，省爱卫办领导到医院检查全国卫生城市创建。

9月19日，舒占坤任罗平县人民医院党总支书记，叶亚怀任副书记。

9月21日，院长舒占坤、副院长叶亚怀一行13人到昆明参加司法鉴定培训。

9月27日，全县政风、行风建设评议组一行22人到医院进行评议，县领导吴彦英、涂勇等参加评议，得分97.21分，为全县评议单位最高分。

9月27日，大理州永平县人民医院院科两级领导17人到医院参观学习。

10月10日，罗平县老年大学张永琦、楚崇礼、陈敬泉、张亚森、张云贵等21位老同志到医院收集创作素材。

10月11日，泸西县人民医院赵院长、陈副院长一行41人到医院参观学习。

10月17日，市药监局监察大队杨副队长和县药监局一行8人到医院抽查一次性注射器、一次性输液器使用情况。

10月24日至28日，院长舒占坤，副院长叶亚怀率领中层干部参加成都第58届医疗器械博览会，采购了16台套医疗设备，总价值345万元。

11月1日，泸西县人民医院谢副院长率全院护士长、部分科主任一行23人到医院交流学习。

11月15日，通海县中医院院长一行5人到医院参观学习。

11月23日，召开医院党总支大会，宣布成立党总支，下设五个党支部，第一支部由徐金玉任书记，第二支部由保建强任书记，第三支部由郭静清任书记，第四支部由李定才任书记，第五支部为退离休支部，由张孝莲任书记。党总支委员7人，他们是舒占坤、叶亚怀、李虹道、徐金玉、王菊芬、李定才、保建强。

11月24日，曲靖市药监局李副局长，市纠风办崔主任等5人在副县长吴彦英等领导的陪同下到医院听取药品招标采购和配送工作。

11月30日，全院参加县城普法办组织的2007年度普法考试，318人参加，考试法律为《中华人民共和国公证法》、《中华人民共和国治安管理处罚法》。

12月1日至14日，副院长叶亚怀到美国考察医院管理。

12月1日，开远市人民医院院长一行2人到医院参观学习。

12月12日，富源县人民医院刘院长、王副院长一行3人到医院参观学习。

12月15日，联合国卫生组织泰国卫生部叶教授一行3人到医院考察。

12月15日，第二住院区（外科大楼）搬迁，外科系列科室搬迁到新楼。

2008年

1月7日，各科室负责人与医院签订2008年综合目标责任书。

1月7日至11日，在罗平县政协会上，医院陈黎明、李虹道等参会，李虹道被选举为政协常委。

1月8日，罗平县人代会召开，院长舒占坤、副院长冯锐参加会议。

2月19日，罗平县医保中心秦翠云等3人到院进行医疗保险定点医疗机构年检，医院自评分97分，医保中心打分97.5分，医院被评为市劳动保障局A级信誉医院。

1月15，第二住院大楼竣工验收。

1月17日，党政联席会研究，决定购买10部电梯。

3月5日，召开全院职工大会，表彰2007年政风行风先进科室、先进个人和2007年度临床一线先进科室、个人。

同日，医院党支部委员徐金玉被县妇联表彰为百佳贤内助。

3月17日，院周会研究开展解放思想大讨论。

3月24日，医院对全院领导干部实行问责制。

3月25，按医院问责制，处予原神经外科副主任黄羽待岗，唐昕明处责任追究金1500元，殷鹏任命为神经外科副主任并主持工作。

3月29日，云南省委常委、副省长罗正富在原曲靖市委书记、现省计划发展局局长米东生的陪同下到医院考察指导工作，参观了外科大楼、内科大楼、手术室、科技大楼、游泳池、陈列室等，对医院的改革发展工作给予高度的评价，充分体现了"一个好的思路，一套好的制度，一个好的结果"。

4月1日，罗平县新农合正式实施，35种单病种限价收费。

4月，退休职工杨耀光病故。

4月9日，曲靖市副市长饶卫在曲靖市卫生局局长唐锐的陪同下到医院调研，罗平县委书记、县长高阳和县委常委、县委宣传部长涂勇等领导、专家20余人陪同调研。

4月10日，曲靖日报记者到医院采访，罗平县委常委、县委宣传部长涂勇等参加了医院领导主持的汇报会。

同日，文山州麻栗坡县人民医院田副院长一行10人到医院参观学习医改经验。

3月19日，医院党政联席会讨论决定，支援大水井乡栗树坡村新型农村合作医疗室建设资金3万元

4月10日至13日，曲靖市卫生局到医院调研医院改革和医院管理。

4月10日，由罗平县委宣传部牵头，正式开机摄制医院改革发展的电视专题片。

5月3日，罗平和谐司法鉴定所在医院正式成立，罗平县人大和县政协领导出席了挂牌仪式。

5月12日，院长舒占坤到昆明参加云南省2008年医政暨护理工作会。会上，医院被省卫生厅表彰

为"医院管理年活动先进单位"。

5月13日，迪庆州第一人民医院李院长一行4人到院参观学习。

5月14日，四川汶川"5·12"大地震发生第三天，医院组织干部职工为地震灾区捐款，共有576人参加，捐款58560元，加上离退休职工捐的500元，共计59060元。

月内，医院赞助腊山寺修建道路资金5000元，向革命老区钟山乡捐款1万元。

5月20日，曲靖市药监局和罗平县药监局有关方面的人员到医院检查，分为临床和药库、药房两个组。

5月22日，医院党总支响应上级的号召，交纳"特殊党费"用于四川抗震救灾，合计48350元。

5月23日，医院举行护理技能竞赛，竞赛项目为无菌技术操作。

5月27日，医院领导班子与曲靖市水电勘测设计院就文化艺术陵园建设项目的测量、规划进行了协商。

5月28日，妇产科主任王菊芬光荣退休，经院长提名，院长办公会研究决定任命王官珍为妇产科主任。同日决定聘请侯建书为护理业务技术顾问。

5月28日至29日，订购的西子奥的斯电梯到货，党政班子成员参加了现场验收。

6月12日，罗平县政协环境保护调研组到医院调研污水处理和医疗废弃物处置，对医院的处理方式给予高度评价。

6月13日，医院副院长李虹道、冯锐等到县老干局开展心脑血管、糖尿病防治等健康知识讲座。

6月13日，昆明市第一人民医院惠金明教授到医院讲授急性呼吸窘迫症的综合治疗和护理，全院干部职工参加了讲座。

6月19日至20日，北京《医院领导决策参考》主编刘龙生和编辑部主任等4人到医院调研；同济医科大学金新政一行4人到医院调研和商谈医院信息管理系统的建设。

7月3日，昆明市第一人民医院呼吸内科主任张家骢教授到医院讲授抗生素的临床运用，全院职工及马街卫生院、阿岗卫生院的部分职工参加了讲座。

7月3日至5日，张家骢教授、王忠明教授、马国良教授在医院参加专家会诊。

7月4日，昆明市第一人民医院妇产科主任王忠明教授、马国良教授到医院，分别讲授了盆腔炎性疾病的诊断与治疗和加强医患沟通，改善医患关系，全院职工及马街卫生院、阿岗卫生院的部分职工参加了讲座。

7月10日，云南省卫生厅农卫处处长和省合管办主任一行6人在曲靖市卫生局何副书记的陪同下到医院调研新农合开展情况。

7月14日，医院党政联席会议讨论决定，为提升医院管理水平和医疗服务质量，与武汉网新创业软件有限公司签订医院网络数字化建设合同，项目总投资188万元。

7月15日至16日，应云南省卫生厅党组的邀请，院长舒占坤赴昆明参加省卫生厅主办的医院改革经验交流会，在会上作了《以改革促进医院的长期持续稳定发展》的交流发言。

7月18日，医院召开创建全国百姓放心示范医院动员大会，副院长叶亚怀作动员讲话。

7月20日，医院工会被曲靖市总工会"授予曲靖市模范职工之家"称号。

7月21日，云南日报刊登了《罗平县医院构建和谐医患关系，住院费用比同级医院低两成》的报道。

7月22日，曲靖市卫生局在医院召开罗平县人民医院改革经验现场交流会，原曲靖市卫生局局长程昌柏，现市卫生局党委书记吴有芳、局长唐锐和市直各大医院院长、各县卫生局局长，县人民医院、中医院院长，罗平县委、人大、政协和县卫生局领导近80人参加了会议。院长舒占坤在会上作了《齐心协力搞改革，一心一意谋发展》的交流发言，获得与会人员的一致好评。市卫生局局长唐锐说：罗平县医院的改革是成功的，必须在全市范围内大力推广。

7月23日至27日，曲靖市卫生局副局长叶留玉一行6人到医院调研，撰写了《以改革创新推动医院科学发展》、《罗平县医院绩效工资分配方案》、《罗平县人民医院人事制度改革情况》三篇文章，逐级向市政府、省卫生厅、省政府汇报。

7月24日，云南省卫生厅厅长陈觉明在曲靖市副市长饶卫、市卫生局局长唐锐等领导陪同下到医院考察和指导工作，陈厅长一行参观了医院的陈列室、院容院貌及规划发展区后，欣然为医院作了"勇挑改革重担，树立杏林典范"的题词。下午医院召开中层干部和职工代表会议，对罗平县人民医院的改革和发展给予充分的肯定。

7月31日至8月3日，副院长叶亚怀一行到深圳参加"全国百姓放心示范医院动态管理"会议暨"创建第三批百姓放心医院启动"仪式。

8月1日，医院加入中国医院协会，成为协会的单位会员，院长舒占坤成为个人会员。

8月1日至2日，玉溪市人民医院陈院长、米副院长一行8人到医院参观学习。

8月8日至9日，新华社云南分社记者关桂峰、人民日报驻云南记者徐元锋、云南日报记者邵阳、健康报驻云南记者鲁东到医院采访，曲靖市卫生局局长唐锐陪同。

8月15日，罗平县人事局批准医院2008年招聘大中专毕业生实施方案。8月18至19日在县人事局报名，截止时共有82人报名，其中西医临床32人，护理本科西医3人，护理中专36人，医学影像本科1人，医学检验专科及以上4人，计算机软件本科6人。

8月17日，全院职工参加突发事件应急演练培训，至11月底结束。

8月20日，国务院参事、原国有重点大型企业监事会主席陈全训一行6人，在云南省卫生厅副厅长徐和平、曲靖市副市长饶卫等领导的陪同下，到医院调研深化公立医院的改革，认为罗平县人民医院在卫生管理体制不变，职工身份不变，外部环境不变，社会责任不变，政府投入不变的前提下，以人为本，注重干部职工队伍建设，特别是领导班子建设，向管理要效益，医院改革取得了显著成效，实现了社会效益、经济效益、技术效益、设备效益四增长，社会、政府、患者、职工四满意的目标。

8月26日，免去骨科副主任陈家荣的职务，同时给予待岗处理，任命王家祥为骨科主任。

8月29日，聘请杨黎晖等人为创建全国老百姓放心示范医院工作的监督指导员。

9月2日，出席省政研会的领导、专家230人到医院参观，参观了医院环境、宣传栏、陈列室和内部医疗设施，院长舒占坤向客人作了介绍，云南省卫生厅党组成员、纪检组长、厅直属机关党委书记周天让肯定了医院改革与发展。

9月3日，澄江县人民医院院长杜玉萍率部门负责人一行10人到医院参观学习。

9月4日，召开全院职工家属座谈会，卫生系统评议组、监督指导员参加了会议。

9月5日，玉溪市人民医院米副院长一行18人到院参观学习。

9月16日，医院成立问题奶粉诊治领导小组、专家小组，对零至三岁的儿童进行筛查，医院在小儿科、门诊部设立了三个筛查点。基层和乡镇以医院巡回医疗小分队到乡村卫生所进行指导和筛查。

9月25日，原罗平县委书记缪祥乙等老领导共7人到医院调研。

10月，医院事迹"服务奉献难于复制的罗平医院发展之魂"刊登于《中国医院报道》2008年第2期。

10月3日，中央电视台编导郭冬云和摄影师到医院拍摄白衣天使感动中国电视专题片，至10月20日结束。

10月5日晚，马街镇支壁村委会大以本村发生食物中毒，医院组织医务人员投入抢救，当晚住院12人，6日早住院9人，10日治愈出院，治疗费用15737.5元全部由医院垫付。

10月6日，市、县两级卫生监督局领导到医院检查狂犬病预防、诊治工作。

10月8日至9日，创建全国老百姓放心示范医院活动分别抽考中层干部21人，职工61人，抽考重点均为中青年中层干部和新分入的职工。

10月9日，曲靖市第一人民医院办公室主任彭春、人事科长一行3人到医院考察学习人事制度改革。

10月10日，院长舒占坤到北京参加国际慈善论坛学术会议。

10月10日至14日，全市物价交叉检查组一行6人到医院进行物价检查。

10月11日，罗平县政府行风评议组、卫生系统行风评议组到医院进行2008年度行风评议，得分97.85分。

10月15日，陆良县中医院副院长、护理部主任和护士长共9人到医院学习交流。

10月19日，由曲靖市卫生局和市委党校组织，副院长李虹道到浙江大学学习医院管理和党务管理。

10月19日，师宗县人民医院徐院长和院办公室主任、儿科主任等到医院学习交流，其中护理部主任、儿科主任、普外科护士长、财务科长在院跟班学习至26日。

10月20日，罗平县科学技术学会第三次代表大会召开，医院院长舒占坤和徐金玉、郭静清等人参加，郭静清被表彰为科协工作先进个人。

10月21日，曲靖市技术质量监督局到医院检查制氧中心，定为I级。此项检查每五年检验一次。

10月26日，院长办公会决定，给予阿岗镇阿岗村二社陈小桃住院补助2000元，男女双方均为残疾人，难产住院。

11月14日，院长舒占坤被中国医院协会评为全国优秀院长，19日至22日到北京参加中国医院协会主办的院长论坛，作了题为《改革是动力，创新是关键，服务是宗旨，发展是目的》的交流发言。

11月17日至22日，副院长冯锐、护理部主任陈平到天津参加由中国医院协会主办的患者安全目标管理培训。

11月27日至28日，人民日报新闻中心副主任、中国经济体制改革杂志社主任赵宇等3人到医院采访。

12月2日，中国社会科学院政策研究中心副主任吴十州、《英才中国》编委会副主任岳文厚，中国社科院社会学研究员、首都记协秘书长曾锦华，人民日报新闻信息中心副主任赵宇，市卫生局局长唐锐一行30余人到医院调研。罗平县委书记高阳参加了调研。

12月6日，曲靖市委书记赵立雄一行20余人到医院调研。

12月14日，个旧市人民医院孙副书记、院办吴主任等职能部门负责人一行14人到医院参观交流。

12月19日，宣威市中医院胡院长一行14人到医院进行学习交流，重点是护理量化管理。

12月25日，宣威市委宣传部长、市人民医院领导一行3人到医院调研医院的改革。

12月1日至20日，医院安排医院管理年标准、等级医院标准、全国老百姓放心示范医院标准的自查、检查，最后得分为960分，得分率为96%。

2009年

1月1日，医院举办庆祝元旦联欢晚会，中国社会科学院政策研究中心主任吴十州、《英才中国》编委会主任岳文厚、国家发改委《中国改革》编辑部主任吴小雁、原曲靖市卫生局陈昌柏局长，曲靖市卫生局党委书记、局长唐锐，昆明市延安医院外科专家王兆顺教授、昆明市第一人民医院神经外科专家惠金明教授、昆明市第一人民医院骨外科专家李焕贵教授、昆明市延安医院普外科专家洪文龙教授、昆明市第一人民医院马国良教授及罗平县委、政府人大、政协领导、专家，与医院干部职工共度佳节。

1月5日，医院讨论制定2009年工作目标，与各科室负责人签订了综合目标责任书。

1月7日，瑞丽市卫生局局长杨建军和市人民医院院长普日刚一行6人到医院参观学习。

1月21日，医院党政领导班子慰问70岁以上的老人或曾任过中层以上干部的离退休老同志。

1月22日，医院组织春节前安全大检查和环境卫生大检查。

1月26日，大年初一，医院党政领导班子到各科室看望春节值班人员。

2月3日，马龙县中医院院长率中层干部一行11人到医院交流学习。

2月6日，2008年招考录用人员开始为期一个月的岗前培训。

2月9日，嵩明县卫生局桂局长和县医院领导、乡镇卫生院院长一行30人到医院学习交流。

2月9日，《云南政协报》刊登了《求真务实谋发展，改革创新铸辉煌——罗平县人民医院改革发展纪实》的专题报道。

2月10日，曲靖市第二人民院院长张正华一行10余人到医院参观交流。

2月12日，楚雄州传染病院杨院长一行50人到院交流学习。

2月13日，昆明市盘龙区人民医院何院长和职能部门负责人一行20余人到医院交流学习。

2月25日至27日，中国社会科学院吴十州主任等到医院调研。

2月25日，宣威市人民医院胡副院长一行129人到医院交流学习。

3月6日，昆明市石林县卫生局书记、局长、副局长一行12人到医院参观学习。

3月9日，昆明市富民县人民医院李院长一行6人到医院参观学习。

3月12日，医院与昆明医学院联合举办的专科班、本科班开班上课。

同日，医院拍摄的电视专题片《生命的跨越》在全国卫生系统首届《白衣天使感动中国》汇映活动中获优秀奖。

3月18日，宣威市人民医院领导、职工102人到医院交流学习。

3月17日，昆明医学院继续教育学院罗平县人民医院教学点举行专科班暨专升本班开班典礼，在读专科111人，本科117人，跟读57人。昆医成教院曾永群书记、县招办主任方家昌、医院书记、院长舒占坤在典礼上讲话，副院长叶亚怀主持，罗平县副县长张昔康等领导参加了典礼。

3月24日，罗平县首届乡村医生培训班开班。

3月31日，中共曲靖市委科学发展观检查督导组朱组长一行到医院检查指导工作，罗平县委书记高阳和医院院长舒占坤等陪同检查。

4月1日，医院党政联席会讨论通过创建全国百姓放心示范医院工作总结，同时报送中国医院协会办公室。

4月14日，医院赞助科学发展观办公室宣传经费5000元。

4月10日，曲靖日报刊载了题为《科学立院、持续发展、惠民利民——罗平县人民医院解决群众看病难 看病贵问题》的报道。

4月14至16日，医院连续召开党政联席会商讨医博会要采购的CT、MRI等大型医疗设备。

4月18日至22日，医院党政班子成员一行12人前往深圳参加第61届医博会，通过集体谈判，购买了64层螺旋CT、1.5T超导核磁共振等20余套大型设备。

5月8日，第一期乡村医生培训班结业。

5月14日，罗平县政法委和县公安局领导等到医院商请派医务人员到公安局看守所，帮助解决看守所在押人员的医疗卫生问题。

5月14日，县药监局对医院药品、器械、检验等进行全面检查，认为医院管理是一流的，建议医院要索取大型医疗设备的相关证件，进出口检疫检验证，建立健全规范的设备档案。

5月21日，曲靖市人大常务委员会主任周云、副市长饶卫一行20余人到医院调研，并视察、检查了甲型H1N1流感预防、控制等情况。

6月2日，院长舒占坤在北京参加了由卫生部新闻办公室、中国医院协会主办的"全国百姓放心医院新闻发言人暨院务公开培训班"。

6月5日，《罗平时政报》头版专版刊发了《科学发展，建人民满意医院——罗平县人民医院践行科学发展观写真》的报道。中共云南省委党校主办时政财经思想精品月刊报导《罗平县人民医院 改革风来满院春》。

6月12日，县委副书记、县长张长英陪同市委领导到医院调研。

6月24日，青海民和县人民医院李书记带领内科主任、护士长、外科主任到医院对应科室跟班学习。

7月14日，云南省委指导、督导组组在县委书记高阳的陪同下到医院检查调研学习实践科学发展观活动，观看了医院科学发展观活动的电视短片，对医院的学习实践科学发展观活动给予了充分的肯定。

8月6日，中共中央科学发展观巡回检查组一行到医院检查指导学习实践科学发展观活动，对医院的改革和发展给予了高度评价。曲靖市委副书记陈世贵陪同检查。

8月8日，卫生部医政司领导和云南省卫生厅、曲靖市卫生局领导到院检查视察眼科，专程对眼病防治项目进行调研。

8月29日，云南省检察院延安医院司法鉴定中心孙波到医院举办了《医疗事故的防范》专题讲座。

8月30日至31日，中国医院协会杨玉山主任，护理管理专家、医院控制交叉感染管理专家史主任等到医院检查验收全国百姓放心示范医院项目。根据医疗质量万里行和全国百姓放心示范医院检查打分，质量万里行应得分992分，实得分930.30分；全国百姓放心示范医院应得分1000分，实得分949分。创建全国百姓放心示范医院项目顺利通过验收。

12月，医院被曲靖市医学会第五届理事会评为先进团体会员，院长舒占坤被评为优秀会员，并推荐为副会长。

2010 年

1月1日，医院举行元旦联欢晚会，昆明市延安医院外科专家王兆顺教授、普外科专家洪文龙教授；昆明市第一人民医院神经外科专家李金明教授、骨外科专家李焕贵教授，云南省歌舞团青年歌唱家熊丽，国家一级演员浦宁军、连须，搞笑大师唐赢，上海特技演员文武，曲靖市音乐家协会主席张明武等到场客串演出。

1月3日，在延安医院导管室陈主任帮助下，医院成功地为患者进行了左肝动脉介入封堵治疗，标志着医院血管微创手术的开始。

1月8日，昆明医学院第三附属医院、昆明市肿瘤医院急诊科和内科主任王存德到医院举办了《恶性肿瘤规范化疗概论》的讲座，全院职工和老厂卫生院、板桥卫生院、阿岗卫生院的部分职工参加了讲座。

1月22日至27日，院长舒占坤到北京参加全国百姓放心示范医院表彰大会。经中国医院协会审核批准，罗平县人民医院被评为全国百姓放心示范医院，院长舒占坤荣获"全国百姓放心示范医院优秀管理者"称号。

1月30日，医院开展义务献血活动，共有105人参加献血，总计献血量27400ml。

月内，舒占坤院长被中华人民共和国卫生部、国家食品药品监督管理局、国家中医药管理局授予全国医药卫生系统先进个人称号。

2月3日，医院组织80人的赶花来方队，参加县菜花旅游节开节仪式。

2月7日，医院组织的"三下乡"小分队下乡老厂，副院长李虹道、冯锐带队，中层干部30余人参加，免费送药1万余元。

2月14日，大年初一，医院党政班子成员到各科室慰问春节值班人员，罗平县卫生局局长王维龙等领导也参加了慰问。

2月23日，曲靖市妇幼医院书记彭元富和周副院长一行9人到医院交流，重点了解我院净化手术室的建设。

2月26日，百年不遇的干旱露头，医院党政领导班子发动干部职工向抗旱救灾捐款50150元。

3月3日，住院部支援钟山乡抗旱经费4万元。

3月8日，医院补助"三八"节女职工活动费用，共补助14160元。

3月10日做好旱洪救灾工作，医院筹资6.3万元购买抗旱专用运水车一辆，下派灾区为群众运送饮用水。

3月11日，医院与昆明医学院组成的科研项目组到各乡镇调查抗旱救灾情况。

3月18日，医院紧急救助干旱灾区群众修建人畜饮水水池资金16000元。

3月24日，医院与云南省医药公司谈判并签订供药协议，中标药品在最低中标价的基础上降2%，非中标药品让利14.5%，供货率达98%以上，并提供产品质量保证书。

3月29日，医院党总支发动党员抗旱救灾捐款，70名党员共捐款22200元。

3月30日至4月1日，副院长叶亚怀和信息科长张春权到昆明参加物价诚信单位学习培训。

4月5日，医院党政班子与云南金久经贸有限公司谈判采购美国最新血凝分析仪，市场报价50万元，谈判后成交价35万元。

4月5至4月10日，院长舒占坤应中国医院协会的邀请，赴北京参加全国百姓放心示范医院大讲堂，作了题为《现代医院管理应注重流程管理，加强环节质量控制，形成规范的质量链管理》的讲课。

4月，《中国卫生产业》杂志第四期刊载了记者桂克全撰写的《罗平现象解析——云南省罗平县人民医院改革观察》一文。

4月15日，陆良县中医院一行6人到医院考察医院信息化建设。

同日，昆明医学院成教院曾书记、延安医院高副院长一行5人到医院了解办学条件。

4月15日至16日，云南省卫生厅派杨记者到医院调研采访。

4月16日，院长办公会研究决定，再向抗旱救灾捐资3万元。

4月21日，医院发动干部职工为青海玉树地震灾区捐款56460元，连同医院捐款，共加急汇出76460元。

4月23日，国家发改委田调研员、省发改委医改处到医院调研医改。

4月29日至5月2日，中南科技大学张兴平教授、金新政教授到医院调研基本药物使用情况，协商老年人健康状况无缝连接项目。

4月，医院被昆明医学院继续教育学院评为优秀教学点。

5月6日，医院被云南省住房和城乡建设厅评为省级园林单位，县委、政府到院挂牌。

5月6日．护理部主任陈平、小儿科护士长史林芝、手术室护士长陈书莲、泌尿科护士段雪芬被曲靖市卫生局评为优秀护士。

5月6日至11日，院长舒占坤到北京参加医院管理高峰论坛暨中澳医学研究生研讨会。

5月12日，国际护士节，医院组织护士演讲比赛，表彰优秀护士28人。陈书莲被云南省卫生厅评为优秀护士。

5月18日，院长舒占坤到师宗参加云南省卫生厅召开医改现场调研会，陈厅长表扬了罗平县人民医院的改革是成功的，符合新医改的方向，改革调动了职工的积极性，解决了政府对医院的投入不足。

5月19日，迪庆州人民医院李院长及科室主任一行23人到医院考察学习医院改革。

6月1日，医院各党支部派出慰问小组，对三个完小的在校学生进行慰问，共支出8946.80元。医院给每个儿童发书写台灯一个，共支出11352元。

6月8日晚，医院召开创先争优动员大会，6月9至10日各科室讨论方案。

6月12日，医院党政班子与曲靖天信招标公司赵总、陶总等人谈判松毛山住院大楼招标的相关问题。

6月16日至19日，同济医学院金新明教授等6人到医院调研，发放云南省老年人健康状况及健康服务需求调查表200份，云南省老年人健康关爱调查表200份。

6月18日，安装嵌入式《药物咨询及用药安全监测系统》。

6月25日至28日，华中科技大学同济医学院张新平教授、金新政教授等6人到医院讲课、调研。

6月25日至7月2日，医院党政联席会议就医科大楼配电柜等物品的采购，与昆明彤亚电子电器有限公司、云南建工集团第四工程有限公司等进行多轮一对一的谈判，最后与上海西屋成套设备有限公司成交并签订了合同，成交价976688元。

7月14日，云南省卫生厅医疗机构血液透析室执业登记和血液透析技术准入检查组潘丽萍、赵桂华、罗海芸一行在曲靖市卫生监督局陶副局长的陪同下到医院检查血透室。

7月15日，购买费森尤斯血透机1台。

7月16日，医院党政班子成员到市场调查主要建材的价格，之后研究了医科大楼备用发动机和处方系统的开发。

7月19日，呼吸内科全体医护人员为罗雄镇中和村经济困难，病情危重的17岁男青年梁定国减免心电监护、吸氧、血液透析等各种治疗费，并捐款1800元给病人。病人因误服"百草枯"农药送医院抢救。

7月22日，院长办公会研究决定，赞助罗平县老体协活动经费2万元，赞助老艺术团乐器购买经费1万元。

7月22日，心血管内科全体医护人员给家境困难，病情危重的病人周正荣捐款2260元，并减免各种治疗费。

7月30日，党政联席会议决定订购多种医疗设备、器械。

8月1日，曲靖市妇幼保健院到医院检查妇产科降消、产科艾滋病母婴阻断、儿科5岁以下儿童死因监测项目。

8月2日，院长办公会研究决定，任命王学斌为医务科科长，免去袁家礼医务科副科长的职务。

8月15日，云南省卫生厅健康教育所段所长、卫生宣教科信息处杜处长一行7人到医院检查新农合和乡村医生培训工作。

8月19日至23日，副院长李虹道和医务科长王学斌到曲靖参加云南省卫生厅举办的2010年第二期医院管理人员培训班。

8月23日，中共罗平县委书记韩开柱，县委办主任方文华到医院调研。

8月26日，农工党中央社会服务部副部长刘杰一行7人，在云南省卫生厅农村卫生管理处白志文和曲靖市政协领导的陪同下到医院调研新医改和人事、分配制度的改革。

9月3日，昆明市晋宁县第二人民医院宋院长、孙副院长一行20余人到医院考察学习医院改革和人事、分配制度的改革。

9月3至6日，院长舒占坤到武汉参加新医改用药的研讨。

9月4日至9月17日，副院长冯锐到清华大学参加曲靖市卫生管理干部培训班。

9月17日，党政联席会议研究决定，购买全自动化学发光分析仪1套

10月3日，院长办公会讨论决定，建设医院计算机网络系统的医嘱线——护士工作站，护理操作流程中的核对、配液、病房使用数码产品确认，同时记录操作人员信息，从而实现了流程的无纸化运行。

10月23日，院长舒占坤被云南省医院协会聘为云南省医院协会急救中心（站）管理专业委员会第一届委员会委员。

11月23日至27日，副院长李虹道到广西参加"全国百姓放心示范医院动态管理第三周期及创建医院中期工作推动会"，会后，医院启动了在示范医院争创百佳示范医院的工作。

11月26日至30日，院长舒占坤到成都参加中国医院院长年会，医院被《中国医院院长》杂志社评为最具惠民精神的基层医院，院长舒占坤被评为中国最具惠民精神的院长。

12月5日，医院党政联席会召集相关需要设备的科室负责人开会，研究决定购买的各种设备总价126.1960万元。

12月10日，罗平县创先争优检查组到医院检查指导。

12 月 12 日，罗平县人民医院远程处方点评计算机系统举行演示会，华中科技大学同济医学院博士生导师金新政教授，华中科技大学同济医学院博士生导师张新平教授，武汉大学计算机学院博士生导师梁意文教授，原云南省医学会书记杨碧亮等专家、教授参加，梁意文教授向医院干部职工介绍了计算机处方点评系统的构思框架，乐宇博士演示系统的使用操作方法，现场听取参会人员的意见、建议、疑问。医院新开发研究的计算机网络系统医嘱线——医生工作站、护士工作站于 2011 年 1 月 1 日正式投入运行。

12 月 17 至 18 日，院长舒占坤参加云南省医师协会外科医师分会第一届委员会成立大会。

第一章 行 政

第一节 沿 革

一、罗平县卫生院

民国二十八年（1939 年）9 月，国民政府行政院颁布《县级卫生组织大纲》，县级设立公立卫生院。同年 11 月，罗平县卫生院在东岳庙（今三关楼）成立，为乙等县级卫生院，负有县卫生行政管理和疫病治疗、预防双重职责。县政府委任原在昆明，后到罗平东门外大街（今中医院大门对面）开设诊所行医的医生许月波（又名许成涛）为业务负责人。卫生院有工作人员 5 人，其中医师 1 人，护士 2 人（男），事务员 2 人。因条件所限，卫生院未设病床。不久，卫生院迁往寿福寺（原武装部旧址，今罗平二中旁），任命军医学校毕业的医生喻恩锡为院长。

民国三十三年（1944 年），陈学谦（陈受益）兼院长，工作人员增至 7 人，其中医师 1 人，护士 2 人，助产士 1 人，环境卫生稽查 1 人，事务员 2 人，设病床 6 张。服务对象多为政府官员及地方绅士，年门诊人数不到千人次，住院不到百人次，一般县民多在私人药堂、药店就诊。

民国三十四年（1945 年），委任军医补习班毕业的医生李建祥为院长。因政府拨付的经费严重不足，药品供给难以为继，卫生院濒临倒闭。民国三十七年（1948 年），李建祥不告而辞，带走了仅有的药品和器械，罗平县卫生院倒闭。

二、边纵罗盘区指挥部医务处

1948 年 8 月，中共华南分局桂滇边工委派杨得华到罗平，组建以罗平为中心的罗盘地委，范围包括云南罗平、平彝（今富源）、师宗及毗邻的贵州、广西南、北盘江流域地区，建立反蒋武装革命根据地，即罗盘特区，在罗平县板桥成立罗盘区指挥部，下设罗盘区指挥部医务处。医务处设在钱再兴家，有医务人员 3 人，盛其德任主任，救治边纵部队伤病员，兼为当地百姓治病。1949 年 11 月 27 日，医务处随罗平县临时政府迁往罗平县城，暂设于朝阳寺（今红星街罗平县信用联社），何玉凤任主任，医务人员增至 8 人，未设病床。1950 年 4 月，吴世华任主任。

三、罗平县人民政府卫生院

1950 年 7 月，罗平县委、县人民政府正式成立，撤销边纵罗盘区指挥部医务处，组建罗平县人民政府卫生院，卫生院仍设于朝阳寺，宜良行政督察专员公署派王切衡至罗平指导筹建。10 月 30 日，云南省人民政府发布《关于各等级卫生院划分和编制》的通令，遵照西南军政委员会指示和本省实际，市、县卫生院划分为三个等级，即：行政督察专员公署驻地县、市成立中心卫生院，其余市、县根据人口、交通条件，分别设立甲、乙等卫生院。宜良专区设中心卫生院 1 个（宜良），甲等卫生院 1 个（罗平），乙等卫生院 5 个（陆良、路南、泸西、弥勒、师宗）。罗平县人民政府卫生院医护人员定编 13 人，其中院长 1 人，医师 2 人，卫生稽查 1 人，公共卫生护士 1 人，护士 2 人，助产士 2 人，司药 1 人，事务员 1 人，炊事员 1 人，工人 1 人。卫生院隶属县人民政府领导，负责全县卫生行政管理、疾病预防和医疗活动。院长为县域内卫生行政、传染病防治、院内医疗管理的总负责人。12 月 30 日筹建结束，1951 年 1 月 1 日正式挂牌成立，院长由罗平县人民政府秘书徐学仁兼任，时有医务人员 6 人，设病床 4 张。3 月，宜良专员公署按甲等卫生院人员编制，先后调医师汤麟生、洪麟书到罗平县人民卫生院工作。1950 年 9 月 7 日，罗平县人民政府划拨寿福寺（原武装部，今罗平二中旁）为卫生院业务用房。10 月，卫生院迁至寿福寺。1952 年，宜良专员公署先后调赵云鹤、唐国良、周葵祥、卡菊仙、艾增林、卢兴帮等人到罗平县人民卫生院工作，加上陆续增加的其他人员，卫生院员工增至 18 人，病床增至 20 张。设内儿科、外产科及防疫股，同时分设门诊部和住院部。

1952 年 11 月，罗平县人民政府设立卫生科，卫生行政管理工作由卫生科（局）负责。卫生院侧重卫生医疗、卫生防疫和医院管理。1954 年初，卫生院门诊部迁至建国街（原邮政局，今中医院大门对面），医务人员增至 33 人，其中医师 1 人，护士 2 人，护理员 6 人，药剂员 2 人，保健员 3 人（含 1953 年 10 月 1 日新建的"第一区妇幼保健站"2 人），化验员 1 人，其他初级卫生技术人员 3 人，练习生 6 人，行政管理人员（院长、指导员、会计、事务）5 人，炊事、勤杂 4 人；病床增至 30 张。1955 年末，人员增至 35 人，其中医师 1 人，医士 3 人，助产士 1 人，护士 1 人，防疫员 8 人，护理员 8 人，药剂师 2 人，化验员 1 人，保健员 2 人，行政管理 5 人，炊事、勤杂 3 人。

四、罗平县人民医院

（一）罗平县人民医院

1956 年，云南省卫生厅下发《关于改变卫生院组织结构、加强防疫工作的意见》，7 月 1 日，罗平县人民委员会决定，罗平县人民政府卫生院更名为罗平县人民医院。业务由原医疗、卫生防疫、卫生保健综合性管理机构变为以医疗为中心的业务管理机构，同时撤销卫生院防疫股，另组建罗平县疟疾防疫站和罗平县妇幼保健站。医院设门诊部和住院部，业务科室设内儿科、外科、妇产科三个临床科室及化验室；职能科室设财会室、院长办公室。门诊部设与住院部对应的诊室，汤麟生为门诊部负责人，主治内儿科患者，其他诊室由临床科室医生轮流到门诊值诊，其他人员相对固定。住院部有病床 25 张。全院职工 29 人，其中医师 1 人，医士 3 人，护理员 6 人，药剂员 2 人，保健员 3 人，化验员 1 人，其他初级卫生技术人员 3 人，行政管理 5 人，炊事、勤杂 5 人。1958 年初，门诊部迁往通河会馆（今门诊部）就诊。

（二）师宗县第二人民医院

1958 年 10 月 26 日，罗平、师宗、泸西三县合并为师宗县，罗平县人民医院改称师宗县第二人民医院，原罗平县疟疾防疫站、罗平县妇幼保健站和罗平县中医院（集体性质）同时撤销，人员全部并入师宗县第二人民医院。医院增设防疫保健股，负责防疫保健工作；中医院人员按其专长分到相应科室，中西医业务并行。全院有病床 56 张，业务科室有内儿科、外科、妇产科和化验室及防疫保健股；行政科室有院长办公室、财会室；职工增至 58 人，其中医师 3 人，医士 13 人（中医 9 人），护士 3 人，助产士 2 人，护理员 10 人，保健员 2 人，药剂员 5（中药 2 人），化验员 1 人，其他卫生技术人员 5 人，收费 2 人，行政管理人员 4 人，炊事、勤杂 8 人。

（三）罗平县第二人民医院

1959 年 1 月 13 日，泸西县划归红河州，师宗、罗平两县维持合并，更名为罗平县，县级机关从师宗迁往罗平，师宗县第二人民医院更名为罗平县第二人民医院。医院防疫保健股撤销，成立罗平县卫生防疫站，内设妇幼保健组。医院门诊部和住院部不变，临床科室有内儿科、外科、妇产科及化验室，职能管理科室有财会室、院长办公室。职工人数 53 人，其中医师 3 人，医士 13 人（中医 7 人），护士 3 人，助产士 2 人，护理员 10 人，保健员 2 人，化验员 1 人，药剂员 5 人（中药调剂 2 人），挂号收费员 2 人，行政管理人员 4 人，炊事、勤杂 8 人。

（四）罗平县第一人民医院

1961 年 7 月 1 日，罗平、师宗两县分设，辖区稍有调整。同年 8 月，罗平县第二人民医院更名为罗平县第一人民医院（板桥卫生所为第二人民医院，马街卫生所为第三人民医院），恢复成立罗平县中医院。年末有病床 110 张，临床科室有内儿科、外科、妇产科、医技科室有化验室、X 光室，职能管理科室有财会室、院长办公室。职工维持 53 人，其中医师 6 人（中医 1 人），医士 12 人（中医 1 人），护士 5 人，药剂士 2 人，护理员 2 人，其他初级卫生技术人员 15 人，炊事、勤杂 5 人，行政管理人员 6 人。

（五）罗平县人民医院

1964 年 10 月，罗平县人民委员会决定恢复罗平县人民医院建制，同时撤销第二、三人民医院恢复原名。医院临床科室、医技科室、职能科室设置不变。1967 年末，病床增至 157 张，职工仍为 53 人，其中医师 5 人（中医 1 人），医（药、护、技）士 15 人（中医 3 人），其他初级卫生技术人员 16 人，工勤人员 8 人，行政管理人员 9 人。

（六）罗平县人民医院革命委员会

1966 年 5 月，文化大革命运动开始，罗平县人民医院领导班子受到冲击。1968 年 12 月，撤销罗平县卫生防疫站和罗平县妇幼保健站，人员并入罗平县人民医院，成立医院革命委员会，32 名医务人员下放基层卫生院，其中部分医护人员携带器械、药品到罗雄区圭山公社成立圭山卫生所。1969 年末，医院仍分设门诊部和住院部，有病床 150 张，临床科室有内儿科、外科、妇产科，医技科室有手术室、化验室、X 光室。行政科室有院长办公室、财会室和防疫保健组。职工 71 人，其中医师 5 人（中医 1 人），医（药、护、技）士 24 人（中医 2 人），其他初级卫生技术人员 25 人，行政管理人员 11 人，炊事、勤杂 6 人。

1970 年 7 月，并入医院的卫生防疫站、妇幼保健站人员划出，重建罗平县卫生防疫站，内设妇幼保健组。1972 年 11 月，在胜利街（原粮食局、后卫生局旧址）增设第二门诊部。1973 年 12 月 11 日，县委决定一、二门诊部合并。为加强基层卫生工作，新建城关公社卫生院（集体性质），原医院第二门诊部用房划拨给城关公社卫生院修理使用。

（七）罗平县人民医院

1973 年 9 月，恢复罗平县人民医院，同时撤销罗平县人民医院革命委员会。1985 年上半年，医院组织部分科主任和护士长 13 人到外地参观学习文明医院的创建，回来后成立罗平县人民医院创建文明医院领导小组，院长任组长，副院长任副组长，各科室主任、护士长为成员，将创文明医院的条款划分到各科室认真落实。1986 年，经云南省卫生厅首批验收合格，命名为省级文明医院。1987 年，云南省委、省政府授予医院省级文明单位称号。1992 年至 1993 年上半年，医院管理出现问题。1993 年 5 月，罗平县委、政府调整充实院党政领导班子。6 月，院长、书记舒占坤率医院职能科室负责人到寻甸、弥勒县医院参观学习医院改革。9 月，县人民政府批准医院改革方案。1994 年，评为云南省卫生厅卫生系统先进集体。1995 年，评为卫生部二级甲等医院，在岗职工 201 人，离退休职工 48 人，卫生技术人员 160 人，其中副主任医师 3 人，主治医、药、护、技师 39 人，医师（士）59 人，护师（士）60 人，行政、财务 18 人，工勤人员 20 人。病床 256 张。行政管理职能科室 15 个，医技科室 4 个，临床科室 11 个，一个县级技术指导中心，一所挂钩医院，一所协作医院。1996 年评为爱婴医院。

2000 年末，在职在编职工 225 人，其中副高级职称 5 人，中级卫生技术职称 62 人，师级卫生技术职称 91 人，士级卫生技术职称 34 人，财务信息后勤及工人 30 人，设有临床医技科室 21 个，行政职能科室 11 个。共产党员 56 人，共青团员 43 人。

2003 年，评为曲靖市抗击非典先进集体。2004 年 1 月 8 日，县长高阳、副县长明建稳、吴彦英召集林业、水务、国土、医院等部门负责人，就如何扩大医院规模、加快建设进行研究，决定将约 60 亩的玉皇阁山林划归医院管理，供病人休闲、疗养；另将占地 8 亩，使用权为水务局所有的原一中操场划拨给医院使用，医院补偿水务局 30 万元。国土部门帮助办理相关手续。

2005 年后，医院规模增长较快。2007 年，医院有在职在编职工 318 人，其中高级职称 7 人，中职专业技术人员 100 人，初级专业技术人员 114 人，博士学位 1 人，硕士学位 1 人，大学本科 78 人，专科 159 人；离退休职工 95 人；共产党员 69 人，共青团员 54 人；临床医技科室 22 个，行政职能科室 7 个。开设病床 600 余张，业务用房 4 万余平方米；有磁共振、全身 24 排螺旋 CT、全身彩色 B 超、大型生化、体外振波碎石、人工肾等先进设备 500 余台件。

2008 年，在职职工增加至 363 人，按专业技术职称分，正高级职称 2 人，副高级职称 7 人，中职专业技术人员 111 人，初级专业技术人员 228 人，其他 15 人；按学历分：博士学位 1 人，硕士学位 1 人，大学本科 141 人，专科 132 人，中专 77 人，中专以下 11 人。离退休职工 95 人；共产党员 88 人，共青团员 54 人。临床医技科室增加到 24 个，行政职能科室 7 个。开设病床 600 余张，业务用房 4 万余平方米，有磁共振、全身 24 排螺旋 CT、全身彩色 B 超、大型生化、体外振波碎石、人工肾、高压氧舱等先进设备 500 余台件，安装了 CR、PACS、LIS 及 HIS 数字影像系统。

2009 年，在职在编职工总数不变，其中副高级职称增至 8 人，中职增至 118 人，初职减少至 218 人；博士学位人数不变，硕士学位增加至 3 人，大学本科增加至 157 人，专科减少至 108 人。离退休职工增加至 101 人；共产党员增加至 90 人，共青团员增加至 69 人。临床医技科室增加至 26 个，行政职能科室不变。开设病床增加至 800 余张，业务用房 4 万余平方米。自筹资金近 3 千万元，购置飞利浦 64 层高档螺旋 CT、1.5T 超导核磁共振各一台，DR、CR 各两台，及德国目乐高档双头显微镜、日本奥林巴斯电子胃镜、支气管纤维镜等先进大型医疗设备。8 月 30 日至 31 日，中国医院协会杨玉山主任，护理管理专家、医院控制交叉感染管理专家史主任等到医院检查验收全国百姓放心示范医院项目，被评为全国百姓放心示范医院。

2010 年，有在职在编职工 369 人，临床医技科室 26 个、行政职能科室 7 个。其中专业技术人员 358 人，工人 11 人。按专业技术职称分，正、副高级职称人数不变，中职减少至 109 人，初职增加至 221 人；按学历分：博士、硕士学位人数不变，大学本科增加至 169 人，专科增加至 122 人，中专及以下减少至 74 人。离退休职工增加至 108 人；共产党员 94 人，共青团员增加至 87 人，临床医技科室 30 个，行政职能科室 7 个，开设病床、业务用房总数不变。

至 2010 年底，医院维持现名。

附：罗平县医院行政组织序列

罗平县卫生院
院　长：许月波（许成涛）　1939 年 11 月—
　　　　喻恩锡
　　　　陈学谦（陈受益）　1944 年—
　　　　李建祥　　　　　　1945 年—1948 年

边纵罗盘区指挥部医务处
处　长：盛其德　　　　　　1948 年 8 月—1949 年 10 月
　　　　何玉凤　　　　　　1949 年 11 月—1950 年 3 月
　　　　吴世华　　　　　　1950 年 4 月—1950 年 7 月

罗平县人民政府卫生院
院　长：徐学仁（兼）　　　1950 年 7 月—1952 年

罗平县人民医院
院　长：王明德　　　　　　1956 年 9 月—1958 年 9 月

师宗县第二人民医院
院　长：王明德　　　　　　1958 年 10 月—1958 年 12 月

罗平县第二人民医院
院　长：王明德　　　　　　1959 年 1 月—1961 年 6 月

罗平县第一人民医院
院　长：王明德　　　　　　1961 年 7 月—1964 年 9 月

罗平县人民医院
院　长：王明德　　　　　　1964 年 10 月—1965 年 9 月
　　　　杨维荣　　　　　　1965 年 9 月—1968 年

罗平县人民医院革命委员会
主　任：杨维荣　　　　　　1968 年—1976 年
副主任：杨耀光　　　　　　1968 年 12 月—1973 年 9 月

罗平县人民医院
院　长：杨维荣　　　　　　1976 年—1978 年 11 月
　　　　马文花　　　　　　1978 年 11 月—1981 年 7 月（调离）

舒占坤　　　　　　1984 年 4 月—

副院长：杜志英　　　1956 年—1961 年

　　　　杨耀光　　　1976 年—1978 年

　　　　刘建魁　　　1976 年—1978 年

　　　　马文花　　　1976 年—1978 年 11 月

　　　　陈聚春　　　1979 年 3 月—1982 年（离休）

　　　　付广誉　　　1981 年 6 月—1984 年 3 月（调离）

　　　　杨福存　　　1981 年 6 月—1984 年 4 月

　　　　张映华　　　1978 年 7 月—1983 年 12 月

　　　　方保发　　　1982 年 9 月—1984 年 4 月（改任）

　　　　陈金石　　　1984 年—1993 年 4 月（调离）

　　　　周绍信　　　1984 年—1993 年 4 月（调离）

　　　　叶亚怀　　　1993 年 6 月—

　　　　邱树玉　　　1993 年 6 月—2004 年 10 月（退休）

　　　　余雄武　　　2002 年—2006 年 10 月（调离）

　　　　李虹道　　　2006 年 10 月—

　　　　冯　锐　　　2006 年 10 月—

第二节　行政管理体制及改革

民国二十八年（1939 年）11 月，罗平县成立卫生院，为设县以来的第一个公立卫生机构，主管人员由政府直接委派。医院代行县级卫生行政职能，于民国三十三年（1944 年）设环境卫生稽查 1 人。民国三十七年（1948 年）卫生院倒闭。

民国三十七年（1948 年）8 月，由共产党领导的滇桂黔边区罗盘区指挥部在板桥成立了医务处，为罗盘区指挥部的医疗业务和行政工作机构。1950 年初，罗平县解放，医务处迁入罗平县城，继续承担人民政府的医疗行政职能。1951 年 1 月，撤销医务处，成立罗平县人民卫生院，为人民政府的第一个医疗卫生机构，代行卫生行政职能，负责人由人民政府直接委派秘书科人员兼任，工作人员由宜良专员公署和县政府直接调派。1952 年 11 月，罗平县政府设立卫生科，卫生行政业务划出，医院以医疗、防疫为主要业务。1956 年 7 月 1 日，罗平县人民卫生院更名为罗平县人民医院，同年 9 月，调王明德任医院院长兼党支部书记，设副院长一人，院长负责医院全面管理，政府部门人员不再兼任院长职务。医院行政、业务受县人委卫生科直接领导，负责县域内的医疗、预防、保健服务。

1965 年，杨维荣调任院长。次年，文化大革命开始，医院正常医疗秩序受到冲击，医院内部两派群众组织争夺管理权，医院管理混乱。1967 年实行"三支两军"，军代表进驻医院，由军代表、革命干部、革命群众代表"三结合"组成军事管制机构，负责医院的管理。1968 年，成立罗平县人民医院革命委员会（简称革委会），实行党政一元化领导，选举杨维荣为革委会主任，下设两名副主任。革委会落实"抓革命、促生产"的六项指示，医院 32 名医务人员下放基层。1976 年初，军代表撤走，医院恢复原管理模式，上级卫生主管部门任命杨维荣任院长，杨耀光、刘建魁、马文花为副院长，具体分工为：马文花为行政副院长，杨耀光为业务副院长，刘建魁为后勤副院长。1978 年，杨维荣调任县卫生局长，马文花任院长。1981 年 7 月。马文花调离。

1982 年 3 月 24 日，罗平县委派出以常委、组织部长张秀清为组长，由县委、人大、政府有关人员组成的工作组进驻医院，20 多天内连续召开多次会议解决医院存在的问题。

1983 年，医院根据上年卫生部颁布的《全国医院管理工作条例》、《医院工作人员守则》、《医院工作制度》、《医院工作人员职责》，与县卫生局签定承包合同。1984 年初，县委、政府重新调整罗平县人民医院党政领导班子，任命舒占坤为院长，方保发为党支部书记，陈金石、周绍信为副院长；由院长提名，报县卫生局批准，新组建医务科、护理部、防保科、传染科、基建后勤科、财务科，任命科室主任、护士长。医院管理按照全国医院管理工作条例要求，实行党政分开的院长负责制，党支部监督，工、青、妇参与民主管理；医院恢复和完善了各项规章制度和工作纪律，决定每周四上午组织行政大查房。

1984 年 8 月，医院与科室建立责任制，首先与门诊部签定承包合同，制定经济收入、业务技术及服务质量的指标，自负盈亏，纯收入除各项开支外按 4：6 分成，60% 上缴医院，40% 做为门诊部的奖金。门诊部试点后，住院部推行技术、经济综合动态目标管理改革，推动民医院管理体制的改革。围绕改善服务态度，提高医疗护理质量，争创文明医院的中心工作，院长舒占坤提出并组织开展"假如我是一个病人或病人家属"的大讨论。

1986 年 5 月，按全国护理工作会议要求，护理实行"院长主管、副院长分管、护理部监督执行"的垂直管理体系，科主任和护士长由原来领导与被领导的关系变为同级关系，共同管理科室。

1989 年 7 月 15 日，县委、政府、县卫生局召开罗平县首届红十字代表会议，会议确定罗平县人民医院为罗平县红十字会医院。年内，党支部书记方保发调任县中医院书记，医院党支部撤销院长舒占坤支部委员的职务，支部委员会成为医院管理的核心，直接决定医院重大事项和人事任免，院长负责制形同虚设。院长无法正常履行职责，内部管理再次混乱，恢复和建立的规章制度难以执行，工作出现大滑坡，院内脏、乱、差死灰复燃，医疗护理质量下降，财务收入减少，职工思想极不稳定，病人看病难、住院难，省级文明单位受到"黄牌"警告。县委、政府首先调整了卫生局领导班子，任命尹志德为卫生局局长兼总支书记。1993年4月30日，县委派出工作组进驻医院调查情况，5月14日晚召开科室负责人会议，县委常委、组织部长林尚武宣布：县委工作组进驻医院是协助医院领导班子开展正常工作，调查了解医院党支部班子存在的问题，充分听取广大职工的意见和建议。

会议上同时宣布4条纪律：医院干部、职工因事因病请假要经医院领导及工作组批准；暂时停止预备党员的转正工作及上报，不经工作组同意不得私下议论和召开会议和进行活动；任何党员、干部、职工都有权向工作组反映医院情况，工作组也有权向任何人了解情况；工作组有权利列席医院党、政、工、青、妇召开的各种会议。

1993年5月19日下午，县委书记张爱民，副书记何兴泽，县纪委书记袁学明，县委常委、组织部长林尚武，县委常委、宣传部长杨黎晖，人大副主任马局三，人大科教文卫科科长曹汉骞，纪委副书记张成林以及卫生局领导尹志德、杜梅、许忠良等领导到医院召开职工大会，宣布医院领导的任免及调离。任命舒占坤任院长兼党支部书记，原支部书记祝国华调计生局服务站，原副院长陈金石调县中医院。县委书记张爱民作了重要讲话。

1993年6月2日，县委工作组撤离。6月8日，医院党、政领导班子的其他人员正式宣布任命，杨福存任党支部副书记，叶亚怀、邱树玉、徐金玉、王菊芬、侯建书为支部委员；叶亚怀、邱树玉任副院长。党支部完善民主生活制度和党员目标管理制度，改选工会委员会、共青团、妇委会等群团组织。重建医院精神文明建设领导小组，院长、书记舒占坤任组长，副书记杨福存、副院长叶亚怀、邱树玉任副组长，职能科室主任为成员。副书记杨福存和业务副院长叶亚怀牵头，对岗位责任制进行专门研究，对存在的重点问题进行重点整治。

1993年5月18日，罗平县委下发了9号文件《关于加快县医院卫生体制改革的指示》，将罗平县人民医院作为全县卫生改革的试点，要求按照上级有关卫生体制改革的指示精神，以"三个有利于"为标准，结合实际，积极稳妥地、有计划地进行改革。县卫生局要组织力量，在县级有关部门的配合下，制定改革方案，经广大医务从员讨论后报县人民政府批准实施。改革试点方案的基本思路和原则是：重申过去已经实行的院长负责制；实行层层聘任制；科室承包制；探索对固定资产实行风险抵押制。党支部要通过党员的先锋模范作用和发扬"五种精神"，保证改革的顺利进行。通过改革，把现行"吃饭靠国家，花钱靠自己"的体制，改到"吃饭靠自己，建设靠国家"的轨道上来。目标要求是树立良好的技术信誉、低耗信誉、服务信誉、质量信誉。医院党政领导班子组织全院职工认真学习，提出"稳定、治理、改革、发展"的八字方针，制定医院廉洁行医的十五条规定，恢复周四行政大查房和各种规章制度和工作纪律；树立一切以病人为中心和"院荣我荣，院衰我耻"、"以院为家"的观念。1993年6月9日，改革方案稿提交讨论。10月1日，正式执行罗平县政府1993年37号文件，推行全面改革，实行事业单位企业化管理，医院逐步由福利型向公益型、效益型转变。参照《企业法》、《全民所有制企业转换经营机制实例》，医院行政管理实行院长负责制，院长为医院管理经营活动的法人代表，副院长由院长提名报上级主管部门批准任命，科主任、护士长等中层干部由院长任免，形成院长决策指挥，支部监督保证，职工民主管理，专家咨询院务，职代会、学术委员会、工、青、妇等群众组织参与医院管理的格局。人事制度的改革，劳务用工及人事管理权下放到医院，现有职工全部保留身份，工资以档案形式挂起来；推行小机构大服务，精简行政机构人员充实到第一线。医院设院长、书记一人，副院长两人，院办、党办合并为一个，设一名办公室主任。行政职能部门一肩多职，主要设置医务科、护理部、财务科、基建后勤科、信息科，其余职能全部实行兼任，办公室主任兼人事秘书科、改革办主任；医务科主任兼设备科主任；护理部主任兼感控办主任等等。职能部门人员从1984年占全院人员总数的26.8%下降到10.3%，2007年管理人员14人，占职工总数的4%。管理人员、专业技术人员实行聘任制，工人实行合同制及落聘制、待岗制。岗位实行"定编、定员、定质量、定数量、定消耗"的综合目标管理（五定一奖），岗位工作量化与职工待遇全额挂钩，多劳多得，少劳少得，不劳不得，奖勤罚懒，分配上不封顶下不保底。医、药实行收支两条线管理，调整医疗服务价格，药品收入独立核算，照章纳税，结余部分大部上缴卫生行政部门，纳入财政专户管理，合理返还，切断医疗机构与药品营销之间的直接利益关系，解决以药养医的问题。后勤管理社会化，后勤工作人员与档案工资脱钩，工作上实行院内定价或讨价还价，也可向社会提供其它劳动服务，收入为自己的工资所得。

1994 年 12 月 15 日，县五班子领导到医院听取改革一年的情况汇报。汇报会由县委常委、副县长王晓忠主持，卫生局、县医院领导及县医院各科室负责人共二十余人参加了会议。县委副主任马局三、县纪律副书记张存林出席会议。院长舒占坤作详细汇报，县卫生局党总支书记、局长许忠良进行总结，认为医院改革试点一年以来，探索出一条成功的改革路子，取得了显著的社会、经济效益。集中表现在：

思想统一，团结一致；克服困难，共度难关；探索改革，成效显著；围绕改革宗旨，再上等级医院台阶。

成效具体表现在：经济效益实现县委提出的"建设靠财政，吃饭靠自己"的要求，达到了"三增一改变"，即经济总收入大幅度增长（1994 年较 1993 年增长 55%），职工收入翻番，固定资产有较大增长。院容院貌有较大改观。

管理上实现了四个转变：由纯福利型转为服务经营型；由福利事业管理转为福利企业管理；由层层任命工作型转为层层聘任型；由纯政策利益型转为政策目标效益型。

改革积累四条经验：领导重视，方案可行，实践检验；考察学习，统一认识，适应改革；注重实际，针对问题，选准突破口，量化奖惩；领导班子团结，量化标准一致，执行坚决。

希望医院在明年深化改革中争创等级医院，即围绕改革宗旨，在上等级医院台阶的过程中，认真抓好以下几方面的工作：把握改革形势，狠抓完善；围绕方案，完善制度，健全运行机制；围绕利益作微调，综合协调，平衡发展；围绕改革目标，尽快争创等级医院。

县委、政府领导要求，把县医院创建成为启动和促进全县卫生工作改革的一面旗帜。希望卫生局认真总结县医院改革的成功经验，在全县卫生系统推广，尽快打开卫生工作改革的局面。

1995 年认真学习小平同志特色理论，坚持一个中心两个基本点，坚持两手抓两手都要硬的基本方针，院长舒占坤拟写了医院五年发展规划，把争创等级医院例为当年的头等大事，增设了信息科、人事科、职改办、等级办、设备科、保卫科和廉政建设领导小组、医疗护理质量管理委员会、院内控制感染管理委员会、感染监控组、病案管理委员会、药事管理委员会、急救领导小组、收费管理委员会、物价管理委员会、安全管理委员会、创爱婴医院领导小组、药事管理委员会、基本建设领导小组，狠抓医德医风建设和规章制度的落实、医疗护理质量的提高，医院改革与争创等级医院工作相结合的办法，等级医院的创建于 1995 年 10 月 26 是至 29 日通过了评审团的考核评审，得分 900 分以上，成为曲靖地区唯一一所县级二级甲等医院。在外科系列推行"工作量量化考核与职工待遇挂钩"试点，对医务人员的工作量进行量化，月底科室分配用一级核算的劳酬金与各人的量化分，得到个人本月应得的劳酬金。试点取得成功，个人劳酬金因工作量的差别拉开了档次，过去不好安排的班次有人主动要求去上；过去没有人去做的事有人主动去做，过去不愿意加班的职工主动去加班，过去服务态度不好的职工态度变好了。1996 年，全院所有科室实行"工作量量化与职工待遇全额挂钩"的科室分配制度，体现了"按劳分配、多劳多得"的社会主义分配原则。2004 年 8 月 28 日，讨论通过职能部门量化考核实施方案，从 10 月 1 日起正式实施。职能部门人员陈平——袁家礼——张显德——方茜——李兴华——张春权按顺序以月为单位进行考核，并负责登统、发放职能部门所有工作人员的加班费及超时劳务。9 月，行政管理和职能科室全部公布服务承诺，医院制定并公布科室主任工作量化考核标准，行政科室全部纳入工作量化考核管理。10 月 18 日，CT 室、放射科、检验科、功能科、西药房本着"我能为病人做什么？为临床做什么?"的原则，公布了各自的四条服务承诺。

2001年4月10日，医院制定了《病人选择医生实施方案》，医院所有工作人员挂牌上岗，各科室公布科室工作人员的照片、姓名、年龄、职称、职务、专业特长、电话、承诺、服务项目及内容、措施等，方便病人选择到最满意的医生，得到最满意的服务。2002年5月10日，医院制定和公布了《医院管理规范》共34条，规章制度补充规定4条，明确从院长到职工应该遵守的行为规范。8月22日，制定和公布《关于加强科主任、护士长管理的有关规定》，从9月1日执行。年内，外二科主任余雄武任业务副院长。

2003年1月1日，医院根据发展实际，对1993年的改革方案进行微调。3月18日，医院公布了《入院告知书》，让病人明白自己的责任和权利。10月20日，院长办公会拟定了各项改革方案，10月22日召开会议集体讨论，由科室主任、护士长向科室传达和宣传动员。2004年2月10日召开职工大会，说明人事制度改革的思路、要求。2月16日成立罗平县人民医院人事制度改革领导小组和监督领导小组，公布中层管理干部岗位设置，25个科室共37个岗位，职能科室只设正职，不设副职；专业技术岗位211人。至3月3日上午11时30分止，有45人报名参加竞争中层管理干部岗位，下午举行竞争上岗演讲答辩及施政演说。3月5日确定拟聘中层干部41人并张榜公示。3月15日院长与拟聘人员签订聘任合同。全院在编职工223人签订合同222人。

2005年以邓小平理论、"三个代表"重要思想及十六届四中全会精神为指导，以"三个确保、八项任务、三个坚持"为目标，开展医院质量年活动，增设艾滋病防治领导小组、输血管理委员会、特大安全事故应急救援领导小组、特大安全事故应急救援专家组、特大安全应急抢救小组。

2006年的工作目标是"两个确保"、"一个理念"、"八项任务"、"三个坚持"。"两个确保"是：确保病人满意度、社会满意度要达90~95%；确保药品下降1~2%。

唱响一个理念是：管理要严，技术要精，质量要高，服务要好。

"八项任务"是：一要认真把思想政治工作、精神文明、物质文明、政治文明建设放在重要位置。二要强化医德医风和行业作风建设。三是要继续巩固"等级医院"和"爱婴医院"及2005年"医院管理年"活动的成果。四是要继续深化医院改革，进一步提升整合集成管理模式。五是要努力创建学习型组织、学习型医院。六是要扎实地加大医院基础设施的建设，按照全员参与式管理的方法，认真地管理好医学科技大楼、第二住院楼、温泉开发等项工程。七是充分认识"以经济建设为中心"，把社会效益放在首位，做到经济效益、技术效益和设备效益同步增长，全院经济增长不得少于9%；八是抓好常年、长期在农村帮助人民群众解决看病难、看病贵的医疗小分队。

三个坚持是：一是坚持爱岗敬业，爱院、爱科、爱岗如家的思想。二是坚持厉行节约，勤俭办院的方针，真正做到节约每一分钱、每一度电、每一滴水，努力为创建节约型社会做好工作。三是要坚持把"严谨务实为医学科学发展而努力，团结奋进为人民健康事业而献身"树立为医院之魂和医务工作者之魂。

年内继续深化医院内部改革，各科室、各部门结合自己的实际，进一步完善岗位工作量量化的考核方法。量化考核与病人满意度，与医疗、护理质量，与工作量（诊治门诊病人数、诊治住院病人数、静脉穿刺人数、手术台次等），与合理组织收费，与职工工龄、职称、学历和工作岗位风险、难易程度，与新业务、新技术创新能力挂钩。10月，副院长余雄武调任罗平县中医院院长，经过医院中层干部民主选举，组织认定，李虹道、冯锐任副院长。

2007年的工作目标是：高举"三面旗帜"，唱响"一个理念"，坚持"两个确保"，完成"十项任务"，做到"四个坚持"。"三面旗帜"是：诚信、学习、创新。"一个理念"与上年相同。"两个确保"的第一个指标比上年稍高，其余相同。"十项任务"比上年多了两项，一项是坚持综合绩效考核、岗位工作量量化与职工待遇全额挂钩的原则，进一步改进和完善科室的各种量化方案；另一项是狠抓医疗护理质量，在"严"字上下功夫，在"狠"字上做文章。医院管理要有为病人服务的思想，预防为主的思想，全面质量管理的思想，标准化、数据化的思想，科学化、实用化的思想。

"四个坚持"的表述与上年相比稍有不同：一是要坚持厉行节约，勤俭办院的方针，节约是立家之本。二是坚持树立社会主义荣辱观，树立"院荣我荣，院衰我耻"的主人公精神，增强主人翁意识。三是要坚持把"严谨务实为医学科学发展而努力，团结奋进为人民健康事业而献身"作为医院之魂和医务工作者之魂。四是要坚持把追求社会效益、维护群众利益、构建和谐医患关系放在首位。

2008 年结合开展医院管理年和创建"全国百姓放心示范医院"的活动，进行了"以科学发展观为指导"的解放思想大讨论，工作目标是强化"一个学习"，唱响"一个理念"，做到"两个确保"，完成"九项任务"，把握"三个坚持"。

强化"一个学习"，即强化对党的十七大报告的学习，特别是加强对"政事分开"、"政企分开"、"医药分开"、"管办分开"等相关内容的学习。唱响"一个理念"不变，"两个确保"的病人满意度提高1%。"九项任务"除第一、四、五、六项外，其余各项略有不同：加强医德医风和行业作风建设，坚决打击医疗活动、医药购销活动中的商业贿赂；巩固《医院管理评价指南》、《医院评审标准》和《处方管理办法》取得的成果；加强医患、护患沟通，建立和谐的医患、护患关系；认真理解党的十七大报告中提出的三个不动摇，认真理解科学发展观，用科学发展观来衡量我们的工作；要认真地坚持做好以医院党总支为龙头、以各支部党员干部为骨干、以全院职工为依托的巡回医疗小分队下乡工作。"三个坚持"相同。3 月，根据医院业务发展需要，在原外二科的基础上分设脑胸外科和骨外科；6 月在原外一科的基础上分设普外创伤外科和肝胆创伤外科，临床医技科室增加到 24 个。年底按医院管理年标准、等级医院标准、全国百姓放心示范医院标准自查、自检，科室、部门自查，医院统一检查，得分 960 分，被云南省卫生厅表彰为"医院管理年活动先进单位"，院长舒占坤被中国医院协会表彰为全国优秀院长。

2009 年以科学发展观为指引，认真学习国务院《医药卫生体制改革方案》，年初制定的工作目标是"强化一个学习、唱响一个理念、做到两个确保、完成九项任务、把握三个坚持"，大体与上年相同。2 月，在原心脑血管内科的基础上分设心血管内科和神经内科；8 月在原呼吸消化内科的基础上分设呼吸内科和消化内科，临床医技科室增加到 26 个。

2010 年年初制定的"抓好一个学习，强化一个理念，树立一个魂魄，做到两个确保，完成十二项工作任务，完善两个坚持"的工作目标，以"创先争优"活动为载体，落实医院管理年活动评价指南和全国百姓放心示范医院动态管理第三周期考核评价标准，用实际行动支援抗旱救灾、抗震救灾，投资 10 万余元购置专用送水车一辆，送水到挂钩联系点抗旱保民生。与昆明医学院联合开展云南省农村心血管疾病的研究、农村慢性病经济负担研究，与华中科技大学同济医学院研究老年人健康状况及服务需求、远程处方点评系统；被卫生部确定为"以电子病历为核心的医院信息化建设试点医院"后，加快信息化、网络化、数字化建设的步伐。

至 2010 年底，医院领导班子的组成仍然由舒占坤担任院长，叶亚怀、李虹道、冯锐担任副院长。

2010 年年底，医院总资产增至 23899 万元。

第三节　管理机构及职能

一、院办公室

罗平县人民卫生院成立后未设院办公室，行政事务由院长直接管理。1956年9月，罗平县人民医院成立，1957年初设立医院办公室，院长王明德分派蔡文斗负责办公室日常工作。1959年2月，泸西、师宗、罗平三县分设恢复罗平县建制，罗平县卫生防疫站成立，蔡文斗调任防疫站负责人，医院办公室日常工作由王明德、刘建魁负责。1965年9月，王明德到马龙搞"四清"运动，杨维荣接任院长，确定黄立志为办公室工作人员。1978年11月，杨维荣调任卫生局长，马文花接任院长，1979年县委组织部任命唐玉珍为办公室主任。1982年10月，唐玉珍调回大理，罗平县卫生局任命孔令光接任办公室主任。1984年4月，舒占坤任院长，同年4月经县卫生局批准，任命邱树玉为医院办公室主任。1993年6月，邱树玉任副院长兼办公室主任。2004年10月，邱树玉退休，方茜接任办公室主任。

2010年底，办公室人员1人。

方　茜　办公室主任　本科　助理会计师

二、医务科

医务科成立前，医疗护理由业务副院长主管。1984年7月，医院成立医务科、护理部，门诊部主任杨福存调任医务科主任。1993年6月，外科主任李家庆接任医务科主任，因生病工作仍由杨福存兼管。1994年12月，放射科主任袁家礼接任医务科主任。

医务科的职责是在院长和副院长的领导下，负责医院医疗业务的计划、总结，组织医疗医技开展业务检查，组织教学、科研和学术交流；负责组织和实施各种体检；选派医疗队下乡；组织出诊、抢救、会诊、急诊；检查各项医疗制度的落实；检查各种操作规程的执行；组织定期或不定期的质量检查，严防差错事故的发生；协调科室之间的关系，解决存在的问题。2008年4月22日，院长办公会研究决定，医务科长袁降职为医务科副科长并主持医务科工作。2010年7月29日，院长办公会任命王学斌任医务科科长，免去袁家礼医务科副科长职务，在医务科工作。

2010年底，医务科人员结构为：

王学斌　科长（兼耳鼻咽喉科主任）　中专　主治医师

袁家礼　工作人员　中专　主治医师

三、护理部

1984年7月成立，侯建书任护理部主任。2004年2月，侯建书退休，调外一科护士长陈萍接任护理部主任。

护理部的职责是在院长和副院长的领导下，制定护理工作计划、制度、职责和护理操作规程；负责对各科室护士长的管理，检查护理操作常规，严格三查七对，做好特护工作安排及三级护理的管理。组织护士长进行三级护理的落实和护理夜查房，杜绝护士值睡班的现象。1986 年 5 月全国护理工作会议召开后，护理实行垂直领导，由院长主管、业务副院长分管、护理部监督执行管理。

2010 年底，护理部人员 1 人。

陈　平　主任　本科　副主任护师

四、财务科

罗盘区医务处成立后仅有 3 人，无专职、专业财务人员。罗平县人民卫生院成立，梁家寿任会计，出纳人员不详。1954 年，李梅仙任会计，李炳禄任出纳。1962 年，申辅珠任会计，陈柏林任出纳。1972 年，陈柏林改任会计兼统计，龚建昌任出纳。1979 年，财务业务扩大，医院设立财务室，县委组织部任命李梅仙为财务室主任，陈柏林仍任会计兼统计，龚建昌任出纳。中途龚建昌学驾驶，何建才接任出纳。1984 年 4 月，财务室升格为财务科，县卫生局任命杨发昌为财务科长兼主办会计。1985 年，吴桂芬接任出纳。1988 年，国家财政部、卫生部对医院会计制度进行改革，颁布了《医院财务管理办法》、《医院会计制度（试行）》，实行记账、算账、核算管理。财务管理由院长直接领导，财务科设主办会计、药品会计、出纳、核算、审计 4 个岗位，下设药品仓库管理员 1 人，收费室工作人员 8～10 人。

1991 年，杨蕊任会计。1993 年，杨发昌任会计。1998 年，李兴华接任会计。1999 年，杨发昌调任基建后勤科长，李兴华接任财务科长兼主办会计。

1995 创等级医院，成立收费管理委员会，院长任管理委员会主任，财务科长任副主任，成员有信息科科长、审计科主任、审计人员。按照二级甲等医院标准，收费合格率达 98% 以上。

2010 年底，财务科人员结构为：

李兴华　科　长　　　本科　助理会计师
马成燕　药品会计　　本科　会计员
周燕辉　出　纳　　　专科　助理会计师
王　云　药库管理员　专科　药师
陈红珍　收费员　　　初中　高级工
李炎萍　收费员　　　专科　助理会计师
钱春琳　收费员　　　专科　助理会计师
田倩倩　收费员　　　专科　会计员
叶碧辉　收费员　　　中专　高级工
王　俊　收费员　　　中专　中级工

五、信息科

前身为医院病案统计室，隶属医务科。1992 年 6 月使用计算机进行病案统计，同时兼顾工资档案管理。1994 年年底，病人记账纳入计算机管理，增加周燕辉为病人记账费用管理员。1995 年 5 月，医院按二级甲等医院的要求成立信息科，张春权任科长，负责全院计算机的使用管理及技术维护，根据医院领导的统一安排组织计算机使用，对现有计算机管理软件进行完善，对现有管理系统使用过程中科室发现的问题或不足进行更正和完善，根据医院领导总体规划组织新的软件开发研制。

2004 年 2 月 3 日，院长办公会研究调李丹到信息科工作。2005 年，PACS、CR、HIS、LIS 系统全部建成投入使用。2010 年 10 月，建设医生工作站和护理工作站远程处方点评系统，2011 年 1 月 1 日正式开通，医院实现无纸化办公（业务）。

2010 年底，信息科人员结构为：

张春权　科　长　　　专科　会计师
李　丹　信息管理员　本科　助理会计师
王方琼　病案管理员　本科

六、基建后勤科

1953 年，医院总务多由出纳兼管，负责医院生活、后勤物资供给及设施维修。第一任总务为李炳绿。1962 申辅珠接任，1972 年李崇芬接任，1976 年何建才接任。1982 年陈和兴按任。期间基本建设任务少，有基建时由院领导直接负责。1984 年 4 月，医院成立基建后勤科，行政副院长主管基建后勤，县卫生局任命赵建德为主任，进行第一轮后勤改革，陈学英为总务。赵建德病逝后刘发昌接任科长。刘发昌退休后，1988 年 4 月后勤改革，成立医院后勤服务部，龚建昌任主任，何建才任总务，对水、电、木工及厨房进行承包改革，1991 年自然终止。1993 年 6 月，任命王六九任基建后勤科科长，叶云仙任总务。后勤服务全面推向社会，1993 年后勤人员有 16 人，通过转岗，分流，2007 年仅有总务室 1 人、锅炉房 1 人为在职员工。1994 年医院全面改革，王六九自动辞职，方良华接任基建后勤科长。1999 年方良华退休，杨发昌接任；2001 年末，杨发昌退休，2002 年初张显德接任。

2010 年底，基建后勤科人员结构为：

张显德　科　长　　　　本科　会计员
叶云仙　总务库房保管员　初中　高级工
申利坤　洗浆房管理员　　初中　中级工

七、人事科

建院后，人事调动、中层干部任免由卫生局直管。1984 年医院推行改革，部分人事权下放到医院，院长主管人事，人事调动由本人提出申请，院长办公会讨论通过，报卫生局，由卫生局发调令。中层干部任免也同此办理。

1995 年创等级医院，按评审标准设人事科，5 月院长办公会决定，任命办公室副主任刘海兼人事科主任，负责日常事务的处理、记录、登记、职工考勤，对病事假、节假日的加班、休息以及旷工、迟到、早退的登记，交财务科按规章制度实施奖惩；组织一年一度的医德医风考核和一年一度的专业技术人员履职考核，负责上述两项考核的梳理、汇总、上报。院内人事任免、岗位安排、调动经院长办公会讨论决定，草拟文件下发医院各科室或相关科室、个人。年终做好各级各类人员的分类及各种费用审核工作，院长批示后交财务科执行。负责人事档案管理及建立个人档案资料信息表，对新进人员做好岗前培训及考核工作。

2004 年 3 月刘海退休，办公室主任方茜兼人事科主任，人事科无专职工作人员。

八、职改办

1987 年 3 月，根据中共中央、国务院转发《关于改革职称评定，实行专业技术职务聘任制的报告》和卫生部《卫生技术人员职务试行条例》及云南省卫生厅《关于云南省卫生技术人员职务聘任制实施细则》等文件要求,医院恢复技术职称评定。1987年3月25日,院务会研究决定成立医院职称改革领导小组,院长舒占坤任组长,党支部书记方保发任副组长,成员有周绍信、杨福存、邱树玉、王绍芬等4人,邱树玉任职改办主任。

1990年4月18日,医院党支部撤销职称改革领导小组,职称评定自然终止。1991年12月30日重新组建职称改革领导小组,党支部书记祝国华任组长,舒占坤、陈金石、周绍信任副组长,成员有杨福存、邱树玉、王绍芬、侯建书、李定才等5人,仍由邱树玉任职改办主任。1993年7月,县卫生局批复医院职称改革领导小组和评审小组的报告,任命舒占坤为医院职称改革领导小组组长,杨福存为副组长,成员有邱树玉、叶亚怀、刘海等3人,刘海兼任职改办主任。

1997年1月28日,职称改革领导小组及评审小组部分人员退休或调出,院长办公会决定增补领导小组及评审小组人员:领导小组由舒占坤任组长,叶亚怀、邱树玉任副组长,成员有刘海、袁家礼、侯建书3人,刘海兼职称办主任。2004年3月刘海退休,办公室主任方茜接任职称办主任,办公室无专职工作人员。

九、等级办

为保证1995年完成创等级医院的任务,1994年12月6日,院长办公会决定成立创建等级医院领导小组,院长舒占坤任组长,副院长叶亚怀、邱树玉任副组长,所有中层干部为成员。办公副主任刘海兼等级办主任,负责创建等级医院的日常工作及二级综合医院标准条款的划分。

十、审计科

1987年以前,医院审计由财务人员兼任。1987年设专职统计员一人并兼管审计,对容易产生差错的收费等业务进行核对和抽查。1993年12月正式成立审计科,副院长邱树玉兼任审计科长,李月宏为内审员。1995年5月,按二级综合医院评审标准规定,审计科单设,由信息科长张春权兼任审计科长,下设工作人员2人。审计受院长直接领导,负责本院的审计监督,审计中发现问题及时向院领导汇报并及时解决。

2005年,曲靖市卫生局下发《关于在全市开展"以病人为中心、以提高医疗服务质量为主题"的医院管理质量年活动的通知》,医院在审计科的基础上成立"医院物价管理委员会",由院长舒占坤任主任委员,副院长叶亚怀、余雄武任副主任委员,信息科长张春权兼任物价管理委员会办公室主任,财务科长李兴华兼任办公室副主任,全院中层干部及药品会计为成员,对全院各种收费项目进行监督管理和审计。

十一、设备科

1995年5月成立,由医务科长袁家礼兼任科长,由院长直接管理,副院长分管,负责对医院万元以上医疗设备进行产地、型号、价格、购入日期、使用日期的登记造册管理,审查各科室需要购置的医疗设备可行性报告和工作计划,报请院长审核后组织购置。设备购入后参加验收和鉴定,安装后调查了解设备的使用情况、性能、特点和存在的问题,及时上报并协调解决。高、精、尖和贵重医疗设备建立使用制度和使用登记本,专人负责,定期检修保养,确保设备正常使用。2010年2月1日,医院院周会研究决定，张显德兼任设备科科长职务。

十二、保卫科

1995 年 5 月，针对门诊药房、办公楼、财务室等多次被盗，消毒柜发生爆炸等安全事故，医院成立安全管理委员会，由副院长叶亚怀任安全委员会主任，成员有刘海、杨发昌、杨朝生、孙维良、叶云仙等；下设保卫科，龚建昌任保卫科科长，保安人员外聘。1996 年，成立医院义务消防队，副院长叶亚怀任消防队队长，刘海任副队长。1997 年龚建昌调制剂室，刘海兼任保卫科科长。2000 年 6 月 8 日，医院成立消防安全领导小组，院长、书记舒占坤任组长，副院长叶亚怀为副组长，刘海、杨发昌、袁家礼、侯建书、卢松为成员，确定孙为良、杨朝生、叶云仙为专职消防人员，另公布义务消防队员名单。2004 年 3 月刘海等人相继退休，医院调整安全管理委员会成员，副院长叶亚怀任主任委员，卢松任副主任委员，成员有张显德，王跃红及其他保安人员，卢松任保卫科长兼安全管理委员会办公室主任。2004 年 10 月 28 日，院长办公会任命卢松为医院保卫科科长兼驾驶员。2009 年 10 月 29 日，院长办公会任命王跃红任保卫科副科长。

2010 年底，保卫科人员结构为：

卢 松 科 长 高中 中级工
王跃红 副科长 初中 高级工
王云周 驾驶员 高中 初级工

十三、防保科

建院后，医院预防、保健、疫情管理上报、疫苗接种等工作由内科兼管，发生疫情及开展疫苗接种临时抽调人员突击；传染病上报由内科医生登记，到时上报即可。1984 年 7 月，医院正式成立传染科，并设置二级科室防保科，传染科主任李曰学兼防保科主任，负责预防保健、疫情管理、传染病上报等业务。1994 年 3 月 3 日，传染科民主选举科主任，并经院长办公会同意，田春兰任传染科主任兼防保科主任。1999 年 6 月 1 日，小儿科正式兼并传染科，改名为内三科，儿科主任李定才兼任内三科主任及防保科主任，原传染科医生张建萍主管所有防保工作及疫情的收集上报。

附：2010 年底科室设置示意图。

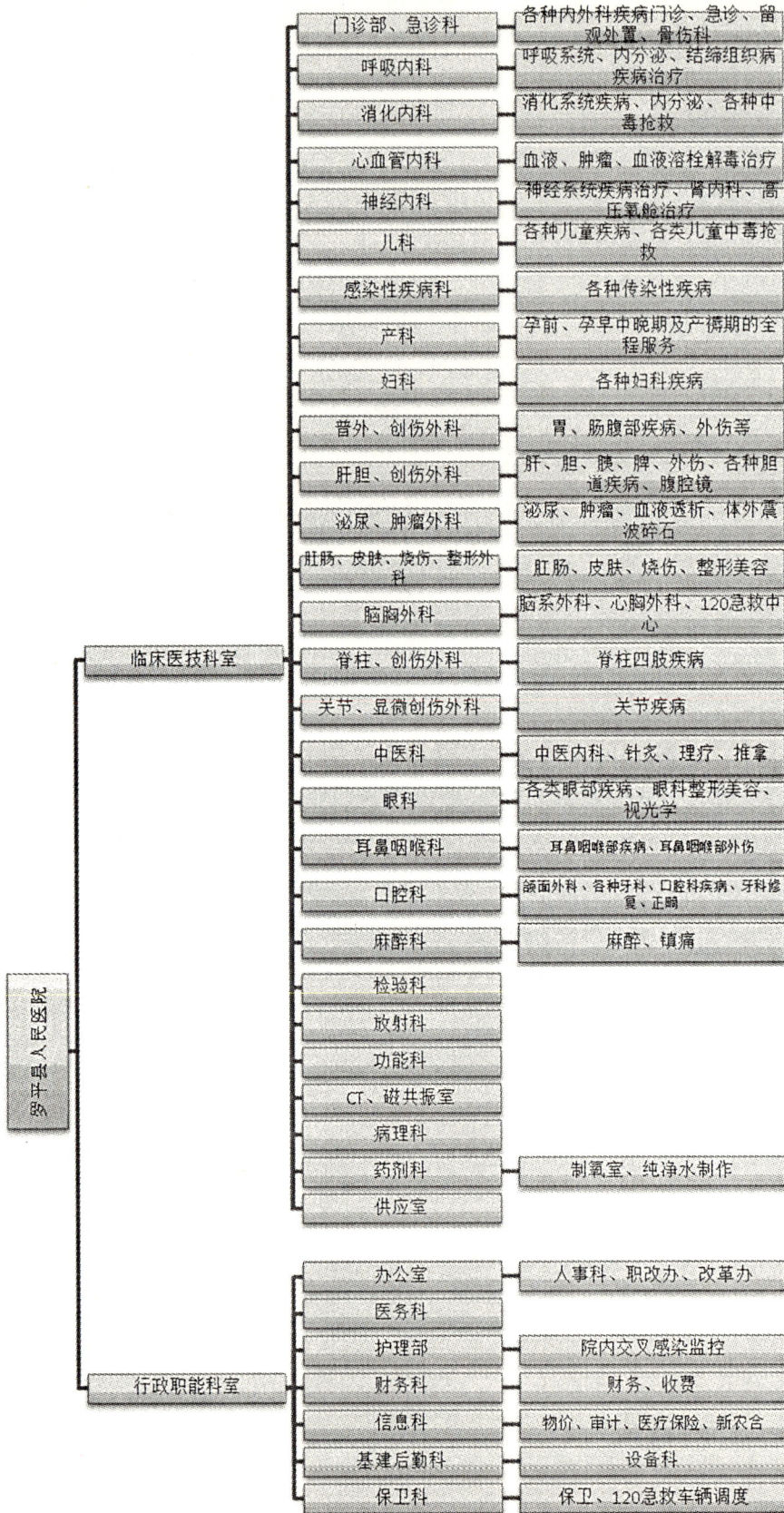

	门诊部、急诊科	各种内外科疾病门诊、急诊、留观处置、骨伤科
	呼吸内科	呼吸系统、内分泌、结缔组织病疾病治疗
	消化内科	消化系统疾病、内分泌、各种中毒抢救
	心血管内科	血液、肿瘤、血液溶栓解毒治疗
	神经内科	神经系统疾病治疗、肾内科、高压氧舱治疗
	儿科	各种儿童疾病、各类儿童中毒抢救
	感染性疾病科	各种传染性疾病
	产科	孕前、孕早中晚期及产褥期的全程服务
	妇科	各种妇科疾病
	普外、创伤外科	胃、肠腹部疾病、外伤等
	肝胆、创伤外科	肝、胆、胰、脾、外伤、各种胆道疾病、腹腔镜
	泌尿、肿瘤外科	泌尿、肿瘤、血液透析、体外震波碎石
	肛肠、皮肤、烧伤、整形外科	肛肠、皮肤、烧伤、整形美容
	脑胸外科	脑系外科、心胸外科、120急救中心
临床医技科室	脊柱、创伤外科	脊柱四肢疾病
	关节、显微创伤外科	关节疾病
	中医科	中医内科、针灸、理疗、推拿
	眼科	各类眼部疾病、眼科整形美容、视光学
	耳鼻咽喉科	耳鼻咽喉部疾病、耳鼻咽喉部外伤
	口腔科	颌面外科、各种牙科、口腔科疾病、牙科修复、正畸
	麻醉科	麻醉、镇痛
	检验科	
	放射科	
	功能科	
	CT、磁共振室	
	病理科	
	药剂科	制氧室、纯净水制作
	供应室	

罗平县人民医院

	办公室	人事科、职改办、改革办
	医务科	
	护理部	院内交叉感染监控
行政职能科室	财务科	财务、收费
	信息科	物价、审计、医疗保险、新农合
	基建后勤科	设备科
	保卫科	保卫、120急救车辆调度

第四节 政（院）务公开与问责

一、政（院）务公开

1984年，医院实行住院病人每日现费清单制。从1993年开始，建立健全院务公开的长效机制，重大问题、大额开支、设备及药品等物资采购、基础设施建设等事项坚持集体讨论、集体决策、集体负责的长效机制。1999年通过计算机联网，住院费用清单可在网上查询。

2005年，医院成立院务公开组织机构，院务实行全方位公开。2007年2月9日，医院根据曲靖市卫生局《关于转发〈云南省卫生厅转发卫生部关于全面推行医院院务公开指导性意见的通知〉的通知》精神，对原院务公开领导小组人员及职责补充进行调整，书记、院长舒占坤担任领导小组组长，副院长叶亚怀、李虹道、冯锐担任副组长，现任各科主任为领导小组成员。

2008年4月16日，《医院政府信息公开工作领导小组的通知》精神，根据罗平县人民政府办公室关于贯彻落实《中华人民共和国政府信息公开条例》成立领导小组，总支书记、院长舒占坤任组长，副院长叶亚怀、李虹道、冯锐任副组长，领导小组下设办公室在医院信息科，信息科长张春权兼任办公室主任，院务信息全部公开。

2009年，《罗平县县直部门（单位）2009年度社会评价办法（试行）》以及《罗平县县直部门（单位）2009年度社会评价工作实施方案》下发，医院于9月25日召开党政联席会议进行专题研究，成立以医院党总支书记、院长为组长的工作领导小组。9月28日在中层以上干部会议上组织学习，党总支书记、院长舒占坤作了动员，按县委要求，通过罗平县电子政务网向社会公开医院的工作职责职能、法规制度、病人就诊流程、医院病区楼层示意图、服务承诺、投诉方式等相关信息，确保广大群众和参评代表能够及时有效地了解情况、查询信息，扩大人民群众的知情权、参与权和监督权。

工作中以创建全国百姓放心示范医院为契机，将《患者安全目标》考核评分标准与《医院管理年活动评价指南》有机结合，细化、分解、落实到每个科室，深入开展一切以病人为中心"基于病人价值链"的讨论和研究，全面倡导诚信服务、"一站式"服务、"感动式"服务，开展微笑服务，规范服务用语和服务忌语。增设了6个收费窗口，缓解交费高峰期各窗口压力，缩短病人等候时间。设置电子触摸屏，公示药品价格和服务项目的收费标准，提供病人一日清单，方便病人查询和社会监督。

二、服务承诺

2004年初，中纪委第三次全体会议、国务院第二次廉政工作会议相继召开。4月6日，全国卫生系统纪检监察暨纠风工作会议召开，要求在全国医疗卫生系统开展纠正不正之风的活动。6月17日，医院召开党政联席会议，研究、拟定《罗平县人民医院向社会承诺医疗护理服务活动的实施方案》，要求各科室按实施方案认真组织在科室、部门内实施。医院医德医风管理领导小组、纠正行业作风领导小组、云岭先锋工程领导小组公布了方案。7月5日，罗平县人民医院向社会公开承诺：

全体医护人员将严格遵循"一切以病人为中心"的服务理念，热情服务、恪尽职守、廉洁奉公，在医疗活动中拒收"红包"和礼品。

全院干部职工在药品及器械采购活动中一委不得以任何形式接受"回扣"、提成。

在诊疗活动中坚持合理检查准确诊断、合理治疗、按需用药,坚决杜绝乱开单上、大处方、滥检查等行为。

全院职工做到礼貌待患,热情周到服务,不推诿、训斥、刁难病人。

各科室、各部门做到医务公开,收费项目、药品价格实行公示制,医患活动中充分尊重患者选择权、知情权和监督权。

医院各科室将坚持住院费用"一日清单",不得分解收费和自立收费项目。特殊情况下必须向病人及家属解释清楚。

以上承诺,欢迎社会各界予以监督。举报电话8212294。

各科室、各部门在科室醒目地方悬挂承诺服务标志牌,公布本科医护人员的照片、姓名、职务、职称、联系电话,方便病人选择医生和护士。

各科室服务承诺的条款,医院不作统一规定,形式和风格由各科室自主。外二科公布的服务承诺以第二人称的口吻,更有亲和力。主要内容为:

入院后如果你对主管医生不满意,可随时申请更换,直到你满意为止;可点名手术,不收取任何费用,主刀医生协助主管医生负责你住院期间的一切治疗及康复指导;你的主管医生和负责护士对你冷、硬、顶、推、拖或吃、拿、卡、要、收受红包,及时同科主任、护士长联系,对当事人给予严肃查处;各位患者及家属敬请配合医疗护理工作,禁止向医护人员请吃、送礼、贿赂红包、维护医护工作的圣经及你自身的合法权益。

检验科的服务承诺是一封声情并茂的信,全文如下:

尊敬的患者:

您的康复是我们共同的心愿,您的满意是我们工作的起点,为全面实施"云岭先锋"工程,促进我科工作的发展,结合实际,切实加强医德医风和行业作风建设,建立一套教育、监管的社会长效机制,转变服务理念,树立"一切以病人为中心,医疗护理质量为核心",随时随地都置身患者的角度审视我科的工作和发展思路,让人民群众得到真的实惠,为群众致富奔小康保健康服务。并坚持管理要严、质量要高、技术要好、努力为广大伤病员提供优质服务,真正达到情为民所争,权为民所用,利为民所谋,为患者提供全方位的诚信服务。

为此,检验科全体职工向社会各界,向医院领导承诺以下几点,希望社会各界人士、患者及家属监督批评和指导。

一、廉洁自律是党风建设的重要内容,我科全体职工郑重向社会公开承诺:坚决杜绝收受"红包"、馈赠物品、回扣、开单提成等违法乱纪的一切行为。对当时难以拒绝而收下的物品于24小时内上交医院办公室。

对于违反规定的个人和行为原则上按谁违反谁负责,坚决按医院医德医风和行业作风建设条例处理,直到追究法律责任。

二、我科倡导质量第一,服务第一的发展宗旨,科室每一个检验项目都严格遵照操作规范和操作程序进行,并实施量化管理,为临床治疗提供客观有力的科学依据,真正做到让患者用低廉的价格得到优质的医疗服务。

三、树立"一切以病人为中心"的思想,贯彻以人为本,视病人为亲人的全方位诚信服务,努力做到医治一个病人,交一个朋友,树立一面旗帜。

四. 我科全体职工承诺,人人做到礼貌待患,文明待人,热情周到,态度和蔼,不推诿,训斥、刁难病人,尊重患者的选择权、知情权、监督权和隐私权、如有违反,请您立即向科主任或医院办公室投诉,我们将严肃查处。

五、24小时为伤病员服务,不分节假日,急诊项目检验在1～2小时出报告。为确保医疗安全,对危重病人先化验,后办理检验费用。

六、所有检验项目收费公开，社会监督执行。

七、我科随时随地站在病人立场上审视科室的工作及发展思路。

如有违反上述规定而造成医疗事故者，我们将追究当事人的行政、经济、法律责任。

患者有什么不满意的人和事，可向科主任反应或投诉，如您有什么让病人康复的合理化意见和建议，请向我科提出，我们将积极采纳和实践。

以上条款望社会各界人士、院领导、各科室监督、指导。

投诉电话：8228156

一些科室根据自己的实际，制定切实可行的措施。

内二科的患者绝大多数是老年人和心脑血管疾病患者，科室实行一站式服务，服务承诺中要求："尽量满足患者的各种要求，包括院外急救，病床预定，家庭病房，选择医生，疾病知识讲解，各种设备临床应用讲解等等。科室谢绝各类医药代表和器械推销商到科室进行推销活动。"

儿科（内三科）的服务承诺的是："保护儿童合法权利，因病施治，合理用药。对经济困难的危重患者，可以先抢救，再补交费用。义务组织医疗卫生知识咨询。院外急救，不增收任何费用。"

妇产科则按"保护产妇的安全分娩和婴儿的成活率，降低死亡率"的要求，可以点名医生和护士进行诊断和治疗，不收点名费。

中医科告知伤病员："住院不需入院证，特殊病人开设家庭病床，代熬中药，每日三次送到病人床前。"

CT室的服务承诺是："全天24小时候诊，一般病人随到随做，需特殊准备的，按照检查要求准备充分后检查，急诊、老、弱患者优先。"

西药房、供应室则强调更好地服务于临床，服务于病人，真正体现"把时间还给护士，把护士还给病人"。了解各科的需要，坚持下收上送，保证及时供应。

行政科室的服务承诺与业务科室稍有不同，以明确职责为主。

2005年，卫生部制定"以病人为中心、以提高医疗服务质量为主题"的医院管理评价指南在全国正式实施，医院结合民主评议政风、行风建设，将原来向社会公开的六条服务承诺修订为八条：

一是树立"一切以病人为中心"的思想，努力提高医疗护理质量，坚决打击收受"红包"和病人的礼品和馈赠。

二是在医疗活动中切实做到合理检查、准确诊断、有效用药，病人每花一分钱都花得明白，花在"刀刃"上。严格执行《云南省非营利性医院医疗服务收费标准》，如发现多收病人费用的现象一律退还病人，还要向病人赔礼道歉，同时还要加倍处罚责任追究金，影响极坏者给予待岗处理。

三是坚持在诊疗活动中杜绝开大处方，开单提成、滥检查的现象，一旦发现处罚责任追究金300至10000元。

四是坚持在诊疗活动中热情为病人服务，坚持质量第一、服务第一、善待、厚待每一位患者，确保医疗安全。

五是坚持政务公开、医务公开，收费项目、药品价格公示，尊重患者的知情权、选择权，坚持病人选择医生，医药费用一日清单，接受社会各界和广大患者的监督。

六是尽最大努力降低医药费用，实行单病种最低价格收费，尽量让利于人民群众。

七是长期组织医疗小分队下乡到农村为广大农民服务，不收手术费、不收挂号费，只收针药的成本费，对"四属五保"免收一切费用。同时宣传防病治病、爱国卫生知识及党的方针政策，宣传新型农村合作医疗，帮助农村合作医疗室开展好工作。

八是建立健全政务公开的长效机制，即重大问题集体讨论、集体决策；大额开支集体讨论、集体决策；药品采购坚持参加曲靖市政府组织的招标采购，并由集体讨论、集体决策；大型设备在政府采购中心的指导下集体讨论、集体决策，集体预标、跟标；一次性医用耗材集体讨论、集体采购、集体决策；为民服务、质量第一、安全第一、服务第一、费用低廉、严格管理。

2008年3月，中共罗平县委办公室印发《罗平县领导干部问责办法》、《罗平县服务承诺制规定》、《罗平县首问责任制规定》、《罗平县限时办结制规定》（简称"四项制度"），医院再次修定《罗平县人民医院向社会公开服务承诺》，于2008年3月24日正式实施。

三、问责

2008年3月，医院成立"四项制度"实施领导小组，党总支书记、院长舒占坤任组长，党总支副书记、副院长叶亚怀和副院长李虹道、冯锐任副组长，成员由党总支委员、职能部门负责人、各科室负责人组成，领导小组下设办公室，办公室主任由副院长李虹道兼任，成员有副院长冯锐、医院办公室主任方茜、医务科副主任袁家礼、护理部主任陈平，办公室具体负责实施"四项制度"的日常工作。医疗护理质量管理委员会以每月质量检查活动加强对"四项制度"的检查、督查和落实。

实施第二天即3月25日，神经外科（脑、胸科）120电话一个多小时不能打通，患者将电话转到公安110，再转到院长手机，院长让保卫科长调查，为上一次接听电话后话筒未压好；当天为副主任和副护士长值班。医院按问责制规定，免去神经外科（脑、胸科）副主任职务，给予待岗处理；处予副护士长责任追究金1500元。原骨科副主任不履行管理职能，临床工作中多次违反术前讨论制度，按《罗平县人民医院领导干部问责制》第4条规定，免去骨科副主任职务，同时给予待岗处理，从当年8月27日起执行。

7月1日，医院领导及中层干部参加全县领导干部问责制服务承诺考试。9月5日，医院召开2008年民主评议政风行风座谈会，发动医院职工和社会伤病员监督"四项制度"的落实。

第五节　领导调研

　　九十年代之前，医院发展曲折，除县委、政府领导和有关部门到医院解决领导班子问题外，少有人前往调研。2003 年医院人事制度改革完成，医院取得长足发展，一级领导到医院调研的次数增多，层次增高。重要调研活动有：

　　2005 年 4 月 7 日，曲靖市委书记米东生到医院检查保持共产党员先进性教育活动情况，听取了院长舒占坤医院改革、医院管理和发展规划的工作汇报，米东生对医院的改革、发展给予高度评价，同时对医院工作作出了理顺"一个关系"，创新"一个机制"，深化"两项改革"，做到"四个不一"的指示。理顺"一个关系"即理顺政府同医院的关系，让医院有充分发挥自主经营的空间。创新"一个机制"就是要从根本创新医院管理机制，使管理机制适应医院发展的需要。深化"两项改革"即是一要进一步深化人事制度改革；二是要进一步深化分配制度改革。做到"四个不一"，即"不拒收一个前来就医的患者，不多收一分不应该收的钱，不出一起医疗责任事故，不让一个病人或病人家属失望而归。"为解决广大农村老百姓看病难，就医难的问题，米东生要求医院组织一支长年巡回在农村的医疗小分队。4 月 11 日，医院制定《长年到农村为百姓服务巡回医疗小分队实施方案》，实行长年、长期下乡服务。

　　2006 年 3 月 3 日至 4 日，广西卫生厅副厅长许亚南率计财处处长和广西西林县医院院长到医院参观、指导。

　　2007 年 7 月 18 日，云南省卫生厅陈乃安、王昱春、杨万泽三名处长在曲靖市卫生局局长吴有芳、罗平县副县长吴彦英一行 12 人到医院调研医院改革；原曲靖地委书记朱发虞，曲靖市委常委、市委宣传部部长江庆波，罗平县委书记朱德光等 10 位领导到医院调研和指导工作。

　　2008 年，到医院调研的领导、专家、学者有：

　　3 月 29 日，云南省委常委、常务副省长罗正富，云南省发改委主任米东生、曲靖市委常委、常务副市长周宗，曲靖市卫生局局长唐锐，罗平县委书记高阳等领导到医院调研、视察、检查和指导工作，查看了外科大楼、内科大楼、手术室、科技大楼、游泳池、陈列室、院办公室，对医院改革和工作给予高度评价："从医疗技术水平，医疗队伍、科技装备水平来看，非常不错。作为一个县级人民医院，发展到这个程度，确实值得大家学习。"

　　4 月 7 日，曲靖市副市长饶卫在曲靖市卫生局局长唐锐，罗平县委书记高阳，罗平县委常委、县委宣传部部长涂勇的陪同下，到医院调研。

　　4 月 10 日至 13 日，曲靖市卫生局胡副书记率改革办、组织人事科、计财科科长到医院调研医院改革和医院管理。

　　7 月 22 日，曲靖市卫生局推广罗平县人民医院改革经验现场交流会在罗平召开，市卫生局局长唐锐，市卫生局党委书记吴有芳，副局长叶留玉、何吉文，纪委书记伏涛，市直各医院院长，各县（市）区卫生局局长，各县（市）区人民医院、中医医院院长及罗平县委、人大、政府、政协领导近 80 人参加了会议。曲靖市卫生党组书记吴有芳主持，局长唐锐作了题为《解放思想，深化改革，为实现人人享有基本医疗卫生服务的目标而努力奋斗》的讲话，院长舒占坤以《齐心协力搞改革，一心一意谋发展》为题作了交流发言，泌尿、肛肠外科主任王国渊以《脚踏实地搞改革、步步为营求发展》为题代表职工发言。

　　7 月 24 日，云南省卫生厅厅长陈觉民在曲靖市副市长饶卫、省卫生厅医政处处长杨万泽、曲靖市卫生局局长唐锐、罗平县委副书记李光辉、副县长张昔康等领导的陪同下，到医院进行调研和指导工作。陈厅长一行在医院召开全体中层干部及部分职工代表座谈会，听取医院党总支书记、院长舒占坤的工作汇报，征求干部职工对医院改革的意见和建议，为医院陈列室题词："勇挑改革重担，树立杏林典范。"

7月23日至27日，曲靖市卫生局副局长叶留玉率改革办主任何斌、计财科科长孔垂思、中医科主任任小丹等到医院调研，写出调研材料三篇：《以改革创新推动医院科学发展》、《罗平县医院绩效工资分配方案（整理）》、《罗平县人民医院人事制度改革情况》。

8月20日，国务院参事、原国有重点大型企业监事会主席陈全训率公立医院深化改革、加强管理专题调研组，在云南省卫生厅副厅长徐和平，曲靖市副市长饶卫，县委副书记、代县长张长英，副县长张昔康，政协副主席吴彦英等领导的陪同下，到医院进行专题调研。调研组到医院手术室、资料陈列室、荣誉室以及新区规划建设工地实地调研，详细询问了医院软硬件建设、医院改革的机制和体制情况，听取医院负责人的情况汇报，与一线医务人员亲切交谈，听取他们的意见、建议。

调研组认为，罗平县委、政府高度重视医疗卫生改革工作，公立医院改革有亮点、有特色、有好的改革措施，操作性强，改革机制活、队伍好、服务质量高，提倡"亲情服务"、"情境服务"，服务质量全面提高，以"一流设施、一流医术、一流管理、一流服务"造福群众，收到了良好效果，实现了固定资产和经济效益双增长，人均住院费用、门诊费用双下降是十分难能可贵的；医院在卫生管理体制不变，职工身份不变，政府投入不变，社会责任不变的前提下，以人为本，注重干部队伍建设，特别是领导班子建设，向管理要效益，医院改革稳步推进，改革取得了显著成效，实现了社会效益、经济效益、技术效益三增长和社会、政府、患者、职工四满意的目标，让人倍感欣慰。

调研组要求，深化公立医院改革要严格按照中央提出的，改革"要让广大人民群众得实惠、改革要让广大医务工作者受到鼓舞并积极参与、出台改革文件要有可操作性"的三个原则，坚持以人为本，建设好、保护好、培养好医务队伍，注重提高内在素质，进一步理顺改革利益的分配关系，充分考虑公立医院在非盈利性的前提下，以病人为中心，全面提高质量，注重社会效益，探索好改革与参照企业管理改革的新路子，完善现代医疗体制建设，将医院改革进一步引向深入；要充分总结推广好在改革中取得的成功经验和典型做法，发挥引导、规范、带动作用，努力实现医疗卫生行业的公益性、政府主导性和市场性的有机结合，彰显医疗卫生体制改革的整体效应，为医疗卫生事业发展注入新的活力，形成医疗卫生改革百花齐放可喜局面。

调研组还强调，公立医院在深化改革中要坚持以人为本，把社会效益放在首位，认真解决好改革中的实际问题，勇于承担社会责任。

专题调研组的其他成员是：国务院参事、原国家计生委人口与发展研究中心副主任、研究员魏金生，国务院参事、中国社科院研究员徐嵩龄，国务院参事室参事业务司干部郭良玉，北京大学中国经济研究中心博士江宇。

9月2日，出席全省政研会的代表230余人到医院考察、参观，医院在CT楼三楼会议室听取院长舒占坤关于医院改革发展的情况汇报。云南省卫生厅党组成员、纪检组长、厅直属机关党委书记周天让说："罗平县医院的政策好、改革效果好、思维好、制度好；罗平县医院创造了奇迹，人是决定性的因素，罗平县医院有一个好班子、好队伍，政治素质高，有战略眼光。"

11月27日至28日，人民日报社新闻中心副主任、中国经济体制改革杂志社主任赵宗等3人到医院调研、采访。12月2日，中国社会科学院政策研究中心副主任吴十州，《英才中国》编委会副主任岳文厚，中国社会科学院研究员，首都记协秘书长曾绵华，人民日报社新闻信息中心副主任赵宗，在曲靖市卫生局局长唐锐陪同下，到医院调研，对医院的改革、发展给予高度评价："天人合一"。

2009年8月，中央学习实践科学发展观督导组组长陈邦柱同志、省委学习实践科学发展观指导督导组杨组长、市委学习实践科学发展观指导督导组朱组长、中国医院协会杨玉山主任、国家卫生部、省卫生厅、市卫生局、县卫生局等上级领导多次到我院调研、视察、检查。

2月25日至27日，中国社会科学院政策研究中心副主任吴十州和何芳第二次到医院调研。

3月31日，曲靖市委学习实践科学发展观检查指导组朱组长一行到医院调研和检查指导学习实践科学发展观活动，县委书记高阳，县委常委、组织部部长陈波等领导陪同。

5月21日，曲靖市市人大常委会主任周云、曲靖市副市长饶卫一行20余人到医院调研，并视察检查甲型H1N1流感预防、控制、诊疗等情况。

7月14日，省委学习实践科学发展观指导督导组杨组长、曲靖市委组织部瞿副部长、罗平县委书记高阳一行到医院检查指导调研学习实践科学发展观活动，观看了医院学习实践科学发展观活动短片，阅读了《树立科学发展理念，做人民健康的卫士》的汇报材料，对医院的学习实践科学发展观给予充分肯定。

8月6日，中共中央学习实践科学发展观巡回检查组陈邦柱一行30余人，莅临医院检查指导学习实践科学发展观活动。陈组长说，确实没有想到罗平县人民医院发展水平这么高，实际成为了滇黔桂三省区的中心医院，设施比北京的一些医院还好，收费比同等、同类医院低25～30%，药品降低2%，病人满意。罗平县人民医院的发展符合实际，前有科技大楼，后有护理院、临终关怀院，有大健康的理念，对救死扶伤、健康、生命、寿命等问题定位清楚，目标清楚。科学发展有领导、医务工作者的心血。

8月8日，卫生部医政司领导和省、市卫生部门的领导陪同下，到医院进行眼病项目的调研。

2010年，农工党中央社会服务部副部长刘杰、云南省卫生厅农村卫生管理处白志文、曲靖市政协领导一行十余人，到医院调研新医改、人事分配制度改革；云南省卫生厅健康教育所、卫生宣教信息处一行7人到医院检查新农合、乡村医生培训工作；省、市疫情上报、结核病项目、艾滋病检查组多次到医院调研、视察、检查，对医院各项工作给予充分肯定。

第二章 医 疗

第一节 管理模式

建院初期，医院承担着卫生行政和业务管理的双重任务，治疗管理制度和条款较为简单，管理较粗放。1982年，卫生部发布《全国医院工作条例》和《医院工作制度和医院工作人员职责》，要求逐年制定各种专业工作委员会、领导小组职责和制度，制定各种技术操作规程。1984年4月舒占坤任院长，同年6月参加全国医院院长管理学习班，1985年初学习结束后回到医院，召开医院领导班子会议统一思想，在医院开展"假如我是一个病人或病人家属"的专题大讨论，重新制定医院规章制度。首先建立星期一医院领导查房制度和周四行政大查房制度，设立医务科和护理部。同年，建立医疗管理委员会、领导小组，组织编写医疗管理资料汇编第一版，制定规章制度、工作职责、操作规程、工作预案等；编写医院处方格式书写有关规定，编制医院单病种管理办法、诊疗常规及急症、重症、中毒急救规范。

1990年，院长和护理部主任参加云南省卫生厅举办的等级医院管理学习班。1994年，医院领导和科主任、护士长分期分批参加在北京、昆明、曲靖等地举行的不同层次的等级医院学习班，或到上级医院和同级医院参观学习。同年成立罗平县人民医院医疗护理质量管理委员会，负责医疗质量管理，保证等级医院、爱婴医院创建任务的完成。

1995年开展单病种管理，在卫生厅规定的12种疾病中选定常见的8种：外科为胆囊结石、前列腺增生。妇产科为前置胎盘、子宫肌瘤。小儿科为新生儿肺炎、急性肾小球肾炎。五官科为老年性白内障、鼻息肉。4月拟定管理条例，工作正式开展。自1995年1月至1996年8月，诊断符合率，我院8个病种达到标准，治好率综合水平达到和超过指标，治愈率多数低于指标。单病种管理的疾病实施手术66例，无一例发生感染，甲级切口率为100%。住院天数低于标准54%；人均费用，肾小球肾炎和老年性白内障分别超过标准22%和21%，其余低于标准。用药严格按单病种管理条例的原则用药。

2005年，结合卫生部颁布的《医院管理评价指南》（试行）要求，组织编写医疗管理资料汇编第二版，收入各种管理年度、措施共计600余项。鉴于第一届质量管理委员会部分人员退休及工作发生变动，医院调整充实质量管理委员会，由院长、书记舒占坤任主任委员，副院长叶亚怀、余雄武任副主任委员，全体中层干部为成员。进一步完善质量管理制度、措施和奖惩规定。新修订的质量管理制度强调"医院必须把医疗质量管理放在首位，把质量管理纳入医院的各项工作。医院要建立、健全质量保证体系，即建立院科两级质量管理组织，配备专（兼）职人员负责质量管理工作"。院、科两级质量管理组织根据上级有关要求和医疗工作的实际，建立切实可行的质量管理方案。质量管理方案的主要内容包括：建立质量管理目标、指标、计划、措施、效果评价及信息反馈等。质量管理工作要有文字记录，并由质量管理组织形成报告，定期逐级上报。质量检验结果与职称晋升、评优、奖罚相结合并纳入等级医院评审。质量管理措施及奖惩规定分为质量标准（医疗技术原则标准、各专业科室的技术标准、医疗技术操作标准、服务标准)、质量管理(质量管理改进、质量管理方法、质量管理措施)、奖惩三部分。

奖惩部分又为医疗技术原则标准、医疗服务标准和组织管理标准三部分。

医疗服务中不符合诊断标准、医疗标准、操作标准的,一律扣责任追究金100元。各种制度落实记录本记录不到位的,扣责任追究金100元。病历中必要的检查资料不到位、病程记录不到位,进修生、实习生书写的病历,开写的医嘱,带教老师不检查签名者,扣责任追究金100元。编造假报告,病人出院后不下病历仍有记录者,病人入院24小时内不完成病历者,病历中不能反映必要的核心记录者,病历评定按90分标准,差1分者,本院医生书写的病历要在2/3以上,完不成一份者,医生查病房要求带病历进病房,检查不低于5分钟和开写处方不合格者,扣责任追究金100元。

医疗服务标准规定,工作时留长指甲、长头发、长胡须和工作时不戴帽子、操作时不戴口罩,上班时穿高跟鞋、响底鞋、戴耳环、首饰者,扣责任追究金100元。医生开不必要的检查和不必要的药物,首诊医生做不到首诊负责制,因医疗、护理不及时、不到位,住院期间卫生差、有烟头、纸屑等,扣责任追究金100元。医护工作中问卷调查病人不满意,按医德医风管理规定处罚。

组织管理标准要求,质量管理委员会活动和质量小组督察,所查出的问题各组必须在三天内落实更正。医务科、护理部跟踪处理。如果不能落实解决,扣所在科室主任、护士长及检查组长责任追究金200元,当事人500元。如果有举报、汇报未跟踪处理,扣医务科、护理部责任追究金300元。科室主任全面负责本科室质量管理工作,入库病历必须经科主任修改认定为"甲"级,一旦查出不属"甲"级,扣该科主任责任追究金500元。经质量管理委员会检查和督察小组检查,如一年内出现两次丙级病历的,除按病历评分兑现外,本年度不予参加职称晋升。在三次质量管理委员会检查活动中,不论是医疗、护理、服务、仪表或各项操作等问题,如同样差错连续出现三次的个人,将处予责任追究金300-500元,本年度不予评优,不能参加当年的职称晋升。

2005年6月,按照曲靖市卫生局《关于在全市开展"以病人为中心,以提高医疗服务质量为主题"的医院管理年活动的通知》标准,把"管理要严,质量要高,技术要精,服务要好"的管理理念贯穿于医院工作的全过程,内容标准分解细化到各科室。医院成立院党、政班子为主体的质量管理领导小组,院长、书记任组长,副院长任副组长,党支部委员和院务会成员为成员,全面领导、组织、协调、考核、监督、督察工作,与医院医疗、护理质量管理委员会同步进行管理,编辑《医院管理资料》(第三册),医院管理走上科学化、规范化、制度化、标准化的轨道。

2006年,根据国家卫生部、国家中医药管理局《关于继续深入开展"以病人为中心、提高医疗服务质量为主题"的医院管理年活动的通知》,医院在2005年度工作的基础上继续落实院长负责制,掀起"注重努力为患者服务,注重管理,注重质量,注重安全"的行动,树立"学习、诚心、创新"三面旗帜,医院管理向人性化、现代化、科学化、系统化、规范化、数字化方向发展。同年12月24日,根据《医疗机构管理条例实施细则》,医院取消原科室内部设置的各种"中心",属于科室的具体业务由科室负责管理。

2007年初,制定《为确保医疗安全、杜绝医疗隐患、加强医疗文书管理的补充规定》,要求病历文书书写必须按卫生部医政司要求、中国医药科技出版社出版的《最新病历书写规范》书写,必须按各专科病种要求分门别类书写,医院按要求进行医疗文书的管理、检查、奖惩落实兑现。书写字迹必须清楚、工整,若因字迹潦草难以辨认导致医疗缺陷,发生一次给予责任追究金300元。病历中各项医嘱必须与电脑上的一日清单相吻合(包括各种针药、检查、治疗项目、一次性用品、陪客床、各种监护、抢救等),从2007年1月16日起,发生1例医护各给予责任追究金300元,类推计算。如果连续3次以上在同一个医生身上发生各项医嘱与电脑上的一日清单不相吻合,给予责任追究金3000元。收费室人员录入错误导致各项医嘱与电脑上的一日清单不相吻合,发生1例给予责任追究金300元,类推计算。如果连续3次以上在同一个收费人员身上发生录入错误,给予责任追究金3000元。医护人员不协调,护士发现问题告之医生,医生发生抵触或打击报复(含行为、语言),发生、发现1例给予责任追究金 3000 元。医生晚上值夜班，病人有情况需要处理，护士报告医生，医生不起床诊视病人，下口头医嘱，发生 1 次夜班医生追究责任金 500 元。值班护士非抢救状况下不允许执行口头医嘱，否则，执行一次给予责任追究金 300 元，并承担治疗后果。抢救情况下，可执行口头医嘱，但必须及时督促医生补开、补记（《最新病历书写规范》121 页第 3 条）。9 月 15 日，贯彻落实卫生部医院管理年活动，推动医院"以病人为中心，以提高医疗服务质量为主题"的医院管理年活动，医院党政联席会决定：院科两级必须按标准实行程序化管理，形成流程管理模式（包括职能部门的工作）。全院职工都要探讨和研究适应《医院管理评价指南》新标准和卫生部医政司 2007 年 6 月修订的《医院管理年活动检查表》，这是当今办医院的标准，做得好与不好关乎到医院的长足发展，关乎到每一个职工的饭碗。职能部门按标准有月计划、周安排具体检查落实，由主管副院长分管落实并奖惩兑现。（行政后勤由叶亚怀副院长分管、医疗部分由李虹道副院长分管、护理部分由冯锐副院长分管）。按标准做事，用标准制度管人，院科两级一级抓一级，科室管理中要把标准细化、分块、分组、分人层层抓落实，从源头抓起（抓首诊负责制，首诊医护人员），确保各项指标、条款能按质按量真正落到实处。科室主任、副主任、护士长、副护士长以及行政职能部门负责人是落实《医院管理评价指南》新标准、《处方管理办法》的第一责任人，如有违反、做错、不符合者，处罚该科室具体责任人 300 ~ 10000 元责任追究金（对于每次检查出的单项不符合者处罚不低于 100 元的责任追究金），各科室主任、副主任、护士长、副护士长等也负有不可推卸的领导责任，故在处罚具体责任人的同时处罚该科室相关负责人（本科室相关具体责任人责任追究金合计金额的 10 ~ 20%）的责任追究金，同时处罚职能部门负责人（各科室相关负责人责任追究金合计金额的 10 ~ 20%）的责任追究金，追究主管副院长（相关职能部门负责人责任追究金合计金额的 10 ~ 20%）的责任追究金。

2008 年坚持"以病人为中心、以质量为核心"的办院方向，以开展医院管理年活动、创建"全国百姓放心示范医院"为契机，贯彻《患者安全目标》，推行院务公开、收费项目、药品价格公示，尊重患者的知情权、选择权，病人可自主选择医生和护士，公示医生和护士的照片、电话号码、专业特长；各大厅设置电子触摸屏，提供查询各种收费标准，实行单病种最低价格收费，推行服务承诺，主动接受社会各界广大人民群众和广大患者的监督。院长舒占坤提出"基于病人价值链"，核心是病人的"利得"与"利失"。要求在医疗护理过程中以"质量、安全、服务、费用"为重点，注重环节质量管理，在每一个环节上都以病人"利得"与"利失"为衡量的标准，按国家物价政策合理收取费用，让每个病人在接受医院服务的全过程中感受到的是"利得"而非"利失"，凡是病人"利得"之事医院大力支持，凡是病人"利失"之事医院坚决打击，让"病人价值链"在医院的优质服务中得到延伸。要求全体医务人员深刻理解服务的内涵，服务过程中灌输"接受服务"的意识。倡导"服务到位"和"感动服务"，进而达到"感谢服务"，使服务涵盖医疗护理活动的每一个环节，形成一条无形的"医疗护理服务链"。

2010 年国务院出台《医药卫生体制改革方案》，医院始终坚持把社会效益、病人满意放在首位，继续落实医院管理年活动评价指南标准，全国百姓放心示范医院动态管理第三周期考核评价标准和"医疗质量万里行"活动检查标准。

第二节 专业管理委员会

一、医疗护理质量管理委员会

1994 年 11 月，曲靖地区召开医政工作会议，要求创等级医院的医院要成立医疗护理质量管理委员会。经过医院党政领导班子研究和讨论，于年末成立医院医疗护理质量管理委员会，副院长叶亚怀任主任委员，医务科长袁家礼、护理部主任侯建书任副主任委员，临床医技科室主任和护士长为委员；科室成立医疗护理质量管理小组，科室主任为小组长，护士长为副组长；医疗护理质量管理委员会执行医院有关制度、计划、措施的检查、督促、落实，促进医疗、护理质量的不断提高，每月组织一次大检查；医疗护理质量管理小组每周进行一次抽查，发现问题及时纠正和解决。评选结果按制度给予奖惩。1995 年 11 月 25 日，医疗护理质量管理委员会制定活动规范，每月第二周的周四活动一次，对全院医疗护理质量进行全面检查，检查结果进行奖惩。

1998 年 1 月，医疗护理质量管理委员会决定，质量检查标准在原来基础上进一步完善，质量标准条款拟定到最小项目，定出具体分值、利用分值与经济挂钩。最低分值 0.5 分，最高分值为 5 分，每 1 分值为 10.00 元（即达不到标准要求差 1 分惩 10.00 元）。规章制度 100 分，病历质量 100 分，达 95 分（含 95 分）为标准分。

2001 年 2 月 16 日，医疗护理质量管理委员会对标准及措施作补充、修订：工作时留长指甲、长头发、长胡须者，惩 100 元；实习生写的病历、开写的医嘱，带教不检查签字惩 100 元；病人已出院不下病历而且仍有记录的，惩 100 元。编造各类假报告单惩 100 元。医生查房要求带病历进病房，认真检查后床旁开处方，违者按违反医德医风管理惩 300 ~ 10000 元。

2003 年 4 月，医院领导与职能和科室、护士长、医疗人员签订责任书，层层签字，层层负责，层层把关。全院实行风险抵押金，院长 1500 元、副院长 1400 元、职能主任 1300 元、科主任、护士长 1200 元、主治医师及主管师以下所有人员 1000 元。风险金在全院实行统一奖惩。

2005 年开展医院质量管理年活动，医疗护理质量管理委员中部分人员调动、退休，医院进行调整充实，新任科室负责人接任委员，书记、院长舒占坤任主任委员，副院长叶亚怀、余雄武任副主任委员，职能科室负责人为委员。

2006 年底，因班子人员变动，医疗护理质量管理委员负责人变更为书记、院长舒占坤任主任委员，副院长叶亚怀、李虹道、冯锐任副主任委员，职能科室负责人为委员。

2010 年 8 月，因医务科长人选变更，任命王学斌为医务科长，并作为医疗护理质量管理委员委员。

二、院内控制感染管理委员会

1994 年末成立，副院长邱树玉任主任委员，传染科主任田春兰、护理部主任侯建书任副主任委员，检验科主任孙桂芳、门诊部主任陈小乔、妇产科护士长李美琼、手术室护士长陈平、内科护士长陈黎明、供应室护士长毛琼仙为委员。根据《中华人民共和国传染病防治法》和《中华人民共和国传染病防治法实施细则》及消毒管理的有关规定，委员会制定了《院内控制感染管理制度》、《控制交叉感染工作制度》、《消毒隔离制度》、《疫情报告制度》、《病房管理制度》、《院内控制感染管理委员会工作任务和职责》、《院内交叉感染监控科职责》、《各科监控医生职责》、《各科监控护士职责》、《院内控制交叉感染方案》、《抗菌素的合理应用》等制度、职责和规定，2001年1月1日，院内控制感染委员会因人员变动进行补充调整，主任委员仍由副院长、副主任护师邱树玉担任，医务科长、主治医师袁家礼和护理部主任、门诊部主任、主治医师保建强，副主任护师侯建书担任副主任委员，委员有检验科负责人主管检验师段雨生，妇产科护士长、主管护师李美琼、内二科护士长、主管护师陈黎明麻醉科护士长、护师陈书莲，供应室护士长、护士张保芬。

2005年6月，原主任邱树玉及部分委员退休，医院党政班子对院内控制感染管理委员会进行调整充实：业务副院长余雄武任主任委员，护理部主任陈平、医院管理感染科主任李定才任副主任委员，委员有医务科主任袁家礼、基建后勤科主任张显德、内二科主任李虹道、外三科主任王国渊、门诊部主任保建强、检验科副主任赵友奎、药剂科副主任张西萍、供应室护士长张保芬、麻醉科护士长陈书莲、妇产科护士长李美琼、外三科护士长盛云惠、功能科副主任陈桂玲。下设感染监控组，组长赵友奎，组员王国渊、保建强、郑艳琼、盛云惠、史林芝、陈书莲、张保芬。

同时任命各科室监控医生和护士：

科 室	监控医生	监控护士
外一科	顾 锋	杨 群
外二科	张 羽 殷 鹏	田惠敏 张露萍
外三科	刘 通	段雪芬
麻醉科	崔茂排	刘艳玲
内一科	念卫红	贾荣琼
内二科	张自云	李海丽
妇产科	张志萍	周丽琼
儿 科	陈培芳	王艳丽
传染科	张建萍	
眼 科	王 磊	吴文华
耳鼻喉科	李来坤	彭柏雁
中医科	秦 琴	祝艳萍
CT 室	宋光毕	陈红玲
门诊部	黄建能	董艳萍
放射科	李强虎	
检验科	吴绍英	
供应室	张保芬	
功能科	郑燕琼	
药剂科	王 琼	
口腔科	李晓义	

委员会补充和修定了《医院感染管理控制交叉感染方案》、《罗平县医院院内感染管理质量标准》，明确了《医院感染管理组织职责》，完善和新制定的职责、制度有《院内感染管理的规章制度》等二十余项。

2007年8月，因医院班子成员变动，院内控制感染管理委员会进行调整由业务副院长李虹道任主任委员，护理部主任陈平（兼院感办主任）、副院长冯锐、医院管理感染科主任李定才任副主任委员。委员：袁家礼、张显德、王国渊、保建强、赵有奎、张西萍、张保芬、陈书莲、李美琼、盛云会、陈桂玲、黄桂兰。随后，医院院内感染控制工作具体检查跟踪落实主要由院感办牵头，总支委员、门诊部主任保建强、手术室护士长陈书莲、供应室护士长张保芬、血透室护士长盛云惠，检验科副主任赵有奎和功能科副主任陈桂玲实施，各科室院内感染监测医生护士负责科内监测。

三、基本建设管理委员会

1994 年 11 月成立医院基本建设领导小组，组长由院长、书记舒占坤担任，副组长由副院长叶亚怀、邱树玉担任；党支部副书记杨福存、办公室副主任刘海、医务科科长袁家礼、护理部主任侯建书、财务科科长杨发昌、房改办主任方良华为成员。领导小组下设办公室，由方良华兼任办公室主任。

2004 年，因多位委员退休，委员会作了调整，院长、书记舒占坤任主任委员，副院长、叶亚怀、余雄武任副主任委员，后勤基建科科长张显德、麻醉科主任徐金玉、儿科主任李定才、妇产科主任王菊芬、保卫科科长卢松、医务科科长袁家礼、护理部主任陈平、财务科科长李兴华、信息科科长张春权为委员。下设办公室，主任由张显德兼任。

由于人员变动，2010 年 12 月，委员会人员变更为：院长、总支书记舒占坤任主任委员，副院长叶亚怀、李虹道、冯锐任副主任委员，后勤基建科科长张显德、麻醉科主任徐金玉，儿科主任李定才、门诊部急诊科主任保建强、保卫科科长卢松、医务科科长王学斌、护理部主任陈平、财务科科长李兴华、信息科科长张春权为委员。办公室主任仍由张显德兼任。

第三节　管理制度

一、制度建设

1984 年前，医院仅有零星的工作纪律，无完整的规章制度。1984 年舒占坤任院长，参加全国医院院长管理学习班归来，即主持制定罗平县人民医院规章制度。1989 年至 1993 年上半年，医院正常工作秩序遭到破坏，规章制度难以执行。1993 年 6 月，县委重组医院党政领导班子，医院修订和制定了部分规章制度，如党员目标管理责任制，党内民主生活制度等；制定了医院廉洁行医的十五条规定；由主管业务的副院长叶亚怀牵头，职能负责人参与，检查和完善了医疗护理工作制度、操作规程、各级各类人员工作职责；并针对病历质量下降、缺项严重、病历修改、病程记录不及时、不合要求的实际情况，进行专门的研究和整改。

1995 年创等级医院，补充罗平县人民医院医务人员誓言、职工守则、工作人员规范；修定部分规章制度中的部分条款内容。各科室、委员会、党支部、工、青、妇相继制定了各自的制度和规则。1995 年初，医院收录各种制度、工作职责、管理规程共 257 种，编辑印制《罗平县人民医院管理资料汇编》（第一辑），下发至科室、部门对照执行。

2005 年，医院对原制定的制度、职责、管理规则进行修改、完善，新增各种应急预案、标准共500 多种，编辑出版《罗平县人民医院管理资料》（第二辑）。

2006 年，在第一辑、第二辑的基础上，增加国家法律、法规中有关医疗卫生的条款及医疗卫生护理、医技、药剂、信息、财务、后勤工作制度、条款、规定 90 多种类，医院管理规章制度的总数达到600 多种。

2008 年制定工作目标责任书，结合创建"全国百姓放心示范医院"，编印了《罗平县人民医院百姓放心示范医院资料汇编》、《患者安全目标制度汇编》，根据患者安全目标制定和完善了《医务人员主动报告医疗不良事件的运行机制》、《高危药品管理制度》、《危急值报告制度》等制度，聘请部分人大代表、政协委员、物价监督员、审计监督员、监察局干部、群众监督员为创建全国百姓放心示范医院工作的监督员。

2009 年 2 月 11 日，医院党政联席会议研究制定了总值班轮班制度，院行政总值班由院领导、院行政各职能科室管理干部参加，院办公室统一安排，业务副院长和护理副院长负责监督检查。值班人员严格履行工作职责，遵守值班时间，坚守工作岗位，做好总值班记录，处理好非办公期间的业务和行政临时性重大事宜，及时传达上级指示和紧急通知等，重大问题的处理及时请示报告院领导和有关科室负责人。医疗方面的紧急事情，如院外抢救和急、会诊等，值班人员有权直接同有关科室负责人取得联系并指派参加抢救和会诊人员，通知出诊人员及时填写会诊收款单及交款手续。院内医疗抢救和科与科之间的急、会诊，原则上各科自行负责联系，必要时可请值班人员协同处理。值班人员的轮换交班时间一般以当时休息时间为准，下班后可享受半天补休。总值班人员如果出现夜间脱岗或不能及时认真解决急需解决的问题，一经核实给予解聘处理。

2010 年，根据全国百姓放心示范医院第三周期动态评价的要求，结合《患者安全目标》和中国医院协会统一提出的《医务人员五条自问自责》及罗平县创建文明县城和国家卫生县城等要求，医院补充完善了《投诉管理制度和流程》等制度。

二、考核考评

1982 年，卫生部颁布《全国医院管理工作条例》、《医院工作人员守则》、《医院工作制度》、《医院工作人员职责》等制度、职责。1984 年，医院将各项规章制度的条款分解到各科室，每月分科室进行逐条检查、考核，考核结果与奖金挂钩。1985 年，医院召开首届职代会，通过医院工作报告、规划和有关考核的规章制度，审议财务报告，从是年起，按制度进行各项工作的考核、考评。至 2010 年底，凡医院固定和工作和临时性工作任务，都按原定的制度进行考核、考评。

1996 年参与"曲靖地区百日无医疗事故竞赛活动"，医院成立竞赛活动领导小组和办公室，组织中层干部认真学习、重温各种工作制度和各级各类人员职责，找准薄弱环节，配合每月一次的医疗护理质量大检查进行考核。

1996 年 7 月 1 日开始，10 月 10 日竞赛活动结束，评出麻醉科、五官科、内科为医疗安全先进科室，其他科室为医疗安全科室。10 月 19 日举行颁奖文艺晚会，邀请县五班子领导参加，县委书记何兴泽向先进科室颁发奖牌，院长舒占坤向其他安全科室颁发奖牌。2005 年定为医院质量管理年，按照卫生部医院管理质量评价指南的要求，11 月 10 日，曲靖市卫生局代表省卫生厅"医院质量管理评价指南"检查组到医院检查，给予很好的评价。

2006 年，医院制定了"两个确保、一个理念、八项任务、三个坚持"工作方针，确保病人满意度达到 90~95%，确保药品费用下降 1~2 个百分点，真正让利于广大伤病员；唱响一个理念：管理要严、技术要精、质量要高、服务要好，确保八项工作任务的完成。

2006 年 10 月 10 日，曲靖市卫生局领导及市一院领导及专家一行 12 人考核医院质量管理年工作情况，均得到很高的评价。

2009 年 8 月 31 日，中国医院协会的专家到我院进行全国百姓放心示范医院验收，对我院工作给予了高度评价，创建工作顺利通过验收。

三、奖、罚

1984 年，医院制定各种规章制度时，附加执行、考核和奖惩条款，在第一届职代会上通过后执行。1988 年 3 月，对奖罚条款进行修定，修订后条款一共 18 条，涉及职工请假，上班、开会、学习纪律，环境保护，自学和推广新技术新业务。惩的条款主要有：上班、开会、学习带小孩、做私事者，扣发当月奖金，晚上开会学习请假 2 晚（请假一天扣 0.30 元）按请假一天计算，缺会两晚（旷会一晚扣 2 元）按旷工一天计算。上班迟到、早退在半小时内 5 次扣发当月奖金，超过半小时以上 1 次扣发当月奖金，科室负责人不打考勤扣发科室负责人的奖金。旷工 1 天扣发当月奖金，旷工 6 天扣发全年奖金。与患者和患者家属吵架，扣发本科室和本人当月奖金。职工之间吵架、打架扣除当事人当月奖金。夜班护士不准值睡班，违者发现一次扣当月奖金。爱护环境、讲究卫生，鸡鸭不得放养，违者每只每次罚款 4 元，由工资中扣除；爱护花木，损坏一株惩款 1-10 元，院内打鸟发现一次罚款 5 元。被医院评为先进工作者，发给一次性奖金 30 元。奖的条款主要有：鼓励自学和积极书写论文，一经发表按县级 10 元，地区级 20 元，省部级 30 元奖给，开展新业务新技术一项按大、中、小每次奖给 30、20、10 元。

1993 年 10 月再作修定，以 1993 年 37 号文件下发执行。1995 年创等级医院第三次修改，提高奖、惩金额，1 至 13 项违反者惩 30 元，偷电一次惩 500 元；学术论文奖提为，国家级奖 300 元，省部级奖 100 元，地区级 50 元，县级 20 元；违反医德医风惩 300~10000 元。当年，职工陈××搭车开药，收病人 60 元，责令退款并向病人赔礼道歉，并在全院通报。

1995 年 2 月，收费室叶某某，连续两日和病人吵架，本着教育从严、处理从宽的原则，扣除活工资和奖金 214 元，本人写出书面检讨。

1995 年 6 月，新业务、新技术及职称晋升重奖 10000 元，论文分别给予 300、200、100、50 元的奖励。

1996 年 3 月，药房刘某拒推病人，惩活工资及当月奖金。4 月，收费员李某某遛班，惩 30 元。4 月，财务人员李某某旷会，扣 30 元；妇科秦某某和病人吵架，扣 30 元和活工资部分共 182 元，在全院通报。

1998 年 8 月，五官科岳某搭车开药 160.10 元，给予罚款 160.10 元、扣除活工资及奖金 172 元、医德医风罚款 400 元，共 732.10 元的惩处，并暂缓送华西医科大学进修。

1999 年，通过印发质量简报的形式，通报全年的奖惩情况。7 月 28 日，110 送病人来院诊治，收费员多收 1.40 元，服务态度不好，给予待岗处理；审计室人员为该事件处分复核时，几次复核的价格不一致，给予分流转岗到一线收费室工作。门诊收费员陈某某和病人吵架，惩 100 元，在全院通报。

2001 年 5 月 16 日，医院下发《关于禁止在临床用药中医生谋取药品促销费的通知》，从即日起，如有在临床用药活动中无论以任何借口谋取药品促销费及其它费用者，一律按医德医风规定处予 300 至 10000 元的罚款，同时根据情节给予行政处分，违法者按违法论处。

2003 年 7 月 31 日，医院护理部根据医疗护理质量检查中存在的问题，经分管护理副院长同意，调整惩罚力度，原规定 0.1 分惩 5 元调整为惩 10 元，从 2003 年 7 月质量检查开始执行。

2005 年开展"以病人为中心，以提高医疗服务质量为主题"的医院管理年活动，再次修定医院规章制度，部分条款的奖惩金额有所增加。不准向病人索要财物，不准和病人、家属吵架，或在职工之间吵架、骂人，违者按医德医风管理处予 300 至 10000 元，造成不良后果者责任自负。上班人员要坚守工作岗位，如发现溜班、看闲书、做私事、夜班护士值睡班，发现一次扣 100 元，并扣除活工资部分。对违反制度不报，虚报考勤发现一次扣当事人 300 元，医疗差错事故应及时上报医院，不报按上述处理外，还要扣除活工资部分，后果自负。

拒推病人，不负责首诊负责制扣 100 元。不参加会诊的医生扣款 300 至 10000 元，如发生事故还要负一定的责任。严格执行各种物价政策，财务、计价、收费人员要杜绝多收、少收、漏收等情况，如有发生由当事人承担并解决，违反者按有关财经纪律处理，并视情节按医德医风给予 300 至 10000 元惩处。

2006 年，医院管理年活动中，细化和制定《罗平县人民医院医德医风管理规范》，惩罚条款补充修定为：违反医德医风规范，但未造成不良行为或对医院影响较小者，医院视其情况及当事人的认识，惩责任追究金 300 至 500 元；对医院有一定影响者，惩责任追究金 500 至 3000 元；对医院有较大影响者，惩责任追究金 3000 至 5000 元；对医院造成严重影响者，惩责任追究金 5000 至 10000 元。对违反国家法律、法规者，除处予责任追究金外，将按法律、法规追究其法律责任。

2007 年后，基本上执行这一处罚条款。

2009 年是我院创建和接受验收全国百姓放心示范医院的关键年，在巩固二级甲等医院和"医院管理年活动先进单位"成果的基础上，严格按《CHA 患者安全目标》管理要求，落实重大医疗过失行为、医疗事故防范预案和处理程序及时报告、分析、防范和处理医疗过失行为及医疗纠纷，对医疗不良事件做到按规范报告；严格执行查对制度，提高医务人员对患者身份及手术、操作部位识别的准确性；提高用药安全；建立和完善沟通制度；严格执行医院感染控制制度及标准，防止院内交叉感染；做好基础护理，防范和减少患者坠床、跌倒事件的发生。各科室、各部门要在工作中按标准狠抓落实，确保"全国百姓放心示范医院"的创建成功。否则，对工作不负责任，影响医院验收的科室、部门的科室负责人要按医院干部问责制进行问责。

2010 年，医院与科室负责人签订目标责任书规定，确保每月出院病人治愈率≥70%，好转率≥

28％，治愈好转率≥98％。如因服务不到位，操作不规范导致医疗纠纷，一经查实每例除按科室负责人绩效考核方案处理外，处罚科室责任追究金300～10000元。医院或科室发生重大事件或突发事件，所有员工必须积极参与，接到通知，不得回避，不按时参加者一次扣当月劳酬金的30％，二次扣当月劳酬金的50％，三次扣当月劳酬金的100％，三次以上待岗处理。

第四节　门诊部室

一、门诊部

1949 年 11 月，边纵医务处随临时人民政府迁往罗平，暂住朝阳寺，开设门诊部接待患者。1950年 7 月，在医务处的基础上成立罗平县人民卫生院；1954 年，门诊部迁至建国门街（原老邮电局），一直持续到 1985 年初迁往通河会馆（今门诊部）。1964 年，医院迁至簧学，门诊部随之迁入。由于门诊部离县城较远，群众就诊不便，年底迁回通河会馆至今。

80 年代前，门诊部设有药房、注射室、收费室、简易输液室，有病床 10 余张，负责人汤麟生。由于设备简陋，仅能开展一般常见病的诊治，一般的清创缝合小手术。1964 年，政府拨款 1.8 万元，建盖砖木结构两层门诊楼一幢，门诊工作条件有所改善。同年 7 月，云南省卫生厅下发了《关于开展肠道门诊工作的通知》，8 月，医院在门诊开设肠道门诊业务，门诊医生兼伤寒、痢疾等肠道病的诊治。门诊部主任焦金玉，护士长李树兰。1972 年 11 月，在胜利街开设第二门诊部，不足一年划拨给新成立的城关卫生院。

1979 年初，医院增设妇产科、五官科、口腔科，服务范围扩大，试行定额管理。门诊部学习昆明医学院第一附属医院的方法，试行月评月奖制，调动职工的积极性，解决了长期以来出工不出力的问题。岗位责任制逐步建立，按照完成的工作数量和工作质量情况评奖。奖金来源按地区财政局、卫生局、劳动局的规定，在医院增收节支的账目中开支，全年全院的奖金总和不得超过全院职工一个月的工资总和。改革不到一年无法继续进行。

1984 年，医院新一届领导班子成立，同年 9 月在门诊部进行自负盈亏改革管理试点，杨福存任门诊部主任，王学斌任副主任，王国俊任护士长。年初在门诊增设中医骨伤科和针灸科，5 月增设门诊化验室，9 月增设 X 光室，门诊部工作人员增加至 20 余人，开设门诊病床 20 张，同时设立了家庭病床，医务人员挂牌服务，门诊收入大幅度提高。

1987 年，原通河会馆土木结构房屋朽坏严重，城建及相关部门鉴定为危房，医院论证后进行加固维修，继续使用至 1992 年。1993 年 5 月，杨福存调任医院党支部副书记，陈小乔担任门诊主任；1994年 7 月，拆除原通河会馆土木结构危房，医院自筹资金近 120 万元，在原址上动工新建一底五楼门诊楼一幢，建筑面积 828 平方米。1994 年 9 月 8 日开工建设，1995 年 9 月 15 日正式交付投入使用。1995年 12 月陈小乔死亡，李彩仙兼任门诊部主任，同时任急诊科主任，护士长仍由王国俊担任。

新楼落成前，1964 年建的门诊楼已显败相，不能适应急诊病人的留观治疗，达不到等级医院的创建。2000 年 5 月，医院党政联席会决定对门诊楼进行翻修改造。2000 年 6 月动工，改造木板楼，加固过梁，在原构架上加两层，改造面积 586 平方米，2000 年 10 月 25 日正式投入使用。新建、改建工程扩大了门诊部使用面积，门诊病床从原来的 20 张增加至 60 张，并设危重监护病房一间。1998 年 10月，医院分科调整，住院部儿科医师保建强调任门诊部主任，李彩仙任急诊科主任，王国俊辞去护士长职务，王文英任门诊护士长。

1998 年以前，门诊部仅有 200mA X 光机一台、心电图机一台、老式洗胃机一台，超声雾化器一台、吸引器一台、吸氧装置 2 套和简单的化验设备。效益增长后，门诊诊治设备逐步添置。1999 年后增加心电图机 3 台，3 笔描记心电图机一台，12 导联描记心电图一台。2003 年增添肺功能机一台，经皮胆红素测量仪一台,快速血糖测量仪两台,微量输液泵 6 台和微波治疗仪、新生儿培养箱、心电除颤仪等设备。2004 年购买洗胃机一台。2006 年添置呼吸机一台。增加微机并和住院部的 LIS 系统和 PACS、HIS、CR 系统联网。门诊部每年选派医生、护士到上级医院及大专院校进修、学习新业务、新技术。

国务院八部委发布医药卫生体系改革的指导性意见后,门诊部在门诊大厅设立了公示专栏,公示医务人员的照片、学历、工作简历、专业特长及联系电话,由病人选择医生。门诊部制作了宣传栏和健康宣教栏进行科普知识宣传,内容图文并茂,通俗易懂。病房全部安装了闭路电视,配置了电视机和沙发,设置卫生间,病床安放席梦思床垫。2005 年 1 月,在病房配置了饮水机,墙上悬挂罗平风光画框美化病房,为病人创造良好的治疗环境。

二、急诊科

1965 年 8 月,医院按照云南省卫生厅的要求设立肠道门诊,同年设立门诊急诊科,劳汉生兼任急诊科主任,李树兰任护士长,门诊部医护人员兼任急诊工作。1984 年,窦友轩任急诊科主任,王国俊兼任护士长。1993 年陈小乔任门诊部主任,李彩仙任急诊科主任,王国俊兼护士长。

急诊科设有急诊病床 6 张,危重监护病房一间,门诊的主要设备与急诊科共用。一旦发生突发事件和事故,全力投入抢救。成立后多次参与抢救突发事件和事故中受伤的危重伤病员。

1998 年 2 月 9 日,罗平县私立苗苗幼儿园发生食物中毒,中毒幼儿 26 人,大人 2 人,年龄最小 1.5 岁,成人最大 54 岁。急诊科得知消息,立即组织人员前往抢救,医院领导组织住院部内、儿科医生、护士长等支援。至 2 月 16 日,经过七天的日夜奋战,中毒人员全部治愈,无一人死亡。苗苗幼儿园给医院和门诊部送了锦旗。

1998 年 12 月 30 日,罗平大树脚彭学文一家四口人,因误食喷洒甲氨磷的花菜中毒,经抢救成功脱险。

2004 年 3 月,大水井乡小鸡登村小学爆发流行性感冒,76 人患病,急诊组织人员参与抢救。

2005 年 4 月 11 日,阿岗乡宫智、陈家贵等 11 人在罗平就餐后发生食物中毒,经急诊科抢救脱险。

2005 年 5 月 13 日,九龙镇腊庄村阮子阳、刘碧珍等 8 人发生甲氨磷中毒,经急诊科抢救无一人死亡。

截至 2010 年底,门诊部(含急诊科)共有医护人员 31 人,共开设病床 102 张(其中门诊部 59 张)。

保建强	主任	主治医师	本科
黄建能	副主任	主治医师	大专
王文英	护士长	主管护师	高中
董艳萍	副护士长	护师	本科
邓砚文		主治医师	大专
朱 江		医师	本科
秦爱丽		医师	本科
保剑辉			本科
金克香			本科
许冬莉		主管护师	大专
刘永仙		主管护师	大专
席 燕		主管护师	高中
魏万梅		护师	大专

谢云波	护师	大专
黄琼香	护师	大专
黄立琼	护师	中专
庞凌文	护士	大专
赵彬彬	护士	大专

第五节　临床科室

一、综合外科

医院初建，无外科医生，未设外科。1957 年初，罗平县卫生科选派医生杨耀光到曲靖专区医院进修普外，同年 8 月学成回到医院，始开展外科业务。外科与妇产科同为一个科室，简称外产科。同月开展第一例宫外孕手术获得成功，之后陆续开展阑尾炎、疝气等手术。1958 年，罗平、师宗、泸西三县合并，师宗县医院郭云峰医生调到罗平工作，医院外科有所加强，同年郭云峰主持开展首例剖腹产手术获得成功。1963 年 8 月，首例胃穿孔手术获得成功。1979 年，外产科正式分设，李家庆任主任，王绍芬任护士长，妇产科的部分手术仍旧由外科承担。进入 80 年代，医院硬件有所改善，外科技术不断提高。1981 年购进华日牌 FLUO—Y 型麻醉机一台，77 型高频电刀一台。1985 年 4 月，开展首例急性坏死性胰腺炎外科手术，患者治愈出院。1986 年 5 月，开展第一例肝叶切除术获得成功。以后，外科手术逐年向高、难、深度发展，院长舒占坤相继开展颅内血肿清除术、开颅探查术、脑瘤切除术等颅脑外科手术。腹部外科相继开展胆总管探查术、胆囊切除术、胃大部分切除术、下腔静脉吻合术、肝破裂修补术、脾脏切除术等。泌尿外科相继开展肾摘除术、各类结石取除术。胸外科相继开展肺叶修补术、肺叶切除术。骨科相继开展脊椎钢针减压术，骨折内、外固定术等重大手术。1993 年后，外科又开展了脊神经探查术、心脏修补术、高频电火治疗骨质增生、深静脉置管输液抢救危重病人，开胸探查、甲状腺肿瘤切除等手术。

1993 年 10 月 25 日，为进一步提高医疗质量，杜绝医疗差错事故的发生，确保各种手术的安全，院务会重申医院对各种手术审批制度：各科急诊手术由值班医生安排处理，如有重大、疑难问题须请示上级医师或者科主任，确须院领导批准的按《云南省罗平县人民医院医疗工作制度》中的二十五条附：施行手术的几项规则执行，报请审批。夜班急诊手术由总值班人员批准。择期手术的中小手术由科主任签字安排，各种大手术如：肾、胆、胃、胰、脾、子宫、眼球、截肢及重大的胸、脑等手术原则上经院领导批准。所有手术必须完成各种必要的检查，同时按上述"医疗工作制度"执行。

1994 年初，手术室外科分离出来，另行成立麻醉科。1998 年 9 月，按照医院"分科越来越细，专科越来越精"的发展要求，外科分设为外一科、外二科、外三科。1999 年，院长舒占坤主持，首创实施的胆囊小切口切除术获得成功并得以推广，医院外科手术覆盖面进一步扩大，可开展甲状腺瘤及甲状腺切除术，胃癌根治术，肺出血、肾破裂和肝破裂联合手术，输尿管部分切除及输尿管膀胱再植术，输尿管切开取石术，附睾切除术，颈动脉断裂吻合术，股骨颈骨折鹅头钉内固定术，前列腺切除术，脊柱骨折、脊柱钢板内固定术和脊柱骨折鲁克氏棒内固定术，椎间盘突出症行椎管探查和椎间盘切除术，大脑半球及小脑肿瘤摘除术，椎间盘突出髓核摘除术，粗隆间骨折 DHS 内固定术，痉挛型脑瘫行选性背神经后根切断术，胃镜下止血治疗术，胃贲门失驰缓气囊扩张术，胃癌镜下注射药物治疗术，胃内息肉镜下摘除术，颅内三叉神经探查术，股骨头置换术，巨大脑膜瘤摘除术，腰椎间盘突出中华长城内固定术，肺癌根治术，各种腹腔镜手术，电子结肠镜手术，前列腺耻骨后切除术，交锁钉内固定术，脑室腹腔分流术，脑胶质瘤切除术，骨癌根治术，椎管内肿瘤切除术、肝右叶囊肿切除术，主动脉破裂修补术，左腹股沟主动吻合术，大隐静脉吻合术等外科高难度手术。

2003 年 12 月 25 日，为加强重大疑难手术的管理，医院规定，从 2004 年元月一日起，手术室凭手术通知书安排全院各科室的手术，并做好术前查看病人、接病人、会诊病人的工作。择期手术必须持有科室主任签字的手术通知书，急诊手术必须有本科室主治医师以上的医生签字才可安排手术。重大手术、疑难手术、破坏性手术（如截肢、器官摘除等），必须由相关科室会诊，院领导批准后方可手术。为了杜绝医疗隐患，减少医疗纠纷，各科不得擅自在本科小手术室开展手术。否则造成不良后果，由当事人、科室负责人承担一切责任，医院按医德医风规定处予 300～10000 元罚款。

2008 年 3 月 10 日，院长办公会研究决定，将外二科分为神经外科胸外科及骨外科两个科室。原脑胸组人员分入神经外科胸外科、骨科组人员分入骨外科。6 月 24 日，医院党政联席会研究决定，从 2008 年 7 月 1 日起，将外一科分为普外、创伤外科及肝胆、创伤外科两个科室并分开核算。

分科后的分配核算，住院病人数、门诊病人数、处方数、手术台次、高压氧治疗收入等目标责任书中涉及以上年数据作为核算依据，以分科后的医生上年度数据直接带入新分科室作为分配基数。2007 年 7 月至 2008 年至分科时所有支出按人均数带入新分科室作为支出核算基数。固定资产提成比例按原科室核算比例不变，按原科室固定资产总值人的人均值乘以分科后人数分别作为两个科室固定资产核算基数。1998 年功能医技基数按人均数带入新分科室作为功能医技收入核算基数。

（一）普外、创伤外科

2008 年 7 月 1 日从 1998 年 10 月 1 日成立的外一科分设。外一科主要以普外和创伤专业手术为主。丁佑伦任主任，陈平任护士长，全科有 19 人，其中主治医师 4 人，医师 5 人，主管护师 5 人，护师 5 人。科室诊治设备有腹腔镜一台，心电监护仪 10 台，微量输液泵一台，微量注射泵一台，下肢关节被动运动仪一台，空气波压力治疗仪一台。可开展肝胆外科、腹部外科、颈部、乳房外科及创伤外手术及治疗、护理。2003 年开展食道癌根治术，2004 年开展胃癌根治术。不同时期曾开展重症胰腺炎切开引流术，肝血管瘤切除术，直肠癌根治术，肝叶切除术，全结肠切除术，胰腺假性囊肿切除术，乳腺癌根治术，甲状腺癌根治术，巨脾症切除术，先天性巨肠切除术等较为复杂性的手术。2004 年初，医院护理部主任侯建书退休，外一科护士长陈平调任护理部主任，李茂娟接任护士长。5 月，科主任丁佑伦自动离职，梁海忠接任科主任。2005 年 10 月，刘华任副主任。分设后的普外、创伤外科有医护人员 12 人，核定床位 30 张，主任梁海忠，护士长李茂娟，医生周家树、王晓科、谢家应、张铁、李国雄、桂平安，护士杨琼、王晓琴、丁曼、张娅丽。2009 年 2 月 6 日，院长办公会决定，任命谢家应为普外创伤外科副主任。

截至 2010 年底，普外、创伤外科有医护人员 12 人，其中主治医师 5 人，医师 2 人，主管护师 3 人，护师 1 人；有病床 60 张。

梁海忠	主任	主治医师	中专
谢家应	副主任	主治医师	本科
李茂娟	护士长	主管护师	本科
桂平安		主治医师	中专
周家树		主治医师	本科
张　铁		主治医师	本科
李国雄		医师	本科
张志坚			本科
张娅丽		主管护师	大专
王晓琴		主管护师	大科
杨　琼		主管护师	大科
丁　曼		护师	大专

（二）肝胆、创伤外科

2008 年 7 月 1 日从外一科分设，有医护人员 11 人，核定床位 30 张，主任刘华，医生：顾锋、张永广、李兵、李永胜，护士：李红、燕雁、尹和仙、毛惠菊、张红芬、王丽芬。2008 年 6 月 24 日，医院党政联席会研究决定，任命李红为肝胆、创伤外科副护士长。

截至 2010 年底，肝胆、创伤外科有在职在编医护人员 10 人，其中主治医师 3 人，护师 4 人，护士 1 人；有病床 46 张。

刘 华	主任	主治医师	本科
李 红	副护士长	护师	本科
顾 锋		主治医师	本科
张永广		主治医师	本科
李 兵			本科
李永胜			本科
尹和仙		护师	大专
毛惠菊		护师	大专
王利芬		护师	大专
张红芬		护士	本科

（三）神经、胸外科

2008 年 3 月 10 日成立。原为 1998 年 10 月 1 日成立的外二科，主要开展脑外、骨外、胸外等专科手术。全科有工作人员 22 人，医院支部委员余雄武任主任，陈静任护士长。2002 年 11 月，余雄武任医院副院长，兼外二科主任。2004 年初，医院人事制度改革，实行竞争上岗，竞聘科主任，主治医师刘麟江、陈家荣竞聘为副主任，余雄武兼科主任，刘麟江主管业务。2006 年 10 月，余雄武调离医院，12 月，医院任命黄羽任副主任，主管脑外专科工作；陈家荣主管科室的各种记录及转诊出院病历的签字。

外二科的诊治设备有美国雷鸟呼吸机 2 台，25Y 三维正脊仪 1 台，五导联多功能心电监护仪 4 台，三导联心电监护仪 4 台，普通心电监护仪 8 台，手提式 X 光机 1 台，关节恢复功能治疗仪（cpm）1 台，空气波压力治疗仪 1 台，光子氧载体治疗仪 20 余台，骨治疗仪 2 台，床旁自动心电监护仪 1 台及各种小型设备。积极开展新业务新技术，建立了 ICU 重症监护室，可开展颅、胸、脊柱、关节等手术。

2005 年 5 月，按医院要求，外二科细分专业组。脑胸专业组分为脑外、胸外专业；骨科组分为上肢、下肢、关节、脊柱专业。2008 年 3 月 10 日，院长办公会决定，将外二科分设为两个科，原脑胸专业组分设为神经、胸外科，有医护人员 21 人，核准床位 40 张。2008 年 3 月 26 日，院长办公会决定，免去黄羽副主任职务。2009 年 4 月 6 日，院长办公会免去唐昕明副护士长职务。2009 年 8 月 17 日，院长办公会任命郑周园为脑胸外科副护士长并主持工作。2009 年 9 月 2 日任命黄羽为脑胸外科副主任。

截至 2010 年底，神经、胸外科有医护人员 19 人，其中主治医师 2 人，医师 1 人，主管护师 4 人，护师 3 人；有病床 60 张。

郑周园	副护士长	护师	本科
黄 羽	副主任	主治医师	本科
叶贵荣		主治医师	本科
伏志刚		医师	本科
王禹锟		医士	本科
朱晓飞			本科
邓立勇			本科

陈德华			本科
杨云芳		主管护师	大专
张露萍		主管护师	大专
陈保仙		主管护师	中专
金亚玲		主管护师	大专
张东琼		主管护师	本科
杨丽芬		护师	本科
陈富娥		护师	大专
明丽琼		护士	中专
刘　锐		护士	大专
陈金焕		护士	中专
刘　敏		护士	中专

（四）骨外科

2008 年 3 月 10 日从外二科分设。原骨科组分为骨伤外科，有医护人员 19 人，核定床位 40 张。2008 年 8 月 26 日院长办公会研究决定，免去陈家荣骨科副主任职务。

截至 2010 年底，骨外科有医护人员 22 人，其中主治医师 3 人，医师 3 人，主管护师 5 人，护师 5 人；护士 3 人，有病床 120 张。

王家祥	主任	主治医师	本科
刘麟江	副主任	主治医师	本科
陈　静	护士长	主管护师	高中
李海丽	副护士长	主管护师	大专
陈家荣		主治医师	本科
张　羽		医师	大专
陈国辉		医师	本科
黄发元		医师	本科
李　毅			本科
朱　昆			本科
郑　泉			本科
田慧敏		主管护师	本科
张志芳		主管护师	大专
冯粉竹		主管护师	大专
李爱萍		护师	中专
张黎琳		护师	大专
陈新苹		护师	大专
谢丽萍		护师	大专
孟友娣		护师	大专
刘竹芬		护士	大专
吴兴义		护士	大专
张淑艳		护士	中专

（五）泌尿外科

1998 年 10 月 1 日新设，原称外三科，又称泌尿肛肠外科，有病床 29 张，主要承担泌尿、烧伤、肛肠、肿瘤、皮肤等外科医疗业务。医院工会副主席王国渊任主任，盛云惠任护士长。分科后发展较快，1999 年购置肛肠治疗仪、前列腺同位素放射治疗仪，诊治老年人前列腺增生疾病。2000 年 5 月购置 MZ－ESWL－VM 型体外冲击波碎石机，诊治肾结石、输尿管结石等疾病。2000 年 8 月购置 4008s 型血液透析机及水处理成套系统设备，12 月购置尿道膀胱镜。2004 年购置输尿管镜、弹道碎石设备及心电监护仪 5 台。可开展肾上腺嗜铬细胞瘤切除术，直肠癌根治术，肾、肾输尿管、膀胱、尿道切开取石术及弹道碎石术、输尿管镜取石术，肾囊肿去顶减压术，各种肛肠科手术，烧伤创面处理及整形治疗，皮肤病治疗，人工肾替代治疗，血液滤过技术等等，专科特点发挥较好，专科水平得以提高。2009 年 10 月 29 日，院长办公会研究决定，在原泌尿肛肠外科分组的基础上分别成立泌尿外科和肛肠外科，王国渊任两个科室的大主任，对两个科各自独立的前提下分别进行管理，原则上科室的事务各自独立，主任工资由两个科室按月各自承担 50%，劳酬金各按 0.5 个人进行院科两级核算，具体在科室的量化比例和领取方法研究决定，业务收入按月各分 50%。血透室的设备由泌尿外科负责管理，设备供两个科共同使用，收入按病人计入处方医生所在科室，能具体明确到病人的耗材由处方医生所在科室承担；透析液、被服等不能具体明确到病人的消耗按月以病人人次为依据按比例进行分摊。

2009 年 11 月 1 日，两个科正式分开核算和管理。泌尿外科承担泌尿、肿瘤、血透外科的医疗业务。

截至 2010 年底，泌尿外科有医务人员 12 人，其中主治医生 3 人，主管护师 4 人，护师 1 人，护士 1 人，开设病床 60 张。

王国渊	主任	主治医师	本科
王爱国	副主任	主治医师	本科
盛云惠	护士长	主管护师	大专
李洪明		主治医师	本科
张龙金		医师	本科
段雪芬		主管护师	本科
唐 丽		主管护师	中专
皇 晶		护士	中专
郭 玲		护师	初中
刘 玲		护士	大专
王力选			本科
黄碧福			本科

（六）肛肠外科

2009 年 10 月 29 日从原外三科（泌尿、肛肠科）分设，主要承担皮肤、美容、整形、烧伤、肛肠、血透外科医疗业务。

截至 2010 年底，肛肠外科有医务人员 12 人，其中主治医师 5 人，医师 1 人，主管护师 1 人，护师 2 人，护士 2 人，开设病床 60 张。

王国渊	主任	主治医师	本科
周 宓	副主任	主治医师	本科
邓海滨	副护士长	主管护师	大专
杨保安		主治医师	中专
刘 通		主治医师	本科
徐秋香		主治医师	本科
赵凤琼		医师	硕士研究生
钱 斌			本科

刘玲娥		护师	大专
陈学丽		护师	大专
杨洪燕		护士	大专
李兴凤		护士	大专

二、综合内科

1950 年建院后，宜良专区先后调派医生汤麟生，洪麟书到罗平工作，加强医院的内、儿科业务。当时内儿科条件差，技术水平低，抢救脱水及危重病人，只能在病人大腿两侧皮下输液，病人非常痛苦。1957 年末，曲靖专区在宜良县举办小静脉穿刺学习班，医院选派唯一的一个正规护士郭瑞儒到宜良参加学习，回来后在全院开展小静脉输液。1959 年初，医院主持举办全县卫生院医务人员小静脉输液培训班，当年全县结束皮下输液的历史。1976 年，陈金石任综合内科副主任，马琼英任护士长。1978 年，陈金石任主任。1984 年新住院大楼落成，7 月，传染病诊治业务分出，成立传染科，综合内科含内科和儿科，李定才任主任，张孝莲任护士长。医院相继购置 B 超、心电图机、脑电图机、纤维胃镜等设备。1988 年 2 月，儿童疾病诊治业务分出，成立小儿科，吴振义任主任，杨月美任护士长；1989 年 3 月，杜梅接任护士长。1993 年，医院推行全面改革，内科开展的新技术、新业务项目增多，可开展脑血管病、癌症化疗和各种内分泌疾病的治疗，血液透析解决肾衰及药物中毒的治疗，结肠镜治疗结肠炎，降糖仪及 PM 治疗仪的应用，24 小时动态心电监测，24 小时动态血压监测及心电工作站对心血管病人的监测和治疗，尿激酶及腹蛇抗纤酶对深静脉血栓的溶栓治疗，急性脑血栓形成的溶栓、抗纤、抗凝系列治疗，心脏起搏器安装，高压氧舱治疗，肺功能仪的使用，心律失常射频消融术、先心病封堵术等。儿科开展了小儿化脓性急性胸膜炎、神经末梢炎、急性肾炎、中毒性细菌性痢疾、呼吸衰竭、心力衰竭的抢救治疗，光子氧的临床运用，兰光治疗新生儿病理性黄疸、婴幼儿高压氧舱治疗缺氧缺血性脑病、脑炎后遗症及哮喘同步呼吸机的治疗、超声雾化治疗小儿肺结核、感染、中毒、休克、脱水、循环衰竭等抢救治疗。

1993 年，设立内儿科总主任，由李定才任总主任，李虹道任副主任，陈黎明任护士长。1998 年 10 月，综合内科按专业特点再次进行分科，李虹道任内科系列总主任，分设内一科、内二科、内三科。2009 年 2 月 6 日，内一科分为呼吸内科和消化内科，内二科分为心血管内科和神经内科。

（一）呼吸内科

1998 年 10 月 1 日成立内一科，主要承担呼吸、消化、内分泌及结缔组织疾病的诊断和治疗，同时兼普通内科急性中毒抢救治疗。内一科有医生 6 人，护士 7 人，张柱生任主任，王丽华任护士长，有病床 32 张。现有结肠途径治疗仪 1 台，心电监护仪 5 台，肺功能测量仪 1 台，多功能洗胃机 1 台，压缩超声雾化吸入器 2 台，输液泵 1 台等设备。

2010 年末，呼吸内科有医护人员 12 人，其中主治医师 1 人，副主任医师 1 人，医师 2 人，主管护师 2 人，护师 1 人，护士 4 人，有病床 65 张。

张柱生	主任	医师	大专
王丽华	护士长	主管护师	大专
念卫红	副主任	副主任医师	本科
李丽萍		主治医师	本科
程丽琼		医师	本科
付同玲		主管护师	中专
熊云香		护师	大专

石立彪		本科
饶金花	护士	本科
王国仙	护士	大专
李冲琼	护士	中专
杜红琼	护士	中专

（二）消化内科

2009 年 7 月 31 日从内一科分设，主要承担消化系统疾病的诊治。至 2010 年末，消化内科有医护人员 10 人，其中主治医师 2 人，医师 1 人，主管护师 2 人，护师 1 人，护士 2 人，设病床 54 张。购置结肠途径治疗仪一台，C14 检测仪一台等设备。

崔荣刚	主任	主治医师	大专
陈丽	护士长	主管护师	中专
王欣	副护士长	护师	本科
艾琼		主治医师	本科
贾荣琼		主管护师	中专
阮双玲		医师	本科
高瑞			本科
王双红			本科
罗曼舒		护士	中专
廖艳俊		护士	中专

（三）心脑血管内科

1998 年 10 月 1 日分设，称心脑血管内科，又称内二科，主要承担心脑血管、血液、泌尿内科、神经、肿瘤疾病的诊治，李虹道任科主任，陈黎明任护士长，有病床 30 张。分设时有光量子治疗仪一台、光子氧治疗仪一台、心电监护仪一台、脉搏血氧监护仪一台、制氧机一台。2000 年 4 月，医院为内二科购置 XC 型血磁治疗仪一台、脱脂机一台；2001 年 1 月购置了 24 小时 12 导联动态心电图机和 24 小时动态血压机，建立心电工作站。同年购置 3 导联心电图机一台、多功能心电图机一台、多功能心电监护仪 6 台，带有除颤起搏功能心电监护仪一台、红光治疗系统等设备。2002 年，病床增加至 51 张。年内，在昆医附一院心脏专家的指导下，为患者安装第一例心脏起搏器获得成功，之后又开展了心肌梗塞溶栓治疗。2004 年，成立心脑血管疾病防治中心。2005 年 5 月，购置可容纳 10 人治疗的高压氧舱等设备。2009 年 11 月开展第一例心律失常射频消融术获得成功。2010 年 1 月开展第一例先心病封堵术获得成功。每年聘请上海、北京、昆明、曲靖等地医院的专家教授来院帮助指导工作，业务技术不断提高。

2006 年 10 月，李虹道任副院长兼内二科主任；12 月，任命钱炳坤为副主任，唐昕明调脑胸外科任副护士长。2009 年 2 月 6 日，院长办公会研究决定，将心脑血管内科分为心内科、神经内两个科室，2009 年 2 月 1 日分开核算，钱炳坤为心血管、血液内科主任。心内科承担心血管、血液方面的医疗业务。护士李惠香、李海丽有高压氧舱上岗证，分在神经内科，胡贵仙、陈萍芬在血磁方面有熟练技巧，分在心内科，其余在职在编的护士按拈阄 1、2 的方法，1 号为心内科，2 号为神经内科；有证聘用人员和无证聘用人员分别分组按以上方法进行。设备上，动态心电、动态血压、血磁、血流变仪归心内科；高压氧舱、关节松动仪归神经内科；其余设备由副院长李虹道、副院长冯锐根据实际协助科室安排。

截至 2010 年底，心内科有医务人员 14 人，其中主治医师 1 人，医师 2 人，主管护师 4 人，护师、士 5 人；有病床 72 张。

钱炳坤	主任	主治医师	大专
陈黎明	护士长	主管护师	大专
胡贵仙	副护士长	护师	本科
刘基建		医师	本科
唐 会		医师	本科
唐昕明		主管护师	本科
陈萍芬		主管护师	大专
徐二桃		主管护师	大专
田德丽			本科
阮微微			本科
蔡 丹		护师	本科
陈 丽		护士	本科
廖燕凤		护士	大专
欧阳鸿雁		护士	中专

（四）神经内科

2009 年 2 月 6 日从内二科分设，承担神经、肾病、肿瘤方面的医疗业务。至 2010 年末，有医护人员 14 人，主治医师 2 人，医师 4 人，护师 4 人，护士 3 人。设备有高压氧舱、电脑低频治疗机等。

王洪云	主任	医师	本科
李明花	护士长	护师	本科
张自云		主治医师	本科
林惠琼		主治医师	本科
杨龙成		医师	本科
刘翠玲		医师	本科
李惠香		主管护师	大专
何灿艳		护师	本科
付朝花		护师	本科
王 琼		护师	本科
刘小金			本科
袁 春		护士	中专
彭守利		护士	中专
陈丽仙		护士	中专

（五）内三科（传染科）

1984 年 7 月分设。之前，住院部设于原罗平一中土木结构的旧教室内，医院划出 4 间小平房为传染病区，未设传染病治疗业务专职主任、护士长，由内科内部安排。开展的治疗业务为肺结核、甲肝、痢疾、麻疹等传染病。

1984 年初，新住院大楼投入使用，7 月，医院分设传染科，李曰学任主任，李梅玉任护士长，有医生 3 人，护士 7 人，病房 7 间，病床 24 张；设备有听诊器、血压表、体温表等，传染病诊治靠经验和 X 光、肝功能、肥达实验和三大常规进行。1986 年，购入一台电子脉冲肝病治疗仪，由于管理及治疗效果不好，未能发挥作用，不到一年即告报废。李梅玉 1987 年 2 月调曲靖中医院，由杨月美任护士长。1988 年 1 月，内科护士长张孝莲退休，杨月美调任内科护士长，杜梅担任传染科护士长，同年 12 月杜梅调内科任护士长。吴艳珍继任护士长。1990 年吴艳珍调动工作，刘家丽任护士长。1995 年刘家丽调五官科任护士长，李俊接任传染科护士长。

1993 年医院改革前，传染科由于病源较少，属医院特殊科室，在政策上给予一定的倾斜，确保职工工资按时发放。医院改革后，人们对"传染病"有一定的恐惧心理，很少人到传染科看病、住院，加之科室管理不善，经济效益不能体现，职工工资不能按时全额发放，职工意见大，要求在科室内自主改选科主任。1994 年 3 月 31 日，医院领导同意，传染科召开会议，选举田春兰为传染科主任，并承诺，在三个月内若职工领不到工资将自动辞去传染科主任职务。为减轻传染科的压力，每月医院给予传染科 400 元的疫情管理费补助，人员上也给予调整，护士长李俊调外一科工作，批准苏美焕医师退休，张保芬任护士长。为消除人民群众及患者的恐惧感，传染科更名为内三科。但由于多种原因，科室的效益始终上不去，前后两位主任申请提前退休，剩下一名医生和三名护士无法维持正常工作。儿科主任李定才向医院领导提出，在维持对传染科的倾斜政策不变的前提下兼并传染科。医院同意，1999 年 6 月 1 日，小儿科正式接管传染科，传染科护士长张保芬调任供应室护士长。传染科改为内三科工作区，李定才兼任内三科主任，史林芝兼任护士长。张建萍医生主管业务，兼搞医院防保工作和疫情的收集上报。管理机制改变，服务质量提高，信誉度增强，病人逐渐增多，病床由原来的 24 张增至 35 张。2004 年 8 月 18 日，医院建盖第二住院大楼，原传染科病区全部拆除，内三科工作区搬入原"非典"隔离区工作。

人员构成见儿科。

（六）儿科

1988 年 2 月以前，儿科为综合大内科的一部分。1988 年初，医院党政领导班子决定分设小儿专业，2 月 18 日正式成立，原大内科主任李定才任儿科主任，柏国兰任护士长。全科有人员 10 人，其中医生 4 人，护士 6 人。开设病床 26 张。1995 年 6 月，柏国兰调曲靖市二院工作，纪杏莲接任儿科护士长。1997 年 10 月，纪杏莲离职到曲靖卫校读护理大专班，史林芝任护士长。

儿科成立后人员出入频繁，给工作带来一定的影响。1989 年，儿科进行综合承包，由于措施及方法不完善，全体职工超负荷工作，仍不能达到满意效果。医院给予一定的倾斜政策，劳动报酬仍然偏低，综合承包改革不到一年就自然消失。1993 年 6 月初，医院进行全面改革，儿科工作逐步好转。改革后八年中，增加的设备有：婴儿培养箱 2 台，婴儿复苏抢救台一台，小儿输液泵 6 台，心电监护仪 5 台，婴儿高压氧舱 1 台，NIDEK 智能小儿专用呼吸机 1 台。

1999 年 6 月 1 日，小儿科兼并内三科，李定才兼任内三科主任，史林芝兼任内三科护士长，兼并后共有职工 15 人，医生 5 人，护士 10 人。儿科和内三科分为两个病区，共开设病床 92 张。开展了小儿心电监护仪的临床应用，光子氧的治疗，蓝光治疗仪应用解决新生儿病理性黄疸治疗，留置针及小功率超声雾化吸入治疗，婴幼儿高压氧舱治疗等新业务新技术。

至 2010 年，科室共有医护人员 18 人，其中主任医师一人，主治医师 4 人，医师 3 人，主管护师 3 人，护师、士 8 人，共开设病床 96 张。

李定才	主任	主任医师	大专
史林芝	护士长	主管护师	本科
张建萍		主治医师	中专
晏学德		主治医师	本科
陈培芳		主治医师	大专
熊长先		主治医师	中专
董卫云		医师	本科
尹会仙		医师	本科
王艳丽		主管护师	本科
董秋花		主管护师	本科

谢国玲	护师	本科
陈溪平	护师	中专
李光艳	护士	大专
杨 琼	护师	中专
窦友坤	护师	大专
李 娜	护师	本科
文巧云	护师	本科
马爱英	护士	大专
王 谦		本科
聂艳丽	护士	中专
周雪凤		本科
张 弘		本科
余 梅	护士	中专
梅艳玲		本科

（七）妇产科

1951年9月，医院由朝阳寺搬到寿福寺，人员增至18人，病床增至20张，新设立妇产科。1952年12月，医院按云南省人民政府宜良专员公署（卫防字）7936号文件要求，收集旧育儿材料，配合县妇联开展调查。当时县内封建迷信盛行，贫困面大，交通不便，全部使用旧法接生，新生儿死亡率非常高。1952年底，宜良专署卫生科举办第一批新法接生学习班，医院派出王琼仙参加学习。1953年3月，张孝莲由省卫校保健班毕业，分配到罗平县卫生院工作，从是年起，妇产科开展新法接生。由于人口分散，交通不便的农村仍然沿用旧法接生。为改变这一落后面貌，1955年5月～11月，卫生院开办了两期农村卫生员和新法接生员培训班，每期三个月，共培训115人，结业后回乡开展工作，新法接生逐渐为群众所接受。1958年～1960年三年困难时期，县医院妇产科积极参加抢救肿肝病和妇女子宫脱垂的治疗。其间，1957年实施第一例宫外孕手术，1958年实施第一例剖腹产手术，均获得成功。

1960年，妇产科开展产前检查和妊娠检查，对胎位不正的孕妇，传授外倒转术、膝胸卧式操，每日二次，每次15分钟。本年度还开展了新法流产，用甘油60～80ml注射入子宫腔内，流产效果很好。是为最早的计划生育手术。1963年1月，妇产科购入万能产床一张。1964年，妇产科病床增至30张，全科6人，医、护未分，谁上班谁负责。

1965年，妇产科的收费标准为：顺产1.5元，处理脐带0.5元，冲洗阴道0.05元，位牵引3元，横位牵引5元，产钳术5元，胎盘剥离术3元。1979年，病床每月每床总务材料物资消耗定额为5元。

1979年，妇产科从外科分设，县委组织部任命杨琼珍为妇产科主任，杜桂英为护士长。1982年9月23日，医、护分开上班，同时明确医生和护士的职责范围。杨琼珍调走后，科主任由保忠秀接任，杜桂英任护士长到1983年5月，陈砚芳接任护士长，1984年调门诊。1984年，县卫生局正式任命周美轩为妇产科主任，王官珍为副主任，王菊芬为护士长，杜桂英为副护士长。1983年开展女扎术、引产术、放取环术、宫外孕及卵巢肿瘤切除术、剖宫产术等。1985年购进第一台阴道镜，提高妇女疾病临床检查诊断的确切性。1985年，第一例产妇羊水栓塞抢救成功。1991年，副主任王官珍调计生局计划生育服务站任站长，王菊芬接任副主任，李美琼任护士长，其他任职人员不变。1993年8月，主任周美轩退休，王菊芬主管妇产科工作。1994年8月，副护士长杜桂英退休，护士长李美琼全面负责护理工作。1995年后开展新生儿皮肤全裸体接触、新生儿测量体温、新生儿淋浴、乳房护理等创爱婴医院要求的业务。1995年10月后开展乳房红外线扫描仪诊断乳房包块疾病、子宫全切除术、阴道前后壁修补术、阴式子宫切除术、子宫广泛性切除术加盆腔淋巴洁清扫术。1995年，作为创建爱婴医院的重点科室，2月至3月，全科人员分五批到曲靖妇幼医院学习创建爱婴医院的经验，每期7天，学习结束回到医院，科室内划分为妇科专业组、产科专业组、待产室组，增设宣教室、高危婴儿室，张贴创建爱婴医院宣传资料，在门诊部建立妇产科直线门诊，提高医院妇产科的软硬件条件。1996年8月，爱婴医院通过验收。1999年开展新式剖宫产术及新生儿复苏；妇科疾病治疗开展了不孕症诊治、功能微波治疗、电子阴道镜不孕症治疗，用盆腔炎治疗仪、乳腺治疗仪诊治妇科疾病。2003年1月，妇产科内部业务分为妇科、产科，规范妇科、产科疾病范围，医护人员岗位定时在产科、妇科之间轮换。

2004年购进中科院深圳安科公司最先进的乳腺X光机。业务上从常见的妇科多发病的诊断治疗、顺产接生、一般难产逐步发展到危重孕、产妇病人的抢救治疗。

2006年12月，任命张琼芬主管护师为副护士长。2008年5月28日，主任王菊芬退休，由院长提名，院长办公会研究决定，任命王官珍为妇产科主任。2008年11月29日，院长办公会研究决定，任命吴海燕为妇产科副主任（试用期一年）。

现科室拥有妇产科疾病治疗仪一台，电脑红外线乳腺检查治疗仪一台，多功能产床一张；临产室安装了大型空调机、电脑胎儿母亲监护仪，蓝光婴儿培养箱，多功能微波治疗仪3台，心电监护仪4台，镇痛分娩仪3台，电动产床一张；

2010年末，全科室共有医护人员33人，其中主治医师9人，医师、医生4人，主管护师6人，护师、护士11人，共开设病床63张。

王官珍	主任	主治医师	中专
吴海燕	副主任	医师	本科
李美琼	护士长	主管护师	中专
张琼芬	副护士长	主管护师	大专
张学美		主治医师	大专
吴佳芬		主治医师	大专
杨文郿		主治医师	本科
杨凤祥		主治医师	大专
张志萍		主治医师	本科
张金慧		主治医师	大专
田晓敏		主治医师	大专
董 娅		主治医师	大专
袁木兰		医师	本科
高素琴		医师	大专
杨春桃		医师	本科
刘美仙		主管护师	中专
谢香玉		主管护师	中专
施丽萍		主管护师	大专
孟建丽		主管护师	大专
王春春		护师	中专
朱艳琼		护师	大专
翟 丽		护师	本科
罗关翠		护师	大专
杨红艳		护师	大专
李金焕		护士	大专
熊红梅		护士	大专
刘丽芬		护士	大专

区君慈		护士	中专
朱志琼		护士	中专
黄 菲		护士	中专
张 英		护士	大专
姚文静			本科
李化敏			本科

（八）麻醉科

1957 年前，医院不能开展外科手术，也无麻醉业务。同年，杨耀光医生到曲靖专区医院进修普外，回来后开展外科下腹部手术，无专职麻醉医生，只能进行乙醚吸入麻醉和普鲁卡因局部麻醉。1957 年底设外科，外科医生兼麻醉操作。1964 年，医院搬迁至黉学村原罗平一中旧址，手术室扩大到两间，仍然无麻醉设备。1976 年，曲靖地区举办针灸麻醉学习班，医院派出王琼仙、徐金玉两人参加学习，回来用针麻开展下腹部手术及剖腹产等。手术室为综合外科的一部分，1992 年与外科业务分设，徐金玉任手术室主任，工作仍由外科统一管理，经济收入统一核算。1994 年初，手术室正式和外科分开，成立麻醉科，徐金玉任主任，陈平任护士长，全科有工作人员 8 人，其中医生 4 人，护士 4人。1996 年，科室人员增加至 10 人。1993 年至 1995 年创等级医院，科室设备不断增加。1996 年以前有麻醉机二台（国产 103 型），日本五十岚心电监护仪一台，负压吸引器 2 台，国产多功能手术床 3 张（其中一张为 1963 年购置的老式脚控高频电刀），开展气管插管麻醉、硬膜外麻醉、腰麻、分离麻醉、静脉复合麻醉等。手术有胃大部分切除术、胃肠穿孔修补术、各种骨折手术、单纯性硬膜外血肿清除术、膀胱切开取石术、脾破裂、宫外孕、剖腹产等手术。1996 年医院购置大型设备 CT，郭静清调任CT 室主任，外科医师王华调麻醉科并送曲靖市一院进修麻醉。1997 年，曲靖市一院麻醉科医生王云到麻醉科帮助指导工作两个月，指导开展深静脉穿刺麻醉和中心静脉压监测等新技术业务，规范护理人员手术打包程序，改用碘伏泡手和病人的皮肤消毒，开始使用一次性手术包及帽子、口罩等。

1998 年 10 月，综合大外科分为外一、二、三科，麻醉科护士长陈平调任外一科护士长，麻醉科护士长由陈书莲担任。

1998 年，购置德国西门子麻醉机，开展全麻气管插管麻醉，一个医生就可以操作。为满足临床科室手术需要，提高科室人员的业务技术水平，麻醉科采取"走出去和请进来"的方法，多次请昆明市一院马国良主任及其他上级医院的专家到科室帮助指导工作，并轮流送医护人员到昆明市第一人民医院麻醉科学习，规范手术室管理和各项操作标准，熟练掌握各种手术的麻醉，手术病人的全麻率不断提高。

现麻醉科拥有德国西门子麻醉机一台，日本产麻醉机两台，国产麻醉机一台，日本多功能心电监护仪 3 台，德国多功能高频电刀二台，双极电凝器二台，冷光源拉构一套，全套狼牌电视腹腔镜一套，输尿管镜一套，日本可折式纤维喉镜二套，多功能手术床 4 张，脑立体定向仪一套等设备；手术室都配有空调、中心供氧、中心吸引。创等级医院时确定为医院的重点科室。

2008 年初，四间净化手术间建成投入使用。

2010 年末，全科室共有医护人员 14 人，其中副主任医师 1 人，主治医师 2 人，医师 2 人，医士 1人，主管护师 5 人，护师 1 人，护士 2 人。

徐金玉	主任	副主任医师	中专
陈书莲	护士长	主管护师	本科
王 华		主治医师	大专
崔茂排	副主任	主治医师	本科
吕晓仙		主管护师	本科
刘艳玲		主管护师	本科

钱　慧	主管护师	本科
冉志娅	主管护师	大专
张仕宽	医师	本科
胡文峰	医师	本科
张丽娅	护师	初中
刘　青	医士	大专
钱向飞	护士	大专
黄琳丽	护士	中专
李云燕	护师	大专（2010 年 12 月 17 日调离医院，到县建设局工作。）

（九）中医科

解放初期，罗平县卫生院只有罗兴斋一个老中医在门诊上班，自己看病自己配药。1949 年 9 月，毛泽东主席在全国卫生行政会议上说："必须很好地团结中医，搞好中医工作，提高中医技术，发挥中医力量。"1953 年，经上级批准，卫生院吸收个体中医罗志仁、陈茂元到卫生院上班，边看病边抓中药。1962 年 12 月，昆明中医学院毕业生秦忠分到县医院，同年底，医药公司草、中医李吉华以鱼腥草为主药治疗癌症，受到县委、政府的重视，由医药公司调入县医院，开展中医诊治。1964 年，招收中医学徒两人（黄立志，杨敏）。1979 年再招中医学徒耿忠芬、刘续勤（后调离本院）。1971 年至1979 年，杨凤英、曾金铭、黄树芬分别由昭通彝良县、盐津县和罗平制药厂调入医院，王建友、高石柱、李瑞林分别从云南中医学院、曲靖卫校中医班毕业分到医院，中医从业人员有所增加。所有中医药人员，在住院部上班的属大内科管理，在门诊上班的属门诊部管理。

1984 年正式成立中医科，王建友任主任，未设护士长，开设病床 5 张，住院部上班人员有王建友、黄树芬、杨凤英；门诊部有高石柱、李瑞林、张文英。1984 年，陈长维由阿岗卫生院调入，刘红调中医科当护士。1987 年，刘自平由云南中医学院毕业分到医院。1996 年，秦琼由贵州调入中医科，开展针灸诊治。

1990 年，成立罗平县中医院，撤销医院门诊部中医药业务，李瑞林、刘自平、高石柱、张文英调中医院，门诊部针灸理疗设备同时调剂给中医院。中药房搬到住院部，门诊中医业务停止。1995 年 9月，门诊楼投入使用，医院党政领导分房给中医科，重新开设中医门诊，医生轮流到门诊部上班，门诊中药房由罗敬贞负责。

1993 年 10 月，医院进入全面改革，中医科在改革中没有执行医院量化管理的要求，职工的工作积极性没有得到充分的调动，中医中药的优势没有得到发挥，整个科室只上行政班，不能方便病人，造成病人越来越少，成为全院两个效益最差的科室。医院党政领导多次讨论中医科的发展思路，为减轻减少中医科的经济负担，采取分流人员、扩大服务、延长工作时间等办法，未能产生良好的效果。职工基本能保证正常工资，但长期拿不到奖金，全科职工找院领导反映，要求彻底改革中医科。2000年 2 月底，中医科实施科室内部改革，民主选举黄树芬为科主任，首先整顿科室内部工作秩序，落实规章制度，严肃工作纪律，改行政班为 24 小时值班制，开设中医住院病房 6 张。改革第一月，职工保住了工资，还清了过去借发工资的债务，人均领到 635 元的劳酬金。职工积极性提高，充分发挥中医中药的特色，开展针灸理疗、中医推拿、拔火罐、外包中药等新业务。2000 年 3 月，黄树芬自拟处方配制中药骨折一号，自制软组织伤粉、舒筋镇痛药酒等新配方，运用于各种风湿病、骨质增生，腰、颈椎病和软组织外伤等病症，得到广大患者的信赖和好评。2000 年 9 月 1 日，从眼科调雷红玲任中医科护士长。2004 年开展中医医疗美容、面部护理、皮肤病治疗、减肥等新业务新项目。至 2005 年，中医科病床从 6 张增加到 16 张，工作人员从 6 人增加到 10 人，设备也随科室的发展不断增加。2000 年以前只有一台多功能多频治疗仪及简单的针灸设备，现有理疗床 6 张，美容床 5 张，牵引床 1 张，减肥床 1 张，推拿按摩床 1 张，综合理疗床 1 张，多功能电疗反负压按摩仪一台。病房配备电视及饮水机。2010 年 6 月 14 日，护士长雷红玲退休，院长办公会研究决定，调脑胸外科护士潘瑜任中医科护士长。

2010 年末，全科有医护人员 21 人，其中副主任医师 1 人，主治医师 1 人，医师、士 10 人，主管护师 1 人，药师 2 人，护师 1 人，护士 1 人；开设病床 48 张。

黄树芬	主任	副主任医师	中专
潘　瑜	护士长	护士	大专
陈长维		主治医师	中专
高丽琼		主管药师	本科
谭逢超		医师	本科
秦　琴		医师	大专
祝艳萍		护师	本科
张永良		医师	本科
黄胜荣		医师	本科
路华仙		药剂师	本科
王永康		医师	本科
祝兴隆		医师	本科
王绍坤		医师	本科
刘光丽		医师	本科
高贵友		医士	大专
沈留英			硕士研究生
杨文俊		主管护师	本科
喻云惠		护士	中专
唐光春		医师	本科
幸金剑			本科
高艳乐			本科

（十）眼科

1978 年 9 月 15 日成立五官科。2002 年 1 月 22 日，医院党政联席会议决定，五官科分设为眼科和耳鼻喉科。1 月 28 日，眼科正式成立，田永波任主任，纪杏莲任护士长，在职在编正式职工 6 人，医生 4 人，护士 2 人，开设眼科病床 9 张。同时设立直线门诊扩大服务，方便广大患者。

眼科分设前 25 年，眼科疾病诊治占五官科之首，为五官科的重点专业。1978 年 10 月，初成立的五官科人员少，学历结构偏低，设备一无所有。王学斌到昆明购置一台眼底镜，回来后开展眼科诊治业务。

1980 年购置裂隙灯一台。1983 年购置白内障手术器械一套，1984 年正式开展白内障复明手术、乳突单凿术，设置眼科专用病房 2 间。1990 年起，开始一年一度的防盲治盲活动。1991 年参与全县盲人普查，共查出白内障患者 1715 人，占全县人口的 0.373%。1991 年 11 月 20 日至 1992 年 1 月，开展为期三个月的白内障手术复明工作。1991 年 11 月 22 日，举办全县防盲治盲培训班，副县长王开铸主持开班典礼，县委、政府、人大、纪委、政协主要领导出席，昆明医学院附一院副院长周铎及眼科专家曾令柏教授、昆明医学院眼科专家周华参加了开学典礼，并承担培训班的教学任务，医院五官科全体医生及部分护士参加为期两周的培训学习，共培训 80 多人。1996 年荣获国家卫生部、中央残联联合授予的"全国防盲治盲先进县"，全国排名 18 位，云南省排名第四位，国家卫生部奖给专科设备价值约 33 万元。

1995 年 1 月 8 日，罗平县卫生局批复同意县人民医院眼科为重点专科。2002 年 5 月，建立眼科视光学中心及眼科研究中心。2003 年，开展白内障超声乳化术、眼底氩激光治疗、青光眼小梁手术、眼部整形美容术、眼底荧光造影等业务。作为医院的重点科室，现有全套视光学中心设备，美国眼底氩激光机一台，美国超声乳化机一台，日本裂隙灯一台，眼底荧光造影机一台，眼科手术显微镜一台，眼 A 超一台，角膜曲率计一套，日本电脑验光仪一台，日本半自动磨边机一台，国产裂隙灯一台等设备。

2010 年末，全科共有医护人员 13 人，其中主治医师 3 人，医师、士 3 人，主管护师 3 人，护士 1 人，共开设病床 29 张。

田永波	主任	主治医师	本科
纪杏莲	护士长	主管护师	大专
岳 煜		主治医师	大学
王 磊		主治医师	大专
罗教会		主管护师	中专
吴文华		主管护师	本科
秦永存		医师	本科
林海英		护师	大专
杨国琼		医士	大专
秦会云			大学
刘家琼			大学
黄 迪			中专
周 英		护士	大专

（十一）耳鼻喉科

1978 年以前，五官科疾病患者均由内、外科医生兼治。1978 年 8 月，曲靖卫校五官科毕业生王学斌、李稳柱分到医院，于 9 月 15 日设立五官科，诊室在砖木结构的门诊部二楼，面积 12.4 平方米。医疗设备有一把电筒、二抽办公桌两张，木椅子四把。因无设备不能开展专科手术，仅凭药物治疗。1978 年 10 月从昆明购进鼻镜 10 把一套、五官科刀包一个。1980 年购进一台裂隙灯，开展一般外眼及耳鼻喉科的小手术。1980 年 10 月，医院选送王学斌到昆明市第二人民医院进修五官科一年，李稳柱长期病休，医院从妇产科调汤利英到五官科协助工作和应付体检。1982 年 9 月，医院再派王学斌第到昆明市红会医院进修五官科半年，之后转昆明市第一人民医院五官科进修一年，1983 年底回院，在医院的支持下增加白内障手术器械，开展上颌窦手术、乳突单凿术等手术。1984 年 5 月，王学斌到北京参加国际华人眼科学习班 10 天。8 月，医院送李稳柱到省第一人民医院五官科进修一年，回来后因病一直未能工作。1984 年 6 月，王学斌任门诊部副主任、急诊科主任，兼管五官科工作。1990 年 10 月，汤利英调回老家宜良，医院从内科调田永波医生到五官科工作，随即送昆医附一院进修五官科 9 个月，眼科 4 个月。1991 年 11 月 6 日，五官科病房从外科分离，设立五官科专科病房五间，开设病床 15 张；王学斌辞去门诊部副主任、急诊科主任后任五官科主任，代管护理工作，五官科工作人员从 3 人增加到 6 人，其中医生三人，护士三人。

1996 年，五官科得到国家卫生部表彰并奖给专科设备价值约 33 万元，科室得到发展壮大，医院调传染科护士长刘家丽任五官科护士长，科室职工增加至 12 人。2002 年 1 月 22 日，五官科分设为眼科和耳鼻喉科。1 月 28 日耳鼻喉科正式成立，同年底成立咽耳鼻喉研究中心，王学斌为耳鼻喉科主任，调内二科护士冯锐任耳鼻喉科护士长，有在职在编正式职工 5 人，其中 2 名医生 3 名护士，病床 20 张，业务用房 360 多平方米，固定资产约 50 多万元。科室拥有电测听、裂隙灯、声阻抗测定仪、微波治疗仪、手术显微镜、纤维咽喉镜、耳鼻喉科综合治疗仪、多功能手术床等设备多台，可开展耳鼻喉科、颌面等高难度手术。2006 年 11 月任命彭柏雁为副护士长。

2010 年末，有医护人员 7 人，其中主治医师 2 人，医师 1 人，护师、士 2 人，全科共开设病床 20 张。

王学斌	主任	主治医师	中专
彭柏雁	副护士长	护师	大专
李来坤		主治医师	本科
周丽琴		主管护师	大专
杨跃丽		护师	本科
黄 涛			大学
陈 波			大学

（十二）口腔科

1978 年，曲靖卫校分配一名口腔医士到医院门诊外科，开展常见口腔疾病的诊治，如拔牙等，设备一无所有。1980 年底，该医士调离，口腔诊治告停。1981 年 8 月，雷天荣由曲靖卫校毕业分配到医院，同月成立口腔科，购置牙科椅及常用的牙科器械，开展修补坏牙、镶牙及颌面外科等业务。1983 年，符开灿由云南省卫校毕业分配到医院，口腔疾病的治疗和牙齿矫形等业务得以顺利开展。口腔科人员变动大，长期以来难以稳定。1985 年 10 月，雷天荣医师调罗平县人民法院任法医，口腔科业务仅有符开灿医生一人负责。1986 年 8 月，省卫校口腔专业毕业生雷成所分配到口腔科工作。1987 年 7 月，昆明医学院口腔系毕业生张广俊分配到口腔科，全科有医生 3 名，业务范围有所扩大。1991 年初，雷成所调曲靖市二院工作，符开灿、张广俊轮流上班。1993 年 7 月，昆明医学院口腔系毕业生保佑锐分配到口腔科工作，同年 9 月张广俊调医院眼科工作，一年后调市一院口腔科。1994 年 5 月，符开灿调曲靖市妇幼医院工作。保佑锐一人坚持口腔科工作长达五年之久。1998 年 8 月，云南省卫校口腔专业毕业生李晓义分配到口腔科，至今口腔科只有 2 人，科室发展较为滞后。两人轮流上班，未进行工作量化，科室收入按医院的政策方案换算分配。现科室主要设备有：综合治疗机三台，高温高压消毒器一台，各种口腔器械齐全，能开展口腔内科、口腔外科等疾病的治疗及修复、各种镶牙等。学习进修机会较少，其中保佑锐于 2003 年 9 月参加云南省传染性疾病防治知识应急培训一个月，2004 年 3 月参加云南省禽流感防治知识培训，2004 年 6 月参加云南省口腔美容医师培训。

2010 年末，全科 7 人，主治医师 1 人，医师、士 4 人，主管护师 1 人。

保佑锐	主任	主治医师	本科
陈东梅		主管护师	本科
唐秀琼		医师	本科
李晓义		医师	大专
岳坤艳		医士	大专
蒋翠娥		医士	大专
王 斌			大专

第六节 医疗检验、检查

建院初期无医疗检验设备和科室。1954年始有化验室，仅能开展三大常规检验。至1960年，增加了少部分简易检验设备，开展血型、血交叉检验。1978年，开展甲肝检测，每周四做一次。1988年底，负责医疗检验的功能科从综合内科分设，医疗检验科室正式建立。至1994年，功能检查设备有国产黑白B超一台，脑电图机一台，A型超声一台，心电图机一台，纤维胃镜一台，50、100、200MAX光各一台，常规检查范围有所扩大。至2010年底，医院医疗检验科室有功能、检验、CT室、病理室、放射科五个科室，医疗检验设备有上百台。

一、检验科

1954年下半年建立化验室，化验员有朱宝碧、唐国良2人，实际只有朱宝碧搞化验，唐国良抽调县委审干办公室，直至文化大革命结束才回卫生系统。1956年6月，孙桂芳分到化验室，因设备简陋，只能开展三大常规检验。1960年初，化验室增加离心机一台及一些玻璃试管等物品，业务增加了血型交叉等检验。1965年，喻祥凤由陆良县医院调入。1977年10月，杨琼美从曲靖卫校毕业分配到化验室，人员有所增加。1978年后，化验室逐年增添了分光光度计一台，比色计一台，水浴箱一台，检验业务增加了血沉、出凝血时间、细菌、胸水、腹水、脑脊液、妊娠、精液、白带、隐血、疟疾、血片、肝功能等检查项目。1983年增加581光电比色计一台，日本奥林巴斯显微镜一台。同年10月，段雨生从药检所调入。1984年4月，刘海由防疫站调入。1984年10月，新住院大楼竣工，化验室搬入住院大楼一楼，正式升格为检验科，孙桂芳任主任。1986年7月，柏水芬由中医院调入。1993年8月，郭万松由防疫站调入。1996年8月，孙桂芳退休，郭万松任主任。2000年10月，段雨生任主任。至2004年，分别从楚雄卫校检验专业、大理医学院毕业到化验室工作的有赵友奎、吴绍英、张兴莲、刘芳、陈雄刚5人。

检验科下设常规室、细菌室、生化室、采血室等，检验项目逐年扩展。1984年后开展肥达代试验、抗O试验、妊娠试验、空气培养、细菌培养、二氧化碳结合率、甲肝测定、乙肝表面抗原测定、肾功能测定等检验。1986年初，按省卫生厅要求开展质量控制，检验科纳入全省质控检验管理，配置火焰光度计一台，直接测定K、Na，改变手工操作的浊度比色法，K、Na检验质量提高。同时纳入质控项目的还有血细胞计数、乙肝表面抗原测定；1993年质控项目增加Cr、UA、尿素氮、血糖、总蛋白、白蛋白、谷丙转氨酶、总胆固醇、甘油三脂等，质控项目全部合格。1993年—1996年四年生化项目及乙肝表面抗原测定分别获得优秀、良好、合格，省检验中心颁发了合格荣誉证书。1995年5月争创等级医院，购置K—1000型日本东亚血球仪，同年10月底又购K—4500型日本东亚血球仪、MA4290尿分析仪2台，结束了医院住院部及门诊部血球手工计数的历史，检验方法进入仪器化时代。1995年6月，按《医院感染管理方案及细则》，检验科承担对医院各部门进行感染项目的监测控制任务，各科室配合，检验科负责进行监测、统计、上报。

2000年5月，购置美国AGⅡ生化机一台，248型血气分析仪一台，MK3酶标仪一台，检验标准进一步规范，检验质量进一步提高。2002年5月—7月，因1995年购置的两台血球计数仪已超期服役2年，分别购置了GC—1200V甲状腺放免仪一套，美国贝克曼CX5型全自动生化机一台，美国贝克曼diff2和5diff血球分析仪二台，美国贝克曼ACL血凝仪一台。2004年11月，再次购置与甲状腺放免仪相配套的高速低温离心机一台。检验设备基本上实现了全仪器化，检验项目扩展至120多种。

2010年末，全科共有医务人员16人，主管检验师3人，检验师6人，检验士6人。

赵友奎	副主任	检验师	本科
杨琼美		主管检验师	中专
郭万松		主管检验师	大专
张兴莲		主管检验师	本科
吴绍英		检验师	大专
陈雄刚		检验师	本科
刘 芳		检验师	本科
曹俊峰		检验师	本科
王 彪		检验师	本科
袁 媛		检验士	本科
杨正辉		检验士	大专
孔友涛		检验士	大专
杨艳维		检验士	大专
钱福文		检验士	大专
李叶丹		检验士	大专
世文菊			本科

二、功能科

1988年底，功能科从综合内科分设，段红刚为负责人。1994年，张传远调入任主任，人员有洪婉若、郑燕琼。设备有国产黑白B超一台，脑电脑机一台，A型超声一台，心电图机一台，纤维胃镜一台等，开展肝、胆、胰、脾、胃、输尿管、膀胱、前列腺、子宫附件、胎儿等常规检查诊断。1995年，为争创等级医院，购置日立牌315B超、伪彩超、记录仪，1996年购置脑电图及脑地形图机一台。1995年，周玉萍从曲靖卫校毕业分配到功能科；1996年，李改周从大理医学院毕业分配到功能科；1996年12月，陈桂玲由板桥卫生院调入功能科，功能科人员从3人增加至6人。科室设备不断向高精尖发展。1996年开设直线门诊，2002年8月购置菲利浦MDI3500全身彩色B超一台，配有心脏探头、腔内探头、腹部探头、高频探头等。2002年11月，再次购置奥林巴斯GIF-160电子胃镜一台和奥林巴斯CF-Q160I电子结肠镜一台。2003年11月，购置上海产DI400A-B-178动态脑电图机一台及上海产PI400A-B-188视频脑电图机一台。从2002年起，新技术、新业务开展有：心脑疾病的检查、头颅脑内疾病、妇科、产科所有疾病的诊治以及直肠、前列腺、包块、小器官、胃、十二指肠、结肠等疾病的检查诊断。

2010年末，全科共有医务人员10人，主治医师2人，医师2人，护师1人，主管技师2人。

陈桂玲	副主任	主管技师	大专
李改周		主治医师	本科
郑燕琼		主治医师	本科
周玉萍		主管技师	大专
赵 燕		医师	大专
张 锁		医师	大专
王 勤		护师	大专
高 云			本科

余素涵		本科
段铃俊		本科

三、CT、MRI 室

社会的发展，人们对健康的要求越来越高，复杂、高、难、深患者呈上升趋势。1996 年 7 月，医院召开党政联席会议，决定购置大型检查设备 CT。经过认真调查了解和实地考查，最后与广东汕头迈科公司达成协议，以合资方式购置日本岛津 4800—CT 一台。1996 年 11 月正式组建 CT 室，任命原麻醉科医师郭静清为 CT 室主任，同时抽调杨菊芬、龚祥 2 人到 CT 室工作。当月，医院送郭静清等 3 人到广州医学院第二附属医院 CT 室学习 CT 操作、护理及诊断技术。1997 年 1 月学习结束，回到医院即参加 CT 安装和调试。1997 年 1 月 28 日安装调试结束，即日开始试运行。1997 年 3 月 25 日举行开机挂牌仪式，CT 正式投入临床诊断。1997 年 1 月，医院又选送顾春桥到广州医学院第二附属医院 CT 室进修学习半年，科室人员增加到 4 人。2000 年 6 月，购洗片机一台，解决了人工洗片的问题。

2002 年初，医院根据做大做强的目标要求，提出购置核磁共振并在 2002 年内投入使用。医院经过考查，决定从深圳安科公司购买中美合资生产的 OPENMARK II 型核磁共振。2002 年 8 月，医院派出郭静清、宋光毕、陈红玲 3 人到深圳安科公司学习核磁共振的基本原理及操作。2002 年 9 月，核磁共振安装调试结束，9 月 27 日举行开机仪式后投入使用，对诊断全身各部位疾病提供可靠依据，提高了医院各临床科室的诊断水平。2004 年 7 月，开展特殊功能如胰、胆管水成像（MRCP）及尿路水成像（MRU）、血管成像等新业务。

2003 年 6 月，安装深圳安科公司研发的 CR、PACS 系统，8 月正式投入使用。CT 及 MR 图像通过 PACS 系统与临床科室连接，及时传到临床医生工作站，临床医生可以在最短的时间内了解到患者的检查结果，调看患者的各种影像材料，缩短了诊断治疗时间；PACS 系统可以在线及在光盘上存储影像资料，胶片存储影像资料成为历史，可节约大量的胶片开支，同时减轻科室人员的劳动强度。

CT、MRI 室是医院重点科室，也是医院投资最多的科室。为了强化 CT 室的管理，1997 年 2 月 28 日，罗平县人民医院制定了《罗平县医院 CT 管理办法》（详情见第十二章附录）。全科人员积极学习业务技术，分别购买《头部 CT 诊断学》、《胸部、颈面部 CT 诊断学》、《腹部 CT 诊断学》等书籍，通过进修学习和自学不断提高诊断的准确性。2009 年 2 月 6 日，院长办公会决定任命宋光毕为 CT、MRI 室副主任。

2010 年末，全科共有人员 7 人，副主任医师 1 人，主治医师 1 人，医师 1 人，医士 1 人，护师 2 人。

郭静清	主任	副主任医师	本科
宋光毕	副主任	主治医师	本科
陈国宁		医师	本科
龚 祥		医士	大专
陈红玲		主管护师	大专
龙 涛		护师	大专
李正宇		医士	大专
李祖坤		医士	本科
赏春洪			本科

四、病理室

病理室起步较晚。1984年9月，医院选送内科医师杨菊英到昆明市第一人民医院进修病理诊断，1985年3月回院，同年5月开展病理切片和细胞学涂片检查。开展不到一年，因多种原因，病理检验中断10余年。1996年6月，医院再次选派李薇到曲靖市第一人民医院病理科进修病理诊断及操作半年，1997年1月1日重新成立病理室，2月1日正式开展工作，承担各临床科室各种标本的病理学检查。病理学检查经上级医院会诊核查，诊断准确率达99.2%。

病理室成立第一年，临床医生对病理检查的重要性和必要性认识不足，全年仅检查80例，主要为外科、妇产科、皮肤科的手术切除物。随着医疗护理质量的不断提高，病检意识也在逐渐增强，送检率逐步上升。1998年病检170多例，1999年病检230多例，2004年病检780多例。CT和MR1投入使用后，病检标本越来越多，越来越复杂。

病理室属医务科直接领导，归入CT、MRI室管理。

2010年末，全科共有人员2人，主治医师1人，医士1人。

施书鹏　　　　医士　　　　本科

李　薇　　　　主治医师　　大专

五、放射科

1963年前，罗平县卫生系统无X光机，需要透视的患者须到昆明、曲靖、兴义等地医院就诊。1963年1月，医院安装第一台50mA的X光机，内科医生周葵祥到曲靖地区医院进修三个月，回来后开展X光透视检查。1977年再购置100mAX光机一台，1976年购置200mAX机一台，工作人员增加牛长万、钱万明两人，同年周葵祥退休，放射科人员进出频繁。1977年10月，张良华从省卫校放射专业毕业分入医院。1978年，钱万明调离医院。1979年，赏建忠由阿岗卫生院调入，当年正式成立放射科，赏建忠任主任。1980年，袁家礼由牛街卫生院调入，1981年，牛长万调离，全科人员始终不稳定。1984年初，医院在门诊部设立放射科。同年7月，杜正祥调入；8月，李强虎从省卫校放射专业毕业分入放射科。1986年5月，购进内江KB—500mA带电视X光机一台，以赏建忠为主，自己动手安装调试正常后投入使用至今。1987年，赏建忠因超生受到处理，袁家礼任放射科主任。1994年，袁家礼调任医务科科长，杜正祥任主任。医院发展，科室得到壮大。1993年7月购置300mA北京产X光机一台。1999年8月购进内江产200mAX光机一台。2000年6月和10月分别购置洗片机两台。2003年6月为抗击非典的需要，购置内江产400mAX光机一台，放置非典隔离区内；同年10月通过PACS系统和与各科室联网。

放射科的业务，从60年代的胸透到70年代摄片、胃肠造影检查，至80年代，开展泌尿系统造影。1986年安装500mAX光机以后，开展了胆囊造影、羊膜腔造影、肾盂静脉造影、子宫输卵管造影、脑血管造影、瘘管造影以及各种胸、腹、脊柱、四肢、头颅等的摄片诊断和断层摄影，基本满足临床科室的诊断需求。

2010年末，全科共有医务人员8人，副主任医师1人，主治医师3人，医士1人，主管药师1人。

杜正祥　　主任　　　　主治医师　　　中专

李强虎　　副主任　　　副主任医师　　本科

彭林春　　　　　　　　主治医师　　　本科

吴冲云　　　　　　　　主管药师　　　本科

张良华	主治医师	中专
孔德俊	医士	大专
张小彩		本科
钱坤得		本科

第七节　医疗供给

一、药剂科

建院后设有药房，负责各科室的用药供给。1953 年，周蔡祥负责药房工作。1963 年 1 月，医院选送周葵祥进修 X 光机业务，药房暂时无专人负责。1964 年，李庆国负责药房。1972 年初，李庆国调回建水，雷顺芬负责药房。1988 年 3 月，雷顺芬退休，药房工作由陈敏负责。1985 年 6 月 5 日，医院正式成立药剂科，任命陈敏和梁家权为药剂科副主任，陈敏负责药房，梁家权负责制剂室。1995 年，陈敏调曲靖，医院任命段凤琼为药剂科副主任。2000 年 3 月，张西萍接任药剂科副主任。

2004 年，第二次调整药事管理委员会，组成人员为：

主 任 委 员：舒占坤（院长、书记）

副主任委员：沈改良（药剂科副主任）

委　　　员：李定才（儿科、内三科主任）

　　　　　　张西萍（药剂科副主任）

　　　　　　王　芸（护师 药品仓库）

2006 年 11 月，根据医院质量管理年的要求，医院党政联席会议决定，将住院部药房、门诊部药房合并，由药剂科统一管理，任命沈改良为药剂科主任。

截至 2010 年末，药剂科有人员 12 人，其中医师 1 人，药师、士 7 人，主管药师 1 人，高级工 1 人，中级工 1 人。

沈改良	主任	主管药师	大专
张西萍	副主任	医师	本科
金桂萍		药师	大专
白光冲		药剂师	大专
王　琼		药剂师	本科
李奎芳		药剂师	本科
雷　宇		药剂士	中专
郎兴翠		药剂士	中专
舒利红		药士	中专
高建华		高级工	初中
陈和兴		高级工	高中
熊正菊		中级工	初中

二、制剂室

1979 年底，罗平县制药厂撤销，部分设备拨给医院，医院即开始生产葡萄糖生理盐水及注射用水，供本院使用。1983 年初，医院新建制剂室，7 月，制剂室正式成立。1984 年，新建一幢二层楼房作为制剂室工作室，总面积 500 多平方米，内设更衣室、洗涤室、蒸馏室、无菌配料室、无菌灌装室、灭菌室、原料库房、成品库房等。1986 年 5 月，经省卫生厅组织检查验收，取得灭菌制剂许可证，正式投入大批量生产，产品通过曲靖地区药品检验所鉴定，符合国家规定标准。生产产品有葡萄糖氯化钠注射液、10% 葡萄糖注射液、5% 葡萄糖注射液、0.9% 氯化钠注射液、灭菌注射用水、蒸馏水等。1985 年 6 月 5 日，医院成立药剂科，任命楚雄卫校药剂专业毕业的梁家权为制剂室副主任，正式工作人员有 4 人。1987 年，梁家权调晋宁县医院后，符泽涛接任制剂室副主任。1990 年，符泽涛调回宣威，沈改良任制剂室副主任兼药剂科副主任。1991 年 1 月 9 日，罗平县人民医院与罗平县药品检验所签订了自制制剂质量检验协议书，由罗平县药品检验所根据自制灭菌制剂的生产量，负责医院自制灭菌制剂（成品）的质量检验，医院一次性付给罗平县药品检验所检验费 7000 元（包括监督检验收费）。

1995 年 4 月，为争创等级医院，从湖南浏阳购进全自动大型输液生产流水线，并于 8 月前安装完毕投入使用。医院制剂生产顺利通过等级医院的验收，产品从开始时的 6 个逐步增加至 20 多个，除大型输液外还生产 20% 甘露醇注射液、0.5% 甲硝唑、肾透析液等高要求药品供全院使用。为保证每批产品的用药安全，坚持送市药检所及县药检所检验，药品从未发生过不良反应。市药检所及质量技术局每年一至二次的检查和考评，均为合格单位。

1996 年 2 月 4 日，曲靖地区药检所张主任一行二人，罗平县药检所所长谢关祥，苏州净化设备厂徐副厂长，医院制剂室沈改良等，就生产流水线安装和净化设备一事进行实地考察，之后在院务会议上与苏州净化设备厂达成供货协议，货款 9 万 9 千元。

2000 年 5 月 10 日，医院与罗平县药品检验所再次签订委托检验协议书，委托其进行外购药品和自制灭菌制剂的检验，未经检验，不得提前使用。每年由医院付给药品检验费 23000 元。10 月 8 日，为加强药品制剂质量管理，确保用药安全，医院成立制剂质量管理领导小组，由副院长叶亚怀任组长，医务科长袁家礼、制剂室主任沈改良任副组长，药剂士施书鹏为成员，并制定了《医院制剂室管理规定》，制剂室由院领导直接领导，具体业务由药剂科管理。

2004 年 12 月，省政府要求云南省所有医院灭菌制剂（大输液）必须在 2004 年 12 月 31 日前全部停止生产，制剂室在医院接到文件后即停止生产，正式进行人员分流，所请小工全部辞退。

截至 2004 年末，制剂室有人员 6 人，其中主管药剂师 1 人，药剂士 1 人，高级工 1 人，中级工 3 人。

沈改良	主任	主管药剂师	中专
施书鹏		药剂士	大专
陈和兴		高级工	高中
高建华		高级工	初中
熊正菊		中级工	初中
叶金菊		中级工	文盲

三、纯净水生产线

2004 年 12 月，制剂室停止生产，医院党政领导为了医院的发展和制剂室停产后人员的安排，投资 13.8 万元购进、安装了一条最先进的纯净水生产线。设备由北京中盛茂源公司制造，每小时生产 420 公斤。医院病房全部装上纯净水机，所有住院患者均喝上清洁、安全的纯净水。

医院聘用 3 人负责纯净水生产，由药剂科沈改良负责管理。

四、中心供氧、中心吸引、高压氧舱

2004 年，医院投资 116 万元购置美国生产的大型医院制氧系统，建立医院中心供氧室及中心负压吸引，除门诊部外，所有科室和病房都安装了自动吸氧设备，结束了氧气瓶给氧的历史。同月医院投资 38.8 万元购置可容纳 10 人/次的成人高压氧舱，安装在内二科，对病人提供高压氧治疗。

高建华	高级工	初中
陈和兴	高级工	
熊正菊	中级工	初中

五、血站

按上级卫生行政主管部门的规定，为防止艾滋病及其他血液传染病在输血中的传播，确保病人的输血安全，禁止医院采供血，凡需要输血的病人必须由市中心血站提供血源。因罗平距曲靖较远，血源供应有一定困难，医院经过多方努力，经曲靖市卫生局及市中心血站同意，在医院建立基层血站。基层血站所有设备由医院投资，并选派检验科赵友奎、制剂室施书鹏两人分别到昆明、曲靖学习采供血管理，医院将原制剂室二楼改建成血站，购置储血冰箱 4 台。2005 年 3 月 22 日，云南省卫生厅杨处长等 8 人到医院检查验收非法采供血、一次性物品销毁。8 月 7 日，医院 66 名职工参加无偿献血活动。11 月 25 日，曲靖市卫生局叶副局长、徐科长、曲靖中心血站孔站长一行 5 人到医院检查验收血站。但后来因上级卫生行政主管部门未予批准，医院血站未启用。

六、供应室

供应室的前称是消毒室，最先由王琼仙兼管，同时管理手术室。1971 年，杜焕珍从社会招入，安排到供应室工作，一个人负责对玻璃注射器、铝针头、少量输液瓶的简单消毒——用蒸汽锅消毒。

1983 年 5 月 4 日，罗平县卫生局任命马琼英为护士长，高琳玉、薛翠仙、王菊莲、毛琼仙相继调入。科室队伍壮大，服务数量随之增加，1984 年正式成立罗平县人民医院消毒中心供应室，负责各型棉球、纱布的制作，少量棉签的加工，各型注射器、针头、输液瓶的消毒，各型器械包的消毒。处理方法用大碱清洗、包装，使用自燃式消毒锅消毒，每个包上用胶布写上消毒时间，有效期，责任人，无有效监测手段，聘请小工对门诊部用品进行下收下送，住院部由各科人员自行更换器械。医院锅炉房成立后，1991 年新购入第一台高压蒸汽灭菌器。

1992 年，太琼仙调入供应室，1 年后调中医科。1995 年，医院争创"二级甲等医院"，科室第一次评审未通过，后派王菊莲、杜焕珍到昆明参观学习，回来后改进工作，规范清洗、消毒程序后顺利通过等级医院的验收。消毒启用了 3M 胶带、121℃指示卡监测、121℃溜点温度计监测、工艺监测、热原监测；用 8.4 消毒液浸泡注射器，2.5% 甲醛浸泡针头，2% 三效热源灭活剂去热源，（之前一段时间用强酸去热源）。

1997 年，俞关凤调入供应室，1 年多后退休。科室历任护士长分别是：马琼英、王菊莲、毛琼仙、俞关凤。1999 年 6 月，供应室职工俞关凤、杜焕珍、薛翠仙退休，张保芬调入供应室，任护士长至今，聘请 4 名小工协助工作。

2004 年 12 月，医院制剂室关闭，原制剂室 2002 年 9 月购入的 KQ 快速冷却灭菌器调至供应室使用。科室相继开展了生物监测——嗜热脂肪杆菌芽孢的监测、紫外线强度试纸监测、有效氯试纸监测、戊二醛监测、无菌物品监测，全院各科室下收下送工作开展起来，2006 年 5 月，卫生部配送脉动真空压力灭菌器一台，随即开展了物理监测——BD 试验，同时科室积极组织业务学习，提高自身素质，促进技术革新，严格洗涤流程。严格高压灭菌技术操作，定期检验安全阀，压力表，确保安全操作，有效防止院内交叉感染的发生。

供应室现有正式人员 1 人。

张保芬　供应室护士长　主管护师　本科

第八节 特色医疗

建国初期，罗平县人民医院医疗设备落后，技术水平低，只能开展一些内、儿、妇科常见病的治疗。1957 年 8 月妇产科开展第一例宫外孕手术获得成功，之后相继开展下腹部手术，可治疗阑尾炎、疝气等疾病。1958 年开展首例剖腹产手术获得成功，1963 年 8 月首例胃穿孔手术获得成功。

综合外科：1981 年购进华日牌 FLUO—Y 型麻醉机、77 型高频电刀等先进设备。1985 年 4 月开展首例急性坏死性胰腺炎外科手术；1986 年 5 月开展第一例肝叶切除术。1984 年至 1993 年，脑外科相继开展颅内血肿清除术，开颅探查术、脑瘤摘除术。在腹部的外科方面能开展胆总管探查术、胆囊切除术、胃大部分切除术、下腔静脉吻合术、肝破裂修补术、脾脏切除术。在泌尿外科方面能开展肾摘除术、各类结石取除术。胸外科可进行肺叶修补术、肺叶切除术。骨科能开展脊突钢板固定术、骨折切开复位固定术等等。1993 年后，开展了脊神经探查术、心脏外伤修补术、高频电治疗骨质增生、深静脉置管输液抢救危重病人，开胸探查、甲状腺次全切除等手术。1999 年，胆囊小切口切除术首创成功并得以推广，医院可开展的外科手术有：

胃部：胃癌根治术、胃镜下止血治疗术、胃贲门失驰缓气囊扩张术、胃癌镜下注射药物治疗术、胃内息肉镜下摘除术；

肾脏：肾破裂和肝破裂联合手术、输尿管部分切除及输尿管膀胱再植术、输尿管切除术、肾及输尿管切开取石术、经尿道前列腺等离子电切术、耻骨后前列腺切除术；

肺部：肺癌根治术、肝右叶囊肿切除术；

脑部：大脑半球及小脑肿瘤摘除术、巨大脑膜瘤摘除术、痉挛型脑瘫行选择性脊神经后根切断术、颈动脉破裂吻合术、三叉神经探查术、脑室分流术、脑胶质瘤切除术；

骨科：股骨颈骨折鹅头钉内固定术、脊柱骨折钢板内固定术、脊柱骨折鲁克氏棒内固定术、椎间盘突出症行椎管探查椎间盘髓核摘除术、粗隆间骨折 DHS 内固定术、股骨头置换术、交锁钉内固定术、椎管内肿瘤切除术；

腹腔及其它：各种腹腔镜手术、电子结肠镜手术、主动脉破裂修补术、左髂外动脉破裂吻合术、大隐静脉剥脱术、甲状腺肿瘤及甲状腺切除术。

综合内科：1954 年始有化验室，只能开展三大常规检查。1960 年可开展血型、血交叉等新业务。1978 年开展甲肝检测。1984 年后注重对人才培养，诊治技术水平不断得到提高，能够承担常见病、多发病的诊治及对危重病人如．心衰、中毒、各种脑炎、休克等疾病的抢救。1993 年后，增加了高压氧舱、肺功能仪、结肠镜、血液透析机、降糖仪及 PM 治疗仪、心电工作站等心脑血管病治疗仪，形成了以心脑血管病治疗、癌症病人化疗，各种内分泌疾病如肾衰及药物中毒治疗、结肠炎治疗等特色医疗。可开展 24 小时动态心电监测、24 小时动态血压监测和治疗，尿激酶及腹蛇抗纤酶对深静脉血栓的溶栓治疗，急性脑血栓形成的溶栓、抗纤、抗凝系列治疗，心脏起搏器安装等内科疾病诊治。

儿科：可开展小儿化脓性急性胸膜炎、神经末梢炎、急性肾炎、中毒性细菌性痢疾，呼吸衰竭、心力衰竭的抢救治疗，新生儿病理性黄疸、婴幼儿缺氧缺血性脑病、脑炎后遗症，超声雾化治疗小儿肺结核、感染、中毒、休克、脱水、循环衰竭等抢救治疗。

妇产科：产科开展新生儿抚触、新生儿沐浴、气囊助产、无痛分娩及新式剖腹产；妇科开展乳房红外线治疗、阴道前后壁修补术、阴道直肠漏修补术、宫外孕手术，卵巢囊肿切除、子宫全切术，阴式子宫切除术、子宫广泛性切除加盆腔淋巴结清扫术、电子阴道镜不孕症治疗，阴道超声下监测排卵等。

眼科：1984 年开展白内障手术复明、乳突单凿术。现有代表性的是白内障超声乳化术、眼底氩激光治疗、青光眼小穿切除术、眼部整形美容术、晶体植人、眼球内异物取出、眼底病诊治及眼底荧光造影等。

口腔科：口腔外科修复及整形手术，各种镶牙等。

耳鼻喉科：能开展耳鼻喉高难度手术如鼻中隔穿孔修补术、全附鼻窦各种手术根治、上颌窦肿瘤摘除术，耳鼓室成型Ⅰ、Ⅱ、Ⅲ型手术，舌半切除术，喉返神经分离减压术，喉、咽部肿物切除术，混合性耳聋的治疗，喉镜下肿瘤切除术。

麻醉科：麻醉科是医院的重点科室，能开展气管插管、硬膜外麻醉、腰麻、分离麻醉、静脉复合麻醉、深静脉穿刺、中心静脉压监测等。1993 年以后开展的新业务新技术有：丁丙喏酚硬膜外脑注入术后镇痛、静脉镇痛泵镇痛、异丙酚＋普鲁卡因＋硝酸甘油复合麻醉用于心脏病、高血压病人麻醉，罗派卡因腰麻＋硬膜外联合麻醉，丁丙喏酚＋芬太尼皮下术后镇痛等。

中医科：中医历史悠久，但发展缓慢。1984 年正式成立中医科，设有中医病房及煎药室，扩大了服务，增加了服务项目，开展了针灸理疗，中医推拿、按摩、拔火罐、磁疗火罐治疗，外包中药、自制中药骨折一号，自制软组织损伤粉，舒筋镇痛药酒等，运用于各种风湿病、骨质增生、腰、颈、椎病和软组织外伤，骨折，中医医药美容、面部护理、皮肤病治疗、减肥等治疗，效果明显。

第九节 质量管理

1982 年，国务院相继颁布《全国医院管理工作条例》、《医院工作人员守则》、《医院工作制度》及《医院工作人员职责》等法规，质量管理规范化。1984 年，院长舒占坤参加全国医院院长管理学习班，回来后把质量管理放在医院一切工作的首位，建立健全质量管理体系、管理组织和规章制度，坚持"一切以病人为中心，以医疗护理质量为核心"的办院宗旨，确立"管理要严、服务要好、质量要高、技术要精"的医院管理理念。1994 年设立医疗护理质量管理委员会、病案管理委员会、药事管理委员会、院内控制感染委员会、收费管理委员会、安全管理委员会和急救抢救领导小组、感染监控小组、计量器具管理领导小组等管理组织，全面加强医院质量管理。每年坚持开展医德医风考核、专业技术人员履职考核、医疗三项考核、护理十项技能考核、门诊病人问卷调查和住院病人问卷调查、出院病人跟踪问卷调查、合同友好单位问卷调查等活动。1995 年，结合等级医院创建，提高质量成为医院的中心工作，每月开展一次医疗护理质量管理活动大检查，检查情况以简报形式发到各科室，当月兑现奖惩，并记入年终考核，出现重大问题不得评优，不得晋升。1998 年 1 月，医院质量管理委员会讨论决定，质量检查标准在原来的基础上进一步完善，把质量标准条款拟定到最小项目，质量检查标准按项目定出分值，最低分值 0.5 分，最高分值为 5 分，每一分值为 10 元（即达不到标准要求差一分惩 10 元）。病历质量 100 分，达 95 分（含 95 分）为标准分。病历质量中诊断依据包括病史、症状、阳性体征相关的和必要的辅助检查结果。手术病人的各种手术切除物，各种穿刺液、穿刺物都应具备定性诊断依据，即病理检查结果，还有必要的宫颈涂片、口痰涂片检查等。基本技术操作考核，每项 100 分，达 95 分（含 95 分）为标准分。各种考核及各种检查个人累计不达标六次，年底履职考核不予评优；每次质量活动结果按一次计，上级主管部门检查结果照样累计。

2005 年，医院领导在元旦献词中把 2005 年确定为质量管理年，医疗质量和医疗安全为本年的工作重点，通过月、周、日质量活动进行督查和考核。3 月，国家卫生部下发《以病人为中心、以提高医疗服务质量为主题的医院管理年活动方案》；收到曲靖市卫生局关于在全市开展医院管理年活动的通知，6 月 12 日上午，医院召开院长办公会讨论研究，成立质量管理年活动领导小组，组长舒占坤（院党支部书记、院长、外科主任医师），副组长叶亚怀（支部委员、副院长、外科副主任医师）、余雄武（支部委员、副院长、外科副主任医师）；成员徐金玉（支部委员、麻醉科主任、副主任医师）、李定才（支部委员、儿科、内三科主任、副主任医师）、王菊芬（支部委员、妇产科主任、主治医师）、袁家礼（医务科长、主治医师）、陈平（护理部主任、主管护师）、方茜（办公室主任、助理会计师）、卢松（保卫科长）、张显德（后勤基建科长、会计员）、张春权（信息科长、会计师）、李兴华（财务科长、助理会计师）。领导小组下设办公室，办公室主任由医务科科长袁家礼兼任，成员有陈平、方茜、卢松、张显德、张春权、李兴华。设质量管理委员会，主任由副院长余雄武兼任，副主任由医务科科长袁家礼、护理部主任陈平兼任，委员为全院各科室的科主任和护士长。各科室成立质量管理小组，组长为各科科主任，副组长为各科护士长，成员为各科室的医疗护理技术骨干。下午召开中层干部会讨论实施方案，结合等级医院的标准，医务科和护理部将卫生部的 6 个目标、33 项要求与二级甲等医院管理标准结合，按医院专科、专业要求，分块到相应科室、部门、岗位，谁落实不到位、谁出问题追究谁、谁负责。在 1995 年《管理资料汇编》第一版的基础上编写第二版，收入管理标准 460 个。各科主任、护士长组织科室学习《医院管理评价指南》、质量管理年活动等相关法规，开展"三基三严"（"三基"：基础理论，基本知识，基本技能；"三严"：严格要求，严密组织，严谨作风）训练，边学习、边分解、边整改、边落实，12 月 7 至 9 日组织院内检查，自查得分 955.68 分，比上年上升 12.97 分。

2006 年，根据《云南省 2006 年医院管理年活动实施方案》、《云南省医院管理年活动考评标准（2006）》，修订《罗平县人民医院 2006 年医院管理年活动实施方案》，在 2005 年的基础上查缺补漏，围绕"质量、安全、服务、费用"，修改、补充、编印《医院管理资料汇编》第三册，收入管理标准 116 个，下发各科室执行；医院成立质量管理领导小组、质量管理委员会、质量管理小组，科室成立质量管理小组，按照规范、标准进行各项检查、督查。质量管理委员会每月以质量简报的形式通报质量检查的结果，跟踪落实存在的问题，改进措施和兑现质量奖惩；改进和优化服务流程，简化环节，增加服务窗口，缩短病人等候时间；在病房内安装中心吸引、中心供氧、直拨电话、纯净水饮水设施、电话传呼系统，为病人提供清洁、舒适、温馨的就医环境；缩短取各项检查报告的时间，向社会承诺医疗护理服务的"十九个一点"；通过 PACS、HIS、LIS、CR 系统实现医、患数据共享，患者可随时查询医疗和用药一日清单，免费为病人打印一日清单。制定医院《三基三严培训方案》，各科成立"三基三严"训练小组、考核小组，每年进行两次"三基三严"培训、考核。医务科、护理部组织包括驾驶员、锅炉工在内的全院干部职工参加"三基三严"大练兵，全院职工培训率达 100%。12 月 4 日至 19 日组织自查，总分 1015 分，自查得分 970.80 分。曲靖市卫生局医院组织管理年活动督查，医院得分 890.5 分，为接受督查四家医院的第一名。

2007 年，根据《曲靖市卫生局 2006 年医院管理年活动督查情况通报》中反馈的问题逐一进行整改：严格执行 2007 年 5 月 1 日开始实施的新的《处方管理办法》，编制了《药品商品名与通用名对照手册》发放到每一位临床医生手中，从严规范处方书写。取消科室原设立的各类"中心"。6 月，卫生部出台《医院管理年活动检查表》，曲靖市卫生局将罗平县人民医院列为卫生部检查的县级医院，医院党政班子成员到曲靖市第一人民医院考察学习，干部职工通过院长办公会、党政联席会、院周会、全院职工大会和科室会进行多层次的学习，检查内容分解、责任到人，实行"一人带一人，一班带一班"方法，做到人人有分工，项项有落实。规范了疑难病例讨论制度、死亡病例讨论制度、三级医师查房制度、会诊制度等核心制度，提高病历质量。以科室为单位，将所有人员分成若干质量管理小组，引入综合绩效考核机制，相互检查，相互监督，质量管理责任落实到每一位职工肩上，改变了过去只有主任、护士长才是管理者的局面。制定医院《三基三严培训方案》，各科成立"三基三严"训练小组、考核小组，全年分两次组织 16 项医疗护理操作训练，培训率达 100%。8 月 9 日至 10 日，罗平县举行护理技术技能竞赛，医院 5 名护士参赛，李海丽获第一名，得分 96.41 分；李茂娟获第二名，得分 89.31 分；段雪芬获第三名、得分 88.81 分；李爱萍获第八名、得分 84.84 分；刘竹芬获第十二名、得分 83.94 分。12 月 20 日至 23 日，医院组织自查，总分 990 分，实得分 913.2 分，扣分 76.8 分。

2008 年，医院被云南省卫生厅表彰为"医院管理年活动先进单位"，同时作为全省唯一一家县级医院，被省卫生厅及省医院协会推荐参加第三批"全国百姓放心示范医院"的创建。采取措施重点落实八项"患者安全目标"，制定《医务人员主动报告不良事件运行机制》和重大医疗过失行为、医疗事故防范预案和报告制度；建立健全患者识别制度和关键流程，在重症监护室者、手术室、急诊抢救室、产房和新生儿病房使用腕带作为手术、昏迷、神志不清、无自主能力的重症患者、新生儿等的识别，制定 120 急救中心与各科室的交接流程，在治疗室醒目部位张贴"三查八对做到了吗？呼叫患者姓名了吗？"的提示牌，提示医务人员重视查对、核对，操作中至少用两种以上方法对患者进行识别；用流程规范药品器械的储存、标识、识别的查对；医生开具医嘱，药房审方、发药及护士执行医嘱中的核对；制定《围手术期管理规范》，严格按中国医院协会统一设计的《手术安全核对表》、《手术风险评估表》进行手术核对和评估，防止手术患者、手术部位及术式发生错误；防范与减少患者坠床、跌倒和压疮的发生，医疗护理质量管理委员会和科室质量管理小组定时不定时对医务人员的操作进行全程跟踪检查或环节质量控制，对存在问题以检查专题汇报会、院周会、护士长例会、质量简报等方式集中反馈，统一整改。8 月 30 日，医院顺利通过了中国医院协会"全国百姓放心示范医院"的验收。

　　2009 年 5 月，卫生部在全国组织开展"医疗质量万里行"活动，主题是"持续改进质量，保障医疗安全"，医院加强对医务人员医疗质量、安全教育和相关技能的培训，强化医疗护理"三基"、"三严"训练，全院医疗、护理人员全员参加训练和考试，不及格者限期补考，补考不合格者给予待岗处理。组织院内及省内知名专家在罗平电视台开展"罗平县人民医院创建全国百姓放心示范医院健康知识讲座" 28 期，播放公共卫生健康知识宣传片 100 余次，医疗巡回小分队向下乡所到村寨发放宣传画册、图片，宣传防病治病、爱国卫生、传染病防治和艾滋病防治知识及党的方针政策。医院药事管理委员会落实处方点评制度，对处方实施动态监测及超常预警，对不合理用药及时予以干预。

　　年底，根据"医疗质量万里行"和"全国百姓放心示范医院"标准进行检查，总分 1000 分，得分 955.86 分。

　　2010 年，继续落实医院管理年活动评价指南标准、全国百姓放心示范医院动态管理第三周期考核评价标准和"医疗质量万里行"活动检查标准。

第十节　医疗安全管理

一、管理措施

1993 年 10 月 25 日，为加强医院内部管理，提高医疗质量，杜绝医疗差错事故发生，确保各种手术的安全，建立手术审批制度，各科急诊手术由值班医生安排处理，如有重大、疑难问题，须请示上级医师或科主任，确须院领导批准的按《云南省罗平县人民医院医疗工作制度》中的二十五条附加的施行手术的规则执行，报请审批。夜班急诊手术由总值班人员批准。择期手术，中小手术由科主任签字安排，各种大手术如肾、胆、胃、胰、脾、子宫、眼球、截肢及重大的胸、脑等手术需经院领导批准。所有手术必须完成各种必要的检查，同时按上述医疗工作制度执行。

1996 年 7 月 8 日，按照曲靖地区行署卫生局下发《关于在全区地、县（市）医院、中医院开展"百日无医疗差错事故竞赛活动"的通知》，医院成立"百日无医疗差错事故领导小组"，下设竞赛办公室，制定竞赛工作计划、评选细则，分组设奖，按考核成绩发给奖金。

从 7 月初至 8 月上旬为学习阶段，全员参与，开展"三基、三严"教育、法制教育、医德医风教育，树立安全意识，并结合工作实际写出书面报告，通过各种专栏形式扩大宣传。8 月中、下旬，各科室自检自查医疗、护理工作制度落实情况，对医疗、护理质量存在的不足加予落实和弥补。9 月上旬，以科室为单位，进行医生、护士的基本技能操作训练，要求做到人人过关。9 月下旬，医院组织全面检查，评选"医疗安全先进科室"和评出"医疗安全科室"。10 月 19 日，竞赛活动结束，举行颁布奖仪式和组织文艺晚会。评出麻醉科、五官科、内科三个科室为"医疗安全先进科室"，其他科室为"医疗安全科室"。

2002 年 5 月 30 日至 31 日，成立由院长舒占坤任组长，副院长邱树玉为副组长的自查领导小组，开展卫生安全大检查。分别对医院规章制度、工作纪律、院内交叉感染、输血安全、传染病管理、医疗设备、医疗护理和后勤管理进行了检查，均未发现较大安全隐患。对发现的不足及时进行整改。

2005 年以前，医院成立"医疗护理质量管理委员会"、"安全管理委员会"、"输血管理委员会"等组织机构，成员按二级甲等医院的标准组织。2005 年 6 月 13 日起，按医院管理年活动的标准进行。操作压力装置的成人高压氧舱 4 人，小儿高压氧舱 2 人，供应室压蒸汽灭菌装置 4 人，锅炉 2 人，均做到持证上岗，执行操作规程，制定有充分、完整、有效的应急预案并组织演练，在各楼道、楼层设置安全通道、应急指示灯、灭火器等装置，2006 年 9 月，消防大队派人到医院组织全员消防知识培训及火灾救援演练，12 月 3 日接受消防部门的安全检查，2 处应急指示标志不醒目的隐患已由落实整改。

2006 年 3 月 8 日，根据曲靖市卫生局《关于进一步加强医疗安全质量管理的通知》精神，医院开展以"医院质量、医疗安全、服务、收费"为重点的安全整治，对医疗安全薄弱环节进行改进。按医院质量管理年活动的要求，依法行医、依法执业。严格"三基三严"训练，做到人人过关，人人熟练掌握各种操作，严格"徒手心肺复苏"、"气管插管"、"无菌技术操作"、"现场急救止血""急诊心电图"等的训练，提高医务人员的技术素质、业务素质。落实首诊负责制、三级医师查房制、疑难病例讨论制、会诊制、危重患者抢救制、手术分级制、术前讨论制、死亡病例讨论制、查对制、分级护理制、交接班制、病历书写基本规范与管理制、临床用血审批制、技术准入制和人员岗位责任制，坚持质量与考评挂钩，责任追究和经济奖罚挂钩，质量管理委员会按月、周、日进行定时不定时的抽查。

2008 年在创建"全国百姓放心示范医院"的准备工作中，按照《患者安全目标》要求，医院在重要位置设置防跌、防滑和保护环境的设施，安装引导就诊的提示牌，在卫生间、楼梯等处安装安全扶手。

二、计量

1994 年开始等级医院的创建准备工作，评审标准要求，医院的计量器具要每年进行一次周期性检测。主要检测业务由曲靖市质量技术监督局负责检定测试。医院成立计量器具管理领导小组，医务科长袁家礼任组长，成员有信息统计科周艳辉、药剂科副主任沈改良、医械修理技士田小冲。医院根据《中华人民共和国计量法》及等级医院标准，制定了医院计量管理制度、计量管理工作任务和工作职责，对医院临床医疗、护理、药剂、检验、放射、功能等设备定期组织人员检查，执行计量器具周期和定期检测，不合格设备一律停止使用。

从 1995 年起，每年接受县、市两级质量技术监督部门的检验，不合格设备立即维护，不能维护的设备经院长批准后报废处理。每年的计量检验，医院设备均为合格。

1997 年 4 月 19 日，曲靖地区行政公署卫生局公共卫生监督所对医院使用的 500mA X 线机房、CT 室机房、门诊部 300mA X 线机房进行了《医用诊断 X 线卫生防护标准》的监测，符合标准。

1999 年 7 月 13 日，曲靖地区计量测试研究所首次检测了医院使用的医用 B 型超生源 2 台、心电图机 2 台、医用 X 线诊断辐射源 2 台（包括拍片、透视），发给合格证书。

2000 年 5 月 6 日，曲靖市质量技术管理局计量监督检定测试所检测心电图机 5 台、体外冲击波碎石机 1 台、医用 X 线诊断辐射源 3 台（包括拍片、透视），医用诊断 B 型超声源 2 台，发给合格证书。

2001 年 6 月 13 日，检测 X 线机 3 台、X 光定位震波碎石机 1 台、心电图机 2 台、心电操作站 1 台、B 超 2 台，发给合格证书。

2002 年 7 月 23 日，检测 X 光机 3 台、X 光定位震波碎石机 1 台、心电图机 2 台、心电工作站 1 台、B 超机 2 台、脑电图机 1 台，发给合格证书。

2003 年 7 月 28 日，检测 B 超 3 台、心电图机 2 台、X 光机 4 台，发给合格证书。

2004 年 9 月 7 日，检测 X 光机 4 台、B 超机 3 台、心电图机 3 台，发给合格证书。

2005 年，开展医院质量管理年活动，对计量器具管理领导小组进行调整。组长为袁家礼（医务科科长），成员有马成燕（助理会计师）、沈改良（药剂科副主任）、卢松（保卫科科长）。

2005 年 8 月 29 日，检测脑电图机 1 台、心电图机 3 台、X 光机 4 台、心电图机 3 台，发给合格证书。

2006 年 7 月 30 日，检测脑电图机 1 台、心电图机 3 台、X 光机 6 台、B 超机 6 台，发给合格证书。

2007 年 7 月 19 日。检测 B 超机 6 台、X 光机 6 台、心电监护仪 2 台、脑电图机 1 台、心电图机 3 台，发给合格证书。

2008 年 7 月 19 日，检测 X 光机 6 他、B 超机 6 台、心电图机 3 台、脑电图机 1 台、心电监护仪 2 台，发给合格证书。

2009 年 7 月 19 日，检测 X 光机 6 台、B 超机 6 台、心电图机 3 台、脑电图机 1 台、心电监护仪 2 台，发给合格证书。

2009 年 4 月 15 日，经云南省环境保护厅对我院放射线装置和防护的检测结果合格，发给"辐射安全许可证"，证号：云环辐证〔01094〕号。

2010 年 6 月 8 日，检测 X 光机（包括 DR、CT）9 台、B 超机 5 台、生化分析仪 2 台、血细胞分析仪 2 台、心电图机 3 台、多参数心电监护仪 10 台，发给合格证书。

2010 年 5 月 13 日，曲靖市疾控中心对医院射线装置及防护检测以及曲靖市质量技术监督局对放射源计量检测合格，曲靖市卫生局卫生监督局发给"放射诊疗许可证"证号：〔曲〕卫放证字〔2010〕

第 0003 号。

自 1999 年以来，每周期性计量器具检测均合格，曲靖市质量技术监督局推荐申报"计量合格示范医院"。

三、技术

1984 年，逐年完善技术管理制度和工作职责、标准。1993 年下半年起，对经常性的医疗业务技术标准作了硬性规定，甲级病历达到或超过 90%，处方合格率达到或超过 98%，院内感染率 ≤8%，无菌切口感染率 <5%，仪器设备完好率 >90%，麻醉死亡率 <0.02%，特级和一级护理记录合格率 >85%，手术前诊断符合率 >95%，急诊挽救成功率 >80%，疾病抢救成功率 >85%。要求医务人员积极学习新知识、新业务、新技术，参加各种考试、考核。医务科和护理部建立了业务技术档案。1995 年创等级医院，制定各项业务技术管理规章制度 40 多条。2005 年出版医院资料汇编第二版，收集各种技术管理条规 460 多项。

四、血液

临床用血，原为自愿献血和市场购买。《中华人民共和国献血法》公布后，血库管理按卫生部下发的《医疗机构临床用血管理办法（试行）》和《临床输血技术规范》要求，制定了相关的管理办法。血库的布局设清洁区、半清洁区和污染区，血库使用的试剂必须取得药品监督管理部门颁发的许可证，并建档登记。血库工作人员接触血液时必须戴手套，给献血人员抽血时应做到一人一针一巾一带，采血时每采一人，必须更换一副手套。感染病人自体采集的血液应隔离储存，并设明显标志。储血冰箱应每周清洁消毒一次，每月对冰箱的内壁进行生物学检测，不得检出致病性微生物和霉菌。保持血库环境清洁，台面、地面、桌面每日清洁 2 次，被血液污染应及时用环保型高效消毒剂处理。清洁区洁净度达到 II 类环境标准。工作人员上岗前应注射乙肝疫苗，并建立定期体检制度。

2004 年 6 月 11 日，医院对临床用血作出规定，必须使用检验科血库统一在曲靖血站购买的符合国家输血标准的血液；确因特殊情况和重大伤亡事故抢救，库存血液无法保障时，可以临时采集血液，并按献血法的规定，每人采集 200 毫升，最多不得超过 400 毫升，两次采集的间隔期不得少于 6 个月。7 月 8 日，医院成立了采供血委员会领导小组，负责医院采供血的日常监督管理工作，组长由叶亚怀担任，副组长由袁家礼、陈平担任，办公室主任由段雨生兼任，副主任由赵有奎兼任，委员有李定才、张柱生、李虹道、徐金玉、王菊芬、梁海忠、王国渊、田永波、王学斌、保建强、刘麟江、陈家荣。

由于血源有限，医院连续多年组织职工义务献血。2004 年 7 月，有 88 人参加无偿献血。2005 年 8 月，有 56 人参加义务献血。

2006 年 8 月，院领导及职工 130 多人参加无偿献血。

2007 年 11 月 22 日，有 70 余名职工参加义务献血。以后每年都组织一至二次大规模的义务献血活动。

五、药品、库房

（一）药品

药品采购及管理。 建院时即设有药房，负责门诊、住院部用药的保管、供给。建国初期药品供应紧张，1953年前由宜良专员公署卫生科按医院等级供应，磺胺类药品供给以片计，青霉素等类药品核发到支，领药时核对上次进药和使用清单，无误后供给新的药品。1984年配备药品会计，设立药品仓库，门诊部药房的药品发放由库房统一调拨，收入支出统一纳入门诊核算。只要是医院的处方，在任何一个药房都可以取到药。1985年7月1日实施《中华人民共和国药品管理法》，药品管理上升为法制化管理。1994年，医院成立药事管理委员会，院长、书记舒占坤任药事管理委员会主任，副主任沈改良，委员李定才、段凤琼、俞关凤，制定药事管理委员会工作制度、药剂科规章制度、各级药剂人员职责、特殊药品（毒、麻、限、剧）管理制度和严格麻醉药品使用的规定。1995年创等级医院，制定合理使用抗生素的制度。1996年12月9日，医院决定严禁非工作人员进药房及任何个人到药房以药换药，科室用药必须到药房换药必须是科主任和护士长，其他人需换药的必须经院领导批准，违者惩双方当事人当月劳酬金，并通报全院批评。1999年1月2日，医院提出"三个确保和八项工作任务"的目标，临床科室禁止开大处方，可以用常用药的不得用高档药和贵重药；疑难病症诊断不清时，不得随便乱用药，明确诊断后对症下药。

2000年初，医院药品实现计算机管理，药品价格、规格及收费等情况可以从电脑上查询，临床科室统一对药。

2001年，按照国务院八部委对卫生工作的指导性意见和通知精神，在调整医疗服务价格的基础上，医院药品收入分开，实行独立核算。

2004年调整药事管理委员会，院长、书记舒占坤任药事管理委员会主任，药剂科副主任沈改良任副主任委员，儿科主任李定才、药剂科副主任张西萍、药剂师王芸为委员。

2006年3月，医院党政领导决定对住院部药品仓库、住院部药房、门诊部药房实行统一管理，任命沈改良为药剂科主任，负责医院药品的调拨使用。

采购药品和自制药剂的质量管理。 医院于1985年6月丌展自制药剂，严格按《中华人民共和国药品管理法》、《实施办法》、《云南省医疗单位配制制剂管理办法》及相关的条例、政策，加强自制灭菌制剂的质量管理，自制药剂未经检验不得提前使用。1994年6月1日，委托罗平县药品检验所对医院生产的灭菌制剂进行质量检验（性状、鉴别、PH值、重金属、细菌内毒素、无菌、含量测定等项），每年付给有偿服务费4000元。1996年年5月30日，续签的委托书分为自制剂检验和正常药品监督检验两项，有偿服务费6000元。自制剂检验由乙方定期或不定期对生产过程中的原料、用水和生产工艺进行监督，并做好登记和记录。正常药品的监督检验，由药检所按卫生局下达抽验的批次进行监督和抽验，收费依据云南省物价局、省财政厅、云价费发〔1995〕90号文件标准，平均每年收费8000元。2000年5月10日续签的委托书，检验内容以县卫生局下达的抽验计划为标准，医院付给县药品检验所检验费2.3万元。2000年10月8日，为加强医院药品制剂质量的管理，医院成立自制药品制剂质量管理领导小组，组长由副院长、副主任医师叶亚怀担任，袁家礼（医务科主任、主治医师）、沈改良（制剂室主任、主管药师）任副组长，成员有施书鹏（药剂士）。

麻醉药品。 1950年，国家颁布《关于管理麻醉药品暂行条例的命令》，1953年前医院无毒麻醉药品的使用权。1954年，曲靖专员公署卫生科每年核发给医院极少的麻醉药品，分两个批次到曲靖核领。1963年，根据云南省卫生厅《关于麻醉药品供应问题的批复》，麻醉药品实行四级限量使用，医院按新设病床张数供给。1978年9月，国务院颁布了《关于麻醉药品管理条例》，规定对使用麻醉药品的医疗单位实行专人负责、专柜加锁、专用账户、专用处方、专册登记的"五专管理"，医院规定，确需使用毒麻药品时，医生开出处方，经科主任签字后药房方可发药，从未有违规现象。

2008年6月30日，医院组织进行麻醉药品管理自查，各药房、药库、麻醉科及临床科室账物相符，无违规用药；麻醉药品、精神药品的处方管理符合规定；2008年1月1日按卫生部要求，曲马多片剂、注射剂纳入二类精神药品进行管理；麻醉药品、精神药品回收空安瓿进行销毁，并有登记；麻醉药品、精神药品的采购按管理法进行，专车运输；严格对麻醉药品、精神药品开方医师、配方药师进行培训，培训合格，方有使用、调配资质。

（二）库房

库房分为药品仓库和后勤物资仓库，由院长主管，行政后勤副院长分管。仓库设专职管理人员，负责具体工作。

药品仓库严格执行药品管理法及医院药品管理规章制度，按照医院药事管理委员会及医院财务制度相关规定设置药品专职会计，建立药品总账，下设药品仓库专职管理工作人员一人，做好药品的使用、供应、周转、调剂，杜绝假、冒、伪、劣药品进入仓库。发现药品质量问题，立即向院领导报告，并与供药商联系，进行退换处理。对毒、麻、精神药品执行特殊药品管理制度，入库前进行严格验收，核对批号、效期、产地、规格、剂量、数量，药品仓库库存与药品会计的账务相符。随时检查药品的有效期，防止药品变质。

第三章 护 理

第一节 护理管理

1950 年 7 月，罗平县委、政府决定，撤销边纵罗盘区医务室，在罗盘区医务室的基础上成立罗平县人民卫生院。1950 年底，卫生院有职工共 11 人，病床 4 张，护理人员共 2 人。没有正规的护士，护理技术水平很低。1953 年，卫生院搬到寿福寺，卫生院人员增加至 18 人，有病床 20 张，设内科、外科、妇产科。护理由赵云鹤负责，护理方式简单，如打针、发药、量体温、做棉球等。1956 年 8 月，哈尔滨人郭瑞儒从沈阳护士学校毕业，先分配到沈阳结核病医院工作，当年调罗平县人民卫生院，为医院第一个、也是唯一一个护理专业毕业的护士，任护士长。医院护理工作、护理技术操作通过传、帮、带开始正规化。同年，杜志英从部队转业，调任卫生院副院长，主管护理工作。年末，护理人员增加了黄朝珍、刘会英、彭云仙、周菊兰、李占英、文志英、雷顺芬 7 人。

1958 年底，副院长杜志英调走，院长、书记王明德负责全院工作。门诊护理由黄朝珍负责，住院部护理由郭瑞儒负责，住院部护理人员不分科，由护士长郭瑞儒统一安排。

1959 年末，全院开设病床 75 张，护理人员增至 18 人，护理技术仍然薄弱。10 月，国家颁布了《综合医院制度》和《综合医院工作人员职责》，按照制度和职责要求，医院于年底建立和实行"三级护理制度"：一级护理，对危重病人、生活不能自理者、必须严格卧床的病人实行的护理，要求每 15 分钟至 30 分钟巡视一次病房，并及时填写护理记录，严格执行医嘱，防止各种并发症。二级护理，对病情趋于稳定的病人、部分生活不能自理或不宜多活动者，要求每 1~2 小时巡视一次病房，做好基础护理。三级护理，对各种疾病病人在恢复期和择期手术病人、生活可以自理者，每日巡视病房 2~3 次，做好心理护理。三级护理工作中，必须做好"三查四对"：即查处方、查医嘱、查药品；对病人的姓名、年龄、病房、病床号，做好出入院记录，填写护理记录单。

1961 年 3 月，医院护士分科管理，分科上班。1963 年，医院从罗平寿福寺搬到原罗平一中旧址，大内科病房安排在教室，外科、产科病房安排在教师办公楼。病房内部简陋，病床为木制床，床垫是草垫和草席，仅有少量床褥、床单。病床数量有限，病人多时增加地铺，被服由病人自带。

1964 年 9 月 12 日，护理人员重新调整安排，内科由赛婉莹任护士长，外科由张映华任护士长，门诊部由黄朝珍任护士长，妇产科由保忠秀任护士长。

1969 年，杜桂英任妇产科护士长，马琼英任内科护士长，手术室由王琼仙负责并兼消毒。外科护士长、门诊护士长维持原人选。

1971 年，医院设立消毒室，工作人员只有杜焕珍一人，未设护士长。

1979 年，外科和妇产科分科，王绍芬任外科护士长，杜桂英任妇产科护士长。同年，黄朝珍调住院部工作，李树兰任门诊部护士长。1979 年 12 月，国家卫生部下发《关于加强护理工作的意见》，加强对护理工作的领导，医院对护理工作制度作了完善。

1982 年，国家卫生部颁布《全国医院管理工作条例》和修改后的《医院工作人员职责》，将原来的"三查四对"改为"三查七对"，增加含量、剂量、时间及用法等内容。护士长工作稍作调整。

1983 年，县委拨款建盖住院大楼，设计有 200 多张床位。同年，马琼英到消毒室工作并任护士长，内科护士长由张孝莲担任。

1984 年初，新一届医院党政领导班子成立，医院住院大楼建成投入使用，订购了新铁床、床头柜、暖水瓶和床褥被服。医院制定规章制度，从脏乱差抓起。病区保洁，聘请 10 个护工安排在各科室保洁，给病人送洗脸水，开水和维持病房整洁。医院进入一个新的发展时期，步入正规化管理，7 月，成立医务科和护理部，医院病床增至 180 张，护理人员增加至 59 人。综合内科传染病治疗分出，正式成立传染科。为了强化护理管理，医院任命王绍芬为护理部总护士长，各科护士长经上级卫生行政主管部门批准重新任命，护理工作有了较大发展。12 月，总护士长王绍芬率新进入医院工作的护理人员到曲靖参加录用干部考试及竞赛，获集体第二名，参加考试的 17 名护理人员全部合格。

1985 年 7 月，调外科护士长候建书任护理部主任。结合医院工作目标制定护理工作计划，按医院要求开展"假如我是一个病人或病人家属"的讨论，护理部按"四项基本操作"的要求按计划培训、考核护理人员，提高医务人员的责任感和责任心。针对医院护理队伍人员少，素质差的情况，医院决定采取"走出去、请进来"的方法提高护理人员的素质，请曲靖卫校老师到医院讲医嘱转抄和无菌技术操作，送出 2 人到卫校职专班学习，7 人脱产学习基础知识 1 年，1985 年 5 月参加地区卫生局组织的四项护理操作竞赛，获三侧单绘制、静脉输液两项个人第三名。参加罗平县卫生局组织的竞赛，医院获集体奖和个人第一、二、三名。

1986 年 5 月，按照全国护理工作会议要求，护理实行垂直领导，院长主管，副院长分管，护理部监管、科护士长直接管理。本年度把文明医院标准划分到部门、科室，护理人员加班加点保持病区、病房的整洁。7 月经省卫生厅文明医院检查团检查评审，成为曲靖地区县级医院首家文明医院。同年派出 5 人到昆明卫校学习专业知识，7 人到上级举办的新技术、新知识短期培训班学习。

1987 年的工作重点是巩固文明医院成果，护理部有年度、季度工作计划，护理管理月有检查，周有安排。护理部印制护士长手册并进行检查落实，定期召开护士长例会，每月组织一次护理质量检查。护理部建立医院护理人员一览表，实时反映各科室人员分布流动情况。建立各种必备的记录本，规范护理人员相关的工作记录，建立护理人员技术档案。为方便病人，减少差错，全院检验标本统一由临床护士采集送检，统一护理记录格式和规范，对护理记录、交班报告书写的及时性、准确性进行检查督促。本年度有 6 人到曲靖职专班学习一年，参加新技术短期学习班 9 人。

1988 年 9 月，云南省卫生厅中华护理学会云南省分会编印了《基础护理技术操作规程》，全院护士人手一册。医院病床增加至 200 张，护理人员增加至 74 人，以后逐年增加。1988 年至 1989 年的工作目标是巩固文明医院的成果，护理质量月有检查，医疗护理每月进行一次质量检查，检查结果与奖惩挂钩，达不到标准 1% 处罚 2%，超过标准 1% 奖励 1%。功能制护理转变为责任制护理，对病人进行 24 小时专人监护。开展责任小组包干制护理，护理过程中增加心理护理内容，一般病人的护理病历只填写首页，但危重病人、一级护理病人必须有护理计划、护理记录和护理小结。年内送 6 人到卫校职专班学习两年，6 人到上级护理学会组织的管理知识短期学习班学习，学习新技术 3 人。派出人员返回医院后在科室组织学习。各科室建有 11 个记录本，对医生护士的重点工作进行记录。

1990 年 7 月 27 日，云贵两省交界处发生客车翻车事故，医院组织 17 人的救护队赶赴现场。伤员转送医院抢救过程中，从内科抽调 6 名护理人员参加重伤员的监护。

1991 年院内工作纪律有松懈现象，全院 65 名护理人员，病假，产假超过一个月以上的有 13 人，有的科室连正常排班都困难，护理部人员到科室参加排班。

1993 年 3 月 20 日，云南省卫生厅中华护理学会云南省分会编辑出版《二十六项基础护理技术操作规程考核评分标准》、《基础护理学 600 题解》，全院护士人手一册。新标准增加了操作项目。医院病床增加至 256 张，实际开放 300 张，护理人员增加至 84 人。6 月，县委政府重组医院领导班子，各科室负责人原则不动，调整个别科室的护士长，全院除小儿科外全部使用一次性输液器实行密闭式输液。请地区第一人民医院护理部主任和外科护士长到医院讲护士长的角色及无菌技术操作。

1994年完善深化医院改革，坚持工作量量化与待遇挂钩和创等级医院。年初率先在护理中推行"一人一针一管"注射方式，销毁医疗废物，控制护理中的交叉感染。护理工作继续狠抓"三基"学习训练和考核。本年度送出14人到地区护理学会举办的四项操作（无菌技术操作、给氧、徒手心肺复苏、密闭式输液）学习班学习；4人参加等级医院管理学习班。为创等级医院，护理人员除参加医院组织的学习外，护理部在10月份组织全院护理人员认真学习标准。11月，成立医院医疗护理质量管理委员会。

1995年初，为争创等级医院，医院编印《管理资料汇编（第一版）》，归纳完善护理规章制度，涉及护理工作质量标准、护理工作人员的职责共有60多项。护理部组织全院护士投入到创建活动中，以《二十六项基础护理技术操作规程考核评分标准》为依据，认真练习各种操作；以《基础护理学600题解》为基础，学习护理基础知识和专科理论。5月地区卫生局到医院检查指导，护理得分率为67.4%，离二级乙等的标准85%还差17.6%。根据检查反馈意见，护理部加强护理技术操作训练，全院护士长组成质量检查小组，把所做的工作作出详细记录。医院建立行政查房制度，护理部参加临床科室的危重病人查房。每年至少开展两次全院操作考核，平时每月抽考。病区管理，护士提前半小时上班，整理病房，加强病区保洁。各科安装了传呼系统，增加了电动洗胃机。1995年10月等级医院验收，护理部分得分高于标准。

二级甲等医院创建达标后，针对整改专家组提出的问题，医院增加各种奖惩条款和规定30多种。为提高医疗护理质量，加强护理队伍建设和管理，院长舒占坤撰写《努力适应社会发展的需要，提高护理队伍的整体素质》一文，组织护理人员学习并进行专题讨论。各科室在实施全员量化考核和向社会的承诺书中，也拟定护理工作的职责、要求，促进医院护理的健康发展。

1996年，按曲靖行署卫生局《关于开展"百日无医疗差错事故竞赛活动"的通知》精神，护理部从提高护理文书质量入手，落实"三查七对"等规章制度，强化门、急诊等窗口单位质量管理，把好基础护理质量关，组织开展基本操作比赛，手术室获第一名，妇产科获第二名，儿科获第三名。

1997年至1998年，护理工作坚持按照年度工作计划进行护理质量的督促检查，检查四表上墙，了解护理质量动态，深入科室参加晨会，指导护士规范操作。1998年有10篇论文参加省外交流，1篇省内交流。新业务开展了股静脉穿刺、颈静脉输液、输血、留置套管针等。

1999年，护理工作模式由传统的以疾病为中心的功能制护理模式转变为以健康为中心的整体护理模式，以满足病人的需求和解决病人的健康问题为护士的行为准则。本年度送出15人短期培训学习。

2000年，医院病床增加至360张，护理人员增加至127人。

2002年8月，医院制定了《关于加强对科主任、护士长管理的有关规定》，护士长工作进一步细化。

2000年到2003年，为确保病人的满意度达到90～95%。全院护理人员学习《整体护理程序与操作》和云南省卫生厅编写的《专科护理常规》，护理部出题测试，促进护理人员对整体护理观和护理程序的掌握。

2004年1月，原护理部主任候建书退休，由外一科护士长陈平接任，同年选拔护理骨干5人参加县总工会举办的护理技能竞赛活动，囊括了前四名，由县总工会选送参加曲靖市总工会举办的护理技能竞赛活动，副院长邱树玉、护理部主任陈平带队，取得了理想的成绩。针对医院改革发展的需要和护理工作中出现的新问题，倡导科学护理，提高护理质量，院长舒占坤撰写《新时期护理工作观念转变的探讨》一文，强调护理工作的服务方式、服务态度、服务内容要适应社会发展的需要，护理程序要更具人性化。医院组织科室负责人和护理人员学习，对护理工作中存在的问题提出批评和建议，推动医院护理工作向新的模式转变。

2005年6月，曲靖卫生局下发《关于在全院开展"以病人为中心，以提高医疗服务质量为主题"

的医院管理年活动的通知》，同时下发《医院管理评价指南（试行）》，护理部制定了"管理年活动实施方案"，并成立护理质量质控组织，制定出相应的工作制度和职责。医院在第一版资料汇编的基础上，收录自创等级医院以来近10年不断补充完善的规章制度、工作纪律、操作规程、人员职责及工作标准，编印《医院资料汇编（第二版）》，有关护理的款项达150多种，比1995年第一版多了90多种。同年10月，为了配合医院开展医院管理年活动，规范护理质量考核标准，指导护理工作向质量、安全、服务、绩效、法治的方向发展，推动医院护理科学化、规范化、标准化建设，云南省卫生厅医政处、云南省护理学会共同编写出版《云南省医院护理质量控制手册》一书，全院护士人手一册，护理质量得以全省统一规范的前提下更上一层楼。为满足人民群众日益增长的健康的需求，提高护理队伍的整体素质，2005年8月1日，卫生部发布《中国护理事业发展规划纲要（2005—2010年)》，计划在5年内，逐步增加护士编制，提高护士学历教育，二级医院工作的护士中具有大专及以上学历者不应低于30%；至2010年，85%的二级医院应达到评价标准；根据临床专科护理领域的工作需要，有计划地培养临床专业化护理骨干，建立和发展临床专业护士；加强护理管理，提高护理管理人员的管理水平和能力，至2010年，全国100%的三级医院护理部主任完成岗位培训；发展社区护理，拓展护理服务；推进护理教育改革与发展，至2010年，各层次护理教育的招生数量比例应达到中专占50%、大专占30%、本科及以上占20%的结构目标；发展中医护理；加强护理领域的国际交流与合作。云南省也随之出台了"护理发展纲要"，医院按照纲要要求开展学历继续教育、专科护士培训、护理技能培训和护理队伍人员充实等。

2006年按管理年活动标准持续改进医疗护理质量。院长舒占坤提出在"一切以病人为中心，以质量为核心"的基础上开展诚信服务、一站式服务，努力实践三分钟效应；坚持"管理要严、技术要精、质量要高、服务要好"的办院理念，建立健全护理规章、制度，改善护理服务态度，规范护理行为，提高护理质量。同年5月，罗平县政府申报创建"国家卫生城市"，护理工作以"创卫"为契机，病房管理、健康教育、医疗废物处理水平得到提升：被服清洁，床单平整干净，室内家具放置规范，卫生间无臭味、无污垢。院长带领并号召看到烟头随即捡起，爱院如家。护理部结合医院实际深入开展整体护理，积极发挥责任护士的主观能动性，每月组织全院护士长共同查房，重点加强入院介绍、出院指导、健康宣教和一级以上病人的护理评估、护理措施、效果评价的落实。整体护理覆盖率达100%，病人对责任护士的满意度＞93%。建立起健康教育台账，工休座谈会内容增加健康知识讲座，各科积极创办健康知识宣传栏，至少每季度一期，小样交护理部存档；制作健康教育处方等，病人对疾病知识的知晓率＞80%。建立重症监护管理措施，首先从外二科、内二科开始规范，以重症监护室为基础，加强专科护士培训。外一科组织在职在编护士到外二科重症监护室轮训。儿科、外一科采取对急危重病人集中管理的方式，最大限度保证患者的安全，让患者及家属满意和放心。护理部组织全院护士进行轮训或培训。同年10月11日，接受市医院管理督查组的督查，对护理工作成绩给予充分的肯定。年末，护理人员增至230人，病床增至552张，补充完善了护理规章制度70多条。

2007年根据《云南省卫生厅关于在全省卫生系统开展护士岗位技能训练和大赛活动的通知》要求，护理部选派护理操作能手参加"云南省护理学会举办的技能操作培训"班学习（以后2008年、2009年、2010年、2011年每年均选派护理操作能手参加培训），回院后组织全院护理人员进行培训，熟练掌握护理操作技术，人人考核过关。选拔出前五名优秀选手参加县总工会及县卫生局举办的"护理技能选拔赛"，获得前三名；参加曲靖市"护理技能选拔赛"，均取得较好成绩。在2006年组织全院护士院内轮训的基础上，护理部选派各科护理骨干16名，参加云南省"危重症护理专业护士规范化培训"班学习，医院的各专科重症监护室和重症病人的护理工作上了一个新台阶。

2008年1月23日，自2008年5月12日起施行的《护士条例》经国务院第206次常务会议讨论通过，以中华人民共和国国务院第517号令公布，正式成为国家法令。条例规范了护士的权利及义务，增强了护士依法执业的意识，护士注册时间延续为5年一注。同年5月，医院被云南省卫生厅表彰为"医院管理年活动先进单位"，同时推荐参加创建"全国百姓放心示范医院"，医院制定了《创建"全国百姓放心示范医院"实施方案》，将《2008 年患者安全目标》及措施考核评分标准与《医院管理评价指南》、《二级医院评价标准》结合起来，进行分组分块，分解、细化到每个科室，科室护士长为该科室涉及项目的具体负责人，围绕"提高对患者识别的准确性，严格执行三查七对制度；提高病房与门诊用药的安全性；在特殊情况下医务人员之间的有效沟通，正确执行医嘱；建立临床实验室危急值的报告制；防止手术患者部位及术式错误；手部卫生与手术后废弃物管理；防范与减少患者跌倒与压疮事件；主动报告医疗不良事件"等 8 个安全目标，强调非处罚性，逐步消除医务人员对报告不良事件会影响个人利益的旧观念，畅通通报渠道，营造相互借鉴经验与教训的氛围。医院领导从管理体系、制度、规章、程序上对每一件医疗不良事件、重大医疗过失行为及医疗事故提出改进意见和具体措施。建立健全患者识别制度和关键流程患者识别流程，在治疗室醒目部位张贴"三查八对做到了吗？呼叫患者姓名了吗？"的提示牌，在操作中至少用两种以上方法对患者进行识别。护理部在全院范围内统一用不同颜色的标示牌对膀胱冲洗液、胃肠营养液与输液药物进行区分。建立特殊情况下医务人员间的有效沟通制度和流程的《医嘱执行制度》、《医患沟通制度》、《医护沟通制度》、《临床科室与医技科室沟通制度》、《危急值报告制度》，保证抢救的及时性，提高治疗的准确性和建立良好的医患、护患、医护关系。对各项制度的落实采取全程监督的方式进行抽查，强化执行力。为严格防止手术患者、手术部位及术式发生错误，建立并实施术前识别和确认制度和程序，制作手术患者交接识别记录单，医院严格按中国医院协会统一设计的《手术安全核对表》、《手术风险评估表》进行手术核对和评估。硬件上改善洗手设施，加强对医务人员洗手执行力的监管和手术后废弃物的管理。为防范与减少患者坠床、跌倒和压疮的发生，医院在所有坡段、楼梯、卫生间、清扫后湿滑地面安置扶手和防跌、防滑标识，对包括清洁工在内的所有工作人员进行防跌、防滑知识和技能培训。护理部在全院范围内统一用不同颜色的标示牌对有跌倒、坠床、自杀倾向和压疮发生可能的患者进行标识，同时注意保护患者的隐私权。医疗护理质量管理委员会和科室质量管理小组定时不定时对医务人员的操作进行全程跟踪检查或环节质量控制，及时指出其存在的不足和问题，对于共性问题以检查专题汇报会、院周会、护士长例会、质量简报等方式集中反馈，统一整改，保证了医院创建"全国百姓放心示范医院"的工作于 2009 年 10 月顺利通过中国医院协会的验收。同年，医院与昆明医学院继续教育学院联合办学，鼓励在职人员积极参与学习，全院护理人员 138 人参加成人高考被分别录取于专科、本科班。同年 10 月，卫生部医政司下发了"医疗质量万里行"活动督导检查表，医院结合"全国百姓放心示范医院"标准进行自查自纠。

2010 年，对照"医院管理年评价指南标准"、"全国百姓放心示范医院第三周期评价考核标准"、"2010 年质量万里行标准"，巩固"全国百姓放心示范医院"，强化《患者安全目标》，按《患者安全目标》的各项规章制度，加强护理质量安全管理，落实院长提出的质量检查链。卫生部根据新医改提出护理开展"优质护理服务示范工程活动"，曲靖市卫生局下发了《关于印发〈云南省"优质护理服务示范工程"实施方案〉的通知》，医院决定自 2010 年 10 月起，在全院范围内开展"优质护理服务"活动。护理部制定了"罗平县人民医院优质护理服务实施方案"，活动主题是"夯实基础护理，为患者提供满意服务"。各科进一步落实《护士条例》和认真贯彻执行卫生部《关于加强医院临床护理工作的通知》、《综合医院分级护理指导原则（试行）》、《住院患者基础护理服务项目（试行）》、《基础护理服务工作规范》、《常用临床护理技术服务规范》和《云南省护理质量控制手册》的要求，重点做好 20 项工作。在整体护理基础上，强化责任制护理，责任护士分管病人及病房，病区分组管理，设小组长，协助护士长工作；对病人实施连续护理，缩短护士与病人的距离，增加沟通机会，让护士充分了解病人的生理、心理、社会，以便及时帮助解决存在问题，促进患者积极配合、理解治疗和护理，提高患者对护理服务满意度。血透室于 2010 年 10 月顺利通过云南省卫生厅验收后获得准入．护理部再次派护士到昆华医院、红会医院、昆医附一院进修血液净化技术。

至 2010 年底，全院有护理人员 341 人（含聘用护士 195 人），其中本科学历 59 人，占 17.3%，大专学历 108 人，占 31.6%，中专学历 155 人，占 45.45%；高中 2 人，初中 3 人，占 1.46%；副主任护师 1 人，占 0.29%，主管护师 40 人，占 11.7%，护师 55 人，占 16.12%，护士 245 人，占 71.8%；全院有护理单元 22 个，护士长 24 人，编制床位 499 张，开放床位 800 张，加床后共 1055 张；15 个临床科室均有监护室，共设床位 88 张，根据入住病人实际数量弹性排班，安排上班护士。护理工作历年评分为：

1995 年，总分 906 分（上级评审验收结果中护理部分实际分数不详）

1996 年，应得分 200 分，实得分 185.2 分 92.6%（按二级甲等医院标准检查）

1997 年，应得分 200 分，（本年度按新标准）

1998 年，应得分 200 分，（推行新标准）

1999 年，应得分 200 分，实得分 190.01 分 95%

2000 年，应得分 200 分，实得分 191.15 分 95.57%

2001 年，应得分 200 分，实得分 188.2 分 93.6%

2002 年，应得分 200 分，实得分 195.53 分 97.76%

2003 年，应得分 200 分，实得分 193.4 分 96.2%

2004 年，应得分 200 分，实得分 195 分 97.5%

2005 年，应得分 214 分，实得分 209.81 分 占 98.04%（按医院管理评价指南查）

2006 年，应得分 100 分，实得分 96 分 合格率 96%

2007 年 应得分 140 分，实得分 135.1 分，合格率 96.5%

2008 年起按"百姓放心示范医院、医院管理评价指南、医疗质量万里行"三个标准进行自查，合格率 90.6%；2009 年合格率 94.9%；2010 年合格率 94.97%。

附录：

分科室护士长任职情况

护理部

主 任：侯建书 1985 年 7 月—2004 年 2 月

陈 平 2004 年 2 月—

总护士长：王绍芬 1981 年—1994 年 7 月

说明：总护士长王绍芬 1994 年 7 月退休，医院精简行政职能机构，不再设总护士长一职。护理工作由主任侯建书负责。2004 年 2 月侯建书退休，外一科护士长陈平接任护理部主任。

门诊部

护 士 长：李树兰 1979 年 8 月—1984 年 8 月

王国俊 1984 年 8 月—2000 年 2 月

王文英 2000 年 2 月—

副护士长：董艳萍 2009 年 8 月—

综合外科

护士长：王绍芬 1979 年 8 月—1981 年

侯建书 1981 年—1985 年 7 月

凌 云 1985 年 7 月—1988 年 12 月

熊菊香 1988 年 12 月—1992 年 7 月

缪坤丽　1992 年 7 月—1993 年 7 月

陈　静　1993 年 7 月—1998 年 10 月

综合外科 1998 年 10 月分科，各科护士长为：

外一科：

陈　平　1998 年 10 月—2004 年 2 月

李茂娟　2004 年 2 月—2008 年 7 月

外二科：

陈　静　1998 年 10 月—2008 年 3 月 10 日

外三科：

盛云惠　1998 年 10 月—2009 年 10 月 29 日

2008 年 3 月 10 日，外二科分为神经外科胸外科及骨外科两个科室。2008 年 7 月 1 日，外一科分设为普外、创伤外科及肝胆、创伤外科两个科室。各科护士长为：

普外、创伤外科

李茂娟　2008 年 7 月 1 日—

肝胆、创伤外科

李　红（副）　2008 年 7 月 1 日—

神经外科胸外科

唐昕明（副）　2008 年 3 月 10 日—2009 年 4 月 6 日

郑周园（副）　2009 年 4 月 6 日—

骨外科

陈　静　2008 年 3 月 10 日—2010 年 4 月（退休返聘在科室继续担任护士长）

李海丽　2009 年 8 月—（副护士长）

2009 年 10 月 29 日，在外三科（泌尿肛肠外科）分组的基础上分别成立泌尿外科和肛肠外科。各科护士长为：

泌尿外科

盛云惠　2009 年 10 月 29 日—

肛肠外科

邓海滨（副）　2009 年 10 月 29 日—

综合内科

护士长：马琼英　1976 年 —1984 年 7 月

张孝莲　1984 年 7 月—1988 年 1 月

杨月美　1988 年 1 月—1991 年（调曲靖）

杜　梅　1991 年—1993 年 2 月

陈黎明　1993 年 2 月—1998 年 10 月

1998 年 10 月综合内科分科为内一科、内二科，各科护士长为：

内一科　王丽华　1998 年 10 月—2009 年 2 月

内二科　陈黎明　1998 年 10 月—2009 年 2 月

2009 年 2 月 6 日内二科分科为心血管内科和神经内科。护士长分别为：

心血管内科

陈黎明　2009 年 2 月 6 日— 2010 年 4 月（退休返聘在科室继续担任护士长）

胡贵仙（副护士长）　2009 年 8 月—

神经内科

 李明花　2009 年 2 月 6 日—

2009 年 8 月 1 日，内一分科为呼吸内科和消化内科，护士长分别为：

呼吸内科

 王丽华　2009 年 8 月 1 日—

消化内科

 陈 丽　2009 年 8 月 1 日—

 王 欣（副护士长）　2009 年 8 月 1 日—

传染科

护士长：李梅玉　1984 年 11 月—1987 年 2 月

 杨月美　1987 年 2 月—1988 年 1 月

 杜 梅　1988 年 1 月—1988 年 12 月

 吴艳珍　1988 年 8 月—1990 年 11 月

 刘家丽　1990 年 12 月—1995 年 11 月

 李 俊　1995 年 11 月—1999 年 6 月

说明：传染科 1984 年成立，1996 年 6 月被小儿科兼并，不再设护士长，由儿科护士长史林芝兼任，称内三科。

妇产科

护士长：王菊芬　1984 年—1991 年

 李美琼　1991 年—

 陈砚芳　1983 年 5 月—1984 年

 杜桂英　1997 年—1983 年 5 月

副护士长：杜桂英　1983 年 5 月 —1994 年 8 月

说明：1991 年，副主任王官珍调计生局，王菊芬任妇产科副主任。副护士长杜桂英 1994 年 8 月退休，后未设副护士长一职。

口腔科

五官科

护士长：刘家丽　1995 年 11 月—1999 年 10 月

 纪杏莲　1999 年 8 月 28 日—2002 年 1 月

2002 年 1 月 23 日，五官科分设为眼科、耳鼻喉科，各科护士长为：

眼 科：纪杏莲　2002 年 1 月—

耳鼻喉科：冯 锐　2002 年 1 月—2006 年 10 月

彭柏雁 2006 年 10 月—

小儿科

护士长：柏国兰　1988 年 3 月—1995 年 10 月

 纪杏莲　1995 年 10 月—1997 年 10 月

 史林芝　1997 年 10 月—

中医科

护士长：雷红玲　2000年9月—2010年4月（退休）

　　　　潘　瑜　2010年4月—

麻醉科

护士长：陈　平　1994年8月—1998年10月

　　　　陈书莲　1998年10月—

供应室

护士长：马琼英　1983年5月—1988年1月

　　　　王菊莲　1988年2月—1994年4月

　　　　毛琼仙　1994年4月—1996年11月

　　　　俞关凤　1996年11月—1999年6月

　　　　张保芬　1999年6月—

第二节　护理模式

解放前成立罗平县卫生院，有护士 2 人负责护理。解放后成立罗平县人民卫生院，有医生 2 人，卫生员 1 人，工作人员 4 人，勤杂工 2 人，护理工作从无到有，护理模式可分为四个阶段。

一、初级护理

建国初期，罗平县人民卫生院成立时人员少，条件差，加之一段时间代行卫生行政职能，主要工作以配合完成各种临时性的工作任务，导致医、护不分，护理工作无质量要求，无标准衡量，无管理制度，无使用设备，护理处于初级阶段，以完成肌肉注射、发药、测体温、数脉搏、外科换药等常规；消毒方式为简单的煮沸消毒，此外做棉球、敷料等。护士多未经过正规教育，护理知识水平低，时有差错事故发生。1956 年 8 月，毕业于沈阳护士学校的郭瑞儒成为医院第一个护理专业毕业的护士，经过她的传、帮、带，其他护理人员的水平有所提高。

二、功能制护理

功能制护理是一种以疾病为中心的护理模式。1959 年 10 月，国家颁布《综合医院制度》和《综合医院工作人员职责》，按照制度和职责，医院在年末实行"三级护理制度"。1960 年，在三级护理制度的基础上增加"三查四对"的护理工作内容。1980 年，国家卫生部下发《关于加强护理工作的意见》，要求各级卫生行政管理部门和医院加强对护理工作的领导，医院根据《综合医院工作人员职责》的要求，修订、完善多种护理工作制度。1982 年，国家卫生部颁布《全国医院管理工作条例》和修改后的《医院工作人员职责》，护理工作内容的"三查四对"改为"三查七对"。三级护理从五十年代末开始执行，直至八十年代初，护理工作基本上是"以疾病为中心"的功能制护理，护士按工作内容分工，不关心病人的病情、个人差异、疗效等情况，缺乏独立思考和主动性和身、心的整体护理，打针的只管打针，发药的只管发药，不易发现问题和提出问题。

三、责任制护理

责任制护理是一种以病人护理为中心的阶段，实行护士分组管病人，改革开放后，社会各行各业普遍实行责任制管理，对医院的管理和护理工作提出新的要求。"三分治疗，七分护理"，医院在继续坚持"以疾病为中心"的护理模式的同时，让护士病房分管 1—2 间病房内的病人人，实行 8 小时在班制，24 小时负责制，培养"我的患者"、"我的护士"的概念。为了处理好提高护理人员素质和转变护理模式的关系，医院制定出护理人员学习、进修和深造的鼓励措施，只要有机会，首先将工作踏实、责任心强的护理人员选派出去学习。通过学习、进修，改变护理服务观念及更新服务技术，开阔护理工作人员的眼界，回到医院进行护理规范化和责任制的尝试，主要学习进修活动有：从 1982 年—1995 年，曲靖卫校开办护士长学习班、省护理学会举办的护理技术四项基本操作技术及对危重病人抢救护理技术学习班、护理新业务、新技术学习班、昆医附一院举办护理管理学习班、国家卫生部中华护理学会在大连举办护理管理学习班、曲靖地区卫生局举办护理管理学习班、云南省卫生厅委托省中医院开办中医护理学习班、云南省护理学会在昆医附二院开办护理骨干学习班、曲靖地区卫生局、曲靖地区护理学会在宣威县医院举办护理管理学习班、国家卫生部及中华护理学会在北京举办为期一个月的护理管理学习班等，学习内容为"护理正规操作和统一标准质量"。参加学习者约100余人次。高密度、大范围的学习、进修，医院的责任制护理逐步建立、成熟。

四、整体护理

整体护理是建立在新医学模式（即生物——心理——社会医学模式），以护理程序为核心，将临床护理与护理管理的各个环节系统化的方式，它是解决病人健康问题为导向，满足病人需要为目标的高质量护理服务。1996年，"以疾病为中心"的服务观念转变为"一切以病人为中心"，护理观念发生根本的变化。将病人看成是一个生物、心理、社会完整的人，护理由被动变为主动，由管理变为服务，以高质量的护理满足病人的需要。为了进一步提高护理人员的业务素质，1997年，院长办公会决定，凡是符合条件的护理人员都可以报考护理大专班。1997年5月12日，院长舒占坤为护士节专门撰写《努力适应社会发展的需要，提高护理队伍整体素质》的专题论文，供医院护理人员学习。同年7月，云南省护理学会在昆明医学院举办为期一个月的整体护理学习班，医院派出陈黎明、陈平、纪杏莲、王俊4人参加培训学习；8月举办第二期，陈静、李美琼、王国俊3人参加培训学习。

责任制护理向整体护理转变的过程中，云南省卫生厅下发1997年第346号文件，重新明确了医护级别内容和一般护理常规内容。医院组织全体护理人员进行认真学习，把相关内容与等级医院保持结合起来，逐项落实，护理服务、护理服务质量实现了向整体护理的转变。1997年8月6日～12日，云南省护理学会在昆明医学院举办全省护理新技术学习班，医院选派邱树玉、侯建书、陈平、陈静、李美琼、王国俊、刘家丽、纪杏莲、付同玲9人参加学习。1998年7月，护理部主任侯建书及所有护士长参加昆明医学院成人教育学院举办的"继续护理学教育与新知识学习班"的学习。1999年元旦，为规范医院的整体护理的工作，医院编写《护理质量标准》一书，下发至各科室，按统一标准组织学习、实施。1999年3月，医院印制的《整体护理程序及操作》一书，发至每个护理人员人手一册，对照学习检查。2000年8月，昆医附一院举办"现代健康教育、心理治疗与心理护理"学习班，医院选派邱树玉、侯建书、陈静、陈黎明、史林芝5人参加学习，回来后在全院推广。2002年5月，云南省护理学会在昆医附一院举办整体护理学习班，邱树玉、侯建书和所有护士长共13人参加为期7天的学习，学习结束回到医院，按要求成立罗平县医院整体护理质控领导小组，组长由副院长邱树玉担任，负责对全院整体护理工作进行领导和指导；副组长由侯建书担任，组员由各科护士长担任。各科室从病人入院开始，应用护理程序进行评估、诊断、计划、实施、评价，规范护理记录，建立健康教育宣教表，对病人进行各疾病时期的相关知识宣教。整体护理质控领导小组又分组负责检查落实：一组负责检查落实专科护理计划、健康教育计划的制定，一级护理病人的护理病历和对出院病人满意率的调查，满意率要求为>95%。组长陈黎明，组员盛云惠、雷红玲、张保芬。二组负责检查落实病区环境、护士仪表、基础护理技术操作，调查住院病人对护理工作的满意率，满意率要求为>90%。组长陈平，组员陈静、王丽华。三组负责检查落实各项规章制度及护理无菌技术操作常规的执行。组长史林芝，组员陈书莲、纪杏莲。四组负责检查落实表格书写规范和科室组织业务学习的笔记。组长李美琼，组员冯锐、王文英。

2003年"非典型肺炎"在全国部分地区流行，罗平地处云南东大门，承担着防控的艰巨任务。医院成立了"非典型肺炎"收治特控区，对常规护理提出新的要求。护理外派学习、进修机会有所减少，医院相应采取"请进来"的方式加强学习、交流。本年度，请昆医附一院副院长、中华护理学会常务理士、云南省护理学会理士长尤品素教授到院主讲"护理管理和护理综合素质休养"的讲座；请云南省第一人民医院副院长、云南省护理学会副理事会长许永珍副教授主讲"健康教育"讲座；请昆医附二院副院长、中华护理学会理事、云南省护理学会副理事长陆伟黔教授主讲"整体护理程序"讲座；请云南省第一人民医院、省护理学会专干、省一院老干科护士长张国英副教授主讲"护士的语言力度"的讲座。护理专题讲座为抗击非典，做好整体护理储备了人才和技术。

2005 年，云南省卫生厅在全省开展"以病人为中心，提高医疗质量"为主题的质量管理年活动，医院护理部按《医院管理评价指南》的要求，护理部分块组织全院护士认真学习，结合二级甲等医院标准，做好一站式服务、亲情式服务。

整体护理改善了护、患关系，增强护理人员的责任感和对病人的亲切感，确保护理质量的提高，增强了病人康复的信心。

五、优质护理服务

2010 年，卫生部为提升医院服务质量，要求在护理工作中开展"优质护理服务示范工程活动"，曲靖市卫生局下发了《关于印发〈云南省"优质护理服务示范工程"实施方案〉的通知》，医院自 2010 年 10 月起全面开展"优质护理服务"活动，成立罗平县人民医院护理质量控制小组，组长由护理副院长冯锐担任，副组长由护理部主任陈平担任，组员为各科护士长。护理质控小组又分为：

病房管理质控组，组长彭柏雁，组员陈静、黄桂兰、王欣，职责是根据医院工作的任务，不断完善病区管理及质控标准；熟悉病区管理规章制度及质控标准。发现的问题及时向护理部汇报，与病区护士长沟通，并提出改进意见；对病区管理进行督查质控，检查有记录及统计分析。安全目标为九、十两条，即主动报告医疗安全不良事件；鼓励患者参与医疗安全。

基础护理质控组，组长：李茂娟，组员陈黎明、李美琼、陈丽，职责是熟练掌握基础护理的理论，关注护理新理论，新技术的发展，督促指导护理人员实施规范的护理操作；对基础护理、护理程序实施过程进行督查评价，根据工作流程和技术规范，进行必要的示范指导；调整了解患者及家属对护理工作的满意度；督查中发现的问题或隐患，及时记录并向护理部汇报及向科室反馈，提出改进意见。安全目标为七、八两条，即防范与减少患者跌倒事件的发生；防范与减少患者压疮发生。

门诊、急诊质控组，组长王丽华，组员冯粉竹、潘瑜，职责是对全院各科室急救药设施（设备、器械、药品等）进行检查，对存在问题及时向护理部汇报并协助科室改进；熟悉门诊、急诊各项工作制度，掌握常用急救设备保管与使用原则。协助科室修改、完善门诊、急诊患者的就诊及抢救程序；督导护理人员不断改善服务态度，定期调查门诊、急诊患者护理满意度。安全目标为第五条，即提高用药安全。

护理文书质控组，组长史林芝，组员盛云惠、郑周园、胡贵仙，职责是熟悉掌握各种护理文件书写规范。按《病历书写基本规范》书写要求，进行质控；对全院各病区护理文件进行督查，对存在的问题及时向护理部汇报，与科室护士长沟通，协助改进。安全目标是第三条，即严格防止手术患者、手术部位及术式发生错误；建立临床实验室"危急值"报告制度。

护理技术操作质控组，组长李海丽，组员李红、董艳萍，职责是熟练掌握护理技术操作，熟悉各专科技术操作要点；对各病区的护理技术操作，专科技术操作进行督察，对存在问题及时指导改进；关注护理新技术发展动态，对经过论证开展的护理新技术进行检查、评价，收集反馈意见，有记录；每年规范护理技术操作 3~4 项，统一培训并考核。安全目标是一、二两条，即严格执行查对制度，提高医务人员对患者身份识别的准确性；建立和完善在特殊情况下医务人员之间的有效沟通，做到正确执行医嘱。

院感控制组，组长张保芬，组员陈书莲、邓海滨、李明花，职责是负责全院及特殊科室的消毒隔离质控；熟悉掌握手术室、供应室、血液透析室、胃镜室、口腔科、检验科、病理室及各临床科室消毒隔离的工作流程及有关法律、法规、规章制度；对手术室、供应室、血液透析室、胃镜室、口腔科、检验科、病理室及各临床科室定期督查，检查中发现的问题及时向护理部汇报，向科室反馈，督查改进，记录完整；关注手术室、供应室、血液透析室、胃镜室、口腔科、检验科、病理室及各临床科室消毒隔离工作的发展动态，协助组织新技术、新知识的学习培训及应用。安全目标是第四条，即严格执行手卫生，落实医院感染的控制要求。

各组在检查过程中，按照医院管理年评价标准最新版本、医院等级评审标准最新版本、患者安全目标最新版本、医院感染管理标准最新版本、各项法律、法规及部门规章结合实际制定和完善检查标准，落实院长提出的质量检查链和感动式服务要求，即提供服务——接受服务——感谢服务——感动服务。

为确保医院护理工作安全，提升护理服务品质，每月检查结果及时形成文字材料及电子文档上报护理部，护理部收集整理后及时与院领导沟通，以形成质量持续改进体系。

第三节 护理技术

　　1959 年以前，护理技术水平较低，护理人员配合医生打针、发药、量体温、数脉搏及小伤口换药，进行简单的护理记录。以注射为例，只能进行肌肉注射，抢救危重病人，只能从大腿内侧皮下进行输液，效果差，病人痛苦不堪。1959 年，曲靖地区医院举办静脉穿刺学习班，医院派郭瑞儒参加学习，回来后在医院开展成人静脉输液，儿童采用头皮针穿刺输液技术。并在医院主办静脉穿刺学习班，培训全县各医疗单位的护理人员。静脉输液技术逐步在全县推广使用，皮下输液历史宣告结束。脱水患者和危重病人抢救的成功率显著提高。同年开展无痛肌肉注射法，采用进针快、注射慢、出针快的"两快一慢"注射技术，减轻病人肌肉注射的痛苦。配合"三级护理"模式的推行，护士长郭瑞儒建议在科室设立小药房，配备急救针水，有危重病人入院时救急使用，减少病人因取药时间过长影响抢救效果。1960 年，由于医院病床紧张（75 张），医院开设了家庭病床，护理人员登门护理。

　　从五十年代到八十年代初，护理技术发展缓慢。1984 年，医院要求各科室的护理适应护理模式的转变，护士要从简单的护理转向熟悉掌握本科室病人的病理、生理特点，主动巡视病房，观察病人的病情变化，起好医疗侦察兵的作用。1985 年 6 月，云南省护理学会统一了护理四项操作技术标准，制定护理抢救技术指南；同年 8 月，昆医附一院举办危重病人急救护理学习班，医院派出凌云、杜桂英、杨月美、陈黎明 4 人参加学习，回院后开展危重病人急救护理新技术，推行四项操作新标准。1987 年 5 月，曲靖地区卫生局、曲靖地区护理学会举办护理新技术学习班，医院派出邱树玉、侯建书、凌云、杨月美、杜桂英、陈静、李俊、王绍分、李美琼、王楚玲等人参加护理新技术学习。1996 年 7 月开展整体护理，8 月，云南省护理学会再次举办整体护理新技术学习班，医院选派邱树玉、侯建书、陈平、陈静、陈黎明、刘家丽、李美琼、王国俊等人参加学习。护理新技术不断涌现。

　　1985 年，医院外科开展颅脑手术获得成功，颅脑手术病人护理也随之开始。以后在外科逐步开展的护理新技术有：脊神经探察术后护理、肺叶修补术后护理、心脏修补术后护理、喉头甲状腺瘤切除术后护理、深静脉直管输液抢救危重病人术后护理、眼科手术病人术后护理、上腹部手术术后护理、骨折病人术后护理、烧伤病人术后护理等。

　　1988 年 7 月，中医护理随着流水线碾药机、低频多功能治疗仪、磁疗火罐的用，增加了新的护理技术。

　　1995 年创建等级医院和爱婴医院，护理人员进行全员护理操作培训。妇产科增加母婴保健护理新技术。新生儿培养箱、经皮新生儿黄疸指数测定、新生儿黄疸蓝光治疗仪、胎儿监护仪、乳腺治疗仪、盆腔治疗仪的使用，开展了相应的护理新技术。

　　1996 年开展"百日无医疗差错事故竞赛活动"，医院决定把对医护人员的基本操作考核列入"创医疗安全科室"的一部分。护理人员考核"密闭式静脉输液"，按"四项操作标准"在病人身上操作，护士长分为 3 个组交叉检查，按各科参加考核人员的总分求出平均分，取前三名进行奖励。同年开展微波治疗护理、心电监护护理、光量子治疗护理、超声雾化吸入护理技术。1997 年开展无痛分娩护理、胎心监护仪使用技术。

　　1998 年 6 月，为接受等级医院第二评审周期的验收检查，提高护理人员的基本操作技能，护理部成立质量控制小组，将十一项护理操作要求印发到小组成员，以科室组织学习，6 月 16 日至 7 月 7 日分 3 个组进行护理技术考核。应考 78 人，实际考核 75 人（3 人休假）。1999 年护士外出学习现代护理管理、心理护理与心理治疗、等共 4 人次，外请云南省附二院专家到医院培训医学模式与健康观。2000 年开展血磁治疗护理、全自动洗胃机护理、泌尿科体外震波碎石护理、脊柱牵引护理技术。外出学习进修血液透析操作及护理技术、外科新业务新技术、手术室护理管理、急救知识等共计 18 人次。2001 年参加各种新业务新技术护理学术研讨会及进修 13 人次，开展腰椎间盘突出术护理。2002 年参加核磁、围产期保健及新生儿护理新进展、外科新业务新进展、整体护理、健康教育等新业务新技术学习班 14 人次。

2003 年防治非典型性肺炎，医院购进美国鸟牌呼吸机 2 台，医院开展了呼吸机使用及护理的技术应用。外请专家指导开展骨质疏松的治疗及护理，在罗平县人民医院与云南省护理学会联合举办"健康教育学习班"，医院全体护士参加学习，授予 I 类学分 6 分，并请省护理专家到医院临床科室对护理工作进行指导。年底院长带领主任、护士长 20 余人，到昆明参加 52 届医博会，购进一批治疗器械，开展了相关的护理技术操作，如：下肢关节运动护理技术、空气波压力泵治疗护理技术、输液泵护理技术等。同年心内科开展心肌梗塞早期静脉溶栓治疗及护理技术。

2004 年加强专科护理培训，主要是急诊及重症监护护理技术、心内护理、儿科护理等，先后派护理人员到省级医院学习进修 28 人次。为提高全市护理操作技能，曲靖市总工会、曲靖市护理学会联合举办了"护理技能操作竞赛活动"，县卫生局、县总工会在县上举行初赛活动，医院选拔冯锐、王丽华、李海丽、段雪芬、丁曼参加选拔赛，冯锐、王丽华、李海丽、段雪芬获前四名，被选送曲靖市参加竞赛活动，获得较好的成绩。同年开展眼底激光系统治疗及护理技术。

2005 年中风中心成立（中风病人重症监护室），开展中心供氧、中心吸引护理和高压氧舱的治疗及护理，增加氧气吹臀治疗褥疮护理、肝病治疗护理、婴儿辐射保暖台护理、胃肠吻合器的护理、尺神经前移术的护理配合、颅骨钛板修补术的护理配合、颈椎固定植骨术的护理配合、L1 椎体切开复位椎管减压 MOSSMIAI 内固定植骨术的护理配合、血液滤过的应用、眼底激光治疗的护理配合、超声乳化的护理配合、肘腕严重疤痕挛缩松解术护理配合、肝血管瘤切除术护理配合、主动脉弓破裂修补术护理配合、左腹股沟 AV 吻合护理配合、大隐静脉吻合护理配合、髂内动脉结扎护理配合、新生儿游泳护理技术。在 2004 年的基础上继续对重症护理技术的培训。

2006 年加强对护理质量管理及控制的学习培训、艾滋病临床护理，共派出护理人员外出学习进修 26 人次。髋臼骨折（陈旧性）后入路切开复位弧形钢板固定术及护理配合、骨盆粉碎性骨折前入络切开复位内固定术护理、手指切割伤缺失行腹股沟管状皮瓣移植术护理、耻骨联合分离切开复位内固定术护理、肱动脉吻合术护理、足背动脉吻合术护理配合、中医科微波治疗及护理、动态干扰电治疗及护理、眼整形美容及护理、疤痕整形、皮肤扩张皮瓣成形术护理、距骨开放性脱位并骨折复位内固定术护理、血液灌流术护理、股骨头骨折并脱位切开复位可吸收螺钉内固定术护理配合、髋关节置换、捆绑带内固定术护理、阴式子宫切除术护理、新生儿头皮静脉留置术、心脏起搏器植入护理配合。B超下行人流术、放环术、取环术护理、新生儿游泳护理技术、结肠吻合器断端吻合护理配合、外一、外二、内二、儿科重症监护室工作开展、临床科室呼吸机普及应用、注射泵普及使用。

2007 年加强专科护士培训，提高医院重症监病人的护理技术，本年度派出 16 名护理骨干，分二批参加为期 2 月的《云南省重症监护专业护士规范化培训班》的学习，发给重症监护资格证书。儿科护士董秋花到上海培训高压氧舱的操作并获得资格证书。参加婴儿游泳抚触师资培训，护士岗位技能规范化培训学习 6 人，及其它新业务新技术培训共计外出学习 26 人次。开展新业务新技术有：婴儿呼吸自救监护仪使用、医用空气净化消毒机使用、经皮微创气管切开术护理、人工脑膜修补术护理、肾上腺肿瘤切除术护理、双侧输尿管置管引流修复膀胱阴道瘘护理、直肠前突修补术护理、逆行腓肠神经营养血管皮瓣修复下肢皮肤组织缺损护理、脊柱矫正手法、宫颈椎形切除术护理、三脑室肿瘤切除术护理、脑室腹腔转流术护理、心脏外伤、心房穿通伤修补护理、股骨骨髓纤维化的手术护理、重症胰腺炎规范治疗护理技术。

2008 年参加各种培训班共 25 人次，其中有妇产科专科护理进修、护理管理培训、院感管理培训、护理技能规范化培训、创百姓放心医院安全目标培训等，开展新业务新技术有：利普刀治疗宫颈疾病的护理、无痛人流护理、右肝管破裂修补术护理、胰尾部肉瘤手术护理、儿童、成年人牙齿矫形、即正畸护理、烤瓷牙、钢牙、钢托等修复护理、颌面外科部分手术护理、颌骨囊肿瘤摘除术护理、根端囊肿摘除术、牙根翻转术护理、光索纤维引导经鼻盲探气管插管术护理、T11－12 椎体骨折复位 RSS 内固定术的护理、睑下垂矫正术、重睑术护理、先天性斜颈矫形术护理、腰椎滑脱提拉钉内固定复位术护理、坐骨神经骨盆出口狭窄松解术、发育性髋内翻转子间 Y 形截骨矫形术、颈 5 滑脱后路切开复位 "H" 形植骨钢经内固定术护理、陈旧性肘关节脱位畸形行粘连松解肘关节成形术护理、尺桡骨远端粉碎性骨折、单臂外固定跨腕关节固定结合有限内固定术、胫骨平台粉碎性骨折切开复位内外双钢板内固定术护理、股骨颈脓肿切开病灶清除肌瓣填塞术护理、陈旧性跟腱断裂 "V、Y" 延长重建吻合术护理、颈 5 骨折前路椎体次全切除植骨前路钢板内固定术护理、先天性胆总管囊肿切除术护理、巨输尿管成形术护理、经枕角侧脑室穿刺脑室内血肿碎吸术护理、左额部脑膜瘤切除术并人工脑膜、钛板修补术护理技术。

2009 年参加各种培训班共 18 人次，其中有眼科专科护理进修、宫腹腔镜联合术护理、护理管理培训、院感管理培训、护理技能规范化培训、创百姓放心医院安全目标培训等，2009 年全院护理共开展新业务、新技术具体项目如下：胫骨外露行腓肠神经营养皮瓣90°旋转修复术护理、跟骨外露行腓肠神经营养皮瓣180°旋转修复术护理、腰椎结核前路切开病灶清除术护理、腰椎结核前路切开病灶清除植骨（固定）、腰椎滑脱后路切开复位 GSS 提拉钉棒系统复位植骨融合术、先天性斜颈行胸锁乳突肌切断矫形石膏固定术护理、后交叉韧带胫侧止点撕脱行腘后入路复位固定术护理、胫骨骨折闭合交锁髓内钉内固定术护理、先天性髋脱位切开复位蛙形石膏固定术护理、月骨骨折行月骨切除术护理、距骨骨折脱位切开复位内固定术（螺钉）护理、肱骨干合并肱骨髁间粉碎性骨折切开复位内固定术（肱骨外髁解剖钢板）护理、迟发性尺神经松解前移术护理、足背足底皮肤脱套伤，反取皮回植术护理、下颌骨骨折切开复位下颌骨钢板内固定术（口腔内入路颌下入路）护理、先天性发育性髋内翻截骨矫形术护理、股骨颈病灶清除植骨术护理、耻骨联合分离切开复位钢板内固定术护理、股骨转子间骨折切开复位伽玛钉内固定术护理、股骨远端骨折切开复位内固定术（DCS，股骨远端解剖钢板，股骨倒打髓内钉）护理、胫骨平台骨折切开复位内固定术（双入路双钢板）护理、漏斗胸矫形、钢板内固定术护理、支气管囊肿切除术护理、电子支气管镜下肺灌洗护理、眶顶部异物取出术护理、心内电生理检查、室上性心动过速射频消融术护理、恒温腊疗护理、中药全身熏蒸护理、中药局部熏蒸护理、宫腔镜检查护理、开腹经胆道镜取石术护理。

2010 年参加各种培训班共 39 人次，其中有急诊 ICU、中心 ICU 专科护理进修、血液净化技术操作、手术室专科护士、口腔科护理、内分泌科护理、护理管理培训、院感管理培训、护理技能规范化培训等，2010 年全院共开展新业务、新技术、新项目 46 项，具体项目如下：眼整形美容术护理、超急性期脑梗塞溶栓治疗护理、肝血管瘤、肝癌介入术护理、经皮肝穿 PTCD 护理、胰管、空肠－Rovx－en－y 吻合术护理、奥美拉唑注射泵持续泵人治疗消化道出血护理、微创胸腔闭式引流治疗大量胸腔积液护理、门脉高压、脾肿大并脾亢、食道胃底静脉曲张：脾切除术、食管贲门周围血管离断术护理、大隐静脉高位结扎剥脱术护理、颌骨骨折手术护理、经宫腔镜下子宫肌瘤剥除术护理、宫腔镜下输卵管插管通液术、高位直肠息肉腔内切除术护理、手腕离断再植术护理、全髋关节翻修术护理、耻骨联合分离切开复位钢板内固定术护理、胸锁关节脱位用对侧锁骨钩钢板置钩胸骨下固定术护理、髋臼横形骨折波及前后柱单用髋后外侧入路切开复位钢板内固定术护理、全膝关节置换术护理、股骨转子下粉碎性骨折 DCS 固定术护理。

在开展护理新技术的同时，护理人员积极积累护理经验，从实践和理论的结合上予以总结，撰写的论文在医学报刊上发表或参与学术交流，医院根据报刊及学术交流的档次，按国家级、省级、市级、县级分别给予 300 元、200 元、100 元、50 元的奖励。几年来，医院护理人员共在各级各类报刊上发表和学术交流会议上交流论文数百篇，主要有：

邱树玉：论文《也谈影响我院护理质量因素与设想》，参加 1988 年全国医药论文学术会上交流；1995 年发表《试论对在职护士进行护士管理办法的再教育》。1997 年论文《也谈手背静脉穿刺不宜握拳》在曲靖市护理学习第三届学术论文研讨会上被评为优秀论文。1998 年《也谈影响医院护理质量因素与设想》论文在全国医药论文学术交流研讨会上交流。

侯建书：论文 1987 年 7 月《30 例腹部外伤合并内脏损伤的护理观察》；1992 年 5 月《如何做一个合格护士》；1995 年 11 月《浅谈护理部在护理管理中的基本思路》；1998 年 8 月《浅谈护士长在护理管理工作中的作用》；1998 年 12 月《健全护理质量标准提高护理质量》刊登于 1998 年《云南省护理学会学术年会论文汇编》；

陈平的论文《一例腹腔多脏器及膈肌损伤的手术配合》1998 年在北京护理学术会上交流并刊登于《当代医药论丛》（1998 - 98 卷）；论文《一例脊髓损失病人的护理》发表于《中华临床医药与护理》2006 年第 1 期；论文《"急危重新生儿家属心理需求及对策"摘要》发表于《中华临床医药与护理》2007 年 1 月；论文《换位思考在护患交流中的应用》发表于《中国实用医学临床研究》2008 年度第 3 期。

陈书莲的论文《外伤性颅内血肿急诊手术的护理配合》发表于 1999 年中华护理学会论文专辑；论文《1 例左下肢严重损伤并失血休克的抢救与配合》刊载《中国医药指南》（2005 年第三卷 第 6 期）；论文《人工髋关节置换术的手术配合》发表于《中外临床医学杂志》2007 年 9 月第 7 卷第 9 期；论文《手术室护士长的管理作用》发表于《中华药学与临床》2006 年 10 月第二卷第 10 期；论文《颅脑手术患者保护眼睛的方法》刊登于《现代护士进修杂志》2009 年 7 月第 19 卷第 7 期（总第 158 期）；论文《1 例全身多处刀伤并肺穿通伤的手术配合》发表于《中国现代临床医学》2008 年 3 月第 7 卷第 3 期。

王文英的论文《应用整体护理中语言沟通处理护患关系》在 2003 年云南省护理学会整体护理交流会上交流；

陈黎明的论文《服毒自杀患者的心态分析及心理护理》在 1998 年在北京护理学术会上交流；与唐昕明合作的论文《高龄急性心肌梗塞早期静脉溶栓治疗的护理体会》刊登在〈中华医学丛刊〉（2003 年 3 卷 9 期）。

史林芝的论文《新生儿黄疸兰光治疗（附 57 例）临床护理体会》2002 年 12 月在云南护理学会学术交流会上交流；与杨琼合作的论文《2 例鼻饲止血药物治疗应激性溃疡的护理》刊登于《中华现代护理杂志》2009 年 3 月第 15 卷增刊 1。

王艳丽的论文《25 例乙型慢性肝炎病人的舒适护理尝试》发表于《中华临床护理研究杂志》2006 年 6 月第 11 卷第 6 期总第 42 期，《86 例伤寒病人的健康教育体会》发表于《现代保健医学创新研究》2006 年 7 月第 7 期，《1 例情绪障碍致尿潴留患者的护理体会》发表于《护理管理杂志》增刊 2007 年 7 月第 7 卷。

李美琼的论文《胎心监护仪对胎儿宫内窘迫 28 例的观察》2003 年在中华护理学会第 29 次学术会议上交流；论文《浅谈开展整体护理、加强护患沟通》2006 年 10 月在全国护理管理、护理学术会议上交流并录用。

纪杏莲的论文《一例弥漫性轴索损伤的观察与护理》在〈中华护理杂志〉上发表，2001 年 10 月收入全国神经内外科专科护理学会学术会议论文汇编；与吴文华合作的论文《一例静脉滴注青霉素发生过敏反应的护理》在〈当代护士〉上发表，2004 年 11 月在全国护理学术会议上交流。

冉志亚的论文《低能量氦氖激光治疗血管内照射治疗的操作护理体会》刊登于〈中国医药荟萃〉。

许冬丽撰写的论文《头孢一代抗药素在静脉滴注时速度与胃肠反应关系》发表于〈中国医药指南〉（2005 年第三卷第 6 期）。

周宓、邓海滨、段雪芬的论文《痔注射及手术后发生肛管狭窄的治疗体会》发表于中华实用医药杂志 2006 年 7 月第 13 期。

徐二桃的论文《甘露醇性静脉炎的防治及护理》发表于《中华临床护理研究杂志》2006 年 1 月第 11 卷。

第四节　护理服务

　　解放后至八十年代初期，医疗条件有限，医院门诊部普通病、常见病、传染病同堂诊治；住院部男、女病人同室；病房脏、乱、差现象突出，病床五花八门，有土基支架床，有简易木板床；被褥奇少，多数为病人家属自带。夏天蚊子、苍蝇、老鼠、跳蚤"四害"横行，冬天门窗前后通风，煮饭、炒菜、取暖、烘片的煤火、柴火、小炉子烟气弥漫，医院环境极差。受条件制约，护理服务基本上不能开展。1959 年实行三级护理，为解决医院病床紧张的难题，1960 年，医院开设了家庭病床，首开送医、送药上门的护理服务。

　　1963 年，医院搬迁至原罗平一中，将每间教室隔成两间做病房，每个病房设病床 6 张。病房设施有帆布垫子、棕垫、草垫、滑席等，床头柜、陪客凳不能做到一床一套。医院配备了保温桶，保温桶水龙头上拴一个小口缸，供病人服药、饮用。病房每天由清洁工打扫一次。1984 年新住院大楼建成投入使用，病房通风良好，光线充足，病床换成钢丝床，垫十公分厚人造革包装厚棕垫，统一被服，每床一个床头柜一个陪客凳一个五磅水壶，床头安装传呼系统，病人有事一按传呼系统，护士很快赶到病人床边。病人住院条件大为改善。

　　1985 年创省级文明医院，护理条款落实到护士长，病房由王绍芬负责，要求统一、规范，做到三点一线，病床无杂物，每日由卫生员搞清洁卫生两次。要求护士仪表端庄，着装整齐，态度温和，给病人予亲热感。病房做到安静、整洁、舒适、安全。

　　1995 年创等级医院，对住院大楼内外墙进行维修粉刷，翻新病床、床头柜、陪客凳，每间病房配有红木沙发和茶几。

　　1997 年下半年，新建一底四楼高级病房 1649 平方米，病房内设有卫生间，安装有线电视，病床床垫为晶晶牌席梦思，迈出病房宾馆化的第一步。1999 年，老住院大楼加至六层，所有病房配置 21 寸 TCL 王牌彩电。2000 年，病房安装磁卡电话。为解决眼科和耳鼻喉科住院病人上卫生间的问题，眼科病房全部加卫生间，房间全部改为标间。2002 年，对住院大楼全部病房进行改建并加卫生间，病房建成标间，方便住院病人的需要，提高了医院的档次，基本上建成宾馆式、花园式医院。医院总结编印《护理服务哲理》小册子，发至每一个护士，以便贯穿于日常护理服务中。其要求是：

　　病人是护理工作的中心，我们要尽最大努力满足病人的需要；人是包括生理、心理、社会与文化各方面的综合体，护理工作应以整体护理为原则；护士具有良好的职业道德，熟练的技能，全面的专业知识，是为病人提供优质护理的重要保证；清洁、整齐、安静、舒适、安全的环境，是促进病人康复的重要条件；我们的服务宗旨是全心全意的为病人提供优质服务，促进病人的康复和长寿。改善服务态度，优化服务流程，提高服务质量。

　　2004 年，病房安装美国产大型医院制氧系统，实行中心供氧、中心负压吸引。病房内配置饮水机，病人能喝上清洁、卫生、安全的纯净水。每间病房还放置医院编印的宣传画册、服务手册，为病人和家属选择医生提供较为全面的材料。墙上悬挂罗平风光山水画，病房显示出人性化、亲情化的温馨，按舒院长在"5·12"护士节讲话，开放式服务、亲情式的沟通、走动式管理探索新时间护理服务的方法。2005 年医院开展以实践"三个代表"重要思想为主要内容的保持共产党员先进性教育活动，曲靖市委书记米东生到医院检查先进性教育，指示争创"四个不一"，即：不拒收一个上门求医的病人；不多收一分不该收的费用；不出一台医疗责任事故；不让一个患者和家属失望而归。结合于 2005 年卫生部下发的《以病人为中心、以提高医疗服务质量为主题的医院管理年活动方案》的 6 个目标和 33 项要求，认真落实服务、质量、费用、安全。护理人员转移服务观念，增强意识，提倡以人为本的人文关怀护理的需要，倡导病人的需要就是我们追求的服务理念。2005 年中风中心成立，对中风病人进行重症监护管理。护理部按照医院管理年活动指南，完善修订了护理服务相关规章制度及护理质控组织。

2006 年优化流程，缩短病人的就医时间，美化环境，为病人提供温馨、细心、爱心、耐心服务。1 月 1 日医院全面顺利开展新型农村合作医疗工作，为满足病人住院要求，增加购置了新病床，同年 7 月 5 日病房安装固定电话，提升了病房档次，方便了患者。

2007 年落实"以病人为中心"的服务宗旨，新建了 100 余张床位的传染病隔离区于 2007 年 7 月 21 日正式搬迁并投入使用，新增医用空气净化消毒机等先进医疗设备 70 余台件。

2008 年争创"全国百姓放心示范医院"，把考核评分标准、医院评价指南（2008 版）及等级医院考核标准结合，强化《患者安全目标》管理，制定各项规章制度，落实院长提出的质量检查链。通过月、周、日循环不断的质量督查、自查、跟踪、落实，对检查结果认真分析、总结，提出整改措施以简报形式反馈到科室。外科大楼建成投入使用，护理部强化病房管理，统一各科病床编制无重号，病人信息正确，病历、病历柜、电脑、阅览表、床号等信息吻合；急危重病患者、手术患者、婴幼儿等使用腕带进行识别；对患者的各种操作（采血、给药、输液、输血、手术及实施各种有创性诊疗）用两种以上信息识别；对手术部位作标记；建立"120"接诊、转诊、交接流程；麻醉科与病房、重症监护室之间的管理流程和规范交接记录；产房与病房之间的交接记录；规范出入重症监护室的交接记录。规范病房内物品的摆设；建立健全护理用药安全管理制度，对高危药品进行单独存放并有醒目标识（红色三角）；各科根据专科特点建立重点、特殊药物的种类和观察制度；建立有病房药品存放、使用、限额、定期检查制度且有记录；各科建立有专科用药和常用药物的配伍核查制度并能落实；建立对输注药物的安全管理制度，做到两人核对并签名。建立并规范口头医嘱执行制度及抢救药品使用记录；规范抢救程序及抢救药械的使用，做到"五定一及时"，确保抢救药品、物品完好率达到 100%。配合医疗完成接获危急值报告并认真复核；完善在特殊情况下医务人员之间的有效沟通，达到正确执行医嘱；对全院员工进行手卫生知识培训及正确的"六步洗手法"，在院领导的支持下各科室均安装了规范的洗手设施；医疗废物做到处置合理、分类包装、定点存放，有专人管理。对治疗室、换药室、重症病房、手术室、产房、新生儿室、透析室、烧伤病房等进行空气监测。对使用中的消毒液进行化学、生物监测。后勤科设立了防范与减少患者跌倒与褥疮发生的安全保障设施（床档、手扶栏、地面防滑），建立对特殊患者（有自杀倾向、精神病、易跌倒患者）提示标识，统一用不同颜色对膀胱冲洗液等特殊治疗物品做出提示，与输液液体严格区分，杜绝差错发生。使用氧气和各种冲洗液的安全警示。对护理人员进行"重大医疗过失行为、医疗事故防范预案和处理程序"培训与教育；鼓励主动报告医疗不良事件。2009 年 10 月，"全国百姓放心示范医院"顺利通过中国医院协会的验收。

2010 年按国家对血液净化室的管理规范要求，护理部配合其它部门对血透室进行检查、整改，同年 10 月 10 日顺利通过验收。在巩固百姓放心示范医院的同时，号召全体护理人员认真思考如何办好一所百姓放心的医院，做一名患者满意的护士。

按照"综合医院分级护理指导原则（试行）"、"基础护理服务工作规范"、"常用临床护理技术服务规范"，贯彻落实"优质护理服务活动"，规范服务行为，使用文明用语，实践"优质服务二十八条"，强化"一切以人为本"的护理理念，将人文关怀融入到患者的护理服务中，为患者提供人性化护理服务。首先从重症监护室实施无陪护，杜绝家属及陪护做护理工作。

医院还根据患者需要，特殊护理服务始于 1986 年，当时称特级护理，又称护士 24 小时值班制。1997 年，云南省卫生厅下发《关于护理级别内容和一般护理常规内容的通知》，对于病情危重，有生命危险，需随时进行抢救者，开展 24 小时专人特级护理。医院开展的特殊护理项目主要有：单腔深静脉留置接肝素头术后护理、手术麻醉护理、中毒及意外事故抢救护理、心血管疾病护理、泌尿系统疾病护理、血液流变学监测护理、肺功能测定护理等。2004 年 5 月，临床科室逐步建立重症监护室，对进入重症监护室的病人按照特级护理常规实施护理服务，通过对重病人集中护理，提高了抢救效率及治疗效果，同时护理服务质量也得到了很大的提高。

第五节 护士节日

1860年5月12日，世界卫生组织为了纪念护理事业的首创者南丁格尔为人类的健康及和平事业所做出的伟大贡献，便把她的生日——5月12日确定为国际护士节。

1982年，中国正式认同世界卫生组织确定的国际护士节。当年5月12日，罗平县卫生局主办罗平县卫生系统第一个"5·12"国际护士节，召开罗平县卫生系统护士代表座谈会，会场上悬挂着毛主席"要爱护护士，尊重护士"的题词。

1983年5月12日，第二个护士节由罗平县卫生局主办，举行全县卫生系统护理知识竞赛活动。

1984年4月，医院成立护理部，院长主管，副院长分管。从这一年开始，护士节活动由医院主办。以后每年5·12国际护士节活动的情况如下：

1984年5月12日，医院党政领导组织全院40岁以下的护士举行护理知识竞赛，邀请县卫生局领导参加，选拔出前三名代表医院参加曲靖地区卫生局组织的全区护理知识竞赛。竞赛结果，外科凌云获第一名，内儿科杨琼获第二名，内儿科陈黎明获第三名。三人组成罗平县代表队参加全区竞赛，获集体第二名。

1985年5月12日，县卫生局在医院组织全县护士进行护理知识竞赛。

1986年5月2日，召开座谈表彰会，副县长张永琦、县妇联主席高荣珍、县卫生局长刘建选等领导参加，副县长张永奇代表县委、政府颁发卫生部向从事护理工作30年以上的护士颁发荣誉勋章、荣誉证书，获得殊荣的有郭瑞儒、王琼仙、张孝莲、马琼英、黄朝珍、陈砚芳6人。院长舒占坤为被云南省卫生厅评为"心灵美护士"称号的柏国兰、凌云颁发荣誉证书。

1987年5月12日，医院组织护理知识竞赛，副县长张永琦、熊秀芬以及宣传部、科协、妇联、卫生局领导到院祝贺，并全程参加护理知识竞赛，医院领导为评判长，各科室护士长为评委，竞赛内容有必答题和抢答题，每队由三人组成，经过半天的竞赛，妇产科获第一名，内科获第二名，外科获第三名。

1988年5月12日，县科协、县卫生局、院党政领导召开护士座谈会，向16名评选出的优秀护士每人发给奖金5元，笔记本一本，水笔一支，未评为优秀护士的每人发水笔一支。6月，曲靖地区卫生局组织全区护理知识竞赛，柏国兰获全区个人三等奖，同时被曲靖地区卫生局评为有突出贡献的优秀科技工作者。

1989年5月12日，医院组织，全院护士分两批到九龙瀑布欢度护士节。

1990年，医院未组织过护士节。在参与"7.27"、"8.17"两次特大交通事故抢救中，护士陈平、陈静、陈黎明、杨琼、郭玲、付同玲、盛云惠、刘艳玲、刘家丽、柏国兰、唐丽、燕雁被县委、政府评为先进个人。

1991年5月12日，早上组织不上班的护士听云南省护理学会"护士职业道德"演讲录音，下午召开护士座谈会，县科协、县卫生局负责人参加座谈会。

1992年5月12日，之前举办护理知识竞赛，12日、13日组织护理人员，分两批前往鲁布革库区游玩，费用按人均12元（船票6元，买纪念品6元）支付。

1993年5月12日，未组织过护士节。

1994年5月12日，县委、政府、卫生局领导到医院召开护士节座谈会及表彰会。陈平、陈静、陈黎明、陈丽、刘家丽、刘红、柏国兰、王国俊、唐丽、毛惠菊、张绍菊、席燕、付同玲、贾荣琼、盛云惠、纪杏莲、李美琼、燕雁18位护士被县委、政府表彰为"护理先进工作者"。1994年曲靖地区护理技术操作竞赛，陈静、陈平、李俊获全县竞赛集体第三名。

1995年5月12日，创等级医院，全院护士用实际行动纪念护士节，早上领导组织学习〈中华人民共和国护士管理办法〉，并召开座谈会，下午进行护理四项操作技能演练，全院护士人人过关。

1996年5月12日，医院召开护士座谈会，县委、政府卫生局领导到院参加，并向每一位护士发纪念品（太阳伞一把）。

1997年5月12日，全院护士共分为八组，每组三人，进行护理知识竞赛，院领导及护理部主任、各科护士长为评委。外科组获得第一名，内科、CT、中医组获得第三名，门诊部获得第二名。晚餐后举行卡拉OK及舞会。

1998年5月12日，举行全院护士十项技能操作竞赛，84人参加竞赛，平均分93.3分，无不及格人员。小儿科杨琼获第一名，麻醉科张丽娅获第二名，内科付同玲获第三名，卫生局领导和医院领导对获奖者颁发了奖牌和奖金，晚上组织文艺活动。同年，护士陈静、李美琼、王文英、王芸、刘红被评为先进工作者。

1999年5月12日，之前，医院医疗护理质量管理委员会主任、业务副院长叶亚怀针对护理工作中存在的问题，用两周的时间，每天7时30分至9时30分，组织学习医疗护理案件的典型材料50多篇；5月12日随机抽样，抽出65人参加集体护理知识考试，最高分100分，最低分92.5分，平均分97.5分，无不及格人员。同年11月30日，一年一度的等级医院自检自查，组织护理进行10项技能操作考核，随机抽样参加考核人数73人，最高分99分，最低分95分，73人平均分为97.1分，无不及格人员。

2000年5月12日，医院组织全院护士进行职业道德演讲竞赛，内二科护士冯锐获第一名，麻醉科护士吕晓仙获第二名，外一科护士李茂娟获第三名。竞赛结束向获奖者颁发了奖金，全院护士发了纪念品，之后在兰泉宾馆共进晚餐，晚上举行舞会。年末等级医院自查，全院护士（141人含小工2人）进行护理技术质量考核，全部合格。

2001年5月12日，县人大主任张永琦、政府副县长杨黎晖、政协副主席李应德到院参加国际护士节座谈会，晚上和全院护士在兰泉宾馆共进晚餐。史林芝被云南省卫生厅评为优秀护士。

2002年5月12日，医院举行护理职业道德演讲，先以科室为单位演讲，选出科室第一名参加全院演讲决赛，院领导及各科护士长任评委，耳鼻喉科冯锐获第一名，内二科李海丽获第二名，门诊部董艳萍获第三名，医院对获奖者给予奖励和表彰。同年，外一科护士李茂娟被评为曲靖市十佳护士。

2003年，因抗击非典，未组织过护士节。年末在抗击"非典"的总结会议上，评选出先进工作者42人，护士陈平、陈静、雷红玲、陈书莲、盛云惠、王丽华、冯锐、王艳丽、马爱英、董秋花、谢国玲、刘月萍、张保芬、张兆琼、胡贵仙15人被评为先进工作者。

2004年2月，省总工会通知在全省范围举行"护理技能"选拔赛，护理部组织全院护士进行"四项"操作训练，2月12日在院内进行四项操作考核及护理基础理论300题笔试，抽考75人，选拔前5名李海丽、段雪芬、冯锐、王丽华、丁曼到县上参加护理技能竞赛。经过三天的竞赛，医院参赛选手李海丽、段雪芬、冯锐、王丽华、丁曼分别获得全县第一名、第二名、第三名、第四名、第五名，前四名选拔为参加全市竞赛的选手，县总工会、县卫生局授予李海丽为护理技能状元称号，授予段雪芬、冯锐、王丽华、丁曼为护理技能操作能手称号。3月19日，在曲靖市总工会举办的全市护理技能大赛上，李海丽获第十七名，冯锐获46名，王丽华获48名，段雪芬获60名。5月12日，召开全院护士座谈会，邀请省上有关专家、县上有关领导参加，院长要求全院护士做到"护理一个病人交一个朋友，树一面旗帜"，为医院营造一个良好的医德氛围。护理部主任在会上发言"从护有感"，说明护理工作平凡而伟大，为实现宾馆式花园式医院努力奋斗。医院为全院护士发放纪念品（被套）。5月，云南省卫生厅授予陈黎明为省优秀护士称号。

2005年，护士节前夕护理部组织全院护士进行护理技能操作训练及选拔赛，选出前六名在护士节决赛，小儿科杨琼获第一名，门诊部刘月萍获第二名，中医科祝艳萍获第三名，竞赛结束后院长舒占坤作了题为《新时期护理工作要强化以人为本，实施人类关怀的思考》的重要讲话，并向获奖者颁发奖金及获奖证书。

2006年5月12日，医院举行以"严谨务实为医学科学发展而努力，团结奋进为人民健康事情而献身"为主题的综合护理知识竞赛活动。竞赛前，院长舒占坤作《新时期护理服务人性化的探讨》的讲话，副院长余雄武主持竞赛活动。内一科主管护师付同玲获一等奖，妇产科孟建丽和门诊部董艳萍获二等奖，外一科王晓琼、眼科吴文华、儿科李娜获三等奖。院领导为获奖者颁发了证书、奖金，给获奖科室颁发奖牌，会议结束共进晚餐。

2007年5月12日，医院在深入开展党员干部作风建设教育活动的同时，继续深入持久的开展医院管理年活动，制定了全院医护人员"三基"培训计划，严格执行"三严"标准，不断提高医护人员的业务素质。护理部规范护理技术操作，于4月17日开始组织全院护理人员进行训练并考核，项目是《口腔护理》、《皮肤护理》，选拔出操作优秀的前20名护士，进行复赛及理论考核，综合得分后于5月10日评出一等奖获得者李海丽，二等奖获得者人别是段雪芬、冉志娅，三等级奖获得者分别是董艳萍、罗教会、李娜，四等奖获得者分别是付同玲、陈丽（内一科）、杨琼（外一科）、杨琼（儿科），在5·12国际护士节进行表彰。座谈会由副院长冯锐主持，院长舒占坤在会上作了题为《谈牢固树立"一切以病人为中心"，努力构建和谐护患关系》的重要讲话，为护患沟通的目的、原则、和技巧作了指导。护理部、各科护士长及护士，在会上畅所欲言，"以如何实践一切以病人为中心"的主题展开座谈。给全院护士发放护士鞋。

2008年"5·12"国际护士节，以学习宣传《护士条例》为契机，继承和发扬南丁格尔忠于职守、科学严谨、甘于奉献的精神，激发和鼓舞全院护士的工作热情，弘扬正气，爱岗敬业，举行"如何做好一名护士"为主题的演讲比赛。县人大副主任敖龙富、县政协主席钱彦霖、县卫生局副局长王波到会祝贺，会议由副院长冯锐主持，院长舒占坤作了题为《在整体护理中全方位融入人性化护理模式的探讨》。发言结束开始演讲，全院共15个科室参赛，内二科获一等级奖，眼科、内一科获二等奖，供应室、手术室、外一科获三等奖，院领导为获奖科室颁发了证书、奖金。医院给全院护士发放护士鞋。

2009年，以"创全国百姓放心示范医院活动"为主题召开纪念"5·12"国际护士节座谈会，会上院长发表了题为《坚持"以人为本"的科学发展 自觉提高护理队伍人文素养 促进医院和谐发展》的讲话，要求一位优秀的护士，不但要有高尚的道德和医德，深厚的医学护理知识和扎实的临床实践技能，还要具备一定的知识创新，技能和技术创新的能力，同时还要有对相关信息敏锐的感知，能很好的捕捉和使用的能力和水平；更要具备较高的人文素养，才能很好地向病人诠释医院科室的规定和治疗护理的措施，养成与病人有效的沟通和交流，得到患者和家属的良好配合。随后护理部主任陈平作了题为《认真学习实践科学发展观、全面推进护理工作创建百姓放心医院》的发言，总结了一年的护理工作，在"创全国百姓放心示范医院活动"中取得的成绩和不足。参加座谈会的护士围绕主题积极发言。

2010年"5·12"国际护士节到来前夕，5月7日，曲靖市总工会、曲靖市卫生局举办纪念"5·12"国际护士节系列活动，演讲比赛、护士礼仪展示及表彰百名优秀护士，李海丽参加了演讲比赛，陈平、陈书莲、史林芝、段雪芬被评选为优秀护士，受到表彰。陈书莲被评为云南省优秀护理管理者。医院于2010年5月12日举行以"做一名患者满意的护士"为主题的演讲比赛。院长发表了题为《忠诚和责任是从事护理工作的奠基石》的专题讲座，告诫大家忠诚是做为一名护士应具备的品格，是忠于人类的健康和幸福的健全品格。全院共有32人参加比赛，选手们以抑扬顿挫的声调，倾诉着对医院的热爱、眷恋，赞扬平凡而伟大的护理工作，诉说着做为一名护士的酸甜苦辣。一等奖获得者陈黎明，二等奖获得者罗曼舒、雷蕾，三等奖获得者周英、董艳萍、刘竹芬。院领导为获奖者颁发了奖状及奖金。

第四章 社会服务

第一节 社会服务管理

医院成立后，还承担着救灾、救急、扑灭疫情和健康普及教育等社会医疗医学服务。1984年以前，社会医疗医学服务受县委、政府和上级卫生行政主管部门的指令和安排，医院未成立相应的组织机构，无规章制度，以完成临时性、突击性的任务为主。1984年，医院成立急诊科，急诊科设在门诊部，承担常规的社会医疗服务。

随着社会的发展，各种交通事故、食物中毒等突发事件经常发生，流行性传染病偶有出现，为保证救治服务顺利进行，1985年，医院成立抢救治疗小组。组长由院长舒占坤担任，副组长由副院长周绍信、陈金石担任，领导小组成员有杨福存（门、急诊主任）、王学斌（门、急诊副主任）、王国俊（门、急诊护士长）、李家庆（外科主任）、李定才（内科主任）、李曰学（传染科主任）。1995年，成立急诊急救领导小组，组长由副院长叶亚怀担任，副组长由医务科长袁家礼担任，成员有侯建书（护理部主任）、李定才（内儿科主任）、余雄武（外科副主任）、柏国兰（儿科护士长）、王国俊（门、急诊护士长）、龚建昌（驾驶员）。

2004年12月17日，根据罗平县人民政府《特大安全事故应急救援预案》要求，医院制定了《特大安全事故应急救援预案》，要求全体医务人员服从安排，积极配合协调，本着"人道、博爱、奉献"的精神，加强学习，熟练掌握多种类应急救援知识和技能，积极参与应急救援，处理突发事件，特别要能应对特大安全事故的救治。医院成立特大安全事故应急救援领导小组、专家组和应急抢救小组。领导小组由院长担任组长，负责对应急救援工作的部署和指挥，如因特殊情况组长不能到位时，由副院长代任。专家组由工作责任心强、业务技术精的外科、内科医疗骨干及功能医技科骨干组成，负责对特大中毒事故及特大事故中受伤人员的急救及院内救治工作；应急抢救小组由内、外科医疗骨干组成，负责现场急救工作，储备各种急救药品及相关器材，最大限度减少人员伤亡。

2005年，急诊急救领导小组作了大幅度调整，组长由副院长余雄武担任，副组长由医务科长袁家礼、护理部主任陈平担任，成员有梁海忠（外一科主任）、李茂娟（外一科护士长）、刘华（外一科副主任）、陈家荣（外二科副主任）、刘麟江（外二科副主任）、陈静（外二科护士长）、王国渊（外三科主任）、盛云惠（外三科护士长）、李定才（儿科、内三科主任）、史林芝（儿科、内三科护士长）、李虹道（内二科主任）、陈黎明（内二科护士长）、张柱生（内一科主任）、王丽华（内一科护士长）、保建强（门、急诊部主任）、王文英（门急诊部护士长）、卢松（保卫科长、驾驶员）、王跃红（驾驶员）。急诊急救领导小组制定了应急预案及相关规程86项。

2006年1月17日，经县人民政府批准，医院成立罗平县120急救中心，24小时值班，增加急救车2辆。

2007年9月12日，贯彻执行《学校卫生工作条例》和国家教育部、卫生部关于学校卫生工作的有关规定，配合教育行政部门做好对因健康原因申请免学、缓学儿童、少年的鉴定工作，院长办公会研究决定，成立罗平县人民医院教育工作督导评估领导小组。组长由支部书记、院长舒占坤担任，副组长由副院长叶亚怀、李虹道、冯锐担任。领导小组下设办公室在医务科，办公室主任由医务科科长袁家礼担任，10 月 1 日前做好 2004 年至 2007 年 9 月基础信息的统计、自评报告和总结上报。

2010 年 12 月，社会服务的相关组织机构做了较大调整：

一、罗平县人民医院特大安全事故应急救援领导小组

组　长：舒占坤　院长、主任医师

副组长：叶亚怀　副院长、副主任医师

　　　　李虹道　副院长、副主任医师

　　　　冯　锐　副院长、主管护师

组　员：李定才　支部委员、儿科主任、主任医师

　　　　徐金玉　支部委员、麻醉科主任、副主任医师

　　　　保建强　支部委员、门诊部急诊科主任、主治医师

　　　　王学斌　医务科科长（兼耳鼻咽喉科主任）、主治医师

　　　　陈　平　护理部主任、副主任护师

二、罗平县人民医院特大安全事故应急救援专家组

组　长：舒占坤　院长、主任医师

副组长：叶亚怀　副院长、副主任医师

　　　　李虹道　副院长、副主任医师

　　　　冯　锐　副院长、主管护师

组　员：李定才　支部委员、儿科主任、主任医师

　　　　徐金玉　支部委员、麻醉科主任、副主任医师

　　　　保建强　支部委员、门诊部急诊科主任、主治医师

　　　　王学斌　医务科科长（兼耳鼻咽喉科主任）、主治医师

　　　　陈　平　护理部主任、副主任护师

　　　　张柱生　呼吸科主任、医师

　　　　王洪云　神经内科主任、医师

　　　　钱炳坤　心血管内科主任、主治医师

　　　　崔荣刚　消化内科主任、主治医师

　　　　黄　羽　脑胸外科主任、主治医师

　　　　王家祥　骨科主任、主治医师

　　　　梁海忠　普外科主任、主治医师

　　　　刘　华　肝胆外科主任、主治医师

　　　　王国渊　泌尿科肛肠科主任、主治医师

　　　　田永波　眼科主任、主治医师

　　　　王官珍　妇产科主任、主治医师

　　　　郭静清　CT、MRI 室主任、副主任医师

　　　　杜正祥　放射科主任、主治医师

　　　　赵有奎　检验科副主任（主持工作）、主管检验师

　　　　陈桂玲　功能科副主任（主持工作）、主治医师

　　　　黄树芬　中医科主任、副主任医师

　　　　李强虎　放射科副主任　副主任医师

　　　　黄建能　门诊部急诊科副主任　主治医师

王小建　急诊科副主任 主治医师
王爱国　泌尿肿瘤科副主任 主治医师
周　宓　肛肠烧伤外科副主任 主治医师
谢家应　普外科副主任、主治医师
宋光毕　CT、MRI 室副主任、主治医师

三、罗平县人民医院特大安全事故应急抢救小组

组　长：李虹道　副院长、副主任医师
副组长：冯　锐　副院长、主管护师
　　　　李定才　支部委员、儿科主任、主任医师
　　　　徐金玉　支部委员、麻醉科主任、副主任医师
　　　　保建强　支部委员、门诊部急诊科主任、主治医师
　　　　王学斌　医务科科长（兼耳鼻咽喉科主任）、主治医师
　　　　陈　平　护理部主任、副主任护师
组　员：各科室主任、护士长、副主任、副护士长。
上述组成人员原则上不作较大变动，如遇人员岗位变化，则以相应岗位的人员进行替换。

第二节　急诊、急救

　　医院成立后即开展急诊、急救业务。1983 年，医院出台《关于加强急诊抢救工作的意见》，健全组织机构，设立急诊室、抢救室和观察床。急诊室由一名副院长分管，门诊部主任负总责，配有专职医生和护士，24 小时开诊。住院部各临床科室设有抢救室，备有急救药品、器械和专人，满足注射、穿刺、灌肠、导尿、缝合、止血等诊疗手段，可有效抢救严重心、肺、肝、肾功能衰竭、昏迷、休克，脑干出血和各种中毒症状。急救药品和仪器设备定点放置，有专人负责，做到人员、地点、数量、种类"四固定"，并定期检查，保证完好有效。建立健全急诊急救工作制度，急诊室医护人员不得擅离职守，留观病人建立观察病历、床头卡和病人一览表。上下班人员实行床头交接班，建立交班登记簿（含药品器材）。会诊急诊病人，接到通知，有关科室人员应立即前往，不得耽误拖延。对常见急重病症如心肌梗塞、心跳骤停、脑血管意外、急性中毒、休克、外伤等，根据病种抢救时所需要的药品、器材制定抢救方案、抢救措施，医护人员按方案实施抢救。为准确、迅速、有效地抢救患者，医院有计划地组织医护人员进行岗位练兵。同年，罗平县人民医院制定《关于危重病人抢救范围的规定（试行）》，急重抢救病人疾病分为：循环骤停、心力衰竭、呼吸衰竭等 20 类，依类别确定抢救成功率的标准；对抢救病人的病历排列顺序也作出严格规定。

　　急诊科成立后，开展急诊、急救业务的主要活动有：

　　1961 年 10 月，县四级干部会议期间，参会人员中暴发流感，医院派出医生、护士到会议住宿地点抢救治疗，采取中西结合方式治疗，煮大锅药防治，很快控制了流感的蔓延。

　　1964 年 5 月，富乐区桃园公社桃园村集体食用牛肉，60 余人食物中毒，医院派出医生、护士前往抢救治疗。7 月 10 日，板桥爆竹厂发生火药爆炸，重伤 16 人，全院职工连夜组织抢救治疗，无一人死亡。

　　1965 年 1 月 8 日，老厂区老厂公社西村小煤矿发生瓦斯爆炸，医院立即派出医生、护士前往抢救治疗。1 月 10 日，富乐区阿洪公社欧家寨小煤窑发生瓦斯爆炸，医院派出医生、护士前往抢救治疗。

　　1981 年 4 月，阿岗公社海马大队阿布科村生产队伤寒流行，医院派出医生、护士前往抢救治疗。

　　1982 年 8 月，沾益树脂厂一辆拉氯气专用车在罗雄镇松毛山、新村一带因机械事故引发氯气外溢，造成邻近区域人畜中毒，中毒总人数 203 人，其中轻度中毒 171 人，中度 28 人，重度 8 人，重度 8 人转曲靖地区第一人民医院治疗，中度 28 人经医院抢救康复出院。

　　1986 年 6 月，富乐桃园村小煤窑发生瓦斯爆炸，医院派出医生、护士前往抢救治疗。10 月 25 日，牛街一拖拉机翻车，死 2 人，伤 11 人，医院组织现场抢救，并收入医院治疗，抢救过程中一人因伤势过重死亡。12 月 5 日，马街钻天坡小煤窑瓦斯爆炸，死 4 人，伤 8 人，医院连夜组织抢救。12 月 9 日，曲靖至罗平客车翻车，受伤 12 人，医院到现场组织抢救。

　　1990 年 7 月 27 日，江昆公路发生特大交通事故，伤 46 人，死亡 10 人。医院立即成立了抢救领导小组，下设现场抢救组、治疗组、护理组、后勤医技组 4 个小组。参加抢救人员 69 人，赴现场抢救 17 人。8 月 17 日大水井发生特大交通事故，医院组织抢救治疗。

　　1992 年 10 月 21 日，水电十四局四公司发生重大交通事故，死亡 11 人，重、轻伤 17 人，医院组织抢救治疗小组支援水电十四局医院开展救治工作。

　　1996 年 11 月 6 日，法金甸小学房屋倒塌，砸伤学前班小学生 39 人，县委、政府、人大、教育局、卫生局要求医院尽全力组织抢救，医院立即成立抢救领导小组，组长舒占坤，副组长叶亚怀、邱树玉，成员余雄武、徐金玉、李定才、陈静、陈平、纪杏莲、袁家礼、刘海。全院积极抢救治疗，无一人伤残和死亡，受到县委、政府、环城乡政府及学生家长的高度称赞。

1998年2月9日，县私立苗苗幼儿园发生食物中毒，中毒幼儿26人，大人2人，年龄最小的1.5岁，成人最大54岁。医院门诊部得知后立即组织好抢救，并马上向院领导报告，医院领导及时从住院部抽调医生、护士到门诊部参加抢救，至2月16日，经7个日夜苦战，中毒人员全部康复，无一人死亡。

1999年12月，长底乡本块小学发生食物中毒，副院长叶亚怀率医务人员前往抢救治疗，无一人发生意外。

2000年2月17日，罗平县油菜花旅游节即将开幕，医院成立急救小组，服从县油菜花旅游节领导小组的安排，负责旅游节期间的现场抢救工作，抢救、急救地点在菜花节的主会场（老飞机场），小组做好抢救、急救药品的准备，救护车开到主会场候命。抢救小组副组长叶亚怀负责组织实施，如在现场不能处理，立即送医院住院部抢救。3月15日，一辆从贵州兴义开往云南邱北县的客车在师宗县高良乡翻车，造成6死7伤的恶性交通事故。市卫生局局长吴有芳在高良下乡，通知师宗县医院，师宗县医院抢救能力不足，转而通知罗平县人民医院，接通知后医院组织车辆2辆，副院长叶亚怀率抽调出来的外科医生、护士立即赶赴出事地点抢救，将17名伤者拉回医院治疗，到院伤员无一人死亡，两月后全部康复出院。3月至11月，县境内连续发生多起食物中毒。3月，长底乡小德江小学食物中毒61人。9月，乃格中学食物中毒30多人。9月，环城中学食物中毒31人。11月，阿岗乡海马村发生不明食物中毒。医院投入大量人力物力前往抢救治疗，无一人死亡。

2001年10月17日，阿鲁乡阿者小学62名学生发生食物中毒；11月18日，阿岗乡二中157名学生食用发芽洋芋中毒；两次学生食物中毒抢救工作中，院长舒占坤、副院长叶亚怀分别到现场组织抢救，危重的学生立即送医院住院治疗，全院倾力抢救，无一人死亡。

2006年1月17日成立120急救中心，有职工41人，医生7人，护士28人，驾驶员6人。配备急救车4辆，除颤仪1台，多参数心电监护仪19台，鸟牌呼吸机4台，12导联心电图机1台，输液泵10台，双道注射泵12台，电动吸痰器5台，全自动洗胃机2台，呼吸皮囊2个，重症监护室3间，重症监护病床13张，普通病房，输液室，观察室共18间，均备有中心负压及中心供氧。救援范围半径辐射罗平全县300余村寨及市内富源、师宗和邻近的广西、贵州部分地方，覆盖人口200余万。120急救中心的驾驶员从医疗小分队中挑选，对罗平地形、地貌，路线、路况较为熟悉，可避免走弯路，保证快速到达施救地点，为急救赢得宝贵时间。医院科室与乡村医生建立结对帮扶关系，遇有急救病人，可直接与急救中心或结对科室联系，急救中心医务人员到达前可获得有效指导，对急救病人进行必要处理。医院内部开通急救绿色通道，对急救病人实行先抢救，后付费。医院职工必须保证24小时开机，接到通知必须在10分钟内赶至医院参加急、会诊。CT、MRI等临床医技科室24小时提供检查服务，超急性心梗、脑梗病人6小时内可获得溶栓治疗。3月22日晚上，鲁布格乡多依河小学100多学生发生流感，院领导立即率医护人员17人赶赴现场就地抢救治疗，控制了疫情的蔓延。当年出车960次，出诊医务人员2880人次，减免费用8818元。

2007年3月26日，老厂乡石盆水一病人打120电话，一个多小时打不通，后查明为上次通话后话筒没压好。3月27日，按问责制处予责任人1500元的罚金。2011年3月7日，医院中层干部会议讨论决定，加强对120急救中心的管理，要求120急救电话必须保障24小时畅通，设专人负责接听，准确分诊，及时通知接诊科室和驾驶员，同时详实记录求救时间、求救电话、救治地点和联系方式等。如果出现接听电话不及时，分诊不及时，电话故障不报告、不维修导致影响救治的，对脑胸外科负责人和当事人进行问责和处罚，直至承担相应的法律责任。各科室接电话后必须保证在5分钟内出诊，由120值班室驾驶员记录时间。对于临床科室不能在5分钟内出诊者，每超过1分钟，处罚责任追究金500元，以此类推，累计计算，按月报信息科在当月院科两级核算时直接在科室纯劳酬金中扣除。保卫科负责车辆及随车设备物资的保养维护，确保应急状态。驾驶员接电话通知后应立即发车待命，医务人员到位立即出诊。由于保卫科管理不到位、班次补充不及时或者120驾驶员自身脱岗等原因造成不能在 5 分钟内出诊者，由出诊科室医务人员监督并作记录，每超过 1 分钟，处罚责任追究金 500 元，以此类推，累计计算，按月报信息科在当月院科两级核算时直接从 120 驾驶员当事人工资中全额扣除，保卫科科长、副科长同时分别承担发生金额的 20%。因出诊不及时影响救治工作，引发投诉或导致医疗纠纷的，对当事人及其所在科室负责人进行问责和处罚，直至承担相应的法律责任。

2008 年 5 月 12 日下午 14 时 28 分，四川省汶川县发生 7.8 级地震，医院立即启动突发灾害性卫生事件应急预案，成立突发灾害性卫生事件应急领导小组，医院党总支书记、院长舒占坤任组长，医院总支副书记、副院长叶亚怀任副组长，领导小组下设办公室，副院长李虹道兼任办公室主任，负责组织处理相关事务。应急领导小组的工作原则是以人为本，减少危害；听从上级指挥，快速反应，把保障公众健康和生命财产安全作为首要任务，最大程度地减少突发灾害性卫生事件及其造成的人员伤亡和危害。院外救援程序为：接到院外救援通知的单位（院办、医务科、护理部、行政总值班）立即组织协调，需要医生护士时呼叫急救小组第一梯队人员到急诊科待命；执行报告制度；医务科、护理部根据上级指示组建第二梯队小分队。紧急状态下护理人力资源的调配，成立紧急状态护理人力资源调配领导小组，组长由副院长冯锐担任，副组长由护理部主任陈平担任，各科护士长为组员。领导小组成员必须保持联系通畅，随叫随到服从安排，违者按德医风处理，由此引发的医疗纠纷、事故按有关法律法规处理。加强各种应急能力、急救技术的培训，定期不定期的进行考核。加强对急救药品、物品及重症病房的管理，随时处于应急状态，定期不定期抽查。

至 2010 年底，"120" 急救中心接呼救电话 7700 余次，出车 1 万余车次，出诊医护人员 2 万余人次，救治伤病员 2 万余人次，医疗下乡、急救咨询和急救援助指导 7500 余次，参加大型食物中毒、大型车祸事故、塌方、火灾、矿难等大型灾害事故的现场救护 200 余次，完成上级指令性任务 100 余次。

第三节　全民卫生服务

解放初期，县内缺医少药现象突出。1950年2月，中国人民解放军第十四军医务处进驻罗平，自设营之日起，每日10时至12时在县城义务为群众看病，诊治施药，一概免费。平均每日诊治百人以上。3月，滇桂黔纵队罗盘区医务处在县城也开展免费种痘，每天上午至下午三时止。同年，罗平县人民卫生院成立，医院组建或抽调人员参加上级卫生部门组建的医疗队开展服务成为常例。

一、疫病普查、调查

疫病普查、调查以卫生行政主管部门和其它部门为主，医院抽调医务人员配合。普查、调查多为全国性，少数为地方性。1956年11月，全国开展血吸虫病调查，罗平县成立血吸虫病调查组，卫生院抽调人员参加血吸虫病的调查。1958年6月，罗平圭山、板桥、乐岩、堵木等地爆发肿肝病，发病9093人，死亡908人，医院抽出1/3的人员参加全县肿肝病的调查和治疗。10月底，病情基本得到控制。1963年3月，罗平县局部范围内脑膜炎流行，医院配合县卫生防疫站，组成两个巡回医疗检查组，分赴流行地区调查脑膜炎发病情况，及时开展治疗。1977年8月，罗平县开展肿瘤死亡回顾调查，组成65人的专业调查队伍，医院抽调医护人员参加调查。1981年，抽调医生、护士参加麻风病普查。1985年10月至11月，罗平县开展结核病普查，医院抽调传染科、放射科和内科医生到旧屋基、阿岗普查。次年6月至7月，再抽调传染科、内科、外科、放射科医生到牛街以德及旧屋基普查。1985年10月，五官科医生、护士到各乡镇配合卫生院进行盲人和低视力病的调查。

进入九十年代，疫病普查、调查减少。1991年至1993年，配合、协助云南省卫生厅、省残联、省防盲办、昆明医学院第一附属医院眼科，组成省、地、县三级医疗队，先后34次深入基层，为行动不便的盲人诊治眼病13050人次，做各种眼病手术1108例，其中白内障复明手术386例。

2010年6月16日至19日，与华中科技大学同济医学院合作，开展老年人健康状况及健康服务需求调查。

二、流行性疾病、传染病救治

五十年代以开展流行性疫病防治为主。1951年4月，罗雄新寨一带天花流行，宜良专员公署派出医疗队赴罗平，县卫生院抽调部分人员参加巡回医疗队治疗和预防天花的流行。1952年1月，医院抽出30%的医务人员，参加扑灭天花及接种牛痘疫苗，2月15日结束。1956年2月至4月，罗平县麻疹流行，重点疫区在富乐、板桥、牛街一带，卫生院组成医疗队前往疫区就地治疗。1959年，全年下乡55人次。1964年，曲靖专区抗疟组到罗平开展抗疟指导，县卫生科组成抗疟专业队，医院抽出医务人员参加抗疟专业队，进行疟疾休止期的恢复治疗。1965年，医院先后组织三个（次）巡回医疗队，在农忙时间深入农村、山区和少数民族地区，深入田间地头，送医送药上门服务，参加医疗队的医护人员共93人次，治病1433人次。1978年7月，罗雄公社沈家寨伤寒流行，发病64人，县卫生局抽调医院医生、护士参加县防治小组，连夜赴疫区开展救治。全年派出三批巡回医疗队，深入老厂、富乐、大水井等公社，宣传卫生知识、计划生育知识、保健知识，扶持和发展农村合作医疗、开展计划生育手术和妇幼保健工作，培训农村赤脚医生 62 人，整顿、扶持 10 个合作医疗室，送医送药上门服务。阿岗阿布科伤寒流行，发病 54 人，死亡 1 人，医院和卫生防疫站组成医疗队进村治疗。1984 年 5 月 13 日，八大河百日咳流行，医院派出医疗队前往救治。1991 年，派出医护人员 5 人到八大河防治伤寒。

2003 年 12 月 25 日，医院根据国家传染病防治法及公共卫生突发事件处理的有关规定，为有效控制传染病的流行传播，保障人民群众的身体健康，维护正常的社会稳定，作出了《关于加强传染病疫情报告的决定》，规定医院各科室、各部门发现传染病患者或疑似患者都应及时向医院防保科报告，不得隐瞒、漏报或授意他人隐瞒不报疫情。门诊部、住院部必须建立健全门诊日志登记工作。如发现传染病病人除了门诊登记外，还必须进行传染病的登记及传染病报告卡的填写，三者必须相互吻合。对确诊的传染病必须归口管理，任何科室不得以任何借口收治传染病，更不能巧立名目以其它疾病的名称替代诊断治疗。对发现传染病不报、漏报的当事人，年终履职考核一票否决，给予不称职处理，每人次罚款 300 元；对巧立名目收治传染病的科室，一经查实，所有费用由信息科直接拨入内三科，同时给予收治科室罚款 500 元。

从 2004 年起，医院把传染病管理和突发公共卫生事件纳入医疗护理质量委员会管理，每月进行抽查、督查。疫情报告、传染病登记填卡必须 100%，每月质量活动百分率下降一个百分点扣 800 元奖金，门诊日志登记与信息科所反映的门诊数吻合率必须超过 95%，下降一个百分点罚款 300 元。

2005 年开展传染病网络疫情直报，医院由防保科负责。2007 年，网络直报传染病疫情 2007 例，列在前三位者分别为肝炎、肺结核及伤寒病，其中肝炎、肺结核为 1490 例，占疫情报告的 74.3%，525 例接受住院治疗。进行艾滋病筛查 4601 例，其中阳性 19 例，占 0.4%，有 16 例接受免费抗病毒治疗。6 月 4 日至 12 月 2 日，各临床科室开展 AFP 病例监测及零报告工作。9 月 22 日进行狂犬病监测，报告 12 例，10 例即时发现。

2008 年，网络直报传染病疫情 699 例，其中肺结核 514 例、肝炎 114 例，占疫情报告的 89.84%，455 例接受住院治疗。艾滋病筛查 4722 例，其中阳性 9 例，占 1.9‰，24 例接受免费抗病毒治疗。开展 AFP 病例、手足口病、问题奶粉病例监测，未发现 AFP、手足口病及霍乱病例。9 月 16 日着手问题奶粉的婴幼儿检查诊治，医院成立领导小组和专家小组，院内组织小儿科、门诊部 3 个筛查点，每个点设 3 至 5 名医务人员，开通绿色通道，对 0 至 3 岁幼儿进行筛查，查出问题奶粉幼儿 1765 例，其中结石 22 例，收治住院 10 例，年内全部治愈出院。接诊狂犬病人 12 例，全部死亡。

2009 年，网络直报传染病疫情 727 例，其中结核 538 例、肝炎 68 例、腮腺炎 33 例，肠伤寒 29 例，水痘 24 例，猩红热 19 例，其它 16 例。肺结核发病率攀升，肝炎伤寒发病率下降，丙类传染病、腮腺炎跃居第二位。传染科收治传染病 406 人次。艾滋病筛查 8069 人，其中男性 3948 人，占 49%，女性 4121 人，占 51%，其中 18 例 HIV 为阳性，阳性率 2.2‰，多为青壮年。累计接收抗病毒人数 89 人，在治人数 67 人。年内发生甲型 H1N1 流行病，医院组织防控演练和培训学习，提高医务人员对甲型 H1N1 疾病的认识，院内实施甲型 H1N1 零报告工作，8 次派人参与疾控人员深入基层板桥品德村、大水井中学、长底发达、阿岗镇、板桥镇等地了解疫情动态。

2010 年，网络直报传染病疫情 606 例，其中结核病 514 例、肝炎 75 例、腮腺炎 29 例、水痘 20 例、伤寒 11 例、猩红热 9 例、其它 8 例。结核病仍居高不下，丙类传染病的腮腺炎、水痘居中。治疗传染病 460 例。进行艾滋病筛查 8481 人，其中 HIV 阳性 38 人，阳性率 4.48‰，男性 20 例，占 52.63%，女性 18 例占 47.37%；年龄最大 66 岁，最小出生 1 小时。5 岁以下 5 例，占 13.15%；20 至 30 岁 10 例占 26.32%；30 岁以上 23 例，占 60.53%。艾滋病抗病毒治疗总人数累计 127 人，在治 97 人。第八轮全球基金 144 例肺结核治疗项目圆满完成。

三、支农巡回医疗

1955年贯彻卫生工作"面向工农兵、预防为主、团结中西医、卫生工作与群众运动相结合"的四大方针,县卫生院承担培训农村卫生员的任务,培训两批计115人。但大部分农村,尤其是边远地区农村,农民仍然看病难、就医难,每逢春耕和秋收大忙,有病无条件诊治。医院组织医疗队下乡,为农民义务看病、免费送药。60年代,医院巡回医疗队深入边远山区为农村群众防病治病。1962年抽调310多人参加罗平县卫生科组织的两个医疗队,分头到北路、南路乡镇防病治病。到了90年代,医疗队下乡支农兼扶贫。1992年开始,支农下乡服务一年分为两批,春耕生产期间为第一批,秋收大忙为第二批,每批下乡40天。

1993年,医院党政领导班子把下乡支农和巡回医疗服务定为制度,长期坚持下来。每年都会组织数次大规模的下乡服务活动。1999年5月至6月,医院党政领导带队,组织职能科室、临床科室主任、护士长、医生、护士等医疗骨干,分别下到阿岗、钟山、旧屋基、大水井等乡镇,免费送医送药12000多元,诊断、治疗、咨询各种疾病10000多人次。

2000年,除医院自己组织的下乡服务外,还参加县委、政府组织的文化、科技、卫生三下乡活动。当年春耕大忙适逢六一儿童节,院长舒占坤和其他院领导带职能、临床科室负责人及部分医生、护士,下乡到旧屋基义务支农,并慰问旧屋基小学的学生,为他们送上学习用品,医院投入价值5500元的药品,诊治病人1200多人次。7月1日,院领导、支部班子、部分党员医生、护士,下乡到旧屋基,送药3000多元,诊治病人近千人。12月27日至28日参加县委、政府文化、科技、卫生三下乡活动,医院领导组织医疗护理骨干分别下乡到阿鲁、旧屋基,两天诊治、咨询病人2000多人次,送药5000多元。2001年5月10日,院领导、职能和部分临床主任、护士长组成下乡支农医疗队到长底乡送药送医,诊治咨询病人近2000人,送药5000多元。7月1日医院党支部班子、支委、部分党员骨干医生组成医疗队,到振兴街开展支农义务诊治咨询服务,诊治2000多人次,送药5000多元。

2003年开展"立党为公、执政为民"的"双为"教育活动,医院党政领导班子决定,从8月13日开始,医院党支部先后组织支部委员、职能负责人、临床科室主任、护士长、党员医疗、护理骨干共计80多人次,分别下乡到阿鲁、长底、钟山、大水井、旧屋基、阿岗、老厂、鲁布格八个乡镇,利用8个赶街天(星期四、六)诊治、咨询一万多人次,送药12000多元。2004年5月11日至6月25日,医院党政领导组织党员、干部、主任、护士长、医疗护理骨干共120多人次,在赶街天(星期四、六)分别到钟山大地坪扶贫点、富乐、阿岗、牛街挖嘎、马街、阿鲁6个乡镇及在县城义务诊治、咨询病人、群众7000多人次,送药3.9万元。

2005年1月16日,院党政领导和职能、科主任、护士长等医疗、护理骨干31人到大水井乡,为群众做心电图、化验、健康检查和咨询服务,看病1406人次,免费送药7189元。3月27日到钟山,检查、诊治2560人次,免费送药16250元。4月2日下乡到富乐,检查、诊治3500人次,免费送药21000元。4月7日,曲靖市委书记米东生到医院视察保持共产党员先进性教育,对医院坚持长期下乡支农给予高度评价,要求医院的医疗小分队长年在农村巡回。医院立即召开党政联席会议,制定了《长年到农村为百姓服务巡回医疗小组分队实施方案》。小分队的组建以党支部牵头,以党员医疗骨干为主体,以全体干部职工为支撑。医院新增两辆依维柯救护车为下乡服务车,"走千家、串百村、连万民",为农民看病治病,宣传卫生知识。医疗小分队下乡排出顺序,一年到头轮流下乡。其顺序为:

第一组:院长带队

第二组:妇产科

第三组：小儿科

第四组：麻醉科

第五组：耳鼻咽喉科

第六组：外一科

第七组：门诊部

第八组：眼科

第九组：外二科

第十组：内二科

第十一组：外三科

第十二组：CTMRI室

第十三组：内一科

第十四组：功能科、供应室

第十五组：检验科

第十六组：中医科

第十七组：药剂科

第十八组：放射科

行政科室职工分别参加各组轮流下乡。从这一年开始，小分队下乡携带部分先进的便携设备，就地为群众检查病情。4月10日到阿岗乡，看病、咨询服务共5100人次，免费送药2.5万元。4月14日，院长舒占坤率医疗小分队赴马街镇荷叶村，检查、看病、咨询3600多人次，免费送药20000多元。自4月14日到年末，医疗小分队下乡312个自然村，服务农户23576户，为广大农民看病治疗10282人次，减免各种诊疗费24676.80元，减免和送药41246元。

2006年后下乡规模和频率加大，1月1日至6月20日，医疗小分队下乡170余天，医务人员下乡680余人次，走访自然村139个，走访农民群众13218户，开出处方5641张，减免贫困群众医药费9552元，宣传科普知识、艾滋病防治知识近2万余人。2007年5月20日医院党支部、中层干部53人下乡老厂，免费送药品18000元，看病1500人次，义诊2800人次；5月27日共产党员、中层干部42人下乡大水井，免费送药品17000元，看病1400人次，义诊2600人次。2008年1月20日下乡板桥，80名医务人员参加，免费送医送药，免费药品金额2.4万元，看病2500余人次，义诊1000余人次，免费测血压、做心电图、血尿常规化验100余人次。5月24日到大水井乡金歹合作医务室检查指导工作，医院资助医务室3000元购买医疗物品。10月29日急诊科、门诊部、药剂科医务人员20人到旧屋基乡小新寨村公所，免费送医送药8157.05元，看病800余人次，义诊500余人次。

截止2010年底，医院医务人员下乡8600余人次，为群众看病46万余人次；为贫困农民免费送医送药360余万元。帮助、扶持农村合作医疗室50余个。为全县乡村医生提供全免费、循环式培训，第一周期培训已经结束，共培训503人。

四、社区卫生服务

1992年3月，国家卫生部下发《关于医院工作制度的补充规定（试行）》，明确规定"医院支援农村、基层卫生事业的工作要按照卫生行政部门统一规划，采取划区包干、分工负责、定点挂钩、对口支援等"。1994年12月8日，罗平县卫生局下发《关于县人民医院地段医疗的通知》，将罗雄镇西关办事处大七树村划为医院的地段医疗区域。医院结合实际工作情况，社区卫生服务工作由防保科负责，按卫生服务要求开展工作。同年，又将罗平县钟山乡大地平村定为医院扶贫联系点，医院党、政领导班子每逢春耕、秋收农忙，组织科室主任、护士长和医护骨干组成医疗队，到大地平村开展送医送药活动，帮助解决群众的吃水困难问题，赠送医疗设备、药品及经费，重建村卫生室，并建成符合群众需要的新型合作医疗室，群众小伤小病不出村。向大七树村和大地平村提供医疗、预防、保健、健康教育、计划生育技术服务，两村贫困的四属五保户到院就诊治疗，给予最大限度的减免手术费、护理费、诊疗费。

第四节　体　检

　　建院以来，医院一直承担征兵、招工、招干、大中专学生体检和职业病、地方病的健康检查任务。1984 年以前，医院接到体检任务，由医院领导临时抽调与体检内容相关的科室医护人员参加，由于体检任务小、临时性、随意性较大，一般为突击任务。1985 年，医院成立体检工作领导小组，院长舒占坤任组长，总检医生、分管副院长为副组长，各科室政治思想好、业务技术精、工作责任心强、作风正派的医护骨干为体检组成员，征兵、招工、招干、大中专学生的体检规范化、有序化。

一、招生体检

　　1993 年之前为临时性工作。1993 年 5 月 14 日，罗平县人民政府招生委员会成立"招生体检工作组"，院长舒占坤任组长，县招生办公室主任马学忠任副组长，选拔邱树玉、吴振义、李家庆、孙桂芳、王学斌、袁家礼、田永波、张广俊、段雨生、张良华、杜正祥、李强虎、侯建书、田春兰、王绍芬、黄树芬、刘家丽、柏水芬、杨福存 19 名医护人员为体检组成员，负责每年的招生体检。此后，每年招生体检开始前，负责人参加地区教委召开的体检工作会议，回来后召开专门会议，传达上级体检工作会议精神，县教委、招办、卫生局领导到会做具体指导，医院领导总结往年的经验，布置当年的具体工作任务。体检组成员互相总结经验，学习新的体检标准，修改、完善体检制度和措施。体检工作规定了"三不准"的纪律：体检工作期间，医生不准接条子，不准收受礼物，不准到相关人员家吃喝。体检的具体环节要求"四到位"：体检器具到位，体检场地全封闭，非工作人员不许入内。工作人员统一就餐，保证体检有组织、有纪律、有步骤地进行。设总检室和各专业科室，总检负责人和各专业负责人实行谁检查谁签字谁负责。专业负责人负责把好本科检查关，有疑难问题解决不了可请示总检负责人，组织讨论然后认定。各专业科室、各体检医生要准确掌握体检标准和体检方法，防止偏宽过严。对身体受限的考生，准确写明受限条款。对确有问题而本人要求到上级医院复查的，医院不作结论，由上级医院复查作出结论。对身体受限的考生，写明受限条款，将体检结论书面通知考生本人。

　　1997 年，体检医务人员增加至 24 人，其中副高职称 1 人，中级职称 13 人，师级职称 10 人。高考体检 1006 人，其中全合格 152 人，合格身高受限 509 人，视力受限 75 人，色弱受限 1 人，色盲受限 3 人，身高视力受限 206 人，身高色盲受限 1 人，色盲视力受限 1 人，身高色弱受限 2 人，色盲身高视力受限 1 人，未结论 1 人（手术后大纵隔胸膜粘连）。

　　1998 年，县政府成立罗平县招生体检工作领导小组，成员由主管文教卫生的副县长和教育局、招生办、卫生局、医院主要领导组成。高考体检医务人员 24 人，其中副高职 2 人，中级职称 11 人，初级职称 8 人，士级职称 3 人。医院院长任体检站长，副院长担任副站长。当年体检项目增加肝功及乙肝表面抗原检查，普检设在县幼儿园内，4 天完成；检验、放射设在县医院，7 天完成。招生办公室安排每天普检、检验的班数人数，制定出时间安排表。体检按当年修订的《普通高等学校招生体检标准》和《普通中等专业学校执行体检标准》进行，体检总人数 1075 人，其中完全符合标准、未有条款限制的 131 人，合格专业受限的 940 人，包括视力受限 623 人，色觉受限 3 人，身高受限 257 人，肝功检查结果受限 57 人，未做结论的 4 人（主动脉瓣Ⅲ级杂音 1 人，浸润型肺结核 3 人，交招生办转上级医院复查）。

　　2000 年，罗平县招生委员会成立罗平县招生体检站，站长由院长舒占坤担任，副站长由副院长叶亚怀、邱树玉和县教育局副局长兼招办主任刘国民、县招生办副主任尹小谷担任。总检负责人舒占坤，表册业务管理袁家礼、方家昌、刘海芬；内科负责人李定才，成员李虹道、邱树玉、侯建书；五官科负责人王学斌，成员罗教慧，刘家丽，杨玲；外科负责人舒占坤、叶亚怀，成员丁佑伦；放射科负责人杜正祥，成员宋光毕、李强虎；检验科负责人郭万松，成员段雨生、杨琼美、柏水芬、赵友奎、吴绍英、张兴莲；表册传递组由县幼儿园张艳芳等5人组成。当年体检1079人，按标准结合身体状况做出正确合理的体检结论。

2001年，高考体检1212人，中考体检及其它招工体检3000余人。

2002年，高考体检1649人，中考体检及其它招工体检3000余人。

2003年，高考体检1995人，中考体检及其它招工体检3000余人。

2004年，高考体检2536人，中考体检及其它招工体检3000余人。

2005年，高考体检3478人，中考体检及其它招工体检1800余人。

2006年因领导变动，重新成立体检站；高考体检3509人，中考体检及其它招工体检600余人，零星体检未完全统计。

组　　长：舒占坤（医院院长 书记）体检组总检

副组长：叶亚怀（医院副院长）

李虹道（医院副院长）

冯　锐（医院副院长）

成　　员：王国渊（外三科主任）

李定才（儿科内科主任）

王学斌（耳鼻喉科主任）

田永波（眼科主任）

段雨生（检验科主任）

杜正祥（放射科主任）

袁家礼（医务科主任）

外科组组长：叶亚怀，副组长：王国渊 ，组员：梁海忠。

内科组组长：李虹道，副组长李定才，组员：冯锐、陈平 、张柱生、保建强、陈建娣。

耳鼻喉科组长：王学斌 ，组员：彭柏雁、余娟

眼科组组长：田永波，组员：纪杏莲、吴文华、罗教慧。

检验组组长：段雨生，组员：赵友奎、吴绍英。

放射科组组长：杜正祥，组员：李强虎。

2007年至2010年，体检领导小组及专业人员不变。2007年高考体检3590人，中考体检及其他招工体检600余人。2008年高考体检3513人，中考体检及其他招工体检600余人。2009年高考体检3542人，中考体检及其他招工体检500余人。2010年高考体检3998人，中考体检及其他招工体检400余人。

由于工作成绩突出，1990年10月，院长舒占坤被罗平县招生委员会评为"县招生工作先进个人"。1994年11月，耳鼻咽喉科主任王学斌被云南省卫生厅、省教育厅评为"招生体检先进个人"。

二、征兵体检

建院以来，一直承担征兵体检工作。1994年11月17日，罗平县卫生局成立征兵体检检查小组，卫生局局长许忠良任组长，医院院长舒占坤、马爱国任主检医生，内科体检医生为田春兰、孔令光、刘家丽、侯建书；外科体检医生为叶亚怀、杨福存、余雄武；五官科体检医生为王学斌、田永波（视

力、听力、辨色、嗅觉人员由五官科自行安排）；特检医生为孙桂芳、杨琼美、柏水芬、郭万松、段雨生、袁家礼、杜正祥、张良华、李强虎。体检之前用一到两天学习体检标准。

每年按国家征兵要求，春、冬季体检两次。

2003年，医院被曲靖市政府征兵办公室表彰为"征兵体检工作先进单位"。

2005年，医院成立征兵体检领导小组和体检组。

组　　长：舒占坤（医院院长 书记）体检组总检

副组长：叶亚怀（医院副院长）

　　　　余雄武（医院副院长）

组　　员：李定才、王学斌、田永波、段雨生、杜正祥、袁家礼

外科组组长：余雄武

内科组组长：李定才

耳鼻喉科组长：王学斌

眼科组组长：田永波

检验组组长：段雨生

放射组组长：杜正祥

体检工作协调：袁家礼

各体检组组长与总检签定责任书，以组包干责任到人；各体检组认真学习，吃透标准，把握尺度，实行层层把关，整个过程实行"谁体检、谁负责、谁签字"的责任制；谁不按标准办，出现问题谁负责，就处理、惩罚谁。体检中不准弄虚作假，徇私舞弊，杜绝不良现象的发生。

2006年的征兵体检领导小组及各专业组人员作了微调。

组　　长：舒占坤（医院院长 书记）体检组总检

副组长：叶亚怀（医院副院长）

　　　　李虹道（医院副院长）

　　　　冯　锐（医院副院长）

成　　员：王国渊（外三科主任）

　　　　李定才（儿科内科主任）

　　　　王学斌（耳鼻喉科主任）

　　　　田永波（眼科主任）

　　　　段雨生（检验科主任）

　　　　杜正祥（放射科主任）

　　　　袁家礼（医务科主任）

外科组组长：叶亚怀，副组长：王国渊，组员：梁海忠。

内科组组长：李虹道，副组长李定才，组员：冯锐、陈平、张柱生、保建强、陈建娣。

耳鼻喉科组长：王学斌，组员：彭柏雁、余娟。

眼科组组长：田永波，组员：纪杏莲、吴文华、罗教慧。

检验组组长：段雨生，组员：赵友奎、吴绍英。

放射科组组长：杜正祥，组员：李强虎。

体检前组织学习体检标准，签定责任书。

2007年，征兵体检工作坚持依法征兵，质量征兵，廉洁征兵，圆满完成任务。经县征兵办研究，报经征兵工作领导小组研究同意，评选叶亚怀同志为"征兵工作先进个人"并通报表彰。

2008年，征兵体检项目增加了心理测试、心电图、腹部B超等项目，体检领导小组成员增加了功能科主任陈桂玲，口腔科主任保佑锐，体检专业组增加了功能科赵燕和口腔科王斌，各专业组组长与总检签定责任书。

2009 年、2010 年体检领导小组及专业人员不变。2010 年，护理部主任陈平，肝胆科主任刘华评为"征兵工作先进个人"并通报表彰。

三、干部职工健康体检和招工、招干体检

1984 年以前，以招工、招干体检为主。之后招工、招干人数减少，逐步转变为在职工和干部的健康体检。1998 年 3 月 1 日起，对在职职工中的女职工、女干部开展妇科检查。2008 年 3 月，按县工会、县妇联关爱妇女健康的要求，为全院在职在编和聘用女职工 461 人进行了健康体检。2011 年，《县级综合医院评审标准（试行）》中要求建立职工健康档案，医院组织全院职工 605 人进行了全面体检。

2004 年体检单位共 13 个，体检总人数 1143 人。体检项目共有 27 项，分别为：CT、核磁共振、胸部 DR、副鼻窦 DR、乳腺钼耙片、腹部彩超全套、心脏彩超、心电图、阴道彩超、肝功能、肾功能、离子组、血脂、血糖、全血分析、尿常规、肿瘤标志物化学发光法（AFP、CEA、PSA、CA125、CA199、CA153）、乙肝两对半、感染五项（甲肝、乙肝、丙肝、梅毒、艾滋病）、ABO 型血、血沉、宫颈涂片、阴道镜、宫腔镜、红外线乳腺扫描、妇科 B 超、妇检等。体检项目由各单位自由选择，医院给予 30% ~ 50% 的优惠。

体检单位	体检人数（人）
人事局就业体检	84
财务局健康体检	94
就业局	11
大寨电厂	148
建设银行	300
老干局	10
检察院	48
送电处	130
就业局招人	50
锌电公司	36
人事局招干	13
人事局上岗体检	117
城管大队	102

2005 年体检单位共 11 个，体检总人数 1442 人，体检项目基本上与上年相同。

体检单位	体检人数（人）
就业局	62
铅锌矿厂	50
煤炭局	112
交通局	32
胶化厂	7
民政局	14
运管站	35
交通工程指挥部	12
就业局	30
锌电公司	1063
人民银行	25

2006 年体检单位共 19 个，体检总人数 2583 人。

体检单位	体检人数（人）
罗平煤矿局	85
高峰劳动服务司	40
城建局协管员	29
工商局	102
电线局	87
老厂信用社	5
农业局生姜站	5
公安局	110
阿岗信用社	12
就业劳动小组织	936
石油公司	40
森林公安	10
劳动局	18
大寨电厂	279
民政局	31
公安局	379
司法局	41
铁路局	330
客运站	44

2007 年体检单位共 26 个，体检总人数 1307 人。

体检单位	体检人数（人）
电力公司	386
客运站	39
总工会	199
罗平共创储达有限公司	62
东源煤运	15
水电十四局	8
共创煤业	62
送变电公司	23
水务局	20
审计局	44
工商局	109
电力公司	10

体检单位	体检人数（人）
森林公安	8
锌电公司	5
曲交集团	42
广电	36
水沟林场	15
就业局	18
东源煤业	12
民爆公司	34
客运站	41
移动公司	24
检察院	36
若玉石材公司	29
火电公司	12
雨旺电厂	18

2008 年体检单位共 19 个，体检总人数 1320 人。

体检单位	体检人数（人）
羊者窝小学教师	25
老来寿	8
就业局	6
铁路局	548
公路段	8
县联社	158
运政	43
统计局	14
农业银行	6
大寨电厂	213
技术局	8
东源煤业	24
广电	33
复烤厂	21
建设银行	6
电信	79
水电十四局	7
邮电局	90
昆铁退休	23

2009 年体检单位共 17 个，体检总人数 1154 人。

体检单位	体检人数（人）
体育中心	11
昆明铁路局	240
联通	13
检察院	11
县联社	166
法院	102
东源煤业	6
新华书店	22
昆明退离休	20
大寨电厂	22
东源煤业	3
阿岗煤厂	78
森林公安	25
烟草公司	353
路政大队	8
检察院	55
武装部	19

2010 年体检单位共 38 个，体检总人数 3081 人。

体检单位	体检人数（人）	体检单位	体检人数（人）
罗平一中	249	检察院	58
百货公司	63	东源煤业职工	136
青草塘小学	17	国电富乐煤矿	16
司法局	49	邮政储蓄	4
法院	102	十四局松毛山办事处	6
国税局	66	地税局	84
东屏小学	89	电力公司	18
新村小学	78	财政局	152
罗雄三中	102	移动公司	79
曲交集团	55	运政	39
信联社	194	电信局	76
建设局	4	长底乡政府	142
县委办	31	医院招聘	19
腊峰小学	16	水电局	56

体检单位	体检人数（人）	体检单位	体检人数（人）
东源煤业驾驶员	6	工商局	101
九龙镇政府	233	开发公司	22
畜牧局	170	烟草公司	334
看守所	27	公安局	188
建行	7	铁路职工	376

四、职业病、地方病体检

1978 年，根据中央、国务院文件精神，医院派出放射科医生配合防疫站开展五种职业病普查，共计普查国营集体厂矿企业单位 17 个，普查职工 1427 人，其中男性 1051 人，女性 376 人，查出粉尘矽肺感染者 168 人。

八十年代之前，主要抽调医务人员到疫区进行调查，同时进行简单体检，确定发病比例，然后对症施治和预防。八十年代后，地方病人数减少，职能转移，医院不再进行调查和体检。

附：各年度体检人数：

年　份	干部、职工、招工	大、中、小学生体检	征兵	职业病、地方病	年总体检数
1959					2168
1960					
1961					1365
1962					
1963	438				1438
1964	600				2963
1965					2125
1966					1852
1967					
1968					
1969					
1970					
1971					
1972					
1973					
1973					1883
1974					1460
1975					1700
1976					1570

年　份	干部、职工、招工	大、中、小学生体检	征兵	职业病、地方病	年总体检数
1977					1625
1978					3003
1979					2112
1980					1203
1981					1468
1982					1396
1983					2180
1984					3380
1985	877	4260（小学生体检）	600	220	5957
1986	496	1829	550		3795
1987		1716		659	2739
1988		1661		276	2335
1989	200	1738			2948
1990					
1991					2835
1992	154			774	1977
1993	619	1679	516		2814
1994	609	1607	485	176	2877
1995	823	1472	470	142	2907
1996	718	1538	490	368	3114
1997	384	1834	486	373	3077
1998	650	1740	510	522	3430
1999	857	1889	490	192	3428
2000	551	2640	520	254	3965
2001	724	4271	570	636	6201
2002	374	4649	510	226	5699
2003	527	4995	536	154	6212
2004	739	5536	540	327	7139
2005	279	5286	560	1266	7391
2006	226	3600	460	3148	7428
2007	1453	4151	440		
2008	1335	4126	420		
2009	1056	4093	450		
2010	3464	4425	480		

第五节 医疗鉴定

一、医疗事故鉴定

1982年以前，医院如发生医疗事故，由县卫生局全权协调解决，医院负责提供相关证据。是年，云南省卫生厅颁布《云南省区分和处理医疗事故暂行规定》（试行草案），要求县卫生局成立医疗事故鉴定委员会，负责处理本县医疗卫生系统发生的医疗事故鉴定及上报。3月4日，医院成立医疗事故鉴定小组，由主持工作的业务副院长付广誉任组长，杨福存、张映华任副组长，成员由陈金石、李家庆、王官珍、劳汉生、赵华、孔令光等人组成。医院若发生医疗事故和医疗纠纷，由小组作出鉴定和初步处理意见，同时向县医疗事故鉴定委员会提供相关证据和相关材料，解决患者和医院之间矛盾。

1984年，县委、政府改组医院行政领导班子，原医疗事故鉴定小组因成员变动较大，医疗事故和纠纷的处理暂时停止。1985年再次成立医疗事故鉴定小组，组长由杨福存担任，副组长由舒占坤、陈金石、周绍信担任，组员有李家庆、凌云、侯建书、吴振义、李定才、周美轩、窦友轩、赏建中、李曰学。1986年，云南省人民检察院、云南省高级人民法院、云南省公安厅、云南省劳动厅、云南省卫生厅联合颁布《关于云南省医疗事故处理暂行规定》，要求医疗事故鉴定小组负责人应为医院的法人代表，年末，医院医疗事故鉴定小组负责人进行调整，院长舒占坤担任组长。

为从源头上减少医疗事故的发生，1994年，医院成立医疗、护理质量管理委员会，副院长叶亚怀任主任委员，强化医疗、护理质量管理，严格规章制度、工作职责和各种操作规程，端正服务态度，加强医德医风建设，医疗事故和医疗纠纷减少到最小限度。1996年，曲靖地区开展百日无医疗事故竞赛活动，医院成立竞赛活动领导小组和办公室，组织医院职工认真学习各种工作制度、职责，找准薄弱环节，结合医疗、护理质量管理的活动要求进行对照检查，查缺补漏。百日竞赛活动结束，评出医疗安全先进科室三个，其余全部为医疗安全科室。

鉴于医疗事故鉴定委员会人员因职务变动频繁，1997年，罗平县医疗事故鉴定委员会进行调整，主任由分管卫生的副县长担任，副主任由县卫生局局长、政府办分管科教文卫科的副主任担任，成员有卫生局副局长、卫生局业务科科长、县医院院长、县中医医院院长和县医院护理部主任、五官科主任、麻醉科主任、内儿科主任、妇产科主任，县妇幼保健院院长、县防疫站站长、县中医院外科主任。人员组成成为常例，以后若有人员变动，只须对应相应的职位，不再另行文通知。医疗事故鉴定委员会下设办公室在卫生局，业务科长兼任办公室主任。

1998年7月，云南省人民政府颁布《云南省医疗损害事件的处理规定》，省人事厅、卫生厅联发了《关于执行（云南省各级医疗技术鉴定委员会工作规范）的通知》，明确规定，医疗事故由上一级医疗技术鉴定委员会鉴定，组织各级鉴定委员会专家库。医院舒占坤、叶亚怀、李定才3人进入曲靖市医疗技术鉴定委员会专家库。

2002年，国务院颁布新的《医疗事故处理条例》，医院随即印制成册，全院职工人手一册，组织开展各种形式的学习，然后进行统一考试，考试全部合格。副院长叶亚怀组织职工学习全国医疗、护理、医技工作事故的典型案例，从中吸取经验教训，尽可能杜绝医疗事故和医疗纠纷的发生。

二、司法鉴定

2005 年 9 月 28 日，云南省司法厅核准设立罗平和谐司法鉴定所，性质为面向社会服务的中介司法鉴定机构，自主执业，依法接受省级司法行政机关的管理、指导和监督。业务范围为法医临床鉴定。2007 年 9 月 21 日，院长舒占坤、副院长叶亚怀一行 13 人到昆明参加司法鉴定培训，13 人均取得执业司法鉴定人资格（执业证），其中高级技术职称 3 名，中级技术职称 9 名，初级技术职称 1 名。2008 年 5 月 2 日，罗平和谐司法鉴定所正式挂牌成立，即日起正式开展业务。罗平县人大主任杨黎晖、政协主席钱彦霖、政法委书记熊建良、司法局局长杨清海、法院副院长等领导到院参加仪式。

院长舒占坤为和谐司法鉴定所法人、所长，叶亚怀为副所长，袁家礼为办公室主任，司法鉴定专业技术人员有：郭静清、李强虎、保建强、杨文郇、李定才、王学斌、王国渊、赵有奎、刘华、陈家荣。

三、医疗纠纷协调

1987 年 6 月 29 日，国务院发布《医疗事故处理办法》。一旦发生医疗事故，按该办法进行调解，诉诸司法的，医院所在科室出具答辩书。2002 年 9 月 1 日，《医疗事故处理条例》正式施行。

为了加强医务人员的法律意识，医院制定《医疗纠纷预警机制》，要求全院医护人员认真学习卫生法律法规，增强法律意识和自我保护意识，工作中遵循各项操作规程，把各项规章制度、岗位职责落到实处。遇到疑难危重患者来就诊，要履行明确告知义务。一旦发生医疗争议，须立即告知科领导，同时报告医务科，不得隐瞒，并积极采取补救措施，挽救患者生命。科领导及医务科共同指定专人接待病人及家属，负责解释病情。当事科室由科领导在 24 小时内就事实经过以书面材料报医务科，并根据要求拿出初步处理意见。遇病人及家属情绪波动、不听劝阻或聚众闹事影响医院医疗工作正常秩序者立即通知保卫科到场按治安管理原则办理。对不明原因死亡，应动员家属进行尸体解剖，应在 48 小时内进行，家属是否愿意进行尸检均应在尸检建议书上签字，医生在病历中应有相应记录。

2006 年 11 月 6 日至 11 月 8 日，副院长李虹道、医务科主任袁家礼、护理部主任陈平到市医学会参加"正确处理医疗事故学术研讨班"学习。2007 年 9 月 21 日，院长舒占坤、副院长叶亚怀一行 13 人到昆明参加司法鉴定培训。

2008 年 5 月 2 日，经云南省司法厅批准，集医疗鉴定、伤残鉴定、残疾鉴定为一体的罗平和谐司法鉴定所成立并揭牌。罗平和谐司法鉴定所有工作人员 16 人，其中专业技术人员 13 人（高级职称 4 人，中级职称 9 人），其他工作人员 3 人。6 月 3 日，按照"早预防、早报告、早处理、低损失"处理不良事件的原则，减少医疗纠纷的发生，医院成立医疗不良事件整改小组，院长任组长，副院长任副组长，职能科室科长为成员，教育、提高医务人员对医疗不良事件的预防控制能力，鼓励医务人员积极报告医疗不良事件，建立不良事件报告系统并受理、协调、处理、整改。下设办公室，办公室主任由医务科副科长袁家礼兼任，办公室负责非处罚性不良事件报告的记录，人员培训、事件处理的资料准备和财务、信息、后勤保障。

第六节　计划生育技术指导

1962 年 12 月 18 日，中共中央、国务院发出《关于认真提倡计划生育的指示》。1963 年 5 月，罗平县成立计划生育领导小组，组长由县长熊云汉担任，副组长由宣传部副部长张仁诚担任，组员由职能部门负责人担任，计划生育工作开始启动。计划生育领导小组向各单位下达计划生育指标。1963 年 8 月 6 日，罗平县人委会文教卫生科向县医院、联合医院转发了《执行实行绝育和人工流产手术费用享受公费医疗的通知》，要求医院从即日起，对"凡享受公费医疗待遇的人员，实行绝育（结扎输卵管与输精管和人工流产）的手术费用列入公费医疗经费开支范围，予以报销"。

医院组织避孕宣传小组和技术指导小组，宣传计划生育的政策。医院号召医务人员带头执行计划生育政策，尤其是产科的医务人员，要以实际行动响应党的号召。医院派医生到曲靖专区医院学习节育手术，回来后即开展节制生育、刮宫、结扎输精管等手术。1965 年，医院有 2 人做了结扎绝育手术，21 人主动刮宫。1966 年下半年文化大革命开始，计划生育机构瘫痪，全县净增人口 10.52 万人。1973 年，重新成立罗平县计划生育领导小组，具体工作由县卫生局负责，计划生育手术由县医院负责，医院在罗平率先开展长效绝育手术。1979 年，提倡和鼓励一对夫妇只生一个孩子，坚决杜绝多胎和未婚先孕。同年成立计划生育技术指导小组，组长由卫生局副局长谷寿生担任，副组长由县计生办副主任袁美玉和医院副院长付广誉担任，主要技术人员有杨琼珍、王官珍、保忠春、周美轩，负责罗平县计划生育技术指导。医院也成立了计划生育领导小组。

1981 年，罗平县计划生育领导小组选送医生周绍信到昭通学习男性输精管粘堵术。云南省计划生育研究所派人到罗平指导工作，就地开展各种计划生育手术。手术地点在县人民政府招待所内，医院派出外科、妇产科医生、护士开展计划生育手术。

有资料可证开展的计划生育手术如下：

1973 年，开展各种手术 1261 例；

1974 年，开展各种手术 1302 例；

1975 年，开展各种手术 1568 例；

1976 年，开展各种手术 1908 例；

1977 年，开展各种手术 1911 例；

1978 年，开展各种手术 5231 例；

1979 年，开展各种手术 4687 例；

1980 年，开展各种手术 5169 例；

1981 年，开展各种手术 4633 例；

1982 年，开展各种手术 6300 例；

1983 年，开展各种手术 10331 例；

1984 年，开展各种手术 10577 例。

1985 年后，计划生育实现归口管理，计生委成立计划生育手术服务站开展计划生育手术，医院计划生育手术减少，仅组织计划生育手术小分队下乡开展男扎、女扎、刮宫、引产、放环、妇检等手术和技术指导。

医院组织计划生育手术小分队下乡服务活动主要有：

1978 年，到富乐、大水井乡，开展各种计划生育手术 601 例，妇科检查 1281 人次。

1979 年，到钟山、环城乡，开展各种计划生育手术 1371 例。

1982 年，到阿岗、大水井、钟山乡，开展人流 980 人，引产 602 人，放环 261 人，女扎 34 人，男扎 19 人；在县政府招待所开展男性粘堵 1567 人。

1985 年 4 月至 12 月，医院抽派外科、妇产科医生护士及检验科、放射科医生，分批分期（两月一换）到阿岗、钟山乡帮助开展计划生育手术。

1986 年 6、7、8、9 四个月，医院外科、妇产科、检验科、放射科医生和护士分批分期到阿岗、钟山、富乐帮助开展计划生育手术。8 月，计划生育小分队到环城乡开展计划生育手术至 11 月底。8 月，小分队到富乐开展计划生育手术至 11 月上旬。9 月，广西西林县部分计划生育受术者到院做男、女结扎手术，持续到 10 月底。

1987 年，计划生育小分队从 6 月到 11 月分别到阿岗、富乐、钟山开展计划生育手术（每乡两个月）。

1988 年，到钟山、阿岗乡开展计划生育手术。

1989 年至 1990 年，计划生育小分队在县城红星旅社、计划生育手术服务点开展计划生育手术近两年时间。

1990 年 5 月 3 日起，计划生育手术小分队到富乐、钟山及县城计划生育手术服务点（红星旅社内）帮助开展计划生育手术。

1993 年以后，计生委计划生育手术服务站可以完成全部计划生育手术，医院计划生育手术小分队的使命完成。到医院做计划生育手术者为极少数。

第七节 预防保健

一、预防管理

1951年初，罗平天花流行，罗平县人民政府成立天花防治委员会，在县卫生院设立防疫股，负责天花的防疫和其它预防保健工作。1956年7月1日，罗平县人民卫生院更名为罗平县人民医院，防疫股撤销，成立罗平县卫生防疫站，预防以防疫站为主，若发生重特大疫情，医院参加扑灭、抢救、治疗和预防。1968年12月，县卫生防疫站、县妇幼保健站与县医院合并，成立罗平县人民医院革命委员会，预防、妇幼保健由县医院负责。1970年7月，卫生防疫站、县妇幼保健站划出另设，防疫工作随之归防疫站管理，医院参加卫生防疫突发事件的抢救和治疗。至1984年，医院的预防业务管理由内科、传染科负责。

1984年4月，舒占坤出任院长，即成立罗平县人民医院防保科，传染科副主任李曰学兼任防保科副主任，负责疾病预防、保健及疫情上报。1994年，田春兰接任传染科主任，兼防保科主任。1995年创等级医院，按《中华人民共和国传染病防治法》和《中华人民共和国传染病防治法实施细则》及消毒管理的有关规定，成立罗平县人民医院院内控制感染管理委员会，制定严格的规章制度和工作制度，控制传染病的流行和传播。1999年，内三科工作滞后于医院改革，经医院领导班子同意，小儿科兼并内三科，小儿科主任李定才兼防保科科长。2003年全国大部分省市爆发"非典型肺炎"，医院成立防治非典型肺炎领导小组，下设专家防治小组、应急小组、院内督察小组、院内感染管理专家组，各组均制定了防治非典工作职责和制度。用四天四夜的时间建盖了"非典"病房，在院内组织全员培训消毒隔离措施，多次进行防控演习，配合县委政府和上级卫生行政主管部门对疑似人员进行筛查，把住了云南的东大门。

2003年12月25日，根据国家传染病防治法及公共卫生突发事件处理的有关规定医院作出《关于加强传染病疫情报告的决定》，进一步完善控制、预防传染病流行和传播的措施。

2004年12月1日，新的《传染病防治法》颁布实施。2005年2月1日，医院成立传染病管理领导小组：

组　长：舒占坤（支部书记、院长）

副组长：叶亚怀（支部委员、副院长）

　　　　余雄武（支部委员、副院长）

组　员：李定才（支部委员、儿科主任，兼防保科主任）

　　　　徐金玉（支部委员、麻醉科主任）

　　　　王菊芬（支部委员、妇产科主任）

　　　　袁家礼（医务科主任）

　　　　王国渊（外三科主任）

　　　　陈家荣（骨科副主任）

　　　　刘麟江（骨科副主任）

　　　　张柱生（内一科主任）

　　　　李虹道（内二科主任）

梁海忠（外一科主任）

黄树芬（中医科主任）

田永波（眼科主任）

王学斌（耳鼻咽喉科主任）

保建强（门诊部急诊科主任）

张传远（功能科主任）

段雨生（检验科主任）

杜正祥（放射科主任）

郭静清（CT/MRI 室主任）

赵有奎（检验科副主任）

陈桂玲（功能科副主任）

领导小组下设办公室，办公室主任由李定才担任，负责对传染病工作的具体实施，确保传染病疫情上报率 100%。

2005 年 5 月，四川省资阳市出现一种特殊疾病，当时病因不明，死亡率极高，后经科学证实系由猪链球菌感染的疾病。2005 年 7 月 12 日，医院派余雄武、李定才、赵有奎到曲靖市疾病控制中心学习该病的防治知识，回院后在全院组织培训，参加培训人员 164 人。

2008 年 4 月，医院派梅艳玲到曲靖市疾控中心参加"人感染高致病性禽流感"培训。

2008 年 5 月 11 日，李定才到曲靖市卫生局参加"手足口病防治"培训。2008 年 5 月 13 日，医院制定了手足口病应急预案，成立领导小组和疾病防治专家组，在全院范围内组织了"人感染高致病性禽流感"和"手足口病"防治培训，参加人员共 126 人，其中包括各乡镇卫生院、防保站工作人员 36 人。同时在院内实行零报告制度。

2009 年 4 月 28 日，甲流感在墨西哥爆发流行，世界卫生组织向全球公布，于 5 月 8 日将甲流感的防控工作提高到橙色预警。医院随即成立甲型 H1N1 流感防控工作领导小组及专家组，组长舒占坤，副组长叶亚怀、李虹道、冯锐，各科室主任为组员。6 月 6 日至 12 月 10 日，医院先后派出 29 名人员到昆明、曲靖、宣威和罗平县参加甲型 H1N1 流感诊治知识及管理培训。医院以院周会、科室会、乡村医生培训会及板桥卫生院甲型 H1N1 流感培训会等形式培训人员，累计参训人员达 1000 人次。6 月 26 日，李定才给相关科室人员进行手足口病及甲流感知识讲课，听课人数 168 人。医院先后 6 次派出专家组到大水井小学、长底金沙小学、阿岗阿格小学及板桥卫生院进行甲型 H1N1 流感排查工作。在院内进行了 3 次甲型 H1N1 流感病区的流程、穿脱防护服以及用品、医疗废物处置的培训，69 人参与了实战演练。

2009 年 12 月 23 日，板桥卫生院发现一例由富源十八连山就诊的甲流感患者。医院接到通知后立即启动应急预案，院长舒占坤带领专家组连夜赶到板桥卫生院指导防治工作，使该患者得到及时有效治疗并康复出院。

2010 年 3 月 14 日，第八轮全球基金决定，罗平县医院为全省首家免费治疗肺结核试点单位。2010 年 4 月 1 日，免费治疗肺结核的项目正式启动。

二、传染病防治

1951 年初，天花从广西传入罗平，据不完全统计，当年死亡 3000 多人，一时人心惶恐，城乡不宁。4 月，宜良专区派出医疗队进驻罗平指导，县上组织中、小学教师及部分中学生共 1056 人，突击牛痘疫苗接种的学习训练，以专区医疗队和县卫生院医疗队为主力，编为六个大队，分赴天花疫情重灾区，普遍开展牛痘疫苗接种。全县总人口 184196 人，两月接种 146956 人，占人口总数的 80.9%。

1952 年 6 月，县卫生院抽调人员，与接受培训的农村卫生员一起，在八大河、大水井、阿岗、板桥、罗雄、牛街等地开展伤寒、霍乱疫苗的预防注射，共注射疫苗 36947 人，占全县总人口的 19.8%。秋季接种牛痘疫苗 21842 人，占全县总人口的 12%。

1953 年 1 月，罗平县城召开各种代表大会及民兵训练，共集中了 2000 多人。会议和训练期间发生流行性感冒和疟疾。当时统计，患流感 647 人，患疟疾 64 人。由于当时未得到及时有效的治疗，散会及民兵训练结束后，参会人员和民兵返乡，疫情很快扩散开，全县 80 个乡有 73 个乡发生流感。月底，县委、政府向宜良专区汇报了疫情，宜良专署派出以范承珠为队长的医疗队到罗平帮助指导扑灭疫情，县卫生院抽调 50% 的医护人员参加医疗队，动员民间中、草药医生参加防治。2 月中旬，疫情得到控制，全县流感患者 1796 人。5 月，县内不同程度发生痢疾流行，县卫生院抽调三分之一的人员，与紧急动员的卫协会、农协会人员，通过短暂培训，一起分赴疫情较为严重的罗雄、富乐、马街、阿岗等地，配合各卫生所医务人员扑灭疫情。7 月下旬，疫情基本得到控制。

1954 年，罗平县委、政府召开医生代表会和各区医生座谈会，就全县范围内开展卫生防疫工作进行宣传、动员，对危害较大、传播快的传染病进行预防宣传。县卫生院抽调部分医务人员，与曲靖专署派来的卫生工作队一起，深入大水井、牛街、板桥、阿岗、富乐、马街等区，宣传痢疾、伤寒、麻疹、天花等的防治，同时接种伤寒疫苗 8636 人，白喉疫苗 866 人，牛痘疫苗 11970 人。

1955 年 1 月下旬，县内爆发由呼吸道传染的麻疹、百日咳、肺炎等疫病，4 月后又发生伤寒、痢疾等传染病，县卫生院抽调人员组成三个医疗小分队，分赴疫情重灾区开展防疫和治疗。

1956 年 2 月至 4 月，县内爆发麻疹疫情，板桥、牛街、马街为重灾区，县卫生院派出医疗队到疫区开展接种疫苗和治疗。5 月，疫情基本得到控制。

1956 年 7 月，卫生院卫生防疫股撤销，防疫工作转交新成立的卫生防疫站，医院仍参加较大疫病的防治和重大疫情的扑灭行动。1957 年 4 月至 5 月，县内发生流感，医院组织医疗队下乡，院内全员动员积极参与治疗，未造成大范围的流行。

1958 年，建立县、区、乡三级卫生防疫机构，医院抽调部分医务人员到各区、乡帮助培训卫生员，并参加当年牛痘疫苗的接种，全县接种 15 万余人次。1959 年，医院抽调部分医务人员参加伤寒、百日咳、麻疹疫苗的预防注射，共注射伤寒疫苗 4804 人，百日咳疫苗 5890 人，麻疹疫苗 1520 人。

1960 年，医院派出医务人员，参加西关和黑石岗钩虫病防治的试点工作。

1961 年，县四级干部会议期间流感暴发，医院立即派出医生和护士到场治疗和预防。1962 年，医院组织两个医疗队分别到北路和南路贫困地区，帮助防疫站开展传染病的防治技术指导。

1963 年 3 月，脑膜炎在局部地区流行，医院派出医疗队下乡救治，院内进行隔离治疗。6 月，脑炎得到控制。

1964 年，医院 3 名医务人员参加疟疾病休止期的抗复发治疗，直到完成任务。

1965 年，医院医护人员参加全县小儿麻痹糖丸疫苗的普服工作及小儿麻痹发病调查，10 月参加流感防治，7 月开设肠道门诊，开展伤寒、痢疾等肠道传染病的治疗，医生由门诊部医生兼任。

1969 年防疫站划归医院管理，本年度在全县范围内进行麻疹、伤寒、百日咳疫苗注射及小儿麻痹糖果疫苗的投服。

1972 年，板桥部分村寨发生伤寒流行，医院派出医务人员参加防疫和治疗。

1973 年，医院在内科设置传染病房，将传染病患者分开治疗。

1974 年，罗雄发生乙型脑炎，医院医务人员和防疫站参加防治。

1975 年，县内爆发百日咳，流行区在罗雄、大水井、板桥、牛街、阿岗等地，医院派出医务人员配合防疫站开展治疗及防疫。全年共发现百日咳患者 8900 多例，经过近一个月的救治，基本控制住疫情。

1976 年，麻疹大流行，医院内科和传染病房共收治麻疹病人 1002 人，死亡 1 例。

1977 年，医院派出医务人员参加死亡回顾调查，传染病死亡占死亡总数的 12.24%。

1978年，罗雄沈家寨伤寒流行，发病人数占全村人口的40%，医院派出医生和护士和防疫站一起，迅速赴疫区开展防治。

1981年，医院派出医生护士参加全县麻风病的普查工作。阿岗阿布科村发生流行疫病，全村发病54人，残废1人，医院医务人员配合防疫站组成医疗队进村治疗和预防。

1984年5月，八大河发生百日咳流行，医院派出医疗队前往救治。

1985年，医院抽调传染科、内科、放射科的医生到阿岗、旧屋基等地，参加全县结核病的普查与防治。调查与防治一直持续到次年。

1991年，八大河伤寒流行，医院派出医护人员到八大河救治。

1998年，《中华人民共和国传染病防治法》颁布实施，规定县级以上医院必须成立传染病管理领导小组，负责医院传染病防治管理。12月16日，医院成立传染病管理领导小组，副院长邱树玉任组长，传染科主任田春兰任副组长，下设办公室在防保科，由田春兰全权负责具体日常工作。

2003年11月29日，医院作出《关于加强传染病管理的规定》，要求全院各科认真组织学习《中华人民共和国传染病防治法》、《中华人民共和国传染病防治实施办法》、《消毒管理办法》、《云南省突发公共卫生事件应急规定》等法律和规章，记录好学习时间、学习内容和参加人员。传染病管理的具体方法按医院2003年1号文件《关于防治"非典型肺炎"工作的实施方案》进行，防止医源性感染、院内感染，防止疾病传播。住院部各临床科室的门诊就诊病人登记率达100%，传染病患者就诊登记率100%。临床科室一旦发现传染病人就诊，做好就诊登记后转内三科（传染科）就治，并与医院防保科联系，填好传染病报告卡，防保科按规定时限报县疾控中心。

2006年5月，罗平县卫生局下发疾病病因监测工作方案，收集不同地区，不同来源的死亡信息，为防病治病提供科学决策依据，9月8日，医院成立死因监测领导小组，院长任组长，副院长任副组长，从2006年7月1日起，院内不再进行网络上报，医学死亡证明书填写后包括存根一并交防保科，由防保科送疾控中心管理。医院成立"传染病管理领导小组"、"艾滋病防治小组"后，检验科建立了HIV初筛实验室。由防保科牵头，执行《传染病防治法》的有关规定，建立传染病疫情报告制度，工作中严格执行消毒隔离制度，向病人进行传染病防治、隔离知识宣教，保护病人隐私，2006年上报各类传染病病情2541人次，无一例漏报、谎报和虚报。

2007年9月8日，医院成立医院爱国卫生领导小组、灭四害领导小组，院长任组长，副院长任副组长。统一下设一个办公室，办公室主任由后勤基建科科长张显德兼任，保卫科科长卢松、办公室主任方茜、医务科科长袁家礼、防保科主任李定才、护理部主任陈平、门诊部、急诊科主任保建强为办公室成员。当年防保科网络直报传染病疫情2007例，列在前三位者分别为传染病系肝炎、肺结核及伤寒病，其中肝炎、肺结核为1490例，占疫情报告的74.3%，525例接受住院治疗。进行艾滋病筛查4601例，其中阳性19例，占0.4%，有16例接受免费抗病毒治疗。6月4日至12月2日，各临床科室开展AFP病例监测及零报告工作。9月22日进行狂犬病监测，报告12例，10例即时发现。

2008年防保科网络直报传染病疫情699例，其中肺结核514例、肝炎114例，占疫情报告的89.84%，455例接受住院治疗。艾滋病筛查4722例，其中阳性9例，占0.19%，24例接受免费抗病毒治疗。开展AFP病例、手足口病、问题奶粉病例监测，制定了手足口病应急预案，未发现AFP、手足口病及霍乱病例。接诊狂犬病人12例，全部死亡。

2009年防保科网络直报传染病疫情727例，其中结核538例、肝炎68例、腮腺炎33例，肠伤寒29例，水痘24例，猩红热19例，其它16例。肺结核发病率攀升，肝炎伤寒发病率下降，丙类传染病、腮腺炎跃居第二位。传染科收治传染病406人次。艾滋病筛查8069人，男性3948人，占49%，女性4121人，占51%，其中18例HIV为阳性，阳性率2.2‰，多为青壮年。累计接收抗病毒人数89人，在治人数67人。年内发生甲型H1N1流行病，医院组织防控演练和培训学习，提高医务人员对甲型H1N1疾病的认识，院内实施甲型H1N1零报告工作，8次派人参与疾控人员深入基层板桥品德村、大水井中学、长底发达、阿岗镇、板桥镇等地了解疫情动态。

2010 年 8 月 18 日，医院成立传染病防治管理领导小组和禁烟工作领导小组，院长任组长，副院长任副组长，分别下设办公室。传染病防治管理领导小组办公室设在防保科，保防科主任李定才兼任办公室主任，负责日常具体工作。当年防保科网络直报传染病疫情 606 例，其中结核病 514 例、肝炎 75 例、腮腺炎 29 例、水痘 20 例、伤寒 11 例、猩红热 9 例，其它 8 例。结核病仍居高不下，丙类传染病的腮腺炎、水痘保持平稳势态。治疗传染病 460 例。进行艾滋病筛查 8481 人，其中 HIV 阳性 38 人，阳性率 4.48‰，男性 20 例，占 52.63%，女性 18 例占 47.37%；年龄最大 66 岁，最小出生 1 小时。5 岁以下 5 例，占 13.15%；20 至 30 岁 10 例占 26.32%；30 岁以上 23 例，占 60.53%。艾滋病抗病毒治疗总人数累计 127 人，在治 97 人。第八轮全球基金 144 例肺结核治疗项目圆满完成。

三、特殊疾病防治

2003 年，世界上 20 多个国家和地区及我国部分省、市发生了"非典型肺炎"，因病因不明，人心惶恐。罗平地处云南省东大门，预防任务艰巨。4 月 20 日，院长舒占坤到成都参加第四十九届医疗设备博览会回到罗平，连夜赶写《罗平县人民医院防治"非典型肺炎"的工作议案》及其他防治非典文件材料。4 月 27 日，成立抗击"非典"领导小组，院长舒占坤任组长，三名副院长任副组长，下设专家小组、应急小组、院内督察小组、治疗小组等相关机构，将医院有关防治"非典"的值班电话及值班人员名单向上级和社会公布。投资 298 万元，突击四天三夜，的建盖医院磨盘山"非典"隔离医院，设置病房 15 间，改造发热门诊观察室，购置大量消毒药品、预防药品、治疗药品及急需的 X 光机、呼吸机等设备。在医院范围内用"过氧乙酸"、"消毒灵"、"8.4"消毒液等进行消毒，每天消毒面积约 3 万平方米，医院督查小组随时抽查。隔离室、病房、走道、场地等，用制剂室专门配制的"过氧乙酸"每天喷洒 3 次，地板用消毒灵拖洗。隔离室专用厕所先投放爆石灰，接着用敌敌畏喷洒，然后再喷洒过氧乙酸，每天 3 次。加班加点抓紧对防治"非典"新知识的学习和培训，共培训职工 261 人，实习生 136 人，临时工 60 余人。共产党员、干部、职工向党支部递交抗击"非典"请战书，表示一旦有"非典"发生，就到"非典"隔离室工作。坚持 24 小时值班制和每日疫情报告，杜绝推诿、扯皮现象。5 月 2 日至 6 月 22 日，接受中央、省、市、县党委、政府、卫生主管部门及专家督察组 21 次检查。国家检查组视察后评价说："想不到在边远的云南，边远的三省区交界的罗平县医院，会将抗击非典的工作做得如此的好，在全国也是少见的。"11 月 10 日，被评为罗平县抗击非典先进单位，李定才、张春权、张柱生被评为先进个人。11 月 28 日，医院评出抗击非典先进科室 4 个（小儿科〈内三科〉、内一科、内二科、门诊部），抗击非典先进个人 42 人。发给先进集体奖金 1200 元，先进个人奖金 300 元。2003 年 9 月，被曲靖市委、市政府评为抗击非典先进单位。

2006 年 9 月，为落实国家"四免一关怀"政策，医院启动艾滋病抗病毒治疗。10 月 28 日第一例患者领走一个月的抗病毒药物，至 2007 年底，有 12 例接受治疗，2008 年底有 28 例接受治疗，2009 年 1—6 月新增病人 22 例。治疗中建立患者病历档案和 D4T + NVP + 3TC 治疗方案随访制度，治疗不满一年者，每月进行一次随访登记，满一年以上者，每 3 个月进行一次随访。对患者分别进行血常规、肝肾功、血糖、尿液淀粉酶测定。随访中，6 例出现肝功异常而停用 NVP 加用施多宁治疗，3 例出现严重皮疹，停用 NVP 换用拉米夫定 + 施多宁治疗。与患者进行有效沟通，患者提前一天联系，如期能拿到药物；对不如期领药患者进行关怀教育，让其知道随意停药的严重性和危害性。抗病毒治疗信息报表按月按时上报。

至 2009 年 9 月，已有 65 例患者接受治疗，在 65 例患者中，男 47 例，占 72.4%、女 18 例，占 27.6%，其中吸毒患者 37 例，占 56.9%，性传播 28 例，占 43.1%。治疗期间 9 例患者死亡，占 13.8%，8 例患者转诊或失访，占 12.3%，目前仍在治疗中的有 48 例，男性 37 例，占 77%，女性 11 例，占 23%。65 例中年龄最大 51 岁，最小 22 岁，9 例死亡患者中 8 例为吸毒人员，占 88.8%，男性

7例，占78%，女性2例，占22%，年龄最大33岁，最小22岁。

2008年5月11日，曲靖市卫生局召开手足口病防治知识紧急培训，医院成立手足口病防治领导小组、专家组，负责对手足口病的预防、诊断和治疗以及疫情报告的管理，要求全体医护人员提高对手足口病防治及疫情报告的认识，提高到防"非典"时期工作的紧张性，通过宣传，让广大群众知道手足口病可防、可治、不可怕，医院培训各科主任、护士长，科室对职工进行培训，掌握防治知识。首诊医生接诊到相似手足口病症状体征的病人，要立即会诊，做到早发现、早诊断、早报告、早治疗（对症处理）。手足口病的发病不分季节性，多发生于5岁以下的幼儿，科室要做好应急准备，重点是儿科、门急诊。手足口病纳入丙类传染病管理，按照《中华人民共和国传染病防治法》和《传染病信息管理规范》的有关规定，医院实行网络直报，各科室发现手足口病病例即时报医院防保科，防治科24小时内进行网络直报，报告病例分"临床诊断病例"和"实验室诊断病例"，疑似病例不需要上报。5月20日，针对近几年"狂犬病"病犬伤人致死事件呈上升的趋势，制定《关于"犬咬伤"的诊治工作实施方案》，成立以院长为组长的诊治"狂犬病病犬咬伤"领导小组，负责对诊治"狂犬病病犬咬伤"工作的领导、组织和协调；成立诊治"狂犬病病犬咬伤"专家防治小组，负责全院乃至全县诊治"狂犬病病犬咬伤"工作的具体落实和指导，同时负责市民和人民群众的健康咨询和诊治"狂犬病病犬咬伤"的基本知识的宣传；成立罗平县人民医院诊治"狂犬病病犬咬伤"应急小组，负责对全县诊治"狂犬病病犬咬伤"的社会应急处理，运送病人到医院和在当地救治等工作；成立诊治"狂犬病病犬咬伤"工作院内督察小组，负责全院诊治"狂犬病病犬咬伤"工作的诊治情况报告、人员培训等各项措施的落实、检查。9月17日，因食用受三聚氰胺污染奶粉导致大批婴幼儿患泌尿系统结石，医院制定《关于对食用含三聚氰胺奶粉婴幼儿泌尿系统结石诊治工作的实施方案》，分别成立诊治"食用含三聚氰胺奶粉婴幼儿泌尿系统结石"领导小组、专家小组、应急小组、院内督察小组，负责诊治"食用含三聚氰胺奶粉婴幼儿泌尿系统结石"工作的领导、宣传和指导，每周召开1～2次领导小组会，总结和研究诊治工作情况，预测和安排下步工作，特殊情况随时召开会议作出决策。严格执行首诊负责制，接诊0～3岁有奶粉喂养史的患儿，必须按就近原则引导到儿科、门诊部急诊科、松毛山急诊科或松毛山儿科登记就诊。主诉因食用奶粉前来就诊的患儿，由其亲属提供奶粉包装或购买奶粉的票据，无票据者须找购买商店核实并提供证据。在住院部儿科设置24小时值班电话，门诊部急诊科、儿科负责接诊患儿并按统一要求填写筛查表，由专职信息员李定才汇总后报卫生局。重症或需要手术治疗的患儿，须将患儿详细情况书面报县卫生局医教科，请上级医院专家组会诊或转曲靖市第一人民医院治疗。各科室和全体医护人员都要熟悉和掌握"食用含三聚氰胺奶粉婴幼儿泌尿系统结石"诊治方法和知识，对社会人群咨询和宣传。

四、地方病、职业病防治

1971年，医院派出医务人员参加曲靖地区克山病罗平县调查组的调查，罗平无克山病。其它地方病主要有：

（一）疟疾防治。罗平属低热河谷区，植被密布，槽子、河谷地带为疟疾主要流行区域。区域内群众卫生条件差，经济落后、贫困，发病率高，流行时间长，危害较大。1951年，被列为云南省42个疟疾防治重点县之一。同年，县卫生院设立了防疫股，负责全县传染病和地方病的防治。1953年，在云南省抗疟工作队指导下，县卫生院派出医务人员参加宜良专区抗疟队，在全县进行疟疾休止期抗复发治疗，服药90715人，减少了下年疟疾的发病。1956年7月撤销卫生院防疫股，成立罗平县疟疾防治站，疟疾防治工作重点由疟疾防治站承担，医院只参加突击性的防治活动。

（二）甲状腺肿防治。主要分布在罗雄、大水井、板桥、钟山、牛街、马街、富乐等碘缺乏地区，经服用碘油胶丸及加碘食盐后，1986年后未发现患者。

（三）氟中毒防治。主要发生于富乐镇，当地水源含氟量过高，形成斑釉牙，无特殊的治疗效果。

（四）麻风病防治。解放前大水井、八大河发病较多，民国时期属国民政府警察局管理，建国后划归卫生部门管理，医院协助治疗。1958年建立罗平县麻风防治院，对麻风病人实行集中治疗，医院不再兼治。

（五）结核病防治。农村发病较为突出，集中分布于老厂的大地平，富乐的长冲，罗雄的中和、斗简，旧屋基及牛街以得村。解放后在重点疫区接种卡介苗，至1986年共接种7个年次，接种20万人次。结核病患者均到医院住院部和门诊治疗。1984年医院成立传染科，结核病患者由传染科负责治疗。1985年9月，罗平县卫生局组织医院传染科、内科、放射科医生配合防疫站，对旧屋基、牛街结核病疫区进行调查，阳性率占被调查人员总数的72.7%，女性高于男性。2000年，肺结核病防治由防疫站管理和治疗，其他结核病患者仍由医院防治。

（六）矽肺病防治。为罗平县主要职业病。对查出的矽肺病患者给予治疗和转岗。

2006年4月30日，根据《中国农村地区癫痫病防治管理项目云南省实施方案》及卫生行政主管部门的要求，医院成立癫痫技术指导小组，院长、书记、主任医师舒占坤任组长，副院长、副主任医师叶亚怀、余雄武任副组长，负责全县癫痫病诊断、转诊、治疗、复核及不良反应的处理。

五、放射性源防护

县内放射线设备使用较晚，1963年，医院安装第一台50maX光机，随后又增加100ma和200maX光机各一台，机房为土木结构房屋，基本上无防护条件和设备。1984年，新住院大楼投入使用，为减少放射源对医院周围环境的污染，放射科设于大楼一楼丁字楼的顶角内，在检查室内安装铅防护装置。1986年，医院购置了500ma带电视系统X光机一台，医务人员通过电视作出诊断，避免了放射线的直接照射。医院每年为从事放射性工作的医务人员进行一次体检。

1997年2月、2002年9月，CT和核磁共振相继投入使用。1996年建盖CT楼时就考虑到放射线防护，确定CT和核磁的摆放位置，墙体加设防护层，医生诊断室和机房分离。曲靖市质量技术监督局多次检测，医院的放射线源防护均为合格单位。

第八节　康　复

1959年10月，医院率先推出家庭病床服务，有利于病人恢复期的饮食、睡眠及大小便方便，受到恢复期患者的欢迎。至1960年10月，开设家庭病床的患者达48人次，1965年达339人次。1966年下半年文化大革命开始，家庭病床服务被终止。

1991年10月，邀请昆明医学院第一附属医院眼科专家牟主任及眼科医生共6人，在罗平县人民医院举办眼病和盲人学习班，抽调乡镇卫生院和相关医务人员80人，集中培训后组成盲人普查和治疗医疗队，在全县范围内开展普查，普查出双盲1615人，占全县总人口的3.69‰；半盲（独眼龙）1278人，占全县人口的2.9‰。普查期间，共诊治各类眼病患者4147人次，其中做眼科手术81例，白内障复明手术110例。1992年11月，昆明医学院第一附属医院派眼科专家牟主任等医生到罗平，协助医院开展"三项康复"手术治疗，受到县委副书记、县长张爱民及县残联、县医院领导及医院眼科医生的热烈欢迎。盲人治疗和康复服务在曲靖地区引起强烈的反响，一些盲人（眼疾患者）得到康复并重见光明。

1992年6月，以曲靖地区第二人民医院为主，罗平县医院为辅，在县教育局的协助配合下，对板桥、环城、长底乡镇中学进行口腔疾病抽样普查，共普查一万多人，不同程度患有口腔疾病者约占普查学生总数的10%。

1996年12月，在全国卫生大会召开期间，医院党政领导班子及职能、临床科室主任、护士长，在县城开展义务咨询健康医疗服务。

2000年5月21日全国助残日，由院领导、职能、临床科室主任、护士长，在县城开展为残疾人服务、健康咨询，免费送药3000多元。2002年全国助残日，医院党、政、工、青、妇组织人员组成义务康复服务队，在县城开展义务服务，送药近3000元。

2002年10月8日，视觉第一中国行动中，罗平县白内障患者复明手术启动仪式在医院举行，县五班子领导尹跃春、尹金桥、王煜、高阳、陈镜泉、吕德华，昆明医学院第一附属医院眼科教授曾令柏、李支达及专家多人到院参加启动仪式，在医院帮助开展眼科手术。12月1日是世界艾滋病防治日，医院领导率领由共青团、妇委会和外三科部分医护人员10余人组成的艾滋病防治义务宣传服务队，在县城开展防治艾滋病防治义务服务，送出大量的宣传画、宣传单及安全套。

2003年3月，医院眼科到板桥一中、二中，共体检学生眼病2500人次；4月到九龙镇一中、二中，体检学生眼病2100人次，全科人员共出动53人次，共完成眼病普查4600人次。

1993年开始，医院提出建设集基本医疗、预防保健、教学科研、康复、理疗、急救、养老、护理、临终关怀为一体的大卫生项目构想，康复中心、敬老院、老年公寓、护理院和临终关怀院等子项目纳入"十五"规划，进行前期工作准备。2009年，完成康复理疗中心地质勘探，进入项目论证和设计。2010年，将敬老院项目列入"十二五"最先启动的项目，计划投资6000万元左右，设置床位600张，房屋建设2.5万多平方米，收治生活不能自理、长期卧床、大小便失禁为主的老年人。采用护工统一陪护老人的方法，提高老年人的生活质量，为家属解决后顾之忧。

第五章 教学科研

第一节 教 学

一、医院办学

（一）短期培训

解放初期，百废待兴，初级医务人员奇缺。1951 年 12 月，罗平县人民政府决定，由县人民卫生院开办初级卫生人员训练班，招收卫生员 10 人，妇幼保健员 10 人，12 月 22 日开班，培训时间为半年，结业后回所在区农村卫生点工作。

1955 年 5 月，受县人民政府卫生科的委托，县人民卫生院举办农村医疗卫生保健人员学习班两期，每期学习时间为半年，第一期招收学员 46 人，第二期招收学员 69 人，其中女性 27 人，两批共115 人，培训内容为初级医疗卫生知识及妇幼保健、接生，结业后回所在区工作。

1958 年，各公社组建卫生院，在各管理区设立卫生室，在生产队设卫生保健员。县人民政府卫生科决定，由县医院开办基层卫生院医、护人员培训班和农村卫生人员培训班。基层卫生院医、护人员培训班招收 40 人，农村卫生人员培训班招收 91 人，培训时间为三个月，结业后回所在公社、管理区工作。为加强农村基层卫生人员的培训，从当年开始，不定期开办复训班，对公社卫生院和管理区卫生室人员进行复训，提高农村卫生人员的医疗保健能力。

1965 年，贯彻执行毛主席"把医疗卫生工作的重点放到农村去"的指示精神，县医院举办农村卫生员培训班，培训农村卫生人员 69 人。

1966 年，举办农村卫生员培训和复训班，培训和复训农村卫生员 87 人，时间为半年。

1969 年，县医院举办针灸及中草药培训班，培训农村卫生员 26 人，卫生所人员 11 人，培训时间为 1 个半月。

1972 年，培训农村卫生员 46 人，培训时间三个月。

1974 年，培训农村卫生员 40 人，培训时间四个月。

1975 年，培训农村卫生员 12 人，跟班学习半年。

1976 年，培训农村卫生员 54 人，培训时间三个月。

1979 年，培训农村卫生员 35 人，培训时间半年。

1985 年 5 月，开办短训班，培训医院及卫生所 1984 年由劳动局分来的合同制工人（护理）共 26人，培训时间为四个月（其中医院 10 人，卫生所 26 人）。

1986 年 3 月，县卫生局委托开办一期短训班，招生对象为卫生系统职工子女以及具有初中以上文化的其他单位职工待业子女，培训时间为半年，医院发给结业证书，不包分配，参加学习人员共 31 人。

1986 年 3 月，开办职工业余英语学习班，每周授课两晚，学习时间近 4 个月，培训全院职工基础英语。

1986 年以后，医护人员从业要求标准提高，培训由上级卫生部门组织进行，医院初级培训基本停止。

2006 年 1 月 1 日，新型农村合作医疗实施，医院再次承担乡村医生的培训任务。

2009 年 3 月 24 日，罗平县首届乡村医生培训班开班，县委书记高阳到会作学习实践科学发展观动员，副县长张昔康等领导到院参加动员大会。针对全县乡村医生整体素质偏低、技术不过硬的现状，医院计划用 3 至 5 年的时间，对全县乡村医生进行全员轮流培训，提高乡村医生的基础理论，树立高尚的医德医风，特别是农村常见病、多发病的诊治水平，逐步解决群众看病难、看病贵问题。医院投资 300 余万元，为培训学员免费提供住宿、教材及培训、实习等。全县预计要培训 400 余人，分 7 期，每期培训 2 个月，采取上午临床见习、观摩、实践与下午理论学习相结合的方式进行，医院领导、中层干部、业务骨干和昆明医学院教授联合授课。

第一期培训 70 人，至年底共培训七期，培训 503 人次。

（二）正规教育

1971 年，根据云南省革命委员会、曲靖地区革命委员会的要求，罗平县革命委员会决定在医院创办附设卫校，并下发《关于县医院开办卫生培训班招生的通知》，在全县范围内招生。经过学习，可获得中专学历证书。医院附设卫生学校于当年成立，12 月第一届开学，招生 18 名，学制为一年，1972 年 12 月毕业，分配到县卫生系统和县属单位工作。1972 年 4 月，第二届开学，招生 17 人，学制为一年半，1973 年 10 月毕业，分配到全县卫生系统工作。1972 年 9 月，第三届开学，招生 19 名，学制为二年，1974 年 11 月毕业，分配到全县卫生系统工作。1973 年 10 月，第四届开学，招生 20 人，学制为二年，1975 年 11 月毕业，中途退学一人，19 人参加毕业分配。

附设卫生学校的四届毕业生，暂时解决当时中级卫生人员的需要，部分成为医疗卫生业务骨干。

1981 年，学校转入医士、乡村医生短期培训，当年举办一个医士专业学习班，各卫生院及本院共 17 人参加，时间三个月。1982 年，开办乡村医生班，学员 36 人，学习时间五个月（其中两人为跟班实习）。

附：医院附设卫生学校四届学生名单

第一届 18 人

| 王国俊 | 李培竹 | 郭柱德 | 吴天华 | 李明芳 | 钟丽华 | 李家庆 | 李荣福 | 陈玉仙 | 岳建安 |
| 许忠良 | 王菊芬 | 林牙香 | 林保琼 | 谢美莲 | 董绍金 | 卢学成 | 梁金和 |

第二届 17 人

| 周绍信 | 邱树玉 | 马琼娥 | 祝国华 | 刘美帮 | 吴友芬 | 陈小乔 | 徐老荣 | 海树才 | 何柱明 |
| 张传远 | 喻秀芬 | 雷金荣 | 许绍明 | 张小粉 | 张绍菊 | 李关兰 |

第三届 19 人

| 王楚玲 | 谢关祥 | 杨世辉 | 李　俊 | 徐金玉 | 曹金秀 | 胡小萍 | 洪婉萍 | 韩梅兰 | 唐元生 |
| 张世国 | 柏朝荣 | 唐炳生 | 幸金鼎 | 赏建中 | 魏小柱 | 朱汝清 | 李泽林 | 徐崇华 |

第四届 20 人

| 舒占坤 | 田应春 | 朱兰芬 | 刘德高 | 周石文 | 桂平安 | 杨　绍 | 赵云芬 | 周学芬 | 杜正祥 |
| 张荣富 | 谢德柱 | 高晓东 | 陈晓家 | 孟宝生 | 董　平 | 周世稳 | 刘文选 | 刘石友 |

（三）群众教育

1997 年，罗平县普遍开展精神文明建设，县精神文明建设办公室制定文明建设管理规定，罗平县卫生局下发 1997 年 1 号文件，在全系统开展精神文明建设。3 月，医院成立文明市民学校，对职工进行精神文明教育。校长由院长、党支部书记舒占坤担任，副校长由副院长叶亚怀、邱树玉担任；刘海任教务主任，徐金玉任政治委员，王菊芬任组织委员。市民文明学校定期或不定期开展群众性教育。

2004 年 11 月，根据省、市、县委妇联的要求，在女同志较多的单位成立妇女之家、妇女学校，定期或不定期进行女职工自尊、自强、自立、自爱及业务技术的培训、学习，开展巾帼建功立业和争创五好家庭的活动。医院成立妇女学校，校长由妇委会主任徐金玉担任，陈平、陈静、方茜负责妇女学校的具体工作。

二、实习、见习（教学医院）

1959 年初，罗平县人民医院首次接受昆明市第一卫生学校毕业生 14 人到院实习，实习时间为半年。1960 年 7 月，曲靖卫校学生到院实习，实习时间改为一年。此后每年均有卫生学校学生到院实习，实习人数不等，实习学校为中等专业卫生学校。

1966 年文化大革命开始，当年和次年两年无实习学生。1969 年 8 月，极少数曲靖卫校学生恢复到院实习。1970 年以后，实习人数逐年增加。1982 年，接受省外学生到院实习，贵州省兴义卫校 13 名学生为第一批省外实习学生。

1984 年，昆明医学院学生到院实习，为医院接收的第一批专科以上实习生。

1996 年 2 月，曲靖地区行政公署卫生局批复，罗平县人民医院为曲靖卫校实习医院，并举行挂牌仪式，医院正式成为实习医院。5 月，医院制定《进修实习生管理条例》，规定凡到医院进行实习（或见习）的学生，必须事先持有相关单位证明、材料进行联系，经医院同意并核准办理有关手续后方安排进修实习。进修实习期间须严格遵守医院规章制度，认真履行职责，服从医院的安排，不得挑挑拣拣和随意擅自调换实习岗位。有事有病须向带教老师报告，并办理有关请假手续，经批准方可离开岗位。请假 1 天由带教老师批准，请假 3 天由医务科批准，3 天以上 7 天以内由院长（或副院长）审批，7 天以上必须报学校审批。必须关心体贴爱护尊重病人，急病人所急，帮病人所需，热情认真，一丝不苟地为病人服务，严禁向病人索取财物，更不得"搭车开药"，损害患者的利益。爱护医院的一草一木的国家财产。凡有损坏照价赔偿。节约用水、用电，不得乱接电源（或水龙头），做好防火工作。不得随意与社会闲杂人员来往，不得将其带到医院留宿。有客人亲友来访并需在医院住宿的，需经医院同意。绝不允许夜不归宿。进修、学习结束，将所用医院的物件原样交回，不得损坏。实习生组长作好每个实习生的考勤工作。若有违反，视其情节给予处分，直至取消实习资格，并向原学校通报。6 月 3 日，实习学生违章开药，院务会决定辞退并终止违章学生的实习。6 月 19 日，对到医院实习的学生作出补充规定，正规学生由学校安排，自费生每月交实习费 80 元，医院职工子女每月交 50 元。从 7 月 1 日起执行，先交费后实习。

2001 年 3 月，广西右江民族医学院派出副院长赵邦、潘小炎等专家到罗平县人民医院考察，经教育部门批准，确立罗平县人民医院为右江医学院教学实习医院。2003 年 2 月 26 日，广西右江民族医学院院长李培春、副院长梁伟江、常务副院长赵邦率领教务处、成教院、学生工作处、临床学院和电教室负责人，到罗平参加挂牌仪式。聘请医院医生为医学院的兼职教授、副教授及讲师。院长舒占坤被聘为教授，副院长叶亚怀、邱树玉，护理部主任候建书，儿科主任李定才被聘为副教授；余雄武、田永波、王学斌、王国渊、徐金玉、丁佑伦、张柱生、李虹道、张传远、王菊芬、段雨生、黄树芬、杜正祥、郭静清、保建强、袁家礼被聘为讲师，负责实习带教指导工作。5 月 18 日，医院对评选出来的实习小组和实习生进行了表彰。广西右江民族医学院实习小组被评为优秀实习小组，组长陈会被评为优秀实习小组组长：陈会、甘长高、张伟强、滕羽寒、赵东政五人被评为优秀实习学生。

2005—2010 年至今除接收曲靖医专的实习生外，还增加了昆明医学院、昆明骨伤科中专、云南中医药中专、麒麟区一职中及全国各地的大中专院校实习生 600 余人到院实习。

为帮助未就业的高校毕业生提高就业能力，促进其尽快就业，医院从 2009 年开始接收高校毕业就业见习生见习。当年 12 月接收 49 人，其中 7 人经曲靖市人事局统一招聘考试，医院录为在职在编职工，28 人由各科室聘用；2010 年 9 月，接收高校毕业就业见习生 32 人，有 2 人经曲靖市人事局统一招聘考试录为医院在职在编职工，24 人由各科室聘用。每批见习生的见习期为 1 年，省市财政每人每月补助 200 元，市级财政每人每月补助 200 元，各科室按月比照医院综合绩效考核方法对见习生进行考核，实际平均每人每月生活补助约为 1500 元。

三、培训、进修

建院初期，医院医务人员医疗卫生水平不高，亟待提高。从 1955 年开始，对在职人员采取送出去的进修方式，学习和掌握当时推广的新技术、新方式。限于条件，送出去进修的人较少。1955 年送出一人，1956 年送出一人，1957 年送出 4 人。此后平均年送出一至二人。1965 年后近十年，进修基本停止。1974 年恢复进修，以后逐年增加，1981 年 15 人，1984 年 25 人，1985 50 人，以后每年保持在 10 人左右。进修地点集中于昆明、曲靖两地。进修科目为普通医学和临床诊断治疗，部分为文化补课、基础理论提高。

1984 年至 1995 年，以邀请曲靖地区第一人民医院的专家为主。1984 年 10 月，邀请曲靖卫校老师到医院进行为期六天的培训和指导。胡宝英主讲护理操作常规；罗秀明主讲护理技术操作；张有行主讲内科临床诊断；李云鹤主讲内科基础理论。

1993 年，医院把进修列为医院工作的重点，制定进修计划和进修工作管理制度，对爱院、爱科、爱岗如家的优秀医疗护理骨干，根据医院的发展及工作的需要，选派到上级医院和大专院校进修学习，更新知识。进修地点开始转向省外，进修科目为高、精、尖技术，同一科目多次进修，回院后能开展新技术、新业务。1993 年 10 月，邀请曲靖地区第一人民医院院长杨中和主任医师到医院，举办提高医疗护理质量专题讲座。10 月 15 日，曲靖地区第一人民医院医疗队到医院，开展为期一个月的培训，培训对象为烧伤、麻醉、骨外科、心内科的医生。10 月和 11 月，曲靖地区第一人民医院护理部主任杨品媛、护理部副主任蒋琼仙先后到医院，举办护士长角色专题讲座和护理示范培训。

除送出去培训，还邀请院外专家到医院举办讲座，方式以理论与实际操作相结合为主。1995 年 2 月，首次邀请昆明医学院第一附属医院功能科主任龚教授到医院，进行为期 3 天的 B 超、伪彩、心电监护仪等设备使用培训、指导。5 月，眼科曾教授、樊教授及护士长一行三人到医院，进行为期 7 天的眼科手术及眼科护理培训。从是年起，邀请专家转向昆明医学院及附属医院、云南省第一人民医院、昆明市第一人民医院。

1996 年 3 月，昆明医学院第一、二、三附属医院 3 位院长及其他专家到医院，指导、培训医疗质量 5 天。

1997 年 1 月，医院第一台 CT 安装完毕，昆明市第一人民医院神经外科主任惠金明及赵工程师到医院，指导培训 CT 操作 6 天，并对 CT 使用进行论证。

1999 年 4 月，医院安装同位素治疗仪，北京核医学研究所蔡教授到医院，进行为期 4 天的同位素治疗仪运用指导培训。随后，邀请专家的面扩大至全国。

2000 年 4 月，沈阳血磁中心主任孙教授到医院，开办血磁治疗学术讲座，并进行 3 天的实际指导。

5 月，深圳碎石设备研究中心主任史经理到医院，开办碎石治疗学术讲座，并作实际操作技术指导4天。

2002年3月，河北省保定市儿童医院李院长到医院，举办医疗卫生改革、医院管理及医院发展思路专题讲座。9月，菲利普上海公司主任医师姚永到医院，指导、培训彩超操作和彩超在临床上的应用。培训时间2天。同月，深圳安科公司核磁工程师唐代群给全院医护人员讲核磁在临床上的运用，并进行实际操作指导4天。

2003年1月，广西右江民族医学院附属医院常务副院长赵邦教授到医院，举办脑损伤与缺血缺氧专题培训。心血管教授刘主任讲心脑血管临床教学和实际指导。2月，副院长潘小炎教授到医院，主讲《急性胰腺炎的诊治》；常务副院长赵邦教授主讲《脑外伤教学查房示范》。1月13—16日省护理学会到医院举办"健康教育学习班"并授予Ⅰ类学分，全院及各乡镇卫生院的护士均参加培训。

2004年5月，医院在实施"云岭先锋"工程活动中，制定《专业技术干部渐进式培养方案》，要"把业务干部培养党员、把党员培养为业务骨干；把党员业务骨干中的优秀分子培养为中层干部，把中层干部培养为单位的后备干部，"走出一条"以人带科、以科带院、发展专科、科技兴院"的人才培养路子。鼓励职工积极参与各种学术活动，获国家级论文证书者奖励300元，省、市级奖励100元。7月，上海复旦大学附属医院支援西部开发医疗队一行9人，在领队夏处长的带领下到院，对口指导医院相关科室工作、培训和讲课。9位专家分别是：华山医院普外科主治医师向阳，华山医院脑外科主治医师徐键，华山医院神经内科主治医师马建军，华山医院泌尿外科主治医师方杰，上海妇产科医院主治医师李雪莲，上海儿童医院儿科杨主治医师杨智宏，金山医院呼吸科主治医师胡志雄、上海第五人民医院骨科主任医师高令军。9位专家从当月开始，每月一人讲一个专题，轮流作学术讲座，直到年底。5月，胡志雄主讲《支气管肺癌》；6月，向阳主讲《急性胰腺炎治疗原则》；7月，徐建主讲《脑外科外伤专业》；8月，方杰主讲《前列腺炎》；9月，马建军主讲《脑血管疾病》；10月，方令军主讲《骨折内固定治疗原则》；11月，杨智宏主讲《婴儿感染性休克》；12月，李雪连主讲《不孕症》。

外出学习进修转向医院急需开展的新技术、新业务。2004年9月，派外三科王国渊到上海华山医院进修泌尿外科及整形外科一年。2005年1月，相继派出麻醉科钱向飞到昆明儿童医院进修儿童麻醉，功能科陈桂玲到昆华医院学习外周血管彩超。5月13日至24日，派出制氧中心陈和兴到上海武警招待所参加第21期医用氧舱维护管理人员培训班。5月31日至6月4日，派出叶亚怀、余雄武、王学斌、李来坤等10人到昆明参加医疗美容主治医师培训班学习。5月至6月，派出内二科李海丽、张自云到上海第二军医大学进修高压氧医学。5月10日至2006年5月，派出内二科李虹道到上海复旦大学附属华山医院心内科进修。12月1日至2006年6月30日，派出功能科副主任陈桂玲到昆华医院进修胃镜、肠镜操作、诊断及治疗。

2006年2月至8月，派出外二科刘麟江到解放军医院进修骨科关节、脊柱、创伤手术。6月11日至11月8日，派出妇产科李美琼护士长到曲靖艾滋病培训班学习。8月23日至2007年8月31日，派出外二科陈家荣到南京鼓楼医院进修脊柱关节手术及治疗一年。9月9日至9月26日，派出小儿科、内三科李娜、内二科李惠香到上海第二军医大学参加高压氧岗位培训。11月6日至11月12日，派出检验科赵有奎、陈雄刚、吴绍英到云南省药物依赖研究所学习血站、血液质量管理规范。派出11月11日至11月18日，检验科张兴莲、刘芳到云南省药物依赖研究所学习血站、血液质量管理规范。

2007年派出学习进修员工120余人次，主要有：1月5日至13日，派出信息科陈建娣到昆明学习ICD—10编码。5月27日至9月15日，云南省护理学会举办"重症监护专业护士规范化培训班"，分两期进行，每期2个月，医院派出董艳萍、谢国玲、张东琼、张红芬等16名护理骨干参加培训。1月18日至21日，派出信息科李丹到昆明学习远程医疗传输。3月1日，派出外一科周家树、内一科艾琼，分别到昆明医学院第一附属医院进修普外、内科一年。4月14日至16日，派出检验科段雨生到昆明参加全国检验科主任培训班暨云南省第八届检验工作会议。7月22日派出陈平、李茂娟、李海丽、段雪芬、李爱萍、刘竹芬参加云南省护士岗位技能练习培训班学习。7月至2008年7月，派出麻醉科张仕宽到上海市第九人民医院、上海市胸科医院进修临床麻醉一年。9月，派出眼科吴文华到云南省红会医院学习眼底荧光造影及手术室管理。12月1日至14日，派出副院长叶亚怀赴美国考察学习医院管理先进经验。

2008年派出到上级医院学习、进修、研讨和院外继续教育共900余人次，主要有：1月1日至4月22日，派出消化呼吸内科医生艾琼到昆医附一院进修内分泌代谢、消化科肝、胆、胰疾病的诊治。3月1日，派出妇产科杨文郇到上海复旦大学妇产科医院学习进修妇产科1年。3月14日至2009年3月14日，派出耳鼻喉科李来坤到北京同仁医院进修耳鼻喉科诊疗及手术一年。4月至10月，派出CT、MRI室李正宇到昆医附一院进修CT、MRI诊断。8月15日至21日，派出功能科陈桂玲到省医学会学习心脏彩超。4月至9月，派出放射科彭林春到昆医附一院进修普放、乳腺钼靶、胃肠道造影。5月1日至10月31日，派出心脑血管内科刘翠玲到昆医附二院进修康复医学半年。6月19日至7月4日，派出妇产科田晓敏到延安医院学习进修妇产科超声晶氧、利普刀的使用。7月31日至8月3日，派出副院长叶亚怀、李虹道到深圳参加"全国百放放心示范医院动态管理"暨"创建第三批百姓放心医院启动"工作会议。10月19日至11月1日，派出副院长李虹道到浙江大学学习医院管理、党务管理。11月17日至22日，派出副院长冯锐、护理部主任陈平到天津参加中国医院协会主办的患者安全目标培训。11月19日至22日，院长舒占坤参加中国医院协会主办的院长论坛并参加交流，交流材料题目是《改革是动力、创新是关键、服务是宗旨、民展是目的》。

2009年派出学习、进修、研讨和继续教育共900余人次，主要有：1月至6月，派出中医科医生祝兴隆到省中医院骨伤、皮肤科进修半年。2月20日，派出小儿科医生晏学德到上海儿童急救中心进修1年。3月1日，派出肝胆创伤外科医生张永广到云大医院进修肝胆、胃肠、肿瘤、介入1年。3月1日，派出眼科医生秦会云到云南红会医院进修学习眼部整形1年。4月1日至7月31日，派出骨科医生张羽到解放军昆明总医院进修显微外科。5月10日至7月29日，派出CT、磁共振室副主任宋光毕、医生李祖坤到四川、成都学习飞利浦1.5T磁共振、飞利浦64排CT操作及诊断。6月，派出副院长李虹道、护理部主任陈平、检验科医生袁媛到曲靖参加甲型H1N1流感知识防控培训。派出7月1日至2日，副院长叶亚怀、后勤基建科长张显德、保卫科长卢松参加中国医院协会主办的节能减排会议。10月15日至18日，派出检验科医生陈雄刚、郭万松、袁媛到昆明参加全国采供血机构从业人员资格培训。

10月23日至26日，派出CT、磁共振室副主任宋光毕到杭州参加飞利浦CT高级用户研讨会。

2010年，派出学习、进修、研讨和继续教育共900余人次，3个月以上的有：3月，派出眼科医生秦永存到省二院进修眼科1年。5月，派出神经内科医生张自云到昆医附一院进修胸外科1年。7月，派出消化内科医生阮双玲到昆医附一院进修消化内分泌1年。10月，派出口腔科医生唐秀琼到昆医口腔医院进修颌面外科1年。6月至9月，派出脑胸外科护士金亚玲、杨丽芬到昆医附二院进修急诊ICU的护理。

从2007年至2010年，为落实护士纲要，医院每年均派出护理操作骨干参加云南省护理学会举办的"护理操作规范化培训班"学习，回来后在全院进行护士培训并考核。

附：主要进修情况简表

年　月	姓　名	地　点	进修学习内容	时　间
1955年8月	胡济川	昆明	中医进修学校　中医基础理论	一年
1956年2月	张孝莲	昆明	省卫生干部进修班　临床医学	6个月
1957年2月	刘惠英	昆明	中医进修学校　文化补习	半年
1957年2月	杨耀光	曲靖	专区医院　普外科	半年
1957年8月	付广誉	昆明	中医进修学校　中医学	一年

年　月	姓　名	地　点	进　修　学　习　内　容	时　间
1957 年 9 月	孙桂芳	昆明	省卫生干部进修班　临床医学	一年
1958 年 9 月	张孝莲	曲靖	曲靖卫校干部班　临床医学	两年
1959 年 8 月	刘惠英	昆明	昆明医学院　临床医学	五年
1959 年 2 月	郭瑞儒	曲靖	专区医院　静脉穿刺技术	10 天
1960 年 4 月	孙桂芳	曲靖	专区医院　临床检验	一年
1961 年 5 月	王琼仙	保山	血吸虫防治学习班	三月
1963 年 1 月	周葵祥	曲靖	专区医院　X 光操作、诊断	半年
1963 年 10 月	杨福存	曲靖	专区医院　普外科	一年
1964 年 10 月	付广誉	昆明	昆明医学院　临床医学	二年
1965 年 5 月	孙桂芳	曲靖	专区医院　临床检验	半年
1974 年 4 月	张映华	曲靖	地区妇幼医院　儿科、妇科专业	一年
1974 年 4 月	赏建中	曲靖	地区医院　X 光诊断、X 光机操作	一年
1974 年 6 月	刘　海	思茅	省疟防办　疟疾诊治	5 个月
1976 年	王琼仙	遵义	针刺麻醉手术	一个月
1976 年	徐金玉	遵义	针刺麻醉手术	一个月
1976 年 5 月	刘　海	百色	百色地区防疫站　防疫检验	8 个月
1976 年 2 月	周绍信	百色	百色地区医院　口腔科	一年
1977 年 1 月	舒占坤	曲靖	地区医院　普外、麻醉	一年半
1977 年 1 月	李家庆	曲靖	地区医院　普外	一年
1977 年 9 月	黄树芬	罗平	罗平县"恶性肿瘤"普查工作	1 个月
1977 年 12 月	黄树芬	昆明	云南省《农村中草药制剂规范定稿第三集》研讨会	15 天
1979 年 3 月	周绍信	百色	百色地区医院　颌面外科	半年
1979 年 4 月	张映华	昆明	昆明市儿童医院　儿科	一年
1980 年 3 月	汤利英	曲靖	地区医院　五官科	一年半
1980 年 4 月	张孝莲	曲靖	地区医院传染科　传染病护理	半月
1980 年 9 月	赏建中	昆明	省第一人民医院　X 光诊断	1 年 4 个月
1981 年 2 月	陈祖德	昆明	昆明第二人民医院　内科	一年
1981 年 1 月	洪婉若	曲靖	地区医院　A 超诊断	半年
1981 年 3 月	李曰学	昆明	昆明市儿童医院　儿科	一年
1981 年 3 月	王建友	曲靖	曲靖卫校　中医理论提高班	一年
1981 年 4 月	周绍信	昆明	省第一人民医院　泌尿外科	一年
1981 年 4 月	杨保安	昆明	省第一人民医院　普外	一年
1981 年 4 月	王学斌	昆明	昆明市第一人民医院　五官科	一年
1981 年 4 月	杨福存	曲靖	地区医院　普外	一年
1981 年 4 月	祝国华	曲靖	地区医院　普外	一年
1981 年 4 月	邱树玉	曲靖	地区医院　手术室护士	半年
1982 年 5 月	孙桂芳	昆明	省第一人民医院　临床检验	半年
1982 年 8 月	侯建书	曲靖	曲靖卫校　护士长提高班（培训）	四个月

年　月	姓　名	地　点	进 修 学 习 内 容	时　间
1982 年 8 月	杜桂英	曲靖	曲靖卫校　护士长提高班（培训）	四个月
1982 年 8 月	王楚玲	曲靖	曲靖卫校　护士长提高班（培训）	四个月
1982 年 9 月	李稳柱	昆明	省第一人民医院　五官科	一年
1982 年 9 月	舒占坤	昆明	昆明市第一人民医院　神经外科	一年半
1982 年 9 月	张传远	昆明	昆医附一院　A 超	半年
1983 年 3 月	张映华	北京	北京市儿童医院　儿童危急重症和疑难病诊断治疗	半年
1983 年 3 月	袁家礼	昆明	省第一人民医院　放射诊断	一年
1983 年 5 月	王菊芬	会泽	会泽县医院　妇产科	一年
1983 年 8 月	李稳柱	宜良	曲靖卫校宜良片区　基础理论提高班	一年
1983 年 8 月	郭官翠	宜良	曲靖卫校宜良片区　基础理论提高班	一年
1983 年 8 月	林保琼	宜良	曲靖卫校宜良片区　基础理论提高班	一年
1983 年 8 月	洪婉萍	宜良	曲靖卫校宜良片区　基础理论提高班	一年
1983 年 8 月	张良华	宜良	曲靖卫校宜良片区　基础理论提高班	一年
1983 年 8 月	杜正祥	宜良	曲靖卫校宜良片区　基础理论提高班	一年
1984 年 4 月	徐金玉	昆明	昆明市第一人民医院　麻醉	一年
1984 年 4 月	杨菊英	昆明	省第一人民医院　病理检验	一年
1984 年 6 月	朱莲英	曲靖	地区妇幼医院　妇产科	一年
1984 年 6 月	洪婉萍	曲靖	地区妇幼医院　妇产科、阴道镜检查	一年
1984 年 6 月	陈建娣	曲靖	地区妇幼医院　妇产科	一年
1984 年 6 月	王官珍	曲靖	地区妇幼医院　妇产科	一年
1984 年 8 月	张丽娅	宜良	曲靖卫校宜良片区　基础理论提高班	一年
1984 年 8 月	熊菊香	宜良	曲靖卫校宜良片区　基础理论提高班	一年
1984 年 8 月	杨　琼	宜良	曲靖卫校宜良片区　基础理论提高班	一年
1984 年 8 月	田春兰	宜良	曲靖卫校宜良片区　基础理论提高班	一年
1984 年 8 月	李彩仙	宜良	曲靖卫校宜良片区　基础理论提高班	一年
1984 年 8 月	桂平安	宜良	曲靖卫校宜良片区　基础理论提高班	一年
1984 年 8 月	陈黎明	宜良	曲靖卫校宜良片区　基础理论提高班	一年
1984 年 8 月	张传远	宜良	曲靖卫校宜良片区　基础理论提高班	一年
1984 年 6 月	舒占坤	北京	全国院长管理学习班	半年
1984 年 9 月	段凤琼	曲靖	地区妇幼医院　药剂班	一年
1984 年 9 月	陈　敏	曲靖	地区妇幼医院　药剂班	一年
1984 年 9 月	唐　丽	曲靖	地区妇幼医院　药剂班	一年
1984 年 10 月	李强虎	曲靖	地区医院　放射特检	七天
1984 年 10 月	袁家礼	曲靖	地区医院　放射特检	七天
1984 年 11 月	梁家权	曲靖	地区医院　制剂生产学习	七天
1984 年 11 月	王汝芬	曲靖	地区医院　制剂生产学习	七天
1984 年 11 月	余关兰	曲靖	地区医院　制剂生产学习	七天
1984 年 11 月	陈金石	昆明	省医学会　心血管疾病诊治	十五天

年 月	姓 名	地 点	进 修 学 习 内 容	时 间
1984 年 11 月	周绍信	昆明	省医学会 肝胆泌尿外科手术	十五天
1985 年 1 月	王官珍	昆明	省妇幼医院 妇产科专题讲座	一个月
1985 年 3 月	王建友	昆明	云南省中医院 中医五官科	半年
1985 年 3 月	李定才	昆明	省第一人民医院 儿科	一年
1985 年 7 月	袁长生	宜良	曲靖卫校宜良片区 基础理论提高班	一年
1985 年 7 月	王楚玲	宜良	曲靖卫校宜良片区 基础理论提高班	一年
1985 年 7 月	王菊芬	宜良	曲靖卫校宜良片区 基础理论提高班	一年
1985 年 7 月	李美琼	宜良	曲靖卫校宜良片区 基础理论提高班	一年
1985 年 7 月	张建萍	宜良	曲靖卫校宜良片区 基础理论提高班	一年
1985 年 4 月	王绍芬	昆明	昆医附一院 新技术新业务护理培训	七天
1985 年 7 月	黄树芬	昆明	昆明铁路医院中医科 内、妇、儿中医诊断治疗	一年
1985 年 7 月	窦友轩	曲靖	地区医院 特殊病变诊断、治疗、检验	4 天
1985 年 7 月	汤利英	曲靖	地区医院 特殊病变诊断、治疗、检验	4 天
1985 年 7 月	杨琼美	曲靖	地区医院 特殊病变诊断、治疗、检验	4 天
1985 年 8 月	徐金玉	通海	省总工会 工会知识短训班	7 天
1985 年 8 月	陈黎明	昆明	昆医附一院 危、重、急病急救	18 天
1985 年 8 月	凌 云	昆明	昆医附一院 危、重、急病急救	18 天
1985 年 8 月	杨月美	昆明	昆医附一院 危、重、急病急救	18 天
1985 年 8 月	杜桂英	昆明	昆医附一院 危、重、急病急救	18 天
1985 年 8 月	田春兰	昆明	昆医附一院 危、重、急病急救	18 天
1985 年 6 月	祝国华	昆明	昆明市延安医院 骨外科	一年
1985 年 6 月	王学斌	曲靖	地区医院 五官专题讲座	4 天
1985 年 6 月	徐金玉	昆明	省第一人民医院 麻醉专题讲座	8 天
1985 年 7 月	周绍信	曲靖	曲靖卫校 基础理论提高班	一年
1985 年 7 月	邱树玉	曲靖	曲靖卫校 基础理论提高班	一年
1985 年 7 月	雷红玲	曲靖	曲靖卫校 基础理论提高班	一年
1985 年 7 月	张兆琼	曲靖	曲靖卫校 基础理论提高班	一年
1985 年 7 月	陈志芬	曲靖	曲靖卫校 基础理论提高班	一年
1985 年 7 月	陈 丽	曲靖	曲靖卫校 基础理论提高班	一年
1985 年 7 月	吴友芬	曲靖	曲靖卫校 基础理论提高班	一年
1985 年 7 月	李 俊	曲靖	曲靖卫校 基础理论提高班	一年
1985 年 7 月	钱丙才	曲靖	曲靖卫校 基础理论提高班	一年
1985 年 7 月	陈 静	曲靖	曲靖卫校 基础理论提高班	一年
1986 年 4 月	孙桂芳	昆明	省检验中心 生化质控培训	7 天
1986 年 4 月	陈金石	师宗	地区卫生局 医院管理培训	一月
1986 年 4 月	周绍信	师宗	地区卫生局 医院管理培训	一月
1986 年 4 月	舒占坤	师宗	地区卫生局 医院管理培训	一月
1986 年 5 月	袁长生	昆明	昆医附一院 皮肤科	一年

年　月	姓　名	地　点	进　修　学　习　内　容	时　间
1986 年 5 月	魏丽冬	昆明	昆明市红会医院　营养烹饪技术	五个月
1986 年 7 月	舒占坤	曲靖	曲靖卫校　基础理论提高班	一年
1986 年 7 月	袁家礼	曲靖	曲靖卫校　基础理论提高班	一年
1986 年 7 月	杨琼美	曲靖	曲靖卫校　基础理论提高班	一年
1986 年 7 月	洪婉若	曲靖	曲靖卫校　基础理论提高班	一年
1986 年 7 月	叶亚怀	曲靖	曲靖卫校　基础理论提高班	一年
1986 年 7 月	徐金玉	曲靖	曲靖卫校　基础理论提高班	一年
1986 年 7 月	吴振义	曲靖	曲靖卫校　基础理论提高班	一年
1986 年 7 月	王学斌	曲靖	曲靖卫校　基础理论提高班	一年
1986 年 7 月	缪昆丽	曲靖	曲靖卫校　基础理论提高班	一年
1986 年 7 月	王国俊	曲靖	曲靖卫校　基础理论提高班	一年
1986 年 7 月	徐作仁	曲靖	曲靖卫校　基础理论提高班	一年
1986 年 7 月	刘美仙	曲靖	曲靖卫校　基础理论提高班	一年
1986 年 7 月	陈　惠	曲靖	曲靖卫校　基础理论提高班	一年
1986 年 7 月	王绍英	曲靖	曲靖卫校　基础理论提高班	一年
1986 年 7 月	段红刚	曲靖	曲靖卫校　基础理论提高班	一年
1986 年 7 月	纪杏莲	曲靖	曲靖卫校　基础理论提高班	一年
1986 年 8 月	王学斌	昆明	昆医附一院　眼科专题学习班	10 天
1986 年 8 月	刘麟江	曲靖	地区医院骨外科进修	15 个月
1986 年 10 月	汤利英	昆明	云南眼科学会　防盲治盲眼病普查	一个月
1987 年 3 月	钱炳才	昆明	昆医附一院　普外科	一年
1987 年 4 月	高建华	昆明	昆明市红会医院　营养烹饪技术	半年
1987 年 5 月	邱树玉	曲靖	地区护理学会护理新业务新技术培训	7 天
1987 年 5 月	侯建书	曲靖	地区护理学会护理新业务新技术培训	7 天
1987 年 5 月	凌　云	曲靖	地区护理学会护理新业务新技术培训	7 天
1987 年 5 月	李美琼	曲靖	地区护理学会护理新业务新技术培训	7 天
1987 年 5 月	王楚玲	曲靖	地区护理学会护理新业务新技术培训	7 天
1987 年 5 月	陈　平	曲靖	地区护理学会护理新业务新技术培训	7 天
1987 年 5 月	王绍芬	曲靖	地区护理学会护理新业务新技术培训	7 天
1987 年 5 月	李　俊	曲靖	地区护理学会护理新业务新技术培训	7 天
1987 年 5 月	杨月美	曲靖	地区护理学会护理新业务新技术培训	7 天
1987 年 5 月	杜桂英	曲靖	地区护理学会护理新业务新技术培训	7 天
1987 年 6 月	陈柏林	个旧	个旧市人民医院　档案管理学习	15 天
1987 年 6 月	张春权	个旧	个旧市人民医院　档案管理学习	15 天
1987 年 6 月	周艳辉	个旧	个旧市人民医院　档案管理学习	15 天
1987 年 6 月	陈柏林	个旧	个旧市人民医院　档案管理学习	15 天
1987 年 9 月	汤利利	曲靖	地区卫生局　统计学习	7 天
1987 年 10 月	方保发	南宁	医疗设备学习	20 天

年　月	姓　名	地　点	进 修 学 习 内 容	时　间
1987 年 10 月	段红刚	南宁	医疗设备学习	20 天
1987 年 10 月	袁家礼	贵阳	放射学会学术交流	10 天
1988 年 1 月	洪婉若	曲靖	地区医院　B 超技术、诊断	10 个月
1988 年 1 月	杨福存	广州	心血管疾病专题讲座	19 天
1988 年 1 月	王绍芬	广州	心血管疾病专题讲座	19 天
1988 年 1 月	吴振义	广州	心血管疾病专题讲座	19 天
1988 年 1 月	李定才	昆明	省第一人民医院　儿科学术讲座	11 天
1988 年 2 月	汤利英	陆良	地区眼科手术学习班	1 个月
1988 年 3 月	侯建书	昆明	昆医附二院　护理管理	1 个月
1988 年 3 月	杜　梅	昆明	昆医附一院　护理管理	1 个月
1988 年 3 月	张春权	曲靖	地区卫生局　统计管理	20 天
1988 年 3 月	杨琼美	昆明	省检验中心　两对半质控	12 天
1988 年 4 月	张良华	昆明	省第一人民医院　进修 X 光诊断	一年
1988 年 5 月	邱树玉	大连	大连军医学校护理管理培训	一月
1988 年 5 月	王国俊	大连	大连军医学校护理管理培训	一月
1988 年 5 月	杨月美	大连	大连军医学校护理管理培训	一月
1988 年 5 月	柏国兰	大连	大连军医学校护理管理培训	一月
1988 年 6 月	刘　红	昆明	省中医院　中医护理	半年
1988 年 6 月	黄树芬	昆明	省中医院　耳穴诊断仪学习	10 天
1988 年 7 月	符开灿	昆明	昆医附一院　口腔科	一年
1988 年 7 月	桂平安	曲靖	地区医院　深静脉穿刺、麻醉	半月
1988 年 7 月	孙桂芳	曲靖	地区医院　检验专题学习	10 天
1988 年 7 月	王楚玲	曲靖	地区卫生局　护理管理培训班	20 天
1988 年 7 月	杜桂英	曲靖	地区卫生局　护理管理培训班	20 天
1988 年 10 月	李定才	北京	儿科、传染科急救新技术	一月
1988 年 10 月	李曰学	北京	儿科、传染科急救新技术	一月
1988 年 10 月	符泽涛	曲靖	地区医院　大型输液经验交流	5 天
1988 年 11 月	孙桂芬	曲靖	地区医院　检验质控学习	15 天
1988 年 11 月	段雨生	曲靖	地区医院　检验质控学习	15 天
1988 年 11 月	杨琼美	曲靖	地区医院　检验质控学习	15 天
1988 年 12 月	李强虎	重庆	X 光特检	40 天
1988 年 12 月	陈长雄	重庆	新针、按摩、推拿学习	15 天
1988 年 12 月	方保发	重庆	新针、按摩、推拿学习	15 天
1988 年 12 月	杨　忠	昆明	痔瘘	半年
1989 年 1 月	王绍芬	曲靖	地区护理学会　护理新技术	4 天
1989 年 1 月	洪婉若	昆明	B 超口腔培训	7 天
1989 年 1 月	雷成所	昆明	B 超口腔培训	7 天
1989 年 3 月	吴振义	昆明	省第一人民医院　纤维胃镜	一年

年　月	姓　名	地　点	进　修　学　习　内　容	时　间
1989 年 4 月	孙桂芳	重庆	检验新技术	15 天
1989 年 4 月	段雨生	重庆	检验新技术	15 天
1989 年 5 月	李美琼	曲靖	地区医院护理新技术学习	20 天
1989 年 5 月	杨菊芬	曲靖	地区医院护理新技术学习	20 天
1989 年 5 月	陈　静	曲靖	地区医院护理新技术学习	20 天
1989 年 5 月	罗教惠	曲靖	地区医院护理新技术学习	20 天
1989 年 7 月	陈黎明	昆明	昆医附一院　护理骨干学习班	15 天
1989 年 7 月	张丽亚	昆明	昆医附一院　护理骨干学习班	15 天
1989 年 7 月	雷红玲	昆明	昆医附一院　护理骨干学习班	15 天
1989 年 7 月	张兆琼	昆明	昆医附一院　护理骨干学习班	15 天
1989 年 7 月	陈保仙	昆明	昆医附一院　护理骨干学习班	15 天
1989 年 7 月	史红梅	昆明	昆医附一院　护理骨干学习班	15 天
1989 年 7 月	刘美仙	昆明	昆医附一院　护理骨干学习班	15 天
1989 年 8 月	罗教惠	昆明	昆医附二院　护理提高班	4 个月
1989 年 8 月	熊菊香	昆明	昆医附二院　护理提高班	4 个月
1989 年 8 月	桂平安	北京	麻醉学习	15 天
1989 年 9 月	洪婉萍	北京	妇产科超声诊断	15 天
1989 年 9 月	杜桂英	北京	妇产科超声诊断	15 天
1989 年 9 月	杜　梅	昆明	省第一人民医院　纤维胃镜护理	4 个月
1989 年 10 月	杨福存	昆明	昆医附一院　颅脑外伤学术	3 天
1989 年 11 月	侯建书	宣威	地区卫生局　护理管理	4 天
1989 年 11 月	邱树玉	宣威	地区卫生局　护理管理	4 天
1989 年 11 月	王绍芬	宣威	地区卫生局　护理管理	4 天
1989 年 11 月	杜桂英	宣威	地区卫生局　护理管理	4 天
1989 年 11 月	吴艳珍	宣威	地区卫生局　护理管理	4 天
1989 年 11 月	柏国兰	宣威	地区卫生局　护理管理	4 天
1989 年 11 月	王菊莲	宣威	地区卫生局　护理管理	4 天
1989 年 11 月	刘　红	宣威	地区卫生局　护理管理	4 天
1989 年 11 月	李美琼	宣威	地区卫生局　护理管理	4 天
1989 年 11 月	王国俊	宣威	地区卫生局　护理管理	4 天
1989 年 11 月	陈　静	宣威	地区卫生局　护理管理	4 天
1989 年 11 月	王菊莲	昆明	昆医附二院　供应室技术管理	22 天
1989 年 11 月	杜焕珍	昆明	昆医附二院　供应室技术管理	22 天
1989 年 12 月	刘　海	曲靖	地区医院　生化质控	4 天
1989 年 12 月	段雨生	曲靖	地区医院　生化质控	4 天
1989 年 12 月	杜正祥	昆明	省放射学会　放射学术年会学习	11 天
1990 年 1 月	侯建书	曲靖	地区医院　护理新技术	3 天
1990 年 2 月	周绍信	昆明	省红十字会医院　激光与手术美容	10 天

年 月	姓 名	地点	进 修 学 习 内 容	时 间
1990 年 2 月	邱树玉	昆明	省红十字会医院 激光与手术美容	10 天
1990 年 2 月	杨保安	昆明	省红十字会医院 激光与手术美容	10 天
1990 年 2 月	袁长生	昆明	省红十字会医院 激光与手术美容	10 天
1990 年 3 月	柏国兰	曲靖	曲靖卫校 护理技术操作	5 天
1990 年 3 月	杜 梅	曲靖	曲靖卫校 护理技术操作	5 天
1990 年 4 月	孙桂芬	昆明	省检验中心 检验质控	15 天
1990 年 4 月	杨琼美	昆明	省检验中心 检验质控	15 天
1990 年 9 月	舒占坤	兴义	小儿麻痹后遗症手术治疗	17 天
1990 年 9 月	叶亚怀	兴义	小儿麻痹后遗症手术治疗	17 天
1990 年 9 月	洪婉若	昆明	省卫生厅 B 超技术提高班学习	4 个月
1990 年 9 月	周艳辉	罗平	地区会计学会 会计学术交流	6 天
1990 年 9 月	袁长生	昆明	皮肤病与发病诊断提高班	7 天
1990 年 9 月	杜 梅	桂林	消化学术讲座	19 天
1990 年 9 月	苏美焕	桂林	消化学术讲座	19 天
1990 年 11 月	侯建书	北京	中华护理学会 全国护士长学习班	30 天
1990 年 11 月	王楚玲	北京	中华护理学会 全国护士长学习班	30 天
1990 年 11 月	田永波	昆明	省医学会 心血管疾病讲座	16 天
1990 年 11 月	邱树玉	昆明	四十三医院 医院护理分级管理	10 天
1990 年 11 月	李美琼	昆明	四十三医院 医院护理分级管理	10 天
1990 年 11 月	熊菊香	昆明	四十三医院 医院护理分级管理	10 天
1990 年 12 月	李定才	昆明	省营养学会 营养治疗学习	5 天
1990 年 12 月	刘麟江	昆明	省营养学会 营养治疗学习	5 天
1990 年 12 月	龚建昌	昆明	省交通厅 高级技师学习班	2 个月
1991 年 3 月	田永波	昆明	昆医附一院 五官科	一年
1991 年 3 月	周美轩	曲靖	地委党校 三基理论教育	2 个月
1991 年 3 月	陈祖德	昆明	昆明市儿童医院 儿科疾病	15 天
1991 年 3 月	刘 海	昆明	省检验中心 生化质控	15 天
1991 年 3 月	段雨生	昆明	省检验中心 生化质控	15 天
1991 年 3 月	刘建明	昆明	省交通厅 高级技师学习班	2 个月
1991 年 4 月	罗教惠	曲靖	地区医院 五官科护理	11 天
1991 年 5 月	李美琼	曲靖	地区妇幼医院 妇产科	半年
1991 年 6 月	杜 梅	曲靖	地区医院 有机磷中毒抢救学习	5 天
1991 年 7 月	沈改良	曲靖	地区药检所 药典学习	7 天
1991 年 8 月	张良华	曲靖	地区医院 放射特检培训学习	20 天
1991 年 8 月	杜正祥	曲靖	地区医院 放射特检培训学习	20 天
1991 年 8 月	袁生长	昆明	昆医附一院 皮肤病诊断、治疗	10 天
1991 年 9 月	李强虎	景洪	省放射学会 放射学术技术交流	18 天
1991 年 11 月	周美轩	昆明	省委党校 人大常委职责与任务	25 天

年 月	姓 名	地 点	进 修 学 习 内 容	时 间
1991 年 12 月	符开灿	昆明	中华口腔学会 口腔组织病理学	8 天
1992 年 2 月	杨凤英	昆明	省中医学会 民间民族中医药交流	3 天
1992 年 3 月	丁佑伦	大理	省外科学会 普外手术新技术	20 天
1992 年 5 月	杨菊英	北京	内科主治医师进修班	20 天
1992 年 5 月	赵 华	北京	内科主治医师进修班	20 天
1992 年 5 月	窦友轩	北京	内科主治医师进修班	20 天
1992 年 6 月	陈金石	瑞丽	乙肝新药学习	10 天
1992 年 6 月	李曰学	瑞丽	乙肝新药学习	10 天
1992 年 6 月	沈改良	瑞丽	乙肝新药学习	10 天
1992 年 6 月	袁长生	个旧	个旧市防疫站 艾滋病、性病诊断	12 天
1992 年 6 月	周美轩	个旧	个旧市防疫站 艾滋病、性病诊断	12 天
1992 年 7 月	舒占坤	昆明	省卫生厅 等级医院管理学习班	9 天
1992 年 7 月	祝国华	昆明	省卫生厅 等级医院管理学习班	9 天
1992 年 7 月	侯建书	昆明	省卫生厅 等级医院管理学习班	9 天
1992 年 8 月	刘美仙	北京	首都妇产医院 新生儿急救学习班	15 天
1992 年 8 月	陈建娣	北京	首都妇产医院 新生儿急救学习班	15 天
1992 年 8 月	王国俊	昆明	昆医附一院 医院分级管理	15 天
1992 年 8 月	刘家丽	昆明	昆医附一院 医院分级管理	15 天
1992 年 8 月	陈 平	昆明	昆医附一院 医院分级管理	15 天
1992 年 8 月	杜桂英	昆明	昆医附一院 医院分级管理	15 天
1992 年 8 月	梁海忠	曲靖	地区医院 进修普外科	一年
1992 年 9 月	柏国兰	昆明	昆医附一院 医院分级管理	15 天
1992 年 9 月	缪昆丽	昆明	昆医附一院 医院分级管理	15 天
1992 年 9 月	杜 梅	昆明	昆医附一院 医院分级管理	15 天
1992 年 9 月	侯建书	昆明	昆医附一院 医院分级管理	15 天
1992 年 9 月	张传远	昆明	省第一人民医院 B 超	半年
1992 年 9 月	余雄武	昆明	昆医附一院 神经外科	一年
1992 年 10 月	黄树芬	北京	中西医结合学会 全国中西医结合肝胆疾病新进展研修班学习	15 天
1992 年 11 月	洪婉若	北京	北京中西医结合医院 肝胆疾病新进展	15 天
1992 年 11 月	黄树芬	北京	北京中西医结合医院 肝胆疾病新进展	15 天
1992 年 12 月	郭静清	曲靖	地区医院 麻醉	半年
1993 年 5 月	张志萍	昆明	昆医附一院 心电图	半年
1993 年 6 月	舒占坤	寻甸、弥勒	县医院 医院改革	4 天
1993 年 6 月	邱树玉	寻甸、弥勒	县医院 医院改革	4 天
1993 年 6 月	刘 海	寻甸、弥勒	县医院 医院改革	4 天
1993 年 6 月	侯建书	寻甸、弥勒	县医院 医院改革	4 天
1993 年 6 月	李家庆	寻甸、弥勒	县医院 医院改革	4 天

年 月	姓 名	地 点	进 修 学 习 内 容	时 间
1993 年 6 月	王六九	寻甸、弥勒	县医院 医院改革	4 天
1993 年 6 月	杨发昌	寻甸、弥勒	县医院 医院改革	4 天
1993 年 6 月	陈桂玲	曲靖	地区医院 B 超心电图	1 年
1993 年 7 月	陈长维	昆明	昆明医学院 针灸治疗培训	7 天
1993 年 8 月	李家庆	昆明	昆医附属肿瘤医院 肿瘤诊断治疗	8 天
1993 年 8 月	丁佑伦	昆明	昆医附属肿瘤医院 肿瘤诊断治疗	8 天
1993 年 9 月	张传远	昆明	省第一人民医院 疑难病超声诊断	半年
1993 年 11 月	王建友	曲靖	地区中医学会 中医专题学习	5 天
1993 年 11 月	舒占坤	曲靖	地区卫生局 医院改革	4 天
1994 年 3 月	陈 静	曲靖	地区医院 护理四项操作第一期	5 天
1994 年 3 月	柏国兰	曲靖	地区医院 护理四项操作第一期	5 天
1994 年 3 月	陈黎明	曲靖	地区医院 护理四项操作第一期	5 天
1994 年 3 月	李美琼	曲靖	地区医院 护理四项操作第一期	5 天
1994 年 3 月	杨菊芬	曲靖	地区医院 护理四项操作第一期	5 天
1994 年 3 月	盛云惠	曲靖	地区医院 护理四项操作第一期	5 天
1994 年 3 月	王国俊	曲靖	地区医院 护理四项操作第一期	5 天
1994 年 3 月	付同玲	曲靖	地区医院 护理四项操作第一期	5 天
1994 年 3 月	侯建书	曲靖	地区医院 护理四项操作第一期	5 天
1994 年 3 月	李 俊	曲靖	地区医院 护理四项操作第二期	5 天
1994 年 3 月	邱树玉	曲靖	地区医院 护理四项操作第二期	5 天
1994 年 3 月	陈 平	曲靖	地区医院 护理四项操作第二期	5 天
1994 年 3 月	黄立琼	曲靖	地区医院 护理四项操作第二期	5 天
1994 年 3 月	刘家丽	曲靖	地区医院 护理四项操作第二期	5 天
1994 年 2－3 月 30 日共 35 天，妇产科全体人员分五批到地区妇幼医院进修学习	王菊芬	曲靖	地区妇幼医院 创爱婴医院业务学习	
1994 年 2－3 月	李美琼	曲靖	地区妇幼医院 创爱婴医院业务学习	
1994 年 2－3 月	李菊玉	曲靖	地区妇幼医院 创爱婴医院业务学习	
1994 年 2－3 月	张学美	曲靖	地区妇幼医院 创爱婴医院业务学习	
1994 年 2－3 月	阮品菊	曲靖	地区妇幼医院 创爱婴医院业务学习	
1994 年 2－3 月	杨凤祥	曲靖	地区妇幼医院 创爱婴医院业务学习	
1994 年 2－3 月	田晓敏	曲靖	地区妇幼医院 创爱婴医院业务学习	
1994 年 2－3 月	吴佳芬	曲靖	地区妇幼医院 创爱婴医院业务学习	
1994 年 2－3 月	谢香玉	曲靖	地区妇幼医院 创爱婴医院业务学习	
1994 年 2－3 月	刘美仙	曲靖	地区妇幼医院 创爱婴医院业务学习	
1994 年 2－3 月	姜普珍	曲靖	地区妇幼医院 创爱婴医院业务学习	

年　月	姓　名	地　点	进　修　学　习　内　容	时　间
1994 年 2 - 3 月	秦翠云	曲靖	地区妇幼医院　创爱婴医院业务学习	
1994 年 2 - 3 月	张琼芬	曲靖	地区妇幼医院　创爱婴医院业务学习	
1994 年 2 - 3 月	张金慧	曲靖	地区妇幼医院　创爱婴医院业务学习	
1994 年 2 - 3 月	施丽萍	曲靖	地区妇幼医院　创爱婴医院业务学习	
1994 年 2 - 3 月	周丽琼	曲靖	地区妇幼医院　创爱婴医院业务学习	
1994 年 2 - 3 月	钱　惠	曲靖	地区妇幼医院　创爱婴医院业务学习	
1994 年 2 - 3 月	陈红玲	曲靖	地区妇幼医院　创爱婴医院业务学习	
1994 年 2 - 3 月	赵绚芝	曲靖	地区妇幼医院　创爱婴医院业务学习	
1994 年 4 月	杨福存	北京	卫生部　医院及公费医疗管理	20 天
1994 年 4 月	杨发昌	北京	卫生部　医院及公费医疗管理	20 天
1994 年 4 月	刘　海	北京	卫生部　医院及公费医疗管理	20 天
1994 年 8 月	邱树玉	昆明	昆明医学院　护理管理	25 天
1994 年 8 月	侯建书	昆明	昆明医学院　护理管理	25 天
1994 年 9 月	邱树玉	曲靖	地区医院　2 号病防治及检验	3 天
1994 年 9 月	郭万松	曲靖	地区医院　2 号病防治及检验	3 天
1994 年 9 月	邱树玉	曲靖	地区卫生局　等级医院管理学习班一期	6 天
1994 年 9 月	侯建书	曲靖	地区卫生局　等级医院管理学习班一期	6 天
1994 年 9 月	陈黎明	曲靖	地区卫生局　等级医院管理学习班一期	6 天
1994 年 9 月	陈　静	曲靖	地区卫生局　等级医院管理学习班一期	6 天
1994 年 9 月	杨发昌	曲靖	地区卫生局　等级医院管理学习班一期	6 天
1994 年 9 月	李定才	曲靖	地区卫生局　等级医院管理学习班一期	6 天
1994 年 9 月	王国俊	曲靖	地区卫生局　等级医院管理学习班一期	6 天
1994 年 9 月	王建友	曲靖	地区卫生局　等级医院管理学习班一期	6 天
1994 年 9 月	毛琼仙	曲靖	地区卫生局　等级医院管理学习班一期	6 天
1994 年 9 月	孙桂芳	曲靖	地区卫生局　等级医院管理学习班一期	6 天
1994 年 10 月	叶亚怀	曲靖	地区卫生局　等级医院管理学习班二期	5 天
1994 年 10 月	刘　海	曲靖	地区卫生局　等级医院管理学习班二期	5 天
1994 年 10 月	王学斌	曲靖	地区卫生局　等级医院管理学习班二期	5 天
1994 年 10 月	余雄武	曲靖	地区卫生局　等级医院管理学习班二期	5 天
1994 年 10 月	徐金玉	曲靖	地区卫生局　等级医院管理学习班二期	5 天
1994 年 10 月	陈小乔	曲靖	地区卫生局　等级医院管理学习班二期	5 天
1994 年 10 月	李虹道	曲靖	地区卫生局　等级医院管理学习班二期	5 天
1994 年 10 月	沈改良	曲靖	地区卫生局　等级医院管理学习班二期	5 天
1994 年 10 月	杜正祥	曲靖	地区卫生局　等级医院管理学习班二期	5 天

年 月	姓 名	地 点	进 修 学 习 内 容	时 间
1994年11月	院领导及所有全部中层干部34人	会泽、曲靖	县医院、地区医院 等级医院管理参加学习 附参加学习人员名单: 叶亚怀 邱树玉 杨福存 刘海 袁家礼 方良华 侯建书 杨发昌 余雄武 陈静 徐金玉 陈平 李虹道 张传远 李定才 柏国兰 王菊芬 李美琼 孙桂芳 杜正祥 王建友 陈小乔 李彩仙 王国俊 王学斌 刘家丽 王六九 沈改良 毛琼仙 段凤琼 张春权 田春兰 李俊 黄树芬	5天
1995年3月	邱树玉	曲靖	地区妇幼医院 爱婴医院管理	7天
1995年3月	刘海	曲靖	地区妇幼医院 爱婴医院管理	7天
1995年4月	袁家礼	曲靖	地区医院 三基培训	5天
1995年4月	徐金玉	曲靖	地区医院 三基培训	5天
1995年4月	余雄武	曲靖	地区医院 三基培训	5天
1995年4月	李定才	曲靖	地区医院 三基培训	5天
1995年4月	周玉萍	曲靖	地区医院 三基培训	5天
1995年5月	邱树玉	昆明	延安医院 院内控制感染学习班	8天
1995年5月	侯建书	昆明	延安医院 院内控制感染学习班	8天
1995年5月	孙桂芬	昆明	延安医院 院内控制感染学习班	8天
1995年5月	田春兰	昆明	延安医院 院内控制感染学习班	8天
1995年6月	郭万松	曲靖	地区医院 院内控制感染学习班	5天
1995年6月	陈长维	昆明	省中医院 透穴疗法	5天
1995年6月	徐金玉	曲靖	地区卫生局 三基培训	5天
1995年6月	洪婉若	曲靖	地区卫生局 三基培训	5天
1995年6月	阮品菊	曲靖	地区卫生局 三基培训	5天
1995年8月	孙桂芳	曲靖	地区医院 采、供血学习班	4天
1995年8月	院领导及全院中层干部及部分财务人员共计38人	师宗	等级医院学习	1天
1995年8月	袁家礼	曲靖	地区防疫站 APF学习	2天
1995年8月	保建强	曲靖	地区防疫站 APF学习	2天
1995年8月	杨凤祥	曲靖	地区防疫站 APF学习	2天
1995年9月	叶亚怀	曲靖	地区医院 急诊抢救学习	4天
1995年9月	陈小乔	曲靖	地区医院 急诊抢救学习	4天
1995年9月	李虹道	曲靖	地区医院 急诊抢救学习	4天
1995年12月	王家详	曲靖	地区医院 普外科	一年
1996年3月	李薇	曲靖	地区医院 病理学检验	半年
1996年4月	王华	曲靖	地区医院 病理学检验	一年
1996年7月	保建强	昆明	昆医附一院 儿科	一年

年　月	姓　名	地　点	进　修　学　习　内　容	时　间
1996 年 7 月	王国渊	昆明	昆医附一院　泌尿外科	一年
1996 年 7 月	纪杏莲	昆明	昆明医学院　护理专业	一月
1996 年 7 月	李　俊	昆明	昆明医学院　护理专业	一月
1996 年 7 月	陈黎明	昆明	昆明医学院　护理专业	一月
1996 年 7 月	陈　平	昆明	昆明医学院　护理专业	一月
1996 年 8 月	李美琼	昆明	昆明医学院　护理专业	一月
1996 年 8 月	陈　静	昆明	昆明医学院　护理专业	一月
1996 年 8 月	毛琼仙	昆明	省第一人民医院　供应室管理学习班	7 天
1996 年 8 月	杜焕珍	昆明	省第一人民医院　供应室管理学习班	7 天
1996 年 8 月	叶金菊	曲靖	地区劳动局　等级工培训	20 天
1996 年 9 月	赵友奎	昆明	省第一人民医院　细胞及骨骼检验	半年
1996 年 11 月	郭静清	广州	广州医学院附二院　CT 操作及诊断	三个月
1997 年 1 月	袁家礼	广州	广州医学院附二院　CT 操作及诊断	一个月
1997 年 1 月	顾春桥	广州	广州医学院附二院　CT 操作及诊断	六个月
1996 年 11 月	宋光毕	广州	广州医学院附二院　CT 操作及诊断	三个月
1996 年 11 月	杨菊芬	广州	广州医学院附二院　CT 操作及诊断	三个月
1996 年 11 月	龚　祥	广州	广州医学院附二院　CT 操作及诊断	三个月
1996 年 12 月	王家祥	曲靖	地区医院　骨外科	一年
1997 年 1 月	叶亚怀	昆明、深圳、海南	省卫生厅　医院管理	13 天
1997 年 1 月	刘　海	昆明、深圳、海南	省卫生厅　医院管理	13 天
1997 年 1 月	赵友奎	昆明	昆华医院　血液细胞学	一年
1997 年 2 月	钱炳坤	昆明	昆医附一院　内科	一年
1997 年 4 月	徐金玉	成都	中华麻醉学会　全国麻醉学术交流	7 天
1997 年 4 月	王跃红	曲靖	地区劳动局　中式烹调师培训	22 天
1997 年 4 月	叶云仙	曲靖	地区劳动局　中式烹调师培训	22 天
1997 年 4 月	杜正祥	曲靖	地区医院　放射学习班	一年
1997 年 4 月	张传远	曲靖	地区医院　传染科	半年
1997 年 5 月	申利坤	曲靖	地区劳动局　司炉工技术培训	22 天
1997 年 6 月	钱学明	曲靖	地区劳动局　司炉工技术培训	22 天
1997 年 6 月	高建华	曲靖	地区劳动局　营养技师培训	22 天
1997 年 7 月	杨朝生	曲靖	地区劳动局　水、电技术培训	22 天
1997 年 7 月	杨　玲	成都	华西医科大学　眼科	一年
1997 年 7 月	舒占坤	泰安	卫生部　全国医院管理交流	8 天
1997 年 7 月	董　亚	曲靖	市一院　妇产科	15 个月
1997 年 8 月	周玉萍	曲靖	市一院　胃镜	3 个月
1997 年 8 月	邱树玉	昆明	昆明医学院　护理新技术学习班	6 天
1997 年 8 月	侯建书	昆明	昆明医学院　护理新技术学习班	6 天
1997 年 8 月	陈　静	昆明	昆明医学院　护理新技术学习班	6 天

年 月	姓 名	地 点	进 修 学 习 内 容	时 间
1997 年 8 月	陈 平	昆明	昆明医学院　护理新技术学习班	6 天
1997 年 8 月	李美琼	昆明	昆明医学院　护理新技术学习班	6 天
1997 年 8 月	刘家丽	昆明	昆明医学院　护理新技术学习班	6 天
1997 年 8 月	王国俊	昆明	昆明医学院　护理新技术学习班	6 天
1997 年 8 月	纪杏莲	昆明	昆明医学院　护理新技术学习班	6 天
1997 年 8 月	付同玲	昆明	昆明医学院　护理新技术学习班	6 天
1997 年 10 月	侯建书	曲靖	地区护理学会、地区医院　护理技术十项标准学习	7 天
1997 年 10 月	邱树玉	曲靖	地区护理学会、地区医院　护理技术十项标准学习	7 天
1997 年 10 月	李美琼	曲靖	地区护理学会、地区医院　护理技术十项标准学习	7 天
1997 年 10 月	王国俊	曲靖	地区护理学会、地区医院　护理技术十项标准学习	7 天
1997 年 10 月	陈黎明	曲靖	地区护理学会、地区医院　护理技术十项标准学习	7 天
1997 年 10 月	刘家丽	曲靖	地区护理学会、地区医院　护理技术十项标准学习	7 天
1997 年 10 月	陈 平	曲靖	地区护理学会、地区医院　护理技术十项标准学习	7 天
1997 年 10 月	陈 静	曲靖	地区护理学会、地区医院　护理技术十项标准学习	7 天
1997 年 10 月	史林芝	曲靖	地区护理学会、地区医院　护理技术十项标准学习	7 天
1997 年 10 月	李 俊	曲靖	地区护理学会、地区医院　护理技术十项标准学习	7 天
1997 年 10 月	俞关凤	曲靖	地区护理学会、地区医院　护理技术十项标准学习	7 天
1997 年 10 月	陈长维	曲靖	地区中医院　腰椎病诊断与治疗	7 天
1998 年 2 月	杨凤祥	昆明	昆医附一院　妇产科	一年
1998 年 2 月	张 羽	昆明	昆医附一院　骨科	一年
1998 年 3 月	田永波	成都	华西医科大学　眼科	一年
1998 年 4 月	林惠琼	昆明	昆医附一院　内分泌	一年
1998 年 5 月	陈桂玲	昆明	昆医附一院　心脑干彩超诊断	3 个月
1998 年 5 月	顾春桥	昆明	昆明延安医院　CT 诊断	3 个月
1998 年 6 月	李改周	昆明	昆医附一院　功能科	一年
1998 年 7 月	郭静清	昆明	昆明延安医院　CT 诊断	3 个月
1998 年 8 月	陈和兴	曲靖	地区劳动局　等级工培训	20 天
1998 年 8 月	熊正菊	曲靖	地区劳动局　等级工培训	20 天
1998 年 9 月	陈长维	曲靖	地区中医院　中医推拿	3 个月
1998 年 10 月	谢家应	曲靖	市一院　骨科	一年
1999 年 5 月	郑艳琼	昆明	昆医附一院　功能科	3 个月
1999 年 6 月	张学美	昆明	昆医附一院　妇产科	一年
1999 年 6 月	岳 煜	上海	解放军二医大　眼科	一年
1999 年 9 月	余雄武	北京	人民大学附属医院　骨科	一年
1999 年 9 月	段雪芬	昆明	昆明医学院　护理专业	三年
1999 年 8 月	邱树玉	昆明	昆医附一院　现代及心理护理培训	9 天
1999 年 8 月	侯建书	昆明	昆医附一院　现代及心理护理培训	9 天
1999 年 9 月	董秋花	昆明	昆明医学院　护理专业	二年

年 月	姓 名	地 点	进 修 学 习 内 容	时 间
1999 年 11 月	王红云	昆明	昆医附一院 心内科进修	8 个月
1999 年 12 月	谢家应	昆明	昆医附一院 肝胆外科	一年
2000 年 4 月	徐金玉	昆明	昆明延安医院 麻醉新技术	三个月
2000 年 4 月	陈桂玲	昆明	昆医附一院 彩超等	一年
2000 年 5 月	李来坤	昆明	省卫生厅 眼科行动手术	三个月
2000 年 5 月	彭柏雁	昆明	省卫生厅 眼科行动手术	三个月
2000 年 5 月	钱向飞	曲靖	市一院 麻醉	半月
2000 年 5 月	周玉萍	昆明	昆医附一院 功能科	三个月
2000 年 5 月	徐金玉	昆明	昆明市一院 麻醉	一个月
2000 年 6 月	崔茂排	昆明	昆明市一院 麻醉	一个月
2000 年 6 月	邓海滨	广州	中山医学院附属医院 血液透析	一个月
2000 年 6 月	刘 通	广州	中山医学院附属医院 血液透析	一个月
2000 年 7 月	宁 雪	昆明	昆明市一院 麻醉	一个月
2000 年 7 月	邱树玉	曲靖	市一、二院 血液透析	10 天
2000 年 7 月	盛云惠	曲靖	市一、二院 血液透析	10 天
2000 年 7 月	邓海滨	曲靖	市一、二院 血液透析	10 天
2000 年 7 月	丁佑伦	昆明	昆明延安医院 普外	三个月
2000 年 7 月	舒占坤	上海	上海市人民医院 医院微机管理系统	10 天
2000 年 7 月	叶亚怀	上海	上海市人民医院 医院微机管理系统	10 天
2000 年 7 月	张春权	上海	上海市人民医院 医院微机管理系统	10 天
2000 年 8 月	吴佳芬	成都	宫腔镜学	7 天
2000 年 8 月	龙 涛	昆明	昆明延安医院 外科护理	三个月
2000 年 8 月	李茂娟	昆明	昆明延安医院 外科护理	三个月
2000 年 8 月	陈黎明	昆明	昆明医学附一院 现代心理护理	10 天
2000 年 8 月	陈书莲	昆明	昆明市一院 麻醉	一个月
2000 年 8 月	陈 静	昆明	昆医附一院 现代心理护理	10 天
2000 年 8 月	邱树玉	昆明	省护理学会 健康教育	7 天
2000 年 8 月	侯建书	昆明	省护理学会 健康教育	7 天
2000 年 8 月	史林艺	昆明	省护理学会 健康教育	7 天
2000 年 9 月	刘艳玲	昆明	昆明市一院 麻醉	一个月
2000 年 9 月	刘家丽	昆明	昆明医学院 护理专业	三年
2000 年 9 月	舒占坤	北京	中华医学会 新经济论坛学习	8 天
2000 年 9 月	叶亚怀	北京	中华医学会 新经济论坛学习	8 天
2000 年 9 月	刘 海	北京	中华医学会 新经济论坛学习	8 天
2000 年 9 月	田小冲	成都	华西医大 临床与药剂	三年
2000 年 9 月	郑艳琼	昆明	昆医附一院 B 超、心电图	半年
2000 年 10 月	李强虎	曲靖	市放射学会 放射学习交流	7 天
2000 年 10 月	吕晓仙	昆明	昆明市一院 麻醉	一个月

年　月	姓　名	地　点	进　修　学　习　内　容	时　间
2000 年 11 月	冉志娅	昆明	昆明市一院　麻醉	一个月
2000 年 12 月	李来坤	昆明	昆医附二院　耳鼻咽喉科	一年
2001 年 1 月	叶亚怀	曲靖	曲靖市　医疗服务价格改革	2 天
2001 年 1 月	史林芝	昆明	省护理学会　护理学术	5 天
2001 年 1 月	赵　燕	昆明	省第一人民医院　超声影像	9 个月
2001 年 2 月	胡桂仙	昆明	昆医附三院　护理	三个月
2001 年 3 月	舒占坤	澳大利亚	拉筹伯大学　卫生与健康	一年
2001 年 3 月	董秋花	昆明	昆医附二院　护理	三个月
2001 年 3 月	张　锁	昆明	昆医附一院　超声影像	一年
2001 年 4 月	刘艳玲	昆明	昆医附一院　护理急救	7 天
2001 年 4 月	吕晓仙	昆明	昆医附一院　护理急救	7 天
2001 年 4 月	冉志亚	昆明	昆医附一院　护理急救	7 天
2001 年 5 月	念卫红	昆明	昆医附一院　消化呼吸、内分泌、内科进修	一年
2001 年 6 月	田晓敏	昆明	昆明市一院　妇产科	一年
2001 年 6 月	吴佳芬	北京	宫腔镜学习	7 天
2001 年 7 月	王　磊	昆明	昆医附一、二院　眼科	一年
2001 年 7 月	周玉萍	昆明	昆医附一院　B 超、胃镜	半年
2001 年 8 月	张　铁	曲靖	市一院普外科　骨外科	一年
2001 年 9 月	侯建书	曲靖	市护理学会　护理技术培训	6 天
2001 年 9 月	陈书莲	曲靖	市护理学会　护理技术培训	6 天
2001 年 9 月	王艳丽	曲靖	市护理学会　护理技术培训	6 天
2001 年 9 月	雷红玲	曲靖	市护理学会　护理技术培训	6 天
2002 年 3 月	张兴莲	曲靖	市一院　细菌学和免疫学	半年
2002 年 4 月	周玉萍	昆明	昆医附一院　电子结肠膸诊断及治疗	半年
2002 年 6 月	邱树玉	昆明	省护理学会、昆医附一院　整体护理管理	7 天
2002 年 6 月	侯建书	昆明	省护理学会、昆医附一院　整体护理管理	7 天
2002 年 6 月	史林芝	昆明	省护理学会、昆医附一院　整体护理管理	7 天
2002 年 6 月	王文英	昆明	省护理学会、昆医附一院　整体护理管理	7 天
2002 年 6 月	盛云惠	昆明	省护理学会、昆医附一院　整体护理管理	7 天
2002 年 6 月	陈书莲	昆明	省护理学会、昆医附一院　整体护理管理	7 天
2002 年 6 月	陈　静	昆明	省护理学会、昆医附一院　整体护理管理	7 天
2002 年 6 月	陈　平	昆明	省护理学会、昆医附一院　整体护理管理	7 天
2002 年 6 月	陈黎明	昆明	省护理学会、昆医附一院　整体护理管理	7 天
2002 年 6 月	王丽华	昆明	省护理学会、昆医附一院　整体护理管理	7 天
2002 年 6 月	李美琼	昆明	省护理学会、昆医附一院　整体护理管理	7 天
2002 年 6 月	张保芬	昆明	省护理学会、昆医附一院　整体护理管理	7 天
2002 年 6 月	冯　锐	昆明	省护理学会、昆医附一院　整体护理管理	7 天
2002 年 6 月	纪杏莲	昆明	省护理学会、昆医附一院　整体护理管理	7 天

年　月	姓　名	地　点	进　修　学　习　内　容	时　间
2002 年 7 月	念卫红	昆明	省消化学会消化系统疑难病少见病学习班	8 天
2002 年 7 月	丁佑伦	昆明	昆明延安医院　肝胆外科	一个月
2002 年 7 月	殷　鹏	昆明	昆医附二院　胸外科	一年
2002 年 7 月	李丽萍	昆明	昆医附二院　呼吸内科	一年
2002 年 8 月	保建强	昆明	昆明市儿童医院　儿科新技术	15 天
2002 年 8 月	郭静清	深圳	安科公司　核磁操作及诊断	21 天
2002 年 8 月	宋光毕	深圳	安科公司　核磁操作及诊断	21 天
2002 年 8 月	陈红玲	深圳	安科公司　核磁操作及诊断	21 天
2002 年 8 月	陈桂玲	广州	陆军总医院　彩超	一个月
2002 年 9 月	刘　华	昆明	昆医附二院　肝胆外科	一年
2002 年 12 月	王官珍	昆明	昆医附一院　新生儿窒息等	10 天
2002 年 12 月	周丽琼	昆明	昆医附一院　新生儿窒息等	10 天
2002 年 12 月	张保芬	曲靖	市卫生局　消毒管理办法培训班	3 天
2003 年 1 月	全院护士100 余人参加	本院（名单略）	省护理学会举办在本院整体护理及健康教育学习班	4 天
2003 年 1 月	邓砚文	昆明	昆医附一院　急诊及呼吸	一年
2003 年 1 月	黄　羽	昆明	昆医附一院　神经外科	14 个月
2003 年 2 月	林海英	昆明	昆医附一院　眼科视光学	3 个月
2003 年 3 月	熊长先	昆明	昆明市儿童医院　新生儿呼吸疾病学习	7 天
2003 年 4 月	杨　玲	成都	华西医科大学　眼科超声	一年
2003 年 4 月	张琼芬	昆明	昆明市一院　胎儿电子监护学习	1 个月
2003 年 4 月	李洪明	昆明	昆医附二院　泌尿外科	一年
2003 年 7 月	刘　芳	昆明	昆医附二院　放射免疫学分析	3 个月
2003 年 8 月	余雄武	广州	陆军总医院　呼吸机操作	一个月
2003 年 8 月	李虹道	广州	陆军总医院　呼吸机操作	一个月
2003 年 8 月	金亚玲	广州	陆军总医院　呼吸机操作	一个月
2003 年 8 月	李海丽	广州	陆军总医院　呼吸机操作	一个月
2003 年 8 月	黄树芬	昆明	省中医院　心、脑血管中西医结合新进展学习班	7 天
2003 年 9 月	秦　琼	昆明	省中医院　针灸、中医美容	半年
2003 年 9 月	高丽琼	昆明	省中医院　中医美容	3 个月
2003 年 9 月	保佑锐	昆明	省疾控中心　传染病防治应急培训	10 天
2003 年 10 月	周　密	昆明	昆医附一院　泌尿外科	一年
2003 年 10 月	周玉萍	昆明	昆医附一院　电子结肠镜	半年
2003 年 10 月	郑艳琼	上海	上海医科大学　动态脑电图	三个月
2003 年 12 月	王家祥	昆明	成都军区总医院　骨外、脊髓	一年
2004 年 2 月	张金慧	昆明	省第一人民医院　妇产科	一年
2004 年 2 月	林海英	昆明	昆医附一院　眼科护理	三个月

年　月	姓　名	地　点	进　修　学　习　内　容	时　间
2004 年 2 月	张志芳	昆明	昆明军区总医院　骨科护理	1 个月
2004 年 2 月	田惠敏	昆明	昆医附一院　外科 ICU 护理	1 个月
2004 年 3 月	张露萍	昆明	昆医附一院　外科 ICU 护理	1 个月
2004 年 3 月	金亚玲	昆明	昆医附一院　神经外科护理	1 个月
2004 年 3 月	陈培芳	昆明	省儿科学会　小儿科急救学习班	1 个月
2005 年 4 月	李虹道	上海	上海华山医院　心内科	16 个月
2004 年 4 月	李爱萍	昆明	昆医附一院　骨科外科护理	1 个月
2004 年 4 月	陈长雄	昆明	省中医院　中医骨作和中医内科	一年
2004 年 4 月	王艳丽	昆明	省卫生厅　新生儿窒息及新法技术	6 天
2004 年 4 月	吴文华	昆明	昆医附一院　眼科护理	三个月
2004 年 5 月	吴兴玉	昆明	昆医附一院　神经外科护理	1 个月
2004 年 5 月	宋光华	昆明	昆医附一院　CT、核磁共振诊断	3 个月
2004 年 6 月	保佑锐	昆明	省卫生厅　口腔美容医师培训	4 天
2004 年 6 月	黄树芬	昆明	省卫生厅　中医美容医师培训	4 天
2004 年 6 月	唐　丽	昆明	昆医附一院　胸外科护理	1 个月
2004 年 6 月	潘　瑜	昆明	昆医附一院　胸外科护理	1 个月
2004 年 6 月	李虹道	昆明	省卫生厅　心肌栓塞溶栓治疗	5 天
2004 年 6 月	胡贵仙	昆明	省卫生厅　心肌栓塞溶栓治疗	5 天
2004 年 6 月	陈萍芬	昆明	省卫生厅　心肌栓塞溶栓治疗	5 天
2004 年 7 月	李明宝	昆明	昆明军区总医院　骨科	半年
2004 年 7 月	张志萍	昆明	昆明市妇幼保健院　新生儿抢救治疗	三个月
2004 年 7 月	施丽萍	昆明	昆明市妇幼保健院　新生儿抢救治疗	三个月
2004 年 7 月	杨云芳	昆明	昆明红会医院　外科 ICU 护理	1 个月
2004 年 7 月	谢丽萍	昆明	昆明红会医院　外科 ICU 护理	1 个月
2004 年 8 月	杨文俊	昆明	昆明市一院　心内科护理	一个月
2004 年 8 月	李惠香	昆明	昆明市一院　心内科护理	一个月
2004 年 8 月	陈萍芬	昆明	昆明市一院　心内科护理	一个月
2004 年 8 月	李虹道	昆明	昆明市一院　内科	一个月
2004 年 8 月	张自云	昆明	昆明市一院　内科	一个月
2004 年 8 月	钱炳坤	昆明	昆明市一院　内科	一个月
2004 年 8 月	林惠琼	昆明	昆明市一院　内科	一个月
2004 年 8 月	王国渊	上海	复旦大学附属华山医院　泌尿外科	一年
2004 年 9 月	李海丽	昆明	昆明市一院　心内科护理	一个月
2004 年 9 月	徐二桃	昆明	昆明市一院　心内科护理	一个月
2004 年 9 月	吴绍英	昆明	省第一人民医院　免疫检测	六个月
2004 年 9 月	赵友奎	昆明	省第一人民医院　免疫检测	一个月
2004 年 9 月	舒占坤	合肥	中华神外学会　脑部立体定向治疗	8 天
2004 年 10 月	陈国宁	昆明	昆医附一院　CT 诊断	3 个月

年　月	姓　名	地　点	进 修 学 习 内 容	时 间
2004 年 10 月	陈 平	曲靖	市护理学会　护理学术交流	3 天
2004 年 10 月	张保芬	曲靖	市护理学会　护理学术交流	3 天
2004 年 10 月	史林芝	曲靖	市护理学会　护理学术交流	3 天
2004 年 10 月	胡贵仙	昆明	昆医附一院　ICU 重症监护(外科)	1 个月
2004 年 10 月	唐昕明	昆明	昆医附一院　ICU 重症监护(外科)	1 个月
2004 年 10 月	陈冬梅	昆明	昆医附一院　ICU 重症监护(外科)	1 个月
2004 年 11 月	王艳丽	昆明	省第一人民医院　儿科护理	3 个月
2004 年 11 月	冯粉竹	昆明	昆医附一院　ICU 重症监护(外科)	1 个月
2004 年 11 月	熊长先	昆明	省第一人民医院　儿科疾病	半年
2004 年 11 月	陈国宁	昆明	昆明延安医院　核磁诊断	3 个月
2004 年 11 月	钱炳坤	昆明	昆医附二院　进候船动态心电图	1 个月
2004 年 11 月	张 羽	昆明	省外科学会　脊柱外科学研讨学习	10 天
2004 年 12 月	何灿艳	昆明	昆医附一院　心内科护理	1 个月
2005 年 1 月	钱向飞	昆明	昆明市儿童医院　儿童麻醉	半年
2005 年 1 月	陈桂玲	昆明	昆医附一院　外周血管彩超学习	10 天
2005 年 2 月	杨国琼	昆明	昆医附一院　视光学	9 个月
2005 年 2 月	陈 新	昆明	昆医附一院　门、急诊护理	3 个月
2005 年 3 月	杨凤祥	昆明	昆医附一院　妇产科肿瘤进展学习班	10 天
2005 年 3 月	顾 峰	昆明	省第一人民医院　普外及肝胆外科	一年
2005 年 3 月	念卫红	昆明	昆医附一院　内分泌	3 个月
2005 年 3 月	熊长先	昆明	中华儿科学会　全国儿科疾病诊断新进展	10 天
2006 年 3 月	刘 通	昆明	昆医附一院　全国血液净化新进展学习班	5 天
2006 年 3 月	段雪芬	昆明	昆医附一院　全国血液净化新进展学习班	5 天
2005 年 4 月	赵友奎	昆明	省检验中心　艾滋病培训及检测	10 天
2005 年 4 月	王菊芬	曲靖	市妇幼医院　危急孕产妇抢救学习	4 天
2005 年 5 月	许冬莉	昆明	昆医附一院　儿科护理	3 个月
2005 年 5 月	张建萍	昆明	省疾控中心　艾滋病咨询培训	30 天
2005 年 5 月	张金惠	昆明	市疾控中心　艾滋病咨询培训	2 天
2005 年 5 月	周 宓	昆明	市疾控中心　艾滋病咨询培训	2 天
2005 年 5 月	陈和兴	上海	第二军医大学　高压氧医学	1 个月
2005 年 5 月	李海丽	上海	第二军医大学　高压氧医学	1 个月
2005 年 5 月	张自云	上海	第二军医大学　高压氧医学	1 个月
2005 年 6 月	张建萍	昆明	省疾控中心　肺结核管理信息直报	15 天
2005 年 6 月	段雨生	昆明	省中心血站　血液管理学习班	4 天
2005 年 6 月	陈雄刚	昆明	省中心血站　血液管理学习班	4 天
2005 年 6 月	沈改良	昆明	省中心血站　血液管理学习班	4 天
2005 年 6 月	施书鹏	昆明	省中心血站　血液管理学习班	4 天
2005 年 6 月	叶亚怀	昆明	省卫生厅　医疗美容主诊医师培训班	5 天

年　月	姓　名	地　点	进　修　学　习　内　容	时　间
2005 年 6 月	余雄武	昆明	省卫生厅　医疗美容主诊医师培训班	5 天
2005 年 6 月	王学斌	昆明	省卫生厅　医疗美容主诊医师培训班	5 天
2005 年 6 月	李来坤	昆明	省卫生厅　医疗美容主诊医师培训班	5 天
2005 年 6 月	刘　华	昆明	省卫生厅　医疗美容主诊医师培训班	5 天
2005 年 6 月	岳　煜	昆明	省卫生厅　医疗美容主诊医师培训班	5 天
2005 年 6 月	保建强	昆明	省卫生厅　医疗美容主诊医师培训班	5 天
2005 年 6 月	高丽琼	昆明	省卫生厅　医疗美容主诊医师培训班	5 天
2005 年 6 月	保佑锐	昆明	省卫生厅　医疗美容主诊医师培训班	5 天
2005 年 6 月	周　宓	昆明	省卫生厅　医疗美容主诊医师培训班	5 天
2005 年 6 月	黄树芬	昆明	省卫生厅　医疗美容主诊医师培训班	5 天
2005 年 6 月	张保芬	昆明	省第一人民医院　供应室管理新进展	5 天
2005 年 7 月	张　羽	昆明	昆医附一院　关节外科新进展新技术学习班	10 天
2005 年 7 月	施书鹏	昆明	昆明市中心血站　输血质量管理、质量控制和成分血的临床应用	40 天
2005 年 7 月	沈改良	昆明	省卫生厅　采供血艾滋病监测及质量控制	12 天
2005 年 8 月	陈书莲	昆明	昆医附一院　医院评审手术室建设	11 天
2005 年 8 月	李茂娟	昆明	昆医附一院　医院评审手术室建设	11 天
2005 年 8 月	沈改良	曲靖	市中心血站　输血管理及成分血临床应用	8 天
2005 年 8 月	段雨生	曲靖	市中心血站　输血管理及成分血临床应用	8 天
2005 年 8 月	张兴莲	曲靖	市一院　痰培养	6 天
2005 年 8 月	余雄武	昆明	省卫生厅　医院管理评价指南	4 天
2005 年 8 月	袁家礼	昆明	省卫生厅　医院管理评价指南	4 天
2005 年 8 月	陈　平	昆明	省卫生厅　医院管理评价指南	4 天
2005 年 8 月	陈艳芬	昆明	省卫生厅　医院管理评价指南	4 天
2005 年 9 月	王菊芬	曲靖	市妇幼医院　艾滋病母婴传播培训班	6 天
2005 年 9 月	刘麟江	昆明	昆医附一院　骨科	一年
2005 年 9 月	杨　群	昆明	昆医附一院　外科 ICU 病房护理	1 个月
2005 年 9 月	陈　平	昆明	省卫生厅　医院评价指导学习班	4 天
2005 年 10 月	吴文华	昆明	昆医附一院　眼科美容	5 个月
2005 年 10 月	李卉香	昆明	省第一人民医院　神经内科护理	1 个月
2005 年 10 月	高素琼	昆明	省第一人民医院　妇产科	14 个月
2005 年 11 月	陈冬梅	昆明	省第一人民医院　神经内科护理	1 个月
2005 年 11 月	陈　平	昆明	省卫生厅　中美医院流程再造学习班	4 天
2005 年 11 月	袁家礼	昆明	省卫生厅　中美医院流程再造学习班	4 天
2005 年 11 月	余雄武	昆明	省卫生厅　中美医院流程再造学习班	4 天
2005 年 11 月	沈改良	昆明	省卫生厅　麻醉药品管理培训	4 天
2005 年 11 月	张西萍	昆明	省卫生厅　麻醉药品管理培训	4 天
2005 年 11 月	高素琼	昆明	昆医附一院　妇产科	13 个月

年　月	姓　名	地　点	进　修　学　习　内　容	时　间
2006 年 1 月	刘麟江	昆明	昆医附一院　骨外科	一年
2006 年 2 月	陈　平	昆明	省中医院　省护理学会"护理部主任培训"、护理质量控制、"现代医院护理理论和医院评审护理部主任学习"	7 天
2006 年 2 月	陈书莲	昆明	省中医院　省护理学会"护理部主任培训"、护理质量控制、"现代医院护理理论和医院评审护理部主任学习"	7 天
2006 年 2 月	冯　锐	昆明	省中医院　省护理学会"护理部主任培训"、护理质量控制、"现代医院护理理论和医院评审护理部主任学习"	7 天
2006 年 2 月	张保芬	昆明	现代医院消毒质量管理与院内交叉感染学习	5 天
2006 年 2 月	陈培芳	昆明　省一院	小儿疾病诊治新进展学习班	5 天
2006 年 2 月	董卫芸	昆明省一院	小儿疾病诊治新进展学习班	5 天
2006 年 2 月	晏学德	昆明　省一院	小儿疾病诊治新进展学习班	5 天
2006 年 3 月	徐金玉	曲靖　市一院	麻醉新技术学习	20 天
2006 年 3 月	黄建能	昆明　省一院	神经内科	半年
2006 年 3 月	念卫红	昆明　昆医附一院	内分泌	3 个月
2006 年 3 月	李茂娟	昆明	省中医院　护理部主任培训班学习	4 月
2006 年 3 月	王文英	昆明	省中医院　护理部主任培训班学习	4 月
2006 年 3 月	史林芬	昆明	省中医院　护理部主任培训班学习	4 月
2006 年 3 月	王丽华	曲靖	区中医院　"现代医院护理理论和医院评审护理部主任学习"	7 天
2006 年 3 月	雷红玲	曲靖	区中医院　"现代医院护理理论和医院评审护理部主任学习"	7 天
2006 年 3 月	纪杏连	曲靖	区中医院　"现代医院护理理论和医院评审护理部主任学习"	7 天
2006 年 3 月	李美琼	曲靖	区中医院　"现代医院护理理论和医院评审护理部主任学习"	7 天
2006 年 4 月	王官珍	昆明　省传染病院	艾滋病防治学习班	4 天
2006 年 4 月	刘艳玲	曲靖　市一院	麻醉 ICU 学习	11 天
2006 年 5 月	黄树芬	大理	中华中医学会　全国知名老中医专家临床经验高级讲习班	7 天
2006 年 5 月	李定才		农村地区癫痫病防治管理	3 天
2006 年 5 月	钱炳坤		农村地区癫痫病防治管理	3 天
2006 年 5 月	郭静清	曲靖	曲靖市放射学会	5 天
2006 年 5 月	李强虎	曲靖	曲靖市放射学会	5 天
2006 年 6 月	李美琼	昆明	新生儿抚触及水疗综合训练学习	6 天
2006 年 6 月	孟建丽	昆明	新生儿抚触及水疗综合训练学习	6 天
2006 年 6 月	陈桂玲	昆明　省一院	胃镜、肠镜诊断治疗	半年
2006 年 6 月	郑艳琼	北京	内窥镜下治疗	10 天
2006 年 7 月	李晓义	昆明	昆明红会医院　口腔科	一年

年 月	姓 名	地 点	进 修 学 习 内 容	时 间
2006 年 7 月	亚怀余雄武等职能部门负责人	蒙自	考察学习创卫工作	2 天
2006 年 7 月	张兴莲	昆明 省药物研究所	药物依赖微生物实验安全	5 天
2006 年 7 月	杜正祥	昆明 省环保局	环保与辐射培训	2 天
2006 年 7 月	高丽琼	昆明 省药监局	执业药师继续教育	3 天
2006 年 7 月	沈改良	曲靖 市卫校	临床医学检验	20 天
2006 年 9 月	王红云	昆明	昆医附一院 神经内科	一年
2006 年 9 月	李卉香	上海	高压氧治疗	15 天
2006 年 9 月	李 娜	上海	高压氧治疗	15 天
2006 年 9 月	彭柏雁	文山	云南省耳鼻喉科年会	5 天
2006 年 9 月	吴绍英	曲靖 市疾控中心	HIV 初筛培训	5 天
2006 年 9 月	彭林春	昆明 省医学会	医疗设备培训	6 天
2006 年 10 月	陈 平	曲靖 市护理学会	现代护理及护理质量控制	4 天
2006 年 10 月	张保芬	曲靖 市护理学会	现代护理及护理质量控制	4 天
2006 年 10 月	陈书莲	曲靖 市护理学会	现代护理及护理质量控制	4 天
2006 年 10 月	盛云惠	曲靖 市护理学会	现代护理及护理质量控制	4 天
2006 年 10 月	李美琼	昆明 全国护理学会	护理管理	7 天
2006 年 10 月	冯 锐	曲靖	曲靖市卫生干部培训	19 天
2006 年 10 月	王艳丽	昆明	昆明省传染病院 艾滋病临床护理	20 天
2006 年 10 月	冯粉竹	昆明	现代护理管理及外科消毒隔离	
2006 年 10 月	王菊芬	北京	妇产科学会	6 天
2006 年 10 月	陈 平	昆明	省卫生厅 艾滋病防治培训	28 天
2006 年 10 月	周 密	昆明	省卫生厅 艾滋病防治培训	28 天
2006 年 10 月	陈培芳	昆明	省卫生厅 艾滋病防治培训	28 天
2006 年 10 月	陈家荣	昆明	昆医附一院 骨外科	一年
2006 年 11 月	陈 平	曲靖 市医学会	正确处理医疗事故	3 天
2006 年 11 月	袁家礼	曲靖 市医学会	正确处理医疗事故	3 天
2006 年 11 月	李虹道	曲靖 市医学会	正确处理医疗事故	3 天
2006 年 11 月	张兴莲	昆明 省血液中心	信者血点质量管理	7 天
2006 年 11 月	刘 芳	昆明 省血液中心	信者血点质量管理	7 天
2006 年 11 月	张建萍	曲靖	市疾控中心 艾滋病 VCT 培训	4 天
2006 年 11 月	施丽萍	曲靖	市疾控中心 艾滋病 VCT 培训	4 天
2006 年 11 月	陈 平	昆明	省血液中心 储血点质量管理培训	4 天
2006 年 11 月	陈雄刚	昆明	省血液中心 储血点质量管理培训	4 天
2006 年 11 月	赵友奎	昆明	省血液中心 储血点质量管理培训	4 天
2006 年 11 月	李美琼	曲靖 市疾控中心	艾滋病防治培训	3 天
2006 年 11 月	冯 锐	县委组织部	领导干部理论培训	3 天

年 月	姓 名	地 点	进 修 学 习 内 容	时 间
2007 年 1 月	赵 燕	昆明	昆医附一院 功能科	半年
2007 年 3 月	周家树	昆明	昆医附一院 外科	一年
2007 年 3 月	艾 琼	昆明	昆医附一院 内科	一年
2007 年 4 月	董秋花	上海	上海高压培训中心 高压氧操作学习	8 天
2007 年 4 月	祝艳萍	玉溪	玉溪中医院 热敷、艾灸	29 天
2007 年 4 月	陈 平	昆明	中国医师协会 医师维权培训	6 天
2007 年 4 月	袁家礼	昆明	中国医师协会 医师维权培训	6 天
2007 年 4 月	李虹道	昆明	中国医师协会 医师维权培训	
2007 年 4 月	谭逢超	昆明	云南省中医院进修风湿免疫科	一年
2007 年 4 月	陈家荣	昆明	昆医附一院 骨外科	一年
2007 年 5 月	陈书连	昆明	昆医附一院 手术室护理管理与麻醉配合知识更新学习	4 天
2007 年 5 月	陈 平	昆明	昆医附二院 护理继续教育模式应用于在职护士业务培训学习	6 天
2007 年 5 月	冯 锐	昆明	昆医附二院 护理继续教育模式应用于在职护士业务培训学习	6 天
2007 年 5 月	吕小仙	昆明	昆医附一院 重症监护专业规范化培训	1 月
2007 年 5 月	王丽芬	昆明	昆医附一院 重症监护专业规范化培训	1 月
2007 年 5 月	熊云香	昆明	昆医附一院 重症监护专业规范化培训	1 月
2007 年 5 月	袁 春	昆明	昆医附一院 重症监护专业规范化培训	1 月
2007 年 5 月	李 娜	昆明	昆医附一院 重症监护专业规范化培训	1 月
2007 年 5 月	刘月萍	昆明	昆医附一院 重症监护专业规范化培训	1 月
2007 年 5 月	翟 丽	昆明	昆医附一院 重症监护专业规范化培训	1 月
2007 年 5 月	董艳萍	昆明	昆医附一院 重症监护专业规范化培训	1 月
2007 年 5 月	阮改祥	昆明	昆华医院 耳鼻喉科	一年
2007 年 6 月	张保芬	昆明	院内感染预防监测与加注消毒供应中心管理	5 天
2007 年 6 月	李强虎	昆明	昆医附一院 放射科	半年
2007 年 6 月	王爱国	昆明	昆明肿瘤医院	一年
2007 年 7 月	谢国玲	昆明	昆医附一院 重症监护专业规范化培训	1 月 23 天
2007 年 7 月	冉志娅	昆明	昆医附一院 重症监护专业规范化培训	1 月 23 天
2007 年 7 月	陈学丽	昆明	昆医附一院 重症监护专业规范化培训	1 月 23 天
2007 年 7 月	张东琼	昆明	昆医附一院 重症监护专业规范化培训	1 月 23 天
2007 年 7 月	张黎琳	昆明	昆医附一院 重症监护专业规范化培训	1 月 23 天
2007 年 7 月	张红芬	昆明	昆医附一院 重症监护专业规范化培训	1 月 23 天
2007 年 7 月	罗关翠	昆明	昆医附一院 重症监护专业规范化培训	1 月 23 天
2007 年 7 月	陈 平	昆明	昆明医学院 护士岗位技能练习培训	4 天
2007 年 7 月	李茂娟	昆明	昆明医学院 护士岗位技能练习培训	4 天
2007 年 7 月	李海丽	昆明	昆明医学院 护士岗位技能练习培训	4 天
2007 年 7 月	段雪芬	昆明	昆明医学院 护士岗位技能练习培训	4 天

年　月	姓　名	地　点	进　修　学　习　内　容	时　间
2007 年 7 月	李爱萍	昆明	昆明医学院　护士岗位技能练习培训	4 天
2007 年 7 月	刘竹芬	昆明	昆明医学院　护士岗位技能练习培训	4 天
2007 年 7 月	龚　祥	四川	四川华西医院	15 天
2007 年 7 月	郭静清	四川	四川华西医院	15 天
2007 年 8 月	王永康	玉溪	玉溪市中医院　针推科	半年
2007 年 8 月	张永良	玉溪	玉溪市中医院　针推科	1 月
2007 年 9 月 舒占坤、叶亚怀等 13 人		昆明	昆明　司法鉴定培训	
2007 年 9 月	吴文华	昆明	省红会医院　眼科、手术室	7 月
2007 年 9 月	袁家礼	昆明	省红十字会	7 天
2007 年 10 月	杨琼(儿)	昆明	省妇幼医院　婴儿游泳、职业资格培训	5 天
2007 年 10 月	翟　丽	昆明	省妇幼医院　婴儿游泳、职业资格培训	5 天
2007 年 12 月	叶亚怀	美国	美国　医院管理	15 天
2008 年 1 月	陈　平	曲靖	曲靖市护理学会　年会及学术讨论	4 天
2008 年 1 月	翟　丽	昆明	延安医院　妇产科护理	1 月
2008 年 1 月	董　娅	昆明	延安医院　妇产科	1 月
2008 年 4 月	罗关翠	昆明	延安医院　妇产科护理	1 月
2008 年 3 月	陈　平	昆明	昆明市护理学会　护理部主任、护理管理干部培训	5 天
2008 年 3 月	黄桂兰	昆明	昆明市护理学会　护理部主任、护理管理干部培训	5 天
2008 年 3 月	张琼芬	昆明	昆明市护理学会　护理部主任、护理管理干部培训	5 天
2008 年 3 月	彭柏雁	昆明	昆明市护理学会　护理部主任、护理管理干部培训	5 天
2008 年 4 月	黄树芬	曲靖	曲靖市医学会　痛临床微创治疗新进展学习班	4 天
2008 年 5 月	舒占坤	昆明	省卫生厅　云南省医政暨护理工作会	2 天
2008 年 5 月	祝兴隆	昆明	云南省中医院　中医骨科、皮肤科	一年
2008 年 5 月	杨文邜	上海	复旦大学妇产科医院	一年
2008 年 5 月	刘翠玲	昆明	昆医附一院	2 天
2008 年 6 月	张保芬	昆明	医院消毒设备、灭菌器械的应用管理与监测	4 天
2008 年 7 月	陈　静	曲靖	曲靖市护理管理人员培训	4 天
2008 年 7 月	王文英	曲靖	曲靖市护理管理人员培训	4 天
2008 年 7 月	张　铁	昆明	43 医院进修骨科	一年
2008 年 8 月	王文英	昆明	门急诊护士长管理与感染控制	5 天
2008 年 8 月	黄桂兰	昆明	门急诊护士长管理与感染控制	5 天
2008 年 8 月	秦爱丽	昆明	省一院	一年
2008 年 9 月	陈　平	昆明	昆明医学院　护理技术规范化操作培训	7 天
2008 年 9 月	陈书莲	昆明	昆明医学院　护理技术规范化操作培训	7 天
2008 年 9 月	彭柏雁	昆明	昆明医学院　护理技术规范化操作培训	7 天
2008 年 9 月	李茂娟	昆明	昆明医学院　护理技术规范化操作培训	7 天

年　月	姓　名	地　点	进 修 学 习 内 容	时　间
2008 年 9 月	左普林	昆明	昆明市儿童医院	半年
2008 年 9 月	黄　迪	昆明	妇幼医院　儿科护理	3 月
2008 年 9 月	周　英	昆明	妇幼医院　儿科护理	3 月
2008 年 9 月	马爱英	昆明	昆明儿童医院　新生儿护理	3 月
2008 年 10 月	郭静清	昆明	昆医附一院 CT 室	半年
2008 年 10 月	王春春	昆明	延安医院　妇产科护理	3 月
2008 年 11 月	冯　锐	天津	创百姓放心示范医院安全目标培训	4 天
2008 年 11 月	陈　平	天津	创百姓放心示范医院安全目标培训	4 天
2008 年 10 月	王春春	昆明	昆明省妇幼院　助产术	3 月
2009 年 3 月	秦会云	昆明	省二院	一年
2009 年 3 月	张永广	昆明	昆医附一院　肝胆科	一年
2009 年 5 月	李定才	曲靖	曲靖卫生局	3 天
2009 年 5 月	沈改良	曲靖	曲靖卫生局	3 天
2009 年 5 月	吴海燕	曲靖	曲靖卫生局	3 天
2009 年 6 月	舒占坤	北京	卫生部新闻办公室、中国医院协会 "全国百姓放心医院新闻发言人暨院务公开培训班"	3 天
2009 年 6 月	熊红梅	昆明	省妇幼保健院　宫腹腔镜联合术护理	2 月
2009 年 6 月	张志萍	昆明	昆明市妇幼保健院	一年
2009 年 6 月	张永良	昆明	云南省中医院	一年
2009 年 7 月	黄树芬	曲靖	曲靖一院	5 天
2009 年 7 月	王红云	曲靖	曲靖一院	5 天
2009 年 7 月	张建萍	昆明	艾滋病、梅毒诊疗	5 天
2009 年 8 月	李海丽	昆明	昆明医学院　云南省护理技术操作规划培训	8 天
2009 年 8 月	王　欣	昆明	昆明医学院　云南省护理技术操作规划培训	8 天
2009 年 8 月	董艳萍	昆明	昆明医学院　云南省护理技术操作规划培训	8 天
2009 年 9 月	陈　平	沾益	医疗纠纷处理机防范培训	2 天
2009 年 9 月	陈　平	昆明	云南省院会专业委员会院控知识培训	6 天
2009 年 9 月	陈书莲	昆明	云南省院会专业委员会院控知识培训	6 天
2009 年 9 月	史林芝	昆明	云南省院会专业委员会院控知识培训	6 天
2009 年 9 月	张保芬	昆明	云南省院会专业委员会院控知识培训	6 天
2009 年 9 月	吴海燕	昆明	云南省院会专业委员会院控知识培训	6 天
2009 年 9 月	袁　媛	昆明	云南省院会专业委员会院控知识培训	6 天
2009 年 9 月	吴文华	曲靖	曲靖一院　眼科护理	一年
2009 年 9 月	张学美	昆明	昆医附一院　妇产科	半年
2009 年 11 月	唐　丽	昆明	昆医附一院　ICU 护理	4 月
2009 年 11 月	林惠琼	昆明	昆医附一院　神经内科	半年

年　月	姓　名	地　点	进 修 学 习 内 容	时　间
2010 年 3 月	叶亚怀、张春权	昆明	省物价诚信单位学习培训	3 天
2010 年 3 月	秦永存	昆明	省二院　眼底病及玻璃体切除术	一年
2010 年 3 月	王禹锟	昆明	昆医附一院	一年
2010 年 4 月	彭林春	昆明	延安医院、肿瘤医院	一年
2010 年 5 月	张自云	昆明	昆华医院	半年
2010 年 6 月	王绍坤	玉溪	玉溪市中医院	1 月
2010 年 6 月	高贵友	玉溪	玉溪市中医院	1 月
2010 年 6 月	李丽萍	昆明	省一院　呼吸科	半年
2010 年 7 月	阮双玲	昆明	昆医附一院	一年
2010 年 7 月	刘光丽	昆明	云南省中医院　针灸科	半年
2010 年 9 月	冯　锐	北京	清华大学卫生管理干部培训班	5 天
2010 年 10 月	唐秀琼	昆明	昆明附属口腔医院	一年
2010 年 12 月	黄桂兰	曲靖	院感管理培训	3 天
2010 年 11 月	刘　玲	昆明	昆明 43 医院　血液净化	2 月

四、继续教育

　　2000 年 12 月，医院成立在职医务人员医学继续教育学分制领导小组，（即项目领导小组），组长由院长担任，副组长由副院长担任，组员有医务科长，护理部主任，人事科长，财务科长，信息科长，明确职责和任务。成立考核小组，组长由科主任担任，负责本科室的考核。重点培养对象是住院医师、专科人才、学科带头人、临床管理人员。教育方式坚持实践为主、业余为主、自学为主的原则，．考核与评价原则根据 WHO 专家委员会的分类标准，评价分类与测量技术相结合，临床能力分为动作能力和决策能力，素质评价定量与定性相结合、考试与考核相结合、自我评价与同事评议相结合，建立在职医务人员考核评价指标体系，考核评价指标量化总分为 200 分（暂定 5 年一周期，总分 1000 分），考评小组在同一时间段内完成考评工作。考评小组深入科室，结合德、勤、能、绩各方面的情况，按照考评指标对考评对象进行逐条对照考核评价，得分向考评委员会汇报。考评委员会按照优秀、称职、基本称职、不称职的标准对被考评对象评出等级，报医院批准。考评结果等级设定人数比例为优秀 15%，称职 80%，基本称职 3~4%，不称职 1~2%。考核评估指标，．思想政治 10 分，医德医风 30 分，临床实践时间 20 分，病历质量 20 分，带教质量 15 分，临床技术水平 26 分，外出学习、院内学习 30 分，论文撰写 20 分，学术活动 10 分，科研工作 100 分，其中地市级科研成果 20 分，省部级科研成果 30 分，国家级科研成果 40 分。

　　至 2001 年 12 月，医院 168 名在职医务人员参加项目实施，参加医院"三基"培训率 100%，按照标准考核合格率 96.3%，病历合格率 98%，比上年同期提高 5%，护理合格率 98.3%，比一年同期提高 6.5%，全院业务指标治愈好转率比上年同期增加 1.6%，病床使用率比上年同期增加 26%，经济收入比上年同期增长 12.1%，病人满意度调查比上年同期增长 3%，医疗护理新技术开展比上年同期增加 11 项，医学科研论文比上年同期增加 9 篇，出国学习 1 人，出省学习 6 人，出县学习 38 人，均比过去明显增加，院内学术活动比上年增加 6 次，疑难病案讨论比上年增加 22 次。

2008 年，部分法规列入继续教育范围。医院组织学习《突发事件应对法》，并于 11 月 15 日组织全院专业技术干部 330 人参加人事局举办的 2008 年度继续教育考试。

2009 年 11 月，医院 331 名专业技术人员参加人事局组织的《危机管理》知识考试，全员合格，成绩计入《云南省专业技术人员继续教育登记证》。2010 年在全县专业技术人员和企业单位管理人员中开展以低碳经济为主题的公需科目培训，医院 344 人参加考试全员合格，成绩计入《云南省专业技术人员继续教育登记证》，作为专业技术人员聘任晋升专业技术职称及人才流动的重要依据。

第二节 科 研

一、医疗科研项目

建院后较长一段时间，医院人员少，水平低，除应付常规医疗工作外，基本上无科研项目。1984年以后，对医疗科研工作有所重视，但缺少人才，难以发展。1992年，院长舒占坤和眼科医生田永波为负责人，组成中小学眼科疾病调查课题组，对全县中小学生进行调查，获得病例3931例，综合分类形成调查报告，为医院第一个科研项目。该课题获罗平县科技进步三等奖。

1994年，医院制定科研项目管理制度，通过科研项目培养人才，通过人才带动科研项目向高、新、尖端发展，项目逐渐增多，一些项目获得市、县科技进步奖励。开展的主要课题有：

《罗平县尿石症流行情况调查及初步原因分析》

1995年3月申请立项，课题负责人：院长舒占坤、副院长叶亚怀；具体承担者：余雄武、王国渊、张羽、王华。课题的重要意义为：国际医学界对尿石症的病因及发病机理无统一和肯定的意见，目前多认为该病是多因素导致多种机理综合作用，结合人体因素而发病的，但多种因素中在不同的地区有不同的主要病因。国内也缺乏国家级的普查和统计资料，县内也没有确切的统计资料和数据，对该病在县内的流行缺乏总体认识。医院1992年到1995年以就诊患者统计，尿石病在泌尿外科病人中占41.2%，比1992年广州东莞市统计的2%、北方地区的1.1%有明显增高。通过调查和研究，对尿石病在本县的流行情况有一个准确的流行病学资料和统计数据，对所得资料和数据进行科学分析，得出尿石病的主要病因，以便提供有效的预防措施，提高人民的健康水平，减少经济损失，在调查的同时开展卫生教育和宣传，进行医疗服务。

课题采用抽样调查，横断面研究。在全县范围内每个乡抽一到二个村公所约1500人进行现场调查，同时到各乡镇卫生院收集有关资料，综合分析、科学统计，得到基础数据，包括受调查人群的健康情况，尿石病的发病率，年发病率，地区分布情况，男女比例，年龄分布情况和种族分布情况等，取当地的水质及土质资料，结合当地气候资料，进行病因分析。重点选八大河乡、罗雄镇和马街乡三个相对不同气候、不同的海拔高度、不同种族、不同生活习惯的乡镇作病因分析调查，调查人数每乡镇约3000人，现场调查的同时设问卷调查，问卷因素设置有种族、年龄、性别、饮食习惯、既往病史等，受调查人员首先接受询问调查，症状疑似做尿检或直接送B超确认，尿检指标包括尿的酸碱性、细胞分类和无定形尿酸盐结晶以及草酸结晶，B超作最后确定。总调查人数为22000人，占全县人口5%，预算经费12500元。尿检试剂、显微镜和B超由医院检验科和功能科解决。水质、土质和气候资料请防疫站和其它有关部门协助检验和提供。

该课题获罗平县科技进步二等奖。

《胆囊小切口切除及胆总管探查新技术》

1999年立项，由院长舒占坤首创并主持。课题获曲靖市科技进步二等奖。

《术后早期肠梗阻及治疗策略》

2000 年立项，由院长舒占坤主持。课题获曲靖市科技进步奖。

《腹腔镜胆束摘除术中并发症防范的分析》

2004 年立项，由院长舒占坤主持。课题获曲靖市科协第三届三等奖。

《云南省农村心血管疾病危险因素患病率及影响因素研究》

与昆明医学院共同承担，主持人蔡乐，昆明医学院副教授，舒占坤，罗平县人民医院院长；叶亚怀，罗平县人民医院副院长。课题通过现场调查了解云南省农村心血管疾病的患病现状，建立心血管疾病危险因素患病率与个体、群体社会经济学影响因素的多水平模型。

《云南省农村慢性病经济负担研究》

由罗平县人民医院与昆明医学院共同承担，主持人有昆明医学院副教授蔡乐，罗平县人民医院院长舒占坤、副院长叶亚怀。

2010 年 3 月 12 日分 13 个组，深入全县所有乡镇进行调查。3 月 12 日至 16 日分别调查老厂、富乐、阿岗、阿鲁、九龙、马街六个乡镇，3 月 17 日至 22 日分别调查板桥、大水井、罗雄、钟山、长底、旧屋基、鲁布格七个乡镇。每组抽调医院 2 至 3 名职工参加，昆医 2 名老师和研究生参加。共调查 4894 人，超出调查指标 94 人，各年龄段调查人数、男女比例均符合调查要求。13 个小组根据旱情免费为群众进行健康体检、看病，发放抗旱救灾、传染病控制、饮水安全的宣传资料。

2010 年 4 月 29 日至 5 月 2 日华中科技大学张兴萍教授、金新政教授到我院调研我院医务人员基本药物使用情况，协商老年人健康状况无缝连接项目。

《云南省老年人健康状况及健康服务需求》、《云南省老年人健康关爱调查（非老年人版）》

由罗平县人民医院与华中科技大学共同承担，主持人为华中科技大学同济医学院教授张新平、金新政，罗平县人民医院院长舒占坤等。

2010 年 6 月 16 日至 19 日，金新政教授等 6 人到医院调研。

二、数字化医院

1.《罗平县医院处方点评系统研发》

由罗平县人民医院与华中科技大学同济医学院共同承担，主持人为华中科技大学同济医学院教授张新平、金新政，罗平县人民医院院长舒占坤等。

2010 年 6 月 25 日至 28 日，张新平、金新政等 6 人到医院讲授《医院处方点评方法及管理启示》、《基本药物执行意向影响因素研究》、《罗平县人民医院基本药物储备研究》、《罗平县人民医院门诊处方注射剂的使用情况分析》、《罗平县人民医院门诊病人处方率及处方费用分析》、《罗平县人民医院门诊处方抗生素使用分析》，将医院情况与世界卫生组织的各种参考值进行对比和分析，向全院中层及以上干部发放基本药物制度执行力问卷调查。7 月 16 日至 17 日，医院召开党政联系会，全票通过处方点评系统研发。12 月 12 日，金新政、张新平教授和武汉大学计算机学院博士生导师梁意文教授、博士生乐宇、许龙到医院召开罗平县人民医院远程处方点评计算机系统演示。昆明市第一人民医院教授惠金明、李惠贵，原云南省医学会书记杨碧亮和医院领导及中层干部、骨干医生参加了演示会。梁意文教授介绍计算机处方点评系统的构思框架，乐宇博士演示了系统的使用操作方法，现场听取参会人员的意见、建议、疑问，梁意文教授作现场解答，要求有疑问、意见和建议者，以书面材料报医院办公室，由信息科转报，以便改进和完善处方点评系统。

2.《云南罗平医院信息系统》

由医院与华中科技大学同济医学院医药信息系、武汉网新创业软件有限公司共同研发建设。该数字化医院信息系统的预期目标是：从就诊流程、就诊环境、就诊模式，到医生诊断、治疗、护理、康复、保健、科研教学以及医院内部管理等方面实现智能化、人性化，搭建一个中心、两网两卡、五大平台和两大体系十大核心系统。2008 年 6 月，完成《罗平县人民医院数字化建设设计方案书》和《罗平县人民医院网络系统工程设计方案书》；7 月 14 日，委托中国健康信息资源研究所为第三方监理并签署委托协议。至 2010 年底，完成 HIS 核心的门急诊挂号信息、划价收费、西药房、中药房和住院结算、病区护士站、病区药房、中药库管理、西药库管理、管理员维护、医疗保险（新农合、医保、城镇居民）、手术麻醉等系统的上线；HIS 扩展部分，完成病案管理、固定资产管理、物资库房管理、医技科室信息、院长综合查询、人事管理系统的上线；健康体检系统，完成健康体检（含 LLS、RIS、PACS 接口）、LIS（现有检验设备和两年内新增同型号设备）的上线；临床信息系统完成门诊医生站、住院医生站的上线；影像部分，完成 PACS、RIS 系统及病理图文报告接入（含未来两年内同型号设备）系统的上线；办公自动化部分一项未完成，其余各部分尚有多项未完成。

三、新技术推广运用

建院初期，罗平县普遍使用陈旧的接生方法，新生儿死亡率高。1952 年底，医院派王琼仙参加宜良专署卫生科举办的第一批新法接生学习班。次年 3 月，张孝莲分配到罗平县卫生院工作，妇产科实施新法接生，为医院推广应用的第一项新技术。1955 年 5 月至 11 月，卫生院并办了两期农村卫生员和新法接生员培训班，每期三个月，共培训 115 人，新法接生逐渐为群众所接受。

1959 年，郭瑞儒参加曲靖地区医院举办的静脉穿刺学习班，回来后在医院开展成人静脉输液，儿童采用头皮针穿刺输液，并由医院主办静脉穿刺学习班，培训全县各医疗单位的护理人员，原采用的皮下输液方法退出医疗历史。这一技术的推广应用，提高了脱水患者和危重病人抢救的成功率。同年推广的无痛肌肉注射法，采用进针快、注射慢、出针快的"两快一慢"注射技术，减轻病人肌肉注射的痛苦。

六十年代后，新技术的推广应用较为缓慢。八十年代，以外科手术为突破口，手术从一般外科手术向肝脏、颅脑手术过渡。1980 年开展牙再植、眼球穿孔修补、鼻息肉清除。心电图临床使用、A 超检查、肝破裂修复手、肾切除、脾切除、骨折钢板内固定。1981 年开展计划生育男性输精管粘堵手、肝功能检测、泌尿外科手术。1982 年开展肝、脾破裂修补。1984 年，医院把推广和运用新技术、新业务列为促进全县医疗卫生事业发展的一项重要内容，通过医院规章制度明确规定了奖励办法，当年开展脑血管造影、甲状腺囊肿摘除、颅内血肿清除、胆囊及胆总管探查、白内障手术复明。1985 年开展病理切片细胞学检查、急性坏死性胰腺炎外科手术。1987 年开展脑瘤清除术、胆囊切除、胃大部分切除术。1988 年 12 月，手术室、分娩室、供应室、抢救室和各科治疗室开展空气培养监测。1992 年，供应室启动三 M 胶带 121℃ 指标卡监测消毒、125℃ 度留点温度监测消毒、84 消毒液浸泡注射器、2.5% 甲醛浸泡针头、2% 三效热源灭活剂去热源等新技术。

进入九十年代，新技术向其他非外科手术扩展。1990 年开展激光治疗。1991 年开展氯测定、尿素氮测定、肌甘测定、血糖测定、小肝癌测定。1993 年开展中西治疗、脊神经探查术。1994 年末，医院制定了《罗平县人民医院医疗发展规划》、《重点专科发展计划》、《人才培养计划》、《人才培养制度》、《医院质量管理制度》等，其中有开展新技术、新业务的内容。当年开展"B 超定点"穿刺引流治疗肝脓肿、囊肿及深部包块脓肿，高濒电火花治疗骨质增生。1995 年开展母婴保健护理新技术、中医透穴疗法、氦氖激光治疗、房角分离术、晶体植入术。1996 年开展整体护理新技术、光量子治疗、光子氧治疗、超声美容治疗、电子电脑针灸治疗、小儿兰光箱治疗。外科手术向高、精、尖发展，如左心室左肺叶贯通伤抢救、肺泡破裂出血开胸探查、脑室分流手术、人造阴道等。

1991年至1993年开展，配合、协助云南省卫生厅、省残联、省防盲办、昆明医学院第一附属医院眼科，开展"视觉第一中国行动"。组成省、地、县三级医疗队，后34次深入基层，为行动不便的盲人诊治眼病13050人次，做各种眼病手术1108例，其中白内障复明手术386例。1994年被评为云南省"防盲治盲先进县"，1995年评"全国防盲治盲先进县"。1996年至1998年底，诊治各种眼病患者46450人次，施行防盲治盲手术1522例。至2000年，眼科病床从原来的8张增加至25张，人员从原来的3人，增至12人，其中大学本科生4人，中专生8人，中级职称4人，初级职称8人。科室专业技术人员多次到昆明医学院第一附属医院及华西医科大及上海二医大轮训、进修、学习，成立罗平县眼病防治中心，开展眼保健知识宣传；防盲、治盲的普及工作，熟练掌握ECCE+IOL术、虹膜光学切除、青光眼小梁手术、眼外伤手术及沙眼普查防治等治疗技术。每年诊治眼病近3万人次，施行白内障手术约250例。在城镇开展3133例中小学生眼病调查，全县低视力人数已经降至2100人。

进入二十一世纪，新技术、新业务的学习、推广力度加大。2000年4月10日，医院质量管理委员会决定，从4月13日起，每周四晚7时30分至9时30分在大会议室举办学术讲座、经验交流、设备功能和新技术介绍。7月，盛方惠、邓海涛从曲靖市一院、二院学习血液透析新技术操作归来，即在医院推广应用这一技术。

2002年8月12日院周会议决定，从9月1日起，对风险科室、风险技术给予奖励，分配上给予倾斜。新技术、新项目、新手术及重大疑难手术，费用在350元以上，项目的总费用100%进入科室量化，70%作为完成本次任务的主要负责人的收入，余30%为其他相关人员的收入（助手）。重大疑难手术且手术费在350元以上，由医务科认可后按方案执行。非手术科室对特殊疑难危重病人挽救过程中风险较大的（指过去在本院未开展过的疑难危重病人抢救范例），可按规定进行分配。项目由手术室按季度统计，主管业务副院长认定，医务科办理，费用由医院承担。

2003年1月21日，高精尖大型医疗设备不断引进，开展新业务、新技术必备的条件增强，医院制定和下发了《关于鼓励职工积极开展新技术、新项目及重大疑难手术的有关规定》，鼓励职工大胆研究，积极工作，在认真工作和严格操作规程和医疗程序的情况下，如发生医疗事故和医疗纠纷，医院全权负责承担责任，不追究职工的一切责任。在开展新技术新项目工作中大胆研究积极工作，在一定的时间内做出优异成绩者，医院认可后发给重奖。同年6月19日，医院出台《关于鼓励职工积极开展新技术、新项目及重大疑难手术的有关规定》。

2003年5月19日，医院与昆明市第一人民医院签订了技术协作协议书，在重大手术、讲学、培训等方面开展合作。

2005年开展氩激光在眼底病中的治疗观察、MRI关节成像、MRI水成像、影像存储数字化（光盘储存）等新技术、新业务41项；2006年肱动脉吻合术、心脏起搏器植入、溶栓治疗、INRC国际标准化比值及纤维蛋白原等开展32项。2007年开展人工脑膜修补术、乳腺摄影、肾上腺肿瘤切除术、液基薄层细胞检查、癌胚抗原、三脑室肿瘤切除术。心脏外伤、心房穿通伤修补等新业务、新技术31项。2008年开展右肝管破裂修补、胰尾部肉瘤切除、先天性斜颈矫形、陈旧性跟腱断裂"V、Y"延长重建吻合、经枕角侧脑室穿刺脑室内血肿碎吸、MSCT心脏冠状动脉成像、钙化积分析、MSCT全身血管成像等新业务、新技术48项。2009年开展腰椎结核前路切开病灶清除、电波植皮、微晶磨削、电子支气管镜下肺灌洗、64层CT冠状动脉成像、眼眶异物取出、心内电生理检查、室上性心动过速射频消融等新业务、新技术52项。2010年开展CT动态增强扫描对颈部肿瘤性病变的诊断、罗平地区正常人群CT骨密度测定、超急性期脑梗塞高场磁共振SWI（磁敏感成像）应用、全膝关节置换术等新业务、新技术、新项目46项。

四、重、特大手术

建院至1957年不能施行各种手术，1957年后可开展下腹部手术，数量不多，难度不大，较大手术转院进行。1980年后，派出进修外科手术人员陆续回院，外科手术数量增多，难度加大，逐步向高、难、深方向发展，重、特大手术随之增加。重、特大手术中，由院长舒占坤主持的占90%左右。2004年2月25日，为了加强手术科室的管理，规范医疗操作行为，确保手术安全，提高手术质量，做好术前看病人、接病人、会诊病人的工作，医院对手术科室和麻醉科作出重大疑难手术的有关规定：重大手术、疑难手术、破坏性手术（如截肢、器官摘除等），必须由相关科室会诊，院领导批准后方可手术。

1984年以来，开展重、特大手术多项，其中带※号的手术由舒占坤主持：

1984年
※甲状腺囊肿摘除术
※颅内血肿清除术
※胆囊及胆总管探查术
　白内障复明手术

1985年
※急性坏死性胰腺炎外科手术

1986年
※肝叶切除手术
※开颅探查手术

1987年
※脑瘤摘除术
※胆囊切除术
※胃大部分切除术

1988年
※肾摘除术
※肾结石切开取出术
※肺叶修补术
※肺叶切除术

1989年
肝破裂修补术

1990年
脾破裂修补术
小儿麻痹后遗症手术治疗

1991 年
下腔静脉吻合术
※桡神经吻合术
※脊柱椎管减压术

1992 年
左心室、左肺叶贯通伤联合手术

1993 年
※脊神经探查术
※开胸心脏修补术
※甲状腺次全切除术
　鼓室成型Ⅱ型术听力恢复手术

1994 年
※甲状腺瘤切除术
※喉返神经分离减压术
　阴道直肠瘘修补术
　鼻中隔穿孔修补术

1995 年
※骨折内、外固定术
　房角分离术
　晶体植入术

1996 年
※胃癌切除术
　白内障十字切口复明术
　眼眶癌清扫植皮术

1997 年
阴道前后壁修补术
阴道直肠瘘修补术
子宫癌根治术

1998 年
※肺大泡破裂出血开胸探查
※脑室分流术
　人造阴道

1999 年
※胆囊小切口切除术

※甲状腺腺瘤摘除术

※胃癌根治手术

※外伤性肺出血、肝破裂、肾破裂联合手术

※输尿管、膀胱再植手术

※输尿管切开取石术

※附睾切除术

  晶体植入手术

  新式剖腹产手术

2000 年

※颈动脉破裂修补术

※肾及输尿管切除术

※股骨头骨折鹅头钉内固定术

※颅内肿瘤切除术

  前列腺切除术

※脊柱骨折脊柱钢板内固定术

  脊椎骨折鲁克氏棒内固定术

※椎间盘突出症行椎管探查椎间盘切除术

  体外冲击波碎石术

※经膀胱行前列腺摘除术

  右眼眶进路筛窦肿瘤摘除术

  上颌窦肿瘤切除术

  左眼视神经肿瘤摘除术

※子宫全切并盆腔淋巴结清除术

  结扎子宫动脉抢救非创伤性子宫大出血手术

※脑胶质瘤切除术

※大脑半球及小脑肿瘤切除术

※椎间盘突出髓核摘除术

  粗隆间骨折 DHS 内固定手术

※痉挛型脑瘫行选择性脊神经后根切断术

※颅内三叉神经探查术

  胃贲门失驰缓气囊扩张术

  胃内息肉镜下摘除术

2001 年

※股骨头置换术

※巨大脑膜瘤摘除术

※腰椎骨折中华长城内固定术

2002 年

※肺癌根治术

※腹腔镜胆囊摘除术

※电子结肠镜检查

※前列腺耻骨后切除术

※输尿管下段取石术

※输尿管膀胱吻合术

※膀胱癌根治术

※直肠癌根治术

※肺叶切除术

※胃癌根治术

2003 年

※尿道下裂二期手术成形术

※肾上腺肿瘤切除术

※输尿管镜下取石术

※结肠镜下取材病检

※小脑肿瘤切除术

※椎管内肿瘤切除术

　超声乳化术

　经胸骨骨穿术

　大隐静脉切除术

2004 年

※肝右叶囊肿切除术

　声阻抗检查

　喉镜下肿瘤切除术

　左侧髂外动脉破裂修补术

2005 年

※肘腕严重疤痕挛缩松解术

※桡骨小头陈旧性脱位、切开复位取掌长肌腱行环状韧带重建术

※腰椎骨折伴脊髓损伤、行椎管环形减压 MOSSMIAHI 钉棒系统复位固定术

※胫骨骨折平台 Y 型骨折切开复位内固定术

　氩激光在眼底病中的治疗观察

　MRI 关节成像

　MRI 水成像

　影像存储数字化（光盘储存）

　掌拍法治疗腰腿痛

　高压氧舱治疗

　红光治疗

　血液流变学检查

　中心供氧

　颈椎骨折颈脊髓损伤、行前路椎体次全切除、减压、植骨钢扳板内固定术

　肝血管瘤切除术

　主动脉弓破裂修补术

左腹股沟 AV 吻合、大隐静脉吻合、髂内动脉结扎

紫外线强度监测试纸及氯、醛类消毒液试纸监测的使用

中风中心成立（中风病人重症监护）

氧气吹臀治疗

肝病治疗

婴儿辐射保暖台使用

胃肠吻合器的使用

尺神经前移术手术护理配合

颅骨钛板修补术手术护理配合

颈椎固定植骨术手术护理配合

血液滤过的应用

静脉留置针

床旁 B 超使用的配合

低压吸引器的使用

新生儿游泳

眼底激光治疗的护理配合

超声乳化的护理配合

嗜热芽胞杆菌监测

2006 年

宽臼骨折（陈旧性）后入路切开复位弧形钢板固定术

骨盆粉碎性骨折前入路切开复位内固定术

手指脱套伤行腹股沟管状皮瓣移植术

耻骨联合分离切开复位内固定术

肱动脉吻合术

足背动脉吻合术

股骨转子下粉碎性骨折切开复位梅花髓内针张力带钢丝固定术

动态干扰电治疗

中药骨蒸疗法

放射科瘘道造影

眼整形美容

疤痕整形、皮肤扩张皮瓣成形术

距骨开放性脱位并骨折复位内固定术

血液灌流术

股骨头骨折并脱位切开复位可吸收螺钉内固定术

髋关节置换、股骨骨折捆绑带内固定术

宫颈细胞学涂片

阴式子宫切除术

新生儿头皮静脉留置术

心脏起搏器植入

溶栓治疗

彩超血管检查

B 超下行人流术、放环术、取环术

总胆汁酸测定

腺苷脱氢酶测定。

结肠吻合器断端吻合

临床科室呼吸机应用、注射泵使用

INRC 国际标准化比值及纤维蛋白原的开展

2007 年

经皮微创气管切开术

人工脑膜修补术

去巨大骨瓣减压术

婴儿呼吸监护器的应用

口腔正畸

乳腺摄影技术

Q 开关激光色素疾病治疗

肾上腺肿瘤切除术

双侧输尿管置管引流修复膀胱阴道瘘

肾盂输尿管连接处畸形整形术

直肠前突修补术

逆行腓肠神经营养血管皮瓣修复下肢皮肤组织缺损

中药足疗

灸法治疗

脊柱矫正手法

宫颈锥形切除术

不孕症诊断与治疗设备的使用

液基薄层细胞学检查

抗双链 DNA

癌胚抗原

前列腺特异性抗原

心肌钙蛋白（I）

三脑室肿瘤切除术

脑室腹腔转流术

心脏外伤、心房穿通伤修补

股骨纤维异常增殖的手术治疗

重症胰腺炎规范治疗

2008 年

利普刀治疗宫颈疾病

无痛人流

右肝管破裂修补术

胰尾部肉瘤切除术

儿童、成年人牙齿矫形

烤瓷牙、钢牙、钢托等修复

颌骨囊性瘤摘除术

根端囊肿摘除术、牙跟翻转术

光索纤维引导经鼻盲探气管插管术

髁状突粉碎性骨折可吸收颌面钢板内固定术的护理配合

T11 – 12 椎体骨折复位 RSS 内固定术的护理配合

上睑下垂矫正术

重睑术（美容）

中心静脉压的测定

先天性斜颈矫形术

腰椎滑脱提拉钉内固定复位术

坐骨神经骨盆出口狭窄松解术

发育性髋内翻转子间 Y 形截骨矫形术

颈 5 滑脱后路切开复位 "H" 形植骨钢丝内固定术

陈旧性肘关节脱位畸形、行粘连松解、肘关节成形术

尺桡骨远端粉碎性骨折、单臂外固定跨腕关节固定结合有限内固定术

胫骨平台粉碎性骨折切开复位内外双钢板内固定术

股骨颈脓肿切开病灶清除肌瓣填塞术

陈旧性跟腱断裂 "V、Y" 延长重建吻合术

先天性胆总管囊肿切除术

胰腺实性假乳头瘤切除术

光子嫩肤技术

Q 开关激光在皮肤科的应用

前列腺穿刺活检

巨输尿管成形术

QD 过敏原检测及筛查

经枕角侧脑室穿刺脑室内血肿碎吸术

左额部脑膜瘤切除术并人工脑膜、钛板修补术

胰岛素、C 肽测定

超声引导下利用过氧化酰胺监测输卵管是否通畅

小肠造影检查

单纯性肠梗阻胃肠道碘水造影

MSCT 心脏冠状动脉成像、钙化积分分析

MSCT 全身血管成像

MSCT 肺动脉栓塞的影像诊断

MSCT 四肢较大关节韧带的成像及分析

探讨造影剂浓度、注射速率对冠状动脉成像的影响

2009 年

胫骨外露行腓肠神经营养皮瓣 90° 旋转修复术

跟骨外露行腓肠神经营养皮瓣 180° 旋转修复术

食指背侧骨外露用带掌背动脉筋膜蒂皮辨 180° 旋转修复术

肋骨骨折切开复位钢板内固定术

腰椎结核前路切开病灶清除术

腰椎结核前路切开病灶清除植骨（固定）术

后交叉韧带胫侧止点撕脱行腘窝入路复位固定术

前交叉韧带断裂（用髌韧带，用髂胫束）修复重建术

胫骨骨折闭合交锁髓内钉内固定术

先天性髋关节脱位切开复位蛙形石膏固定术

月骨骨折行月骨摘除

肱骨干合并肱骨髁间粉碎性骨折切开复位内固定术（肱骨外髁解剖钢板）

迟发性尺神经松解前移术

足背足底皮肤脱套伤，反取皮回植术

下颌骨骨折切开复位下颌骨钢板内固定术（口腔内入路、颌下入路）

耻骨联合分离切开复位钢板内固定术

股骨转子间骨折切开复位伽玛钉内固定术

股骨远端骨折切开复位内固定术（DCS，股骨远端解剖钢板，股骨倒打髓内钉）

PPH 型痔上粘膜环切吻合术

光动力治疗痤疮毛囊炎

电波拉皮、微晶磨削

瘢痕激光去除术

连续性血液透析滤过、灌流术

假两性畸形矫正术

漏斗胸矫形、钢板内固定术

支气管囊肿切除术

电子支气管镜下肺灌洗

乳导管造影

超敏 C 反应蛋白

腺样体手术、喉头会厌区肿瘤切除术

CT 引导下穿刺

腮腺肿瘤动态增强扫描

64 层 CT 冠状动脉成像

QCT 定量骨密度测定

眶顶部异物取出术

心内电生理检查、室上性心动过速射频消融术

中药机器煎药

恒温腊疗

低周波治疗

宫腔镜检查

开腹经胆道镜取石术

纯静脉麻醉维持全麻

2010 年

鼻腔泪囊吻合术

CT 动态增强扫描对颈部肿瘤性病变的诊断价值的探讨

罗平地区正常人群 CT 骨密度测定的研究

超急性期脑梗塞的 CTA 及 CT 灌注检查价值

超急性期脑梗塞高场磁共振 SWI（磁敏感成像）应用价值

超急性期脑梗塞溶栓治疗

肝血管瘤、肝癌介入术

经皮肝穿 PTCD

胰管、空肠 – Rovx – en – y 吻合术

阵发性室上性心动过速射频消融术

碳 14 呼气试验检查幽门螺杆菌

奥美拉唑注射泵持续泵人治疗消化道出血

微创胸腔闭式引流治疗大量胸腔积液

门脉高压、脾肿大并脾亢、食道胃底静脉曲张行脾切除术、食管贲门周围血管离断术

大隐静脉高位结扎剥脱术

胃肠镜镇痛检查

根端囊肿切除术

上颌骨骨折手术

经宫腔镜下子宫肌瘤剥除术

宫腔镜下输卵管插管通液术、导丝介入术

果糖胺测定

肿瘤标志物：癌胚抗原容量、甲胎蛋白容量、CA125、CA、199、CA153

PPH 痔吻合器治疗混合痔的新技术

皮肤过敏原检测及脱敏治疗

高位直肠息肉腔内切除术

弹力套治疗疤痕

血液净化治疗天疱疮

术后镇痛配方改良

放射介入治疗

结核病治疗项目

经皮肾镜取石碎石

前列腺炎规范治疗

第一掌腕关节习惯性脱位切开复位取桡侧腕屈肌腱修复术

手腕离断再植术

全髋关节翻修术

胸锁关节脱位用对侧肩锁钩钢板固定术

取旋股外侧动脉穿支皮瓣显微镜下游离移植修复足背缺损术

髋臼横形骨折波及前后柱单用髋后外侧入路切开复位钢板内固定术

全膝关节置换术

股骨转子下粉碎性骨折 DCS 固定术

第三节　学术交流

一、学术团体

1984 年以前无学术团体，也无相关的学术活动。1984 年成立中华医学会罗平分会，为罗平县第一个医学学术团体。1987 年成立中华护理学会罗平护理学分会。两个学术团体围绕专业开展学术活动，部分会员通过活动提高自身的学术水平，参加了上一级学术团体开展的各项活动。

（一）中华医学会罗平医学分会

1984 年 4 月 12 日，罗平县卫生局决定成立中华医学会罗平县医学分会，组建筹备组，制定章程，拟定组织形式。下设医学分会、中医学分会、护理学分会。1984 年 5 月 12 日召开第一次会员代表大会，选举产生中华医学会罗平县医学分会理事会，理事长张映华，副理事长付广誉、陈金石，秘书长黄立志。其它各分会理事选举结果，医院有杨福存、窦友轩、李定才、刘吉才、吴振义、李曰学、孙桂芳、王菊芳、梁家权、凌云、杨月美、柏国兰、侯建书、邱树玉、杜梅、毛琼仙、缪昆丽、李瑞林、陈长维、杨凤英、王建友当选。医院所有医务人员均为中华医学会罗平医学分会会员。

（二）中华护理学会罗平县护理学分会

1987 年 7 月成立，邱树玉、凌云、杨月美、王国俊、杜梅、柏国兰、毛琼仙、缪昆丽 8 人为第一次代表大会的代表，舒占坤、陈金石、周绍信、周美轩、侯建书、王绍芬 6 人为特邀代表。医院 40 岁以下的护士和从事护理专业工作满三年的护理员均为罗平护理学分会会员。成立大会当日举行护理知识竞赛，医学分会代表和中医学分会代表观看竞赛，选拔出凌云、邱树玉、杨琼、柏国兰、陈黎明 5 人参加曲靖地区护理知识竞赛，荣获集体第二名，柏国兰获个人第三名。

二、学术交流活动

1984 年 10 月和 11 月，医院袁家礼、李强虎和陈金石、周绍信分别参加了曲靖地区放射学会、云南省医学举办的学术交流。1987 年 6 月 15 日，中华医学会罗平医学分会换届，选举后开展为期两天的学术活动。

九十年代初期，学术交流以学会为主。1991 年 1 月，中华医学会罗平医学分会，中华护理学会罗平护理学分会、中华中医学会罗平中医学分会联合召开代表大会，会议期间进行学术活动，共交流各类学术论文 30 篇。

1996 年 10 月 17 日，昆明市外科学会、麻醉学会和罗平县医院共同举办创伤学术交流会。昆明市麻醉学会会长、市一院麻醉科主任马国良教授及市一院神经外科专家惠金明教授一行 10 多人，全省各地及贵州、广西部分市、县医院代表共计 150 多人参加。医院领导及全体中层干部和麻醉科、外科的全体医护人员参加了学术交流会，会期 4 天，交流学术论文 30 多篇。

1997 年 4 月 15 日，医院与曲靖地区医学会消化学分会联合举办曲靖地区消化学年会，曲靖地区各县及广西西林、贵州兴义等县医院内科医师共 40 多人参加。会议由曲靖地区医学会消化学分会会长、地区一院消化内科主任李开林和罗平县医院院长舒占坤共同主持。特邀昆明医学院附一院教授余曙光和昆明医学院附二院周宗斌教授到会进行消化专题学术报告。会期 4 天，交流学术论文 20 多篇。

1998 年 9 月，医院与曲靖市医学会麻醉学分会联合举办曲靖市麻醉学年会，曲靖市、县医院及驻曲厂矿医院麻醉科人员参加。年会由曲靖市第一人民医院副院长、市麻醉学会会长唐兴仁主任医师及医院院长舒占坤共同主持。特邀昆明医学院附一院麻醉科莫主任教授和昆明医学院附二院麻醉科文主任等专家到院指导。本次年会会期四天，交流学术论文 20 多篇。

2000 年 11 月，曲靖市医学会眼科学分会年会在医院举办，全市眼科、五官科医生、护士代表参加。会期 3 天，交流学术论文近 10 篇。医院眼科医生、护士全部参加本次学术会议。

2003 年 3 月，云南省麻醉学会、昆明市麻醉学会和医院联合举办麻醉学术研讨会，全省各地、州、市、县医院代表 200 多人参加。年会由省、市麻醉专家马主任、莫主任、文主任、唐主任和医院院长舒占坤共同主持。年会会期 5 天，交流学术论文 20 多篇，并将收集的 100 多篇麻醉学术论文编辑为论文集。

2005 年 2 月 27 日至 3 月 2 日，昆明医学院第一附属医院教授况铣、况应敏分别讲授良性前列腺诊断与药物治疗和休克的新认识及 ICU 病房的管理。3 月 17 日，卫生部医政司、中国护理研究院、护理中心巩玉秀处长、姚老师等 8 人到院指导护理工作。9 月 22 日，昆明市第一人民医院惠金明讲重症监护和医院可持续发展的举措。

2007 年，昆明市第一人民医院神经外科专家惠金明三次到医院，4 月 16 日讲授《神经内科、神经外科操作规程》，5 月 19 日讲授《脑保护剂的临床运用》、《高渗盐溶液对脑外伤及合并休克的治疗作用》，6 月 6 日讲授《肿瘤学科简介》。

2008 年，省级知名专家到医院开展大型讲课共 6 次，参加听课人员 2 千余人次，主要有：5 月 23 日，昆明市第一人民医院骨科主任李焕贵讲授《骨质疏松鉴定及治疗》，惠金明讲授《溶栓治疗的适应症》。6 月 13 日，惠金明讲授《急性呼吸窘迫综合征治疗和护理》。7 月 3 日，昆明市第一人民医院呼吸内科主任、云南省呼吸专家主任委员张家骝讲授《抗生素的临床运用》，马街、阿岗卫生院部分职工参加听课。7 月 4 日，昆明市第一人民医院妇产科主任王忠明讲授《盆腔炎性疾病的诊断与治疗》，麻醉科主任马国良讲授《加强医患沟通，改善医患关系》。

2009 年，省级知名专家到医院开展大型讲课共 3 次，参加听课人员 2 千余人次：7 月 1 日，惠金明讲授《癫痫病的诊断与治疗》（第一部分），7 月 15 日讲授（第二部分），第二期乡村医生培训班全体学员参加听课。8 月 29 日，省检查院、延安医院司法鉴定中心主任孙波讲授《医疗事故的防范》，全院职工和板桥、马街、阿岗卫生院部分职工参加听课。

2010 年，全国知名专家到医院开展大型讲课数次，参加听课人员 2 千余人次：1 月 8 日，昆明医学院第三附属医院、昆明市肿瘤医院急诊科、内科主任王存德讲授《恶性肿瘤规范化疗概论》。4 月 5 日至 10 日，舒占坤院长应中国医院协会邀请到北京参加全国百姓放心示范医院大讲堂讲课，内容为现代医院管理应注重流程管理，加强环节质量控制，形成规范的质量链管理。4 月底至年底，华中科技大学同济医学院教授金新政、张新平，武汉大学计算机学院、博士生导师、梁意文和博士生乐宇、许龙等到医院讲授远程处方点评计算机系统和演示。

附：医院人员参加学术交流活动简表。

年 月	姓名	地点及举办单位	学术内容	时间
1984 年 10 月	袁家礼	曲靖地区放射学会	放射学术交流	7 天
1984 年 10 月	李强虎	曲靖地区放射学会	放射学术交流	7 天

年 月	姓名	地点及举办单位	学 术 内 容	时间
1984 年 11 月	陈金石	昆明省医学会	心血管疾病学术交流	15 天
1984 年 11 月	周绍信	昆明省医学会	肝、胆、泌尿外科学术交流	15 天
1985 年 4 月	王绍芬	昆明、省护理学会	护理新技术学术交流	7 天
1985 年 6 月	王学斌	曲靖地区五官学会	五官学术专题交流	4 天
1985 年 6 月	徐金玉	昆明、省麻醉学会	麻醉学术专题交流	8 天
1985 年 9 月	陈金石	兴义、贵州儿科学会	儿科学术专题交流	10 天
1985 年 9 月	熊长先	兴义、贵州儿科学会	儿科学术专题交流	10 天
1985 年 9 月	凌 云	曲靖	地区护理学会 护理技术学术交流	15 天
1985 年 9 月	柏国兰	曲靖	地区护理学会 护理技术学术交流	15 天
1985 年 9 月	张孝莲	曲靖	地区护理学会 护理技术学术交流	15 天
1985 年 9 月	王绍芬	曲靖	地区护理学会 护理技术学术交流	15 天
1985 年 9 月	张庆芬	曲靖	地区护理学会 护理技术学术交流	15 天
1985 年 9 月	李梅玉	曲靖	地区护理学会 护理技术学术交流	15 天
1985 年 11 月	徐金玉	南宁	中华麻醉学会 麻醉学术讲座	7 天
1985 年 9 月	陈金石	兴义	儿科专题讲座	10 天
1985 年 9 月	熊长先	兴义	儿科专题讲座	10 天
1985 年 10 月	杨耀光	昆明市儿科学会	新生儿专题学术交流	7 天
1985 年 10 月	杨显和	昆明市儿科学会	新生儿专题学术交流	7 天
1985 年 10 月	赵 华	昆明市儿科学会	新生儿专题学术交流	7 天
1985 年 10 月	郭官翠	昆明市儿科学会	新生儿专题学术交流	7 天
1985 年 10 月	李彩仙	昆明市儿科学会	新生儿专题学术交流	7 天
1985 年 10 月	吴振义	昆明市儿科学会	新生儿专题学术交流	7 天
1985 年 11 月	陈金石	湛江	心血管疾病学术交流交流	10 天
1985 年 11 月	窦友轩	湛江	心血管疾病学术交流交流	10 天
1985 年 11 月	吴振义	建水省儿科学会	儿科学术研讨交流	10 天
1985 年 11 月	徐金玉	南宁中华麻醉学会	麻醉学术讲座交流	7 天
1985 年 10 月	杨跃先	昆明	昆明市儿童医院 新生儿专题讲座	7 天
1985 年 10 月	杨显和	昆明	昆明市儿童医院 新生儿专题讲座	7 天
1985 年 10 月	赵 华	昆明	昆明市儿童医院 新生儿专题讲座	7 天
1985 年 10 月	郭官翠	昆明	昆明市儿童医院 新生儿专题讲座	7 天
1985 年 10 月	李彩仙	昆明	昆明市儿童医院 新生儿专题讲座	7 天
1985 年 10 月	吴振义	昆明	昆明市儿童医院 新生儿专题讲座	7 天
1985 年 11 月	陈金石	湛江	心血管疾病专题讲座	10 天
1985 年 11 月	窦友轩	湛江	心血管疾病专题讲座	10 天
1985 年 11 月	吴振义	建水	省儿科学会 儿科专题讲座	10 天

年　月	姓名	地点及举办单位	学术内容	时间
1986 年 5 月	李定才	曲靖地区医学会	内儿科学术交流　论文《36 例蚕豆病临床分析》	4 天
1986 年 8 月	王学斌	昆明　昆医附一院	眼科学专题学术交流	10 天
1987 年 11 月	袁家礼	贵阳　西南放射学会	放射学术研讨会	10 天
1987 年 7 月	侯建书	罗平县医学会	论文《30 例腹外伤合并内脏损伤的护理观察》	2 天
1987 年 7 月	柏国兰	罗平县医学会	论文《护理配合挽救 11 例重症肺炎患儿呼吸心跳骤停的护理体会》	2 天
1988 年 5 月	周绍信	北京	骨科专题讲座学习	一月
1988 年 5 月	祝国华	北京	骨科专题讲座学习	一月
1988 年 5 月	李日学	昆明	传染病专题讲座学习	10 天
1988 年 5 月	张建萍	昆明　市儿童医院	儿科传染病学术交流	10 天
1988 年 5 月	陈祖德	昆明　市儿童医院	儿科传染病学术交流	10 天
1988 年 6 月	舒占坤	北京	神经外科专题学习	一月
1988 年 7 月	周美轩	桂林	妇产科学术交流	一月
1988 年 7 月	王菊芬	桂林	妇产科学术交流	一月
1988 年 6 月	李家庆	北京	神经外科专题学习	一月
1988 年 10 月	符泽涛	曲靖地区医院	大型输液经验交流	5 天
1988 年 12 月	叶亚怀	上海	外科医学会外科专题学术交流	15 天
1988 年 12 月	刘吉才	上海	外科医学会外科专题学术交流	15 天
1989 年 3 月	王建友	北京	中医学术交流	15 天
1989 年 3 月	高石柱	北京	中医学术交流	15 天
1989 年 6 月	陈祖德	昆明	省医学会、呼吸学会学术交流	7 天
1989 年 6 月	张稳柱	昆明	省医学会、呼吸学会学术交流	7 天
1989 年 7 月	汤利英	宣威	省眼科学会眼科学术交流	7 天
1989 年 8 月	张广俊	秦皇岛	中华口腔学会口腔学术交流	7 天
1989 年 10 月	杨福存	昆医附一院	颅脑外伤学术交流	3 天
1989 年 12 月	杜正祥	昆明	云南省放射学术年会交流	11 天
1990 年 5 月	徐金玉	西双版纳	省麻醉学会麻醉学术交流	
1990 年 5 月	叶亚怀	曲靖	地区医学会外科学分会学术交流	11 天
1990 年 5 月	周绍信	曲靖	地区医学会外科学术交流	11 天
1990 年 5 月	杨保安	曲靖	地区医学会外科学术交流	11 天
1990 年 5 月	李家庆	曲靖	地区医学会外科学术交流	11 天
1990 年 5 月	邱树玉	曲靖	地区医学会护理学分会护理学术交流	13 天
1990 年 5 月	侯建书	曲靖	地区医学会护理学分会护理学术交流	13 天
1990 年 5 月	王绍芬	曲靖	地区医学会护理学分会护理学术交流	13 天
1990 年 5 月	王楚玲	曲靖	地区医学会护理学分会护理学术交流	13 天

年　月	姓名	地点及举办单位	学　术　内　容	时间
1990 年 5 月	王官珍	曲靖	地区医学会妇产科学分会学术交流	11 天
1990 年 5 月	徐金玉	西双版纳	省麻醉学会　麻醉学术交流	
1990 年 6 月	孙桂芳	曲靖	地区医学会检验学分会术交流	11 天
1990 年 6 月	袁家礼	曲靖	地区医学会放射学分会学术交流	11 天
1990 年 6 月	王建友	曲靖　地区中医学会	中医学术交流	10 天
1990 年 6 月	杨凤英	曲靖　地区中医学会	中医学术交流	10 天
1990 年 6 月	周艳辉	曲靖　地区会计学会	会计学术交流	10 天
1990 年 6 月	汤利英	昆明　省五官学会	五官科学术交流	5 天
1990 年 8 月	袁家礼	昆明　省放射学会	放射学术交流	12 天
1990 年 8 月	李强虎	昆明　省放射学会	放射学术交流　论文《髋臼软骨病 X 线论断——附 20 例分析》	12 天
1990 年 11 月	田永波	昆明	省医学会心血管疾病学术交流	16 天
1991 年 4 月	孙桂芳	桂林	检验学术交流	14 天
1991 年 4 月	杨琼美	桂林	检验学术交流	14 天
1991 年 4 月	李美琼	桂林	护理学习学术交流	24 天
1991 年 4 月	毛琼仙	桂林	护理学习学术交流	24 天
1991 年 4 月	熊菊香	桂林	护理学习学术交流	24 天
1991 年 5 月	刘家丽	桂林	护理学习学术交流	19 天
1991 年 5 月	王菊莲	桂林	护理学习学术交流	19 天
1991 年 4 月	吴桂芬	昆明、畹町	省卫生厅、财政厅　财务、统计学习及交流	20 天
1991 年 4 月	宋翠芬	昆明、畹町	省卫生厅、财政厅　财务、统计学习及交流	20 天
1991 年 4 月	徐学英	昆明、畹町	省卫生厅、财政厅　财务、统计学习及交流	20 天
1991 年 4 月	杨蕊	昆明、畹町	省卫生厅、财政厅　财务、统计学习及交流	20 天
1991 年 4 月	卢家芬	昆明、畹町	省卫生厅、财政厅　财务、统计学习及交流	20 天
1991 年 6 月	陈柏林	昆明、瑞丽	省卫生厅、财政厅　财务、统计学习及交流	20 天
1991 年 6 月	李锡翠	昆明、瑞丽	省卫生厅、财政厅　财务、统计学习及交流	20 天
1991 年 6 月	王崇芬	昆明、瑞丽	省卫生厅、财政厅　财务、统计学习及交流	20 天
1991 年 6 月	彭家芬	昆明、瑞丽	省卫生厅、财政厅　财务、统计学习及交流	20 天
1991 年 6 月	周艳辉	昆明、瑞丽	省卫生厅、财政厅　财务、统计学习及交流	20 天
1991 年 9 月	吴振义	昆明	省消化学会消化学发展学术研讨交流	12 天
1991 年 9 月	杜梅	昆明	消消化学会消化学发展学术研讨交流	12 天
1991 年 9 月	张建萍	昆明	消化学会消化学发展学术研讨交流	12 天
1991 年 9 月	李玉兰	昆明	消化学会消化学发展学术研讨交流	12 天
1991 年 9 月	李强虎	景洪	省放射学会学术交流　论文《单纯性先天性肩胛骨畸形一例报导》	18 天
1991 年 10 月	杜正祥	曲靖　地区放射学会	放射技术学术交流	17 天

年　月	姓名	地点及举办单位	学　术　内　容	时间
1991 年 10 月	张良华	曲靖　地区放射学会	放射技术学术交流	17 天
1992 年 2 月	杨凤英	昆明　省中医学会	民间民族中医药交流	3 天
1992 年 5 月	吴振义	重庆　西南五省医学会	消化系统学术交流　论文《得乐冲剂和雷尼替丁临床治疗十二指肠溃疡疗效观察》	7 天
1992 年 5 月	杜　梅	重庆　西南五省医学会	消化系统学术交流　论文《得乐冲剂和雷尼替丁临床治疗十二指肠溃疡疗效观察》	7 天
1992 年 5 月	侯建书	曲靖　地区护理学会	护理技术学术交流　论文《如何做一个合格的护士》	4 天
1992 年 10 月	孙桂芳	重庆　西南医学会	检验学术交流　论文《关于谷丙转氨酶全国推荐法的临床应用体会》	
1993 年 7 月	陈金石	昆明　省医学会	临床医学交流　论文《复肝康治疗 II 型慢性肝炎疗效分析》	5 天
1993 年 11 月	王建友	曲靖　地区中医学会	中医学术交流	5 天
1993 年 9 月	王建友	昆明　省中医学会	中医学术交流　论文《膈下逐瘀汤治疗胃溃疡》	
1994 年 6 月	李定才	昆明　省儿科学会	儿科学术交流　论文《张力带固定治疗佝偻病肋外翻 120 例报告》	
1994 年 9 月	袁长生	昆明	昆医附一院　皮肤及美容学术	3 天
1994 年 10 月	郭静清	曲靖　地区麻醉学会	麻醉学术交流　论文《硬膜外麻醉致呼吸肌麻痹一例报告》	
1995 年 5 月	李定才张建萍	昆明　全国儿科学会	儿科学术交流　论文《中毒菌 56 例临床分析》	4 天
1995 年 5 月	徐金玉	曲靖　地区麻醉学会	麻醉学术交流　论文《氨胺酮麻醉引起呼吸抑制一例挽救体会》	3 天
1995 年 5 月	徐金玉	曲靖　地区麻醉学会	麻醉学术交流　论文《神经安定镇痛术配合局麻用于 22 例颅脑手术的体会》	4 天
1995 年 6 月	李强虎	曲靖　地区放射学会	放射学术交流　论文《低张静脉尿路造新方法及效果分析》	5 天
1995 年 6 月	李强虎	曲靖　地区放射学会	放射学术交流　论文《右肱骨头发育不全一例报告》	5 天
1995 年 8 月	郭静清	曲靖	地区麻醉学会　麻醉学术专题	4 天
1995 年 11 月	陈　平	曲靖　地区护理学会	护理学术交流　论文《剖腹产新生儿窒息抢救体会》	4 天
1995 年 11 月	侯建书	曲靖　地区护理学会	护理学术交流　论文《浅谈护理部在护理管理中的基本思路》	4 天
1995 年 6 月	杜正祥	曲靖　地区放射学会	放射学术交流会	5 天
1995 年 5 月	郭静清	曲靖　地区麻醉学会	麻醉学术交流会	4 天
1996 年 10 月	舒占坤	昆明　昆明市外伤、麻醉创伤学会	外伤、麻醉学术交流　论文《28 例急性十二指肠溃疡大出血的外科治疗分析》	
1996 年 10 月	舒占坤	昆明　昆明市外伤、麻醉创伤学会	外伤、麻醉学术交流　论文《外伤性颅内血肿 38 例报告》	
1996 年 10 月	舒占坤	昆明　昆明市外伤、麻醉创伤学会	外伤、麻醉学术交流　论文《脑血管造影三例临床体会》	

年　月	姓名	地点及举办单位	学　术　内　容	时间
1996 年 8 月	李定才	中华儿科学会	儿科学术交流　论文《诺静滴液致新生儿上消化道大出血》	
1996 年 8 月	徐金玉	昆明　昆明市麻醉学会	麻醉学术交流　论文《手术中突发心源性休克、肺水肿一例报告》	
1996 年 10 月	徐金玉	曲靖　市麻醉学会	麻醉学术交流　论文《硬膜外麻醉下行胆囊修补、静脉麻黄碱诱发心律失常一例报告》	
1996 年 8 月	徐金玉	昆明　昆明市麻醉学会	麻醉学术交流　论文《氯胺酮麻醉无效一例报告》	
1996 年 6 月	王　波	昆明　昆医附一院	心内科学术交流会　心律失常学术交流	
1997 年 11 月	王　波	昆明　省医学会心血管分会	心务管学术交流、心血管疾病	
1997 年 8 月	徐金玉	曲靖　市麻醉学会	麻醉学术交流　论文《术后持续硬膜外镇痛 25 例体会》	
1997 年 11 月	王学斌	中华眼科学会	眼科学术交流　论文《白内障摘除术后有关眼睫状体炎的临床探讨》	
1997 年 6 月	郑艳琼	曲靖　市医学会、消化学分会	消化学术交流　论文《慢性糜烂性胃炎 124 例分析》	
1997 年 4 月	李强虎	曲靖　市放射学会	放射学术交流　论文《骨斑点症一例报告》	
1997 年 4 月	李强虎	曲靖　市放射学会	放射学术交流　论文《放射科暗室照明的安全连动装置》	
1998 年 6 月	王　波	昆明　中华急诊学会	急诊学术交流　论文《50 例敌敌畏中毒的诊治经验》	
1998 年 7 月	陈　平	北京	全国护理知识更新提高班及论文交流会;《1 例腹腔多脏器及膈肌损伤的手术配合》	10 天
1998 年 7 月	陈黎明	北京	全国护理知识更新提高班及论文交流会;《服毒自杀患者的心态分析及心理护理》	10 天
1998 年 10 月	舒占坤	昆明　中华医学会、省神经学外科分会	神经外科学术交流　论文《外伤性颅内血肿 38 例报告》	
1998 年 10 月	付同玲	昆明　中华医学会、内科学分会	内科学术交流　论文《谈谈老年人心理特点及其护理》	
1998 年 5 月	李美琼	昆明　中华护理学会	护理学术交流　论文《胎心监护仪对胎儿宫内窘迫 28 例的观察》	
1998 年 10 月	郑艳波	曲靖　市医学会、消化学分会	消化学术交流　论文《洛赛克治疗上消化道出血 24 例观察》	
1998 年 12 月	侯建书	昆明　省护理学会	护理学术交流　论文《健全护理质量标准、提高护理质量》	
1998 年 8 月	张春权	中华医药管理协会	管理学术交流　论文《县级医院计算机管理发展途径浅析》	
1999 年 10 月	舒占坤	曲靖　市卫生局	卫生系统政策研讨交流会　论文《再谈职业首选建设的有效途径》	
1999 年 10 月	舒占坤	曲靖　市卫生局	卫生系统政策研讨交流会　论文《论医德医风与规章制度的统一》	
1999 年 8 月	陈书莲	昆明　中华护理学会	护理学术交流　论文《外伤性颅内血肿急诊手术的护理配合》	

年　月	姓名	地点及举办单位	学　术　内　容	时间
1999 年 7 月	周玉萍	曲靖　市医学会、消化学分会	消化学术交流　论文《胃镜下止血对胃出血的临床运用价值》	
1999 年 7 月	周玉萍	曲靖　市医学会、消化学分会	消化学术交流　论文《月经期精神运动性癫痫 1 例临床分析》	
1999 年 4 月	李强虎	曲靖　市放射学会	放射学术交流　论文《对称性尺桡骨近段骨连接畸形一例报告》	
2000 年 4 月	熊长先	曲靖	市一院　传染病学术交流	7 天
2000 年 5 月	熊长先	昆明	省结核病院　结核病科研学术交流	10 天
2000 年 5 月	舒占坤	世界华人交流协会、世界文化艺术研究中心、美国海外艺术家协会	国际医学交流协会交流　论文《术后早期肠梗阻及治疗策略》	
2000 年 10 月	舒占坤	德、韩、澳第五届中西医优秀成果交流会研讨会	国际医学交流　论文《施行 28 例肝内胆管结石并化脓性胆管炎的诊治法》	
2000 年 9 月	张春权	中华人才开发促进会	全国医学信息与信息学术交流　论文《中、小型医院计算机管理网络系统建设的难点及实现》	
2000 年 12 月	史林芝	昆明　省护理学会	护理学术交流　论文《新生儿黄疸兰光治疗（附 57 例）临床护理体会》	
2000 年 10 月	张学美	昆明　省医学会、妇产科学分会	妇产科学术交流　论文《52 例新式剖宫产临床观察及探讨》	
2000 年 10 月	张学美	昆明　省医学会、妇产科学分会	妇产科学术交流　论文《尿潴留误诊为巨大卵巢囊肿 1 例报告》	
2000 年 7 月	徐金玉	昆明　省麻醉学会	麻醉学术交流　论文《异丙本分静脉复合麻醉在急诊开颅手术中的应用》	
2000 年 11 月	雷红玲	曲靖　市护理学会	护理学术交流　论文《糖尿病并发青光眼的护理》	
2000 年 11 月	邱树玉	曲靖　市护理学会	护理学术交流　论文《静脉穿刺时不宜紧握拳》	
2000 年 6 月	李来坤	昆明　省五官学会	五官学术交流　论文《微波治疗鼻腔疾病 208 例观察》	
2000 年 10 月	陈桂玲	昆明　省医学会	全国彩超研讨交流　论文《B 超诊断肾积水输尿管扩张并息肉一例报告》	
2000 年 10 月	李强虎	曲靖　市放射学会	放射学术交流　论文《马蹄肾一例报告》	
2000 年 11 月	盛云惠	曲靖　市护理学会	护理学术交流　论文《浅谈烧伤病人的护理配合》	
2001 年 11 月	舒占坤	曲靖　市科学技术协会	科技学术交流　论文《术后早期肠梗阻及治疗策略》	
2001 年 11 月	舒占坤	曲靖　市科学技术协会	科技学术交流　论文《小切口胆囊切除胆总管探查术（附 135 例）报告》	
2001 年 11 月	王艳丽	曲靖　市护理学会	护理学术交流　论文《一例情绪障碍致尿潴留的护理体会》	
2001 年 11 月	陈书莲	曲靖　市护理学会	护理学术交流　论文《腰椎间盘突出术中的护理配合》	
2001 年 11 月	雷红玲	曲靖　市护理学会	护理学术交流　论文《眼科药室的管理》	
2001 年 10 月	周玉萍	昆明　省医学会	全国彩超研讨会交流　论文《彩色多普勒超声对睾丸扭转的临床诊断价值》	

年　月	姓名	地点及举办单位	学　术　内　容	时间
2001 年 8 月	张柱生		全军消化性溃疡疾病学术交流	
2002 年 7 月	念卫红	昆明　省消化学会	消化、疑难和少见病学术交流	8 天
2002 年 5 月	席　燕	昆明　省护理学会	护理学术交流　论文《应用整体护理中的沟通技巧处理护患关系》	
2002 年 5 月	史林芝	当代护士编辑部、20 次全国护理学术交流大会	护理学术交流　论文《小儿高热惊厥的临床护理体会》	
2002 年 5 月	王艳丽	昆明　省护理学会	护理学术交流　论文《86 例伤寒病人的健康教育体会》	
2003 年 9 月	陈黎明	昆明　中华护理学会	护理学术交流　论文《服药自杀患者心态分析及心理护理》	
2003 年 10 月	陈黎明 唐昕明	曲靖　市护理学会	护理学术交流　论文《INMA－Ⅱ静脉留置针的临床应用》	
2003 年 10 月	陈黎明 唐昕明	曲靖　市护理学会	护理学术交流　论文《血液磁化疗法的临床应用与护理》	
2003 年 9 月	王艳丽	昆明　中华护理学会	护理学术交流　论文《25 例乙型慢性肝炎病人的舒适护理尝试》	
2004 年 10 月	陈　平	曲靖　市护理学会	护理学术交流　论文《重型颅脑损伤病人并发症的预防及护理》	3 天
2004 年 10 月	张保芬	曲靖　市护理学会	护理学术交流　论文《浅谈热源的产生与预防措施》	3 天
2004 年 10 月	史林芝	曲靖　市护理学会	护理学术交流　论文《静脉输液临床小经验》	3 天
2004 年 8 月	宋光毕	曲靖　市放射学会	放射学术交流　论文《低伤 MR 对心脏大血管疾病的诊断》	3 天
2004 年 7 月	舒占坤	昆明　省卫生厅	政研会第六次年会学术交流　论文《加强思想政治工作,以诚信服务为本,靠优质服务促医院发展》	4 天
2004 年 4 月	王艳丽	昆明　省卫生厅	新生儿窒息学术交流	6 天
2004 年 10 月	李强虎	昆明　省放射学会	放射学术交流　论文《儿童股骨头缺血坏死的早期 X 线诊断－附 20 例分析》	
2004 年 8 月	李强虎	曲靖　市放射学会	放射学术交流　论文《肺软骨瘤一例报告》	
2004 年 8 月	李强虎	曲靖　市放射学会	放射学术交流　论文《计算机 X 线成像的临床应用体会》	
2004 年 10 月	宋光毕	昆明　省放射学会	放射学术交流　论文《X 线平片对腰椎病的诊断价值》	
2004 年 10 月	纪杏莲 吴文华	昆明　中华护理学会	护理学术交流　论文《一例静脉滴注青霉素发生过敏反映的护理》	
2004 年 6 月	刘基建	昆明　省卫生厅	心脏学术论坛	10 天
2004 年 10 月	阮政祥	曲靖　市五官学会	耳鼻喉专科交流	6 天
2005 年 6 月	舒占坤	曲靖　市委、市政府	全市保持共产党员先进性教育活动宣讲团交流《履行神圣职责,做人民健康的忠诚卫士》	10 天
2005 年 6 月	徐金玉	昆明　省麻醉学会	麻醉学术交流　论文《瑞芬太尼在全麻维持中的不良反应》	
2005 年 4 月	黄　羽	昆明　昆医附一院	神经外科学术	5 天

年　月	姓名	地点及举办单位	学　术　内　容	时间
2005 年 4 月	王菊芬	曲靖　市妇幼医院	危急孕产妇学术交流	4 天
2005 年 7 月	王爱国	曲靖　省泌尿学会	泌尿技术学术交流	6 天
2005 年 9 月	念卫红	曲靖　市一院	分泌学术交流	5 天
2005 年 9 月	张柱生	曲靖　市一院	分泌学术交流	5 天
2006 年 8 月	李来坤	昆明　省五官学会	省第八届一次学术交流　论文《微波电凝在青少年鼻中隔粘膜出血中的运用》	5 天
2006 年 8 月	李来坤	昆明　省五官学会	省第八届一次学术交流　论文《咽角化症并滴虫感染一例报告》	5 天
2006 年 10 月	李美琼	昆明　中华护理学会	全国护理管理护理学术交流　论文《浅谈开展整体护理、加强护患沟通》	7 天
2006 年 10 月	余雄武	曲靖　市医学会	医疗事故防范与处理研讨会	4 天
2006 年 10 月	袁家礼	曲靖　市医学会	医疗事故防范与处理研讨会	4 天
2006 年 10 月	陈平	曲靖　市医学会	医疗事故防范与处理研讨会	4 天
2006 年 10 月	王菊芬	北京　中华妇产科学会	妇产科主治医师学术交流会	6 天
2006 年 5 月	郭静清	曲靖　市放射学会	影像专业学术交流会	5 天
2006 年 10 月	陈平	曲靖	曲靖护理学会　护理质量控制学术交流	4 天
2006 年 10 月	张保芬	曲靖	曲靖护理协会　护理质量控制学术交流	4 天
2006 年 10 月	陈书连	曲靖	曲靖护理协会　护理质量控制学术交流	4 天
2006 年 10 月	盛云惠	曲靖	曲靖护理协会　护理质量控制学术交流	4 天
2006 年 11 月	陈平	曲靖	曲靖市医学会　正确处理医疗事故学术研讨会	3 天
2006 年 11 月	余雄武	曲靖	曲靖市医学会　正确处理医疗事故学术研讨会	3 天
2006 年 11 月	袁家礼	曲靖	曲靖市医学会　正确处理医疗事故学术研讨会	3 天
2006 年 5 月	李强虎	曲靖　市放射学会	影像专业学术交流会	5 天
2006 年 12 月	黄羽	昆明　省神经外科学会	神经外科学术交流	4 天
2006 年 9 月	王学斌	文山　省五官学会	耳鼻喉学术交流	5 天
2006 年 9 月	彭柏雁	文山　省五官学会	耳鼻喉学术交流	5 天
2006 年 8 月	王菊芬	曲靖　妇产科学会	妇产科学术年会交流	4 天
2006 年 8 月	袁木兰	曲靖　妇产科学会	妇产科学术年会交流	4 天
2006 年 2 月	陈培芳	昆明　省一院	小儿疾病诊治新进展学习班	5 天
2006 年 2 月	董卫芸	昆明　省一院	小儿疾病诊治新进展学习班	5 天
2006 年 2 月	晏学德	昆明　省一院	小儿疾病诊治新进展学习班	5 天
2006 年 4 月	王官珍	昆明　省传染病院	艾滋病防治学习班	4 天
2006 年 3 月	徐金玉	曲靖　市一院	麻醉新技术学习	20 天
2006 年 4 月	刘艳玲	曲靖　市一院	麻醉 ICU 学习	11 天
2006 年 6 月	郑艳琼	北京	内窥镜下治疗胃溃疡学术交流	10 天
2006 年 11 月	陈平	曲靖　市医学会	正确处理医疗事故学术交流	3 天

年　月	姓名	地点及举办单位	学　术　内　容	时间
2006 年 11 月	袁家礼	曲靖　市医学会	正确处理医疗事故学术交流	3 天
2006 年 11 月	李虹道	曲靖　市医学会	正确处理医疗事故学术交流	3 天
2006 年 12 月	黄　羽	昆明	省第七届神外学会	4 天
2007 年 4 月	段雨生	曲靖	曲靖市检验学会学术交流	2 天
2007 年 4 月	赵友奎	曲靖	曲靖市检验学会学术交流	2 天
2007 年 6 月	李强虎	昆明	云南省九届一次放射学术会议　论文入选	3 天
2008 年 1 月	陈　平	曲靖	曲靖市护理学会年会及学术讨论;《换位思考在护患交流中的作用》	4 天
2008 年 4 月	陈　平	曲靖	曲靖市医学会医院感染管理专业委员会暨学术会首届会议	4 天
2008 年 4 月	陈书连	曲靖	曲靖市医学会　医院感染管理专业委员会暨学术会首届会议	4 天
2008 年 4 月	陈冬梅	曲靖	曲靖市医学会　医院感染管理专业委员会暨学术会首届会议	4 天
2008 年 5 月	舒占坤	昆明	省卫生厅医院管理年活动舒占坤以《改革是动力、创新是关键、服务是宗旨、发展是目的》为题作交流发言	3 天
2008 年 5 月	赵友奎	曲靖	曲靖检验学会学术交流	2 天
2008 年 5 月	刘翠玲	昆明	昆医附一院学术交流	2 天
2008 年 7 月	舒占坤	曲靖	曲靖市卫生局　曲靖市医改现场会在罗平举办,舒占坤作交流发言《齐心协力搞改革,一心一意谋发展》	2 天
2009 年 6 月	陈　平	宣威	曲靖院感专业委员会第一届二次年会学术交流	1 月
2009 年 6 月	史林芝	宣威	曲靖院感专业委员会第一届二次年会学术交流	1 月
2009 年 6 月	袁　媛	宣威	曲靖院感专业委员会第一届二次年会学术交流	1 月
2009 年 7 月	黄树芬	曲靖	曲靖一院　康复医学学术交流	5 天
2009 年 7 月	王红云	曲靖	曲靖一院神经内科学术交流	5 天
2010 年 1 月	陈　平	曲靖	曲靖护理学会　学术交流年会	4 天
2010 年 1 月	邓海滨	曲靖	曲靖护理学会　学术交流年会	4 天
2010 年 1 月	陈　丽	曲靖	曲靖护理学会　学术交流年会	4 天
2010 年 1 月	李　红	曲靖	曲靖护理学会　学术交流年会	4 天
2010 年 9 月	陈　平	曲靖	曲靖市一院　院感控制管理学术交流年会	4 天
2010 年 9 月	保建强	曲靖	曲靖市一院院感控制管理学习学术交流年会	4 天
2010 年 9 月	陈书莲	曲靖	曲靖市一院　院感控制管理学术交流年会	4 天
2010 年 9 月	邓海滨	曲靖	曲靖市一院　院感控制管理学术交流年会	4 天
2010 年 9 月	袁　媛	曲靖	曲靖市一院　院感控制管理学术交流年会	4 天

三、论　文

　　1959 年，为向国庆十周年献礼，开展了新项目及学术论坛，当时的学术论文较为简单，多为疗效简介。如本县草医庞兴荣，积累了祖传三代的经验，发明了活药泥剂（加酒），用来治疗骨伤科病人有相当的疗效。该方剂和简介列入向国庆十周年献礼的小论文。

　　酒精注射治疗腰痛背痛，只有简要的记录和药水配制：无水酒精 90ml 加 2% 普鲁卡因至 100ml 混合而成，在痛点部位先局麻，再注射药液，剂量 0.5 – 1ml，深度为 2 – 3cm。

　　防治麻疹的建议。当时没有预防麻疹的疫苗，有钱人购买胎盘球蛋白、丙种球蛋白注射，但药品极少，价格昂贵，不易保存（当时无冰箱类），时间性强，不能大量生产和使用。郭云丰医生查阅了大量的文献，结合他个人的经验，建议用成人全血来预防麻疹。注射对象为半岁以上小孩，特别 1 – 3 岁的小孩应该人人注射。全血用父母及亲属的静脉血，血量为小孩年龄 × 8ml 计算。如当地流行麻疹，可在半月至 1 月内再注射第二次或第三次。

　　改造"三溴合剂、巴甫洛夫合剂、普鲁卡因合剂"，增强口感。

　　有的仅为病例报告。如中医罗心斋撰写的两篇：

中药治愈急性阑尾炎的病例报告

　　张恒光，男，24 岁，在商业局工作，于 59 年 11 月 18 日入院，患者于 17 日突然腹中绞痛，经大会医务室用镇静剂后 18 日仍然疼痛不止乃入院医治。入院后经西医详细诊断，根据症状确定为急性阑尾声炎，原拟开刀抢救，继经中西医会诊，决定先服中药一剂如不见效，次日再动手术。意见统一后，即由中医诊断：诊得患者脉洪较有力，舌干燥口渴，历肋下绞痛，拒按，确定为小肠热痛，当晚用"金铃子散"加味一剂，19 日疼痛减轻，续用上方加减病势大减，能进食，20 日又服一剂后，只感行路时，右足不敢过于用力，如用力过重则徽有疼痛，22 日转为腹泻，又服五岑散加味二剂 24、25、26 连服调理药三剂，即痊愈出院。

中药治愈静脉管发炎的病例报告

　　患者方克达，男，24 岁，在龙王庙水库工作。

　　住院治疗，据说他这病已有数年之久，曾经去过昆明医治，但无效果，本年度更觉严重，两小腿呈乌黑色，肤胀肉硬，两足麻木不仁，厥冷，住院后，经西医诊断为静脉管发炎，用西药治疗，无大进展，遂改服中药，诊断后确定为寒湿久滞经络血液凝注，阳虚不能运行之病，从 59 年 11 月 10 日起服中药：

　　处方：附片一钱 川乌一钱 干姜五钱 细辛六钱 桂枝五钱 牛夕四钱 秦艽四钱 川芎三钱

　　独活三钱 茯苓五钱 甘草三分

　　连服上述 18 剂即痊愈出院。

　　罗平县第二人民医院门诊部集体署名的《针灸治疗脑震荡及中风的疗效观察》一文，基本符合论文体例。

　　脑部疾患的病人，在过去治疗这类的病是比较困难的，一般的疗程比较长，或是由于无特效的治疗而造成死亡。

　　自从贯彻了党的中医中药政策后，在党的正确领导下，提高了思想，批判了过去轻视中医中药的错误思想，为了更好更快更多的继承发扬和整理祖国的医学遗产，在医院党支部的领导下，掀起了学习针灸的高潮，并开展了针灸这门科学，使它能更多更快更省的服务生产、服务社会主义建设。在短短的半年中，应用针灸治疗或针灸配合其他方法治疗疾病的 200 多例病例中，大部分收效很好，也令人满意，其中关于针灸治疗脑部疾病及中风病例效果出奇，故而将其病例整理如下：

病例一：宋××，男，4 岁，罗平县罗雄公社松毛山村，患儿于 59 年 8 月 29 上午 8 时来我院门诊急诊求医。

代诉（其母）：患儿因 8 月 28 日夜间因不慎从床上倒落地，今明两天到天快明时（约 5 时左右）患儿已处于昏迷状态及出现抽搐现象。

查体：体温 37.4℃，急性重病容、面色苍白，发育营养中等，脉快而弱，呼吸浅而慢，心音较弱，肺在右肺第三、四肋间闻到细湿性罗间，腹正常，神精症状：布新斯基诊（一）克尼格氏诊阳性，巴淋期基诊弱阳性，口输肌及肌挛痉，血象未检，其他无异常发现。

印象：脑部振

处理：1. 首先注射可拉明 1/3 支

2. 针灸：人中针、合谷针（双侧）百会（灸）用艾叶灸 30 分钟。

情况：自针灸后半小时左右，患儿开始好转，会说话，叫妈要水吃，到 1 小时后患儿完全清楚如常而回家。

患儿初来时情况比较危险，其母亲认为不能医治，连小孩都不敢抱，针灸时还是我院护士抱着患儿做，当患儿经过针灸后好转，其母喜出望外的来抱着患儿，回家时儿次的感谢医院救了他的小孩。

病例二：李斌存，男性，5 岁，罗雄公社新村人，患儿于 59 年 9 月 2 日，10 30/AM 来我院门诊急诊。

代诉：患儿于上午 8AM 左右突然发生昏迷，不知人事，发病前一切正常，无任何疾病。

查体：体温正常，脉正常，呼吸粗，心音稍弱，急性重病容，面色稍黄，血象未检，其他无异常发现。

中医检查：脉沉而弱

印象：1. 昏厥 2. 中风

处理：针灸，人中、足三里（双侧）灸百会穴 30 分钟。

情况：患儿在治疗半小时后开始逐渐好转，慢慢即吃水说话，至小中午 12 时即完全恢复正常回家。

成立学会后，由学会组织的各种学术交流活动调动了医院医务人员撰写论文的积极性，部分论文在各级报刊上发表，部分参加各种学术交流，论文质量逐步提高。院领导带头撰写论文，院长舒占坤发表的论文最多。

2005 年，仅在在国家级刊物上发表论文 14 篇，其中院长舒占坤 6 篇，《腹腔镜胆囊摘除术中困难问题的研究附 16 例报告》、《胆石症并发胰腺炎的治疗对策与效果分析》刊登于《中华综合临床医学杂志》2005 年 1 月第 7 卷第 1 期；《新时期护理工作要强化以人为本、实施人文关怀的思考》发表于《中华综合临床医学杂志》2005 年 6 月第 3 卷第 6 期；《建筑性、交通性多必伤中伴颅脑损伤 166 例临床分析》发表于《中国医药指南》2005 年 6 月第 3 卷第 6 期；《对医院危机与风险管理的思考》刊登于《发现》杂志 2005 年增刊（下）。副院长余雄武一篇，《急性脑血管疾病诊治与预防探讨》刊登于《中华综合临床医学杂志》2005 年 8 月第 7 卷第 8 期。护理部主任陈萍《1 例腹腔多脏器及膈肌损伤的手术配合》发表在《中国医药指南》2005 年 6 月第三卷第 6 期。麻醉科陈书莲两篇，《1 例左下肢严重损伤并失血性休克的抢救与配合》发表于《中国医药指南》2005 年 6 月第 3 卷第 6 期；《电视腹腔镜下胆囊切除术的手术配合》发表于《中国实用医学研究杂志》2005 年 4 月第 4 卷第 2 期。内二科陈黎明、唐昕明的论文《高血压病非药物治疗措施》发表于《武汉大学学报（医学版）》2005 年第二十六卷。

2006 年统计 13 篇,其中院长舒占坤 4 篇《Mirizzi 综合征诊治分析》发表于《中华综合临床医学杂志》2006 年第一期,《46 例老年急性结石胆囊炎的治疗分析》发表于《中华综合临床医学杂志》2006 年第一期,《110 例 CT 扫描动态观察急性外伤性颅内出血的临床分析》发表于《中华综合临床医学杂志》2006 年第 2 月第 8 卷第 2 期,《新时期护理服务人性化的探讨》发表于《中华临床医药与护理》2006 年 6 月第 4 卷第 6 期。院长舒占坤、肝胆科顾锋 1 篇《腹腔镜胆囊摘除术并发症防范的分析》被评为"曲靖市科协第三届优秀学术论文"三等奖。护理部主任陈萍 1 篇《一例脊髓损伤病人的护理》发表于《中华临床医药与护理》2006 年第 1 期。外三科周宓 1 篇《手术前后处理对减轻痔术后疼痛的观察》发表于《中国肛肠病杂志》2005 年 11 月第 25 卷第 11 期。外三科周宓、邓海滨、段雪芬论文 1 篇《痔注射及手术后发生肛管狭窄的治疗体会》发表于《中华实用医药杂志》2006 年 7 月第 6 卷第 13 期。耳鼻喉科李来坤 2 篇《微波电凝在青少年鼻中隔黏膜糜烂性出血中的应用》在"云南省第八届一次耳鼻咽喉头颈外科学术会议"录用,并交流,《咽角化症并滴虫感染一例报告》在"云南省第八届一次耳鼻喉头颈外科学术会议"录用。内二科徐二桃 1 篇《甘露醇性静脉炎的防治及护理》发表于《中华临床护理研究杂志》2006 年 1 月第 11 卷。妇产科李美琼 1 篇《浅谈开展整体护理、加强护患沟通》2006 年 10 月在全国护理管理、护理学术会议上交流并录用。手术室陈书莲 1 篇《手术室护士长的管理作用》发表于《中华药学与临床》2006 年 10 月第二卷第 10 期。

2007 年统计 16 篇,其中院长舒占坤 2 篇《谈牢固树立"一切以病人为中心"努力构建和谐护患关系》刊登于《中华临床医药与护理》2007 年 6 月第 5 卷第 6 期,《论医德医风建设与构建和谐医患关系》发表于《中华医学临床杂志》2007 年 5 月第 5 卷第 5 期。护理部主任陈萍 1 篇《"急危重新生儿家属心理需求及对策"摘要》发表于《中华临床医药与护理》。小儿科、内三科李定才 7 篇《樟脑丸致新生儿病理性黄疸 43 例临床分析》刊登于《中国新医学论坛》2007 年 10 月第 10 期,《新生儿急性消化道出血 48 例临床分析》刊登于《中国新医学论坛》2007 年 9 月第 9 期,《隐匿性中毒 38 例临床报告》刊登于《中国保健医学杂志》2007 年 15 卷 18 期,《挑担式张力带固定治疗佝偻病鸡胸 26 例体会》刊登于《中国保健医学杂志》2007 第 15 卷 16 期,《孕妇一氧化碳中毒致婴幼儿先天性脑瘫 4 例报告》刊登于《中国社区医师》2007 年 9 卷 172 期,《小儿 475 中毒病例临床分析》刊登于《中国社区医师杂志》2007 年 11 月 174 期 9 卷,《CT 影像疑诊诱导下肺结核病人的治疗及预后的探讨》刊登于《中国新医学论坛》2007 年 11 月 (7)、11、19 页。放射科李强虎 4 篇《乳腺癌 50 例钼靶 CR 诊断分析》发表于《中国社区医师》2007 年 11 月总第 174 期 (总第 9 卷),《囊肿型肾钙乳 1 例》发表于《中华现代影像学杂志》2007 年 7 月,《肺泡蛋白沉着症 1 例》发表于《中华现代影像学杂志》2007 年 6 月,《多发性骨软骨瘤病一例报告》被"云南省第九届一次放射学学术会议"录用,2007.6.18。眼科主任田永波 1 篇《视网膜震荡与挫伤的治疗探讨》发表于《中华现代眼耳鼻喉科杂志》2007 年 6 月第 4 卷第 3 期。麻醉科陈书莲 1 篇《人工髋关节置换术的手术配合》发表于《中外临床医学杂志》2007 年 9 月第 7 卷第 9 期。

2008 年统计 11 篇,院长舒占坤 1 篇《在整体护理中全方位融入人性化护理—现代护理模式的探讨》发表于《中华医学临床杂志》2008 年 6 月第 6 卷第 3 期。副院长李虹道 1 篇《68 例患者直立倾斜试验在不明原因……》发表于《中国保健杂志》2008 年第 8 期。护理部主任陈萍 1 篇《换位思考在护患交流中的应用》发表于《中国实用医学临床研究》2008 年度第 3 期。内一科念卫红 3 篇《生长抑素用于急性胰腺炎的治疗体会》发表于《中国保健》杂志医学研究版 2008 年 1 月第 2 期,《一氧化碳中毒临床治疗体会》发表于《中国医药指南》2008 年 2 月第 6 卷第 2 期,《肺泡蛋白沉积症 1 例》发表于《医学创新研究》2008 年 3 月第 8 期。中医科黄树芬 2 篇"综合疗法治疗腰椎间盘突出症 164 例"刊登于《云南中医中药杂志》2008 年第 7 期,《中医"辨证论治"与西医"辩病治疗"》刊登于《中国社区医师》2008 年 9 月总第 195 期 (总第 10 卷)。外三科周宓 1 篇《MEBO 治疗重症药疹的体会》发表于《中国烧伤创疡杂志》2008 年 5 月第 20 卷第 2 期。CT、MRI 室宋光毕、郭静清、陈红玲撰写论文 1 篇《更新医学影像资料存贮介质的思考》发表于《临床放射学杂志》2008 年 5 月。麻醉科陈书莲 1 篇《1 例全身多处刀伤并肺穿通伤的手术配合》发表于《中国现代临床医学》2008 年 3 月第 7 卷第 3 期。

2009 年统计 13 篇，院长舒占坤和副院长李虹道、CT 室主任郭静清合作一篇《CTA 应用在急性脑梗死超早期静脉溶栓中 2 例报告》刊登于《中国实用医学临床研究》2009 年 2 月第五卷。院长舒占坤独立 2 篇《昆明市石林县农村中老年居民心血管病危险因素及其聚集性研究》发表于《中国慢性病预防与控制》2009 年 10 月第 17 卷第 5 期，《云南省农村不同名族高血压患病现状及影响因素的比较分析》刊登于《实用预防医学》杂志 2009 年 12 月第 16 卷第 6 期。副院长李虹道独立 1 篇《68 例患者直立倾斜试验在不明原因晕厥诊断中的价值》发表于《中国保健》2008 年 16 卷第 8 期。CT 室郭静清 1 篇《脑后部可逆性脑综合征的 MRI 表现》发表于《实用放射杂志》2009 年第 1 期第 25 卷。门诊部急诊科保建强和秦爱丽合作 1 篇《新生儿黄疸的治疗体会》发表于《中国社区医师》2009 年 2 月总第 205 期（第 11 卷）第 4 期。保建强独立 1 篇《麻痹性肠梗阻为首发症状的格林—巴林综合症 1 例治疗体会》发表于《中国社区医师》医学专业半月刊 2009 年第 8 期（第 11 卷总第 209 期）。门诊部急诊科王晓焕、史红丽和门诊部急诊科保建强合作 2 篇《血清 PC Ⅲ、HA 与 HBA—M 联合检测对慢性肝病的诊断价值》发表于《淮海医药》2009 年 7 月第 27 卷第 4 期，《肝源性溃疡 100 例分析》发表于《吉林医学》2009 年 4 月第 30 卷第 7 期。小儿科、内三科护士长史林芝和护士杨琼合作 1 篇《2 例鼻饲止血药物治疗应激性溃疡的护理》刊登于《中华现代护理杂志》2009 年 3 月 26 日第 15 卷增刊 1。麻醉科陈书莲 1 篇《颅脑手术患者保护眼睛的方法》刊登于《现代护士进修杂志》2009 年 7 月第 19 卷第 7 期（总第 158 期）。院长舒占坤、骨科陈家荣合作 1 篇《胫骨平台骨折的手术治疗研究进展》发表于《中国医学创新》杂志 2009 年 10 月 15 日第 6 卷第 29 期。骨科陈家荣独立 1 篇《锁骨骨折手术治疗临床分析》发表于《中国医学创新》2008 年 12 月 15 日第 5 卷第 35 期。

2010 年统计 9 篇，院长舒占坤 3 篇《提高护理队伍人文素质，促进医院和谐发展》发表于《中华现代医院管理杂志》2010 年 6 月，《云南省县级医院心血管疾病住院病人的构成分析》发表于《现代预防医学杂志》2010 年 11 月第 37 卷第 22 期，院长舒占坤、蔡乐《云南省丽江市农村居民脑卒中经济负担研究》发表于《现代预防医学》2010 年 7 月第 37 卷第 13 期。医务科王学斌和耳鼻喉科李来坤合作 1 篇《鼻内窥镜下隐蔽性出血的处理》发表于《中国医药指南》2010 年 11 月第 5 卷第 11 期。耳鼻喉科李来坤独立 1 篇《微波电凝在青少年顽固性鼻中隔出血中的应用》发表于《中国实用医药》杂志 2010 年 5 卷 5 月第 14 期。脑胸外科唐昕明 3 篇《高龄急性心肌梗塞早期静脉溶栓治疗的护理》刊登于《中华临床护理研究杂志》2010 年 4 月第 15 卷第 4 期总第 87 期，《血液磁极化疗法的临床应用及护理》刊登于《中华临床护理研究杂志》2010 年 4 月第 15 卷第 4 期总第 87 期，《颅脑损伤的院前急救》刊登于《现代护理月刊》2010 年 4 月第 7 卷第 4 期。手术室陈书莲 1 篇《1 例人工髋关节翻修置换手术的护理配合》发表在《中华护士杂志》2010 年第 20 卷第 8 期（总第 171 期）。

第六章　人事技术

第一节　人事管理

一、人事制度

罗平县人民卫生院成立后，由政府秘书处兼管，院长由政府职员兼任，负责医院的行政管理。1956年9月，调任王明德为专职院长兼党支部书记。1957年，配备从部队转业的干部杜志英任副院长，医院仍由政府直接管理。医院无人事权，人员调动及学生分配均由县劳动人事和卫生局主管。1982年，国家卫生部颁布《全国医院管理条例》，医院实行院长负责制和院、科两级责任制管理，医院调整中层干部，按规定提出任免名单，报请县卫生局批准后宣布任免。新进人员由县人事局、劳动局、卫生局统一分配，调出人员及新进人员经院领导同意，由人事主办人员根据会议决定提出意见，报卫生主管部门批准。个人档案属干部身份的由县人事局管理，属工人身份的由县劳动局管理。

1993年，医院按罗平县人民政府1993年37号文件规定进行人事制度改革，现有职工保留职工身份和待遇，个人交纳风险抵押金，工人实行合同制，管理人员、技术人员实行聘任制。经县级人事部门和业务主管部门批准，医院可以面向社会公开招聘专业技术人员，决定用工，在定员、定编基础上实行合理的劳动优化组合。医院依照法律、法规、政策和医院规章制度，对职工实施待岗、试岗、解除劳动合同、辞退、直至除名等处理。

1994年3月31日，医院对后勤、财务、收费、洗浆、厨房的工作人员管理作出具体规定：到退休年龄者可以申请办理退休手续，未到退休年龄又不愿在医院工作者，可以办理停薪留职手续，停薪留职期间，每人每月交工资的50%（基础职务工资、工龄工资之合，工资改革后按职务工资、活动工资之合计算）作为医院的积累，到退休年龄办理退休手续；不愿停薪留职也不愿在医院工作者，可按有关政策，本人提出申请办理退职手续。医务人员一律不得办理停薪留职手续。后勤人员连续旷工15天或一年累计旷工30天者给予除名，长期在职不在岗履行工作职责在3个月以上者，按自动离职处理。规定从4月1日起执行，每天上午8时，中午11时30分，下午2时至5时30分，分别到办公室报到上下班，迟到、早退一小时不报到者，按旷工处理。

2003年底，根据中央、省、市、县各级各部门的要求，医院推进人事制度的改革。10月20日拟定《罗平县人民医院人事制度改革实施方案》、《罗平县人民医院中层干部管理岗位竞争上岗方案》、《罗平县人民医院职工双向选择竞聘上岗实施方案》、《罗平县人民医院内部机构设置、定岗、定员、专业技术职务、岗位设置方案》、《罗平县人民医院人事制度改革分配方案》，10月22日下午召开医院中层干部会议讨论方案，由科室主任、护士长向本科人员传达、动员。2004年2月10日召开全院职工大会，宣传人事制度改革和中层干部竞争上岗的思路和要求。2 月 16 日成立医院人事制度改革领导小组和考评领导小组、监督领导小组。人事制度改革领导小组组长由舒占坤担任，副组长由叶亚怀、邱树玉、余雄武（兼办公室主任）担任，成员有方茜、徐金玉、李定才、王菊芬、袁家礼、陈平、张显德。考评领导小组组长由舒占坤担任，副组长由叶亚怀、邱树玉、余雄武担任，成员有徐金玉、李定才、王菊芬、方茜、袁家礼、陈平、张显德。监督领导小组组长由叶亚怀担任，副组长由李定才担任，成员有徐金玉、王菊芬、方茜。参与自荐和推荐者写出书面申请递交医院人事制度改革办公室报名。2 月 17 日至 23 日，公布中层管理干部岗位设置情况，25 个科室共 37 个岗位。3 月 1 日，内部机构设置和专业技术定岗定员方案确定，职能科室只设正职，不设副职，科室定编人数为：办公室 2 人，医务科 1 人，护理部 1 人，基建后勤科 3 人，财务科 10 人，信息科 3 人；直管岗位定员 9 人。专业技术岗位设置 211 人，其中高职 21 人，中职 74 人，初职 116 人。2 月 23 日至 25 日，考评组对报名者进行资格审查，对符合条件者组织民主测评。3 月 4 日，县人事局批复医院人事制度改革的方案。3 月 4 日下午在 CT 楼三楼举行竞争上岗演讲答辩及施政演说，共有 45 人参加竞争，年龄最大 58 岁，最小 27 岁，职称分别有主治医师、医师、主管护师、护师、会计师、助理会计师，学历分别有本科、专科和中专。经演讲、答辩、民主测评、领导认可，3 月 5 日对确定拟聘的 41 人张榜公示。3 月 15 日公布期满无任何举报，由院长聘任并签订合同。中层管理干部聘任上岗后，按双向选择原则聘任本科室职工，与在职在编职工 222 人签订聘用合同（1 人因长期住院治病未签）。医院院长和主办会计与县卫生局签订合同。

2006 年 8 月 21 日，院周会研究决定，对全院各科室、各部门临时用工进行清理、辞退和规范聘用。清理对象为大、中、专毕业生，聘用两年但未参加相应专业上岗资格考试者；年龄在 30 岁以下或 45 岁以上的清洁工，原则上不聘用，工作确实踏实负责，并能坚守清洁卫生工作岗位者，可根据需要由科室和部门决定聘用，但须注明随时可解聘；大、中、专毕业聘用为临时用工三年以上，已参加上岗证考试但未取得上岗资格者，原则上不得聘作临时性护理员，如本年度已申请参加上岗或执业注册考试者，可根据科室情况由科室决定是否聘用。

从 2005 年开始，由罗平县人事局、罗平县纪委和监察局、罗平县卫生局等部门全程监督考试、面试、体检、考核，并报曲靖市人力资源和社会保障局批准，根据曲靖市人事局和罗平县人事局《关于招聘 2005 年度大中专毕业生的有关规定》，医院继续推进人事制度改革，制定《罗平县人民医院 2005 年公开招考录用大中专毕业生面试实施方案》，面向社会公开招聘大学毕业生。11 月 30 日进行招聘面试，面试成绩当日向社会公示，当年录用 3 名临床医学本科毕业生。2006 年，罗平县人民政府制定非教育系统事业单位选拔大中专毕业生就业考试的办法，医院进人按照这一规定进行。毕业生自愿报名参加考试，医院组织面试、体检、考核，并报县人民政府研究同意，市人事局审核批准，录用田德丽等 43 名大中专毕业生（本科 22 名、专科 6 名、中专 15 名）。2007 年招录石立彪等 32 名大中专毕业生（本科 20 名、专科 3 名、中专 9 名）。2008 年录用唐会等 15 名大中专毕业生（本科 13 名、专科 1 名、中专 1 名）。2009 年录用赵凤琼等 13 名毕业生（硕士研究生 2 名、本科 5 名、专科 2 名、中专 4 名）。

2010 年，录用了陈波等 18 名大中专毕业生（本科 11 名、专科 5 名、中专 2 名）。

从 2010 年 1 月 1 日起，医院全面实施中层以上干部绩效由医院集中统一考核。

二、人员编制

医院成立后即由劳动人事部门核定编制，人员增长缓慢。医院人员编制与卫生部门核定的住院床位挂钩，床位核定后由县编委下达人员指标。1993 年，卫生主管部门批转的执业许可证核准床位 256 张，2003 年县编委批准人员编制 360 人。2006 年，国家卫生部卫医发〔2006〕169 号《医院管理评价指南》、云南省卫生厅《云南省医院管理年活动考评标准（2006）》、《云南省二级医院分等考核评分标准（试行）》规定要求，医院床位与工作人员之比应为 1：1.3~1.5，医院床位与工作人员之比远低于国家标准，医院不得不长期招聘和使用临时工。2004 年 2 月 9 日，罗平县人民政府召开县长办公会，要求做大做强罗平县人民医院，在医疗、科研、预防、康复、养老、护理院、临终关怀院等方面有长足发展。

　　2008 年 8 月 12 日，医院申请新增编制 288 人，2009 年初批准增加编制 40 人，总编制为 400 人。医院实际开放床位 800 余张，平均每日住院病人近 1000 余人。医科大楼投入使用后，将增加床位 400 余张，人员编制缺口进一步拉大。2009 年 9 月 11 日，医院申请增加编制 100 人。

第二节　职业技术管理

一、职　称

医院职称含卫生、财务、工人三大系列，以卫生系列为主。

卫生系列设有主任医师（正高）、副主任医师（副高）、主治医师（中级职称）、医师、医士（初级职称）；护士设有副主任护师（副高）、主管护师（中级职称）、护师、护士（初级）；药剂设有主管药剂师（中级职称）、药剂师（初级职称）；检验设有主管检验师（中级职称）、检验师（初级职称）。

1984年前，专业技术人员职称由卫生行政主管部门评定授予。1967年至1980年长期未进行职称评聘。1982年7月，曲靖地区卫生系统成立评委会，解决大部分卫生人员工作时间长，但技术职称一直不明确的问题，医院洪麟书（1951年起）、刘慧英（1966年起）、曾金铭（1969年起）、杨琼珍（1964年起）、赵华（1964年起）、李开州（1970年起）评为医师；杨福存评为外科主治医师，任职时间从1982年2月24日算起。至此，职称评聘走上正轨。10月，焦金玉晋升为内科医师，时间从1981年12月28日算起。至1987年，医院的专业技术人员，主治医师只有杨福存一人，医师有赵华、杨耀光、李曰学、李定才、陈金石、窦友轩、焦金玉、刘惠英、汤利英、杨菊英、喻祥凤、高石柱、周美轩、王建友14人，其余为医士、助产士、药剂士、检验士、护士等。

1987年3月25日，根据卫生部《卫生技术人员职务试行条例》及云南省卫生厅《关于云南省卫生技术人员职务聘任制实施细则》的规定，医院成立改革领导小组及职称评审小组，为初级评委会，履行职称评审初级程序。7月，舒占坤、赵华、杨耀光、李曰学、李定才、吴振义、窦友轩、杨菊英、杨显和、王建友、汤丽英、刘吉才、周美轩、陈金石、祝国华晋升为主治医师；侯建书、凌云、杨月美、赵询芝晋升为主管护师；杨福存申报外科副主任医师，1988年3月批准任职。8月，杨保安、袁家礼、叶亚怀、苏美焕、张传远、杨凤英、毛琼仙、李家庆晋升为主治医师；邱树玉、孙桂芳、张孝莲、王官珍、王绍芬、陈砚芳、周绍信、王楚玲晋升为中职。

1989年至1990年，由于医院内部管理出问题，职称评审中断。1991年12月30日，医院重新组建职称改革领导小组，在原评审小组的基础上成立考核评审小组，负责职称评审和考核，有突出贡献的医护人员，可以破格晋升。1992年12月，柏国兰破格晋升为中职。

1993年6月，重新组建医院党政领导班子，罗平县卫生局批复医院职改领导小组和评审小组成员，职称评定正常化，每年进行一至两次申报和评审。6月，徐金玉、王菊芬、陈祖德、段雨生、张广俊晋升为主治医师；王国俊晋升为主管护师。1994年4月，刘海、杜正祥、黄树芬、洪婉若、李彩仙、李菊玉、李美琼晋升为中职；12月，赵华晋升为副主任医师，王学斌、李玉兰、郭官翠、李美芬、杨琼美晋升为中职；谢香玉、刘美仙晋升为主管护师。

1995年，考核评审小组成员李家庆病休未履职，增选余雄武为评审小组成员。11月，梁金和、陈保仙、张绍菊晋升为中职。1996年9月，张良华、陈长维、田永波、张建萍、钱炳才晋升为主治医师，罗教慧、李俊晋升为主管护师。

1997年1月28日，因考核评审小组部分成员退休、调出，以及医院科室专业不同，院长办公会调整职称领导小组及职称考核评审小组成员。7月，丁佑伦、杨忠晋升为主治医师，陈平、杨菊芬晋升为主管护师；8月，舒占坤晋升为外科副主任医师，李定才晋升为内儿科副主任医师；9月，余雄武破格晋升为主治医师。

1998年5月，罗平县人事局召开职改领导小组会议，给医院护理一名副高职称。符合晋升条件的人员有邱树玉、侯建书，两人相互谦让，医院评审小组无记名投票，得票多的邱树玉申报副主任护师，8月评审通过。同年，刘家丽破格晋升为主管护师。

1999年7月，李虹道、保佑锐、念卫红、保建强、桂平安、李明宝、李强虎晋升为主治医师；陈黎明、王文英、席燕、燕雁、陈丽、雷红玲、余关兰晋升为主管护师。8月，叶亚怀晋升为外科副主任医师，侯建书晋升为副主任护师。2000年7月，王国渊、郭静清、张学美晋升为主治医师；陈静、段凤琼、姜普珍、张兆琼、刘红晋升为主管护师。

2001年，卫生部、人事部出台《临床医学、预防医学、全科医学、药学、护理、其他卫生技术等专业技术资格考试实施办法》，申报临床医学、预防医学、全科医学专业中级资格和药学、护理、技术专业初、中级职称者，必须进行资格考试。考试每年举行1次，日期定于每年10月。首次考试定于2001年10月20－21日，分4个半天进行，各级别考试均设置"基础知识"、"相关专业知识"、"专业知识"、"专业实践能力"等4个考试科目。参加相应专业考试的人员，必须在一个考试年度内通过全部科目的考试，方可获得专业技术资格证书。参加考试的人员，必须符合《暂行规定》中与报名有关的各项条件，由本人提出申请，经所在单位审核同意，按规定携带有关证明材料到当地考试机构报名，经考试管理机构审核合格后领取准考证，凭准考证在指定的时间、地点参加考试。报名条件中有关学历的要求，是指经国家教育、卫生行政主管部门认可的正规全日制院校毕业的学历；有关工作年限的要求，是指取得正规学历前后从事本专业工作时间的总和，计算截止日期为考试报名年度当年年底。7月，王波、刘麟江晋升为主治医师；沈改良晋升为主管药师；唐丽晋升为主管护师。2002年10月，李来坤、刘华、杨玲晋升为主治医师；王艳丽、冯粉竹（英语不及格未聘）晋升为主管护师。

2003年9月，陈家荣、晏学德晋升为主治医师；高丽琼晋升为主管药师；黄桂兰、吕晓仙、董秋花、王丽华、史林芝、盛云惠、邓海滨、李茂娟、吴文华、陈书莲、纪杏莲、田慧敏、贾荣琼晋升为主管护师。

2004年3月，岳煜、王爱国、邓砚文、吴佳芬、李薇晋升为主治医师（陈培芳、张金惠因英语不及格未聘）；郭万松晋升为主管检验师；张娅丽、付同玲、刘艳玲、张琼芬、李惠香、张志芳、王晓琼晋升为主管护师。8月，舒占坤晋升为外科主任医师。

2005年7月，张金惠、冯粉竹、陈培芳晋升为中职；8月，余雄武晋升为外科副主任医师。以后职称评聘正常化。

从1992年开始，对工作中成绩突出，但履职时间不够的中青年技术人员给予破格晋升，历年破格晋升的有：

柏国兰　1992年9月16日破格晋升为主管护师。

余雄武　1996年9月23日破格晋升为外科主治医师。

刘家丽　1998年10月破格晋升为主管护师。

附一：高级职称简表

2010年底高级职称在职人员

员工姓名	参工时间	职　称	聘任时间
舒占坤	1970年8月	主任医师	2004年8月
李定才	1978年8月	主任医师	2009年3月
叶亚怀	1974年11月	副主任医师	1999年8月
徐金玉	1974年10月	副主任医师	2004年3月

员工姓名	参工时间	职　称	聘任时间
李虹道	1993 年 8 月	副主任医师	2009 年 3 月
陈 平	1982 年 8 月	副主任护师	2009 年 3 月
郭静清	1992 年 7 月	副主任医师	2010 年 6 月
李强虎	1984 年 8 月	副主任医师	2010 年 6 月
念卫红	1994 年 9 月	副主任医师	2010 年 6 月
黄树芬	1974 年 10 月	副主任医师	2010 年 6 月

2010 年底高级职称离退休人员：

员工姓名	参工时间	离退休时间	职称
杨福存	1969 年 9 月 1 日	1996 年 9 月 1 日	副主任医师
周美轩	1959 年 11 月 1 日	1993 年 8 月 1 日	副主任医师
侯建书	1968 年 10 月 1 日	2004 年 2 月 1 日	副主任护师
邱树玉	1968 年 12 月 1 日	2004 年 10 月 8 日	副主任护师

附二：中级职称简表

2010 年底在职的中级职称人员

员工姓名	参工时间	职　称	聘任时间
杨保安	1975 年 10 月	主治医师	1988 年 3 月
袁家礼	1974 年 10 月	主治医师	1988 年 3 月
王官珍	1974 年 9 月	主治医师	1988 年 4 月
杜正祥	1975 年 9 月	主治医师	1994 年 4 月
梁海忠	1975 年 10 月	主治医师	1994 年 4 月
谢香玉	1974 年 4 月	主管护师	1994 年 11 月
王学斌	1978 年 12 月	主治医师	1995 年 11 月
张良华	1977 年 10 月	主治医师	1996 年 9 月
田永波	1990 年 7 月	主治医师	1996 年 9 月
陈长维	1981 年 9 月	主治医师	1996 年 9 月
罗教会	1981 年 9 月	主管护师	1996 年 9 月
保佑锐	1993 年 7 月	主治医师	1999 年 7 月
保建强	1993 年 7 月	主治医师	1999 年 7 月
桂平安	1975 年 9 月	主治医师	1999 年 7 月
陈 丽	1980 年 10 月	主管护师	1999 年 7 月
张学美	1992 年 7 月	主治医师	2000 年 7 月
王国渊	1992 年 7 月	主治医师	2000 年 7 月
刘麟江	1984 年 7 月	主治医师	2001 年 7 月
唐 丽	1980 年 10 月	主管护师	2001 年 7 月

员工姓名	参工时间	职 称	聘任时间
沈改良	1986 年 7 月	主管药师	2001 年 7 月
李来坤	1997 年 8 月	主治医师	2003 年 9 月
刘 华	1997 年 9 月	主治医师	2003 年 9 月
王艳丽	1988 年 8 月	主管护师	2003 年 9 月
周家树	1990 年 8 月	主治医师	2004 年 2 月
晏学德	1990 年 7 月	主治医师	2004 年 4 月
陈家荣	1994 年 7 月	主治医师	2004 年 4 月
史林芝	1988 年 8 月	主管护师	2004 年 4 月
邓海滨	1989 年 7 月	主管护师	2004 年 4 月
王丽华	1987 年 8 月	主管护师	2004 年 4 月
田慧敏	1991 年 7 月	主管护师	2004 年 4 月
陈书莲	1988 年 7 月	主管护师	2004 年 4 月
吕晓仙	1988 年 7 月	主管护师	2004 年 4 月
盛云惠	1986 年 7 月	主管护师	2004 年 4 月
李茂娟	1989 年 7 月	主管护师	2004 年 4 月
贾荣琼	1986 年 8 月	主管护师	2004 年 4 月
吴文华	1987 年 7 月	主管护师	2004 年 4 月
黄桂兰	1989 年 7 月	主管护师	2004 年 4 月
高丽琼	1993 年 7 月	主管药师	2004 年 4 月
董秋花	1991 年 7 月	主管护师	2004 年 6 月
李 薇	1993 年 9 月	主治医师	2005 年 3 月
邓砚文	1985 年 5 月	主治医师	2005 年 3 月
王爱国	1999 年 9 月	主治医师	2005 年 3 月
岳 煜	1995 年 7 月	主治医师	2005 年 3 月
张琼芬	1987 年 7 月	主管护师	2005 年 3 月
张志芳	1991 年 7 月	主管护师	2005 年 3 月
付同玲	1984 年 12 月	主管护师	2005 年 3 月
刘艳玲	1988 年 7 月	主管护师	2005 年 3 月
王晓琴	1990 年 8 月	主管护师	2005 年 3 月
张娅丽	1986 年 8 月	主管护师	2005 年 3 月
李惠香	1987 年 7 月	主管护师	2005 年 3 月
郭万松	1985 年 7 月	主管检验师	2005 年 3 月
唐昕明	1985 年 12 月	主管护师	2005 年 4 月
张金慧	1988 年 7 月	主治医师	2005 年 7 月
陈培芳	1988 年 1 月	主治医师	2005 年 7 月

员工姓名	参工时间	职　称	聘任时间
冯粉竹	1988 年 8 月	主管护师	2005 年 7 月
吴佳芬	1987 年 7 月	主治医师	2005 年 8 月
杨文郦	1999 年 10 月	主治医师	2006 年 8 月
李丽萍	1995 年 7 月	主治医师	2006 年 8 月
王家祥	1993 年 8 月	主治医师	2006 年 8 月
钱炳坤	1990 年 8 月	主治医师	2006 年 8 月
钱　慧	1985 年 12 月	主管护师	2006 年 8 月
熊长先	1984 年 4 月	主治医师	2007 年 9 月
左普林	1999 年 9 月	主治医师	2007 年 9 月
郑燕琼	1993 年 8 月	主治医师	2007 年 9 月
崔茂排	1993 年 7 月	主治医师	2007 年 9 月
王　华	1994 年 9 月	主治医师	2007 年 9 月
张自云	1991 年 7 月	主治医师	2007 年 9 月
陈红玲	1985 年 12 月	主管护师	2007 年 9 月
冯　锐	1992 年 8 月	主管护师	2007 年 9 月
周丽琴	1993 年 7 月	主管护师	2007 年 9 月
李海丽	1993 年 7 月	主管护师	2007 年 9 月
冉志娅	1984 年 12 月	主管护师	2007 年 9 月
刘月萍	1985 年 12 月	主管护师	2007 年 9 月
陈桂玲	1992 年 7 月	主管技师	2007 年 9 月
崔荣刚	1994 年 8 月	主治医师	2009 年 1 月
许冬莉	1990 年 6 月	主管护师	2009 年 1 月
张露萍	1985 年 12 月	主管护师	2009 年 1 月
杨　琼	1992 年 7 月	主管护师	2009 年 1 月
张志萍	1992 年 9 月	主治医师	2009 年 3 月
张永广	2001 年 10 月	主治医师	2009 年 3 月
周　宓	1999 年 10 月	主治医师	2009 年 3 月
徐秋香	2001 年 10 月	主治医师	2009 年 3 月
黄建能	1998 年 7 月	主治医师	2009 年 3 月
李洪明	2000 年 10 月	主治医师	2009 年 3 月
艾　琼	2001 年 10 月	主治医师	2009 年 3 月
杨文俊	1992 年 9 月	主管护师	2009 年 3 月
彭林春	2000 年 9 月	主治医师	2010 年 6 月
杨凤祥	1994 年 7 月	主治医师	2010 年 6 月
刘　通	1998 年 9 月	主治医师	2010 年 6 月

员工姓名	参工时间	职　称	聘任时间
李改周	1996 年 8 月	主治医师	2010 年 6 月
黄　羽	1998 年 10 月	主治医师	2010 年 6 月
张　铁	1996 年 8 月	主治医师	2010 年 6 月
施丽萍	1994 年 7 月	主管护师	2010 年 6 月
张保芬	1994 年 7 月	主管护师	2010 年 6 月
段雪芬	1994 年 7 月	主管护师	2010 年 6 月
李红英	1994 年 7 月	主管护师	2010 年 6 月
陈萍芬	1992 年 9 月	主管护师	2010 年 6 月
周玉萍	1992 年 7 月	主管技师	2010 年 6 月
张兴莲	1997 年 9 月	主管检验师	2010 年 6 月

2010 年底离退休的中级职称人员

员工姓名	参工时间	退离休时间	职称
王琴仙	1948 年 1 月 1 日	1988 年 12 月 10 日	主管护师
杨忠轩	1948 年 8 月 1 日	1985 年 6 月 1 日	正科级
王明德	1948 年 10 月 1 日	1982 年 6 月 1 日	正科级
刘惠英	1948 年 12 月 1 日	1984 年 9 月 1 日	正科级
朱宝璧	1949 年 2 月 1 日	1984 年 10 月 24 日	正科级
熊玉兰	1951 年 1 月 1 日	1988 年 3 月 25 日	讲师
雷顺芬	1951 年 10 月 1 日	1988 年 4 月 27 日	讲师
黄朝珍	1951 年 12 月 1 日	1987 年 8 月 24 日	主管护师
郭瑞儒	1952 年 1 月 1 日	1988 年 8 月 24 日	讲师
马琼英	1952 年 1 月 1 日	1988 年 1 月 28 日	讲师
张孝莲	1952 年 6 月 1 日	1988 年 1 月 26 日	主管护师
陈砚芳	1953 年 10 月 1 日	1990 年 1 月 3 日	主管护师
杨耀光	1954 年 10 月 1 日	1988 年 6 月 1 日	主治医师
杜桂英	1956 年 1 月 1 日	1994 年 8 月 17 日	主管护师
孙桂芳	1956 年 6 月 1 日	1996 年 8 月 28 日	主管检验师
毕美秀	1956 年 6 月 1 日	1993 年 2 月 12 日	主管药师
申菊香	1958 年 11 月 1 日	1992 年 3 月 19 日	讲师
王绍芬	1959 年 7 月 1 日	1994 年 7 月 5 日	主管护师
窦友轩	1961 年 9 月 1 日	1992 年 10 月 5 日	主治医师
李曰学	1962 年 8 月 1 日	1999 年 3 月 4 日	主治医师
苏美焕	1962 年 10 月 1 日	1996 年 9 月 11 日	主治医师
赵洵芝	1962 年 12 月 1 日	1995 年 7 月 24 日	主治医师
朱莲英	1962 年 12 月 1 日	1990 年 1 月 3 日	主治医师

员工姓名	参工时间	退离休时间	职称
杨凤英	1963 年 12 月 1 日	1996 年 10 月 16 日	主管药师
毛琼仙	1964 年 1 月 1 日	1996 年 12 月 1 日	主管护师
李美芬	1964 年 3 月 1 日	1999 年 6 月 30 日	主管药师
赵 华	1964 年 10 月 1 日	1995 年 10 月 1 日	主治医师
刘吉才	1964 年 12 月 1 日	2000 年 2 月 24 日	主治医师
陈祖德	1965 年 8 月 1 日	2003 年 12 月 29 日	主治医师
张绍菊	1966 年 3 月 1 日	2000 年 1 月 23 日	主管护师
钱炳才	1967 年 3 月 1 日	2004 年 8 月 25 日	主治医师
刘 海	1967 年 6 月 1 日	2003 年 12 月 29 日	主管检验师
王菊芬	1968 年 6 月 1 日	2008 年 5 月 16 日	主治医师
梁金和	1968 年 9 月 1 日	2003 年 12 月 29 日	主治医师
李菊玉	1969 年 1 月 1 日	2003 年 12 月 29 日	主治医师
杨菊英	1969 年 1 月 1 日	2000 年 4 月 24 日	主治医师
段雨生	1969 年 4 月 1 日	2009 年 4 月 16 日	主管检验师
张传远	1969 年 8 月 1 日	2008 年 5 月 16 日	主治医师
刘 红	1969 年 12 月 1 日	2003 年 12 月 29 日	主管护师
王建友	1971 年 8 月 1 日	2003 年 12 月 29 日	主治医师
李玉兰	1971 年 9 月 1 日	2003 年 12 月 29 日	主治医师
余关兰	1971 年 10 月 1 日	2000 年 1 月 3 日	主管护师
郭关翠	1971 年 12 月 1 日	2003 年 12 月 29 日	主治医师
梁凤仙	1972 年 8 月 1 日	2010 年 4 月 1 日	主治医师
姜普珍	1972 年 10 月 1 日	2003 年 12 月 29 日	主管护师
王国俊	1972 年 12 月 1 日	2000 年 1 月 3 日	主管护师
李家庆	1972 年 12 月 1 日	2003 年 1 月 1 日	主治医师
张建萍	1972 年 12 月 1 日	2010 年 12 月 1 日	主治医师
李彩仙	1973 年 10 月 1 日	2007 年 8 月 13 日	主治医师
农建基	1969 年 12 月 1 日	2003 年 12 月 9 日	主治医师
李 俊	1974 年 8 月 30 日	2007 年 8 月 30 日	主管护师
陈 静	1977 年 7 月 1 日	2010 年 4 月 1 日	主管护师
陈黎明	1977 年 7 月 1 日	2010 年 4 月 1 日	主管护师
段凤琼	1977 年 7 月 1 日	2010 年 4 月 1 日	主管护师
燕 雁	1977 年 7 月 1 日	2009 年 10 月 10 日	主管护师
张兆琼	1977 年 7 月 1 日	2009 年 3 月 12 日	主管护师
陈建娣	1974 年 9 月 1 日	2009 年 5 月 15 日	主管护师
雷红玲	1977 年 7 月 1 日	2010 年 4 月 6 日	主管护师

附三：初级职称简表

2010 年底在职的初级职称人员

员工姓名	参工时间	职称	聘作时间
陈国宁	1999 年 9 月	医师	2007 年 9 月
吴海燕	2007 年 1 月	医师	2009 年 1 月
袁木兰	2000 年 9 月	医师	2010 年 6 月
高素琴	1996 年 10 月	医师	1997 年 8 月
尹会仙	2007 年 12 月	医师	2010 年 6 月
杨春桃	2008 年 2 月	医师	2010 年 6 月
赵凤琼	2009 年 12 月	医师	2011 年 1 月
李稳柱	1978 年 12 月	医师	1988 年 12 月
张 锁	1998 年 7 月	医师	2001 年 9 月
赵 燕	2000 年 9 月	医师	2007 年 9 月
张 羽	1994 年 7 月	医师	2001 年 6 月
程丽琼	2005 年 2 月	医师	2009 年 1 月
张柱生	1984 年 8 月	医师	1993 年 8 月
黄发元	2007 年 12 月	医师	2011 年 1 月
唐秀琼	2007 年 12 月	医师	2010 年 6 月
李晓义	1998 年 9 月	医师	2010 年 6 月
张仕宽	1997 年 7 月	医师	2006 年 8 月
胡文峰	2007 年 12 月	医师	2011 年 1 月
朱 江	2002 年 12 月	医师	2006 年 8 月
秦爱丽	2004 年 2 月	医师	2007 年 9 月
张龙金	2007 年 1 月	医师	2009 年 1 月
伏志刚	2007 年 1 月	医师	2009 年 1 月
李国雄	2007 年 1 月	医师	2011 年 1 月
王洪云	1992 年 7 月	医师	1998 年 8 月
刘翠玲	2005 年 2 月	医师	2007 年 9 月
杨龙成	2007 年 12 月	医师	2010 年 6 月
董卫云	2005 年 2 月	医师	2009 年 1 月
王小建	2004 年 2 月	医师	2009 年 1 月
陈 鹏	2007 年 12 月	医师	2011 年 1 月
庞林龙	1981 年 6 月	医师	2010 年 6 月
万 琼	1990 年 7 月	医师	1999 年 9 月
田小冲	1995 年 8 月	医师	2009 年 1 月
阮双玲	2005 年 12 月	医师	2010 年 6 月

员工姓名	参工时间	职称	聘作时间
刘基建	2001 年 7 月	医师	2006 年 8 月
唐 会	2008 年 12 月	医师	2010 年 6 月
秦永存	2005 年 12 月	医师	2011 年 1 月
张西萍	1988 年 8 月	医师	1994 年 9 月
黄胜荣	2001 年 10 月	医师	2006 年 6 月
谭逢超	2005 年 2 月	医师	2007 年 9 月
张永良	2005 年 2 月	医师	2009 年 1 月
祝兴隆	2007 年 1 月	医师	2009 年 1 月
王绍坤	2007 年 1 月	医师	2009 年 1 月
刘光丽	2007 年 1 月	医师	2009 年 1 月
王永康	2005 年 12 月	医师	2011 年 1 月
秦 琴	1994 年 7 月	医师	2001 年 6 月
龙 涛	1992 年 9 月	护师	2000 年 6 月
翟 丽	1997 年 6 月	护师	2009 年 1 月
罗关翠	2000 年 9 月	护师	2009 年 1 月
杨红艳	2008 年 12 月	护师	2011 年 1 月
王春春	2007 年 12 月	护师	2011 年 1 月
李 娜	2000 年 9 月	护师	2007 年 9 月
杨 琼	1980 年 10 月	护师	1994 年 7 月
陈溪平	1984 年 12 月	护师	1999 年 5 月
杨跃丽	2007 年 1 月	护师	2009 年 3 月
彭柏雁	1997 年 7 月	护师	2009 年 3 月
朱艳琼	1996 年 7 月	护师	2009 年 1 月
李 红	1999 年 11 月	护师	2007 年 9 月
尹和仙	1991 年 12 月	护师	2010 年 6 月
毛慧菊	1984 年 12 月	护师	2000 年 6 月
王利芬	1999 年 9 月	护师	2007 年 9 月
刘玲娥	1992 年 9 月	护师	2001 年 6 月
陈学丽	1998 年 9 月	护师	2005 年 3 月
王 勤	1997 年 7 月	护师	2009 年 3 月
陈新苹	1997 年 11 月	护师	2009 年 1 月
李爱萍	1996 年 9 月	护师	2004 年 2 月
熊云香	1994 年 7 月	护师	2010 年 6 月
谢丽萍	2004 年 2 月	护师	2009 年 1 月
张黎琳	1996 年 9 月	护师	2006 年 8 月

员工姓名	参工时间	职称	聘作时间
孟友娣	1996 年 10 月	护师	2009 年 3 月
张丽娅	1977 年 7 月	护师	1993 年 8 月
董艳萍	1997 年 9 月	护师	2004 年 2 月
魏万梅	1985 年 12 月	护师	1998 年 8 月
谢云波	1992 年 9 月	护师	2000 年 6 月
黄琼香	2005 年 2 月	护师	2011 年 1 月
黄立琼	1984 年 12 月	护师	1999 年 6 月
郭 玲	1984 年 12 月	护师	2000 年 6 月
杨丽芬	2007 年 1 月	护师	2009 年 1 月
郑周园	2008 年 12 月	护师	2011 年 1 月
陈富娥	1998 年 11 月	护师	2010 年 6 月
丁 曼	1999 年 9 月	护师	2007 年 9 月
李明花	1999 年 10 月	护师	2006 年 8 月
何灿艳	1997 年 7 月	护师	2009 年 1 月
付朝花	2007 年 1 月	护师	2009 年 3 月
王 琼	2007 年 12 月	护师	2010 年 6 月
谢国玲	1992 年 9 月	护师	2000 年 6 月
文巧云	2007 年 1 月	护师	2011 年 1 月
窦友坤	1996 年 10 月	护师	2007 年 9 月
陈 新	1985 年 12 月	护师	2001 年 6 月
陈家芬	1985 年 12 月	护师	2001 年 6 月
周红雯	1985 年 12 月	护师	2001 年 6 月
王 欣	1996 年 4 月	护师	2010 年 6 月
胡贵仙	1999 年 9 月	护师	2006 年 4 月
蔡 丹	2007 年 1 月	护师	2009 年 1 月
林海英	1996 年 10 月	护师	2007 年 9 月
祝艳萍	1998 年 11 月	护师	2011 年 1 月
赵友奎	1995 年 6 月	检验师	2004 年 2 月
刘 芳	1999 年 9 月	检验师	2009 年 1 月
陈雄刚	2004 年 2 月	检验师	2010 年 6 月
曹俊峰	2007 年 12 月	检验师	2010 年 6 月
王 彪	2007 年 12 月	检验师	2011 年 1 月
吴绍英	1995 年 7 月	检验师	2005 年 3 月
王 琼	1998 年 7 月	药剂师	2005 年 3 月
李奎芳	2007 年 1 月	药剂师	2010 年 6 月

员工姓名	参工时间	职称	聘作时间
白光冲	1998 年 9 月	药剂师	2005 年 3 月
路华仙	2000 年 10 月	药剂师	2006 年 6 月
王　云	1985 年 12 月	药师	2001 年 6 月
金桂萍	1996 年 7 月	药师	2005 年 3 月
李祖坤	2007 年 12 月	医士（助理医师）	2011 年 1 月
龚　祥	1996 年 10 月	医士（助理医师）	1997 年 12 月
李正宇	2002 年 12 月	医士（助理医师）	2006 年 8 月
施书鹏	1997 年 7 月	医士（助理医师）	2011 年 1 月
孔德俊	1994 年 7 月	医士（助理医师）	2006 年 8 月
岳坤艳	2007 年 1 月	医士（助理医师）	2008 年 1 月
蒋翠娥	2007 年 1 月	医士（助理医师）	2008 年 1 月
刘　青	1996 年 10 月	医士（助理医师）	1997 年 12 月
王禹锟	2005 年 2 月	医士（助理医师）	2010 年 6 月
杨国琼	1998 年 10 月	医士（助理医师）	2006 年 8 月
高贵友	2007 年 1 月	医士（助理医师）	2009 年 1 月
李金焕	2007 年 2 月	护士	2009 年 1 月
熊红梅	2007 年 12 月	护士	2010 年 6 月
刘丽芬	2010 年 11 月	护士	2011 年 1 月
马爱英	1997 年 4 月	护士	2000 年 6 月
李光艳	1996 年 8 月	护士	2000 年 6 月
聂艳丽	2007 年 12 月	护士	2010 年 6 月
区君慈	2007 年 2 月	护士	2009 年 1 月
朱志琼	2007 年 12 月	护士	2010 年 6 月
黄　菲	2009 年 12 月	护士	2011 年 1 月
张红芬	2007 年 1 月	护士	2007 年 2 月
余　梅	2009 年 12 月	护士	2011 年 1 月
杨洪燕	2007 年 12 月	护士	2010 年 6 月
李兴凤	2009 年 12 月	护士	2011 年 1 月
吴兴义	1996 年 10 月	护士	1997 年 12 月
张淑艳	2009 年 12 月	护士	2011 年 1 月
饶金花	2007 年 1 月	护士	2009 年 1 月
王国仙	2007 年 12 月	护士	2010 年 6 月
李冲琼	2009 年 12 月	护士	2011 年 1 月
刘竹芬	2007 年 1 月	护士	2009 年 1 月
钱向飞	1994 年 7 月	护士	2011 年 1 月

员工姓名	参工时间	职称	聘作时间
黄琳丽	2007 年 1 月	护士	2009 年 1 月
庞凌文	1996 年 10 月	护士	2007 年 9 月
赵彬彬	2007 年 1 月	护士	2009 年 1 月
刘 玲	2007 年 1 月	护士	2009 年 1 月
刘 敏	2003 年 5 月	护士	2008 年 7 月
刘 锐	2007 年 1 月	护士	2009 年 1 月
明丽琴	2007 年 1 月	护士	2009 年 1 月
陈金焕	2007 年 12 月	护士	2010 年 6 月
袁 春	2007 年 1 月	护士	2009 年 1 月
彭守利	2007 年 12 月	护士	2010 年 6 月
罗曼舒	2007 年 1 月	护士	2009 年 1 月
廖艳俊	2007 年 1 月	护士	2009 年 1 月
陈 丽	1998 年 9 月	护士	2006 年 8 月
欧阳鸿雁	2007 年 12 月	护士	2010 年 6 月
周 英	2007 年 12 月	护士	2010 年 6 月
潘 瑜	1996 年 9 月	护士	2000 年 6 月
喻云惠	2007 年 12 月	护士	2010 年 6 月
袁 媛	2000 年 12 月	检验士	2008 年 7 月
杨正辉	2007 年 1 月	检验士	2009 年 1 月
孔友涛	2007 年 1 月	检验士	2009 年 1 月
杨艳维	2008 年 12 月	检验士	2010 年 6 月
雷 宇	2007 年 1 月	药剂士	2009 年 1 月
郎兴翠	2007 年 1 月	药剂士	2010 年 6 月
舒利红	2007 年 1 月	药士	2010 年 6 月

2010 年底离退休的初级职称人员

人员姓名	参工时间	离退休时间	职称
黄 玉	1959 年 4 月 1 日	1994 年 8 月 17 日	医师
田春兰	1968 年 12 月 1 日	1999 年 5 月 29 日	医师
袁长生	1968 年 4 月 1 日	2003 年 12 月 29 日	医师
柏水芬	1975 年 10 月 1 日	2010 年 9 月 15 日	检验师
李玉英	1966 年 6 月 1 日	2000 年 1 月 3 日	药剂师
刘美邦	1973 年 10 月 1 日	2000 年 2 月 24 日	药剂师
马正芬	1956 年 6 月 1 日	1994 年 5 月 19 日	药剂师
俞关凤	1971 年 1 月 1 日	1999 年 4 月 29 日	药剂师

人员姓名	参工时间	离退休时间	职称
陈党珍	1957 年 1 月 1 日	1986 年 12 月 1 日	护师
何群影	1973 年 9 月 1 日	1999 年 4 月 13 日	护师
马彩存	1958 年 4 月 1 日	1995 年 3 月 8 日	护师
王菊莲	1965 年 7 月 1 日	1994 年 4 月 1 日	护师
王　芸	1971 年 7 月 1 日	2009 年 6 月 1 日	护师
吴有芬	1971 年 4 月 1 日	1999 年 4 月 29 日	护师
武学芬	1957 年 8 月 1 日	1989 年 7 月 21 日	护师
杨文娟	1984 年 12 月 1 日	2009 年 5 月 15 日	护师
张连珍	1963 年 6 月 1 日	1994 年 5 月 19 日	护师
陈　会	1977 年 7 月 1 日	2000 年 10 月 1 日	护师
杜焕珍	1971 年 12 月 1 日	1999 年 4 月 29 日	护士
李占英	1951 年 3 月 1 日	1980 年 6 月 28 日	护士

　　财会系列人员较少，1987 年 12 月 4 日任职的有：助理会计师陈柏林、李梅仙；会计员杨发昌、王崇芬、吴桂芬、周燕辉、王绍菊、宋翠芬、谢培香。

　　2010 年底在职财会系列人员

姓名	参工时间	职称	聘任时间
张春权	1985 年 7 月	会计师	1997 年 5 月
方　茜	1996 年 7 月	助理会计师	1997 年 7 月
李兴华	1982 年 12 月	助理会计师	1992 年 12 月
周燕辉	1980 年 12 月	助理会计师	1992 年 6 月
李炎萍	1997 年 7 月	助理会计师	2000 年 9 月
钱春琳	2000 年 6 月	助理会计师	2006 年 1 月
李　丹	1999 年 2 月	助理会计师	2006 年 1 月
马成燕	1994 年 7 月	会计员	1996 年 8 月
张显德	1998 年 9 月	会计员	1999 年 9 月
田倩倩	1995 年 8 月	会计员	1996 年 9 月

　　2010 年底离退休财会系列人员

人员姓名	参工时间	离退休时间	职　称
陈柏林	1954 年 8 月 1 日	1991 年 4 月 1 日	会计师
吴桂芬	1971 年 7 月 1 日	2009 年 4 月 22 日	会计员
杨发昌	1971 年 3 月 1 日	2001 年 8 月 14 日	会计员

　　工人系列。1994 年，取得高级工、助师的有龚建昌、刘建明，高级工有卢松、王俊、陈红珍。1996 年，事业单位工人进行技术等级考试，规定工作年限 25 年以上，从事本工种工作 15 年以上或从事本工种 20 年以上者，可以申报高级工。工作年限 15 年以上，从事本工种工作 5 年以上或从事本工种工作 10 年以上者，可申报中级工。工作年限 14 年以下，从事本工种工作 4 年以上或从事本工种工

作不到 10 年者，可申报初级工。1993 年 10 月 1 日以后未转正定级，未取得技术等级的工人，首先参加本次初级工的考核，不得越级。

首次参加考试申报高级工，通过评定的有王绍菊、钱学明、薛翠仙、杨朝生、王六九、何荣英、李锡翠、何建才、舒林英、谢培香、卢家芬；中级工晋高级工的有方良华、叶金菊、罗云芬（1998 年 10 月晋升）、陈和兴、钱家芬、叶云仙、高建华、太琼仙、叶碧辉；中级工孙玉仙；初级工晋中级工的有熊正菊、申利坤、王跃红；初级工李月宏；中级工孙维良因不参加考试降为普工。

2010 年底在职工人名册

人员姓名	参工时间	工人级别	聘任时间
王跃红	1986 年 3 月	高级工	2006 年 8 月
陈红珍	1978 年 11 月	高级工	2000 年 11 月
叶碧辉	1985 年 12 月	高级工	2004 年 8 月
高建华	1978 年 12 月	高级工	1997 年 12 月
陈和兴	1977 年 7 月	高级工	1998 年 10 月
叶云仙	1980 年 10 月	高级工	2000 年 9 月
卢 松	1994 年 12 月	中级工	2003 年 8 月
王 俊	1994 年 11 月	中级工	2003 年 8 月
申利坤	1985 年 12 月	中级工	1997 年 5 月
熊正菊	1986 年 12 月	中级工	1998 年 8 月
王云周	1996 年 12 月	初级工	2011 年 1 月

2010 年底离退休工人名册

人员姓名	参工时间	离退休时间	工人级别
王崇芬	1958 - 年 9 月 1 日	1993 年 9 月 1 日	高级工
王汝芬	1971 年 1 月 1 日	1994 年 7 月 13 日	高级工
高玲玉	1958 年 8 月 1 日	1995 年 4 月 1 日	高级工
方良华	1979 年 5 月 1 日	1997 年 5 月 10 日	高级工
谢培香	1970 年 12 月 1 日	1997 年 8 月 1 日	高级工
刘建明	1964 年 12 月 1 日	1997 年 8 月 19 日	高级工
钱家芬	1972 年 1 月 1 日	1999 年 3 月 4 日	高级工
李锡翠	1970 年 9 月 1 日	1999 年 4 月 8 日	高级工
舒林英	1971 年 10 月 1 日	1999 年 4 月 8 日	高级工
王桂珍	1971 年 10 月 1 日	1999 年 4 月 8 日	高级工
王绍菊	1971 年 12 月 1 日	1999 年 4 月 8 日	高级工
薛翠仙	1971 年 10 月 1 日	1999 年 4 月 8 日	高级工
何荣英	1971 年 12 月 1 日	2000 年 8 月 15 日	高级工
罗云芬	1975 年 8 月 1 日	2003 年 12 月 23 日	高级工
龚建昌	1972 年 1 月 1 日	2003 年 12 月 29 日	高级工
钱学明	1972 年 11 月 1 日	2003 年 12 月 29 日	高级工

人员姓名	参工时间	离退休时间	工人级别
太琼仙	1974 年 11 月 1 日	2003 年 12 月 29 日	高级工
杨朝生	1972 年 12 月 1 日	2003 年 12 月 29 日	高级工
卢家芬	1980 年 2 月 1 日	2010 年 2 月 1 日	高级工
周家才	1951 年 10 月 1 日	1980 年 1 月 1 日	中级工
黎菊仙	1979 年 5 月 1 日	1990 年 6 月 22 日	中级工
何建才	1972 年 11 月 1 日	1996 代 12 月 20 日	中级工
孙玉仙	1974 年 12 月 1 日	2003 年 1 月 14 日	中级工
叶金菊	1983 年 12 月 1 日	2006 年 8 月 3 日	中级工
陈学英	1962 年 1 月 1 日	1994 年 8 月 1 日	中级工
朱秀芝	1976 年 8 月 1 日	1984 年 3 月 1 日	工人
李炳录	1953 年 8 月 1 日	1987 年 8 月 1 日	工人
申辅益	1948 年 1 月 1 日	1985 年 12 月 1 日	工人
孙为良	1968 年 3 月 1 日	2003 年 12 月 29 日	初级工
李月宏	1990 年 12 月 1 日	2000 年 2 月 24 日	初级工

二、职　务

医院成立时承担卫生行政职能，设院长一人，未设科室。1957 年设外科、内科、门诊部，外科负责人杨耀光，内科、住院部负责人洪麟书，门诊负责人汤麟生，部、室始有负责人。1978 年正式设置科室主任、护士长，由县委组织部通知任命。1982 年，医院实行院长负责制，业务、行政科室科长、主任、护士长明确为医院中层干部，由院长提名，院务会和党政联席会议讨论通过任命，报县卫生局备案。

2004 年进行人事制度改革，所有中层领导干部必须参加竞聘，通过演说和答辩，医院对拟聘人员进行考察，公示无意见，签订聘任合同，履行职务过程出现问题，由党政联席会议和院务会讨论决定，解除聘用。劳酬金从解除之日起按新岗位计算。

三、执业医师

1998 年 6 月 26 日，中华人民共和国第九届全国人民代表大会常务委员会第三次会议通过《中华人民共和国执业医师法》，从 1999 年 5 月 1 日起施行。第十四条规定："医师经注册后，可以在医疗、预防、保健机构中按照注册的执业地点、执业类别、执业范围执业，从事相应的医疗、预防、保健业务。未经医师注册取得执业证书，不得从事医师执业活动。"1999 年 9 月 9 日，医院成立执业医师实践技能考核领导小组，组长舒占坤，副组长叶亚怀，组员李定才、徐金玉，认定舒占坤、叶亚怀等 65 人为执业医师，崔茂排、王华等 23 人为助理执业医师，王华、刘华等 14 人可报考执业医师，顾锋、刘通等 7 人可报考助理执业医师。

2004 年 8 月 1 日，院长办公会讨论决定，医院在职在编、借调、聘用及临时性用工等各类人员，必须在一年内取得相应的执业上岗证书，到期未取得执业上岗证书者，在职在编人员自动离职，借调人员退回原单位，聘用及临时性用工人员给予解聘、解除。

2009年，严格按《医疗机构执业许可证》审批的执业范围执业，对新增科室按《医疗机构管理条例》向卫生行政主管部门申报，做到不超规范执业。结合创建"全国百姓放心示范医院"工作，组织学习《执业医师法》、《医疗事故管理条例》、《护士条例》、《药品管理法》等法律法规，并组织全员考试。对刚毕业的大中专见习医师，在未取得执业医生资格前，由有执业医师资格的人员带教，所有医疗文书须经带教医师审核签字方可执行。对见习护士同样实行一对一的带教。

四、考　核

1987年6月职称改革，从1988年开始，专业技术职称实行评聘分开，年终对聘任人员进行履职考核，根据履职人员的德、勤、能、绩，评出优秀、称职、基本称职、不称职四个等级，考核结果全院公布，并与工资资金挂钩。考评取得优秀、履职年限符合条件者，次年可审报上一级专业技术职称，经院初级评审委员会评审，向中评委、高评委推荐上报。中、高级评审委员会评审通过者，医院根据岗位设置决定是否评聘，决定后由院长聘任并签定聘书，报请卫生主管部门和县人事局批准，正式履行职务。院长有权对待聘者聘任、拒聘和缓聘，也可高职低聘，低职高聘，工资待遇随聘任职务而升降。1987年首次进行考核，24人被评为优秀，其余为合格。1988年考核，26人被评为优秀，其余为合格。1992年评出优秀23人，其余为合格。1993年履职考核，评出优秀32人，无不合格人员。1994年改称履职考核，评出优秀32人。1995年考核，评出优秀33人。1996年考核，评出优秀35人。1997年考核，评出优秀30人。1998年考核，评出优秀34人。1999年考核，评出优秀31人，其中副院长叶亚怀、护理部主任侯建书晋升为副高职称，14人晋升为中级职称。

2000年至2010年的考核，全部为合格以上。

第三节　档案数据管理

一、文书档案

建院后无专人负责档案管理、保存，医院几经搬迁，早期档案、资料（文件、会议记录）大量散失。1984 年档案管理开始起步，丢失现象仍然严重。1989 至 1993 年上半年医院管理走弯路，文件资料大批散失。1993 年 6 月重组医院领导班子，制定了档案管理制度，档案管理分科负责。

文书档案分别由涉及科室负责管理。院办公室主要负责管理各级党政及卫生行政主管部门下发的各种文件，建立收文登记，领导阅示、办理及保存，以年装订成册；院内决定、通知、规章、奖惩及每年的工作总结；党政、人事、职改和医院各种会议记录，总值班记录、电话记录、医德医风考核记录、岗前培训记录、奖惩记录、好人好事记录、安全保卫记录、全院职工考勤管理等。

医务科主要负责建立医疗管理档案，包括医疗设备管理，医学教学、科技、执业医师资格名册，医疗事故记录。按月完成医疗护理质量管理简报（医疗部分）。各种体检安排、鉴定、结果统计记录；各种学习、进修、培训考核记录。毒麻药品管理使用发卡登记记录。

护理部主要负责建立护理管理档案，包括护理人员资格、执业资格证登记、造册；护理教学、科技、学习、进修、培训、考核记录。按月完成医疗护理质量管理简报（护理部分）。

基建后勤科主要负责建立和管理各年度建筑、图纸、招投标、合同、预付款等档案，包括各年度院内维修合同、完工验收情况报告；房屋建筑结构使用情况和其他记录材料。

财务科主要负责管理相关财务档案如经济核算、银行来往账务、财务收支凭证、票据、印鉴管理、会计报表、医疗保险、执业保险、职工工资、劳酬金发放年终报表等财务凭证。1993 年 11 月设药品会计，管理范围扩大至药品进药、发药、库存档案等。

二、病　案

医院成立时即设立病案统计室，设专职统计员一人，对病案进行流水号登记，做月工作报表、疾病分类报表。1984 年建立病历档案，按月分科收集整理、编号归档，建立疾病分类统计台账档案、门诊病人数档案，住院病人数档案，月底年终统计上报。1987 年，病案统计设专职病案管理员一人，统计员一人。1987 年前设专职统计员一人，陈柏林、陈溪平、汤莉莉相继担任统计员。1987 年，设专职病案管理员一人，统计员一人。4 月，医院办公室主任邱树玉率统计室人员张春权、汤莉莉到曲靖地区人民医院病案统计科参观学习；5 月，财务科长杨发昌带队，统计室张春权、汤莉莉和财务科周燕辉到红河州个旧市第一人民医院参观学习，归来后按病案统计规范，增加病历柜、索引卡片柜，印制病历袋、索引卡等。年底，曲靖地区统计工作评比，医院病案统计室获全区第二名（曲靖地区第一人民医院获第一名）。1992 年 6 月购买一台 AST386 计算机，病案管理进入计算机数据管理。1995 年成立病案管理委员会，同时制定病案管理制度、病案质量管理制度、病案借阅制度。

1996 年 3 月 26 日，医院制定《关于加强医院统计原始资料收集管理及使用的规定》，要求统计及病案管理人员定时收集医院统计所需的原始资料，收集过程中如存在逻辑性错误或与实际不相符的，填报科室或人员必须在规定期限内修正，如果不通知科室，数据出现差错者由收集者承担一切责任；若通知到科室或个人而不修正者，由科室或个人承担责任。

填报及收集时间为：医院工作日报，按医院过去的规定由夜班医生以夜间12时的数据填写，同时由科主任签字后放在固定位置，次日早（星期五、星期六、星期日在下星期一）10：00—11：30分由病案室人员收取。病历收集，每周收集上一周应收病历一次，每月前三周科室所交病历不得少于应交数的80％，月末必须将全部病历交清，若有特殊情况，最迟不得超过下月15日。

《规定》附有工作日报、病历封面及住院病人统计卡填报的具体要求。

2005年，依据中华人民共和国《医疗机构管理条例》、《医疗事故管理条例》、《医疗机构病历管理规定》、《病历书写规范》的要求，结合"以病人为中心，以提高医疗护理质量为主题"的医院管理年活动的开展，医院在病案管理领导小组的基础上成立病案质量监控委员会，各科室成立病案质量监控小组；病案质量监控委员会主任由主管业务的副院长担任，副主任委员由医务科长、护理部主任担任，成员由各科室主任、护士长及病案室工作人员组成。病案质量监控小组主任由科主任兼任，护士长任副主任，科室医生护士为成员，定时或不定时随机抽样检查，出现病历质量问题必须在24小时内弥补和完善，对造成不良影响的将按医院有关规定惩处。

2006年，医院制定《医院管理年评审与病案质量管理的改进》，加强病案的流程管理、安全管理。

医院于1987年设立病案室，面积50平方米，购置木制病案柜23个，1995年-2008年间增加不锈钢病历柜8个，2009年新购病案密集柜共9组×13列共56.17立方米。截止2010年底，共保存档案64442卷322210份。全部病历档案纳入计算机索引管理。

三、医疗数据信息

1992年6月，医院采用分期付款的方式购买一台AST386计算机，成为云南省第一批使用计算机进行病案统计管理的县级医院，同时兼顾工资档案管理。1993年，完成各项核算指标分类的计算机软件设计，结束手工采集指标、分类的历史。1994年年底，医院新增一台HP486计算机，病人记账纳入计算机管理。

1995年5月，医院按二级甲等医院的要求成立信息科，制定《信息科工作职责》、《信息科长职责》、《计算机室工作职责》、《病案统计工作制度》、《病历管理制度》等工作制度。1997年开发医院网络管理系统，1999年3月正式投入使用。2000年所有后台数据库升级为SQL Server大型数据库，8月对HIS系统进行完善。2001年新增一台DELL-4400服务器，临床科室全部配置DELL终端机，医疗数据实现全院共享。2002年，国家发改委等四部委联发了《关于医疗机构价格公示的规定》，全面推行医疗服务价格项目公示、查询制度，信息科自行完成医疗保险数据接口软件的开发，保证医院网络管理系统数据同医疗保险的联接。2003年1月1日，ICD-10投入使用，临床科室病历首页由科室在临床终端完成，根据ICD-10的国际编码给出入院、出院诊断及手术、外因编码。10月，建成云南省第一家全院联网的PACS系统，实现医疗影像数据的院内共享。

2004年4月，建成医院LIS系统（临床检验报告系统）。2005年，PACS、CR、HIS、LIS系统全部建成投入使用。CR系统全称无胶片放射图像管理系统、PACS（Picture archiving and communication system）为影像存储与传输系统。集图像后处理、存档、传输为一体，实现影像的信息化、无胶片化管理，节约胶片、存储空间及资金。PACS是现代化医院的重要标志，是国家卫生部信息工作的推广项目。系统建成前，MRI、CT、X光机、彩超、电子胃镜、电子结肠镜等大型医疗影像设备各自为阵，医务人员花大量时间照片、洗片、病案登记、存储，大部分资料用后马上消除，不进行保存，保存部分得不到很好利用。CR、PACS系统建成后，医生通过分设在各科室的终端"阅片台"可方便、快捷地查阅病人的相关影像资料，为患者提供良好的诊疗服务，同时积累丰富临床经验。二期网络（LIS

系统）实现医疗信息的网络数字化，远程会诊系统开通后，可在医院实现远程会诊。医疗保险 IC 卡管理系统启动后，医院另建立了一套医疗保险计算机管理系统，参保职工在医院持 IC 卡就诊，就诊信息即时传到县医疗保险中心，参保人员在医院交自付部分，各科室医生按医疗保险的有关规定对患者进行治疗。

2005 年 9 月 1 日，正式实施《云南省非营利性医疗价格》管理，医院医疗数据统计、病症分类统计、住院病人、门诊病人统计、病床使用率统计、平均住院日统、治愈率和好转率统计、各种工作指标数据统计等均实现数据信息管理，与云南省统一的物价管理系统连接，按省计委统一下发的电子物价文件的执行。

2008 年 7 月 14 日，为提升医院管理水平和医疗服务质量，与武汉网新创业软件有限公司签订了医院网络数字化建设合同，总费用 188 万元，市场价 640 万元，医院招标中标价 280 万元。付给第三方监理中国健康信息研究所医院 2.8 万元。

2010 年 10 月，按照院长办公会的要求建设医生工作站、护理工作站远程处方点评计算机系统，医生处方和护理操作流程的核对、配液、病房使用数码产品确认，同时记录操作人员信息。医生工作站、护理工作站 2011 年 1 月 1 日正式开通，医疗技术业务信息数据实现电子化管理，无纸化办公（业务）。

第四节 设 备

一、管 理

医疗设备器材均由设备科统一管理，根据各科使用情况进行登记，建立设备技术档案，按照品名、规格、型号、数量、价格、投入使用时间建账立卡，重要设备有具体使用的负责人，制定设备使用的规章制度和设备档案资料管理制度。科室引进万元以上设备，先向院领导申请，提供设备使用的可行性论证报告，经院长办公会讨论后组织有关科室人员进行实际考察，对价格、品牌、质量进行考察论证后方可购置。设备到院后由院领导、设备科和相关科室主任和具体操作的医护人员集体验收，办理入库手续和建账立卡，相关人员安装、调试运行后再次组织验收。验收合格后向患者提供服务，由使用科室保管好设备的图样、说明书、线路图、安装记录等资料，使用过程中发现问题及时向院领导和设备科报告，并组织专业人员进行维修。大的维修由使用科室写出维修申请书交设备科，报请院领导批准后方可进行维修和保养。设备使用到期，使用科室按自然报废、报损、变价处理或无价调拨等处理方式，写出申请书按程序上报，经批准后执行。新进设备核算到科室，进入科室固定资产账目。科室使用的重要设备未经院长同意，一律不得外借；经院长批准可以外借的设备，借物人写出借条，由设备科室保管，收回时由使用人员认真检查，无误后方可退回借条，并做出外借记录。平时做好设备的通风、防潮、保洁等维护，确保设备正常使用。

二、计算机

1992 年 6 月，购进第一台 AST386 计算机。1996 年 1 月 1 日，医院总账、二级账、银行存款、日记账实行了计算机管理。原购置的计算机长期超负荷运转，一机多用，会计软件不能实现全保密，安全性差，在创等级医院过程中添置一台财务专用微机和摄像机。1993 年，医院自主开发 HIS 管理系统并实现单机使用，1999 年 3 月正式开通网络版。

2000 年 6 月 10 日，医院制定了《罗平县人民医院计算机运用管理规定》，加强对计算机硬件和计算机操作、软件及信息资料的管理。科室负责人为计算机硬件的实行负责人，做好计算机的防水、防尘、防火等措施，如人为因素造成计算机设备的损坏，医院按设备管理规定责成科室负责更新或修理，费用从科室劳酬金总额中全额扣回。计算机操作人员必须按规范操作，不允许在计算机上玩游戏和使用外来软盘及光盘，如必须使用，须经信息科查毒认可后方能使用；严禁删除计算机中的程序及文档，不得对计算机中的属性进行更改；按医院给定的权限操作，若越权操作造成信息错误，医院将根据情况进行处罚。非医院维护人员不得自行打开机箱及相关设备。

2004 年 5 月 24 日，针对部分人员通过计算机上黄色网站、看电影、玩玩游戏等，导致医院计算机网络系统病毒感染，制定了《严禁在计算机网络中进行不正当操作的决定》，严禁职工子女操作计算机，严禁任何人在网络上玩游戏、看电影、上黄色网站，违者一经发现立即处以 1 万元罚款，造成经济损失的要追究经济责任。

2008 年 7 月 14 日，与武汉网新创业软件有限公司签订《罗平县人民医院网络数字化建设合同书》，合作开发建设医院网络信息系统。2010 年底初具雏形，2011 年 1 月 1 日新系统部分试运行。

三、重要医疗设备

建院初期，仅有简单的医疗工具，如听诊器、体温表、注射器等。1963 年，购万能产床一张、万能手术床一张、高压离心器一台、50mAX 光机一台。八十年代后，设备购置数量增多，设备技术先进。1984 年 10 月，购病床 230 张，治疗车、急救车各 4 辆。1986 年 5 月，购 500mAX 光带电视系统机一台，高压消毒柜一台。1989 年 1 月，购黑白"B"超一台。1994 年 12 月，购三星救护车一辆，日立牌 315B 超一台，伪彩超一台，四床心电监护仪、记录仪各两台。1995 年 7 月，购生化分析仪一台，氧气机一台。10 月，购 300mAX 光机一台，氦氖激光治疗机一台，奥林巴斯双目显微镜一台，制剂室全自动流水生产线全套。

1996 年，采用合资方式，解决大型医疗设备采购资金的不足。与广东汕头迈科公司合作，购进日本岛津 4800CT 一台，总价 263 万元。投资比例为：医院占三分之二，出资 120 万元，迈科公司占三分之一，出资 30 万元，缺口资金 113 万元，由医院贷款，双方各负责贷款 50% 的本息，在利润分成中扣除。利润按投资比例分成，以每年总收入 129 万元为分配基数，扣除使用材料费、维修费等进行分成。如达不到基数，医院保证迈科公司按基数提取利润。同时购置多功能心电监护仪三台，尿十项检测两台，多功能产床一张，脑电图脑地形图机一台。从此是年起，医院设备采购始终采取集体谈判、集体采购、集体负责公开、透明的方式进行。

1997 年，购全血全自动生化分析仪一台。1998 年，购多参数心电监护仪 5 台，日本自动智能心电图机一台，全自动血球计数仪一台，德国西门子麻醉机一台。1999 年，购 MCT－Ⅲ多功能电脑肛肠治疗仪一台，SPPA－203 型前列腺治疗仪一台，200mAX 光机一台，Som2000A 眼科手术显微镜全套眼科设备。

从 2000 年开始，医疗设备采购逐步向大型、尖端产品发展。当年购 ESWL－VM 小精灵碎石机一台，美国 AGⅡ全自动生化分析仪一套，芬兰 MK3 全自动酶标仪一台，ZJY－B 型三维全电脑自动脊椎牵引床一线，XC 血磁治疗机一台，美国康敏气巴 248 型全自动血气分析仪一台，德国费森尤斯 4008S 全自动人工肾一套，BJEⅢ型手提式 X 光机一台，12 道全自动动态心电监护系统一套，SY100A 结肠途径治疗系统一套，电动液压多功能手术床一台，IMAEG2000 眼底荧光造影摄像分析系统全套。

2002 年 4 月 2 日，医院召开党政联席会议，决定购买核磁共振全套设备。4 月 10 日邀请县委副书记杨黎辉、副县长纪爱华到北京医博会考察；4 月 22 日，院领导赴厦门、深圳再次考察，以 410 万元的成交价，与深圳安科公司签订了购买 ASM—020P 核磁共振系统一套的合同；另购买飞利普 HD13500 彩色多普勒 B 超一台，欧美达麻醉机一台，奥林巴斯电子胃镜一台，德国 WOLF 型腹腔臆一套，视光学中心全套设备。

2003 年，购高频电刀一套，输液泵三台，医院 CR 系统及 PACS 影像系统建立，KOⅢ型 400mAX 光机一台，美国鸟牌Ⅱ标准套呼吸机 2 台，BSM－73 型多参数彩显床旁监护仪 6 台，GC－1200 放免仪一台，德国白瑞压缩吸入机 038 型 4 台，日本 OT－701 输液泵 3 台，YCCDS/1－2 型婴儿高压氧舱，P2400A－B 型动态脑电图机一台，超声乳化全套。

2004 年，购 Anker PACS 专业读片工作站两套，检验 LIS 系统一套，立体定向手术计划系统一套，德国德尔格 Fabius2000 型麻醉机一台，血透机一台，S2317 牙科综合治疗机 2 台，妇产科电动产床一张、妇科检查床一张、电动手术床一张，GY2472103－10B 高压氧舱全套，MC－1100 下肢关节运动器一套，德国费森尤斯人工肾 4008S 血透机一台，电脑肝病治疗仪一台，Ultima2000SE 眼底氩激光一台，红光治疗机一台，美国大型医院制氧系统一套，纯净水生产线一套。

2005 年，购 GW－92C 微波治疗仪一台，DBX－75A 便携 X 光机一台，（柯尼卡 150 多槽 CR）CR

扫描主机全套，Apes－B 眼底荧光造影仪一台，丹麦 AA220 听力声阻抗一台，PI8006B 多参数监护仪六台，ECG－1200 数字式心电图机二台，美国鸟牌 VELA 标准呼吸机二台。

2006 年 4 月 25 日至 29 日，舒占坤、叶亚怀等一行 8 人，到深圳参加第 55 届中国国际医疗器械春季博览会，分别购买了 PHILIPS HD11 XE（锐影）高档彩色多普勒超声、500MA 带电视系统 X 光机、德国德尔格 2000 型麻醉机、美国鸟牌呼吸机、全自动血细胞分析仪等设备，政府招标总价 550.74 万元，实际购买价 165.30 万元。

2007 年，由于 1994 年购置的日本岛津 4800CT 老化，运行速度缓慢，原生产厂家多次到医院维修，不能保证正常使用，医院党政联席会讨论决定新购一台高档 24 排螺旋 CT。县人民政府批示同意，院领导、中层领导干部共 10 人于 4 月 9 日至 4 月 14 日前往大连参加医博会，购置了全进口飞利浦 24 排螺旋 CT、全自动生化分析仪（美国贝克曼 CX5PRO）、耳鼻喉科综合治疗仪、WHA－200 型外科用 C 型臂、救护车、激光治疗系统、高档手术显微镜、结肠途径治疗系统、中药电脑搅拌煎药包装机、三维电脑多功能牵引床、VLH－S2000 电子阴道镜、呼吸自救监护仪、医用空气净化消毒机和全套更新病理科设备，增添病理冰冻切片机，总共 70 余台（件），政府招标总价 2300 余万元，实际购价 1100 余万元。

2008 年购置医用中心制氧设备 1 套（PTSI－1000PLUS，每小时产氧量 23.66 立方米，市场报价 336 万元，中标价 224.7 万元，实际购价 113.6 万元），OT200 多功能全电动手术床（市场报价 36 万元，中标价 19 万元，实际购价 12.6 万元），德尔格 Fabius 2000 麻醉机（市场报价 38 万元，中标价 21.8 万元，实际购价 14.38 万元），彩色 B 超声 2 台（市场报价 65 万元，中标价 48 万元，实际购价 24 万元），SP 等离子系统（市场报价 64 万元，中标价 42 万元，实际购价 34.8 万元），美国 FINESSE LEEP 刀（利普刀）（市场报价 18.8 万元，中标价 11.2 万元，实际购价 6.7 万元）、血透处理机（市场报价 19.8 万元，中标价 14.8 万元，实际购价 11.8 万元）、格力中央空调一批（市场报价 12.5 万元，中标价 11.8 万元，实际购价 9.6 万元）、下肢关节活动仪、空气波压力仪、摇控 CT 增强注射机、血浆解冻箱、低温冰箱 MDF－U538C、婴儿培养箱、经皮黄疸仪、萨顿高频电刀、美敦力 5318 临时起搏分析仪、多参数监护仪等先进医疗设备 70 余台件。与武汉网新创业软件有限公司达成共识，由该公司提供医院网络数字化软件系统和安装调试、培训、售后服务，市场报价 640 万元，政府中标价 280 万元，实际购价 188 万元。政府招标总价 1600 余万元，实际购价 700 余万元。

2009 年 4 月 18 日至 22 日，医院党政班子舒占坤、叶亚怀等 12 人参加在深圳举办的第 61 届医博会，购置飞利浦 64 层螺旋 CT 1 套（Brilliance CT64 层）、1.5T MR 飞利浦核磁共振 1 套（InTera 1.5 核磁共振）、飞利浦 双板/单板 DR 各 1 套（双/单板数字化拍片系统各 1 套）、飞利浦数字胃肠机 1 套（Essenta RC）、动态心电记录含 PI 200A—B 型 1 套，动态心电记录合四支、德国（MOLLER）目乐手术显微镜、LED—IA 型光动治疗仪 1 台、KD—200 电波拉皮治疗仪 1 台、微晶磨疤治疗仪 1 台、费森尤斯带联机清除率监测血液透析机 4008S＋OLM 1 台、费森尤斯急性透析和体外血液治疗机 MUTIL-TRADCE 1 台、TS 6002 型母亲胎儿监护仪 1 套、Y2—4 豪华电脑颈牵机 1 台、XYL—1 蜡疗机 1 台、HY2－Ⅲ型 B 款熏蒸机 1 台、HY2－VB 颈腰椎多功能牵引床 1 台、电子胃镜 180 型 1 套、胃镜 Q150 型 1 条、支气管镜（电子 CR－150）1 台、宫腔镜 1 台。政府招标价总价 5000 余万元，实际购价 2000 余万元。5 月 14 日，市、县药监局对医院药品、器械、检验设备进行检查，建议大型医疗设备索取相关证件和进出口检验证，建立规范的设备档案。院长责成马成燕、袁家礼落实，2 周内完成。

2010 年采购的医疗设备有：鸟牌呼吸机（钻石版，带无创通气）3 台，每台 244600 元，市场报价每台 58.6 万元，政府中标价每台 36 万元；Fabius plus 麻醉机 2 台，每台 252280 元，市场报价 60 万元，政府中标价 35 万元；Vamos 气体监护仪（麻醉机用）2 台，每台 52800 元，市场报价 12 万元，政府中标价 8 万元；5701 产床 2 台，每台 55900 元，市场报价 12.5 万元，政府中标价 8.5 万元；妇科检查床 1 台，每台 17800 元，市场报价 8 万元，政府中标价 4.2 万元；全自动化学发光分析仪（美国贝克曼 Access2）1 套，市场报价 98 万元，市场中标价 47.3 万元，优惠价 34.98 万元。另购买高频电刀、耳鼻喉科综合治疗仪、费森尤斯血透机、输液泵、微波治疗仪、康复医疗器械、婴儿培养箱、颈椎牵引机、低频治疗机、微波治疗机、电脑骨伤治疗仪、单道微量注射泵、六合治疗仪、尿道膀胱镜、妇科用臭氧治疗仪、光波宫颈治疗仪、医用冲洗器数十台（套）。政府招标总价 500 余万元，实际购买价 260 余万元。

第七章 财 务

第一节 财务制度

建院初期，有会计一人，出纳一人，实行出入账登记和增减记账法，会计和出纳均由行政或医务人员兼任。1956年，业务自收自支，成立医院财务室，执行国家统一的财务管理制度，财务工作由院长主管。

1980年，职工工资由财政全额拨款改为差额拨款，超支不补，节余留用。1984年初，财务室升格为财务科，财务科长兼总会计，逐步建立财务科工作制度、财会档案，医院所有报销和开支由院长审批，职工外出学习、进修、公差、购物等预支现金，在报账时一次性结清；专用发票专人管理，统一登记发放，统一销号存放；基本建设设立基建专户，建立专户专账，专款专用。主办会计按时完成月报、年报及财务凭证管理，出纳管理单据和现金，每月和会计对账；收费人员当日收款当日存入银行，最多不得超过三天。药品会计账务相符，统计人员做好当月的各项统计。支票使用时须有医院财务专用章、法人代表章、主办会计章，领款人和领款人印章按银行支票管理制度执行。

1988年，国家财政部、卫生部对医院会计制度进行改革，颁布《医院财务管理办法》、《医院会计制度（试行）》，实行记账、算账、核算管理。医院财务管理由院长直接领导，财务科设主办会计、药品会计、出纳、核算、审计4个岗位，建立健全财务管理制度，支出由院长审批，院长外出时由指定副院长审批。医疗设备及其贵重物品购置、基本建设投资等重大支出，由医院党政班子集体讨论、集体决策、集体负责。1989年末，医院内部管理出现问题，规章制度难以执行，导致财务管理混乱，医院收支出现赤字，职工工资和福利待遇不能落实；医疗设备老化、陈旧，生存受到严重威胁。

1993年5月，县委、政府重新调整医院领导班子，确定"吃饭靠自己，建设靠国家"的发展思路，人头费与财政脱钩，定额补贴用于设备购置或基本建设。下半年建立和完善财务管理规章制度，包括原始凭证管理制度、财产物资管理制度、财务报销制度、现金管理制度、会计监督制度、成本核算制度、财务投诉接待制度及财务科长、会计、出纳、收费、计价员岗位职责；所有财务凭证装成册归档永久保存，报销票据经科主任签字后，有合同的一律附上合同，无合同的由经办人签字，会计、出纳审核，院长批示后报销。当日现金收入当日存入银行，科室不得自设小金库。财务票据实行专人专管，统一发放登记，统一收回销号存放，谁领谁负责，谁开谁负责；严禁开具假发票，一经发现，按医院医德医风管理规定处理，造成严重后果者交司法机关处理。特殊项目、基本建设、大型设备及药品管理实行专款专管，账账相符、账物相符，账目清楚。医院财务收入大幅增长。1993年1至6月，医院总收入1344649.83元，7至12月总收入1894451.98元，下半年比上半年增加549802.15元，增长40.89%，全年总收入3239101.81元，比1992年1928057.94元增加1311043.87元，增长68%。

1994年1月1日，职工工资纳入计算机管理。

1996年，购置计算机4台，从1月1日起，总务材料、固定资产、财务总账实行计算机管理。

1997 年，计算机增加到 10 多台，从 1 月 1 日起，医院收费全部实行计算机管理。

1998 年，国家财政部、卫生部颁发《医院财务制度》和《医院会计制度》，按照国家《会计法》和《预算法》规范会计行为和办理会计事务，财务人员"管钱的不管账、管账的不管钱"，岗位之间相互监督、相互审核、相互联系、相互配合，随时为医院领导提供准确的财务数据。

国务院八部委颁布《关于城镇卫生体制改革的指导性意见》后，医疗收入和药品收入分开管理、分开核算。2000 年 2 月 27 日，实行住院病人一日清单管理，收费人员提供病人交费明细清单，清单内容包括服务项目、次数、单价、药品规格、数量、单价及收费金额，病人可随时查询；出院结算时，向病人提供住院期间的明细清单。对清单所列项目有疑问者，临床医生要给予解释，若有差错，必须即时更正。

2000 年 9 月 1 日，医院规定，取消诊疗过程中所有开单费。

2001 年 2 月 1 日，执行《云南省非营利性医疗服务基准价格》标准，医院重申，医疗服务价格改革与医院落实县政府 1993 年 37 号文件不矛盾、不冲突的，同时院内改革政策与本次医疗价格改革紧密联系的，必须体现多劳多得及奖勤罚懒的原则，医院将严格执行 1993 年 37 号文件，确保改革政策的连续性、延续性、稳定性。医院 CT 室价格下浮幅度大，医院确保总政策的稳定，CT 室计划指标分配数不变，价格下浮部分由医院补给。在执行《基准价格》的同时，必须服务到位、技术到位、质量到位，改善服务态度，提高医疗护理质量，留住病人，留住信誉，造成医患间不良影响及不能很好执行《基准价格》的，将按《价格法》、《违反价格行为的行政惩罚规定》和医院医德医风有关规定，处予 300 至 10000 元的罚款。

2001 年，贯彻执行县政府办公室 45 号文件精神，建立城镇职工医疗保险个人账户管理制度。6 月 4 日，院周会决定，医生严格按照云南医疗保险制度有关药品及材料项目要求开处方，如有违反规定者，谁开谁负责不能报销的费用，并在本人工资中扣除；医生严格按照医疗保险有关规定开写无误不能报销的，责任由信息科、财务科负责人在 10 天内赔偿，超过 10 天加倍罚款；医生和财务科、信息科在核实核准各种项目、品种，当日事情当日解决，如当日不能解决而发生不能报账药品、一次性用品时，则由财务科和信息科负责。

2003 年 6 月 9 日，医院召开院周会，决定对急诊、无主、无钱伤病员（包括孤寡老人、孤儿、公安 110 送来无主者、家庭贫困基本生活无保证者）实行革命人道主义，及时给予抢救治疗，如遇急诊和生命垂危时，要以抢救治疗为主。患者无力承担医药费用，医院承担 50%，科室承担 50%。患者持有村委会、居委会、民政部门出具的有效证明，由科室提交医院确认并交财务核实，报请院长指示后充销。

2005 年，财务管理依法规范完善综合绩效核算分配办法，控制医疗成本，降低医药费用，坚持"统一领导、集中管理、一支笔审批"的原则，严禁各部门、各科室设立"账外账、小金库"，实行重大经济事项领导负责制和责任追究制，重大项目集体讨论、集体研究、集体决定，按规定程序逐一上报。药品、材料、设备等实行内部成本核算制度。医药费用严格执行药品收支两条线，在国家规定之外不得擅自设立收费项目，不分解项目；向社会公开收费项目和标准，提高收费透明度。

2007 年初，耳鼻喉科阮某多收陈绍林医药费 385 元，责成当事人向患者当面退还并赔礼道歉，处予 385 元的无信用罚款，科内待岗一个月，科室负责人王学斌、彭柏雁到陈绍林家中公开赔礼道歉。

2008 年 7 月 1 日至 31 日，全院所有持《会计从业资格证书》人员张春权、李兴华、马成燕、李丹、方茜、张显德、吴桂芬、叶碧辉、周燕辉、卢家芬、钱春琳、李炎萍、田倩、张立慧、李明英分三批到罗平县财政局培训会计电算化中级知识。

第二节　固定资产

1984 年以前，医院房屋破旧，设备简陋，价值低廉，固定资产总量较少。有记账可查，1966 年仅为 110646.43 元，1967 年 110927.97 元，增长 281.54 元。1970 年增长至 130927.97 元，1979 年为 148399.04 元。

1984 年，固定资产纳入财务统计管理，建立资产账本，物资财产、医疗设备与固定资产账目相符，医院固定资产仅有 24 万元。

1994 年成立设备科，制定《医疗仪器管理制度》、《仪器设备保管制度》、《医疗器械设备科工作制度》、《财务档案管理制度》、《物资管理制度》等，凡有医院设备的科室，均建立使用责任制，有专人管理，有使用记录，使用保养登记。设备科账卡与财务账务相符。

1996 年 8 月 1 日，医院实行固定资产折旧提成，医院按科室占有固定资产的 1% 提取折旧费，列入科室支出账。新增加的医疗器械、设备，按原来方案计算，50% 由医院提取折旧，50% 计入科室收入，如在处方上出现只计材料而无检查手术费者，医院将在所计材料费中提取 50% 作为本次应提的折旧，确需减免检查手术费者，必须经院领导和有关部门批准，并签字说明，否则无效。新增加的设备计入科室的固定资产总额，并参与固定资产总数比例提取折旧。

2000 年，医院在核算、分配方案中增加固定资产调节基金的提取，科室收支结余额为医院分成的第一步结余数；所有调节百分点之和乘以每月每 1 百分点，为人均上交医院的调节总金额，再乘以科室人数，得出科室上交医院的调节金额。

至 2000 年底统计，"九五"期间，医院固定资产总值为 2450.79 万元，是"八五"末 463.89 万元的 5.28 倍，增长 428.31%。

2002 年 10 月 5 日，核磁共振设备投入使用，医院决定，核磁共振暂不进入固定资产提成。年内，根据罗平县财政局、国资局要求，医院成立清产核资领导小组，组长由院长、书记舒占坤担任，副组长由副院长叶亚怀、邱树玉担任，组员有李兴华、张春权、方茜、杨发昌、马成燕、叶云仙。以五年为一个阶段清查，医院年末固定资产为：

1983 年 24 万元

1988 年 188 万元

1993 年 310 万元

1998 年 1090 万元

2003 年 4492 万元

2004 年，医院对《医疗设备档案资料管理制度》及《医疗器械固定资产管理制度》进行补充。

至 2010 年底统计，医院固定资产总值达 1.7 亿元，其中房产 7161 万元，地产 3677 万元，医疗设备 6162 万元。

附：科室固定资产提成比例表

科　室	固定资产提成%比	科　室	固定资产提成%比
内一科	2.1	内二科	1.9
外一科	4.2	外二科	4.7

科 室	固定资产提成%比	科 室	固定资产提成%比
外三科	3.0	妇产科	2.4
儿 科	1.5	传染科	1.3
中医科	1.9	门诊部	1.8
检验科	1.25	放射科	1.21
供应室	1.2	总 务	1.2
西药房	2.0	收费室	3.0
制剂室	1.5	五官科	2.4
锅炉房	1.3	洗将房	1.4
功能科	1.31	口腔科	1.4
CT室		麻醉科	3.55
木 工	1.00	电 工	1.00
病理室	1.00		

第三节 收 支

一、收 入

　　建院初期，医院收入主要是医疗业务收入、药品收入和其他收入，支出不足由财政补助。医疗业务收入包括挂号费、床位费、护理费、治疗费、手术费及功能医技检查费；药品收入包括住院治疗药品费、门诊治疗药品费包括西药费、中药费、中草药费。住院病人预交费用，出院时结算，多退少补。少数病人预交费与实际医疗费支出悬殊较大，出院时不结账悄然离去，欠款长期难以收回直至成为死账。1966 年，总收入 175229.76 元，其中医疗业务收入 150998.36 元，财政补助收入 24231.4 元；总支出 189563.92 元，超支 14334.16 元。1968 年，收入超出支出，结余 78147.46 元。

　　1978 年，财政对医院实行定额管理、差额补助，即根据医院职工人数及病床总数确定定额，不足部分差额拨款。住院现金交费，欠费现象有所减少，当年结余 10491.64 元。

　　1993 年 11 月 1 日，医院制定《关于加强财务、收费、药房管理的补充规定》，医院职工及直系亲属生病治疗只免挂号费、注射费，其余项目一律不得减免；临床医生开处方时不注明患者与职工的关系及姓名，收费人员自行减免或改写原处方者，对漏收和有意减免的部分·律从本人工资中扣除。记账病人由院领导或财务科批准签字盖章后，药房才给予记账。记账处方必须编号登记，病人出院后处方由财务科人员到药房签字提取。收费人员三天存一次款，存款后将存款单交会计对账。除出纳外，其他财务工作人员不得随意收取现金，特殊情况下现金收、付须由院领导批准。

　　1994 年，医院总收入 5369470.70 元，比上年增长 1826368.89 元。

　　1995 年 10 月 1 日，重新制定和实施《关于收费管理的规定》，原收费章使用到 1995 年 9 月 30 日止，从 10 月 1 日启用新的收费专用章，1 号章为门诊部收费，2 号为住院部收费。收费员做好病人处方金额登记及编号，病人需要开发票在处方右顶端编号，发票用完存根交财务注销并备查。若遗失、乱开假发票 1 张，扣劳酬金 30 元。收费班次日报表由药房当班人员按要求分项填写，填写准确率要求在 98% 以上，若不按栏目填写，一次扣药房劳酬金 30 元；准确率每降 1%，扣药房劳酬金 5 元，高于 1%，奖药房 20 元，奖惩幅度以此类推。记账处方分户保管，由财务科指定记账处方核算员李月宏负责分户、结账。药房执行记账处方手续，财务科开据的统一记账单和院长、副院长写的记账条，记账方有效，任何职工不得写白条记账和挂账，发现一次扣药房劳酬金 100 元。药房按照记账单或记账条核对记账，错记和误记由当事人追交，追交不回从药房劳酬金中扣除。当日的记账处方经核对无误后交收费员计价，下午 3 点前交李月宏签字后送财务室分户保管。记账处方核算员日清月结，计算差错，一次扣劳酬金 10 元。科室医生落实记账病人是否记账，预交费医药费是否超支，发生差错协助药房追交，追交不回造成损失，医生和药房各负责 50%。

　　1997 年 3 月 10 日，管理中出现病人记账难、记账费用不能及时收回的问题，医院将病人记账管理纳入计算机管理，制定和下发《关于加强记账管理的通知》，规定所有记账、预交费病人，由计算机室统一登录，打印记账单后才能记账，计算机室工作人员正常休息时，职工担保或领导（院长、副院长）批准记账者，凭担保人或领导签字的条子暂时发药或盖章，药房必须要求病人在行政正常上班时到计算机室办理记账手续（特殊情况由计算机室人员主动办理）。不按规定记账、发药，一次扣药房劳酬金 100 元，造成损失由药房工作人员负责。

记账单一式三联，药房一联，所住科室一联，病人一联，医生开写记账处方时在处方住院号（或门诊号）处写明记账号（记账单编号），不再写住院号（或门诊号）。记账病人费用预交费剩余金额不足病人平均处方金额三张时，计算机室打印"催收单"一式三联，分别交记账病人、所住科室、药房。计算机室工作人员星期六、星期日及节假日正常排班，若因人员不在岗造成病人记账、结账不能办理，一次扣当事人劳酬金100元。病人结账后由计算机室通知财务科和临床科室，催收工作由财务科和所住科室负责。

1998年3月3日，医院强化收费对账，除由功能科室计价的费用（放射、B超、检验等）计入处方相应栏目外，其它费用一次性计入合计。合计栏如出现技术性差错需要修改时，需按财务修改规则进行修改，然后加盖本人印章。不按规则办理，处予该处方金额两倍的罚款。药房收到处方后，核对无误方能发药；若有修改过的合计，确认收费人员已经按上述规定修改并加盖印章后，必须在修改处再加盖本人印章才能发药，不按规则办理者，每次罚款20元。每个收费班次结束，药房合计后先与收费人员对账，做出本班次合计账，登记后交收费人员。处方费用于次日分类，药费由核算人员录入计算机，药房人员核对后签字认可。核算人员录入完毕后在收费日报上写明药品合计，在核对人处签名。收费日报在收费、核对、药房三处签章齐全后转财务做账。医疗服务收费项目的床位费、静脉穿刺和新业务收费标准，结合本地实际定价，以减轻病人的负担。5月7日，决定从8日起，职工担保记账，必须与担保人或患者联系追交费用，否则记账管理人员有权通知停止记账；病人所记医药费出院当日办结，因特殊原因不能办结者，以病人最后一张处方为限，一月内办结；逾期不交者，记账管理人员可以直接通知财务科，从下月起从担保人员的工资中逐月扣除。

1999年，医院总收入20261849.57元，结余5224973.24元。

2005年，医院总收入49461987.96元，结余9531038.10元。

2007年收入7379.5万元，其中业务收入7209.2万元，财政补助收入170.3万元；总支出6424.16万元，结余955.34万元。

2008年收入8982万元，其中业务收入8782万元，财政补助收入200万元；总支出7117万元，结余1865万元。

2010年收入13948万元，其中业务收入13517万元，财政补助收入431万元；总支出10226万元，节余3722万元。

二、支　出

支出主要为医疗设备采购、药品采购、行政事务和办公用品支出、职工工资支出、奖金支出、人才培养支出、修缮费、低值易耗品、卫生材料、职工福利、社会保障等。

1984年，医院收入由财政全额拨款改为差额拨款，通过不断拓宽资金来源，组织好财务收支，做好增收节支，本着有多少钱办多少事和少花钱多办事的原则，处理好激活可能、长期和短期的关系，保证收入支出平衡并略有结余，投入发展需要的基础设施建设。

1993年，医院实行"定编、定员、定质量、定数量、定消耗"的综合目标管理责任制，降低支出，结余大幅度上升。1997年，结余7430964.11元；2004年结余8479778.81元；2006年结余990万元；2008年突破1000万元，达到1865万元。

附：罗平县人民医院财务收支一览表

年份	总收入	其中业务收入	其中：财政补助收入	其中：制剂收入	总支出	结 余	年末固定资产	主办会计
1966	175229.76	150998.36	24231.4		189563.92	-14334.16	110646.43	左臣惠
1967	143423.39	123715.39	19708		174048.33	-30624.94	110927.97	左臣惠
1968	179827.77	111253.37	68574.4		101580.31	78247.46	110927.97	左臣惠
1969	201956.92	173913.86	28043.06		156477.91	45479.01	110927.97	左臣惠
1970	172295.55	155300.20	16995.35		124000.03	48295.52	130927.97	左臣惠
1971	210218.97	190380.17	19838.8		156670.09	53548.88	130927.97	左臣惠
1972	266099.19	232942.74	33156.45		188800.81	77298.38	130927.97	左臣惠
1973	332122.50	294506.95	37615.55		137624.04	194498.16	133741.72	陈柏林
1974	250682.96	212418.35	38264.61		273109.84	-22426.88	147312.82	陈柏林
1975	219412.34	181669.04	37743.30		211348.83	8063.51	147312.82	陈柏林
1976	193274.85	156597.15	36677.70		200075.09	-6800.24	147312.82	陈柏林
1977	241233.59	199819.68	41413.91		238781.50	2452.09	148399.04	陈柏林
1978	254013.44	209071.44	44942.00		243521.80	10491.64	148399.04	陈柏林
1979	359903.54	228393.69	131509.85		305129.81	54773.73	148399.04	陈柏林
1980	335764.17	335764.17						陈柏林
1981	320440.08	320440.08						陈柏林
1982	374413.37	311413.37	63000.00					陈柏林
1983	413000.00	413000						陈柏林
1984	491240.00	491240						陈柏林
1985	836446.68	671240.73	165205.95		823446.07	13000.61	843797.72	陈柏林
1986	1093198.00	692673.00	400525.00	18621.00	1072795.00	20403.00	879484.02	陈柏林
1987	1349929.00	1076797	273132.00	24751.00	1078637.00	271292.00	1833955.50	陈柏林
1988	1968495.00	1728122	240373.00	84959.00	1660050.00	308445.00	1886322.00	陈柏林
1989	2106364.11	1774220.53	332143.58	75894.16	2021760.81	84603.30	2051760.99	陈柏林
1990	2033734.90	1763783.12	269951.78	71720.57	1761389.44	272345.46	2205768.87	陈柏林
1991	2157057.94	1928057.94	229000.00	88117.44	1957699.44	199358.50	2433420.31	杨蕊
1992	2699129.46	2451689.46	247440.00	102293.10	2501941.09	197188.37	2555867.69	杨蕊
1993	3543101.81	3239101.81	304000.00	175758.87	3081079.06	462022.75	3100238.50	李兴华（10月财务移交李兴华）
1994	5369470.70	4662523.20	706947.50	249260.47	4860414.26	509056.44	2919500.16	李兴华

年份	总收入	其中业务收入	其中:财政补助收入	其中:制剂收入	总支出	结　余	年末固定资产	主办会计
1995	8198801.12	7561801.12	637000.00	506124.50	6214146.25	1984654.87	4638886.00	李兴华
1996	10742114.62	10602114.62	140000.00	382496.30	8255312.38	2486802.24	6988232.84	李兴华
1997	18590135.81	17490135.81	1100000.00	667477.58	11159171.70	7430964.11	9433914.55	李兴华
1998	19780695.70	18782695.70	998000.00	674875.71	12681745.21	7098950.49		
		10897038.01	李兴华					
1999	20261849.57	19261849.57	1000000.00	974429.60	15036876.33	5224973.24	20832768.59	李兴华
2000	25284599.32	24384599.32	900000.00	1179640.83	20892034.23	4392565.09	24656540.56	李兴华
2001	28460000.00	27260000.00	1200000.00	1258907.62	21693949.04	6766050.96	28218023.56	李兴华
2002	29490297.18	28599697.18	890600.00	1270614.94	24449558.14	5040739.04	41058883.95	李兴华
2003	38892526.52	37402526.52	1490000.00	1412866.35	32231335.04	6661191.48	44924398.31	李兴华
2004	44880414.16	43520414.16	1360000.00	1404455.64	36400635.35	8479778.81	64188526.18	李兴华
2005	49461987.96	47431987.96	2030000.00		39930949.86	9531038.1	82439356.71	李兴华
2006	63243639.07	61298639.07	1945000.00		53341204.09	9902434.98	92518782.08	李兴华
2007	73795004.38	72092004.38	1703000.00		64241617.32	9553387.06	102747899.62	李兴华
2008	89824799.83	87824799.83	2000000.00		71170366.64	18654433.19	126745227.67	李兴华
2009	117408714.77	115408714.77	2000000.00		88067031.49	29341683.28	120588086.23	李兴华
2010	139483829.85	135167869.85	4315960.00		102261060.74	37222769.11	170361883.57	李兴华

三、薪　金

　　建国后国家实行供给制，平均发放少量津贴。1956 年改为工资制，医院执行行政 26 级，工资由国家财政全额拨款。职工根据工龄、学历分别确定级别，中专毕业转正定为 26 级，月工资 34.50 元；大学毕业转正定为 22 级，月工资 52 元。工资晋升按照国家规定执行，晋级梯度缓慢。1980 年，国家决定给部分职工晋升工资，调资面为 40%，医院按科室人数分配 40% 的指标，科室评定后报医院汇总，上报县人事局批准后执行。

　　1985 年 7 月，国家给医院增加护龄津贴和卫生津贴项目，护龄津贴根据工龄定为 15 元、11 元、9元、7 元四个级别，卫生津贴根据业务工作及接触病种定为 12 元、9 元、5 元、4 元四个级别，两项津贴纳入档案工资管理。同年 7 月，按照中发《关于国家机关和事业单位工作人员工资改革问题的通知》的要求，县卫生局对医院职工工资进行套改，知识分子浮动工资和卫生津贴、护龄津贴纳入档案工资管理。

　　1987 年职称改革，医院专业技术人员实行职务等级岗位工资，工人实行技术等级岗位工资。1993年初，机关和事业单位工资制度全面改革，医院划为差额拨款事业单位，职工工资差额拨款，医院走"吃饭靠自己、建设靠国家"路子，打破原有工资制度，将职工工资以档案形式挂起来，实行新的分配制度，财政差额拨款部分用于建设和设备购置。职工工资分为固定工资（含职务工资、卫生津贴、护龄津贴，未转津贴、各种补贴、三项津贴）和活动工资（含专业技术人员津贴、技术工人岗位津贴、未转入津贴的奖金）两部分，以档案工资作为职工工资的基数，实行定编、定员、定质量、定数量、定消耗的综合目标管理责任制，实行多劳多得，少劳少得，不劳不得的"五定一奖"，科室收入按医院分配实施细则套算后兑现到科室，科室根据职工工作量的多少，算出每个职工的劳动报酬。分配做到奖勤罚懒，上不封顶，下不保底。

各科室按照医院改革的方案，以不超出罗平县人民政府 1993 年 37 号文件及罗平县卫生局批准的《罗平县人民医院改革方案实施细则》有关规定为准，分别制定各自的量化分配方案。

四、专项拨款

建院后，医疗用房是寺庙和学校，医疗设备简陋，加之财务资料散失，无法查证专项拨款次数和数额。1963 年初，县政府拨款，购置万能产床和万能手术床各一张，50mAx 光机一台，高压离心器一台。1967 年 7 月，云南省卫生厅分配医院救护车一辆。1981 年 5 月，政府拨出专款，县直 30 余个单位资助，将县城至医院住院部的土路改造为水泥路面。1982 年 3 月，省、地、县三级政府拨出专款 63 万元，新建医院住院部大楼，1984 年 9 月竣工投入使用。

从 1985 年起，医院大宗设备购买和大型修缮、新建项目，以自筹资金为主。当年 6 月，自筹资金 102596 元万元，购买飞羚牌救护车一辆，电动洗衣机和甩干机各一台；建盖太平间和职工食堂。当年政府财政补助总额为 165205.95 元。

1986 年，县政府两次拨款 44 万元，建盖两幢职工宿舍，一幢锅炉房，购买 1 吨锅炉。为历年拨款最多年份。

1993 年，医院推行全面改革，确定"吃饭靠自己，建设靠国家"的发展路子，实际上建设主要还是靠自己。1994 年，原购买的救护车车况下降，投资 29.5 万元购买日本产三星救护车一辆，政府拨款 5 万元资助。此后专项拨款屈指可数。

2005 年 7 月，建设传染病区，建筑面积 1632 平方米，总投资 195 万元，其中国债专项资金 135 万元。

2006 年 5 月，县财政局拨入市政府医疗小分队车辆补助专款 15 万元。

2006 年 11 月，县财政局拨入医疗救治能力专款 18 万元。

2007 年 12 月，县财政局拨入工资改革补发工资补助款 25 万元。

2007 年 12 月，县财政局拨入儿童先天性残疾救治和白内障复明项目资金专款 6.5 万元。

2007 年 12 月，县财政局拨入 2006 年度未到位专项补助费（医院救治能力等）20 万元。

2010 年 3 月，县财政局拨入上年列支全国贫困白内障补助资金 20 万元。

2010 年 4 月，县财政局经建科拨入医科大楼建设补助 50 万元。

2010 年 10 月，县财政局经建科拨入医学科技楼建设费用 50 万元。

2010 年 10 月，县财政局经建科拨入传染病房建设保修款 5 万元。

2010 年 12 月，县财政局拨入公共卫生绩效改革工资 64.196 万元。

2010 年 12 月，县财政局拨入骨干医师培训经费 2.4 万元。

2010 年 12 月，县财政局拨入国家百万贫困白内障复明工程款 39.68 万元。

第四节　价　格

　　1984 年以前，医院药品价格按药品销售价格和药品购进时医药公司或供药单位核定的价格执行，医疗收费根据曲靖地区卫生局规定的收费标准执行。1984 年，物价审核由财务统计管理，中西药入库价、药品调拨价、药品销售价在医药部门批发价的基础上顺加 15%，中草药顺加 20~30%。1985 年，云南省卫生厅、省物价局颁布《云南省各级国家医疗项目收费标准》，由财务科监督执行。

　　1995 年，医院成立物价收费领导小组，对医疗价格进行监督和管理。1996 年年 9 月 5 日，院长办公会就"合理组织收入、严格执行国家物价标准"作如下规定：财务室、物价监督员及收费人员不按照国家物价进行正常计价收费的，多计多收的由计价收费人员退还给患者本人或单位，少计少收的由当事人负责如数补交财务科后，补交后追不回者由当事人负责。记账或预交费病人的处方计价，如出现少计或多计费用者，由物价监督人员通知财务科在当事人工资中扣除差错金额的 30%。医务人员在所开写处方费用时，必须按照云南省物价局 1992 年收费标准执行，违反标准造成的多收，由当事人负责退还给患者本人或单位，因少写造成少收或漏收的，由当事人负责赔还或追回，追不回的由财务科在本人工资中扣除。

　　1998 年，国务院八部委颁布《关于城镇卫生体制改革的指导性意见》，医院将所有医疗收费项目及 80% 以上的药品价格进行标价和公示。10 月 7 日，参照曲靖市物价局批准的曲靖市人民医院病房收费标准，医院决定从 10 月 8 日零时起，执行等级病房收费标准：一级病房（一人间），每床日收费 30 元；二级病房（二人间、母婴同室），每床日收费 20 元；三级病房，每床日收费 8 元。

　　2002 年，国家发展和改革委员会等四部委联发《关于医疗机构物价公示的规定》，医院核对公示项目，将所增加的医疗项目及新特药做了补充公示。

　　1998 年 3 月 2 日，医院根据云南省物价局、卫生厅 1992 年 557 号文件关于一次性消耗材料和特殊材料收费计价，"按实际加 15% 综合差价率计算收费"及"甲等医院住院费、护理费上浮 30%"的规定，床位费上涨 5.24 倍，医院应执行普通病床床位费 16 元/天，干部病房 42 元/床的标准。医院决定，暂不执行等级医院上浮 30% 的规定，普通病床 6 元/天（其中儿科、传染科 8 元/天），干部病房 12 元/天，抢救室 20 元/天。静脉穿刺执行普通静脉穿刺 2 元/人次，小儿静脉穿刺 3 元/人次（儿科及其它科室 7 岁以下病人），诊疗费 0.5 元/组（传染科、儿科及产科新生儿 1 元/组）。新业务中留置针头，连同观察费 3 元/人次天。要求控制输液速度的心血管病人、儿科病人使用输液泵，收费标准为 0.5 元/小时。过去漏收的"呼吸监测"从通知之日起补收，收费标准为 2 元/小时。

　　2001 年 2 月 1 日，正式执行《云南省非营利性医疗收费基准价格》；2002 年 1 月 1 日，执行《基准价格补充通知》，确定医院和科室医疗服务价格管理人员。医院医疗服务价格管理人员为信息科长张春权、财务科长李兴华。

　　科室医疗服务价格管理人员有：

　　麻醉科主任徐金玉

　　外一科主任丁佑伦

　　外二科主任余雄武

　　外三科主任王国渊

　　内一科主任张柱生

　　内二科主任李虹道

　　儿科、传染科主任李定才

妇产科主任王菊芬

中医科主任黄树芬

眼科主任王学斌

门诊部主任保建强

功能科主任张传远

检验科主任段雨生

CT 室主任郭静清

放射科主任杜正祥

药剂科副主任张西萍

制剂室主任沈改良

医院医疗服务收费项目全部实行计算机网络管理，在门诊部、住院部就诊大厅公示经县物价局监制的收费项目板报。

2 月 2 日，《基准价格》未包含的医疗服务项目，医院正式向县物价局申报。见下表。

医疗服务项目	说明	申报价格
结肠途径治疗系统	主要是利用计算机系统分析，结合患者病情，用专用探头从肛门到直肠直接给药，治疗各种结肠疾病，疗效显著。设备市场价 26.8 万元 参考收费价格：上海 150 元/次，天津 140 元/次，北京 140 元/次，重庆 130 元/次。（均为材料、药费另收）	100 元/次（材料、药费另收）
三维正脊治疗系统	国际首创——最新型椎间病治疗系统，主要用于非手术治疗各种椎间疾病，有疗程短、疗效好、无手术痛苦的特点。设备市场价 16.8 万元。 参考收费价格：腰椎首次 1000 元以上/次。	腰椎首次：600 元 第二次：400 元 二次以上 200 元 颈椎：80 元/次
血液磁化治疗系统	主要用于治疗脑血栓、脑出血、高血脂、药物中毒等。本产品处于国际先进水平。设备市场价格：18.8 万元。 参考收费价格：国外收费 60－100 美元，国内收费 180 元。	100 元/次
12 导动态心电图	《基准价格》上只有二导、三导动态心电图收费 160 元/次，对 12 导心电图昆明、曲靖收费 240 元/次，外地价格均高于 240 元/次。设备市场价格：6.8 万元。	240 元/次
骨伤治疗伤	主要用于骨折、外伤肿痛的治疗，有促进愈合的功效。设备市场价格：8 万元。 参考收费价格：厂方参考价 80 元/小时	60 元/小时

2001 年 9 月 5 日，经罗平县物价局批准，对进入住院部的车辆收取保管费和停放服务费，收费标准为：室内停放保管费，自行车每车次 0.20 元；二轮摩托车每车次 0.30 元。对医院统一规划、统一管理、指定停放，需提供看守服务室外停放的车辆，载重量在 1 吨以下（含 1 吨）的小型汽车、三轮摩托车等，每车次收取服务费 0.50 元，1 吨以上的车辆，每车次收取 1 元；不需要提供看守服务的车辆，停放时间在半小时以内的不收费，超过半小时的，按上述相应标准收取服务费；公务往来及特种车辆停放不收费。

2002 年 6 月 14 日，对一次性用品定价进一步规范。科室使用一次性材料由科室护士长统一从医院药库、总务领用，按进价的 15% 顺加。8 月 27 日，药品按招标价执行，未招标药品按批发价加 15% 批零差定价。全年购进药品 7614678.81 元，招标药品 1534448.01 元。

2003 年 10 月，数据化影像系统建成投入使用，经物价局批准，无胶片化的 CR 系统收费暂定为 35 元/次；CT 平描为 180 元/部位，增强为 230 元/部位；MRI 平均每部位增加 20 元。2004 年 6 月 16 日，医院成立物价监督领导小组，领导小组下设办公室，信息科、物价科主任张春权兼任主任，负责收费价格的督察。属于政府定价而未列入招标采购的临床所需药品，医院在不突破国家计委和省计委规定的最高零售价格内进行销售，期间遇药品降价，接到通知后及时调整药品价格；医院自制药品按招标采购药品同规格中标零售价销售。至 8 月 15 日，共购进药品 4583775.56 元，其中招标采购药品 3209308.13 元，占总购进药品的 71.01%，让利给患者 481396 元。

2004 年 10 月 4 日，医院重申，《基准价格》中以天为收费单位的项目，医嘱中不能出现超过 1 天的收费（如膀胱持续冲洗 ×2 等）。收费标准中已明确包含材料费的不能再加收材料费。处方上已开的收费项目，必须在病历中有明确记录，如发现已收费但病历上无记录，造成收费纠纷，按医疗护理质量活动的规定报医务科处理，一切费用由主管医生负责。

2005 年 7 月，云南省发展和改革委员会和云南省卫生厅联发了《云南省非营利性医疗服务价格管理暂行办法》和《云南省非营利性医疗服务价格（试行）》，医院分层次组织学习，同时明确信息科长张春权、财务科长李兴华继续作为医院医疗服务价格管理人员，各科室负责人为科室服务价格管理人员。

2005 年 8 月，对 HIS 管理系统进行改造和升级，确保同云南省统一的物价管理系统连接和省计委统一下发的电子物价文件的执行。

2005 年 9 月 1 日，向罗平县发展计划局申请批准"特需医疗服务项目"的收费标准：CT、磁共振特需快速报告费 15 元。大型医疗检查设备单独开机费，磁共振及螺旋 CT 检查，每人次 30 元；CT 检查每人次 20 元；CR 检查每人次 5 元；彩色 B 超 20 元；电子胃镜、电子结肠镜检查，每人次 10 元。点名手术费，副主任医师及以上职称者，每台次 200 元，主治医师每台次 100 元。各单位职工健康体检，医院在最高限价内打包进行多项检查，特申请设置"成批健康检查费"。病人转院医护人员护送费，送到曲靖，主治医生及以上职称者，每人每天 150 元，主治医师以下者，每人每天 120 元；曲靖市以外，主治医生及以上职称每人每天 180 元，主治医师以下每人每天 150 元；根据外请专家级别及专家的要求，由病人及家属直接谈定，特申请"外请专家劳务费"。

1995 年以来，每年接受市、县两级物价部门 1 至 2 次物价收费检查，医院均为合格单位。

2005 年，诊治门诊病人 279513 人次，与上年同期相比增加 249810 人次，增长 11.89%；住院病人 16153 人次，同期相比增加 13125 人次，增长 23.07%。

2006 年，诊治门诊病人 173704 人次，收治住院病人 20345 人次，平均住院费用 2481.5 元，与全省县（市）级医院平均住院费用 3524.17 元相比，低 29.59%；平均门诊费用 60.28 元，与全省县（市）级医院平均门诊费用 82.01 元相比，低 26.50%；药品价格平均下降 2.81%。以上三项每年为患者节约费用 1222 万元。

2007 年，诊治门诊病人 174807 人次，收治住院病人 21138 人次，平均住院费用 2831.37 元，平均住院费用和平均门诊费用与全省县（市）级医院相比，分别低 19.66%、22.33%；药品价格下降 1.77%，为患者节约费用 1867 万元。病床使用率 97.95%，平均住院日 8.897 天。

2008 年 10 月 10 日至 14 日，全市物价交叉检查组一行 6 人到医院进行检查，未发现明显问题。

2009 年 9 月 22 日至 25 日，全市物价交叉检查组一行 3 人到医院检查药品及医疗价格，未发现明显问题。

2009 年，诊治门诊病人 243876 人次，与上年同期相比增长 46414 人次；住院病人 34334 人次，与上年同期相比增长 8316 人次；手术 7722 台次，与上年同期相比增长 4505 台次，平均住院费用 2848.02 元，平均住院天数 8.67 天，与去年同期相比分别下降 41.88 元和 0.37 天。药品在政府招标采购最低标的基础上让利两个百分点，非标药品在市场最低价让利两个百分点，共减轻患者直接经济负担 612 万元。

2010 年，收治门诊病人 289917 人次，与上年同期相比增长 65736 人次；住院病人 43462 人次，与上年同期相比增长 12399 人次；手术 11191 台次，与上年同期相比增长 5656 台次，平均住院费 2631.47 元，平均住院天数 7.99 天，与去年同期相比分别下降 178.95 元和 0.79 天。

第五节 审计、审核

1984年前，财务检查以查账方式进行。8月，门诊部列入改革试点科室，财务科统计工作人员陈柏林兼任审计，负责对财务计划、预算、决算、会计报表、业务收支结余、计价收费及科室财物进行审计。

1995年，医院成立审计领导小组，院长任组长，信息科长任副组长，财务及信息科成员为组员；另成立审计科，信息科长张春权兼任审计科科长，制定审计科工作职责和审计员职责，规范医院审计工作。6月，派人到县审计局学习审计业务。9月9日至15日，县审计局到医院进行财务审计，未发现问题。年末接受县物价局、审计局、税务局检查，医院无违纪、违规、违章及违反财经纪律的现象。以后每年审计1至2次。程序先由医院自审，写出审计报告，县审计局进行复审。

1996年8月30日，医院对药品购销的折扣进行自审。9月19日，县药品购销活动检查团到医院检查药品经销活动中的折扣情况，查账三天，被评为合格单位。9月25日，省药品购销活动检查团到院，通过两天的检查评审，医院评为合格单位。10月，接受县物价局、审计局审核，被评为合格达标单位。

1993年至1996年上半年，医院购置医疗设备投资150万元，改造50年代建的门诊部，新建办公楼、停车场、道路等设施，总投资200万元，除部分为财政补助，其余为向其他单位借款和药品购销的折扣。医院所购药品，与县药检所签订质量监督协议，医疗器械、药品采购，院务会商定：进价不得高于县医药公司批发价格，折扣费由财务收存或从药品款中扣除，按财务制度入账，全部用于医院基本建设投资。1993年12月至1996年6月，从县医药公司、昆明购进药品总价8826517.32元，药品折扣费共637978.38元。其中，从罗平县医药公司进药6101922.56元，折扣费121978.38元。

1998年，接受市、县两级审计、物价的检查、考核，为合格单位。1999年上半年及年终，两次接受市、县两级审计、物价部门的审核，均为合格单位。2000年上半年及年终，两次接受县物价局、县审计局的财务审计和物价检查，为合格单位。2000年4月16日，接受市物价局的收费检查，对执行新的医疗基准价格收费工作给予充分肯定。2001年，接受县物价局的物价检查，评为合格单位。2002年，两次接受县物价局、县审计局的财务审核，为合格单位。

2003年3月20日，曲靖市卫生局多人到院检查药品公布问题，按规定要求应公布98个品种，医院公布198个品种，比规定超出100个，医院评为合格单位。

2004年6月11日至15日，曲靖市计划发展局及物价检查小组到院对物价、收费进行检查，给予医院很好的评价。8月，对药品集中招标采购工作进行自查。1月至8月15日，共购进药品4583775.56元，其中招标采购药品3209308.13元，招标采购药品占全部购进药品的比例为71.01%，招标采购药品共让利给患者481396.00元。并在3个月内付清各供货单位的药款，不存在拖欠货款的情况。采购药品按曲靖市计委批准的零售价进行销售。年终考核被评为合格单位。

2005年7月20日至8月12日，罗平县审计局审计组到医院审计财务，医院内控制度健全，管理严格，年末资产负债率2.21%，财务状况良好，但部分业务结账不及时。院领导责令财务科、基建科、信息科等相关部门即时清理，限期整改。11月2日至4日，接受曲靖市物价局药品价格及执行新的服务价格标准检查和审计。

2006年6月6日，接受曲靖市物价局物价、收费等专项检查考核，为合格单位。12月，对传染病房进行竣工审计。

2010年4月，对医学科技大楼进行竣工审计。

第六节 公费医疗及社会医疗保险

1953年初，国家行政事业单位职工享受公费医疗，患病时凭卫生行政主管部门发给的《公费医疗证》，到乡镇卫生院以上的医院，交0.05元的挂号费即可就医，所产生的费用由医院和卫生主管部门结算。国营和集体工商企业单位职工，单位和医院建立特约记账关系，职工所在单位出具证明介绍或记账单，可到约定医院就诊，医药费由医院财务和记账单位结算。

2000年，公费医疗制度进行改革，建立社会医疗保险制度，县上成立社会医疗保险中心，考核评定县医院为社会医疗保险定点医疗机构，社会医疗保险实行微机网络管理。

2001年6月5日，医院规定，医生严格按照云南省医疗保险制度有关药品及材料项目开写处方，如有违反者，谁开谁负责所不能报销的费用，医院在本人工资中扣除。医生已经按照医保药品及材料规定开写无误，如发生不可报销的部分，责任由信息科张春权、财务科李兴华两人在10天内赔偿，差多少赔多少，超过10天加倍罚款。

2002年，医院增加ORCL数据库，自主开发完成医疗保险数据管理软件，与县医保中心的网络联接。

2003年9月29日，医院加强医疗保险的管理，本院工作人员若违反医疗保险政策者，按医保有关规定处理。医疗过程中有意挤占医保资金，一经核实，挤占多少由当事人承担多少，从科室工资中全额扣除，依据医德医风管理规定，罚款300至10000元；由此产生的医疗收入，一律不计入科室收入。10月14日，医院向县医疗保险中心说明，"血磁治疗"不再使用"磁化"材料，按"光量子血疗"使用，收费一律执行"光量子血疗"（其中光量子血疗一次50元，光量子输液器一套60元），在治疗中所使用的药品及其它一次性用品按实际消耗收取费用。

2004年9月29日，不符合医保规定的收费项目在结算中剔除，不利于医院的发展，医院对医疗保险记账扣款后的内部处理作出决定：医保管理人员必须及时将医保新规定通知各科室，并有记录。不通知产生责任由相关人员承担。已通知过（包括超出正常治疗要求的不正常做法、或不符合医疗收费基准价）仍出现扣款从科室劳酬金中全额扣除，当事人全权负责。各科室要按国家物价政策及相关规定做好医保病人的治疗，更换项目出现不能报销的金额，由主管医生承担。

自2005年1月起，医保住院不再记账。

2006年11月30日，曲靖市劳动保障局张科长、市卫生局、县劳保局一行5人到医院检查、验收医疗保险定点机构，医院被评定为B级信誉等级。

2007年，医院按照与罗平县医疗保险中心签订的协议，增加医疗IC卡下卡点，免费为参保对象提供上卡"圈存"服务。4月，曲靖市劳动局医保科、罗平县劳动局、罗平县医保中心到医院检查，评分96分。全年医保IC卡下卡32010人次，下卡金额2233778.42元。

2008年2月，曲靖市劳动局医保科、罗平县劳动局、罗平县医保中心到医院检查，评分97.5分，评定为A级信誉医院。全年医保IC卡下卡33324人次，下卡金额2190242.69元，医院提供的明细清单、报销汇总表无不符合规范的事例。

2009年12月重新开始医保住院记账。

2010年1月开始城镇居民住院记账，住院患者每年起付线只扣一次400元，住院费用报销比例65%。

第七节 药品采购

20 世纪 80 年代前，药品统一由县医药公司采购供给，80 年代后期，药商采用折扣为促销手段，同一种药品因渠道不同，批发价悬殊 20% 左右。

1993 年，医院决定，医疗器械、药品采购由院务会和财务人员共同商定，进价不得高于县医药公司的批发价格，采购药品所得的折扣费由财务收存或从药品款中扣除，按财务制度入账，用于医院基本建设。

2001 年 4 月 13 日，制定《罗平县人民医院药品招标实施意见》，药品采购坚持国家主渠道进药，供药单位必须符合国家有关的法律、法规、条例、政策的规定，证照齐全，保证药品质量，杜绝一切假、冒、伪、劣药品进入医院。药品招标打破地区、行业、部门的界线和所有制界限，以优质低价为基本原则。进药坚持集体领导、集体讨论、集体决定的原则，决定省医药公司一分公司、省药品工业公司、西南药业纪元医药站、云昆中药材经营部、县医药公司等单位为招标单位。招标过程坚持公开、公正、公平的竞争原则，所有进入医院的药品必须接受药检部门的抽检和监督，并负法律责任。临时采购品种按综合扣率执行。

2007 年，按照曲靖市医疗机构第九次暨第六届电子商务药品集中竞价招标采购的要求，医院进药的主渠道为罗平县汇康药业有限公司、云南双鹤药业有限公司、云南健荣药业有限公司、云南福润达药业有限公司、昆明圣济药业有限公司、云南省医药有限公司。价格执行曲靖市医疗机构第九次暨第六届电子商务药品集中竞价招标采购目录的中标价和中标零售价，部分品种价格低于中标价和中标零售价，临床病人所需而未招标的品种，按云发改收费 2005 年 556 号文件的规定执行。所有采购的药品均建立药品仓库账、二级账，三级账、药品验收的程序。全年共采购药品品种约 790 个，采购总额 14416473.12 元，其中招标药品采购额 12212887.57 元，占总采购额的 84.71%。招标药品付款率 100%，使用招标药品让利患者金额 3547044.60 元。

2008 年 6 月 10 日，曲靖市人民政府办公室印发《曲靖市规范药品招标采购四统一及耗材跟标采购若干规定的通知》，进一步规范药品招标采购"四统一"（统一招标、统一采购、统一配送、统一药价）及耗材跟标采购，规定药品招标由市统一进行，县（市）区不能单独组织招标采购活动，也不可从市中标企业之外确定县级药品统一配送企业。年内采购约 830 个品种，采购总额 15725385.42 元，其中招标采购 14797587.68 元，占总采购额的 94.1%。招标药品付款率 100%，使用招标药品让利患者金额 4627126.11 元。

2009 年，卫生部等六部委、局下发《关于印发〈进一步规范医疗机构药品集中采购工作的意见〉的通知》和《关于印发〈进一步规范医疗机构药品集中采购工作的意见〉有关问题说明的通知》，药品采购进一步规范。全年采购约 901 个品种，采购总额 20446777.50 元，其中招标采购额 20120511.89 元，占总采购额的 98.4%。招标药品付款率达 100%，使用招标药品让利患者金额 6851968.44 元。

2010 年，贯彻落实《国家基本用药制度》，医院基本药物使用率为 35.9%。全年采购约 980 个品种，采购总额 16544652.96 元，其中招标采购额 16238576.88 元，招标采购占 98.15%。招标药品付款率达 100%，使用招标药品让利患者金额为 7688744 元。

第八节　新型农村合作医疗

2006 年 1 月 1 日，罗平县新型农村合作医疗（简称新农合）正式实施，医院成为新农合定点医疗单位，正式开通新农合就诊和报销服务。

2005 年 11 月，医院成立新型农村合作医疗领导小组，院长舒占坤任组长，副院长叶亚怀任副组长，下设办公室，办公室主任由信息科科长张春权兼任，下设新农合管理办公室，负责报销补偿兑现工作。医院安排人员参加新农合政策培训，增设计算机、打印机、复印机及相关设备，将账务、报销纳入医院的计算机管理系统。新农合报销必须核对、复印报销人的"户口册"或"身份证"，医院投资 3.08 万元增加复印机，投资 2 万多元增设新农合医疗报销、录入计算机及网络报送设备，承担每月 120 元的农合专网传输费及与县、乡镇合作医疗管理部门联系的 200 元的电话费。

院长反复强调，新农合基金是广大老百姓的"救命钱"，报销的每一分钱应该是实实在在用到广大农民身上，报销账务、表册要与账表、原始签字和病人就诊病历相符。医院加大新型农村合作医疗的政策宣传，从 2006 年起，将新型农村合作医疗的政策宣传作为医院长年在广大农村活动的医疗小分队的基本任务，要求每一位下乡的"队员"必须走入村寨、农户，走入田间地角，向广大老百姓宣传党中央、国务院为了切实解决广大农村老百姓看病难、就医难而实施农村新型合作医疗的目的、意义和新型农村合作医疗给广大农民带来的实惠。将过去自己带药为主的巡回医疗形式转变为以新型农村合作医疗室为依托，使用合作医疗室的药品，让参合对象能够直接享受门诊补偿，指导农村卫生室的业务工作，提高乡村医生的业务水平。

2006、2007 年，合作医疗报销接口不能正常工作，医院自主开发了合作医疗报销管理模块，与医院管理系统衔接，保证病人明细费用能准确、即时查询，出院时及时办理报销手续。报销中严格按物价标准进行审核，没有执行物价标准收取的费用，一律全额退给病人。2007 年继续安排人员参加新农合政策培训，各科室组织学习新农合的相关政策，本着既严格把关又方便报销的原则，严格审核程序和报销范围。2008 年，新农合报销接口正常投入使用，医院投资 1.5 万元购买接口程序，与医院 HIS 系统连接，确保报销政策的落实。3 月，将执行和宣传新农合政策纳入了"问责制"管理，对新农合政策执行不到位，有损老百姓的利益，视情节严重分别给予待岗、追究经济、法律责任等问责处理。针对科室提出"单病种"实施的困难，院长同科室"算账"，算到每一天处方如何开写，每次换药和口服药的价格。针对一部分病人自愿选择非"基本医疗"内容的检查、治疗，要求医务人员履行告知义务，在病人自愿接受的前提下签字认可，既满足患者的特殊需求，又维护了新农合资金的安全。4 月，新农合政策要求对每份住院病历进行检查，医院将所有新农合病历与其他住院病历分开管理，确保合管办工作人员能及时准确地查阅。年底，投资 20 余万元，专项扶持村级合作医疗室十余个，培训合作医疗室乡村医生 400 余人次。医院规定，乡村卫生室医务人员随时可到医院任何科室进修学习，不收任何费用。2010 年，为方便新农合病人报销，缩短病人等候时间，医院投资十余万元，购置电脑、打印机、复印机，共有 8 个新农合报销服务窗口。农村孕产妇住院分娩，有"降消"补助卡的，直接在医院领取补助，顺产每例补助 350 元，剖宫产每例补 1300 元，2010 年共补助 1213 例，补助金额为 551820 元。12 月，罗平县人民政府办印发了《关于印发罗平县实施城乡医疗一站式救助工作方案的通知》，参加新农合的农村"五保"对象、城乡低保对象，住院治疗结算时出示《罗平县城乡医疗"一站式"救助审批表》，可在医院直接领取相应的补助。当年补助 1 例，补助金额 771 元。

2006 年，参合对象住院 8218 人次，补偿费用 5850221.60 元。

2007 年，参合对象住院 8809 人次，补偿费用 6096488.30 元。

2008 年，参合对象住院 10833 人次，补偿总金额 7681124.24 元。

2009 年，参合对象住院 18050 人次，补偿总金额 13721786.60 元。

2010 年，参合对象住院 23342 人次，补偿总金额 19645353.60 元。

截止 2010 年，投资 40 余万元，专项扶持村级合作医疗室二十余个；培训、培养乡村医生共 5 期 340 人次。

第八章　后　勤

第一节　后勤保障

　　1950 年 7 月设立罗平县卫生院，即安排事务员、炊事员、工人各 1 人，负责卫生院的后勤。1951 年成立罗平县人民医院，承担炊事、勤杂的人员有 4 人。此后逐年递增。1956 年，全院职工 29 人，其中炊事、勤杂工 5 人。1958 年，医院职工 58 人，炊事、勤杂增至 8 人。1961 年罗平、师宗分设，医院人员调整，职工降至 53 人，炊事、勤杂随之降至 5 人。1984 年，医院成立基建后勤科，对后勤管理进行改革，水、电、食堂进行承包经营管理，在权限范围进行后勤物资供应审核。1993 年 7 月 2 日，医院召开后勤管理人员会议，加强对医院职工用电管理，电表查表后贴上医院的封条，如有损坏和偷电行为，一律处罚 500 元；医院临时用工统一住宿，用电与职工相同；用水自己购买水表，由院方统一安装。1994 年 1 月 20 日，医院重新制定《关于后勤管理的若干规定》，后勤人员严格上、下班制度，每迟到、早退一分钟者扣发奖金一元，二分钟二元，以此类推；迟到、早退在一小时以上者视为旷工，扣发奖金 30 元，旷工一天者，扣发当月行政奖 30 元及当月的劳酬金。对不服从分工，不完成任务者，视情节轻重每次扣款 10～30 元，对无行动者视为旷工处理。实行上、下班报到记入工作制度，在两次报到中间的时间内不得遛班、脱岗，发现一次者扣款 10 元。后勤工作要互相协调，经办公室安排不主动参加协助工作者，每次扣发奖金 10 元。在努力完成院内各项后勤工作任务的前提下，可以对外服务，但必须经院领导批准，修理费由财务科负责收取，回单位后按比例提成分配，未经院领导批准外出谋取好处者，扣发当月工资、奖金及所有费用，并按旷工记录累计论处。病事假者应写假条，未经批准及口头告假者一律无效，不到者按旷工处理。加强后勤物资的管理，严格领发、签字记录登记制度，不按制度执行者，材料消耗损失由当事人赔偿，从工资奖金中扣除。加强水、电管理，全院每月水电费每降低 10%，奖励后勤工作人员降低部分的 3～5%，电工及后勤工作人员抓到偷电者，罚款 500 元中奖励给当事人 50% 即 250 元。

　　1994 年 7 月 20 日，食堂工作人员因工资问题向罗平县劳动局提出仲裁申请，罗平县劳动局长孙维民和念副局长到医院进行调查，听取医院领导汇报后，认为县委、政府批转的改革方案要坚决执行。9 月 22 至 23 日，医院党政联席会议决定，后勤改革的思路是设岗、设固定津贴，后勤材料供给要按时按质服务到临床，费用按临床领用实际数的 6.3% 提取。洗浆房、锅炉房一并承包。10 月 1 日，医院补充后勤改革方案出台，设置待岗津贴每人每月 150 元，出满勤者才可领取。迟到、早退 5 分钟，每次扣发 1 元，旷工、病事假按有关规定办理。提取总发货金额价的 6.93% 为该科收入。每天上班报到后巡视各科室，主动找工作，工作完成后由科主任、护士长签字，经财务审核无误后结算，如接到工作通知 2 小时无故不服务到科室者，每次扣款 5 元，每超过一小时加扣 5 元，以此类推。各科室如不经后勤自行完成上述各种工作项目，一经发现，即将工作量及单价划归相应后勤岗位，作为后勤科室的收入。超过部分按实施细则与院方分成。不在规定范围内的其他项目价格面议。

后勤各项工程工作量和价格：

1. 电工工作量及价格

排外线每米	3.00	换日光灯管	1.00/根	新装电表	6.00	修电炉	1.00	灯头	1.00
排内线每米	2.00	装白炽灯泡	2.00/套	装瓷闸	1.00	修电表	1.00	抄电表每次	0.20
新装日光灯	6.00/套	换白炽灯泡	0.50/个	换开关	0.40	插座	0.40	上跌落保险	1.00

换仪器上的各种保险每次 5 元。

2. 水暖工工作量及价格

安一吋水管每米	2.00	安1.5吋水管每米	3.00	安2吋雨水管每米	4.00	装水表块	12.00	换闸阀	4.00
换龙头	0.50	修理龙头	0.80	维修水表	4.00	检修水管	1.00		

3. 木工工作量及价格

装门锁一把	4.00	钉面扣	0.40	安大玻璃	2.00	拉氧气到科室	5.00		
换门锁一把	4.00	钉背丝扣	1.00	安小玻璃	0.60				

1996 年 1 月 8 日，副院长叶亚怀和杨发昌、方良华、袁家礼等到弥勒县人民医院考察学习后勤管理经验。10 月 4 日，医院决定在购房户、租房户和单车房、学生房、锅炉房、制剂室等统一安装水表，用水管理参照用电管理办法执行。购房户、租房户自购水表等材料，医院负责安装费。

2005 年，医院制定《关于医院后勤服务质量工作持续改进的有关规定》，公布后勤服务承诺，修改、完善《仓库物资管理制度》、《总务管理员职责》、《采购员职责》、《物资制度》、《锅炉房工作制度》、《锅炉工职责》、《电工工作制度》、《水、电、气管理制度》、《水工岗位职责》、《木工岗位职责》、《环境卫生管理制度》、《清洁工人职责》、《洗衣房工作制度》、《污水处理制度》、《安全、保卫、防火制度》等工作。

2007 年，继续完善医院后勤管理社会化工作，后勤直接为医疗、护理、临床第一线服务，坚持"三下、三送"，确保后勤物资供应。后勤工作实行院内定价、议价，也可以讨价还价。年内，按照创建"国家卫生县城"及"医院管理年活动"的要求，规范医用垃圾、污水处理，支付 6 万元由建设部门购置专用车辆运送。为把护士的时间还给病人，把护士长的时间还给临床管理，从是年 3 月起，所有物品下送到各科室。

2008 年，准备创建"全国百姓放心示范医院"和迎接卫生城市复查，医院对环境卫生进行整治，清理家属区、住院楼等下水沟，开展除"四害"活动，医院污水、污物等消毒处理均符合标准。同年 9 月，因市场煤价太高，适应环保要求，减少污染，原洗浆房蒸汽洗衣、烘烤被子、床单的锅炉停止使用。1 月 15 日，医院党政班子与上海生力洗涤设备有限公司签定合同，购置电热烫平机一台、电热烘干机一台，总价 87000 元。设备安装使用正常。2009 年，再与上海生力洗涤设备有限公司签定合同，购置一台 100KG 的洗衣机和一台脱水机，总价 59000 元。安装后使用正常。2010 年因病人增多，洗涤数量增多，新增一台脱水机，投资 26000 元；新增一台洗衣机，投资 33000 元。

第二节 总 务

一、物资采购供应

后勤物资品种主要有：办公用品、文化用品、卫生日用品、家俱、被服、水电材料、低值易耗品等，1984年前使用量不大，大都是零星采购。采购物资设有专门仓库，专职仓库管理人员一人，设专（兼）职物资采购员一人。物资采购根据库房存储情况，由仓库管理人员按月、按季、按年做出计划，送院办公室报请院领导批准，采购人员按计划采购。

1993年，医院制定建院以来第一个《物资供应管理制度》，规定大宗物资采购由院务会或党政联席会集体讨论、集体决定、集体负责，每次采购由两人以上负责。采购中按医院规章制度和财经纪律进行，不得以权谋私，质量、规格、价格不明或不合理者，一律不得采购。凡未经院领导批准或无计划的物资，采购人员不得自作主张采购。物资入库前对质量、数量、规格、型号、价格等进行验收，合格后方可入库。入库后记入总账和物资分类明细账。

物资发放按计划执行，未经院领导批准一律不发放。

2004年，完善补充《后勤物资管理制度》，增加《总务管理员职责》、《采购员职责》、《物资验收制度》。2007年，总务物品全部送到科室。

二、水、电

（一）用水

建院后，医院用水困难，门诊部请小工从四方井（现龙门街菜场附近）和小水井挑水，每挑0.10元。1964年医院迁入原罗平一中，学校原开凿水井一口（现防疫站内），医院沿用此水井，每天由勤杂工挑水上住院部。1973年，罗平县革命委员会拨专款修建位于玉皇阁的县自来水厂，次年住院部安装自来水管道，业务和生活用水基本解决，因自来水厂水池小，采取定时供水，常有停水，仍需挑水解决。

1984年，新建住院大楼交付使用，预排自来水管。5月，经自来水厂同意，在其主水管上接3吋铸铁水管到医院，住院大楼用水得以解决。

1985年1月22日，鉴于原水电管理不严，医院将水电管理进行承包。医院按月发给承包人基本工资和各种补助100元，每年半发给劳保服1套，每月发给手套1双、毛巾1条，肥皂1条，奖金20元。

承包人负责医院（包括门诊部）、职工宿舍、住院病房、开水房、锅炉房、厨房等地方通电通水、线路、水路维修、管理，坚守工作岗位，随叫随到。一般维修、安装自己解决，有大的安装修理，需请示领导同意，协同有关人员进行，外请人员工时费由院方负责。维修安装、更换、材料由院方供给，承包人建账，使用工具造册登记，遗失赔偿。材料有备用小仓库一个，由总务处领取一定数量的常用材料，建立账目，用在什么地方由承包人下账，使用科室或个人签字。如账目不清，使用科室或个人不签字，由承包人赔偿。承包人随时检查水电浪费现象，有权对浪费水电的科室和个人给予每次罚款

1 至 5 元的处理，罚款金额由承包人安排使用，院方支持协助追缴罚款。医院根据新大楼使用情况（暂不包括门诊部），电费基数定为 1300 元，水费定为 800 元，节约的水电费提取 20% 奖励承包人。工作中管理不善导致开水房、锅炉房、厨房、洗浆房水电不通（包括换灯泡），经检修 60 分钟后不通水、电，一次罚款 3 元；职工宿舍和各科室水电不通，发现后叫人 30 分钟不来检修，一次罚款 1 元；手术室、化验室、X 光室、制剂室、心电图室水电不通，发现后叫人 15 分钟不到，一次罚款 5 元。每月累计罚款 10 次，当月奖金不发。病事假须经领导批准，找人代工者，但扣发日平均工资（包括补贴，全月以 30 天计算）。承包期内若遇工资改革，超过基本工资部分由院方增发。

随着医院规模不断扩大，因检修经常停电、停水，影响医院锅炉、消毒、清洁、卫生和饮用。1987 年 5 月 26 日，医院党支部书记方保发和财务科长杨发昌等到县自来水厂，请求延长医院供水时间。经自来水厂同意，7 月 14 日，医院动工改造和安装由自来水管到住院部的主水管，费用全部由医院承担，同时在制剂室屋面上修建容量近 8 吨的蓄水池，用水难问题基本上得到解决。

1993 年，县自来水厂水费从 0.15 元上涨到每立方 0.65 元。1994 年 10 月，医院出台《关于执行炭房租金，占用公家共用地点围院心及收取自来水费的有关规定》，从当月起，医院将每月每人收取 0.10 元的水费改为每月每人收取 0.50 元。1996 年 10 月，制定《医院用水管理的通知》、《加强洗澡塘及开水供应管理的通知》，为锅炉房、制剂室、单车房和住医院内的购房户、租房户安装水表，从装表之日起按表量进行计价收费，单价按水厂价格执行。购房户水表及装修材料价款由购房户负责，按各户安装实际发生数量计算，经户主核定认可，从本人下月工资中扣除，安装工时费由医院负责。租房户水表费由租户房负责，租房户日后不住该房，由接住户交水表费给原住户；如无人接住，水表完好无损，医院退还水表费。室外共用主水管，由医院维修管理，分水管到水表、水龙头，由用户维修管理。锅炉房、制剂室装表后按规定方量供给，如超过核定量，按超量计价，从该科室劳酬金中扣除。未经同意乱安装水管，不通过水表用水者视为偷水，罚款 100 至 300 元；到共用水龙头处洗衣物、接水浇地者，发现一次罚款 50 元。

收费由医院管理人员建账立卡，按月（季度）抄表计价报财务科，从本月工资中扣除；外单位职工接通知后按时到财务科交费，如不按时交费处以 10% 的滞纳金（接通知后五日以内为按时交费）。

为保证职工洗澡及开水供应，节约用水、用煤，规定锅炉房除保证各科室正常用水用气外，每日上午 9 时 30 分至下午 6 时为职工提供洗澡水及开水。职工、家属及实习学生洗澡，每人每次交费 1.5 元，其他外来人员交费 2 元。开水供应八磅水壶收取水费 0.10 元（茶壶按此类推）。进入洗澡塘及开水箱的水表，每立方水按 15 元收取，作为锅炉人员的支出（1999 年 2 月改为每月固定交 375 元）。规定从 1997 年 4 月 15 日执行，过去所用澡票同时作废。

1998 年，新建干部病房及住院大楼加层，职工集资建房 80 套，医院用水量猛增，自来水无法压到住院大楼 4 楼以上。医院在住院大楼顶安装 8 立方米玻璃钢水球两个，水压高时将水球装满，保证水压低时住院大楼的用水。

2000 年，职工集资建房全部入住，医院在每个单元屋面安装 8 立方米玻璃钢水球一个。全院共安装屋面水球近 20 个。

2004 年 3 月，医院在收回土地上安装自动抽水系统，以 2003 年全院各月实际业务用水量的平均水费 10985 元计算，以科室纯收入为基数，按每月 11000 元摊销到各科室的支出中。

2005 年 9 月，与云南地矿特种工程有限公司签订开发地热工程。设计井深 1850 米，总投资 258 万元。合同水温 ≥35 度，出水量 600 立方米/昼夜。完工后测试，水温 35 度，出水量 300 立方米/昼夜左右，没有达到合同规定要求，未予验收。

2006 年 4 月 4 日，与成都军区后勤部供水勘探大队签定工程承包合同，在住院部打井两口。住院部冷水井设计井深 200 米，出水量 800 立方米/昼夜，工程总造价 58800 元，待第二住院楼完工后投入使用。

（二）用电

建院初期，医院照明用香油灯。1951 年 10 月，县人民政府在白腊街安装一台美国制造的燃煤发电机，供县城机关照明，每天晚上供电至 12 时，之后仍用香油灯照明。1957 年，县政府在县城建榨油发电厂，白天榨油，晚上供机关和部分居民照明。但发电机事故多，供电极不正常，市面有煤油和煤油灯，香油灯仍是夜间主要照明工具。1957 年 12 月 4 日，医院向县财政局及人委会报告，要求从榨油厂架设专线。12 月底架设完毕，1958 年元月用电。

1964 年 1 月，罗平修建九龙河水电站，1966 年第一台机组发电，全县供电有了保证。1980 年，在楸树林安装变压器一台，解决电压偏低的问题。1974 年，医院出资，县供电所帮助安装从老降压站至住院部专用线路。1981 年 5 月，滇东电网联网运行，对原罗平一中供电线路进行调整，医院供电基本正常。同年 12 月 19 日，院务会研究安装电表到户，经实地考证，职工居住房屋绝大多数为土木结构，安全隐患突出，投资较大，医院资金不足，计划未能实施。

1982 年，医院与县供电所达成协议，从原小石桥染布点到住院部 700 多米路段（原太液湖一线）安装高压水银路灯 15 盏，照明时间从当日天黑到次日天亮，方便群众夜间到医院就医。1984 年，新建住院大楼投入使用，安装大功率变压器一台。

1993 年 7 月 2 日，为杜绝偷用电损公肥私行为，医院制定《罗平县医院用电管理规定》，要求院内所有住户（包括小工、护工）共同遵守。各住户（含小工、护工）自觉配合后勤人员的管理，查电表时不得刁难。除非工作需要，一般不得使用电炉。医院组织查表封表，用电户签字，若未经电工同意私拉乱接、调换进出线头、偷拨电表、破坏封铅、封条者，一律按偷电处理。小工、护工、聘用者住集体宿舍，用电一律按电表度数计价收费，电费每 10 天交一次，偷用或不按规定交电费者，按医院规定罚款或辞退。副院长叶业怀监督和参加后勤及电工进行不定时抽查，对违反规定者处予 500 元罚款，在每月工资中扣除。

1999 年，一次突然断电，导致 CT 损坏，维修费高达 1 万余元。2000 年 3 月 2 日，医院向罗平县电力集团公司请求，原医院专线因机构多次变化，加供自来水厂及其他用户，影响医院正常用电，请求恢复专线供电。

2002 年 3 月，建成双回路供电系统，医院与罗平县电力实业有限责任公司签订院内电缆敷设和变压器安装工程承包合同，工程内容为：电缆（YJLV22－358.7/10）敷设（高空架设）185 米，立 9 米杆 2 根、12 米杆 1 根，安装变压器（S9－200/10）1 台、100KVA 变压器 1 台。质量按 10KV 及以下配电线路架设及电气设备标准执行。合同价款为 71185 元，其中材料费 59913.78 元。工程于 3 月 10 日开工，3 月 15 日竣工。

2006 年 6 月，医院投资近 30 万元，购置一台上海鼎新电气有限公司制造的 300KW 发电机，建设自备电源，与医院供电线路并网，电力公司主网停电时即时起动供电。

2008 年，第二住院大楼建设完工，医学科技大楼主体工程即将完工，医院与电力公司协商，由电力公司作改造设计方案，并承担改造安装施工。购高低压环网柜 10 台，总价 298000 元。新安装变压器 2 台，其中一台 200KVA，专供 CT 和磁共振室，单价 45000 元，另一台 630KVA，供住院大楼和其它使用，总价 84000 元。2 月，从昆明电缆股份有限公司购 4×150 低压电缆，连接医院配电房至外科大楼，安装 3 台配电柜，总价近 20 万元。10 月，到昆明电缆股份有限公司购 4×150 的低压电缆，连接医院配电房到内科大楼，安装 1 台配电柜，总价近 10 万元。通传染科的电线原为架空线，11 月改铺地下电缆，总价 1 万余元。

2009 年 6 月 8 日党政联系会决定，新建配电房，建筑面积约 80 平方米，总价约 36000 元。安装磁共振、CT 设备，从昆明电缆股份有限公司购 4×150 低压电缆，连接门诊楼和四合院，总价近 10 万元。安装喷锚施工用变压器一台，总价约 3 万元。

2010 年初，新购电线及空气开关，改造洗浆房、抽水房、职工住宿区电路，与住院大楼分开供电。

内、外科大楼和 CT 楼改造竣工，在住院大楼安装 200 个喇叭播放背景音乐，总价 8.2 万元；在 CT 楼安装 LED 户外显示屏，总价 16.3 万元。医学科技大楼装修，投资 976688 元购置上海西屋成套设备有限公司高低压柜、变压器 2 台，同时还购买一台 450KW 中美合资康明斯柴油发电机组 1 台，2011 年 1 月安装调试后投入使用。

三、供 暖

原无供暖设备，烧水用普通灶具。1982 年 4 月，安装昆明锅炉厂生产的 LSGC4 - 8 型立式水管锅炉一台，主要供制剂生产、供应室消毒、各科室开水、病人洗脸洗脚和职工洗澡塘用水。有正式锅炉工 1 人，使用至 1991 年报废。同年 5 月，安装昆明锅炉厂生产的 DZC1 - 7 - AⅡ卧式一吨锅炉一台，有正式锅炉工 2 人，其中高级工一人，中级工一人。1994 年，制定《锅炉房工作制度》和《锅炉工人职责》，受医院安全管理委员会管理，每日上下班做好记录和交接班记录、事故记录、修理记录。定期检修锅炉，压力表每半年送曲靖市质量技术监督局进行校检，年末分别接受市、县两级质量技术监督局的现场检测。

2000 年元月，投资 220100 元，安装昆明锅炉厂生产的 DZL2 - 0.8 - AⅡ型卧式二吨锅炉一台。

1997 年和 2001 年，分别在手术室、待产室、CT 室、血磁室、结肠途径治疗室等处安装 KFR - 50LA／E 分离式冷暖空调，保证冬季病人检查保暖。医院供暖开始使用空调。

2007 年 7 月，第二住院大楼（外科大楼）手术室净化工程，购进部分空调用于手术室净化。

四、勤 杂

1950 年 7 月，医院配有勤杂工，主要负责职工、病人的开水供应，环境卫生保洁及洗浆等工作。

1993 年，医院后勤管理社会化，医院保洁及小件浆洗外聘临时工，门诊和住院部各科室聘请清洁勤杂工，负责科室内部勤杂工作。医院环境保洁聘请临时工苏丙义老人负责。1994 年，医院制定《勤杂工作管理制度》、《洗衣房工作人员职责》、《清洁工作人员职责》等制度，9 月，对洗浆房实行承包，医院与职工钱家芬签订承包合同。根据 1994 年 1 月至 8 月洗浆房总支出（工资、洗衣粉、肥皂、电费、小工费等），以平均每月 883.10 元计算，洗被套每床 0.31 元，洗垫单每床 0.19 元，洗枕套每个 0.07 元，洗手术衣每件 0.20 元，其它东西价格面议。如洗不干净重洗，科室不付款；不能按时供应临床科室一次，由科室举报，每次扣款 5 元。洗衣粉、肥皂、水电费、气费等一切自理，一经承包不得转包，如发现转包，医院一律不付款，后果自负。所洗物件不得遗失，如有遗失由洗浆房承包者赔偿。

1999 年 4 月钱家芬退休，由临时工李平承包。

2008 年 10 月，李平生病，原锅炉工申利坤承包洗浆房。当时按原方案试运行两个月，申利坤提出付了小工费和成本后连工资都不够，经医院组织测算，于 2009 年 1 月 1 日与申利坤重新签定《关于洗浆房管理和核算办法》，洗浆房核算按原方案不变，即：医院不提固定资产折旧费，各科室各类洗涤物品的费用为洗浆房的收入，申利坤负责总务支出、药库支出、电话费、100 元以下的零星维修费，洗浆房设备电费按 0.10 元／度计算（电锅炉电费不计入洗浆房支出），包括申利坤在内的人工费，医院承担按 0.10 元／度计算以外的电费、大额维修费。

洗涤的项目及单价

被套	垫单	枕套	手术衣	沙发套	橡皮单	大单	中小单	窗帘	毛毯
1.00	0.65	0.30	0.35	0.51	0.13	0.60	0.30	0.40	3.00

零星洗涤项目由需要洗涤科室与洗浆房参照以上价格临时商定。质量要求，必须保证各类洗涤物品的清洁、洁白、无污渍，如洗不干净，返回重洗，不得收取洗浆费用，若反复3次洗不干净，扣除当月劳动报酬金300.00元；负责清点回收和发放的被服，双方签字认可，做到脏被服与干净被服数额相符并按科室分类折叠放置。洗涤过程按医院感染管理规定进行，防止院内交叉感染及职业暴露，对工作人员定期培训相关院感知识。登记数额于次月5日前交信息科核算。工作期间若因人为因素发生各种事故，由申利坤自行负责（含所聘用人员），申利坤与所聘人员签订用工合同。由申利坤负责对洗涤设备（两台洗衣机、脱水机、烘干机、烫平机、电锅炉等）定期进行保养和维修，并建立使用和维修档案。若不按时保养和维修、不按操作规程进行工作，所造成的损失后果自负。

五、食 堂

医院成立后即办食堂，主要负责职工和病人的伙食。当时粮食定量供应，职工买饭菜票就餐，病人住院需要搭伙者，可交粮票或交米、面，补差价后兑换成饭菜票。食堂几经兴衰，人员多次变动，管理时好时差。19 年 月，食堂内部分设为职工食堂和病人食堂。

1960年3月，国家颁布食品卫生"五四"制管理办法。1979年，国务院颁布《中华人民共和国食品卫生管理条例》。1982年11月，国家颁布《中华人民共和国食品卫生管理法（试行）》，罗平县爱国卫生运动委员会和县防疫站召开贯彻执行会议，医院主管后勤的副院长及食堂工作人员参加学习。1993年，医院完善《医院食堂工作制度》、《食堂管理工作人员职责》、《厨师、炊事员职责》、《营养工作制度》，执行国家食品卫生法的各项条款规定，食堂人员持证上岗，定期体检。以后医院开展爱国卫生运动、文明医院、等级医院、医院质量管理年活动等重大检查，食堂属于必检内容。

1984年下半年，医院要求办好食堂，解决职工和病人吃饭问题。病人食堂配合临床治疗，减少陪客，加强营养护理，饭菜送到病房。职工食堂确保医务人员上下班能就餐。医院选送高建华到昆明红会医院进修营养师，提高食堂烹饪技术和质量。1985年，医院后勤改革，食堂进行承包，自主经营，自负盈亏，杨发昌、何建才、高建华、孙维良、叶云仙五人共同承包。

1987年至1993年上半年，人员变化大，管理机制不顺，食堂管理和经营倒退。1994年3月，医院制定《医院食堂工作制度》、《食堂管理工作人员职责》、《食堂工作人员职责》、《厨师、炊事员职责》及《营养工作制度》等制度，再次对食堂进行承包改革，从4月1日起，医院提供厨房场地及厨房现有炊事用具，承包者每年上缴医院2000至2500元，工资奖金实行自负盈亏。承包人在现有工作人员中产生，不愿意承包者可办理停薪留职或者退职手续理。院内其他人愿意承包者，同样上缴医院2000~2500元，保证4名职工的工作和劳酬金、工资、奖金。院内若无人承包，可向社会承包。承包者严格执行文明医院第三次修订本的要求，实行成本核算，赢余不能超过10~15%，账目日清月结。严格执行食品卫生法及食品卫生五、四制，主、副食品多样化，保证流汁、半流汁及各种治疗饮食的供应，保证送饭到病房、床头及职工上下班正常就餐和误餐供应。安置防尘、防蝇设备，工作人员定期进行卫生健康体检，有检查表查证等。上述情况完不成一项，医院处予罚款150元，并限期更正。经王跃红、高建华、何建才、刘建明四人协商，推荐王跃红为食堂承包负责人。10月10日下午，医院召开党政联席会议，同意利润控制在15%以下，每年上缴医院的管理费改为300元。免除4月至9月上缴医院的管理费；增加蒸笼4至5台，高压锅一个，增加五桌的碗筷酒具，大铁锅一口，塑料桌布20块，小台称一个，购物控制在2000元内。帮助修理现有灶一眼，打新灶一眼，新修洗碗池2个。水电费按表计算收费，由厨房自负，一切劳保自理。固定资产损失、损坏照价赔偿；碗筷消耗完好率控制在70%以上。

1996年10月何建才退休，食堂拆除建盖CT楼，食堂承包终止。刘建明办理提前退休手续，高建华、王跃红分配到制剂室工作。11月，食堂对外承包经营。到目前为止，医院食堂仍按原方案实行对外承包，但必须保证医院加班、内部接待、节假日员工和病人的就餐。

六、环境和爱国卫生

1984 年以前，医院环境条件差，病房和职工宿舍简陋破烂，道路坑洼不平，院内杂草丛生，脏、乱、差较为突出。1984 年，新建住院大楼投入使用，医院制定《医院卫生工作制度》和《医院卫生管理制度》，整治院内脏、乱、差。划分各科室环境卫生清洁区，每周一早上提前半小时上班搞环境卫生，重大节日前一天全院大扫除。星期四早上院领导行政大查房，检查内容包括医疗、护理、环境卫生等。

1993 年，医院成立爱国卫生运动领导小组，副院长叶亚怀为组长，逐步改造院内道路、排水沟、烂坑塘。当年投资 9.4 万元，浇灌大门至住院区长 400 米的混凝土路面，修复排水沟 500 多米，修复职工宿舍区道路 1199 米。以后每逢五·一、七·一等重大节日，医院党政领导组织全体党员及中层干部在院内栽花、栽草、栽树，绿化和美化医院环境。

1994 年，投资 15 万元，浇灌住院大楼前混凝土停车场（含简易食堂及单车房）1802.74 平方米，修建高 5.5 米宽 46 米的 29 级台阶和踏步式档墙，并在踏步上建花池四个。在住院大楼背面（原洗浆房位置）浇混凝土场地、支砌档墙。

1995 年创等级医院，换住院大楼屋面招牌，在大门头安装霓虹灯，在大柏树上安装礼花灯。1996 年，投资 15 万元，修建大门三角地小花园，园中建"白衣天使"雕塑一座；改造楸树林，修石桌、石凳、鹅卵石休闲小道；征地加宽大门至住院部道路。1998 年，投资 90 万元，翻建住院部围墙 500 多米，新建住院大楼花园亲绿化、美化、亮化。1999 年，改造职工宿舍区，降地基建篮球场一块，投资 40 余万元。2000 年，投资 3 万元。重建围墙内水沟。2001 年，投资 22 万元，在原锅炉房位置改建花园和新建休闲亭子。医院环境大为改观。

2006 年参加创建国家级卫生县城活动，简称"创卫"，医院成立了"创卫"领导小组，组长由院长舒占坤担任，副组长由副院长叶亚怀、余雄武担任。领导小组讨论和制定《罗平县人民医院创建"国家卫生县城"工作实施方案》，明确"统一领导、分级负责"、"谁主管、谁牵头、谁负责"的组织领导原则，各职能部门既是牵头部门，又是具体工作责任人，各科主任、护士长是本科室具体工作的责任人。工作制度、计划、评比、总结由领导小组办公室负责。健康教育、院内控制交叉感染相关工作由医院健康教育工作领导小组、护理部负责。病区、病房、卫生间、垃圾、污水、污物处理由各部门、各科室负责。医院食堂及小卖部的卫生由后勤科、保卫科督促落实。传染病防治由医务科、防保科负责。肠道门诊由门诊部负责。除四害防病工作由后勤科、保卫科牵头，全院各部门、各科室积极配合，并做到合理科学用药，安全投药。对存在问题的科室发现一处扣纯劳酬金 5000 元，最高罚 3 万元。如在县上的检查中出现问题，牵头部门人员和相关科室主任、护士长等相关人员医院不再安排工作，自己去找岗位。6 月 1 日，领导小组开展专项督查，副院长叶亚怀、余雄武与小组成员徐金玉、李定才、王菊芬、袁家礼、陈平、保建强等，检查医院各科室、各部门"创卫"工作的具体落实情况。7 月 10 日，罗平县人民医院创建"国家卫生县城"领导小组组长、院长舒占坤与副院长和科室主任、护士长签订创建"国家卫生县城"的责任书。责任书划定责任内容，明确牵头部门和相关部门；其中行政、后勤、环境等由叶亚怀副院长分管负责，医疗、护理、宣教等由余雄武副院长分管负责。

责任书要求全院各科室、各部门必须通力协作、密切配合、圆满完成"创建国家卫生县城"医院各项任务。必须站在讲政治的高度切实履行好职责，不得有丝毫差错。若有令不从，不履行职责，谁出问题追究谁，处理谁，对牵头人、相关责任人一律给予待岗处理，再追究其全部责任。

7 月 24 日，医院创建"国家卫生县城"领导小组召开会议，就"创卫"具体内容进行专题讲解，副院长余雄武汇报参加"创卫"重点牵头部门组织的参观学习的具体情况，副院长叶亚怀重点讲解创建"国家卫生县城"意义，并就全院各职能、临床部门在创建工作中的相关工作职责进行了具体安排。卫生宣教、培训，医护人员知晓率要大于95%，门诊部、内一科、内二科、传染科、小儿科必须达到100%，病人对相关疾病的知晓率要大于85%，并有台账。环境卫生全员动员，自己清扫；灭四害全体动员，全民动手，清理到每一个角落，特别是中药房、西药房、科主任、护士长办公室、保管室、办公室、后勤科库房。污水由医院专人负责每天定时投药消毒，消毒2小时后排放，医用垃圾、医用固体废弃物由县城建局环卫站对垃圾分解、焚烧、深埋，移交时双方在转运单上签字认可。医院的环境卫生、污水沟每周大搞一次。全院查缺补漏的方法，按倒推法去补。

7月25日晚，医院召开全院职工"创卫"促进大会。副院长叶亚怀主持会议，副院长余雄武讲解医院"创卫"相关内容，院长舒占坤阐述医院"创卫"的十大重点要求。全院职工齐声朗诵罗平县人民医院的"创卫"理念："您牵我的手，我牵您的手，我们手牵手，共同往前走。"

8月10日至20日，医院按"创卫"标准组织全面检查。对存在问题的科室院内自查以罚款为主，发现一处问题扣纯劳酬金5000元，最高罚3万元，情况严重者，自己找岗位。全院查缺补漏按倒推法去补。重点部门医务人员的知晓率要达100%，"创卫"意识要提高到讲政治的高度，明确提出：谁砸医院的锅，全院职工齐心协力先砸他的碗。2011年国家、省、市、县多次组织复查、验收，医院没有出现一项不合格的情况。

七、车　辆

医院成立至六十年代初，一直无车辆。1964年参与抢救四次较大的烧伤事故，烧伤病人41人。因地域分散，医院无救护车，只能向厂矿及其他部门借车抢救，有伤者未能及时抢救而死亡。1965年1月24日，罗平县人委文教、卫生科向省卫生厅和曲靖专署卫生科请示，全县49579户229222人，九个区108个公社3个镇，最远的阿岗、富乐等区离城90多公里，板桥、大水井等区离城也有60多公里，如一时不能配给，可否配一辆中吉普或小嘎斯，作突然事故抢救之用。

1967年7月，云南省卫生厅配给医院救护车一辆，因无驾驶员，请县供销社驾驶员姚习中代开。1970年9月18日，罗平县革命委员会生产指挥组同意，招收罗雄公社羊者窝大队白龙潭村刘禄明为医院驾驶员。开车不到一年，因小事不断及家庭因素，刘禄明自动辞职。医院借调肖根荣为专职驾驶员。1972年，龚建昌参加工作，1973年8月送到省林业技工学校汽车驾驶班学习，1975年8月毕业回医院开车，肖根荣回原单位。

1985年6月，医院自筹资金购买上海飞羚牌救护车一辆，使用到1995年报停。1986年，为解决职工烧煤及生活供给，医院自筹资金购买云南汽车厂茶花牌2吨汽车一辆，并调罗平驾驶培训站教练刘建明为生活车驾驶员。使用约两年多时间后出卖，刘建明转到厨房工作。

1994年12月，上海飞羚牌救护车车况不好，购买日本产三星救护车一辆，价格29.5万元，政府资助5万元，其余由医院自筹。1998年末，复退军人卢松调到医院任驾驶员。

2003年末，因省、市医院专家、教授经常到院帮助指导工作及讲课，常用救护车接送，因此医院党政会议讨论决定，投资50余万元，购买奥迪轿车一辆。

2004年，国家卫生部配给医院一辆"国家农村巡回医疗车"下乡使用，不下乡为120急救用车。原制剂室工人王跃红调开120急救车。

2006年，购置南京产依维柯14座位车一辆，为120急救车。

2008年2月，购置福特小型专项作业车一辆，为120急救车。

2009年7月，购置福特小型专项作业车一辆，为120急救车。5月，购置东风小货车一辆用于抗旱救灾。

八、排污及废弃物处理

原业务量小，医疗产生的污物和废弃物不多。院内无专门排污管道，与雨水同排入城市下水道。也无专门的废弃物处理设施和地点。《中华人民共和国传染病防治法》、《医疗卫生机构废物管理办法》等法规颁布后，1994年，医院成立院内控制感染委员会，制定《医疗废物管理制度》、《污水处理制度》、《洗浆房消毒隔离制度》、《院内控制感染管理制度》等，医疗过程中受污染的设备、被服等，先用消毒剂浸泡，然后按三废处理要求排放。医疗废物及一次性用品，使用后做毁型处理，集中统一焚烧，不能焚烧的物品，用消毒剂浸泡后处理，积压不得超过一天。存在传染源的废弃物，进行高压灭菌或化学消毒处理，确保排放安全。

2010年5月10日，医院与罗平县建设局环卫站达成协议，院内产生的医用垃圾、生活垃圾，由罗平县建设局环卫站代为处理；医用垃圾每公斤1.20元，由专业公司处理，污水处理费按400张床位计算，每年的处理费为9万余元，生活垃圾每年2.7万元。医院不再直接处理废弃物。

九、通 讯

1986年，医院安装第一部手摇电话。

2000年1月13日，医院与罗平县电信局达成协议，在医院各科室、病房安装201磁卡电话，首期安装300部，每部优惠价（含话机和材料费）300元，免收月租费，直拨按市话月租费标准收取。医院为电信局代售201电话卡，电信局按5%的比例返给医院。

2002年12月26日，为保证政令畅通及方便工作，医院决定从2003年1月1日起，科室负责人（包括驾驶员）必须配备手机（移动电话），医院每月补助电话费80元，凭交费收据到财务科报销，超出部分自付，不足部分不补发，从执行之日起24小时开机。符合标准的人员共36人。

第三节 基本建设

一、建设管理

建院初期，医疗业务和职工住宅多为寺庙和学校旧房，基建项目多为房屋小维修，医院提出申请交卫生行政主管部门审批，同意后由总务负责办理。1982年3月，省、地、县三级政府先后拨款63万元，新建住院部大楼，1984年9月竣工，建筑面积6695.37平方米，行政、外科、内儿科、妇产科、中医科、放射科、检验科、药房、收费室相继搬入大楼。为建院后第一个大型基建项目。

1984年初成立基建后勤科，基建、维修工程由基建后勤科负责。

1994年，医院成立基本建设领导小组，院长、书记舒占坤担任组长，副院长叶亚怀、邱树玉担任副组长，成员有杨福存、刘海、袁家礼、侯建书、杨发昌、方良华，下设基建办公室，方良华兼任办公室主任。此后较大基建工程，由基本建设领导小组讨论，基建后勤科和基建办负责实施。1994年至1995年，先后完成拆除原通和会馆老门诊部土木结构危房、新建门诊部大楼，新建医院办公楼和大门，加层眼科病房，维修住院大楼等基建。

1996年，所有基建工程实行招投标，医院基建按照规定进行。5月9日，罗平县招投标领导小组在医院主持干部楼招标议标会议，根据复标，陆良县建筑工程公司中标。10月建盖CT楼，与罗雄镇建筑公司签订协议，达成如下条款：双方认定全额垫资；闭口承包，执行1990的预算，1993年的单价定额；工程进入罗平县建设银行决算，总造价下浮2.5%；按罗平县城建局设计室的设计图纸施工，不得随意变更，如有变更须有该室变更通知为据；工程质量要求为合格以上工程；工期从放线之日起到竣工之日止，连续工期为80天；五材补差，市场价及质量必须经甲方签证认定；工程竣工后，经验收合格，第一次付款10万元，结算结束，尾款分期支付，每月付5万元；施工水电费用由乙方负责，（两表自装）结算时扣除；提前完工一天奖300元，推迟一天罚500元，以此类推. 罚款金额从结算中扣除。以后医院的基本建设工程，均采取这一模式签订合同。

2004年，医院基本建设领导小组进行调整，组长由院长、书记舒占坤担任，副组长由副院长叶亚怀 余雄武担任，组员有徐金玉（麻醉科主任）、李定才（儿科主任）、王菊芬（妇产科主任）、张显德（基建后勤科长）、方茜（院办公室主任）、袁家礼（医务科长）、陈平（护理部主任）、李兴华（财务科长）、张春权（信息科长）、卢松（保卫科长）。下设办公室，张显德任办公室主任，负责具体工作及各种基本建设的档案材料的管理、保存。制定《基本建设管理制度》。2004年增加《建筑工程及修缮项目办公室工作程序》，规范基本建设的管理。

2005年，医院先后启动新建和续建第二住院区（外科大楼）、医学科学技术大楼、传染病隔离区、内科大楼改造、临终关怀、殡仪服务中心及设备添置等多项重点工程。所有项目均按国家政策，开工前均办理两证一书（规划许可证、施工许可证、选址意见书），按照公开、公平、公正的原则，实行招投标或邀标、议标，聘请相关技术人员担任监理，医院党政班子和中层以上干部参与全程管理和验收。如第二住院大楼施工中，科主任、护士长全程参与，现场轮流监督基槽开挖、基础支砌，对沙浆标号、饱满度、地圈梁钢筋绑扎、隐蔽工程混凝土浇筑等工序，与质监人员一同把关，并在记录本上签字认可。地圈梁施工开始至各层楼板施工，院党政领导班子成员与县建设局质监人员邹茂金、外聘工程师王祥按照施工图纸要求进行检查、核对，符合要求后方可进行下一工序的施工。重要部位的钢筋布置拍有照片。大楼所用的红砖由医院党政成员考察比选，确定用九龙汉田顺乾页岩砖厂生产的砖，经罗平建筑工程质量检测中心检测，强度等级为 100 号（MU10）。主体工程完工后，室内外粉刷、装饰材料均由医院党政班子成员和施工方共同到市场定样定价，带回样品，大宗材料入场后按样品品牌、厂家、规格、货号、质量进行验收。

二、土 地

1950 年建院，医院所用房屋为朝阳寺，1951 年迁至寿福寺，医院无土地所有权。1964 年迁至黉学（原为孔庙，后为罗平一中所在地），原罗平一中房产、土地及部分财产由医院接管。后因管理不当，75.812 亩土地流失到黉学村 164 户农户手中；原罗平一中操场约 8 亩土地，由县革委会指定建盖花滩工程指挥部。花滩工程结束，由水务局下属水管所管理使用。

1994 年 1 月，征地 11.36 亩，建盖新门诊大楼。1995 年 2 月 9 日，经县政府和卫生局同意，医院将约 4 亩土地划拨给防疫站，支持县防疫站的建设，防疫站将站内不便建筑的部分土地划给医院做为绿化用地。

2004 年初，经请示县人民政府同意，收回流失的土地权。依据罗平一中 1963 年 9 月 7 日的移交清单，由罗平县国土资源局进行测绘界定范围。2004 年 1 月 8 日，县长高阳，副县长明建稳、吴彦英主持召开水利、国土、林业局领导及医院领导参加的现场办公会，形成《会议纪要》，将玉皇阁山林和水管所占的土地（四至界线：以县医院西南面围墙为起点，南至罗雄镇一中围墙脚，北至黉学村到大水库路边，西至玉皇阁西侧山脚小水库边〈葡萄井渡槽脚〉，东至黉学村部分农户围墙脚）的土地移交医院。收回土地权属共投入资金 576.4 万元，其中县人民政府投入 10 万元，县医院投入 424.4 万元，补偿农户及水管所土地上的附着物和青苗损失。医院又投入资金 142 万元砌围墙和迁坟等。《会议纪要》规定，玉皇阁山林约 300 亩由医院管理，供病人休闲、疗养，医院不得将山林用于经营牟利，不准毁坏森林，林业局享有森林归属权和处置管理权。

文化艺术陵园工程建设用地经县人民政府第十八次常务会议决定：殡仪中心建设用地占用林地按每亩 3 万元给予补偿，共补林业局土地款 13392766.00 元，征收法金甸和坡衣老百姓土地款为 5170478.50 元（含付补充协议荒山款 13 万元），2009 年 11 月 4 日县土地局储备中心张波借款 4255931.82 元用于办理各种报批税费，殡仪中心建设用地合计付款 22819176.32 元，总亩数为 546.46 亩。

至 2010 年底，医院拥有土地所有权面积 990 亩。

三、医疗用房

1951 年 9 月，因医院所在地朝阳寺房屋狭窄、简陋，不便开展业务，罗平县政府划拨寿福寺（原武装部）作为医院用房。1956 年，政府拨款 6000 元，在寿福寺内建盖土木结构内走道平房九间，为业务用房和部分住院病房。1958 年，门诊部搬到通河会馆（卢家港）现址，住院病人仍在寿福寺。1963 年，医院搬迁到黉学原罗平一中（现址），土木结构教室一间隔为两间，作为业务用房和住院病房，一直使用到 1984 年 11 月，1986 年后逐步拆除。

1964 年，在通河会馆背后建盖一底一楼砖木结构门诊部一幢，建筑面积 516 平方米，政府拨款 5 万元，自筹 2 万元。1978 年建传染科病房，建筑面积 460 平方米，为砖木结构，资金由医院自筹。竣工后先后做过医院办公室和小针剂、小锅炉房，1983 年底改造，1984 年 7 月传染科从内儿传分设，作为传染科病区。

1982 年 3 月，省、地、县三级政府先后拨款 63 万元建盖住院大楼，1984 年 9 月竣工，建筑面积 5890.36 平方米，11 月 13 日各科室迁入新住院大楼，一楼设检验科、放射科、中医科、病理室、药房、收费室共六个科室，二楼设妇产科，三楼设内儿科，四楼设手术室、外科，五楼设行政办公区。1984 年，建盖一底一楼砖混结构楼一幢为制剂室，内设更衣室、灭菌室、洗涤室、蒸馏室、无菌配料室、无菌灌装室、灭菌室、原料仓库、成品仓库等工作间，建筑面积 500 平方米。1985 年通过云南省卫生厅及曲靖地区药检所验收，1985 年 6 月 23 日投入生产。共投资 12 万多元，均为医院自筹。

1985 年 9 月，在检验科窗子对面建盖一底一楼太平间两间，建筑面积 180 平方米，上层堆放病历和已用处方，下层为太平间，2003 年拆除。同年 9 月在制剂室山墙侧面建盖职工食堂，建筑面积约 80 平方米，2003 年拆除。建盖全框架结构一吨锅炉房，建筑面积 178.36 平方米，投资 7.8 万元；同时建盖职工洗澡塘，为砖混结构，建筑面积 42 平方米，投资 9600 元。

1991 年，在大成庙对面建盖砖混结构一底一楼供应室一幢，建筑面积 283.2 平方米，投资 62000 元，资金由医院自筹。

1993 年医院推行全面改革，医疗、业务用房建设由政府拨款为主向自筹资金为主转变。6 月，在现 CT 楼位置重建医院食堂（1996 年拆除后建盖 CT 楼），砖瓦屋面，建筑面积 177.6 平方米。在原太平间侧下面建盖职工单车房一所，建筑面积 157.39 平方米，仍为砖瓦屋面（使用至 2004 年 8 月建双层停车场时拆除）。8 月，在楸树林建盖学生宿舍 8 间，为砖木结构，投资 3.1 万元，现已拆除。

1992 年初，老门诊部原为解放前通河会馆，为土木结构房屋，城建部门鉴定为危房，医院停止使用。1993 年 12 月 7 日拆除，1994 年 9 月 8 日在原址建盖一底五楼砖混结构门诊楼，建筑面积 828 平方米，全幕墙玻璃装饰，投资 113 万元（政府拨款 20 万元，其余为单位自筹），1995 年 9 月 15 日竣工交付使用。

1994 年 11 月 30 日，新建医院大门和一底一楼办公楼，建筑面积 385 平方米，琉璃瓦屋顶，茶色玻璃外墙，投资 23.8 万元，1995 年 2 月 15 日竣工交付行政职能机构使用。2004 年 12 月底，医院行政、职能办公搬至大成庙办公，房屋交眼科使用。

1996 年 10 月 20 日，建盖 CT 楼，全框架结构，建筑面积 840 平方米，投资 61.8 万元，均为医院自筹，1997 年 2 月 25 日交付使用。

1997 年 6 月，建盖干部病房，砖混结构，建筑面积 1648.97 平方米，投资 1234139.84 元，医院自筹。1998 年 10 月 1 日投入使用，被评为优良工程。

1999 年，在职工集资房七幢后面建盖配电房一间，投资 2.5 万元。

2000 年元月 20 日，在楸树林侧面建盖 2 吨新锅炉房，全框架结构，建筑面积 232.68 平方米，投资 19.9 万元。新建职工洗澡塘一间二隔 35.75 平方米，投资 2.15 万元。

2004 年 10 月，新建停车库，建筑面积 1685 平方米，总投资 108 万元。

2005 年，医院业务用房建设进入高潮。1 月 30 日，医学科技大楼举行工程奠基仪式；2 月，新建高压氧气房，建筑面积 651 平方米，总投资 42 万元，2005 年 6 月竣工。5 月，新建处治突发公共卫生事件楼。4 月 19 日开标，中标单位为曲靖市大丰建筑公司。层数为 3 层，砖混结构，总建筑面积 2413.5 平方米，总造价为 1949003.82 元。中央专项资金（国债资金）135 万元，其余由医院自筹。2006 年 6 月竣工。6 月，新建罗平县人民医院第二住院大楼，楼高 22.65 米，砖混结构，6 层，建筑面积 14400 平方米，2007 年 4 月竣工。经罗平县审计局竣工审计，总工程造价为 12713434.51 元。

2008 年 5 月 31 日，医院与黄学村负责人协商，提高、扩宽医院大门至大街路段，在路两边做排水沟，8 月完工，总造价 30 万余元。

2009 年 4 月 2 日，医院党政联席会议与罗雄建安公司协商，在医院原停车场屋面浇钢性屋面，总价为 8 万元。

除新建业务用房外，还对原建筑进行改建和加层、维修。1981 年 5 月，政府拨款 2.5 万元及县直 30 多家单位赞助，对眼科用房加层。1994 年，医院出资 4 万元收回院内原县卫生局待业青年商店房屋，经城建部门论证，于 10 月 19 日动工加层，加层面积 275 平方米，投资 16.4 万元，1995 年 4 月 5 日竣工交付使用，现分别为眼科和耳鼻喉科业务用房。同年对 1964 年建盖的砖木结构老一底一楼门诊老楼维修加层，10 月 25 日完工，投资 65000 元。1993 年 10 月 21 日，对住院大楼进行维修，贴外墙条形白磁砖及内部走道贴地板砖，投资 31 万元。1995 年对住院大楼进行加层，1997 年底竣工。加层面积 1039 平方米，投资 48.8 万元。1998 年，对原洗浆房进行改建、扩建及加层，连通住院大楼、供应室和内三科，投资 13 万元。1999 年，对住院大楼再次加层 8 间，加层面积 257.21 平方米，投资 86936.98 元。1999 年，在制剂室屋面加层，作为医院招待室，加层面积 166.45 平方米，投资 238890.25 元；改建洗浆房并加层做药品仓库，加层面积 450.74 平方米，投资 160739.35 元；功能科维修改造，投资 36716.70 元。2000 年 5 月 9 日，医院党政联席会议决定对 1964 年建盖的一底一楼门诊部再次进行全面维修、翻新和加层，将二楼木楼板换成钢筋水泥地板，在原建筑面积上加二层，加层面积 1172 平方米，改造和加层投资 569519.57 元。

2000 年元月，院长办公会决定对住院大楼进行维修，病房地面及楼梯全部贴地板砖，房门全部包装，共投资 679695.45 元。11 月，供应室二楼加层，解决内二科心电工作站业务用房急需，加层面积 180 平方米，投资 9.5 万元；制剂室验收进行装修，投资 5 万元；CT 楼加层 420 平方米作为大会议室，投资 24 万元。

2000 年 1 月 3 日，县长王宝德到院视察，指示大成殿按原样修复。2001 年完成，投资 30 余万元（其中市长王学智视察医院时给 3 万元，其余全部由医院自筹）。

2001 年，眼科楼全部改为标间加卫生间，投资 21 万元，均为医院自筹。

2002 年初，医院大门和办公楼装饰装修，投资 6 万元；等级病房加层，加层面积 420 平方米，投资 29.5 万元。10 月 7 日，住院大楼病房按全框架结构改造为标间加卫生间，2003 年 8 月底完工，投资 250 多万元，全部为医院自筹。

2003 年 10 月，制剂室加层及加卫生间，2004 年 2 月菜花节前完工，加层面积约 710 平方米，投资 62 万元，全部为医院自筹。

2007 年后，维修和加层建设明显减少。2009 年 9 月 12 日，医院党政联席会议根据 CT 楼需安装大屏幕显示屏的实际，决定加建一层与大会议室平行，单价 716 元/平方米，加层四周加斜屋面，贴小青瓦，总价约 30 万元。

附表一：新建医疗、业务用房一览表

年份	建房内容	结构	面积	投资	备注
1956 年	寿福寺内	土木平房	9 间	0.6 万元	政府拨款
1964 年	门诊部	砖木	516 m²		政府拨款 5 万 自筹 2 万元
1978 年	住院大楼	砖混	6695.37 m²	63 万元	政府拨款
1982 - 1984 年	传染病区	砖混	460 m²	15.8 万元	自筹
1985 年	太平间	砖混	180 m²	1.7 万元	自筹
1985 年	食堂	砖混	80 m²	1.0 万元	自筹
1984 - 1985 年	制剂室	砖混	560 m²	12 万元	自筹
1985 年	锅炉房	框架	178.36 m²	7.8 万元	自筹
1985 年	洗澡塘	砖混	42 m²	0.96 万元	自筹
1991 年	供应室	砖混	283.2 m²	6.2 万元	自筹
1993 年	食堂	砖木	177.6 m²	14.2 万元	自筹

年份	建房内容	结构	面积	投资	备注
1993 年	学生宿舍	砖木	7 间约 140 m²	3.1 万元	自筹
1994 – 1995 年	门诊部	框架	828 m²	113 万元（政府 20 万元）	自筹
1994 – 1995 年	大门办公楼	砖混	385 m²	23.8 万元	自筹
1996 年	CT 楼	砖混	840 m²	61.8 万元	自筹
1997 年	等级病房楼	砖混	1648.79 m²	123.5 万元	自筹
1999 年	配电房	砖混	40 m²	2.5 万元	自筹
2000 年	锅炉房	框架	232.68 m²	19.9 万元	自筹
2000 年	洗澡塘	砖混	35.75 m²	2.15 万元	自筹
2005 年	传染病	砖混	2413.5 m²	194.9 万元政府拨款及自筹	二级
2005 – 2007 年	第二住院大楼	砖混	14500 m²	1271.34 万元	自筹
2008 年	制氧房工程	砖混	55 m²	4.3 万元	自筹
2005 – 2011 年	医学科技大楼	框架	19000 m²	4000.00 万元	自筹
2011 年	殡仪馆工程	砖混	4000 m²	700 万元	自筹

附表二：维修、加层房屋一览表。

年份	名称	面积	投资
1993 年	住院大楼	维修	31 万元
1994 年	眼科	加层 275 m²	16.4 万元
1995 年	门诊老楼	维修 586 m²	6.5 万元
1995 年	住院大楼	维修内墙	7.2 万元
1997 年	住院大楼	加层 1039 m²	48.8 万元
1998 年	原洗浆房	改造加层	13 万元
1999 年	住院大楼	加层 275.21 m²	8.7 万元
1999 年	制剂室	加层 166.45 m²	23.9 万元
1999 年	洗浆房	加层 450.74 m²	16 万元
1999	功能科	维修	3.7 万元
2000 年	住院大楼	维修	68 万元
2000 年	供应加给内二科	加层 180 m²	9.5 万元
2000 年	CT 楼	加层 420 m²	24 万元
2000 年	制剂室	装修	5 万元
2000 年	门诊老楼	加二层 1172 m²	56.95 万元
2001 年	大成庙	修复	30 余万元
2001 年	眼科楼加卫生间		21 万元
2002 年	办公楼	装修	6 万元
2002 年	等级病房	加层 420 m²	29.5 万元
2002 – 2003 年	住院大楼	加卫生间	250 多万元
2003 年	制剂室	加第四层 710 平方	62 万元
2010 年	CT 楼	加层	47 万元

四、职工住宅

1964 年，医院迁入箐学村原罗平一中，将教室改为病房和医疗业务用房，学生宿舍改为职工住房。土木结构房屋陈旧，年久失修，50% 以上的职工住在外单位。1979 年，医院自筹资金 9.5 万元建盖第一幢砖混结构职工宿舍，12 月竣工交付使用，建筑面积 1572.78 平方米，24 户特困职工入住。1986 年 12 月，县政府拨款 20 万元，医院自筹 8.6 万元，建盖两幢一底三楼砖混结构职工宿舍，1987年 10 月交付使用，每户建筑面积 65 平方米，32 户职工入住。医院成立分房领导小组，根据工龄、学历、职称、职务、独生子女、院内双职工、先进工作者和奖、罚等条款制定分值，需要住房职工写申请，说明居住条件、家庭人口数、现住址，自己打分后交分房领导小组。分房领导小组根据申请逐个打分，按照分值从高分值分房到第 32 名止，保证分房合理、公正、透明。另自筹资金约 4 万元，建盖 32 间炭房，职工生活用煤不再乱堆放。

1993 年 10 月住房制度改革，福利分房向货币分房过渡。1994 年 4 月 28 日，医院出台《关于院内住房管理的规定》，已出售的单元套房，医院占 52.85% 的产权，出租房产权全部属医院。属于上级领导和组织部门调出调入的职工，在未解决住房时，可以继续居住医院房屋。不安心本院工作，自己主动要求调出者，必须退还医院出售或出租房屋，并交清各种手续、物资，医院方同意调动。出售房和租房职工进行修缮和装饰所花费用，退房时出具当时物价原始发票，交医院讨论是否同意按价付给。出售房和出租房公共用部分，均属医院所有，维修和改建一律按有关房改政策执行。出售、出租房用水用电执行医院相关管理规定，漏水漏电属个人维修部分抓紧维修，如不能维修应立即报告，对不报告或不维修的，一经发现，处予 100 至 300 元的罚款。

1997 年，新分配大中专学生近 50 人，房改中因房源有限不能购房的职工有 60 余户。1997 年 9 月2 日，医院请示县人民政府房改办，全额集资建盖职工住宅。1998 年 6 月 20 日，获准集资建 80 套职工住宅，每户建筑面积 106 平方米，集资 3 万元，共集资 240 万元。2000 年 1 月 26 日分房到户。在老三楼前侧建盖瓦平房 14 间，共 247 平方米，供临时工租用。1998 年 9 月 15 日，医院党政会议决定在原两幢职工宿舍屋面加层，每幢加层 4 套，共 8 套，解决新进大中专毕业生及新调入人员的住房。加层面积 573.3 平方米（含楼梯），投资约 28 万元。

1999 年，职工住房全部办理部分产权过渡。2000 年取消福利分房，职工住宅向市场购买。

五、重点工程建设

（一）新建第二住院大楼及手术室净化工程

规划总建筑面积 15000 平方米，设计为高六层的毛石条形基础、砖混结构楼房。2005 年 1 月 30 日与医科大楼工程一起奠基，6 月 22 日正式动工兴建。聘请技术员王祥、县质监站副站长邹茂金为工程质量监理。主体工程单价 366 元/平方米（毛墙毛地板）。

2008 年 1 月 15 日，医院组织党政班子成员、全体中层干部、聘请工程师王祥、县质监站副站长邹茂金、施工方负责人罗为生对主体工程进行验收，绝大多数同意为优质工程。县质监站副站长邹茂金建议，按质检规定，一年后可申报优质工程，最后以合格工程通过验收。

第二住院大楼手术室净化工程面向全国招标，有 7 家公司报名。2007 年 7 月 26 日，医院党政联席会议从 7 家报名单位选择 3 家进行谈判。8 月 3 日，与价格最低的浙江华健医用工程有限公司达成协议，市场报价为 192.5 万元，总包干价为人民币 154.8 万元，工期 75 天。

施工中施工方未按合同要求配置空调机型，初验时医院提出按合同更换与合同相符的空调机型。2008年6月施工方更换新机型，7月9日再次验收，质量符合要求，但给医院使用时间延迟了半年多，施工方承诺保修期由原来的36个月变更为60个月，保修金由原协议总价款的2%变更为5%，保修期满后一次性付清。工程验收为合格。

2007年12月15日，外科系列科室整体搬迁入第二住院区（外科大楼）。

（二）内、科楼改造装饰工程

2008年3月4日，医院党政联席会议研究决定，对内科楼进行改造装饰。工程分步进行，先改造装饰三楼以上的走道地板、墙砖、吊顶，完工后神经心脑血管内科、消化呼吸内科搬到三楼以上，再对一至三层进行装修。装修材料（主要为地板砖、墙砖、铝天花板）与外科大楼使用相同的材料，由医院党政班子成员到昆明定购，乙方负责施工。初步预算，走道吊顶铝塑天花板约550平方米，总价42000元；走道和病房乳胶漆约4300平方米，总价25000元；外墙雨棚12000元。内二科重症室装修约30000元。走道地板砖和病房（优等品）面积约3400平米，总价约180000元；走道墙裙砖两面贴到吊顶高度（净白色），病房墙裙面积约4000平米，总价约300000元；包门总价约45000元左右。全部工程估价120万元。

（三）传染病区工程

2003年抗击"非典"，暴露出公共卫生突发疾病硬件设施的缺陷。2004年1月30日，罗平县计委主任孙维刚一行4人到医院，就公共卫生突发疾病控制中心的建设进行商谈，下午赴云南省计委汇报，列为国债项目。4月28日，云南省卫生厅计财处长、曲靖市卫生局副局长唐锐、县计划发展局领导等12人到医院，检查疾病控制救治体系项目建设。县发改局领导作了汇报。2006年1月17日，曲靖市卫生局国债项目办到医院检查传染病区建设。2005年4月19日，传染病区在县招投标领导小组的监察下开标，中标价为885800元。7月6日，传染病区项目开工建设，计划总投资169万元，其中国债135万元，建筑面积1632平方米。在建设过程中经有关部门同意加建一层，经罗平县审计局竣工审计，建筑面积2413.5平方米，总造价1949003.82元。2006年1月17日，曲靖市卫生局国债项目办到医院对传染病区建设进行专项检查。9月28日，传染病区工程验收，曲靖市发改委副主任罗荣汇等领导参加了验收。

传染病隔离区有60余张床位，2007年7月21日正式搬迁并投入使用。

（四）医学科技大楼工程

1993年开始筹建，9月经省土地局批准，在九龙大道医院一侧征收罗雄镇西关办事处十二社土地11.365亩，作为医学科技大楼建设用地，土地权属手续1994年全部办清。征地费52万元，土地上建筑物补偿费16万元（村社在办理手续之前在土地上投入基础建设多补偿部分），总共投资68万元。因经费无来源，一直未能开工建设。1997年，医院多次向县人民政府报告、请示，请求在县财政预算中安排医学科技大楼建设经费，由于县财力紧张，一直未能安排。

2000年8月，由县人民政府主持，组织开展医学科技大楼的设计。比选多个设计方案，县委书记江庆波、县长王宝德、副县长杨黎晖、副县长王煜等有关人员在县长办公室确定，大楼由曲靖市水电设计院设计，地勘由云南省地质勘探一大队负责，主管副县长杨黎晖牵头，协调计委、城建等有关领导参加，签订了地勘、设计合同，地勘和设计工作正式开始。10月11日开始地勘，2001年1月6日完工，曲靖市水电设计院参加验收，共投入地质勘探费17.9万元。2月21日，设计基本完成，设计主楼地上16层，地下1层，总高57.75米，裙楼3层，在裙楼上增加大礼堂一层约800平方米，建筑面积19000平方米，概算总投资4000万元。医院自筹800万元，缺口2700万元。医院积极争取省、市、县各级政府给予经费支持，一直未能落实。

2002 年 10 月，国家建设部出台建筑新规范，于 2001 年 2 月底交付的设计图纸与新规范差异较大，医院与原设计单位磋商，达成按新规范修改设计的协议。2003 年 5 月 20 日，设计修改结束，根据国家建设部 2002 年 212 号文件《建设部关于执行建筑工程勘探设计及施工质量验收规范的若干问题的通知》要求，图纸送交地市以上图审站审定，向计委、城建等部门办理有关审图申请，6 月 20 日图审结束，按照基本建设程序进行招投标。

2000 年 12 月至 2001 年 6 月间，曾向社会公布持有甲级以上施工资质且业绩突出、信誉良好、技术力量雄厚的施工单位前来报名，期间共有 30 家报名，其中有甲级资质 18 家，乙级资质 12 家。但事过境迁，只有按国家基本建设程序重新进行招投标。

2005 年 1 月 30 日举行工程奠基仪式，4 月 19 日在罗平县城建局开标，施工单位为云南省第四建筑工程公司中标，中标价 1708.99 万元；监理单位为罗平县公诚监理公司中标，质监单位为罗平县质监站。工程开工后打基础试验桩，出现混凝土超方量。10 月 13 日，曲靖市城建局徐工程师、罗平县城建局梁局长等 4 人专程到院研究大楼地基问题。10 月 14 日，云南省第四建筑公司领导 5 人到院协商医科大楼地基问题。10 月 20 日，曲靖市水电设计院院长、西南地质勘察设计院项目经理、县城建局领导、监理、省第四建筑工程公司在医院对地基处理进行专家会诊。2006 年 3 月 30 日，邀请市水电设计院龚院长等对大楼基础部分图纸进行会审。6 月正式打桩，12 月 23 日，主楼 609 棵桩打完，转入打附楼 194 棵静压桩，2007 年 2 月完成。7 月 7 日，大楼地基验收，委托曲靖市水电设计院修改设计，电梯增加到四部，附楼建成四层，主楼及附楼的房间尽可能设卫生间。

2008 年底，主楼、裙楼主体工程、外装修完工。为了增加使用功能，甲乙双方协商在裙楼上增加钢屋架大会议室，并签订相关补充合同。

2009 年底，大楼主体工程完工，内装饰工程所需的各种材料（大厅地板砖、大厅墙砖、房间地板砖和墙砖，铝塑吊顶材料、房间门），院党政班子成员到昆明看货、看样后定价购买，罗为生负责贴地板砖、墙砖，所需的人工、水泥、砂子等材料，卖方送到施工现场，医院、卖方和施工方清点验收。大楼供电线路所需的高低压柜、变压器等设备，经集体谈判，最后与上海西屋成套设备有限公司签定合同，总价 976688 元。同时购买一台 450KW 柴油发电机组，总价 310000 元。大会议室装修及音响、灯光，经对多家装修公司进行调查，2010 年 10 月 23 日医院党政联席会讨论研究决定，与汕头市声韵演艺工程有限公司签定合同，装修及音响、灯光、电影、幕布等工程总造价为 2715677 元。

（五）电梯工程

第二住院大楼、科技大楼项目主体即将完工，大楼电梯面向全国招标，共有 24 家公司报名。2008 年 1 月 12 日，医院党政联席会从 24 家公司选择云南三菱电梯销售安装有限公司、上海三菱电梯有限公司云南分公司、昆明上海三菱电梯特约销售安装维修中心、上海富士电梯云南分公司、广州日立电梯公司、杭州西子奥的斯电梯公司、曲靖市富士通电梯有限公司 7 家作为第一轮谈判对象。1 月 22 日、23 日，医院党政联席会全体成员对 7 家公司送来的施工方案及设备报价进行比选，轮流与各公司进行谈判，最后与杭州西子奥的斯电梯有限公司达成协议，采购 10 部电梯，医学科技大楼安装 4 部（16 层 3 部，17 层 1 部），外科大楼安装 4 部（6 层），内科大楼安装 2 部（6 层）。市场报价 414.05 万元，总包干价 306 万元。2008 年 5 月 28 日、29 日到货，医院党政班子成员和杭州西子奥的斯电梯公司施工负责人朱金和等参加开箱验收，按谈定方案核对设备及配件生产厂家、品名、规格、型号、参数等，全部符合合同要求，同意施工方进行安装。安装完毕经施工方调试运行，并报曲靖市质量技术监督局来人验收，2008 年 9 月 26 日发给安全检验合格证，同意正式投入使用。2008 年 10 月 10 日，医院党政联席会全体成员对电梯运行情况及设备再次验收，全体人员认为符合要求，同意验收。

（六）文化艺术陵园工程

从 1993 年开始，医院探索老少边穷和欠发达的西部地区集基本医疗、预防保健、教学科研、康复、理疗、急救、养老、护理、临终关怀、公墓（艺术文化陵园）开发为一体的大卫生体系。随着人口老龄化问题日益突出，县城常住人口约6万人，年死亡率约4.24‰，但未建设完善的丧葬服务设施和陵园用地，导致城郊出现大量杂乱无章的坟地，建活死人墓等丧葬陋习成风，既浪费土地资源和耗费资金，又破坏了当地的生态环境，严重影响县城今后的发展规划。

2006年3月和2007年4月，罗平县政府分别与市政府、省民政厅签订殡葬管理目标责任书，经多次选址、论证、实地勘察，在罗平县望城坡建设文化艺术陵园，由县医院组织实施。项目占地546.46亩，房屋建筑面积4000平方米，含征地及其他零星附属工程在内概算总投资1.1亿元。

工程分期实施，一期工程为罗平县殡仪服务中心殡仪馆建筑及围墙，2009年12月18日开标，罗雄建安公司中标，中标价568.9万元，建筑面积3800平方米。开标后双方按要求签定了施工合同，以议标方式选定工程监理，由云南科禹建设有限公司进行监理，监理费用51200元。火化楼和业务楼主体工程2010年11月完工。场地土石方开挖历时1个月，费用约50万元；沿火化楼做一挡墙，医院党政班子结合市场价格，按159元/立方施工，预计投资约26万元。546.46亩公墓土地外围打围墙，由当地村委会负责人施工，单价为139元/立方，造价27万元。

采购殡仪馆各种火化设备772400元。打井工程原预计20天，合同规定井深不低于150米，日出水量大于或等于150立方视为合格，按合同付给全部款项；若日出水量大于100立方而小于150立方米，甲方按合同价的80%付款；若日出水量小于100立方米，则视为废井。施工四个月井深180米，日出水量仅为80立方米。医院党政联席会议根据将来用水的实际，决定付给乙方4万元成本费，乙方负责购买水泵等设备，将井水抽到地面使用，另在周围重打一口新井。新井深165米，日出水量165立方米，达到合同要求，付款98000元。

（七）数字化医院工程

2010年底，医院被批准为云南省第一批以电子病历为核心的医院信息化建设试点单位，启动"数字化医院"建设，构建新的就诊流程、环境、模式，医生诊断、治疗、护理、康复、保健、科研教学和内部管理方式将发生根本性变化，电子病历、各种检验检查报告、医学影像资料利用率可实现最大化，为医护人员科研、教学和判断决策提供准确的依据；门诊病人就诊方便快捷，无需"三长一短"和来回奔波；住院病人可享受细节周到细致的服务。

项目总投资800万元，其中硬件（服务器、终端计算机、网络设备及工程实施）600余万元，软件开发研究200万元。

第四节　职工福利

一、福利制度及经费

1955 年 7 月以前，国家机关和事业单位职工享受国家供给制福利。同年 7 月，国务院颁布《关于国家机关工作人员全部实行工资制和行政货币工资的命令》，医院职工享受货币工资待遇，职工福利主要是每年一次困难补助，由困难职工写出书面申请，领导研究，群众评定，给予困难补助，补助金额最多不超过本人一个月的工资，其他福利项目较少。

1984 年，医院以行政班子为主，工会、青年团、妇委会为辅，扩大职工福利范围。根据科室工作性质及接触的病种、有毒、有害物质的不同，发给等级不同的保健津贴，护士发给护龄津贴。另有节日慰问费、劳保费、职工住院护理费、烤火费、丧葬补助费、出差补助费、各种奖励等，由医院财务统一支付。1985 年医院安装锅炉，1986 年建盖职工洗澡溏，职工享受免费洗澡。1991 年 5 月，新安装一吨锅炉，医院澡塘改造后投入使用，每人每月可购澡票 10 张，每张 0.05 元，对外每张 0.40 元，每日中午 12 时至下午 7 时开放。1992 年，统一配发医护人员工作鞋。检验科等接触有毒物质的科室，按接触强酸、强碱等高致癌物质，每月发给补助 18 元。

1994 年 6 月，医院以户为单位安装石油液化炉灶，与天水石油液化气供应站罗平分站达成石油液化灶供货协议，每台优惠价格 1480 元，职工先到医院房改办报名，预交 980 元，医院统一到户安装。6 月 10 日至 7 月 31 日期间安装的户数，可享受 500 元的补助。8 月 1 日以后至 12 月 31 日止安装的户数和以后新调入、分入的大、中专学生，只能享受 300 元的补助。职工子女在本院工作，婚后另立门户者可按上述条件办理。离退休职工在外地居住者，安装后可凭液化炉灶发票及说明书等证明在上述时间内，按上述规定给予补助。补助只限于安装液化炉灶，不愿安装的户数及职工不得享受，也不直接发给个人。

同年，医院出资为职工开通有线电视，收视费自付。2005 年 11 月，在职职工数字电视整体转换，医院给单职工每户补助 50%（590 元），双职工补助 80%（944 元），余下由个人支付。

1984 年后，每逢"九·九"重阳节及春节，医院组织召开离退休老同志座谈会，院长向老同志通报情况，请老同志提出意见和建议。座谈会发给纪念品。中秋节给职工及退休老同志发月饼、板栗、水果。从 1998 年元旦开始，医院杀猪杀羊，举行迎春新年晚宴，晚上文艺演出。六·一儿童节，院党政领导慰问独生子女，给儿童发纪念品。

2004 年 2 月 3 日，院长办公会对因医院或科室工作需要，经个人与医院、科室双方同意，返聘回单位和科室上班的离退休职工，规定享受待遇为：专业技术人才，职称为副高以上或特殊专业的技术人才，待遇为每月 1500 元及以下（含 1500 元）。行政、职能、后勤人员聘用待遇为每月 1000 元及以下（含 1000 元）。

二、社会劳动保险

建院初期，医院人员增加主要由学校分配，进入单位后享受终身工资、终身公费医疗和劳保待遇，工作到国家规定的退休年龄或符合提前退休、病退条件的职工，本人提出书面申请，医院同意，报请上级部门批准，按照国家有关规定办理退休手续，仍享受国家退休工资及医院退休待遇。

1983 年，县保险公司恢复，医院职工参加人身保险，保险期分别 10 年、15 年和 20 年，每月交保险费 5 元、10 元、20 元。

1996 年 10 月，行政、事业单位职工参加养老保险，按职工工资核定缴费基数，职工承担 3%，财政补助 3%，退休后一次性返还职工。由于县财政压力过大，2001 年 7 月，养老保险自然终止。

三、休假及疗养、旅游

建国后，国务院规定国家机关，企、事业单位实行每周六天工作制，根据单位工作情况，职工每周休息一天。1985 年，国家机关实行工休假制度，假期分为：参加工作满 5 年至 10 年者，每年休假 5 天；满 10 年至 15 年者，每年休假 7 天；满 15 年至 20 年者，每年休假 9 天；满 20 年至 25 年者，每年休假 12 天；满 25 年以上者，每年休假 15 天。2001 年 1 月，工休假期调整，档次分别为：

5 年以下工龄的，每年可享受公休假 3 天；5 年以上（含 5 年）10 年以下工龄的，每年可享受公休假 5 天；10 年以上（含 10 年）15 年以下工龄的，每年可享受公休假 7 天；15 年以上（含 15 年）20 年以下工龄的每年可享受公休假 9 天；20 年以上（含 20 年）25 年以下工龄的，每年可享受公休假 11 天；25 年以上工龄的每年可享受公休假 15 天。

公休假期间的工资待遇不变，公休假期若遇加班，按所占用公休假日数，在适当时候给予补休，确实不能安排补休的，可按其平常日基本工资（平常日基本工资为：国家公务员为月基础工资、职务工资、级别工资、工龄工资、浮动工资之和，除以法定月工作日 20.96 天，事业单位人员、以工代干人员为职务工资、津贴、按国家规定比例计算的奖金、浮动工资之和，除以法定月工作日 20.96 天）的 80% 发给本人作为补助。

其它休假有：

探亲假：未婚职工探父母每年 20 天，两年探一次父母，假期 45 天。已婚职工探配偶，每年 30 天，探父母每四年一次，假期 20 天。

计划生育假、产假、婚假、丧假按卫生局有关文件规定执行。

请假者由本人写出申请，科主任、护士长提出具体意见交办公室报请院长批准后执行。离职读书者不享受工休假，但享受探亲假；在职职工享受工休假的同时按政策规定可享受探亲假，未转正职工不享受探亲假。1993 年 10 月医院改革，各类休假按医院活工资管理规定执行。

职工公伤及病假在六个月以上者，要求恢复上班时，应由本科医生出具可以恢复工作的劳动鉴定，经院领导批准后恢复上班，若病情尚未痊愈又无鉴定证明者，仍不能上班。公伤按公伤待遇执行，因病按病假待遇执行。

一般职工无疗养安排。1988 年开始，用职工福利费组织职工出外旅游。主要旅游活动有：

1988 年 4 月 12 日，组织在职职工及离退休人员分批分期到泸西阿庐古洞旅游，早出晚归。救护车每车每次 20 人，以科室为单位。10 余天完成旅游，每人发 100 元（含门票）。

1990 年庆祝三·八节，组织女职工分两批到宜良九乡游玩，每批两天，每人补助 100 元。

1996 年 3 月 8 日，组织全院职工分两批到昆明"云南民族村"旅游，每批两天，医院负责车费、食宿费、门票费，共投资 6 万元。

1997 年 12 月 1 日，医院职工分四批到广西北海旅游，每批五天，从 12 月 5 日开始到 26 日结束，医院负责车费、门票费、集体伙食费、住宿费，共开支约 6 万元。

1999 年 10 月，请示县领导同意，11 月 16 日，组织全院职工分两批双飞海南岛海口市第一人民医院和海南省第一人民医院参观学习及旅游，每批在海南五天，11 月 28 日结束，共投入 36.3 万元。

　　2002 年 8 月 29 日，向县政府请示同意，组织全体职工到泰国、马来西亚、新加坡学习、参观、考察。从 10 月 5 日到 11 月 17 日分三批，每批 13 天，共计 314 人参加考察旅游（职工 229 人，家属 85 人，家属自费），医院投入 1064850 元，家属 85 人交费 395250 元。

第五节　安全保卫

1995 年设立保卫科，购置保安服装及保安警械，负责医院的安全保卫，做好防火、防盗、防事故、防破坏的"四防"工作。1996 年，按照属地管理原则和罗雄镇政府签定社会治安综合治理管理目标责任书，同时和公安消防大队签订消防安全责任书和社区居委会签订精神文明目标管理责任书。逢重大节日，行政人员全部参加安全值班。是年，增加消防设备近 40 台件，安装水球 20 个，将住院大楼、大成庙、药品仓库、后勤仓库、门诊部列为医院重点消防部位，并制定了重点部位消防灭火预案。2000 年 6 月 8 日，医院成立消防安全领导小组，医院领导与重点防范的第一责任人签订了责任书。第一责任人为科室主任、科长，分别是刘海、王国渊、陈家荣、丁佑伦、徐金玉、张柱生、李虹道、张传远、李定才、王菊芬、郭万松、张西萍、杜正祥、黄树芬、郭静清、王学斌、保建强、沈改良、李兴华、张春权。第二责任人为各科护士长。制定了《关于加强值班、用火用电、防火检查、消防器材管理、消防安全奖惩综合制度》，行政、后勤各科室及必须坚持值班巡逻，严防火灾隐患和偷盗赌等违法行为，按《职工奖惩条例及治安条例》的规定，科室各部门不落实安全管理措施，造成失火被盗等情况和被盗物资的成本，由管理责任人赔还。

2001 年 8 月，医院办公会议决定，请罗平县公安局罗雄镇派出所九龙警务区帮助挑选三名保安人员，负责院内安全。21 日，医院与挑选出的 3 名保安人员签订了责任书，由医院付给保安每人每月基本工资 300 元，提供保安服装两套及必要的保安设备。所有进入医院住院大楼前停车场上的车辆，由保安人员统一管理，定点停放，如有违者，保卫人员可根据情况给予 10 元至 100 元的罚款，罚款所得归保安人员。同时，对进入医院的各种车辆，由保卫人员收取停车保管费，停车保管费的收入归保卫人员所得。并制订了各种车辆的收费标准：自行车停放一次收保管费 0.20 元；二轮摩托车停放一次收保管费 0.30 元；三轮摩托车每天收费 1.00 元；小型汽车停放一次收保管费 0.50 元；大型汽车停放一次收保管费 1.00 元。保管车辆出现的被盗及遗失等情况，由保安人员负责赔偿。

2002 年 5 月 28 日，医院按公安部 61 令规定，申报为罗平县消防安全重点单位，消防安全领导为副院长叶亚怀，消防消防负责人为办公室主任、保卫科科长刘海，消防工作人员为卢松、杨发昌、杨朝生、孙维良、叶云仙。

2003 年 1 月，成立医院普法治理领导小组，保证普法经费的落实和使用，领导小组办公室由刘海负责具体工作。同月，医院领导与科室主任、护士长签订《社会治安综合治理与科室目标管理责任书》，责任书规定：各科室要加强对职工及家属的政治思想和精神文明教育，树立良好的社会道德和职业道德，人人争做文明市民。在科室职工及家属中积极开展法制教育，根据上级有关部门的要求，做到每年一次的定期普法，使人人树立法制观念。积极参加县上的普法教育，学习相关的法律、法规做到职工考试率达 98% 以上。各科室职工和家属要积极开展自防、自查、预防或减少各类案件的发生，本着"看好自己的门，管好自己的人"，进一步增强自我防范意识和自我管理的能力。如科室发生案件必须立即报告，根据情节与奖惩挂钩，情况严重的将追究法律责任。2004 年，在重点部门全部安装防盗门及防盗栏。

2005 年根据罗平县创建"平安单位"、"平安校园"的要求，开展平安单位创建，2006 年 12 月被罗雄镇政府评定为"平安单位"。

2007 年 7 月 31 日，医院成立治安综合治理领导小组和"巩固创安成果"领导小组，领导小组下设办公室在保卫科，由保卫科长卢松兼任办公室主任，负责治安综合治理和"巩固创安成果"工作的组织、安排、协调和相关工作的联系，工作人员有张保柱、胡永刚、董老华、柏云礼、陈海桥、杨亭、王付能、叶晓熊等相关保卫人员。年内，医学科技大楼工程进入装修阶段，医院要求施工单位按规定购买和安装消防器材，所购各种消防器材保证提供各种证件和消防部门的验收资料，按消防部门的要求进行报验和施工。9月7日，灭火器、消防箱、安全出口灯、事故照明灯等器材的证书及检验报告资料，送曲靖市消防支队备案，符合国家消防要求，同意安装。避雷装置按设计和工程避雷要求施工。

2008年按照全国"平安医院"创建工作考核办法及考核标准，开展平安医院的创建。7月20日，医院制定《反恐维稳应急预案》，建立处置暴力恐怖事件的应急小组，以平息事态、控制局面、防止扩散、减少损失为原则，对不同性质的事件采用制止、宣传、保护、求援、疏散等方法开展工作，保护好包括证人、实物、视频资料等相关证据，配合公安机关进行处理和侦破。

2009年5月11日，根据罗平县委办、政府办印发的《罗平县构建社会矛盾纠纷大调解工作格局实施方案》的通知，医院成立社会矛盾纠纷调解工作委员会，主任由医院总支书记、院长舒占坤担任，副主任由医院总支副书记、副院长叶亚怀和副院长李虹道、冯锐担任，组员由科室主任、护士长担任，负责排查化解本单位、本部门、本科室职责范围应履行解决的矛盾纠纷，防止因矛盾纠纷的排查化解不及时而引发的非正常越级上访和影响社会和谐、稳定。9月11日，国庆六十周年大庆将临，医院成立国庆安全保卫及维护社会稳定领导小组，领导小组下设办公室在保卫科，保卫科长卢松兼任办公室主任，负责国庆安全保卫及日常维稳工作。

2010年初，投资7.5万元，在住院楼外围安装监控摄像探头，实行电子安全监控。

从1996年起，医院每年被评为安全保卫工作合格单位。

第九章　精神文明

第一节　文明单位

一、文明医院

1984 年 1 月 3 日，云南省卫生厅发出《关于开展创建"文明医院"活动的决定》，制定《云南省文明医院检查评比记分标准》，医院领导班子决定，当年开展文明医院的创建。院长舒占坤提出，在全院开展"假如我是一个病人或病人家属"的人讨论，围绕"改善服务态度及提高医疗护理质量"，以创建"文明医院"为中心，制定和完善各项规章制度和岗位职责，按照文明医院检查评分标准落实医院的各项工作。1984 年 5 月，医院被县委、县人民政府授予"精神文明先进集体"称号。

1985 年上半年，医院组织科主任和护士长 13 人到外地参观学习文明医院的创建，成立罗平县人民医院创建文明医院领导小组，院长任组长，副院长任副组长，各科室主任、护士长为成员。领导小组认真研究《云南省文明医院检查评比记分标准》，将标准的 1000 分按职能分解到相关领导和科室，层层落实，人人有任务。4 月 4 日，曲靖地区卫生局文明医院检查团到院检查，未达到标准 750 分的上限，但对创建工作取得的成绩给予充分的肯定。医院对存在问题进行逐一改进。1986 年 4 月 7 日，被县委、政府评为县文明单位。4 月下旬，曲靖地区行署副专员高广、行署卫生局局长陈昌柏、副局长孙荔等领导到医院检查，对创建文明医院情况给予较高评价。6 月 4 日，曲靖地区行署卫生局副局长孙荔一行 13 人代表云南省卫生厅对罗平县人民医院创建省级文明医院进行检查验收。7 月 7 日，云南省卫生厅文明医院检查团到院进行复查验收，得分 761.20 分。检查团希望医院发扬成绩，克服不足，进一步改善服务态度，提高医院管理水平和医疗护理质量。8 月 23 日，云南省卫生厅授予罗平县人民医院为省级文明医院称号，并委托曲靖地区行署卫生局代授"文明医院"匾。11 月 24 日，罗平县委、政府在县大礼堂召开县直机关职工大会，代表云南省卫生厅向县人民医院颁发"文明医院"光荣匾，地、县两级卫生局颁发锦旗。1987 年，云南省委、省政府授予省级"文明单位"称号，曲靖地委、行署和县委、县政府分别授予地、县"文明单位"称号。

1988 年 4 月，曲靖行署卫生局组织全区文明医院交叉检查，医院得分 835.4 分，排列全区第三名。

1990 年 9 月，曲靖行署卫生局组织全区文明医院交叉检查，医院得分 861.2 分，排列全区第二名，省级文明单位在复查、评议中受到黄牌警告。

1992 年 3 月，曲靖行署卫生局组织全区文明医院交叉检查，医院得分 840.71 分。此次检查后，地区卫生局不再组织交叉检查，由单位自检。

1993 年 6 月，医院重新成立巩固文明医院领导小组，院长舒占坤任组长，副院长叶亚怀、邱树玉和副书记杨福存任副组长，职能科室负责人为成员。在医院内开展环境整治活动，种植花草树木，绿化美化，并划分了环境卫生责任区。12 月 3 日，组织科主任、护士长进行 5 天的自检自查，得分 858 分，继续保持文明医院称号。1994 年 12 月 15 日自检自查 3 天，得分 861.7 分。年内，四年一次的省级文明单位复查，取消省级文明单位的黄牌警告。

1997 年 3 月 19 日，罗平县委、政府制定"县城文明管理规定"，院长办公会决定成立精神文明建设领导小组，院长任组长，副院长任副组长，支部委员为成员；领导小组下设医院精神文明建设协调委员会，副院长、工会主席任协调委员会主任，下设副主任和委员若干人。另成立罗平县人民医院文明市民学校，对职工进行精神文明教育，提高医院职工的文明素质、服务质量、业务技术水平，全心全意为病员服务。院长、党支部书记舒占坤任校长，副院长邱树玉、叶亚怀任副校长，办公室副主任刘海任教务主任，党支部委员徐金玉、王菊芬分别任政治委员和组织委员。精神文明建设形成党、政、工、青、妇齐抓共管的工作机制，与医院建设、改革发展一起布置、落实、检查。

1998 年 6 月，四年一次的省级文明单位复查，经省、市、县三级主管部门联合复查，医院顺利通过复查，继续保持省级文明单位称号。1999 年 10 月，被云南省精神文明建设委员会评为"云南省精神文明创建工作先进单位"。

2002 年 12 月，四年一次的省级文明单位复查，医院通过复查，再次被省委、省政府评为"全省精神文明建设先进单位"。2004 年 10 月 24 日，被云南省文明办、云南省爱卫办评为"讲文明、讲卫生、讲科学、树新风"先进单位。

2003 年，院长舒占坤在院周会上提出"一站式服务"和"三分钟效应"的服务理念，要求全院职工结合首诊负责制和会诊、转诊制度，实现谁接诊谁负责，加强科室和部门间协作，优化服务流程，减少病人和家属往返，并且要求医务人员在接诊病人一开始就要注意自身形象，注意沟通技巧，让病人信任，为后续服务做好铺垫。

2006 年，医院制定工作人员十二个不准：不准让病人做私事，不准索礼受贿，不准暗示患者请吃，不准开假证明，不准开假诊断书，不准搭车开药，不准乱收费，不准收取介绍费，不准态度恶劣引起医患争吵（因患者引起除外），不准对病人冷、硬、顶、推、拖，不准叫病人（或家属）进行医护操作，不准将病人推到院外诊治。

2007 年，推出优质服务的十九点：微笑多一点、嘴巴甜一点、热情高一点、礼貌多一点、脑筋活一点；为人谦虚点、待人热情点、服务好一点、效率高一点、肚量大一点；行动快一点、心更细一点、观念新一点、技术精一点、学习苦一点；做事勤一点、诚恳多一点、借口少一点、精神振奋点。

2009 年，将优质服务十九点拓展为优质服务二十八点：微笑多一点、为人谦虚点、行动快一点、做事勤一点、嘴巴甜一点、待人热情点、心更细一点、诚恳多一点、热情高一点、服务好一点、观念新一点、借口少一点、礼貌多一点、效率高一点、技术精一点、精神振奋点、脑筋活一点、肚量大一点、学习苦一点、对己严一点、标准记牢点、操作规范点、注重环节点、质量高一点、心态端正点、情绪少一点、体贴病人点、满意高一点。

至 2010 年底，医院仍然保持省级文明单位称号。

二、文明科室

1985 年，在创省级文明医院活动中，医院将《云南省文明医院检查评比记分标准》分解到部门、科室，各部门、科室按标准分值争创文明科室。1985 年末，职工代表大会根据文明医院的标准，评出内科和医技科为医院文明科室，外科为精神文明先进科室。

1986 年 6 月 4 日，曲靖地区行署卫生局代表省卫生厅检查验收文明医院，各科室全部达标。1993 年 12 月，医院以科室为单位，组织"文明医院"自检自查，后勤刚达上线标准，收费室未达上线标准，全院除收费室，均为文明科室。1994 年 12 月 15 日，"文明医院"自检自查，收费室仍然未达到文明科室。1995 年转入等级医院分级管理，文明科室评比终止。

附：各科室得分情况。

科　别	医疗技术	护　理	管　理	平均分
传染科	90	85.6	81	85.5
儿　科	89.3	88.06	94	90.45
妇产科	87.7	86.2	89	87.6
内　科	90	85.1	90	88.36
外　科	89	85.6	86	86.86
中医科	91.8	86	87	88.26
眼　科	93.7	86	91	90.23
门诊部	85	85.5	83	84.43
检验科	90		86	88
放射科	90		84	87
制剂室	80		86	83
药　房	86.6		84	85.3
供应室		85	80	82.5
收费室			72	72
后　勤			75	75
急诊科	84	86	80	83.33
功能科	87		86	86.5
总平均分	88.15	85.93	84.41	86.17

三、文明单位考核

1984 年开始文明医院的创建，1985 年末按文明医院标准组织考核，评出先进科室两个，先进工作者 44 人。1986 年，医院通过云南省卫生厅考核，被评为省级文明医院。1987 年，通过县、地区、省三级文明办的考核，被评为省级文明单位。1990 年至 1993 年，文明医院受到黄牌警告。1993 年下半年，医院启动保文明单位活动，12 月 3 日组织自检自查，医疗医技得分 91.5 分，护理得分 92.25 分，管理及后勤得分 82.26 分。1994 年 11 月 28 日组织本年度文明医院自检自查，各项指标均高于 1993 年；医院在办公楼、住院大楼各楼层设置意见箱，每月开箱一次，登记、整理箱内的意见。1994 年 12 月 31 日，曲靖地区精神文明建设办公室转达省文明办通知，取消医院省级文明单位黄牌警告。1995 年 3 月 31 日，医院共青团被共青团地委授予"青年文明号"称号。1999 年 10 月，云南省委、省政府授予医院"云南省精神文明创建工作先进单位"称号。2002 年 12 月中旬，省级文明单位考核复查，医院被省委、省政府评为全省"精神文明建设先进单位"。2004 年 10 月，医院被省文明办、省爱卫办评为"讲文明、讲卫生、讲科学、树新风"先进单位，24 日，省爱卫办主任亲临医院颁奖。

第二节　政风、行风和医德医风建设

一、建　设

50 年代初开展政治时事学习，学习毛主席"为人民服务"的指示，树立为伤病员服务就是为人民服务的观念，行业作风较正。1981 年 3 月，曲靖地区卫生局将曲靖地区人民医院制定的《医院工作人员道德守则》批转全区医院学习，院风、院貌、病房管理、病历书写、业务技术和医德医风列为考核内容。

1982 年 6 月，国家卫生部颁布《全国医院工作条例》和《医院工作制度与工作人员职责》，医德医风建设正式写入条例，政治思想教育和医德医风教育同步进行。1984 年 3 月，县委、政府改组医院党政领导班子，新班子制定和落实规章制度和岗位责任制，改善服务态度，提高医疗护理质量，在全院干部职工中开展"假如我是一个病人或病人家属"的讨论，和病人吵架、顶嘴的现象大为减少，遵纪守法、文明行医渐成风气。1985 年初创建省级文明医院，领导小组规定每周星期二晚上为政治学习时间，学习内容为政治时事和卫生行政主管部门下发的医德医风教育学习材料。

1989 年，云南省卫生厅发出《关于在医药卫生人员中开展职业道德教育的通知》，院长舒占坤拟定了《认真开展职业道德教育的要求》，在全院职工中开展医德医风学习。1990 年至 1993 年上半年，医院规章制度和工作作风遭到践踏和破坏，社会信誉下降，病人看病难、住院难，医疗护理质量及医德医风建设滑坡。县委、政府高度重视，于 1993 年 6 月重新组建医院党政领导班子，舒占坤担任院长、书记，重建规章制度和工作纪律，将思想道德教育、政治工作与医院的实际相结合，针对行业特点，制定了"稳定、治理、改革、发展"的八字方针和"廉洁行医的十五条规定"，重点抓思想道德、行业作风教育，对不正之风给予严厉打击和处理。下半年提出树立"以职业道德为中心，以医疗护理质量为核心"的办院宗旨，组织职工学习党的十四大精神、十四届三中全会精神和江泽民总书记在十四届三中全会上的报告，邓小平文选第三卷，卫生部副部长殷大奎有关职业道德教育的文章。

1994 年，行业作风建设与医德医风建设两位一体，每年进行一次综合考核，医院建立行业作风和医德医风考核档案和《医德医风教育计划》、《职工守则》、《工作人员道德规范》、《罗平县人民医院医务人员誓言》、《医德医风和医德考核制度》、《医务人员工作中的十二个不准》、《廉洁行医的十五条规定》、《社会监督制度》、《政治学习制度》、《特约挂钩医疗单位座谈会制度》、《医德医风建设领导小组工作任务及职责》、《岗前培训教育制度》等规章制度，科室每月召开一次病人和家属座谈会听取意见，自觉接受社会监督。

1995 年，云南省卫生厅颁布了《医务人员医德规范及实施细则》，院长舒占坤撰写了《罗平县人民医院医德教育辅导材料》，提出了医院医德医风建设的要点，拟定了医德医风建设计划，一季度由各科室负责人职工学习《等级医院标准》、《医务人员医德规范及实施办法》和学习人民的好医生赵雪芳、吴登云的先进事迹和党的领导干部楷模孔繁森的事迹，同时进行"爱党、爱国、爱院、爱岗"的"四爱"教育，树立"院荣我荣，院衰我耻"的主人翁思想。对医务人员思想政治工作、职业道德、劳动纪律、服务态度、医疗护理质量等进行分析、登记，做到发现问题能及时解决。二季度配合文明医院建设，抓等级医院的达标上等和廉洁行医。三季度抓时事政治教育，从严治院，落实医院的各项规章制度，对违反规章制度，影响行业形象的人和事给予纪律、行政、经济的处分。四季度对不足和存在的问题弥补完善。9月30日，罗平县委宣传部在《宣传工作简讯》第十五期中作了题为《罗平县医院在市场经济条件下注重医德医风建设》的通报。

1996年3月5日，医院推行"十句服务文明用语"和"五十句服务忌语"。制定了医德医风奖罚制度。院长舒占坤撰写了《抓好党风建设，努力提高医疗护理质量》、《在社会主义市场经济条件下医务人员的医德——新时期医德的地位和作用》等医德医风学习辅导材料。8月31日，一位来自内蒙古的驾驶员在罗平遭遇车祸，发生了脑血管破裂住进了医院，在家人不在身边，病人神志不清，大小便失禁的状况下，收治病人的科室全力开展抢救。中秋节到来时，为病人过了一个难忘的中秋节。虽然后来患者病情恶化，抢救无效死亡，但病人单位领导和病人家属还是送来了最诚挚的"礼物"：一箱北方苹果。医院及时将此事以简报的形式印发各科室，作为医德医风教育的活材料。

1998年6月，成立民主评议行风领导小组，院长舒占坤任组长，副院长邱树玉、叶亚怀任副组长。开展形势报告和形势教育，把国情、省情、县情、院情教育与思想道德教育、行业作风教育结合起来，完善违反院规、院纪及有损医德医风和行业作风建设的人和事的处分措施。

1999年，医德医风建设与规章、法制建设相统一，总结为：一手抓思想导向，一手抓医德和道德导向；一手抓政策导向，一手抓文明示范；一手抓政治约束，一手抓扬善惩恶。开展"三讲"教育中，医院拟定党员、干部、职工在1999年中必须做到的八条要求，树立"院荣我荣，院衰我耻"的医院之魂。

年内，通过曲靖市卫生局检查考核，被评为"曲靖市行业作风建设先进集体"。

2000年，在做好"两个确保及六项任务"的统一安排下，要求全体医务人员转变服务意识，树立"一切以病人为中心"的意识和"服务在先，优质为本"的职业道德风尚，杜绝一切不良行为，在医院的改革中，正确对待权利、地位、金钱，以"优质、高效、低耗"赢得医院发展。2001年是党的八十华诞，全院干部职工学习了党的十五届六中全会通过的《中共中央关于加强和改进党的作风建设的决定》、国务院八部委《关于医药卫生体制改革的指导性意见》、江泽民总书记在中国共产党建党80周年庆祝大会上的讲话，反腐倡廉、廉洁行医、礼貌待患，"以质量求信誉、以信誉求病人、以病人促医院发展"。2001年5月16日，医院规定，禁止医生在临床用药中谋取药品促销费，从即日起如有在临床用药活动中无论以任何借口谋取药品商的促销费及其他费用者，一律按医德医风规定处予300－10000元的罚款，同时根据情节给予行政处分，违法者按违法论处。

2002年，通过云南省卫生厅的考核，被评为"云南省卫生系统行业作风建设先进单位"。

2003年至2004年，思想道德教育的重点是"以德治院，诚信服务"。院长舒占坤先后撰写了《加强医德医风建设、强化诚信服务、树立医院形象》的文章，作为医院医德医风学习辅导材料，同时作为年度各种考核和评选先进的标准之一，探索"一站式"服务的理念。2004年5月，实施"云岭先锋工程"，院长舒占坤又撰写了《论医德与医院人文精神的培养与初衷》、《罗平县人民医院关于专项治理医疗护理服务中不正之风的实施方案》，医院制定了《罗平县人民医院向社会承诺医疗护理服务活动的实施方案》，全面开展医疗卫生"纠风"和"服务承诺"活动，发挥"一个支部、一个堡垒、一个党员、一面旗帜"的作用。6月17日，为贯彻中纪委第三次全体会议、国务院第二次廉政工作会议精神及省、市、县各级、各部门关于纠正医疗卫生系统行业不正之风的有关精神，医院党政联席会议研究、拟定了《罗平县人民医院关于专项治理医疗护理服务中不正之风的实施方案》，对医院极少数医务人员存在的收受回扣、收受"红包"、请吃送礼、开大处方、乱收费、服务态度不好等问题进行专项治理，并通过医疗护理质量监督小组活动，针对病人不满意的问题进行治理整顿。签订了罗平县人民医院"纠风"、"服务承诺"、"云岭先锋工程"三项责任书，要求实现一个目标：在医院的医疗护理全过程中，坚决、有效遏制收受药品回扣、"红包"、开单提成和乱收病人费用等不正之风。把"人民拥护不拥护"、"人民赞成不赞成"、"人民高兴不高兴"、"人民答应不答应"、"人民满意不满意"作为纠风工作的标准，完成三项任务：一是弘扬正气，倡导先进，树立一批医德高尚、服务优良，医疗、护理技术精湛，无收受"红包"、开单提成和乱收病人费用等不正之风的先进科室和个人；二是建立和完善在原医德医风管理基础之上，包括负责人责任制、科室医德医风评价制度，继续坚持医务人员医德医风考核、激励、惩戒制度；相关单位监督制度等，形成主管部门和社会群众相结合的行风监督机制。三是严格各种纪律，追究责任，坚决查处严重违法、违纪的医务人员和疏于管理、听任不正之风盛行的科室和个人。7月5日星期一下午5点45分，医院医生殷鹏将一"红包"上交医院办公室，当叶亚怀副院长、邱树玉副院长的面拆开，"红包"内有人民币680元。殷鹏医生口述并笔录了经过，7岁的患者柳国敏左股骨上段骨折住外二科治疗，主管医生是殷鹏；肇事方陈江明在昆明伟明科技公司工作，送红包时间大约5点30分左右。医院决定现将红包退给罗平电信局唐孝令，委托其将红包退还给陈江明，并转告陈江明，医院将全心全意服务好患者，维护患者及肇事方的合法权益。7月12日，科室、部门完成自查，全院无不正之风行为。7月20日，医院组织全院性的有关法律、法规、文件的综合性考试。8月3日，罗平县卫生系统2004年行业作风评议暨纠风工作动员会召开，院领导、中层干部40余人参加了动员大会。8月12日，医院医疗护理质量检查、督察小组在全院范围内进行检查、督察。8月30日上午，罗平卫生系统民主评议行风评议大会召开，县卫生局局长王洪宣布了卫生系统民主测评结果，医院得票为：优秀8张，满意12张，基本满意5张，不满意2张，不满意占7.4%。30日下午，医院召开院周会传达面对面评议结果，讨论、思考和分析工作中的不足，拟定了《关于医疗护理质量活动内容责任追究金的补充规定》。9月6日院周会进一步讨论如何改进工作中和不足，要求各科室制定出行风建设的具体治理措施。

2005年巩固上年的成果，把行风建设与医疗护理质量活动结合，与保持共产党员先进性教育活动结合，根据罗平县卫生局关于罗平县卫生系统2005年开展民主评议行风工作实施方案，医院制定了实施方案，成立领导小组和办公室。6月23日召开动员大会，部分县政协委员、罗雄镇人大代表、医院全体党员、中层干部、部份病人及病人家属共70余人参加动员大会。6月29日，医院成立民主评议行风督查组，分为14个小组在院内进行定时或不定时的督查、检查，走访群众，对群众反映较突出、强烈的问题即时进行整改。各科室召开工休座谈会、住院病人座谈会，听取意见和建议，对存在的问题即时采取有效措施进行整改。院长舒占坤撰写了《对医院危机与风险管理的思考》、《新时期护理工作要强化以人为本、实施人文关怀的思考》、《论医德医风建设与构建和谐医患关系》三篇文章，作为辅导材料下发全院干部职工学习。全院干部职工以行风评议为契机，廉洁自律，努力提高医疗护理质量，将"诚信"服务体现在医院工作的每一个环节，切实降低患者的医疗费用，禁止开写大处方；普通病、常见病禁止使用贵重药；禁止开写不合理不必要的检查项目；尽量减少一次性用品的使用；严格控制处方的天数；转科转诊不收任何费用；避免重复检查；对贫困群众减免一定的手术费。根据行业特点，医院制作了罗平县医院"纠风"工作职工问卷调查表，邀请监督单位、部门满意度调查表，病人问卷调查表，职工问卷调查表，住院病人满意度调查表，门诊病人满意度调查表，职工对总务、后勤部门满意度调查表，职工对职能部门满意度调查表9种表格，分别于7月14日、10月27日、12月9日发出问卷表3000余份，满意度调查结果为：友好单位满意度为91.2%，职工对领导满意度为99.29%，职工对纠风工作满意度为99.23%，职工对总务、后勤满意度为98.71%，职工对办公室满意度为99.2%，职工对医务科满意度为99.4%，职工对护理部满意度为99.4%，职工对财务科满意度为99.6%，职工对信息科满意度为97.3%，住院病人满意度为98.3%，门诊病人满意度为98.5%，出院病人满意度为94.8%。11月27日至12月4日进行医德医风考核，应考核人员273人（含借调人员），实际考核273人，全部为合格。履职考核评出优秀专业技术人员35人，其余全部合格。年终党员评处，评出优秀党员4人，其余全部合格。年内，被中国消费者查询网诚信联盟评为"守诚信、重质量、诚信医院"及"消费者公开查询医院"。

2006年，行风建设与质量管理年、开展治理医药购销领域反商业贿赂专项活动同步进行，成立以院长为组长，副院长为副组长，职能主任、科主任、护士长为成员的专项治理商业贿赂领导小组及办公室。3月中旬接受市治理商业贿赂工作组的检查，医院如实提供财务账目、会议凭证、来往发票及材料单据，医院从2002年至2005年，药品回扣共2484523.18元，收支账目清楚，送医送药827939.00

元，医院医疗小分队下乡救护车维修及油费 60000.00 元，减免药品费、诊疗费 120 多万元，为特困户、四属五保、急难危重病捐款 99108.00 元，减免医药费 335125.15 元，捐赠农村修路和建立农村新型合作医疗室 15.3 万元，共支出 2680974.95 元。学习胡锦涛总书记提出的"八荣八耻"社会主义荣辱观，思想道德教育以构建和谐医患关系为主要内容，工作中严格执行临床技术、诊疗护理规范、常规等有关规定，"因病施治，合理检查，合理用药，防止滥检查、大处方"。院长舒占坤在 2006 年元旦献词和《论医德医风建设与构建和谐医患关系》的文章中提出"诚信服务"和"民本理念"，医院制定了《2006 年罗平县人民医院医德医风管理规范》，与医院规章制度一起检查、考核，并进入年终档案管理。开展警示教育、法制教育和纪律教育，引导广大医务人员明是非、知荣辱、扬正气、刹歪风，树立良好的医德医风，组织全院职工认真学习国家卫生部、国务院纠风办的通报和中纪委、监察部、卫生部、黑龙江纪委联合调查组对哈尔滨医科大学附属第二医院有关违纪违法问题的查处情况通报。年内接受了多次各级各部门的检查：2 月 15 日，接受曲靖市卫生监督大队对非法行医的专项检查；3 月，接受省医学会的医疗安全检查；5 月，接受市政府、市卫生局的专项视察和检查；6 月，分别接受市物价局、县物价局的专项检查；7 月，接受市卫生局、市防艾办的防艾工作检查；8 月 31 日组织全院大检查，抽党性强、政治觉悟高的部分支部委员及党员，通过召开座谈会、走访群众、在院内及友邻单位发放问卷调查表 9 种（住院病人满意度调查表、门诊病人满意度调查表、职工对职能满意度调查表、职工对总务、后勤满意度调查表、医院开展医药购销领域专项治理工作病人问卷调查表、专项治理商业贿赂职工问卷调查表、医院"纠风"工作问卷调查表、邀请友好单位、监督单位问卷调查表等）共 700 余份，走访县委办、政府办等 36 家友邻单位，住院病人综合满意度为 96%，门诊病人满意度为 96%，出院病人满意度为 96.2%，职工对纠风工作满意度为 100%。9 月，接受市妇幼保健院对防艾工作及艾滋病母婴阻断的专项检查；10 月，接受市卫生局代表省卫生厅检查医院管理年工作情况。均未发现较大问题。

2007 年的政风行风建设要求做到"三个结合"，即：与深入开展医院管理年活动结合起来，与治理医药购销活动中的商业贿赂专项工作结合起来，与开展医疗收费专项大检查结合起来；开展"七查七看"活动，即：查领导班子建设和履行职责的情况，看政风行风建设责任制有无落实；查依法行政、廉洁从政的情况，看行政执法是否做到廉洁公正，有无吃拿卡要、刁难群众等行为；查依法行医、廉洁从医的情况，看医疗活动是否做到规范执业；查切实纠正损害群众利益不正之风的情况，看群众反映的收受红包、回扣、开单提成，过度检查、过度用药、过度治疗，自立项目、分解项目多收费、乱收费等问题是否得到解决；查改进作风、提高服务质量的情况，看服务意识、服务水平有无提高；查推行院务、科务公开情况，看行政执法和医疗执业是否得到有效监督；查完善党风廉政建设和行业作风建设各项规章制度情况，看是否建立政风行风建设长效机制。评议工作做到"三个结合"、"四不放过"。"三个结合"即：与深入开展医院管理年活动结合起来，与治理商业贿赂专项工作结合起来，与开展医疗收费专项大检查结合起来。做到"四不放过"即：发现问题不核实清楚不放过；整改措施不落实不放过；对政风行风问题和违法违纪问题行为纠正处理不到位不放过；对政风行风评议代表和群众反映的问题没有答复的一律不放过。院领导撰写了《论医德医风建设与构建和谐医患关系》、《谈牢固树立"一切以病人为中心"，努力构建和谐护患关系》两篇文章为辅导学习材料。通过罗平电视台向社会公开服务承诺及加强政风行风建设的措施，让病人"五知道、五明白"。开展"七查七看"活动，召开社会各界人士、病人及家属参加的民主评议政风行风座谈会，向城区单位和马街、阿岗、钟山三个乡镇及住院、门诊病人发放调查表 1071 张，结果为：住院病人满意率 98.23%，门诊病人满意率 98.58%，出院病人满意率 96.2%，城区单位满意率 98.2%，乡镇单位满意率为 92.23%，收集意见和建议 34 条，医院将责任落实到人，限期整改。9 月 27 日，县委常委、宣传部长涂勇同志、县人大副主任敖龙富同志、县政府副县长吴彦英同志、县监察局局长李爱国等领导及县民主评议政风行风工作评议组评议员共 25 人进行综合评议，21 名评议员无记名打分，综合得分 97.2 分。10 月 18 日，对民主评议政风行风工作先进科室及先进个人进行表彰。麻醉科、儿科、内三科、门、急诊科、中医科被评为先进科室，郭静清、王国渊、保佑锐、王菊芬、陈黎明、史林芝、陈静、王文英、黄胜荣、顾锋、念卫红、李海丽、张娅丽、冯粉竹、卢松、陈丽（内一科）、王官珍、王跃红被评为先进个人。先进科室授予行业作风建设先进科室奖牌一块，奖金600元，先进个人授予行业作风建设先进个人奖状一本，奖金100元。

2008年，医院列为全县政风行风建设重点跟踪评议单位。7月18日召开政风行风建设动员大会，院领导撰写了《论医德医风建设与构建和谐医患关系》、《在整体护理中全方位融入人性化护理现代护理模式的探讨》两篇辅导学习材料。对评议中存在的问题，一方面自查自纠和明察暗访，另一方面进行分析、提炼、归纳，制定相应的整改措施。发放专项问卷调查表293张，其中县处级干部7张，收回7张，得分98.6%，卫生局11张，收回9张，得分95.3%，相关单位30张，收回29张，得分97.03%，服务对象245张，收回245张，得分97.95%。10月11日，县政风行风评议组进行评议，得分97.85分。收到病人及家属感谢信、锦旗、匾牌12封（面、块）。

2010年，根据《中华人民共和国执业医师法》、《护士条例》、《医师定期考核管理办法》及云南省卫生厅《关于建立医务人员医德考评制度的指导意见（试行）》的有关规定，按院长总负责，副院长各负其责，科室内科主任、护士长负总责的原则，一手抓医院管理，一手抓医德医风，一手抓事业发展的三重责任和"一岗三责"制度，院领导撰写了《忠诚和责任是医务工作者的奠基石》、《在整体护理中全方位融入人性化护理现代护理模式的探讨》两篇辅导文章。12月进行全院医德医风年度考核，评出优秀105人，合格246人。全年为困难伤病员减免医药费80万余元。

二、考　核

1995年初，医院颁布医德医风执行300-10000元的罚款决定，3月和8月进行两次医德医风考核，考核优秀人数占职工总数的98%，合格2%，无一人发生违纪现象。1995年两次医德医风考核，进行满意度调查，门诊病人全年满意度平均为96%，合同单位全年满意度平均为100%，职工对医院领导满意度91%，后勤为临床科服务满意为80%。

1996年初，院长舒占坤提出，在保持二级甲等医院的基础上，将1996年定为加强质量管理年，亲自撰写《抓好党风建设，努力提高医疗护理质量》及《在当今市场经济条件下医务人员的地位与良心的浅谈》作为医德医风教育材料，组织全院职工认真学习。年内组织两次医德医风考核，98%的职工参加考核（外出进修2%人员未参加考核），无一人发生请、吃、送礼及违规违纪情况。1997年医德医风考核，98.5%为优秀，1.5%（3人）为合格，一人发生违纪违法和请、吃、送礼等现象。1998年5月21日曲靖市卫生局副局长李福黎、纪委书记潘正早等到院检查医德医风建设，给予较高的评价。1998年8月14日，县民主评议行风领导小组到院评议，医院被评为行业先进单位，受到县委、政府的表扬。

1998年医德医风考核，优秀99%，合格1%。

1999年医德医风考核全部合格。10月，医院被中共曲靖市卫生局党委评为并授予"行业作风建设先进集体"光荣称号。

2000年医德医风考核全部合格，优秀占90.5%，良占9.46%，一般1人占0.04%，无不合格人员，也无一人发生违规、违纪和请、吃、送礼等不良现象。

2001年9月，曲靖市卫生局职业道德行风评议小组在潘正早书记带领下对医院进行行业作风评议，医院被评为"曲靖市卫生系统先进单位"。年末医德医风考核全部合格。2002年4月19日，医院经云南省卫生厅考核被评为"云南省卫生系统行业作风建设先进单位"。当年医德医风考核全部合格。

2003年11月，院长舒占坤撰写了《加强医德医风建设、强化诚信服务、树立医院形象》一文，作为医院医德医风考核辅导学习材料，树立"以德治院，诚信服务，让病人满意"是办好医院的指导原则，年度医德医风考核全部合格。

2004年贯彻和落实中纪委第三次全体会议和国务院第二次廉政工作会议精神及省、市、县各级、各部门关于纠正医疗卫生系统行业不正之风的要求，从6月16日开始，医院召开专题会议十余次，统一思想，制定方案，扎实有效推行风和医德医风建设，成立罗平县人民医院治理领导小组，负责纠风工作的检查和有关问题的落实处理；6月17日拟定了《罗平县人民医院关于专项治理医疗护理服务中不正之风的实施方案》、《罗平县人民医院向社会承诺医疗护理服务活动的实施方案》、《罗平县人民医院纠风服务承诺》，卫生部制定的六条禁令和服务承诺上墙，公布了医院领导和科主任、护士长的电话，方便病人举报。7月12日，组织科室自检自查，召开不同层次的座谈会，向病人和家属了解和听取意见和建议，发出8种问卷调查表1000多份，将医德医风建设落到实处，年末接受省、市、县各级各部门考核，均为合格单位。

2005年至2010年，每年进行全院职工医德医风考核，全部合格。

第三节　健康普及教育

医院成立以来，根据季节变化及疾病流行情况，开展定期或不定期的健康普及宣传。八十年代以前以口头宣传为主，八十年代后以设置宣传专栏宣传为主。科室宣传栏主要宣传普及本科室常见病、多发病的治疗和预防；医院宣传栏普及宣传国家卫生大政方针。

2004 年 1 月 3 日，成立"罗平县人民医院健康教育领导小组"，组长由院长、书记舒占坤担任，副组长由副院长叶亚怀、余雄武担任，成员为党支部委员、院务会成员及全院各科室主任、护士长。领导小组下设健康教育办公室，办公室主任由副院长余雄武兼任，副主任由护理部主任陈平担任，医务科、防保科、急诊科、门诊部主任为成员，制定《病人健康教育制度》，要求病人入院，主管床位护士在热情接待和安置病人后，通过教育改变病人的不健康行为，健康教育实施率达到 100%。健康教育要具有科学性、知识性、趣味性，通俗易懂，病人容易接受和掌握。医院在开展健康教育时，要做到集体宣教和个别指导相结合，印发小宣传单，通过电视讲座和各种宣传专栏等形式，向病人和家属进行健康教育普及。

医院健康教育普及分为入院健康教育、住院健康教育、出院健康教育、出院后健康教育的知识。门诊以疾病预防为主，做好健康咨询，开写健康处方，做好流动人员的健康服务。配合助残日、爱眼日、爱牙日、防艾日等活动上街开展义务咨询服务，做好宣传工作。社区每年进行四次社区卫生健康教育活动，指导社区做好防病治病工作。2005 年，罗平县创建国家卫生县城，医院与政府签订责任目标书，医院承担健康知识宣教任务。医院按要求建立了健康教育台账，确保住院病人 100% 享有健康教育；以科室为单位，至少每季度出一期健康宣教专栏，并必须报小样备查。同时制作了各种疾病的健康教育处方，发放给就诊病人阅读。

2007 年 9 月 8 日，因领导班子成员有变动，健康教育领导小组进行调整，院长舒占坤任组长，副院长叶亚怀、李虹道、冯锐任副组长，组织、协调、检查、落实职能不变。

2008 年创建第三批百姓放心医院，首次通过电视媒体，组织院内及省内知名专家，在罗平电视台开展健康知识讲座 28 期，本院专家主讲了《结核病的防治讲座》、《老年糖尿病》、《老年人保健知识（前列腺增生症）》、《冠心病患者的二级预防》等专题，先后播放 100 余次。副院长李虹道、冯锐，医务科长袁家礼、内一科主任张柱生到县老干局进行心脑血管疾病和糖尿病防治知识专题讲座。

2009 年，创建国家卫生县城进一步深入，各科室规定在每月一次的工休座谈会时，必须含有健康宣教内容。

2010 年 8 月 15 日，云南省卫生厅健康教育所段所长，卫生宣教信息处杜处长一行 7 人到医院检查健康教育、新农合及乡村医生培训工作，对医院健康教育工作较为满意。

第四节　普法教育

　　1985 年开展第一个五年普法教育，医院根据县普法办的统一安排，领回《宪法》、《刑事诉讼法》学习材料，分发到各科室组织学习。1986 年学习《民事诉讼法》、《新婚姻法》。11 月开展第一次普法考试，全院 95% 的人员参加考试，136 人参考，全部及格。1988 年 1 月 25 日，全院 90% 的干部，职工参加《政治经济学》的考试（考试结果不明）。

　　1990 年开展第二个五年普法教育，罗平县普法领导小组和罗平县国家保密局下发了《中华人民共和国保密法》学习材料，医院组织职工学习。11 月 20 日，医院 142 人参加保密法考试，全部及格。1992 年进行《经济合同法》的学习教育，医院 167 人参加由县普法办组织的全县机关事业单位《经济合同法》普法考试，全部及格。1993 年，《中华人民共和国保密法》第二次普法考试，全院 190 人参加，全部及格。

　　1995 年，"三五普法"第二年，医院参加县普法办举办的《劳动法》考试，198 人参加，全部合格。1996 年参加《环境保护法》考试，207 人参加考试，全部及格。1998 年参加《防震减灾法》考试，203 人全部及格。1998 年参加普法竞赛考试，全院 218 人参加（结果不知）。

　　1999 年，"四五普法"第一年，参加《消防法》考试，200 人全部及格。2000 年 6 月，医院党政班子组织全院职工学习《传染病防治法》，之后由医院组织考试，90% 以上人员参加考试，全部及格。2001 年，由县政法委、宣传部、纪委、县普法办统一安排，医院职工参加了"不让黄、赌、毒进我家"的普法活动。2002 年，国务院颁布了《医疗事故处理条例》，医院党政领导组织全院干部职工认真学习，要求人人参加考试，人人过关。同年，由县委、政府组织学习 WTO 知识并考试，医院 208 人参加考试，全部及格。《工会法》实施一周年，医院下发了《关于学习宣传和贯彻实施〈工会法〉的通知》，对学习时间作出了安排：

　　第一阶段，学习宣传《工会法》，时间为 2003 年 11 月 13 日至 2003 年 11 月 20 日，此阶段整理并发放《工会法》学习资料，分科室进行学习《工会法》的全部内容。

　　第二阶段，对照检查、广泛听取意见，时间为 2003 年 11 月 13 日至 2003 年 11 月 22 日，根据《工会法》的学习，对照医院贯彻落实《工会法》的情况，各科室广泛听取职工的意见和建议，并于 2003 年 11 月 23 日各科将职工意见及建议交院办公室。

　　第三阶段，整理资料，总结汇报，时间为 2003 年 11 月 23 日至 2003 年 11 月 25 日，根据医院学习《工会法》的情况及各科室、各职工的意见和建议，整理成文，迎接上级部门的检查，汇报我院本次学习和贯彻落实《工会法》的情况。

　　学习结束后，医院自己组织《工会法》考试，全院职工 243 人，有 202 人参加考试，全部合格，平均分在 90 分以上。县总工会组织的考试，医院 193 人参加考试，全部及格。

　　2004 年 7 月 21 日，由县人事局组织《WTO 与涉外知识》考试，医院 128 名专业技术人员参加考试，全部及格。

　　2005 年，"五·五普法"开始，7 月至 12 月，在职工中同步开展素质教育和普法教育。

　　2006 年，按要求组织党员学习《保密法》、《保密法实施办法》、《云南省实施保密法细则》。全县干部职工法制教育统一考试，医院 278 人参加，全部合格。

　　2007 年购买《责任教育（成功篇）》，组织全员学习培训。11 月 30 日，全院干部职工参加县普法办组织的 2007 年度普法考试，318 人参加，考试法律为《中华人民共和国公证法》、《中华人民共和国治安管理处罚法》。

2008 年 11 月 21 日，全院职工 341 人参加县普法办组织的《中华人民共和国劳动合同法》、《中华人民共和国就业促进法》，全员考核合格。

2009 年 11 月 21 日，医院 330 人参加人事局统一组织的《中华人民共和国物权法》、《中华人民共和国就业促进法》、《中华人民共和国合同法》考试，成绩全部合格。

2010 年，医院所有专业技术人员统一学习《中华人民共和国食品安全法》、《中华人民共和国侵权法》，其中《中华人民共和国侵权法》于 7 月 1 日起开始实施，因其中涉及大部分医疗侵权责任，县卫生局和医院均高度重视，在认真组织学习的前提下，医院和卫生局分别组织了管理干部考试，并建立具体的实施方案。同时重点学习《中华人民共和国传染病防治法》、《中华人民共和国食品卫生法》、《医疗机构管理条例》、《艾滋病防治条例》、《公共场所管理条例》、《中华人民共和国职业病防治法》等法规并参加统一考试。

第五节　医院文化

一、文体活动

五十年代至八十年代中期，医院开展少量的文体活动。1959 年开展"十无、十好、四满意"流动红旗竞赛活动，医院坚持每天政治学习。1964 年，罗平县组织职工篮球赛，医院派出周菊兰、陈砚芳、张孝莲三人参加县直机关联队。1965 年，罗平县举办职工文艺汇演，医院陈砚芳、杨婉若、郭瑞儒 3 人演出了《朝鲜舞》、《南泥湾》两个舞蹈节目。1966 年 6 月文化大革命开始，大字报和打油诗成为运动文化的典型，职工抱着"你栽白菜我栽葱，上班工作去放松"的心态工作。

八十年代初期，医院在重大节日因地制宜、因人制宜，举行一些文体活动，活动内容为篮球、乒乓球、游泳、登山比赛及歌咏。1985 年，配合创建省级文明医院，1 月参加由罗平县总工会主办的"振兴中华"读书活动，被评为先进集体；3 月参加县妇联主办的"三·八节"妇女拔河比赛，医院女队获第三名；5 月 1 日参加县总工会、县体委主办的劳动节机关拔河比赛，医院女队获第一名。1986 年"五·一"国际劳动节，医院举行乒乓球个人赛、象棋个人赛、篮球集体赛，分别于 5 月 1 日、5 月 4 日比赛两天，行政财务后勤组获篮球赛第一名，外科获第二名；刘海获乒乓球赛第一名；杨福存获象棋竞赛第一名。1987 年举办"双节"运动会，项目有 400 米接力赛、400 米男子跑步、200 米女子跑步、单侧束手束脚 100 米跑（一男二女自由组合）、拔河赛（五男五女为一组）等，晚上举行职工文艺晚会。1988 年"双节"运动会增加了自行车慢赛。国庆节增加了游园活动，活动内容有射击、猜迷、套圈、钓鱼、打彩球、踩尾巴等，当场发给优胜者小奖品。同年 10 月，全县举行健康杯篮球赛，医院组织男、女篮球队参赛，获体育道德风尚奖。

1989 年 3 月 18 日，根据罗平县体育运动委员会的要求，院务会研究成立了罗平县人民医院体育运动协会，会长舒占坤，副会长杨福存、方保发、周绍信，秘书长杨发昌，成员陈金石、邱树玉、王绍芬、侯建书、徐金玉、叶亚怀、唐丽、张春权、王建友、王学斌、刘海、袁家礼、吴振义、段红刚、陈敏、张兆琼。3 月 25 日，县总工会、县体委组织县直机关参加"腊峰杯"登山比赛，医院派出一个队，队员有舒占坤、叶亚怀、袁家礼、雷成所、李定才、杨朝生、熊正菊、叶金菊、张稳柱、陈黎明、方保发、符泽涛、杜正祥，鼓动服务人员有邱树玉、侯建书、王绍芬、杨发昌，获得第九名。"五·一劳动节"，卫生局工会组织县直卫生系统象棋、扑克、篮球、拔河、猜迷比赛，医院夺得象棋、扑克、篮球、拔河四个第一。国庆节，由县政府组织"庆国庆职工环城赛跑"，医院派出 60 人参加赛跑。

1990 年 9 月 21 日，为庆祝"亚运会"开幕，县总工会、县体委组织县直机关环城赛跑，医院派出 30 人参加。1991 年元旦，县总工会、县体委组织县直机关拔河比赛，医院女队获县第一名，男队获第 4 名。除医院自行组织的活动外，凡县以上组织的比赛，医院积极组队参加。

1996 年 3 月 8 日，县妇联和县体委举行"三、八"妇女节拔河比赛，医院女队获第一名。1996 年 4 月 1 日到 3 日，全县举行健康杯象棋比赛，医院获团体第四名。同年 12 月 30 日，庆祝元旦，医院举行第七套广播操大赛，麻醉科、内科、检验科分获第一、二、三名。

以后，每年的三八妇女节、九九重阳节、六一儿童节，院科举行各种文体活动，或召开座谈会，或向妇女、离退休老职工和少年儿童发放慰问品、慰问金；传统中秋节、春节，则向全院在职和离退休职工发放月饼、梨、板栗等过节物品。购置文化用品、健身器材及场馆布置，添置了照像机、摄像机、投影仪，制作宣传专栏及各种标语。

2008 年十月国庆节举办职工篮球赛，外三科组获得第一名，奖金 5000 元；中医科、供应室组获得第二名，奖金 4000 元；CT 室、病理室、眼科组获得第三名，奖金 3000 元；肝胆外科、口腔科组获得第四名，奖金 2000 元，其余 6 组分获鼓励奖，奖金 800 元。

针对医务人员在书写医疗文书时潦草不易辨认的问题，医院购买了钢笔书法字帖供医生护士练习。2007 年 5 月组织书法比赛，一等奖奖金 150 元，二等奖奖金 120 元，三等奖奖金 100 元，四等奖资金 80 元。

2010 年国庆节，医院组织"双抠"、"象棋"和"乒乓球"比赛，其中双抠比赛行政获一等奖，奖金 400 元，神经内科、麻醉科获二等奖，奖金 300 元，泌尿科、放射科、消化内科获三等奖，奖金 200 元，财务科、信息科、普外科、骨科、门急诊科、CT/MRI 室获 100 元。

象棋比赛保卫科蒋仕林获一等奖，奖金 300 元，门急诊黄碧福、CT/MRI 室郭静清获二等奖，奖金 200 元，三等奖保卫科阮兴国、心内科王柱权获三等奖，奖金 100 元：

乒乓球比赛脑胸外科郑周园获一等奖，奖金 300 元，口腔科保佑锐、放射科孔德俊获二等奖，奖金 200 元，行政冯锐、护理部陈平、儿科晏学德获三等奖，奖金 100 元。

二、文艺演出

1990 年元旦，医院组织了"热爱社会主义、拥护共产党"的歌咏比赛，内科获第一名，外科获第二名，门诊部获第三名。1 月 3 日，县总工会、县体委组织县直机关中老年迪斯科比赛，医院抽调 12 人参加比赛，获二等奖。

1994 年国庆节，医院举行大规模的歌咏比赛，共分为 8 个组，一等奖由中医、药剂、检验、放射组合获得，二等奖由内科组获得，三等奖由外科组获得。比赛结束，参加比赛的 166 人一起合唱《没有共产党就没有新中国》。1995 年 1 月 23 日，起草并讨论《元旦献辞》，对过去的一年进行简要总结，在全院职工大会上宣读，从这一年开始形成制度。10 月 29 日，成功创建为二级甲等医院，通过验收的当晚，全院共进晚餐并举行庆祝篝火晚会。

1999 年元旦，医院举行"走进新时代"歌咏比赛，医院统一购买猪、羊等肉食品自办宴席，邀请县领导和友邻单位领导与全院职工共进晚餐；晚上举办联欢晚会。从是年起，每年元旦，医院组织大型文艺演出并评奖，演出前由院领导致辞，医院领导和科室负责人组成评委会，对参加节目现场评分，本科室演出的节目负责人不参加打分，对评选出来的节目给予奖励。平时节庆，医院组织演出队伍参加。1999 年，罗平举办油菜花旅游节，医院抽调 120 人组成舞蹈方队，排练油菜花节主题舞蹈《赶花来》，在油菜花旅游节开幕式上演出。9 月 21 日，为庆祝中华人民共和国成立 50 周年，医院组织了主题为《中国中国鲜红的太阳永不落》和《金花银瀑的好地方》的歌咏比赛，门诊部获第一名，内科系列获第二名，外科系列获第三名。10 月 1 日晚上，参加县委、政府组织的全县歌唱大会，医院派出 80 人的合唱队伍，登台亮相便获得全场喝彩。12 月 30 日，庆祝 2000 年元旦，下午 2 时 30 分，医院召开离退休职工座谈会，5 时全院职工共进晚餐；7 时 30 分举行文艺晚会，各科室参加的节目有诗歌朗诵、小品、独唱合唱、相声、歌舞，评出一、二、三等奖，分别给予 1000 元、800 元、600 元的奖励。

各科室积极参加，节目不断增加和丰富。2000 年演出节目 18 个，2009 年演出 27 个。有一个节目为保留节目，即全院干部参加的大合唱《铸就辉煌》。

自 2002 年起，医院每年组织 60 至 80 人的演出方队，参加罗平县一年一度的"国际油菜花旅游节"大型文艺演出。

2005 年 3 月 25 日，组织 96 人的演出队参加罗平县保持共产党员先进性教育活动文艺晚会，演出大合唱《罗平的春天花如海》和《学习雷锋好榜样》两个节目。7 月 1 日，组织 99 人的演出队参加中共罗平县委员会、罗平县人民政府组织的纪念中国共产党产成立 84 周年、中国人民抗日战争暨世界反法西斯战争胜利 60 周年歌咏晚会，演出的大合唱获得第一名。

2006 年 6 月 24 日至 26 日，组队参加曲靖市卫生系统文艺汇演，小品《医院彝山一家亲》获小品类二等奖，舞蹈《生命之光》获舞蹈类二等奖，快板《志在为民谋健康》获优秀创作奖，同时获得组织奖。6 月 28 日，参加中共罗平县委、县政府庆祝中国共产党建党 85 周年文艺演出，演出节目歌舞剧《彝山情》。

2007 年元旦演出，昆明市第一人民医院神经外科专家惠金明教授、麻醉科马国良教授，昆医附一院心内科专家肖建明教授，昆明市延安医院原副院长、心胸外科专家雷定教授，曲靖市第一人民医院院长、心胸外科专家高小增教授，张平教授、放射科梁德绍参加，惠金明教授演奏了葫芦丝。4 月 26 日，组队参加全县"五、四"青年节文艺汇演，演出节目《话说 120》。5 月 4 日，医院举行"五、一"、"五、四"庆祝活动，上午书法比赛，书写内容为医院誓言，评选出一等奖 3 名，奖金各 150 元；二等奖 6 名，奖金各 120 元；三等奖 12 名，奖金各 100 元；四等奖 24 名，奖金各 80 元。下午卡拉 OK 大赛，评选出一等奖一名，奖金 400 元；二等奖二名，奖金各 300 元；三等奖三名，奖金各 200 元；四等奖四名，奖金各 100 元。

2008 年元旦演出，昆明市延安医院原副院长、心胸外科专家雷定华教授，外科专家王兆顺教授、普外科专家洪文龙教授、泌尿外科专家李天慧教授、妇产科专家杨仁美教授；昆明市第一人民医院神经外科专家惠金明教授、骨外科专家李焕贵教授；川剧表演大师计成斌先生、云南省表演艺术家李连须先生、摇滚歌星史毅小姐等到场客串演出，演出节目 30 个。心脑血管内科自创、自编、自演的节目《罗平县医院亚克西》采用靓丽、生动、活泼的表演形式，展示了医院蓬勃发展的美好前景，荣获一等奖。

2009 年元旦联欢晚会，中国社会科学院政策研究中心主任吴十州、《英才中国》编委会主任岳文厚、国家发改委中国改革编辑主任吴小雁；原曲靖市卫生局局长陈昌柏，曲靖市卫生局党委书记、局长唐锐，县四班子领导和昆明市延安医院、昆明市第一人民医院的专家、教授参加活动。晚会演出节目 27 个，心脑血管内科演出的歌舞剧《医患同乐》获一等奖；妇产科舞蹈《情暖母婴》、骨科情景诗朗诵《难忘 2008》获二等奖；泌尿肛肠烧伤外科小品《平凡的一天》、检验科舞蹈《红丝带》、儿科、感染科小品《农合政策就是好》获三等奖；麻醉科舞蹈《生命之歌》、放射科说唱《罗平县医院处处是亲人》、CT 室、病理室小品《医院变奏曲》、肝胆创伤外科舞蹈《彝家欢歌》获四等奖。9 月 17 日，举行庆祝中华人民共和国成立 60 周年大型歌咏比赛，比赛歌曲共四首《春天的邀请》、《解放区的天是明朗的天》、《铸就辉煌》、《把爱洒满人间》，骨科组获一等奖，手术室、行政、后勤组和门诊急诊、松毛山急诊组获二等奖，眼科、功能科组，收费室、CT 室、口腔、病理组，泌尿、肛肠外科、供应室组获三等奖，中医科组、检验科、药剂科组，神经内科、耳鼻喉科组，肝胆外科、普外创伤外科组获四等奖，小儿科组，心血管内科、放射科组，妇产科组，脑胸外科组，呼吸内科、消化内科组获得组织奖。9 月 24 日参加县委、县政府组织的庆祝中华人民共和国成立 60 周年大型歌咏比赛，演唱歌曲《解放区的天是明朗的天》、《布依的太阳》获一等奖。

2010 年元旦，医院不再杀猪宰羊自办伙食，承包食堂就餐。联欢晚会演出节目 24 个，骨科情景剧《杏林春风》获一等奖；行政后勤、麻醉科、消化内科诗朗诵《七十年风雨路》，心血管内科、放射科歌舞《说唱脸谱》获二等奖；泌尿肛肠烧伤外科小品《广而告之》，口腔科、CT 室、病理室、收费室舞蹈《圆梦》，脑胸外科情景剧《病人》，妇产科舞剧《下乡小分队》获三等奖。

三、园林雕塑

医院原来的建筑较为零乱，绿地面积少，脏乱差现象突出。1995 年 10 月，医院对院区面积实行分期分批绿化，先建住院大楼前的花园及围栏，随后将院中空地划为园林绿地植树造林。1996年2月27日，医院美化院内三角地，决定在绿地内建一座雕塑，初定名为"白衣天使"。1996年9月9日上午9时，塑像落成，院长舒占坤揭幕。

2000年1月3日，院务会决定，把医院建成花园式、宾馆式医院，搬迁锅炉房，在原地绿化。

医院大成庙是罗平县重点文物，曾经是罗平地下党的工作地点，已有300多年的历史，破烂不堪变成危房。1999年10月，曲靖市市长王学智视察医院，建议修复，并从市长经费中补助医院3万元。2000年1月3日，县长王宝德专程视察医院大成庙，指示医院要尽快按照原样修复。医院经过考察，确定由湖南祁东县文物修复队进行修复。2000年10月动工，2001年11月16日验收。2002年4月5日，大成庙修复后正式开放。医院购买了健身设备及体育运动器材，一楼为健身娱乐室，二楼为医院图书室。2004年改为行政工作区，职工娱乐室、图书室等搬至修复后的另一幢老屋内。

2008年，结合争创省级园林城市标准，强化医院环境绿化美化，扩大绿化面积，增加绿化品种。

2010年，医院被评为省级园林绿化单位。

四、书籍出版

1994年10月，医院编辑出版了《医院管理基本知识讲义》。1995年编写出版了《罗平县医院资料汇编》（第一版）、《罗平县医院创爱婴医院材料汇编》、《罗平县医院单病种管理办法及诊疗常规》、《急诊重症中毒急救》、《罗平县人民医院控制感染管理方法及细则》等书籍。

2004年2月26日，党政联席会议决定，制作一本反映医院发展及现状的画册。

2004年，启动院志修编和医院论文集的编辑。

2005年10月，编辑出版了《罗平县人民医院管理资料》（第二册）。2006年9月，《罗平县人民医院管理资料》（第三册）出版。

2008年，医院与罗平县老年书画诗词学会、罗平县老年大学联合，在其主办的《罗平耆园》2008年第一期，推出医院文化专辑，发表领导题词、诗词、书画、对联作品100多篇（首、件）院长寄语作为卷首语，医院科技大楼作为刊物的封面，全面介绍医院文化建设。

2009年8月，为迎接中国医院协会对全国百姓示范医院的验收，医院认真按照《患者安全目标》等管理规范编制出版了《创建全国百姓放心示范医院资料汇编》《创建全国百姓放心示范医院贯彻"患者安全目标"常用法律法规汇编》、《创建全国百姓放心示范医院 贯彻"患者安全目标"制度汇编》。

2010年7月，《中国医院管理理论与模式》、《中国医院管理标准化作业流程》、《中国医院管理秩序规范》出版。

五、新闻电视

1995年10月8日，成立医院发展史专题片领导小组，院长舒占坤任组长，副院长叶亚怀全权负责。2003年12月，院长舒占坤被评为曲靖市十大先进人物，曲靖市委宣传部和罗平县委宣传部到医院拍摄反映先进人物的电视专题片。2004年5月12日护士节座谈会，参加会议的领导和护士们观看了电视片《春华秋实》。2007年3月30日，曲靖电视台《源头夜话》播出了反映医院改革的专题片《架起医患联系桥》。2008年4月10日，由罗平县委宣传部牵头，正式开机摄制医院改革发展的电视专题片。10月3日，中央电视台编导郭冬云和摄影师到医院拍摄白衣天使感动中国电视专题片，至10月20日结束。2009年3月12日，这部题为《生命的跨越》的电视专题片在全国卫生系统首届《白衣天使感动中国》汇映活动中获得优秀奖。

六、演　讲

1990年五·四青年节，罗平县团委组织"让病人满意在我院"演讲比赛，医院团支部组织选手参加，被评为"先进团支部"。1996年12月27日，医院张羽参加罗平县委宣传部、县精神文明办公室举行的"精神文明演讲比赛"，获第二名，并代表罗平县参加曲靖地区的演讲。

2000年5月12日，护士节，医院举行护士职业道德演讲比赛，冯锐获第一名，吕晓仙获第二名，李茂娟获第三名。

2002年5月12日，医院举行护理职业道德演讲，先以科室为单位演讲，选出科室第一名参加全院演讲决赛，院领导及各科护士长任评委，耳鼻喉科冯锐获第一名，内二科李海丽获第二名，门诊部董艳萍获第三名，医院对获奖者给予奖励和表彰。

2003年10月1日，举行立党"双为"活动演讲比赛，外二科获第一名，内科获第二名。

2008年5月13日，因医院被省卫生厅表彰为"医院管理年活动先进单位"，与原定的时间有冲突，便改在5月13日进行。院长舒占坤在座谈会上作了题为《在整体护理中全方位融入人性化护理现代护理模式的思考》的报告，以"如何做好一名护士"为主题举行演讲比赛，内二科陈黎明获第一名，资金600元；眼科周英、内一科罗曼舒获第二名，奖金各500元；外一科张红芬、麻醉科冉志娅、供应室张保芬获第三名，奖金各400元。县人大副主任敖龙富、县政协主席钱彦霖、县卫生局副局长王波到会祝贺，罗平电视台到比赛现场录相。

2010年5·12国际护士节组织演讲比赛，演讲主题为"做一名病人满意的护士"，33名选手参赛，心内科陈黎明演讲的《绿叶对根的倾诉》获一等奖；消化内科罗曼舒演讲的《病人在我心》、骨科雷蕾演讲的《没有翅膀的天使》获二等奖；眼科周英演讲的《保驾生命、护航健康》、门诊部董艳萍演讲的《白衣天使的梦》、骨科刘竹芬演讲的《病人在我心中》获三等奖。

七、医院标识

2004年10月14日，院长办公会议决定制作罗平县人民医院院徽和征集院歌。

院歌征集较早，2003年12月即创作完成，歌名为《把爱洒满人间》、《铸就辉煌》。

2007年7月25日，医院党政联席会议确定了院徽制作方案，由文庙和医院标识合成，含义为：慈善、文明、施善、救贫。

第六节　对外宣传

1984 年，医院设立黑板报，定期用粉笔书写有关思想政治工作、行业作风、医学小常识等方面的宣传内容。1993 年 9 月，国家卫生部下发了《关于禁向患者收取红包的通知》，罗平县卫生局下发了《关于加强卫生系统廉政建设的通知》、《廉洁行医的若干规定》，医院开辟宣传专栏，用红字将廉洁行医十五条规定写在宣传栏上，向广大患者及家属进行宣传。推行服务承诺制后，科室将医护人员照像、姓名、性别、学历、专业特点、联系电话、科室服务项目、价格服务指南、服务承诺等制作成宣传专栏，挂在科室最显眼的地方；医院制作了公示栏，公示医护人员的有关信息和服务项目价格、药品价格，由病人选择自主医生和诊疗方式。

1994 年初，云南省卫生厅及曲靖地区卫生局要求医院在 1995 年内创建为等级医院，1996 年创建为爱婴医院，在县委宣传部、县广播电视局的支持下，"两创工作"做成电视专题片在县电视台播放，院内悬挂和张贴"管理要严、服务要好、质量要高、技术要精"，"树立一切以病人为中心、以医疗护理质量为核心，全心全意为广大伤病员服务"，"树立质量第一、服务第一、技术第一，努力为广大伤病员提供优质服务"，"严谨务实为医学科学发展而努力、团结奋进为人民健康事业而献身"，"团结拼搏是我们的精神、严谨务实是我们的作风"等标语。

1995 年，分管卫生工作的副县长王晓忠指示，医院从 1939 年建院，经过几代医务人员的艰辛努力，已建成一所具有中上水平的综合性县级医院，但到现在还没有一部完整的历史资料，要给予重视。10 月 8 日，医院党政联席会议研究决定，制作一部医院发展历史的电视专题片，成立医院发展历史电视专题片制作领导小组，组长舒占坤（院长、书记），副组长叶亚怀、杨福存、邱树玉，组员徐金玉、王菊芬、刘海、袁家礼、侯建书、杨发昌、方良华，副院长叶亚怀具体负责。县广播电视局派出人员拍摄制作，近两个月制作完成，送曲靖地区电视台播出。1996 年创建爱婴医院，又制作了一部创建爱婴医院的电视专题片。1996 年 7 月 13 日，云南经济日报记者到医院采访医德医风建设，并作了报道。

2002 年，医院投巨资购置核磁共振、彩超等高精尖设备，为了做好开机仪式的宣传，医院再次制作了电视专题片《夯实基础谋发展　百舸竞发勇当先——云南省罗平县人民医院掠影》。

2004 年 2 月 26 日，医院决定编辑出版一本反映医院发展概要的画册，指定专人负责；10 月，画册出版，与电视专题片的光碟包装，成为医院对外交流的文化礼品。院长舒占坤被评为曲靖市小康建设十大优秀人物，电视专题片《开创未来，捍卫罗平卫生事业，抒写人生的辉煌——曲靖市小康建设十大优秀人物舒占坤的事迹》4 月 12 日在曲靖市电视台一套节目播出。7 月 29 日，医院决定筹建反映医院发展的展室，9 月 30 日完工验收，10 月 1 日正式开放。这个集声、光、电为一体的模型展室，成为医院对外宣传的窗口。

2005 年 4 月，医院制作了罗平山水风景旅游画，在所有病房和科室悬挂，既美化了病房，又宣传了罗平的旅游资源。4 月，中国文联出版社出版了《党旗飘飘，永远的丰碑》一书，刊登了《夯实基础谋发展，百舸竞发勇当先——云南省罗平县人民医院掠影》一文。4 月 25 日，中共曲靖市委办公室 2005 年《工作交流》第 3 期转发了市卫生局先进性办公室撰写的《来自卫生改革前沿的报告》。中共罗平县委办公室 5 月 9 日《情况通报》第 8 期转发到各乡镇、县直各单位。7 月，中国大地出版社、中国报道杂志社主编的《时代楷模》一书刊登了这一篇文章。12 月 6 日，曲靖日报头版头条刊登了《罗平县医院真心服务广大农民》、《医疗小分队半年问诊万余患者》的宣传报导。2006 年 1 月，《曲靖党建》、《云南日报》刊登了《飞翔在滇东大地上的白衣领头雁——记罗平县人民医院下乡小分队纪实》。

2005 年拍摄短片《蝶舞春风》、《进取》。

2008 年 8 月 8 日至 9 日，新华社云南分社记者关桂峰、人民日报驻云南记者站记者徐元峰、云南日报记者邵阳、健康报驻云南记者站鲁东到医院采访医院改革。

2008 年 11 月，曲靖市卫生局为推广医院改革经验，拍摄短片《医院改革》。同月录制《历尽艰辛的医院发展之路》。

2009 年 3 月 12 日，由中央电视台拍摄的《生命的跨越》电视专题片在全国卫生系统首届《白衣天使感动中国》汇映活动中获得优秀奖。

附：报纸、电视台发表和播出的文章、电视片简表。

年 份	报纸或电视	报 导 内 容
1984 年 11 月	县电视台	住院大楼竣工投入使用
1985 年 1 月	县电视台	县总工会振兴中华读书活动，评为"先进集体"
1985 年 4 月	县电视台	县委授"文明单位"称号
1985 年 6 月	县电视台	抽计划生育小分队到阿岗
1986 年 7 月	县电视台	省卫生厅"文明医院"验收组到院检查
1986 年 10 月	县电视台	地区卫生局代表省卫生厅验收"文明医院"
1986 年 10 月	县电视台	县委、政府在县大礼堂召开全县职工大会，代表省卫生厅授匾"文明医院"
1986 年 11 月	县电视台	全县低视力调查，省卫生厅验收合格
1987 年 10	曲靖日报	全区卫生先进单位名单
1987 年 11 月	县电视台	县委、政府到院召开职工人会，代表省卫生厅，发省级"文明医院"证书
1987 年 11 月	县电视台	县委、政府代表省委省政府授省级文明单位匾及证书
1990 年 7 月	县电视台、曲靖日报	7. 27 及 8. 17 特大交通事故、医院抢救
1994 年 5 月	县电视台	县委、政府、县卫生局表彰 18 位先进护理工作者
1994 年 10 月	县电视台	省卫生厅杨慈生等多人视察医院
1995 年 6 月	县电视台	救治贫困学生李云安：捐款、治疗、慰问
1995 年 8 月	县电视台	争创等级医院誓师大会
1995 年 10 月	县电视台	地区等级医院评审团的检查评审验收
1996 年 3 月	县电视台	县妇联三. 八拔河赛，医院获第一名
1996 年 7 月	云南经济日报	记者采访报导医院医德医风建设的报导
1996 年 8 月	县电视台	省爱婴医院评审团检查验收"爱婴医院"
1996 年 9 月	县电视台	医院白衣天使落成
1996 年 10 月	县电视台	昆明市外科、麻醉学会学术年会在医院召开
1996 年 10 月	县电视台	百日无医疗事故竞赛活动结续，县委、政府五班子领导到院参加节目及颁奖。
1996 年 11 月	县电视台	法金殿小学房屋倒塌打伤小学生 39 人，医院积极抢救无一人死亡，县委、政府表扬报导全过程。
1996 年 12 月	县电视台	全国卫生大会，医院到街上义务咨询健康服务
1997 年 3 月	县电视台	CT 开机仪式
1997 年 4 月	县电视台	地区医学会、消化学分会在医院举行学术年会
1997 年 5 月	县电视台	宣传部、总工会、县团委举行精神文明建设迎接香港回归知识竞赛，报道我院参赛片断。

年　份	报纸或电视	报　导　内　容
1997 年 5 月	县电视台	护士节护理知识竞赛报道
1997 年 5 月	县电视台	广西布依族患者李小弟，儿科全体职工捐款救助
1997 年 7 月	曲靖日报	全区卫生大会，医院评为全区卫生工作先进集体名录
1998 年 2 月	县电视台	内科为患者陈菊花捐款报道
1998 年 2 月	县电视台	县苗苗幼儿园 26 人中毒，门诊部抢救报道
1998 年 9 月	县电视台	市麻醉学会 98 年会在医院召开
1998 年 10 月	县电视台	医院高等级病房投入使用
1999 年 10 月	县电视台	全县庆祝中华人民共和国成立 50 周年歌咏比赛报道
1999 年 10 月	曲靖日报	行业作风建设先进集体名录
1999 年 10 月	云南日报	云南省精神文明创建工作先进单位和先进个人名录，医院为先进单位
2000 年 2 月	县电视台	市长王学智视察医院
2000 年 5 月	县电视台	全国助残日到街上为残疾人义务服务
2000 年 9 月	曲靖日报	全市民族团结先进集体和先进个人
2000 年 10 月	曲靖日报	市政府表彰市特殊津贴获得者名录，院长舒占坤录像
2000 年 11 月	县电视台	市眼科学会在医院召开
2000 年 12 月	县电视台	配合县委、政府三下乡活动情况
2000 年 12 月	县电视台	县五次民族团结大会，李定才为民族团结先进个人
2000 年 12 月	县电视台	县劳模表彰大会，叶亚怀评为县劳动模范
2001 年 1 月	县电视台	报道医院元旦活动情况
2001 年 5 月	县电视台	县五班子领导参加护士座谈会
2001 年 5 月	市电视台	市卫生局长吴有芳一行 11 人到院进行调研市电视台报道
2001 年 7 月	县电视台	庆祝中国共产党成立 80 周年全县歌咏大赛，医院获第一名报道
2001 年 9 月	县电视台	市医政工作会议在罗平召开，副院长叶亚怀作大会交流报道
2002 年元旦	县电视台	县五班子领导参加医院欢度元旦
2002 年 6 月	县电视台	配合县委、政府三下乡活动报道
2002 年 6 月	县电视台	立党为公、执政为民到钟山革命老区义务服务报道
2002 年 8 月	县电视台	无偿义务献血报道
2002 年 9 月	县电视台	核磁、彩超、电子胃镜、电子结肠镜、腹腔镜开机仪式
2002 年 10 月	县电视台	中国眼科视觉第一行动，白内障复明手术起动仪式
2002 年 12 月	县电视台	12 月 1 日艾滋病防治日医院到街上义务咨询服务
2003 年 2 月	县电视台	医院成为右江民族医学院实习医院挂牌仪式
2003 年 3 月	县电视台	省麻醉学会及昆明市麻醉学会在医院召开报道
2003 年 5 - 9 月	县电视台	抗击非典报道若干次
2003 年 9 月	曲靖日报	抗击非典先进集体名录
2003 年 9 月	县电视台	内二科为残疾病人曾利宽捐款报道
2003 年 11 月	县电视台	市委副书记余潮到院视察及召开中层干部会议报道
2004 年 3 月	曲靖日报	医院被评为市"三·八"红旗集体名录
2004 年 3 月	县电视台	医院中层干部竞争上岗

年　份	报纸或电视	报　导　内　容
2004 年 4 月	曲靖日报	特别报道：在改革创新中升华人生—记罗平县医院院长舒占坤
2004 年 4 月	曲靖日报	舒占坤是医务工作者学习的榜样
2004 年 4 月	市电视台	院长舒占坤全市奔小康十大先进典型
2004 年 4 月	曲靖日报	在改革创新中升华人生
2004 年 6 月	县电视台	报道医院将卫生部六条禁令及医院服务承诺，举报电视，向全县人民报道
2004 年 7 月	县电视台	医院参加无偿献血
2004 年 7 月	县电视台	省卫生系统政策研讨会第六次年会暨四届四次理事大会在罗平召开，省、市、县领导及参会 150 多人参观医院
2004 年 10 月	云南日报	讲文明、讲卫生、讲科学、树新风省级先进单位名录
2004 年 12 月	市电视台	院长舒占坤评为全市十大新闻人物
2004 年 12 月 18 日	云南政协报	夯实基础谋发展 百舸竞发勇当先
2005 年 1 月	县电视台	医科大楼、第二住院楼、院领导及全体干部参加奠基仪式
2005 年	曲靖日报	舒占坤院长被市政府授予全市有突出贡献的优秀专业技术人才
2005 年 5 月	县电视台	报道 5·12 国际护士护理技能竞赛活动
2005 年 7 月	县电视台	纪念中国共产党成立 84 周年，中国人民抗日战争暨世界反法西斯战争胜利 60 周年歌咏晚会，医院获第一名
2005 年	市电视台	院长舒占坤评为全市先进性教育"先进工作者"－健康的忠诚卫士
2005 年 12 月	曲靖日报	罗平县医院真心服务广大农民，医疗小分队半年问诊万余患者
2005 年 12 月	曲靖党建	飞翔在迤东大地上的白衣领头雁
2006 年 1 月	县电视台	市委米书记到罗平视察医院小分队下乡服务
2006 年 1 月	曲靖党建、云南日报	报道《飞翔在滇东大地上的白衣领头雁》记罗平县人民医院小分队下乡纪实
2006 年 1 月	县电视台	120 急救中心成立
2006 年 4 月	县电视台	市委书记米东生视察医院
2006 年 4 月	市电视台	市委书记米东生视察医院
2006 年 5 月	县电视台	5·12 护士节综合护理知识竞赛现场
2006 年 5 月	县电视台	副市长李玉雪、市卫生局长吴有芳视察医院
2006 年 5 月	市电视台	副市长李玉雪、市卫生局长吴有芳视察医院
2007 年 3 月	市电视台	《源头夜话——调查》播放专题片《架起医患联系桥》
2007 年 5 月	曲靖日报	罗平县医院下乡到老厂为民下乡服务
2007 年 5 月	县电视台	县医院医疗小分队下乡到罗平的村村寨寨
2007 年 9 月	县电视台	全县政风行风评议会
2008 年 7 月 21 日	云南日报	罗平县医院构建和谐医患关系 住院费用比同级医院低二成
2008 年 9 月	中国医院报道	难以复制的罗平医院"发展之魂"
2009 年 9 月	创造	改革风来满院春
2009 年	云南卫生年鉴	努力创建百姓放心、社会满意的示范医院
2010 年 2 月 8 日	云南日报	博爱播洒在山村
2010 年 10 月 12 日	曲靖日报	罗平县医院兴医惠民求突破

第七节　捐资救助

捐资救助是中华民族的传统美德。1986 年创建文明医院，医院要求职工把奉献精神落实在行动上。

1988 年 11 月 9 日，思茅地区澜沧等地发生地震（7.6 级），136 名医院职工捐款 476.90 元（最多者 10 元，最少者 0.40 元，当时工资几十元）。

1993 年 12 月 15 日，医院制剂室消毒柜内盐水瓶爆炸，职工李进、陈和兴受伤，李进因伤势过重于 12 月 20 日凌晨 3：15 分死亡，其家属无固定工作，小孩读小学，医院领导及职工 139 人捐款 1310 元（当时职工工资最高不上 100 元）。

1994 年 10 月 28 日，为修建罗平过境公路及牛广段公路，医院领导及职工 145 人共计捐款 1241.60 元。

1995 年 6 月 26 日，罗平二中学生李云安（父母死亡）病危住进医院传染科，医院领导及职工 146 人为李云安捐款 746 元，同时减免住院期间的各种手术费和治疗费共计 1238 元。

1996 年 3 月 22 日，医院领导及职工 159 人为丽江地震灾区捐款 988 元。

1997 年 8 月 30 日，为救助遭受洪灾的八大河卫生院，医院领导及职工 165 人捐款共 1093 元。

1997 年 11 月 12 日，医院领导及职工为县希望工程捐款 1485.60 元。

1998 年 8 月 15 日，为抗洪救灾，医院捐款两笔，一笔 3000 元，一笔 5657 元，两笔 8657 元直接汇往北京中华慈善总会抗洪救灾办公室。

2000 年，医院职工为母亲水窖捐款 2600 元。

2001 年 10 月 24 日，为钟山乡革命老区修路捐款 1000 元。

2002 年 4 月 15 日，患有肾功能衰竭的患者王凯因病失学，外三科全体医护人员为王凯捐款 350 元，同时减免住院期间的手术费近 2000 元。

2002 年 4 月 16 日，为县公路建设捐款 130400 元。

2003 年 3 月 23 日，赞助曲靖市医学会发展，捐款 50000 元。

2003 年 9 月 9 日，内二科全体医护人员为一氧化碳中毒的残疾人曾利宽捐款 280 元作为生活费，同时科室减免了一定的手术费和治疗费。

2003 年 11 月 14 日，医院向县见义勇为协会捐款 6000 元，职工捐款 26200.00 元；为楚雄州大姚地震灾区捐款 5530.00 元。

2004 年 3 月 22 日，为支援法律援助事业的开展，捐款 4097 元。

2005 年 3 月，外三科为富源雨汪乡老屋村刘应能、刘宏兵减免医疗费用 1200 多元，并捐赠生活费 600 元。

2005 年 4 月，中医科为阿鲁乡大舍恰村幼儿杨文章捐款 1700 元。门诊部为大水井乡小鸡登村患者邓焕珍捐款 1585 元。外一科为罗雄幸多绿站田村 15 岁患者郭东雁捐款 1000 余元。

2005 年 10 月，医院党政班子为外一科身患结肠癌的环城乡患者俞炳全捐款 1360 元。

2005 年，医院职工为钟山乡大地平村新建合作医疗室捐款 14970 元。为马街镇荷叶村委会合作医疗室捐款 8000 元。为大水井乡粟树坡村委会合作医疗室捐款 10000 元。为马街镇歹麦村委会坭勒村修村内道路捐款 8000 元。

2005 年 12 月，向曲靖市贫困党员救助基金捐款 11130 元。

2006 年 4 月 20 日，为扶贫挂钩点钟山乡大地坪村委会捐款 13860 元，院领导及党支部下乡小组到挂钩点送上全院职工的心意。

2006 年 5 月 10 日，为捐资助学捐款 55800 元。

2006 年 6 月 9 日，为罗雄镇捐优待金 1200 元。

2007 年 5 月 31 日，为羊者窝老年协会门球场捐款 1000 元。

2007 年 6 月 30 日，为钟山普里村委会修理捐水泥 400 吨，价值 84000 元。

2007 年 9 月 30 日，为罗平彝族文化研究会捐 1 万元。

2008 年 5 月 14 日，为四川汶川地震捐款 59060 元。

2008 年 5 月 14 日，为修建大漆树到腊山寺道路捐款 5000 元。

2008 年 5 月 22 日，为钟山支农捐款 1 万元。

2008 年 7 月 25 日，原医院老副院长陈聚春同志因患病住院治疗，家庭经济困难，医院为其减免不予报销部分 1576 元。

2009 年 4 月 14 日，赞助科学发展观办公室 5000 元。

2009 年 6 月 10 日，为大水井革来村委会建设乡村卫生室捐款 2 万元。

2010 年 2 月 26 日，开展"共产党员抗旱救灾特别捐献活动"，全院职工抗旱救灾捐款 50360 元。

2010 年 2 月 26 日，医院职工为抗旱捐款 50150 元。

2010 年 3 月 18 日，为板桥大鸡灯修建水池抗旱捐款 1 万元。

2010 年 3 月 24 日，为帮扶挂钩点大水井革来村委会抗旱捐款 1 万元。

2010 年 3 月 26 日，为钟山乡抗旱捐款 4 万元。

2010 年 3 月 29 日，共产党员为抗旱捐款 22200 元。

2010 年 4 月 16 日，为帮扶挂钩点大水井革来村委会解决群众饮水修路捐款 2 万元。

2010 年 4 月 21 日，向青海玉树地震灾区捐款，医院党支部捐款 20000 元，党员干部捐款 30100 元，职工捐款 26360 元，共计 76460 元，青海省慈善总会发来感谢信。

2010 年 7 月 19 日，呼吸科全体医务人员为罗雄中和患者梁定国捐款 1800 元，同时减免各种治疗费用。

2010 年 7 月 22 日，赞助县老体协 2 万元，赞助老年艺术团购买乐器经费 1 万元。

2010 年 7 月 22 日，心血管内科全体医务人员为患者周正荣捐款 2260 元，同时减免各种治疗费用。

第十章 党 群

第一节 党组织

一、组织建设

　　1950 年成立罗平县人民卫生院，至 1957 年 2 月，罗平县人民医院有党员 3 人，与罗平县人民委员会文教科、卫生科合为一个支部。同年 3 月 5 日，中共罗平县委批准，设立罗平县人民医院党支部，支部书记王明德（院长兼），党员发展至 4 人。1965 年 9 月，杨维荣任支部书记。1966 年文化大革命爆发，医院工作受到冲击，党支部工作难以正常开展。1968 年 12 月，各级成立革委会，实行党、政一元化领导，由刘建魁任负责人。1972 年 3 月，恢复成立医院党支部，由杨维荣任书记。文革期间，机构调整，卫生防疫站、妇幼保健站的党员和医院党员为一个支部。罗平县制药厂成立，制药厂的党员合并县医院支部。1979 年 10 月制药厂撤销，医院单独为一个支部。1977 年，医院党支部的党员有了较大发展，党员总数达到 14 人。1978 年 11 月，马文花调到医院任支部书记，党支部工作走上正轨，配备了一名副书记陈聚春，支部委员有王春华、付广誉、唐玉珍、杨福存。1981 年 6 月，马文花调走，由卫生局副局长谷寿生兼支部书记。谷寿生兼职刚一年，1982 年 8 月，资发昌任支部书记。从 1981 年开始，支部负责人频繁调换，工作难以稳定。1984 年 3 月，方保发任支部书记；1990 年 10 月，祝国华任支部书记。医院行政和党务工作进入动荡期。1993 年 4 月，县委、政府调整医院领导班子，任命舒占坤为党支部书记，杨福存为副书记，邱树玉、叶亚怀、余雄武、徐金玉、王菊芬、李定才为支部委员。1995 年，党支部有党员 34 人，下设党小组 4 个，全年开展政治学习 56 次，发展新党员 3人，参加入党前培训 6 人。

　　1997 年末，党支部共发展新党员 6 人，8 名积极分子为培养对象；党员 39 人，党小组 4 个，科室党员中大多数是科室负责人或医疗业务技术骨干。1996 年 6 月，副书记杨福存退休，支部不再设副书记职务。1997 年 6 月，支部换届，选举舒占坤、邱树玉、叶亚怀、余雄武、徐金玉、王菊芬、李定才为支部委员。2004 年 10 月党支部委员、副院长邱树玉退休，支部委员分工为：叶亚怀协助管理党务，余雄武主管组织，徐金玉主管工、青、妇，王菊芬主管宣传，李定才主管纪律检查。

　　2007 年 11 月 23 日，医院成立党总支，总支书记舒占坤，总支副书记叶亚怀，党总支委员分别由舒占坤、叶亚怀、李虹道、徐金玉、王菊芬、李定才、保建强 7 人担任。党总支下设五个党支部，第一支部由徐金玉任书记，第二支部由保建强任书记，第三支部由郭静清任书记，第四支部由李定才任书记，第五支部为退离休支部，由张孝莲任书记。

　　至 2010 年末，医院党支部有党员 94 人。

附：中共罗平县人民医院党组织系列。

罗平县人民医院党支部

支部书记：王明德　1959 年 9 月—1965 年 9 月

　　　　　杨维荣　1965 年 9 月—1968 年 12 月

　　　　　刘建魁（负责）　1968 年 12 月—1972 年 3 月（革委会期间）

　　　　　杨维荣　1972 年 3 月—1978 年 11 月

　　　　　马文花　1978 年 11 月—1981 年 6 月 25 日

　　　　　谷寿生　1981 年 6 月 25 日—1982 年 8 月（卫生局副局长兼）

　　　　　资发昌　1982 年 9 月—1984 年 4 月

　　　　　方保发　1984 年 3 月 29 日—1989 年 5 月

　　　　　祝国华　1990 年 10 月—1993 年 4 月 27 日

　　　　　舒占坤　1993 年 4 月 27 日—2007 年 11 月

副书记　　陈聚春　1979 年 3 月—1982 年

　　　　　杨福存　1993 年 4 月—1996 年 6 月

罗平县人民医院党总支

党总支书记：舒占坤　2007 年 11 月—

总支副书记：叶亚怀　2007 年 11 月—

一支部书记：徐金玉　2007 年 11 月—

二支部书记：保建强　2007 年 11 月—

三支部书记：郭静清　2007 年 11 月—

四支部书记：李定才　2007 年 11 月—

五支部书记：张孝莲　2007 年 11 月—

二、党务工作

医院党支部成立后，长期未设专人管理日常事务，党务工作由支部书记和支委兼管。支部把培养积极分子入党列为党务工作的重点，按党员标准培养和发展新党员，对符合入党条件的，成熟一个发展一个；支部活动坚持"三会一课"制度，坚持每年年终对党员评议，按照中央和地方各级党委的部署，制定学习方案、措施、细则、方法、步骤以及学习目的。

附：党员发展统计表

年份	党员数	年份	党员数	年份	党员数
1956	3	1986	19	2004	64
1957	4	1988	18	2005	69
1960	7	1990	20	2006	76
1965	7	1991	26	2007	83
1977	14	1993	28	2008	88
1979	15	1995	37	2009	90
1981	13	1997	39	2010	94
1983	17	2000	56		

三、专项活动和思想教育

在不同的时期根据中央和地方党委的要求，开展不同内容的专项活动，把思想教育和专项活动相结合。近年来开展得较好的专项活动有：

（一）"三观"学习教育活动

2000 年按中共罗平县委的要求，结合医院实际，进行了"理想信念观"、"宗旨服务观"、"纪律道德观"（简称"三观"）的教育活动。6 月 18 日成立以党支部书记、院长舒占坤任组长，支委委员、副院长叶亚怀、邱树玉任副组长，支委委员王菊芬（妇产科主任）、李定才（小儿科主任）、徐金玉（麻醉科主任）为组员的领导小组，下设办公室，办公室主任袁家礼（医务科长），成员侯建书（护理部主任）、郭静清（CT 室主任）。按县委文件要求有步骤、有计划、有记录地做好教育工作。2000 年底，中央决定从今冬明春，用两年左右的时间，在全国县（市）部门，乡镇、村领导班子和基层干部中，有计划、有步骤地开展"三观"学习教育活动，要求全院干部、职工和聘用人员，不论是党员或非党员都要参加学习，通过学习和思考，在解放思想、更新观念上，如何更新陈旧的思想观念，使工作再创新业绩，再上新台阶，解决好观念、思路、措施和服务等问题。

（二）"三个代表"重要思想学习教育活动

江泽民"三个代表"的重要思想内涵为：中国共产党始终"代表中国先进社会生产力的发展要求"、"代表中国先进文化的前进方向"、"代表中国最广大人民的根本利益"。"三个代表"重要思想是对党的性质、宗旨和根本任务的新概括，是马克思主义建党学说的新发展，是在新形势下加强党的建设和推进建设有中国特色的社会主义的新要求，是中国共产党的立党之本、执政之机、力量之源，为党在迎接新世纪，接受新考验，实现新任务，赢得新发展，提供了强大的思想武器。2001 年 2 月 2 日，医院成立"三个代表"重要思想学习教育活动领导小组，支部书记、院长舒占坤任组长，支委委员、副院长叶亚怀、邱树玉任副组长，支委委员徐金玉、王菊芬、余雄武、李定才及科室主任刘海、杨发昌、袁家礼、侯建书、张春权、李兴华、王学斌、保建强、沈改良、张传远、段雨生、杜正祥、黄树芬、张柱生、丁佑伦、王国渊、郭静清、李虹道为领导小组成员。下设办公室，邱树玉兼办公室主任。为确保"三个代表"重要思想学习教育活动全面深入开展，领导小组制定了学习教育活动实施方案和实施细则。学习对象为院内全体党员、干部、职工和聘用人员；学习目的是联系实际思考和解决当前发展中存在的问题：即在解放思想、更新观念上有哪些思想、观念已远远落后于新形势、新任务的要求，如何更新这些思想观念，使工作再创新业绩，再上新台阶，努力解决好观念、思想、和服务宗旨。

医院制定了"双学、三讲、四争、四比、五个一"的活动计划。双学：学"三个代表"重要思想理论和党章、时事政治，学相关的医疗护理业务书籍，每周不少于 8 小时。三讲：讲爱我罗平，兴我医院，做好本职工作，树立自身形象；讲文明，注意行业特点，应用 10 句文明用语和 50 句忌语；讲卫生，注意自身形象，衣帽整洁，不随地吐痰，不乱丢纸屑、果皮、烟头，经常保持室内外清洁卫生。四争：工作争一流，爱岗敬业、爱院、爱科、爱岗如家，树立院荣我荣，院衰我耻的精神；服务争一流，一切以病人为中心，工作中严格遵守操作规程、提高服务态度；为政争廉洁，不利用职权谋私利，不贪污受贿，不接受病人吃请；纪律争严密，严守工作纪律，严格执行党的各项方针政策，遵守医院和科室的各项规章制度。四比：比工作质量，按等级医院标准、按时、按质、按量完成医疗护理工作，历次检查无差错；比工作效率，在同级、同职责、同职称中，工作数量、质量均好于别人，报酬高于别人；比服务态度，在医疗服务过程中，病人选择自己的机会多于别人，受到患者好评；比工作纪律，严格遵守医院及科室的规章制度，不和职工、病人争吵、不酗酒闹事，全年无病事假，无迟到早退。

五个一：学习一项新科学知识，每年新购进的设备，有关人员必须熟悉掌握其功能，为患者服务。在临床上用新方法填补本院、本科的空缺；保持一个清醒头脑：思想上、政治上随时与党中央保持一致，工作上牢记为人民服务宗旨和医院服务宗旨，一切以病人为中心服务，一切方便病人，满足病人；提一条合理化建议。医院建设与发展，科室业务建设等，提出建议。帮助一个困难病人：为就医的困难病人送钱、送物，响应号召捐款捐物（应有被助人的姓名、地址）；总结一条新经验：在医疗护理行为及其他工作中，找出好的方法、经验、改善工作，并注意不断总结经验应用于工作实践。

学习教育活动分为三个阶段，2月2日至2月18日为集中学习与个人自学阶段，每周一下午组织科室负责人学习，各科室每周二早上或下午组织职工学习1至2小时，其余时间自学。学习内容是中组部选编的《农村干部学习"三个代表"重要思想材料汇编》、《邓小平理论通俗读本》、《农村政策简明读本》等。2月19日至2月28日为对照检查阶段，采取个别谈话、召开座谈会等方式，听取群众意见，对照"三个代表"的要求，检查从党的十五届三中全会以来思想和工作方面存在的问题，总结反思，具体分析，实事求是，开展批评与自我批评。3月1日至3月15日为整改提高阶段，对提出的整改方案进行落实。教育全部结束后，转入经常化、制度化的学习教育轨道。

（三）"双为"（立党为公、执政为民）学习教育活动

2003年，中共罗平县委发出《关于在全县各级领导班子和领导干部中开展学习胡锦涛总书记倡导的"立党为公、执政为民"教育活动的意见》（后简称"双为"），7月28日上午，医院党支部全体党员参加了罗平县卫生系统"立党为公、执政为民"教育活动动员大会。医院党支部相继召开支委会、支部大会和职工大会，对"立党为公、执政为民"学习教育活动作了动员和安排。成立了"立党为公、执政为民"教育活动领导小组，组长由舒占坤（书记、院长）担任，副组长由叶亚怀、邱树玉、余雄武（支委、副院长）担任，成员有徐金玉、王菊芬、李定才（支委）。卜设办公室，由邱树玉、余雄武负责具体工作。

学习教育活动的内容是：以马克思列宁主义、毛泽东思想、邓小平理论和"三个代表"重要思想为指导，按照"两个务必"的要求，围绕建设小康社会，加快全县经济协调发展这个总目标，进一步密切党同人民群众联系，保持党的先进性、纯洁性和增强党的创造力、凝聚力和战斗力，解决好班子和党员、干部的责任心、事业心、精神状态和干事创业、党风廉政建设方面的突出问题，努力实现医院年初制定的"三个坚持、三个确保、八项任务"。在医院深化改革中，仍有个别党员存在着思想作风同新形势、新任务的要求不完全适应，对病人的痛苦关心不够，服务不周，没有完全解决好一切为病人的观念；有的因循守旧，工作方法没有创新，开拓精神不够，工作积极性、主动性不高，责任感、紧迫感不强。要以"立党为公、执政为民"教育活动为契机，学习教育中对照自己的岗位职责，按医院的服务宗旨，按等级医院的条款、标准，找出差距，进一步提高医疗、护理技术水平，实现学习教育与日常工作两不误、两促进。

实施细则制定有考核评定标准。

一、学习提高（30分）。以支部或党小组集中学习和自学相结合（15分），不学习不得分，未完全学相应扣分。学习必须有记录，有参加学习人员的名单，个人心得、体会、论文（15分），没有的相应扣分。

二、征求意见、查找问题（30分）。召开支部大会、科室负责人大会、离退休人员座谈会、工人座谈会，查找不足及问题，查看各种学习记录（15分）。对存在的问题或不足限期改正，调查病人满意度在95%以上（15分）。

三、建章立制，扎实整改（20分）。建立健全医院的规章制度（10分）；公开公示各种承诺服务，让广大群众监督（10分）。

四、搞好总结，树立典型（20分）。认真总结"立党为公、执政为民"教育活动，有个人学习总结（10分）；评选先进，树立典型（10分）。

为使学习教育活动扎实有效，医院党支部决定在院内进行一次结合医德医风、行业作风、医院质量管理等的实际考核。成立了六个组，一组组长刘海，组员杨发昌，负责在党内外群众中征求意见，发放民主评议问卷调查表900张并调查、收集、梳理。二组组长徐金玉，组员黄树芬、沈改良、张西萍，负责查看学习记录、自学笔记，是否达到"学有所思，学有所用，学有所获"，找出了哪些问题和差距，有哪些新举措，增加了哪些对行之有效的制度、量化系数、措施，开展了哪些新技术、新项目、新业务，社会效益和经济效益是否得到同步增长。三组组长王学斌，组员李兴华、张传远，负责查科室负责人的月计划、周安排是否与医院及本科室工作实际相吻合，真心实意为病人做了哪些好事、实事，科室内开展的"假如我是病人或病人家属"的讨论，开展转院、转诊、转科、会诊和院外抢救、义务下乡的记录是否齐全。四组为病历评定组，内科系列组组长李定才，组员李虹道、张柱生、保建强；外科系列组组长丁佑伦，组员王国渊、田永波、王菊芬，负责按新的病历书写规范评定标准抽查病历。五组组长郭静清，组员段雨生、杜正祥、袁家礼，负责查看病历中辅助资料是否齐全及报告是否准确（报告是否同临床医生的诊断相吻合）。六组又分为：导尿术组组长陈静，组员李美琼、纪杏莲；手心肺复苏术组组长盛云惠，组员冯锐、雷红玲；鼻塞给氧术组组长王丽华，组员王文英、陈书莲；病区管理质量、急救物品管理、服务态度调查组组长陈平，组员张保芬、侯建书，负责查看护理人员必须熟练掌握的护理操作规程，重点考核考查导尿术、徒手心肺复苏术及鼻塞给氧术。

学习教育活动中正值抗击"非典"，党支部和党员干部接受了考验。支部书记、院长舒占坤4月20日在成都参加全国第49届医疗器械展销会结束赶回罗平，亲自动手草拟了《罗平县人民医院防止"非典型肺炎"工作的实施方案》，党政领导班子通过后，分别召开党员、干部及职工大会紧急动员，以对人民生命负责的高度责任感，以忘我的牺牲精神积极投身这场战斗。党员积极带头，向支部递交"请战书"，包括临时工在内，两天递交"请战书"300多份。在县财政没有任何补助的情况下，医院不等不靠，自筹资金，不到10天时间，就按要求建好了"非典"隔离病区、病房和发热门诊。防"非典"过程中，先后接受国务院、省委、省政府、市委、市政府、县委、县政府各级督查组的10多次检查，国务院督查组专家组组长、国家民政部老领导说："你们在财政无一分钱补助的情况下，以最短时间按标准建好了隔离区，提前做好应该做的工作，你们的辛苦投入值得。"9月，医院被评为曲靖市抗击"非典"先进集体。余雄武、卢松、陈祖德、马爱英、王艳丽、谢国玲、刘月萍、张兆琼、徐金玉、陈书莲、梁海忠、陈平、陈静、王家祥、王国渊、盛云惠、黄树芬、雷红玲、王官珍、张金惠、冯锐、郭静清、田永波、张西萍、杜正祥、段雨生、方茜、叶碧辉、施书鹏、张显德、张保芬、张传远、张柱生、张自云、王丽华、崔荣刚、张春权等42人被评为医院先进工作者。

（四）"云岭先锋"工程

2004年初，中共云南省委作出《关于实施"云岭先锋"工程、大力推进党的基层组织建设的决定》，在全省实施"云岭先锋"工程，医院于5月10日召开支部会议，结合医院实际讨论并制定了《罗平县人民医院党支部"云岭先锋"工程实施方案》，实现基层党组织"两个作风发挥好，两个成效体现好"的目标，切实发挥"一个支部、一个堡垒；一个党员，一面旗帜"的作用，"情为民所系、权为民所用、利为民所谋"，解决医院工作中的"热点"、"难点"，做推动深化改革和发展的组织者和实践者。5月28日，"云岭先锋"工程教育活动领导小组成立，组长舒占坤（书记、院长），副组长叶亚怀、邱树玉、余雄武（支委委员、副院长），成员徐金玉、王菊芬、李定才（支委委员），下设办公室，由邱树玉、余雄武负责日常工作。制定了《党员先锋流动岗评选十条标准》、《专业技术干部渐进式培养方案》。巩固"立党为公、执政为民"学习教育活动的成果，按"云岭先锋"工程"五带头"的要求，组织开展以"做改革先锋、当技术能手、比工作业绩、创工作一流"为主题的比、学、赶、帮、超活动，结合行业特点，党员挂牌上岗，设立"党员先锋岗"、"党员示范窗口"、"党员责任区"，工作中做到"党员身份亮出来，平时工作看出来，关键时刻站出来，生死关头豁出来"。当天召开支部大会暨动员大会，学习有关实施"云岭先锋"工程的文件和曲靖市委书记米东生同志在曲靖市实施

"云岭先锋"工程动员大会上的讲话，动员全院党员干部参加实施"云岭先锋"工程。6月21日，《方案》正式印发到各科室、各部门组织学习。医院成立了实施"云岭先锋"工程领导小组、医疗护理质量检查监督小组和医疗护理质量、服务质量管理委员会，同时成立纠正医疗行业不正之风专项治理领导小组，向社会公开医疗护理服务承诺，制定了实施"云岭先锋"工程党员示范岗（科）评比办法，把党员"一对一"的扶贫方式上升为"多对一"或支部统一扶贫，共产党员除按常规挂牌上岗、上班外，还要明确共产党员的身份、职务、专业、特长等，要求共产党员在具体工作中真心实意地为病人做好事、做实事，病人需要解决什么就主动解决什么！提倡每位共产党员做到"服务一位病人、交一位朋友、树一面旗帜"，充分认识到病人利益无小事，件件关乎病人的安危，事事牵动对康复的信心。

开展"支部帮扶基层、党员联系群众"的活动，确定钟山乡大地坪村公所为联系点，投资3~5万元（含药品、器械、物品），帮助建立一所以"人民健康为中心、家庭为单位、需求为导向，提供融医疗、预防、保健、康复、健康教育、计划生育技术服务为一体的，符合群众需要"的新型合作医疗室。大地平村委会所辖的"四属、五保户"到医院就诊，给予最大限度的免除诊疗费、护理费、手术费及适当的药费。由医院党政领导带头，组织一支由科主任、护士长、医院学科带头人及相关医护人员组成的巡回下乡医疗队，分组轮流下乡，免费为农民送医送药（每年掌握在10万元左右）。5月开始，先后到富乐、阿岗、牛街、马街、阿鲁、钟山、旧屋基等乡镇，下乡120余人次，诊治病人6599人，免各种费用6万余元。共产党员率先垂范，捐款、捐物到扶贫挂钩点，院内要求每人每年做一至三件好事、实事。全年为来院治疗的患者减免医药费88656元，给病人送饭菜157人次。临床科室为困难患者捐款、捐物近万元，给病人送水、剪指甲、谈心等类活动成为医护人员的职责和工作习惯。

（五）保持共产党员先进性教育活动

按照中央的统一布置，2004年2月15日，医院党支部召开支部委员会，讨论如何开展以实践"三个代表"重要思想为主要内容的保持共产党员先进性教育活动。当时上级党委还没有具体要求，医院党支部书记、院长舒占坤当机立断，于当天成立"先进性教育"领导小组，拟定了医院先进性教育实施方案。2月17日晚召开全院职工动员大会，19日下午召开支部大会学习先进性教育的有关材料。活动分为四个阶段，2月15日至4月14日为学习动员阶段，4月15日至5月15日为分析评议阶段，5月15日至6月20日为整改提高阶段，6月20日至7月15日为总结完善阶段。党支部要求，先进性教育与日常工作要两不误，两促进，指派3名党性较强的支部委员为检查、督导员，每周检查一次小组学习、党员自学等学习情况，督导各项工作的落实，对不正确或不符合要求的当场指出，限期改正。为防止搞形式主义，走过场，建立群众监督评价制度，在各楼层设立意见箱，每周定时开箱，如有群众举报服务态度不好，乱收病人费用或吃、拿、卡、要的，按医德医风管理规定罚款300~10000元。党支部牵头，医务科、护理部具体运作，把"先进性教育"活动融入医疗护理活动的全过程纳入党员目标管理，全体共产党员轮流参加对各部门的检查、考核，考核结果作为年底专业技术干部晋升的必备条件之一。全体党员人人争做六在前：即观念更新学在前，工作创新想在前，为民服务干在前，弱势群众帮在前，廉洁自律严在前，先锋模范争在前。开展五讲活动，即讲学习、讲团结、讲纪律、讲宗旨、讲廉洁。要求做到三我，即从我做起，对我监督，向我看齐。围绕"党员受教育、组织增活力、事业快发展、群众得实惠"的总目标，"一切以病人为中心，医疗护理质量为核心"，治疗、护理一个病人，交一个朋友，树一面旗帜。

4月7日，中共曲靖市委书记米东生到医院检查先进性教育活动，听取了院长舒占坤关于医院改革、医院管理、发展规划的汇报，米书记对医院工作作出了理顺"一个关系"、创新"一个机制"、深化"三项改革"、做到"四个不一"的指示。

理顺"一个关系"，就是理顺政府同医院的关系，让医院有充分发挥自主经营的空间。

创新"一个机制"，就是要从根本创新医院管理机制，使管理机制适应医院发展的需要。

深化"两项改革"，就是要进一步深化人事制度改革，进一步深化分配制度改革。

"四个不一"，即不拒收一个上门求医的病人，不多收一分不该收的费用，不出一台医疗责任事故；不让一个患者和家属失望而归。

根据米东生书记的要求，医院提出要争创"六个增"、"四个满意"。"六个增"即：住院病人人数较前增多，门诊病人人数较前增多，经济收入较前增加，服务质量较前提高，医疗护理质量较前增高，病人满意度较前增高。"四个满意"即：社会满意、病人满意、职工满意、自己满意。唱响"一个理念"、做到"三个一点"，即：唱响"管理要严、技术要精、质量要高、服务要好"的理念；做到"意识转变一点、悟性提高一点、思维拓展一点"。建立健全和完善为广大伤病员长期优质服务的长效机制，接诊病人要发挥"三分钟效应"，主动、热情地与患者及家属进行交流，让病人得到安慰，消除顾虑，得到呵护，全面实施一站式服务。每个共产党员必须办三件以上好事、实事。

4月11日，医院党政班子连续两次召开会议，制定了《长年到农村为百姓服务巡回医疗小分队实施方案》，组建"走千家，串百村，连万民"长期、长年下乡巡回医疗小分队。小分队以医院党支部为龙头、以全体党员为支柱、以全体干部职工为依托，全员参与，全员轮转，原则上每人每次不得少于3天，每个小分队由3人组成，医生1名、护士1名、驾驶员1名，并定出轮转顺序。4月14日，院长舒占坤率第一支小分队赴马街镇荷叶村委会，下乡服务"三农"。

活动开展半年多，小分队连续下至312个自然村，走访农户23576户，为广大农民看病10282人次，减免挂号费、诊疗费24676.80元，减免特困农民医药费41246元，宣传党的方针政策、科普知识5万余人次。医院号召职工捐款14970元为钟山乡大地坪村新建合作医疗室，捐助8000元为马街镇荷叶村委会新建合作医疗室，捐助10000元为大水井乡栗树坡村委会修建合作医疗室，捐助8000元为马街镇歹麦村委会坭勒村修建村内道路。各科室积极为患者减免医疗费。2005年3月，外三科为前来就医的富源县雨汪乡老屋村患者刘应能、刘宏兵减免医疗费用1200余元，捐赠生活费用600元；中医科为阿鲁乡大舍恰村的幼儿患者杨文章捐款1700元；门诊部全体职工为大水井乡小鸡登村患者邓焕珍捐款1585元；外一科为罗雄镇幸多禄绍田村15岁患者郭东雁捐款1000余元；10月27日，医院党政领导班子给外一科身患结肠肿瘤的环城乡俞炳全患者捐款1360元。全年各科室为特困户、"四属五保"、急难危重病人累计捐款11270.80元。捐资助学、残疾人捐款、贫困党员救助基金捐款69916元。年底对党员进行民主评议，李定才、郭静清、保建强、念卫红、张羽五人被评为优秀党员，其他党员全部为合格。

（六）学习实践科学发展观

"科学发展观"是中共领导同志针对前期工业发展中资源浪费，环境破坏，高耗能，高污染的实际提出来的。整个活动分为两个阶段。第一阶段是以"以科学发展观为指导"的解放思想大讨论活动。2008年3月24日，医院召开深入学习实践科学发展观动员大会，罗平县县委书记高阳在会上要求，医院的巡回医疗小分队要坚持长期到农村为百姓服务，解决农村缺医少药问题。要把创建"全国百姓放心示范医院"和"质量、安全、服务、费用"落到实处，真正让老百姓得到实惠。结合罗平县乡村医生结构和人民群众看病难、看病贵，缺医少药的现状，医院要承担对全县乡村医生进行全免费、轮转式培训的任务，从根本上实现"小病不出村，大病不出县"。4月18日，罗平县委召开解放思想大讨论动员会，就发展中"顶、推、拖、浅、浮、怕、贪、封闭"等十个方面的问题展开讨论。4月21日，医院成立解放思想大讨论活动、专题研究领导小组，院长舒占坤任领导小组组长，副院长叶亚怀、李虹道、冯锐任副组长，麻醉科主任徐金玉，儿科、内三科、防保科主任李定才，妇产科主任王菊芬，门诊部、松毛山医院急诊科主任保建强为领导小组成员。领导小组下设办公室，办公室主任由副院长李虹道兼任。制定了《罗平县人民医院关于开展"以科学发展观为指导"的解放思想大讨论活动实施方案》，采取党总支会、院周会、职工大会、科室会议等多种形式，组织党员和干部职工学习党的第三代中央领导集体关于解放思想、更新观念的重要论述，学习党的十六大以来党的一系列重大理论创新成果，学习党的各项方针政策，学习省、市、县关于开展"解放思想、深化改革、扩大开放、科学发展"大讨论的安排部署，学习卫生部、省、市关于卫生改革的精神，学习发达地区通过解放思想推进改革发展的成功经验，学习本院多年来的改革方案、诚信服务、构建和谐医患关系、基于病人价值链的医院业务流程管理模式等医德医风辅导材料、国际护士节院长讲话及思想政治工作的理论文章，着力解决"怕、慢、满、浅、空、浮、乱、旧、懒、封闭"的问题。各科室根据科室、专业的不同，组织了不同形式的业务学习、培训和考核，将解放思想大讨论活动融于日常的医疗护理工作中。

5月13日，组织全院护士进行演讲比赛，开展医疗护理质量大检查活动，组织全院人员进行"三基、三严"培训考核，针对创建平安、和谐医院、百姓放心示范医院的内在要求，联系医院管理年活动要求，将标准以条款方式落实到各科室、部门和具体责任人，做到解放思想大讨论活动与做好当前工作"两不误、两促进"。

6月17日转入查找问题、解决问题的第二阶段，医院要求全体干部职工，看准行业内存在的问题，找准自己的问题，重责任，重自律，严谨务实，踏实工作，方法多一点，观念新一点，胆量大一点，自信多一点，将活动与达到二级甲等医院、管理年活动、放心医院的标准和目标有机结合起来。

6月23日，医院开展以科学发展观为指导的解放思想大讨论和专题研究，院领导和全院党员、中层干部参加了会议，主要讨论结合我院实际谈如何让科室和医院得到又好又快的发展。

8月6日，中央巡回检查指导组陈组长、省委组织部杜部委、市委书记赵立雄、县委书记高阳到医院检查指导学习实践科学发展观的工作。9月19日，胡锦涛总书记在全党深入学习实践科学发展观活动动员大会暨省部级主要领导干部专题研讨班上发表了重要讲话，医院作出《关于在全院深入学习实践科学发展观的决定》，院周会讨论决定，从10月20日起，在全院掀起一次以"自谨、自律、敬业、负责、奉献"为主题的学习和实践科学发展观的高潮。干部要结合工作实际，重新认识自己的工作、找准自己的位置、思考自己的责任，做到如何团结职工、依靠职工、发动职工、鼓励职工、爱护职工和组织职工一起致力于研究医院和科室的发展？要求职工爱院、爱科如家，作为科室负责人，你首先爱院爱科了吗？科室好比一个家，你怎样思考这个家的生存发展，甚至是长足发展，要这个家发展、进步，有生存之处，你应该怎样做好家长？自己是否做好了家长？每人用科学发展观为指导，结合自己的岗位情况，换位思考，着眼现实工作环节、质量、数量，展望、设计未来科室发展目标是什么？通过一位职工给院长写的信，你是怎样认识的，你的看法是什么？在全院职工中开展一次换位思考，写一篇假如我是科主任、假如我是护士长、假如我是病人或病人家属的心得体会，摆正位置，为老百姓提供"优质、安全、高效、便捷"的服务。

（七）创先争优

2010年，医院按照党中央、省、市、县委和县卫生局党委关于在党的基层组织和党员中深入开展创先争优活动的统一部署，医院党总支6月6日召开扩大会议，成立创先争优活动领导小组，党总支书记为第一责任人，各党支部书记和各科室主任、护士长为具体责任人。制定了《罗平县人民医院党总支关于在党组织和党员中深入开展创先争优活动的实施方案》，决定从2010年5月开始，在全院各党支部和党员中深入开展"创先争优"为主题的实践活动。

方案结合医院2010年工作目标，以"创先争优固堡垒、科学发展树先锋、凝心聚力构和谐"为主题，以"办一所百姓放心的医院、做一名患者满意的医生或护士"活动为载体，理想信念和医德医风两项教育贯穿始终，鼓励先进，带动中间，鞭策后进，激发全院党员干部职工的开拓创新、敬业奉献精神，掀起比、学、赶、帮、超的竞赛热潮，使全院党员干部职工在各自的岗位上，在急、难、险、重任务面前充分发挥先锋模范作用，为完成医院既定目标而努力。

活动内容为：创建"先进基层党组织"、争创"先进科室"、争当"优秀共产党员"、争当"患者满意医生"、争当"患者满意护士"、争当"优秀学科带头人"、争当"优秀管理者"。

先进基层党组织的基本要求是，学习型党组织建设成效明显，出色完成党章规定的基本任务，努力做到"五个好"：一是领导班子好。领导班子深入学习实践科学发展观，认真贯彻党的路线方针政策，团结协作，求真务实，勤政廉洁，有较强的凝聚力和战斗力。二是党员队伍好。党员素质优良，有较强的党员意识，能够充分发挥先锋模范作用。三是工作机制好。规章制度完善，管理措施到位，工作运行有序。四是工作业绩好。本科室各项工作成绩显著，围绕中心、服务大局的成效明显。五是群众反映好。基层党组织在群众中有较高威信，党员在群众中有良好形象，党群干群关系密切。优秀共产党员的基本要求是，模范履行党章规定的义务，努力做到"五带头"：一是带头学习提高，认真学习实践科学发展观，自觉坚定理想信念；认真学习科学文化知识，成为本职工作的行家里手。二是带头争创佳绩，具有强烈的事业心和责任感，埋头苦干、开拓创新、无私奉献，在本职岗位上做出显著成绩。三是带头服务群众，积极帮助群众解决实际困难，自觉维护群众正当权益。四是带头遵纪守法，自觉遵守党的纪律，模范遵守国家法律法规。五是带头弘扬正气，发扬社会主义新风尚，敢于同不良风气、违纪违法行为作斗争。

医院要求在"创先争优"活动中做到：抓学习、强信念、转意识、扩思维、鼓干劲；扬正气、重实际、打虚假、讲团结、促和谐；比进步、比效率、看实效、做总结、建机制。活动以日、周、月进行评价、总结、汇报，掀起献爱心、献真情、帮贫困、讲奉献、关注民生的热潮。各支部、各科室把创先争优活动和讲党性、重品行、作表率有机结合起来，同医院开展"全国百姓放心示范医院"第三周期动态管理周期性评审活动结合起来，同医德医风建设结合起来，推动医院又好又快科学发展。

目标任务是按照"落实医改任务、提高服务水平、改进医德医风、加强基层组织"的要求，围绕创建先进基层党组织、争当优秀共产党员的具体标准，努力实现"五个突破"：一是围绕进一步探索公立医院改革，完善内部管理机制，在深化医院改革上取得突破；二是围绕"以病人为中心"的"医院管理年活动"、"全国百姓放心示范医院"动态管理周期性评审，进一步提高医疗技术水平，确保医疗安全，在提高医疗服务质量上取得突破；三是围绕加强卫生行业作风建设的要求，在医德医风建设上取得突破；四是围绕建设学习型党组织的要求，在提升人才队伍整体素质上取得突破；五是围绕解决群众"看病贵、看病难"问题，以继续抓好党总支为龙头，全体共产党员为支柱，全院干部职工为依托，全员性参与的"走千家、串百村、连万民"的长期到农村为百姓服务巡回医疗小分队工作，在服务观念和意识上取得新的突破；六是继续抓好周期性、循环式、间断性的对全县乡村医生免费培训工作，建立以支部、科室为单位同各乡镇卫生院、村合作医疗室结对指导、提高基层医疗卫生技术，在长期帮扶机制上取得突破。

活动围绕迎接建党90周年、向党的十八大献礼两个阶段展开。第一阶段为5月初—6月上旬，党总支召开动员大会广泛发动和安排部署，分层次、分类别开展活动，医院党总支结合实际制定创先争优活动实施方案，对各党支部和党员以及各科室参加活动提出明确目标和具体要求。各支部及各科室在全面总结上半年工作的基础上，结合下半年工作计划，分别制定各支部、各科室的创先争优活动实施方案，制定考核措施。每位党员制定出工作目标和作出承诺，普通职工写出心得体会。充分发挥院务公开网、电视报刊、电子屏幕、宣传栏的作用，大力宣传基层党组织和优秀共产党员的典型事迹，大力宣传医院开展创先争优活动的经验做法和实际效果。

第二阶段为2010年6月上旬—2011年6月底，各支部、各科室广泛征求各方面的意见建议，认真梳理党组织和党员干部职工中存在的突出问题，进一步解决影响和制约科学发展的突出问题，在解决问题中深化活动效果。统一开展"八项活动"：一是开展"党性教育"活动。采取重温入党誓词、回顾党的成就、学习党史、学习党的方针政策、领导干部讲党课等形式，对党员普遍进行党性教育。二是开展"岗位奉献"活动。各支部、各科室要围绕我院开展"全国百姓放心示范医院"第三周期动态管理周期性评审活动，从各自岗位特点出发，组织党员开展岗位"比"、"学"、"赶"、"帮"、"超"等活动，努力提升工作水平，在本职岗位上创一流业绩。三是开展"全国百姓放心示范医院"巩固工作，按第三周期动态管理要求，做到一个目标、两个提高、三个重点、四个减少、五个评价及医务工作者五条自问自责（一个目标：促进百姓放心示范医院和谐发展。两个提高：提高医疗质量，提高全员素质。三个重点：手术安全，合理用药，控制感染。四个减少：减少并发症；减少不良事件；减少医疗风险；减少医疗投诉，是确保安全质量的关键，是医院和谐发展的基础。五个评价：政府（卫生主管部门）评价；人大政协评价；患者百姓评价；医院员工评价；社会舆论评价。医务工作者五条自问自责：一是治疗方案是否尽到最大责任；二是治疗方案是否为最佳治疗方案和达到最佳效果；三是治疗过程各环节是否符合安全性；四是是否对患者尽到最大责任；五是是否在最短时间抓住最好救治时机。）四是组织党员开展岗位"比"、"学"、"赶"、"帮"、"超"等活动。主要是，比：比谁看的门诊病人多，比谁收的住院病人多，比谁书写的病历数量多、比谁的操作数量多质量好、比谁的医疗护理质量高、比谁的社会效益好、比谁的病人满意度高，比谁下乡为群众服务的次数多，比谁帮患者解决问题的数量多，比谁跟患者和家属的沟通做得好。看：看治疗过程各环节是否符合安全性。赶：赶工作业绩、赶医疗护理质量、赶工作环节质量、赶工作责任心和事业心。超：超额完成学习任务，超额完成自己的工作目标、工作任务，超额完成年头与医院、科室签订的目标责任书工作内容。五是开展创建"先进科室"活动，打造科室一流的环境、一流的沟通、一流的服务、一流的质量；六是开展争当"患者满意医生"和"患者满意护士"活动，弘扬从医为民的主旋律，倡导做到廉洁自律、热情服务、爱岗敬业、关爱患者，鼓励医务人员勤于钻研，立项攻关，勇于实践，服务群众，努力争做百姓满意信任的"贴心人"，争当"患者满意医生"和"患者满意护士"。七是开展争当"优秀学科带头人"活动。引导广大医务人员投身到科教兴医战略中来，通过加强临床科室与医技科室之间的合作，在本学科、本岗位上进行医学研究和临床实践，成为学科前瞻性研究骨干，发挥技术上的带动示范作用，扩大学科的影响力，推动学科的全面升级，争当"优秀学科带头人"。通过以人带科，以科带院，打造品牌科室、品牌医院。八是开展争当"优秀管理者"活动。鼓励院科两级管理人员，积极探索先进的管理理念，确立明晰的管理思路，推行科学的管理模式，以管理促发展，向管理要效益，推动科室和医院的发展和进步，争当"优秀管理者"。

从2010年7月1日开始，为了使医院创先争优活动进一步推进，医院进一步完善服务职能，按照医院管理科学化、信息化建设的目标要求，医院投入大量资金与华中科技大学合作开发医院网络信息管理平台，（体检中心、医生工作站、护士工作站、医院药房管理系统、医院人事系统等），优化服务水平，现体检工作站已投入运行使用，全院党员、干部、职工正加班加点进行各种微机操作培训，掀起"比"、"学"、"赶""帮"、"超"的热潮，使医院创先争优活动进行得有声有色。

2010年7月6日，总支书记舒占坤在院周会上就开展创先争优活动提出八个扪心自问：

一问自己，对自己的工作满意了吗？

二问自己，在自己的岗位上思维能力、思考能力、行动能力达到了吗？

三问自己，作为一个党员或者一名中层干部，合格吗？

四问自己，在这个单位，自己的所思所想、所作所为对得起自己的良心吗？

五问自己，作为医院中层及以上干部，在这一平台上，我们所干的工作面对职工、面对社会、面对病人，我们做到了什么？应该做什么？

六问自己，作为中层及以上干部，在这个岗位上，你自己发展的方向，自己的定位是什么？如何确立自己和科室的发展目标？

七问自己，在医院这个平台上，你作为中层及以上干部，你认为自己的工作尽心了吗？尽力了吗？如果你尽心尽力了，欣慰点在哪里？兴奋点在哪里？

八问自己，作为中层及以上干部，我们一直倡导建立学习型团队、学习型组织，更要打造团队的拼搏精神，精神的核心是"团结拼搏为医学科学发展而努力，严谨务实为人民健康事业而献身"的医院之魂，自己真的做到了吗？

7月12日召开的院周会上，总支书记、舒占坤院长就进一步推进医院"创先争优"活动时提出如下要求：

1. 深刻认识理解忠诚与责任的关系：以忠诚和责任为题，看你是否忠诚于党，是否忠诚于自己的事业，是否忠诚于自己的工作，是否忠诚于自己的医院，是否忠诚于自己的专业，是否忠诚于自己，是否明确自己应肩负的责任。通过提高认识，达到对党负责，对事业负责，对医院负责，对科室负责，对专业负责，对自己负责，通过"诚信服务"，培养一批对党的事业忠诚、对朋友忠诚、对患者忠诚、对医院忠诚的人，在党性的光芒下，将忠诚和责任作为从事医疗护理工作的奠基石，使全院党员干部职工永远同舟共济，共谋医院发展。

2. 深刻认识理解愿景与远景的关系：通过认识科室的美好愿景是什么，医院的美好愿景是什么，制定科室的远景，围绕医院的远景规划，理清工作思路和方向，寻找方法，明白当下、现在应该怎么办？

3. 努力适应现代社会发展的需要，必须适时学习和提高自己，完善自己，随时充电，随时学习。

4. 当今社会需要的人才需求方向是：越来越高，越来越尖，越来越细，越来越精。要求全院党员干部和职工要学习和研究自己的专业、专科真正的高精尖细在各个时期的学科发展方向，站在时代的前沿，把握时代的脉搏，才有自己的立足之地。

5. 在努力学习专业、学科发展的基础上，更要努力学习认识现代社会与自己专业相关的政策、法规、制度的基本要求，要做到学深、学透并运用到位。

6. 要认真认识现代社会的竞争性、无序性、发展性、回归性、综合性。

7. 现在急需要转变的意识是切实理解党和政府对基本医疗服务（新农合、城镇居民医疗保险、职工保险、大病保险等）及基本用药目录。

8. 端正心态，抓准位置，鼓励创新和创造，全面实施岗位工作量量化，调动全员积极性，坚决打击捕风捉影，兴风作浪，唯恐天下不乱，损害公共道德，损害罗平名誉，损害罗平县人民医院名誉，在团队中泼冷水、发冷言，扰乱医院团队的作风和行为，扰乱职工思想情绪的现象。对以上坏现象要严厉打击，对好现象要大力弘扬。

7月中旬，随着活动的不断深入，全院党员干部职工努力贯彻落实医院倡导的"一切以病人为中心"的服务理念，贯彻落实新农合等各种医保政策。针对新农合报销窗口参合病人排长队等候情况，医院投入十余万元，财务科、信息科迅速落实地点，购置电脑、打印机、复印机及其它办公设施，投入使用后得到患者的好评。

2010年8月23日上午10时，县委书记韩开柱对卫生系统工作情况专题调研会议在医院召开，会议由县委常委、县委办主任方文华主持，县卫生局全体领导班子成员，县直各医疗机构领导参加了会议。再参观了医院展室和康复中心规划后，对医院工作给予充分肯定。

9月27日召开的院周会上，总支书记、舒占坤院长要求全院党员干部把创先争优与处理好公共关系结合起来，对医院的发展、科室的生存有意义重大。

四、廉洁自律

1993年重建医院党政领导班子，重视建立廉洁行医制度，当年作出廉洁行医的若干规定，禁止收受"红包"、药品回扣和乱收费，将医德医风建设和廉政建设纳入改革必须遵循的原则。1994年，医院即成立"医院廉政建设领导小组"，院长、书记舒占坤任组长，支部副书记杨福存任副组长，支部委员徐金玉、王菊芬、柏国兰为组员。同年成立"行业作风和医德医风建设领导小组"，建立医德医风档案，一年开展一次医德医风考核。廉政建设和医德医风、行业作风建设三位一体，同步推进。科室每月召开1～2次住院病人座谈会或家属座谈会；每年向社会相关监督单位发2～4次问卷调查，每1～2月向病人发一次问卷调查，发现问题立即整改。1996年4月，制定廉洁行医15条规定。改革开放后，一方面经济飞速发展，另一方面物欲横流，拜金主义、享乐主义让很多经不住考验的人堕落。医疗卫生系统药品、器材销售中的回扣，一直是一颗毒瘤，吞噬着部分医务人员的良心和人格，同时给广大患者带来极大的伤害，造成了极坏的社会影响。医院党支部和廉政建设领导小组抓住源头，坚持从国家主渠道进药,每次药品采购,采取公开招投标的方式,不由谁说了算,由党政领导班子和供应商进行公开、公平的谈判,全过程透明操作,回扣全部用于医院的软、硬件建设,患者和医院的利益得到维护,药品供应商也不用偷偷摸摸、鬼鬼祟祟行事,光明正大、堂堂正正做生意。医疗设备等物资采购实行集体议价,集体负责的原则。1997年,医院准备购置和安装核磁共振,医疗设备展销会上的明码标价是760万元(台),医院党政领导班子经多方打听,得知其售价多在600万元左右。班子成员和专业技术人员组成考察团前往深圳,双方讨价还价,最后以410万元成交。医院的基本建设,首先了解市场原材料价格,进行核算后加上微薄利润,再与老板反复协商谈判,有时还争吵起来。许多建筑老板先是蜂拥而来,接触后马上激流勇退。比如医院建立体停车场,协议价格每平方米399元。建筑方不会亏本,只是利润少一点。也有的老板和医院多年打交道留了下来,原因只有一个,钱赚的少一些,但干起来放心。一旦定下合同,不用和任何人"底下交易"。

从1996年开始每年一次党员"评处",连续多年无一名不合格党员,医德医风考核,无一人收受患者红包。2004年,支部在实施"云岭先锋"工程中,把廉政建设和纠正行业不正之风紧密结合,实行医务公开、院务公开,全员挂牌上岗,党员配戴党徽把身份亮出来,主动接受群众监督。1999年,被中共曲靖市卫生局委员会授予"行业作风建设先进集体";2002年,被云南省卫生厅授予"云南省卫生系统行业作风建设先进单位"等称号。

2005年6月,因1994年成立的廉政建设领导小组部分人员退休及工作调动,重新调整了医院廉政建设领导小组,组长舒占坤(院长、书记),副组长叶亚怀(副院长、支部委员),余雄武(副院长、支部委员),组员徐金玉(麻醉科主任、支部委员),王菊芬(妇产科主任、支部委员),李定才(儿科主任、支部委员)。

2006年3月9日,医院成立治理商业贿赂领导小组,制定了治理商业贿赂实施方案,自当日起至3月31日为宣传发动阶段,召开医院党政联席会、中层干部院周会、科室周会,宣传中央、省、市、县关于治理商业贿赂的部署要求,用正反典型事例进行警示教育、职业道德教育、法制教育和纪律教育,提高广大医务人员对治理医药购销领域商业贿赂工作重要性与必要性的认识。4月1日至4月30日为自查、自纠阶段,各科室、部门严格检查医院药品、设备等购销过程中,有无收受生产经营企业及经销人员给予的财物、回扣、提成等;查找本科室经营、账务、购销等内部管理机制是否健全,是否设有"小金库"、账外账、账外物,查找医务人员在医疗过程中是否违背医学规律和职业道德,乱开大处方、检查单或者克扣病人药品,查找本单位基本建设工程招标,药品、医用设备、医用耗材采购程序是否违反有关规定。5月1日至5月31日,领导小组组织全院大检查,并将检查结果向社会公示。3月10日,县纪委、县审计局、县工商局、县卫生局领导及县治理商业贿赂工作组到医院检查,医院领导及相关人员全面如实提供相关财务账表、会计凭证、发票及其它资料。经过近2个月的检查,医院财务账上从2002年至2005年共取得药品回款奖2484523.18元。罗平县工商局对医院作出处罚:一是责令停止违法行为;二是处以罚款人民币15万元上缴财政。

医院收到工商处罚在决定的当天(5月9日)到建设银行罗平县支行交纳了15万元的罚款,并向县工商局上交了《对"曲市罗工商处告字(2006)第19号行政处罚告知书"的陈述申辩》。说明这些款项全部入账,用于春耕、秋收季节时医院下乡免费义诊、送医送药;医院巡回医疗小分队下乡;为特困户、"四属五保"、急难危重病人捐款;捐赠给农村修路,建设农村新型合作医疗室等。11月21日,按照中共云南省委办公厅《关于在全省党员领导干部中开展专题党风廉政教育活动的通知》和中共曲靖市委办公室《关于在全市党员领导干部中开展专题党风廉政教育活动的通知》及中共罗平县委《关于在全县党员领导干部中开展专题党风廉政教育活动的通知》的要求,在全院党员干部中开展一次以陈良宇同志严重违纪问题为反面典型的专题党风廉政教育活动,医院制定活动实施方案,从11月上旬至12月底,采取个人自学、集中讨论、撰写心得体会、观看警示教育片等多种形式开展学习,支部召开专题民主生活会,对照检查贯彻"八个坚持、八个反对"、"四大纪律、八项要求"以及领导干部廉洁自律的各项规定,结合自己的思想、工作实际进行剖析、反思,制定廉洁勤政、加强世界观改造的具体措施。

2007年7月2日，医院党支部贯彻落实《中共中央纪律检查委员会关于严格禁止利用职务上的便利谋取不正当利益的若干规定》，在全院职工中发表自查，发表620张，全部为无违法、违纪行为。

2007年开展自查自纠"回头看"。9月7日至9月15日为第一阶段，成立领导小组，制定实施方案，明确自查自纠"回头看"的要求、任务、时限等。9月16日至10月10日为第二阶段，各科室根据自查自纠"回头看"的主要内容逐项进行查找，主动接受群众评议和监督，做到查找问题客观真实，纠正问题坚决、认真，于10月5日前上报本科室的自查报告。11月1日至11月30日为第三阶段，针对自查自纠"回头看"发现的不正当交易问题进行整改，建立教育、警示、考评、问责等内容的治理商业贿赂工作长效机制，防止腐败问题的发生。12月1日至12月31日为第四阶段，召开专题会议进行总结。

2007年8月17日医院召开政风行风建设动员大会，加大民主评议政风行风工作宣传，形成人人参与的良好氛围。本年度院领导撰写的医德医风辅导文章《论医德医风建设与构建和谐医患关系》和《谈牢固树立"一切以病人为中心"努力构建和谐护患关系》对我院的政风行风工作起到了重要的指导作用，通过新闻媒体在罗平电视台向社会公开服务承诺及加强政风行风建设的措施，让病人"五知道、五明白"，向社会公布举报电话（8228686），接受社会监督。

开展"七查七看"活动，召开社会各界人士参加的民主评议政风行风座谈会、病人及家属座谈会，在城区单位，马街、阿岗、钟山等三个乡镇，住院病人，门诊病人中发放民主评议政风行风调查表1071张，住院病人对医院的满意率为98.23%，门诊病人对医院的满意率为98.58%，出院病人满意率为96.2%，城区单位对医院的满意率为98.2%，乡镇单位对医院的满意率为92.23%，收集到意见和建议共34条。医院针对问题，责任落实到人，限期整改。在民主评议政风行风工作中做到"三个结合"，即：与深入开展医院管理年活动结合起来，与治理医药购销活动中的商业贿赂专项工作结合起来，与开展医疗收费专项大检查结合起来。做到"四不放过"，即：发现问题不核实清楚不放过；整改措施不落实不放过；对政风行风问题和违法违纪问题行为纠正处理不到位不放过；对政风行风评议代表和群众反映的问题没有答复的一律不放过。

2007年9月27日，县四班子领导及全县政风行风评议员共25人对我院2007年民主评议政风行风工作进行综合评议，综合得分为97.21分，是全县被评议单位的最高分。医院对民主评议政风行风工作中涌现出的一批先进科室及先进个人进行了表彰。先进科室为麻醉科、儿科、内三科、门、急诊科、中医科等科室；先进个人为郭静清、王国渊、保佑锐、王菊芬、陈黎明、史林芝、陈静、王文英、黄胜荣、顾锋、念卫红、李海丽、张娅丽、冯粉竹、卢松、陈丽（内一科）、王官珍、王跃红等18人；医院对上述每个先进科室分别授予行业作风建设先进科室奖牌一块、奖金600元，对先进个人分别授予行业作风建设先进个人奖状一本、奖金100元，通过表彰先进，树立了医院和科室行业作风的良好形象。

2009年2月11日，针对少数党政班子成员对集体讨论、集体决策不负责任的行为（如当时参与集体讨论和决策，事后不认账，说不知道），党政联席会讨论决定，对此类不负责任的党政班子成员，一经核实，直接给予待岗处理。2009年全院为困难伤病员减免医药费80万余元，收到病人及家属感谢医院所赠锦旗、匾牌十余块。

2010年，医院成立了民主评议政风行风领导小组，制定了实施方案，召开政风行风建设动员大会，加大民主评议政风行风工作宣传，形成人人参与的良好氛围。本年度院领导撰写的医德医风辅导文章《在整体护理中全方位融入人性化护理现代护理模式的探讨》对我院的政风行风工作起到了重要的指导作用。通过新闻媒体在罗平电视台向社会公开服务承诺及加强政风行风建设的措施，让病人"五知道、五明白"，向社会公布举报电话（8228686），接受社会监督。另一方面采取自查自纠和调查了解，明察暗访，召开病人及病人家属座谈会、创建全国百姓放心示范医院监督指导员、领导干部及医院中层干部座谈会，在县级领导干部、主管部门领导、相关部门及服务对象中发放问卷调查表，广泛征求意见。针对自查自纠和调查了解到的存在问题进行分析、提炼、归纳，并制定相应措施，边查边改。

五、党员考核评处

1996年开展党员评处，12月9日上午，支部书记舒占坤传达卫生局党总支会议精神，下午召开支委扩大会，学习中共罗平县委组织部1996年13号、14号文件，传达总支书记许忠良的讲话，按文件要求对评处的时间、方法、步骤作统一安排及分工。10日上午8时30分召开支部大会，支部39名党员，预备5人，除1人因病请假，1人外借，全部参加了学习。会议由组织委员邱树玉主持，院长、书记舒占坤汇报1996年的工作，支委徐金玉、叶亚怀等带领大家学习毛泽东《反对自由主义》和《中共中央关于加强社会主义精神文明建设若干重要问题的决议》等文件、材料。10时30分，布置党员按年初与支部签定的党员目标管理责任书，对照自己的岗位职责及巩固等级医院的要求对照检查，写出一年的工作总结，并自己打分、认格。下午至11日上午，各党小组进行民主评议，党员自己先读总结、分数、认格，然后由其他党员进行评议，提出不足和打分、定格，写出评语交支部进行综合评价。11日下午2时至4时召开支部大会，第一项议程由书记舒占坤带领新党员陈静、杜正祥宣誓，第二项议程无记名推荐三名党员选举两名优秀党员，舒占坤、余雄武被评为优秀共产党员，其余为合格党员；第三项议程签定1997年党员目标管理责任书，第四项议程由支委叶亚怀讲党员在医院改革中怎么做，怎样发挥先锋模范作用，最后书记舒占坤总结1996年支部工作和布置1997年的工作。接着召开支委扩大会，各党小组汇报评议情况，多数党员反映，民主评议党员很有必要，大家能畅所欲言，各抒己见，立足本职，干好工作。有的党员建议抓好提高病历书写和控制交叉感染的等问题。1996年培养考察对象盛云惠、郭静清、王学斌、史林芝、李虹道、念卫红、马成燕分到各党小组培养、教育。

以后每年结合当年开展的重要活动，按照党员目标管理责任制开展评处。1997年，舒占坤、叶亚怀、徐金玉评为优秀共产党员，其他全部为合格。1998年，舒占坤、叶亚怀、邱树玉评为优秀共产党员，其余为合格；重新修定党员目标管理细则，在12月9日召开的支部大会上讨论通过。新修定的细则分为六大部分，总分100分，认真学习党的理论，坚定共产主义信念、理想20分；带头遵纪守法，树立良好的行业风尚25分；岗位工作任务25分；发扬党的优良传统10分；党的组织观念10分；社会主义精神文明建设10分。

1999年，舒占坤、邱树玉、徐金玉评为优秀共产党员。

2000年，党支部制定评选优秀党员的六条标准：一、坚持"四项基本原则"，有坚定的共产主义信念，在关键时刻和重大问题上，是非分明，立场坚定；二、认真学习马列主义、毛泽东思想和邓小平理论，坚决贯彻执行党的路线、方针、政策，带头实践"三个代表"重要思想理论，提高个人的政治理论水平；三、在工作和社会活动中，起表率作用，做出显著成绩；四、公平、公道、正派、清正廉洁、密切联系群众，能尽职尽责完成党组织和行政领导交给的任务；五、坚持党性原则，对党的事业有高度负责的精神，正确行使党员权利，履行党员义务；六、在医院改革过程中，始终站在前列，工作成绩突出，深受广大患者和职工的好评。年终按六条标准进行党员评优，舒占坤、邱树玉、余雄武经支部评选并报县直机关党委批准为优秀党员。其余为合格。

2001年7月1日，医院党支部被罗平县委评为先进党支部，舒占坤、叶亚怀、余雄武、李定才评为优秀共产党员。2002年，余雄武、李定才、徐金玉、保建强评为优秀共产党员，其他全部合格。2003年，舒占坤、余雄武、叶亚怀、李定才评为优秀共产党员，其余全部合格。2004年，叶亚怀、余雄武、李定才、徐金玉评为优秀共产党员，其余全部合格。2005年，叶亚怀、余雄武、李定才、徐金玉评为保持共产党员先进性教育先进个人，保建强、郭静清、王菊芬、张春权评为优秀共产党员。2006年11月，李虹道、徐金玉、李定才、保建强、郭静清被医院党支部评出为优秀共产党员（院长舒占坤、副院长叶亚怀得票一、二名，主动让出优秀）。

2007年民主评议党员的方法略有改变，最后一项是各党支部分别进行面对面评议，内一科、门急诊、口腔科、行政职能、药剂科系列党支部由支部书记保建强负责；外科、麻醉科系列党支部由支部书记徐金玉负责；儿科内三科、中医科、眼科、耳鼻喉科系列党支部由支部书记李定才负责；内二、功能、放射、妇产科、CT、MRI室、检验科系列党支部由党支部书记郭静清负责；离退休党员、流动党员支部由党支部书记张孝莲负责。各支部按照本年度县委组织部关于民主评议党员工作的有关要求从德、勤、能、绩、廉和本支部2007年目标责任进行打分、求出平均分，评议中进行批评和自我批评，对照党员八项义务，从党性、党风和信仰、信念方面查找问题，找出自己身上存在的不足和努力方向。

第二节　群团组织

一、工会委员会

1985 年前，医院没有独立的工会组织，只设有工会小组。工会积极开展"五好家庭"的评选和建设职工之家活动。1982 年，医院 95% 家庭被评为五好家庭。10 月，医院"职工之家"通过了县总工会的评审。1985 年 6 月，医院成立工会委员会，主管部门为罗平县卫生系统工会，杨福存任工会主席。9 月 2 日，召开罗平县人民医院职工代表大会第一次会议。会议选举产生大会主席团，方保发致开幕词，院长舒占坤作医院工作报告。9 月 4 日，大会审议通过了《医院规章制度》、《医院财务收支情况报告》、《医院 85、86 两年规划》、《医院工作报告》。下午大会闭幕。10 月，县总工会对医院"职工之家"进行考核，得分 471 分（总分为 500 分，450 分达标），获得通过。

工会成立后，每逢重大节日，工会组织职工开展丰富多彩的文体活动，主要项目有篮球、拔河、扑克（双扣）、乒乓球、象棋、爬山等。1988 年，被云南省总工会表彰为职工体育工作先进集体。1990 年 5 月，参加罗平县总工会组织的第二届职工文艺汇演，医院代表队演出的舞蹈《祝福你的生日——中国》荣获演出奖；同年 5 月，被罗平县总工会评为先进工会。

1991 年 3 月，陈祖德任工会主席；1993 年 9 月，副院长邱树玉兼任工会主席。工会制定关心职工工作和生活的制度，规定职工生病住院，必须前往看望并慰问家属；职工工作和生活有困难，要主动了解并帮助他们解决困难。医院完成第一步改革后，重大活动由医院党、政、工、青、妇会议决定，活动内容有所丰富，增加了文艺演出、演讲、篝火晚会、书法比赛、知识竞赛等项目，定期开展劳动技能竞赛如医疗护理操作技能竞赛等。每次活动都评出名次，发给数额不等的奖金以资鼓励。省、市、县总工会组织的各种比赛、竞赛，工会积极组织会员参加。1993 年"三·八"节，参加县总工会组织的趣味接力赛，荣获三等奖。1997 年元旦，参加县总工会组织的拔河比赛，女队获得第一名；同年被县总工会评为先进职工之家。1998 年末，被县总工会评为"工会工作先进集体"。2003 年，医院投资 30 万元翻修大成庙，建成医院文化娱乐健身中心，设有健身房、娱乐室、图书室，为职工提供了读书学习、体育健身、娱乐活动的场所，为职工提供全免费服务。同年 5 月，参加县总工会组织的拔河比赛，获优秀组织奖。

2006 年 8 月 1 日医院被中共罗平县委、罗平县人民政府、县人武部评为拥军优属先进单位。

2003 年 11 月，《中华人民共和国工会法》修改颁布实施两周年，医院组织开展学习工会法活动。11 月 13 日至 20 日发放学习材料，分科室组织学习。11 月 21 日至 22 日对照检查和广泛听取职工意见，23 日将意见和建议反馈医院办公室。11 月 23 日至 25 日整理学习情况，接受上级检查。期间，组织职工进行工会法考试，全院有 202 人参加，全部及格，考分均在 90 分以上。

2004 年 11 月，副院长叶亚怀兼任工会主席，信息科长张春权、外三科主任王国渊任工会副主席。在医院管理年活动中，工会组织职工参加三基三严训练和各类知识竞赛，提高职工的素质。省、市、县总工会开展职工医疗互助活动，全院在职职工全部参加，退休人员自愿参加，参保率均在 99% 以上。2005 年元旦参加县总工会组织的职工歌咏比赛，医院代表队获得第一名。

从 2006 年开始，医院重大活动都由工、青、妇共同主办。元旦庆祝晚会、给全院职工（含退离休）发放水果，看望在召开退离休职工座谈会，三八妇女节给全院女职工发放节日补助等。

2008 年 7 月，医院工会被曲靖市总工会评为模范职工之家。2010 年 1 月，被县总工会评为 2009 年度工会工作先进集体。

至 2010 年底，全院职工均为工会会员。

二、共青团

在文明医院和文明单位创建中，同步开展青年文明号创建活动。1996 年，内科被授予"云南省青年文明号"称号。

2001 年换届选举，张显德、黄建能、方茜任支部委员，张显德任团支部书记。

2004 年 10 月，张显德任共青团支部书记。

2006 年 9 月 26 日、27 日两天，支部组织全院共青团员到医院地里收玉米，让年轻人接受劳动锻炼。

2007 年 5 月 4 日，支部协助工会组织开展"五·一"劳动节和"五·四"青年活动。活动内容为：上午书法比赛，书写内容为医院誓言；下午卡拉 OK 大赛。卡拉 OK 比赛一等奖为段凤琼，奖金 400 元；二等奖为张自云、保建强，奖金各 300 元；三等奖为陈平、区君慈、孔德俊，奖金各 200 元；四等奖为张显德、纪杏莲、崔荣刚、陈黎明，奖金各 100 元。书法比赛一等奖为李定才、张柱生、李兴华，奖金各 150 元；二等奖为张铁、王洪云、保建强、金桂萍、刘基建、陈国辉，奖金各 120 元；三等奖为何灿艳、许冬莉、王磊、周雪凤、罗曼舒、张春权、陈黎明、张西萍、吴文华、王永康、高贵友、张淑艳，奖金各 100 元；四等奖为保佑锐、李强虎、张红芬、黄迪、周宓、田倩、彭柏雁、白光冲、陈平、张信胭、张永良、段凤琼、李海丽、方茜、熊云香、杨文邮、吴绍英、陈学丽、王爱国、刘通、唐会、刘华、王文英、田永波，奖金各 80 元。

医院重大活动，团支部成员负责活动场地的安排。医院开展下乡服务和义诊活动，团支部积极组织青年团员参加。

三、妇委会（女工委员会）

医院女职工较多，占全院职工的 60% 以上，中层干部女性占全院干部总数的 49%。1988 年 3 月，罗平县妇联对医院妇委会进行考核，被评为县级三八红旗集体。

进入 21 世纪，妇委会主持文明家庭评选；建立健全妇女干部人才库，推荐优秀妇女加入党组织；维护妇女儿童的合法权益，关爱儿童健康成长，每逢"六·一"，代医院给儿童送一份礼物；"三·八"妇女节女职工放假半天，组织郊游；组织妇女钻研业务技术，参加学习型组织建设，做到努力学习，终身学习；"5·12"国际护士节，组织护理人员参加"三基"学习训练和考试、考核。

2003 年，参加县妇联组织开展的"巾帼建功"、"文明家庭"活动；推荐外三科护士盛云惠加入党组织。

2004 年三八节，医院妇委会被曲靖市妇联评为"曲靖市三·八红旗集体"；10 月，麻醉科主任徐金玉任妇委会主任。年内组织妇女参加云南省职工技术技能大赛，在护理专业组罗平选拔赛中取得第一、第二、第三、第四名的好成绩。

2005 年，被评为县级优秀妇女之家（妇女学校）。

2008 年 3 月 5 日，医院徐金玉医生被县妇联表彰为百佳贤内助。

2009 年"三·八"妇女节，医院妇产科医护人员 20 余人积极参加关爱妇女健康活动，在振兴街免费为妇女看病 1100 余人次，为就诊和咨询妇女发药、测血压、称体重、量身高。年初，妇产科参加创建曲靖市"巾帼文明岗"的活动，医院成立以妇委会主任、科主任和护士长为核心、党委书记为顾问的"巾帼文明示岗"竞赛领导小组，科室成立领导小组，动员和发动全科 65 名医护人员积极参加。创建目标是：健全制度、规范管理；加强精神文明建设，开展人性化服务；坚持"儿童第一、母亲安全"爱婴行动。具体措施是：转变服务理念，改善服务态度，坚持人性化服务；加强特色专科建设，提高产科质量，为孕产妇营造温馨安全的就医环境；爱岗敬业，加强医患沟通，重塑白衣天使形象。反复学习《廉洁行医十不准》、《服务随访制度》、《病室管理条例》、《业务学习计划》等规章制度，服务达到规范化、正规化、制度化、合理化；建立《医德医风考勤本》、《临床教学登记本》、《病人意见簿》、《工作业绩考勤本》、《业务学习登记本》和入出院宣教制度、护士长查房制度、心理护理制度等制度，工作目标全部量化。取消周六、周日休息以及午休，全年 365 天每天 24 小时为患者服务就医。县内免费接送分娩产妇，免费开展一对一责任助产，免费实行"愈后服务制"，开设胎心监护、新生儿抚触、内窥镜手术等。实施整体化护理，以良好的职业道德、娴熟的技巧、专业的人文知识，为患者创造一个安全、整洁、舒适的环境；开展爱岗敬业建功活动，建立创建示范岗；强化服务意识，提高服务水平：根据妇产科的服务特点和群众关注的热点，向社会推出承诺服务，全面推行"医疗服务告知制"、"出院病人送别制"、"愈后服务制"等服务举措，提倡"四多四少"服务，即多解释一句话，让患者少一点疑虑；多宽慰一下，让患者多一分温暖；多解答一个问题，让病人家属少跑几里路；多干一点工作，让病人家属少一点怨言。围绕科技兴医、科技兴院的办院方针，开展争当岗位标兵和能手活动，配合医院开展的"操作竞赛"、"住院医师培训计划"、"护士基础操作考核工作"，提高基础医疗水平和护理技能。引进新技术、新设备，先后开展阴式子宫切除术、广泛子宫切除术，宫腹腔镜联合手术、笑气吸入无痛分娩、脐血流监测胎儿宫内窘迫及运用红外线、微波治疗妇科疾病，建立规范的孕产妇监测系统，为产妇提供全程、全员、全面的服务。全年收治病人 3846 人次，其中产妇 1450 人次，所有住院分娩者均做艾滋病筛查。

2010 年，被评为曲靖市巾帼文明岗。

第三节 老龄工作

1999 年底，医院党政联席会议决定，离退休老同志在即将过去的世纪里为医院的建设、发展付出了毕生的辛勤劳动，在新世纪即将来临之际，广泛听取老同志对医院今后发展的建议和意见，也让离退休老同志了解医院的发展状况，定于 1999 年 12 月 30 日下午 2 时 30 分在 CT 楼会议室召开医院离退休职工座谈会，与老同志一起祝贺"百年一遇"的元旦佳节。全体离退休职工及医院党、政、工、青、妇班子和科室负责人参加，院长舒占坤通报医院 1999 年年度的工作，介绍 2000 工作的打算，会后全院职工就餐，餐后请老职工参加医院的文艺晚会。

从这年起，医院在重要节目，首先召开老同志座谈会，向老同志赠送节日礼品。

2008 年 6 月，向西关社区老年协会场所建设赞助 3000 元。2010 年 7 月 22 日，应罗平县老年艺术团的请求，支持艺术团活动经费 1 万元。

第十一章 绩 效

第一节 等级医院

一、创 建

　　1992 年，省卫生厅举办等级医院学习班，院长舒占坤、副院长邱树玉、护理部主任侯建书参加学习。1994 年 5 月，云南省卫生厅医政处处长段其雄和曲靖地区卫生局副局长吴有芳一行五人到医院检查、指导工作，提出创等级医院的建议。1994 年 11 月，曲靖地区召开医院工作会议，要求罗平县人民医院在 1995 年内建成等级医院，创建等级医院正式起步。年内，医院其他领导及科室主任、护士长分期分批地参加在北京、昆明、曲靖举办的不同层次的学习班，中层干部分四批参加曲靖地区卫生局在温泉举办的等级医院培训班。参加学习和培训共 20 余批次 100 多人次。1994 年 11 月，曲靖地区医院工作会议一结束，由副院长叶亚怀带队，医院中层以上干部一行 34 人，前往会泽县人民医院和曲靖地区第一人民医院参观学习；院长舒占坤带领职能负责人到寻甸、弥勒县学习创建等级医院的经验。1994 年 12 月 6 日，院长办公会成立创建等级医院领导小组，院长任组长，副院长任副组长，中层干部为成员，下设等级医院办公室，刘海兼等级办主任。领导小组制定实施方案，层层签定责任书，明确了各自的责任和任务。医院自上而下完善组织机构，成立医院廉政建设领导小组、医疗护理质量管理委员会、急诊抢救领导小组、创爱婴医院领导小组、院内控制感染委员会、药事管理委员会、病案管理委员会、安全管理委员会、基本建设领导小组、收费管理委员会、院内审计委员会、计量管理委员会等相应的组织机构，按承担的职责开展工作。

　　宣传动员工作先院内后院外。院内组织中层干部集中学习标准，按专业性质逐条分解到科室，科室再落实到人。召开各种会议，宣传创等级医院的目的、意义和重要性、必要性，提高职工创等级医院的思想意识和工作积极性，把创等级医院看成是自己的份内事，营造"院荣我荣，院衰我耻"的良好内部环境。院外得到县委、政府、宣传部、文体局、广播电视中心、财政局、审计局、统计局、档案局、物价局、计生局、电力公司、电影公司、罗平一中、罗平二中等单位及社会各界、个体企业的大力支持，解决财力、物力和人力上存在的问题，保证软、硬件建设的顺利进行。

　　为保证等级医院的创建有效进行，医院决定，根据职务、职称全员缴纳风险抵押金，院长、书记 600 元，副院长、副书记 500 元，职能主任、科室主任、护士长（含副职）400 元，职工 300 元，等级医院创建不成功，风险抵押金全部充公；创为二级乙等医院，风险抵押金原额返还，创为二级甲等医院，按风险抵押金的 150% 给予奖励。对创等级医院有责任心和责任感，并作出突出贡献的专业技术人员，在职称晋升中可优先或破格晋升；对直接影响等级医院创建的直接责任者，专业技术人员低聘一级，工资随职称下降，三年后视其工作态度及实际工作能力，重新履行原职称聘任手续；无职称的其他工作人员，在创等级医院中有突出贡献的，在今后的工资晋升中，视政策晋升一级工资或破格晋升；对造成等级医院创建不成功的直接责任者，则降低一级工资，并在三年内不得升级。

创等级医院，要求软硬件条件具备。硬件包括基本建设和设备，软件包括医疗、护理质量，分别达到规定指标。

硬件建设方面，改造门诊部及急诊科。门诊部属解放前的通河会馆，房屋为土木结构，1992 年城建、质检部门鉴定为危房，门诊部和急诊科挤在 1964 年建盖的一底一楼砖木结构旧房内，门诊和急诊病人就医不便。1994 年 9 月 8 日，医院拆除通河会馆，原地建盖砖混全框架结构一底五楼门诊部，建筑面积 828 平方米，投资近 120 万元。1995 年 9 月 15 日竣工交付使用。医院住院部长期无大门，不安全也不卫生。1994 年 11 月 30 日，新建医院大门和办公楼，砖混结构，建筑面积 385 平方米，投资 23.8 万元。1995 年 2 月 15 日竣工交付使用。扩建眼科病房。在原待业青年商店房屋加层 275 平方米，投资 16.4 万元，增加病床位 25 张。整治院内环境。投资 14 多万元，整修院内道路、水沟、花台，种植草木绿化美化。投资 8.46 万元，购置各种家俱 518 件，更新原来的破旧家具。购置必需的医疗器材和设备。先后购置三星救护车、315 日立牌 B 超、四床多参数心电监护仪、伪彩超、记录仪、300mAX 光机、氧气机、B 激光治疗仪、电火花治疗机、半自动生化分析仪、传呼系统、奥林巴斯双目显微镜、治疗车、制剂室全自动流水生产线等，投资 150 多万元。连同其它开支，等级医院创建中共计投资 330 多万元。

软件建设方面：医疗、护理文件书写正规化是一重要环节，属软件中得分较多的部分，医院制定严格的奖惩办法。病历抽查：在上级检查、抽查时被评定为甲级病历者，每份奖 50 元，乙级病历不奖不惩，丙级病历每份惩 30 元，等外病历者则降职使用。病历书写在本院检查时，甲级病历不奖不惩，乙级病历惩 30 元，严格杜绝丙级病历，检查时如发现丙级病历，惩 100 元，等外病历降职使用。现病历及病程记录必须按规定的时间、要求完成，随机抽查每发现一次未按时完成者，每次惩 10 元。必须正规书写交接班记录，在上级检查和抽查时，无交接班记录每次惩 10 元，本院抽查时发现无交接班记录者，每次惩 5 元。处方书写：按处方书写的正规格式完成，在上级检查、抽查时合格处方每张奖 1 元，不合格处方惩 2 元，本院自查时合格处方不奖，不合格处方一张惩 1 元。禁止在诊断室、病房、注射室、治疗室及所有医疗区内吸烟，违者发现一次惩 10 元。各项惩款直接扣到科室和个人，同时用黑板报、简报的形式全院通报。护理文件的书写奖惩制度，参照医疗文件书写执行。

"医疗三项基本技术和护理四项操作技能"，简称"三基"和"四项操作"，是等级医院技术质量高低的标志。强化"三基"训练，提高队伍素质，成为创建等级医院的重中之重。医疗护理质量管理委员会制定严格的奖惩和考核办法，所有医护人员分批分期进行人人过关考核，一次不过关下次再考，直到考核合格为止。医院全体医护人员人人熟练掌握三项基本技术和四项操作技能，并在曲靖地区组织的"三基和四项操作"竞赛中取得较好成绩。

1995 年 5 月，曲靖地区卫生局何斌科长、地区一院杨忠和院长、李天福主任、哈护士长、包护士长一行五人到院，帮助、指导、检查、评估创等级医院的进展。经过按标准评估，得分 685.3 分，距二级乙等医院下限 750 分相差 64.7 分。医院党政领导立即召开专门会议进行研究，对照评估存在的问题，逐一研究，逐项分解，限期完成整改。8 月 22 日，副院长叶亚怀、邱树玉和副书记杨福存率中层干部及少数医生共 38 人，到师宗县人民医院参观学习。1995 年 9 月，医院向地区卫生局申请，两次对等级医院创建给予评估。9 月 19 日，曲靖地区卫生局考评小组到院，经过评估，对前一阶段的工作给予肯定。医院召开"加快争创等级医院誓师大会"，发起最后冲刺，邀请县委、政府、人大、政协、纪委领导及考评小组、地区卫生局副局长李福黎、地区一院院长杨忠和、地区卫生局医政科副科长徐若冰等领导参加。医院共青团、妇委会和科室写挑战书，出黑板报。干部职工加班加点放弃节假日休息，无人计较个人得失，出现了家属、子女送饭到科室，职工工作到深夜等感人故事。

创建等级医院得到上级医院大力和无私的支持。1995 年 10 月，曲靖地区第一人民医院院长杨忠和及多位科主任到院，作"关于创建等级医院的问题"的专题讲座，并分别到对口科室帮助指导。11月，曲靖地区第一人民医院党委书记陶学周、副院长张卫华、医务科长史之金等领导、专家到医院，了解创等级医院中专业技术、人员素质的基本情况，并向县委、政府汇报需要解决的具体问题。同时派出李天禄、李翔、王晋云、杨品媛、杨静、李训、丁绍华、解忠、蒋琼仙等科主任和护士长到医院进行医疗、护理技术指导。在指导工作的一个月期间，强化"三基"、"三严"训练，举办各种学术讲座，辅导新项目新技术，提高医院的业务技术水平，为等级医院的评审验收铺平道路。

二、评审验收

1995年10月，等级医院创建正式评审。1995年10月25日，曲靖地区卫生局局长、党组书记吴有芳和曲靖地区等级医院评审团团长、曲靖地区卫生局副局长李福黎率领的考评组一行11人到院，从10月26日至29日，按等级医院评审标准，逐条进行考核。累计得分906分，考核评审团宣布实际考核评审达到二级甲等医院的标准。医院原申报二级乙等医院，随即连夜重新填写申报二级甲等医院申报表，交等级医院考核评审团，上报云南省卫生厅审批，报卫生部备案。

1996年3月29日，云南省卫生厅发文通知：3月14日经省级医院考核评委员会认定，授予罗平县人民医院为"二级甲等"医院，从评审验收之日算起。

罗平县人民医院成为曲靖地区唯一一家县级二级甲等医院。

三、自查考核

1996年10月29日，医院召开党政联席会议，决定每年组织一次等级医院自查，组织中层干部重新学习标准，按照考核考评标准将分数逐条落实到科、到人，做到责任明确，11月6至8日三天自查，得分909.4分，门诊病人征求意见表1—12月份，平均满意度为100%，住院病人征求意见表1—12月份，平均满意度为100%。合同单位调查满意度为100%。职工对院领导调查平均满意度为89.97%。总务为临床医疗服务1—12月份调查平均满意度为85%。11月25日，曲靖地区卫生局副局长李福黎为组长的等级医院复查团一行八人到院，代表省卫生厅对"二级甲等医院"进行为期三天的复查，得902.35分，各种满意度调查均在90%以上，继续保持"二级甲等医院"的标准。1997年9月10日，曲靖地区卫生局副局长李福黎、科长李再浒、副科长徐若冰等领导到院，就等级医院新标准学习情况进行检查。1997年、1998年新、老标准之间存在着弊病，医院无法进行自检自查。1999年末，院长舒占坤建议，卫生行政主管部门不能确定等级医院考核的新老标准时，继续按老标准进行自检自查。1999年12月上旬再次启动自检自查，门诊病人满意度调查好和满意为90%一般为10%；住院病人满意度调查好和满意为92.5%，一般为7.5%；合同单位满意度调查好和满意为95%，一般为5%，出院病人满意度调查满意为90%，一般为10%。出院调查中未发现收、受、请、吃、送礼等情况。总务后勤为临床服务满意为88.8%，不满意为11.2%。职工对院领导满意度调查满意平均为95%，较满意和一般为5%，无不满意。意见箱开箱情况，4月份对检验科提前下班有意见。两周的自检自查及评比，麻醉科获特等奖，五官科获一等奖，功能科、外二科、小儿科获优秀奖。以后逐年自检自查的得分情况为：

2000年12月11日至15日自检自查，得分928.5分。问卷调查情况为：

门诊病人满意度调查并结合各次医疗护理管理活动调查，全年平均满意度为93%，一般为7%。住院病人满意度调查并结合各次医疗护理管理活动调查，全年平均满意度为94%，一般为6%。合同友好单位年末调查满意度为95%，一般为5%。年末职工对院领导满意度调查平均为95%，一般为

5%。全年医德医风调查未发现"收、受、请、吃、送礼"等情况。一年来意见箱开箱均为空箱，无意见。总务后勤为临床服务满意度调查及结合各次医疗护理质量管理活动调查满意度为88%，不满意为12%。

2001年自检自查与医疗护理质量管理检查同步进行，得分920.2分，各种满意度调查情况是：门诊病人满意度调查，并结合历次医疗护理质量管理检查平均满意度为94%，一般为6%。住院病人满意度调查并结合历次医疗护理质量管理检查平均满意度为95%，一般为5%。年终合同友好单位满意度调查满意为98%，一般2%。出院病人满意度调查未发现"收、受、请、吃、送礼"等不良现象。年末职工对院领导满意调查平均满意为95%，一般为5%。一年末意见箱开箱为空箱，无意见。总务后勤为临床服务年末满意度为88%，不满为12%。本年度增加对职能科室满意度的调查项目，年末调查满意为：办公室95%，医务科90%，护理部92.5%，财务科85%，信息科82.5%，后勤部82.5%。

2002年12月3日至8日自检自查，得分953.23分，满意度调查情况为：门诊病人问卷满意度调查，满意为93.42%，一般为6.58%。住院病人问卷满意度调查，满意为97%，一般为3%。合同友好单位问卷满意度调查，满意为92.8%，一般7.2%。出院病人满意度调查，满意为91.3%，一般为8.7%。职工对院领导满意度调查，平均满意为99%，一般为1%。总务后勤为临床服务满意度调查为83.3%，不满意为16.7%。医德医风调查未发现"收、受、请、吃、送礼"现象。意见箱一年来各次开箱均无意见。

2003年12月自检自查，得分962.1分，满意度调查情况为：门诊病人满意度调查满意为94%，一般为6%。住院病人满意度调查满意为94%，一般为6%。友好单位满意度调查满意为100%。出院病人满意度调查满意为93%，一般为7%。职工对院领导满意度调查平均满意为99.5%，一般为0.5%。总务后勤为临床服务满意度调查，满意为96%，不满意为4%。

2004年自检自查，得分942.71分，问卷调查情况为：门诊病人满意度调查，满意为95%，一般为5%。住院病人满意调查，满意为96%，一般为4%。出院病人满意度调查，满意为94%，一般为6%。友好单位满意度调查，满意为91%，一般为9%。职工对院领导满意度调查，调查平均为98%，一般2%。总务后勤满意度调查满意为87%，一般为13%。

2005年，国家卫生部出台《医院管理评价指南》，医院结合等级医院的标准，与卫生部《以病人为中心，以提高医疗服务质量为主题的医院管理年活动方案》的6个目标33项要求结合在一起，12月组织自查评分。住院病人满意为98.4%。门诊病人满意为98.5%。出院病人满意为94.8%。友好单位满意为91.2%。职工对院领导平均满意为99.29%。职工对纠风工作满意为99.23%。职工对办公室满意为99.2%。职工对医务科满意为99.4%。职工对护理部满意为99.4%。职工对财务科满意为99.6%。职工对信息科满意为97.3%。职工对后勤科满意为98.17%。全院平均满意度在98%以上。

2006年，11月接受曲靖市卫生局组织的医院管理年检查组的检查和督察。12月自检自查，各种问卷调查满意度为：住院病人满意度96.2%。门诊病人满意度96%。出院病人满意度94.2%。合同友好单位满意度96.2%。职工对纠风工作满意度100%。职工对院领导平均满意度98%。职工对办公室满意度97%。职工对医务科满意度97%。职工对护理部满意度98%。职工对基建后勤科满意度99%。职工对财务科满意度96%。职工对信息科满意度95%，占95.64%。

2008年以后，医院按医院管理年标准、等级医院标准和全国老百姓放心示范医院标准进行自查、检查。历年自查、检查均达到标准。

第二节 爱婴医院

创建爱婴医院是一项促进和支持母乳喂养、提高母婴健康水平和优良服务的全球行动，对提高母乳喂养率，适应社会多层次医院保健服务需求，推动保健与临床工作相结合，促进医疗保健服务深入家庭、深入社区，降低孕产妇和婴儿死亡率，提高妇女儿童的健康水平具有积极的作用。根据李鹏总理向世界卫生组织承诺，在2000年要实现人人享受初级医疗卫生保健，云南省卫生厅和地区卫生局统一布置安排，要求罗平县人民医院在1996年内创建为国际卫生组织和国家卫生部认可的"爱婴医院"。1995年初，罗平县医院创爱婴医院领导小组成立，院长、书记舒占坤任组长，副院长邱树玉、妇产科主任王菊芬任副组长，组员有侯建书（护理部主任）、李美琼（妇产科护士长）、杨菊芬（妇产科护师）、刘海（医院办公室副主任）。副组长王菊芬负责具体工作。

1995年2月24日，妇产科组织医、护人员分五批到曲靖地区妇幼医院学习如何做好母婴保健及创爱婴医院的相关内容，每批跟班学习7天，3月30日，轮流学习完毕。3月12日，医院举办创爱婴医院培训学习班，院长舒占坤要求，创爱婴医院的工作必须于1996年10月前达标。会议上责任明确到科、到人，按照标准抓死软件建设和硬件投入，调整、完善妇产科规章制度和母乳喂养实施办法，增加创建爱婴医院管理规定十条、产科促进母乳喂养成功十条措施、母婴同室医生工作职责、母婴同室护士工作职责、临产室助产士工作职责、产科门诊宣教室工作常规、母婴同室入室常规、母婴同室产妇护理常规、母婴同室新生儿护理常规、乳房护理常规、入乳库、水浴锅使用管理常规、母婴同室消毒隔离制度、母婴同室探视陪客管理制度、爱婴医院工作守则等内容。硬件建设，医院投资添置电视机、录像机、摄像机、综合产床、电冰箱、婴儿床、宽松衫、被服等，全面翻新和装饰妇产科病房。

3月25日至30日，领导小组副组长邱树玉及成员刘海到曲靖地区妇幼医院参观学习创爱婴医院管理、宣传等工作经验。通过参观学习，以妇产科为主体，举办多次创爱婴医院学习班、培训班。

创建过程中加大宣传力度，在住院部、门诊部、妇产科、小儿科等地方张贴宣传画、宣传资料，对来院产妇进行母乳喂养的电视宣教和实际指导。《母乳喂养知识》和《爱婴医院宣传材料》小册子全院职工人手一册。

1996年5月，请曲靖地区妇幼医院护士长保玉兰等3人到院讲课、培训、跟班指导及实际操作表演7天。7月19日至23日，再次邀请曲靖地区妇幼医院护士长保玉兰等人到院，对照检查创爱婴医院工作中存在的漏洞和不足，逐一帮助、辅导和弥补。

1996年7月18日，医院填报创爱婴医院申报表，向曲靖地区卫生局请示验收。7月28日，曲靖地区卫生局毛副局长等5人到院检查创爱婴医院情况，认为已经达到爱婴医院的标准，可以验收。8月8日至8月10日，云南省创爱婴医院评审团一行8人到院对创爱婴医院进行评审。8月10日，召开有县委、政府、人大、政协、纪委五班子领导参加的评审反馈会，云南省创爱婴医院评审团团长在会上宣布：罗平县人民医院创爱婴医院评审验收达标合格，成为世界卫生组织和国家卫生部认可的"爱婴医院"。1997年4月22日，云南省卫生厅以云卫妇发（1997）179号文件命名为爱婴医院，并颁发"爱婴医院"匾牌。

第三节 全国百姓放心示范医院

2008 年 5 月 31 日，院周会研究决定成立创建全国百姓放心示范医院活动领导小组，组长由医院党总支部书记、院长、外科主任医师舒占坤担任，副组长由医院党总支部副书记、医院副院长、外科副主任医师叶亚怀，总支委员、医院副院长、主治医师、兼内二科主任李虹道，医院副院长、主管护师冯锐担任，成员总支委员和科室主任、科长担任。领导小组下设办公室，办公室主任由医务科副科长袁家礼兼任；质量安全管理委员会主任由副院长李虹道兼任，同时为创建工作联络员，负责创建工作的对外联系，副主任由副院长冯锐担任。各科室成立质量管理小组，组长为各科科主任或主持科室工作的副主任，副组长为各科护士长或副主任或副护士长，成员为各科室医疗护理的技术骨干。

领导小组制定《创建全国百姓放心示范医院活动实施方案》，要求全院干部职工按照医院管理年活动的工作要求，把提高医疗质量，保障医疗安全，作为首要工作常抓不懈。要脚踏实地地认真落实患者安全保障举措，在工作中加强学习、通过学习促进工作，努力共建患者安全保障体系，根本上保证患者安全，努力构建和谐的医患关系，建设有中国特色的社会主义新型医院。

创建时间为 2008 年 6 月至 2009 年 5 月。从 2008 年 6 月 1 日起，按云南省卫生厅下发的第三批全国百姓放心示范医院创建申报材料基础标准和考核评分标准（《患者安全目标》）开展活动，由医务科、护理部将考核评分标准（《患者安全目标》）的内容结合二级甲等医院考核标准和医院管理年活动评审标准分解、细化到各科室、各部门。各科室自查自纠，查找出的问题对照标准持续整改。

创建活动包括医疗护理质量、规范、行为和对病人的服务规范，从环节到过程，必须贴近病人，把医院、科室的全部内容纳入公开、透明、民主的原则下进行，引入全员式、全面、全过程职工参与模式，调动全院职工的积极性，全员参与活动。

8 月 12 日，院长办公会讨论决定聘请部分人大代表、政协委员和群众代表为落实《患者安全目标》、创建全国百姓放心示范医院工作的监督员。其中太云德为物价监督员，杨跃平为审计监督员，李爱国为监察。

活动中，按中国医院协会统一要求在各大厅张贴、悬挂宣传挂图，于规定时间内在《罗平时政》上刊登创建活动信息公示。请罗平电视台对创建动员大会、社会监督员座谈会、创建冲刺阶段再动员大会进行宣传报道。与罗平电视台合作，组织院内及省内知名专家在罗平电视台开展"罗平县人民医院创建全国百姓放心示范医院健康知识讲座"28 期，先后播放 100 余次。反映罗平县医院改革历程，宣传创建活动的专题片《生命的跨越》在全国卫生系统首届《白衣天使感动中国》汇映活动中荣获优秀奖，在中央电视台七套播出。在《曲靖日报》和罗平政府公开网站上刊登《序幕、在迤东大地拉开》、《让全国百姓放心医院真正放心》专题报道。

创建活动开展以来，医院先后倡导争创"六增高"、实现"四个满意"、实践"三分钟效应"、"三个一点"、"优质服务十九点"。

"六增高"即住院病人人数较前增多；门诊病人人数较前增多；服务质量较前提高；医疗护理质量较前提高；病人满意度较前提高；经济收入较前增加。

"四个满意"即社会满意、政府满意、病人满意、职工满意。

"三分钟效应"即主动、热情地与患者及家属进行交流，让病人在三分钟内得到安慰，消除顾虑，得到呵护。

"三个一点"，即意识转变一点、悟性提高一点、思维拓展一点。优质服务十九点 2009 年扩展为二十八点。

9月4日，医院召开创建全国百姓放心示范医院社会监督员座谈会暨2008年政风行风民主评议座谈会，罗平县卫生系统2008年政风行风民主评议组成员和督导组成员，医院邀请的社会监督员、住院病人及家属等参加了座谈，部分病人及病人家属作了发言。

2009年3月，进行第三批创建"全国百姓放心示范医院"患者问卷调查，先后发放调查表2000多份，患者问卷调查结果显示，门诊病人满意率达到97.2%，住院病人满意率达到97.26%。

2009年3月2日，中国医院协会向社会公示罗平县人民医院为第三批创建医院，征求社会各界和广大患者对该院2008年8月至2009年2月期间的监督意见。反馈时间为2009年3月2日—15日。同时公布反馈电话和电子信箱。8月30日至31日，中国医院协会杨玉山主任，护理管理专家、医院控制交叉感染管理专家史主任等到医院检查验收全国百姓放心示范医院项目。根据医疗质量万里行和全国百姓放心示范医院检查打分，质量万里行应得分992分，实得分930.30分；全国百姓放心示范医院应得分1000分，实得分949分，创建全国百姓放心示范医院项目顺利通过验收。

2010年1月22日至27日，中国医院协会召开创建全国百姓放心示范医院表彰大会，院长舒占坤到北京参加会议，罗平县人民医院被评为全国百姓放心示范医院，院长舒占坤荣获"全国百姓放心示范医院优秀管理者"称号。

第四节 经济规模

建院初期，医疗条件有限，就诊人员以门诊为主，住院人员较少。1951 年，门诊人次 2150 人，住院人次仅为 250 人，无收入统计。1953 年上升最快，门诊人次突破万人次直逼 3 万人次，住院人次超过 1000 人，此后逐年上升。1966 年，门诊和住院人次分别突破 10 万人、5 千人次大关，经济总收入达到 175229.76 元，比上年 221687.14 元有所下降。十年文革期间，医院经济收入一直在 20 万元上下徘徊。1979 年，医院进入快速发展时期，年经济总收入一举突破 30 万元，达到 359903.54 元。1983 年至 1986 年，经济总收入实现 40 万元、50 万元、80 万元和 100 万元四级跳。1989 年突破 200 万元的关口，由于内部机制出现问题，发展速度再一次放缓。1993 年调整医院领导班子，加强内部管理，调动医务人员工作积极性，当年经济基础总收入跃过 300 万元，达到 3543101.81 元。1996 年，实现总收入 1000 万元。1997 年至 2006 年，年增长依次为：18590135.81 元、19780695.70 元、20261849.57 元、25284599.32 元、28640000.00 元、29490297.18 元、38892526.52 元、44880414.16 元、49461984.96 元、63240000.00 元。

2007 年，医院总收入为 7379.5 万元，其中业务总收入 7209.2 万元，财政补助收入 170.3 万元；总支出 6424.1 万元，结余 955.3 万元。

2008 年，医院总收入为 8982 万元，其中业务总收入 8782 万元，财政补助收入 200 万元；总支出 7117 万元，结余 1865 万元。

2009 年过了亿元大关，2010 年为 13948 万元，其中业务总收入 13427 万元，财政补助收入 431 万元；总支出 10226 万元。

附：各年度门诊、住院人次及总收入。

年份	门诊人次	住院人次	年总收入（元）
1951 年	2150	250	
1952 年	3308	510	
1953 年	29354	1128	
1954 年	31667	1752	
1955 年	30000	1500	
1956 年	30000	1500	
1957 年	31607	1602	
1958 年	36292	1363	
1959 年	35000	1300	133827.94 元
1960 年	35000	1913	
1961 年	28567	2180	
1962 年	33259	2356	
1963 年	27151	2652	

年份	门诊人次	住院人次	年总收入（元）
1964 年	44691	3095	
1965 年	68375	4033	221687. 14
1966 年	100198	5880	175229. 76
1967 年	108000	3100	143423. 39
1968 年	101000	3100	179827. 77
1969 年	110000	4000	201956. 92
1970 年	126000	4113	172295. 55
1971 年	104059	8095	210218. 97
1972 年	130000	7000	266099. 19
1973 年	186015	6406	332133. 50
1974 年	163574	6117	250682. 96
1975 年	136937	6756	219412. 34
1976 年	149348	5945	193274. 85
1977 年	98036	4859	241833. 59
1978 年	107522	5857	254013. 44
1979 年	119157	6835	359903. 54
1980 年	127238	6882	335764. 17
1981 年	141627	6934	320440. 08
1982 年	168262	6908	374431. 37
1983 年	154932	6049	413000. 00
1984 年	141335	5352	491240. 00
1985 年	124690	5141	836446. 68
1986 年	115338	4944	1093198. 00
1987 年	134622	6126	1349929. 00
1988 年	121950	6240	1968495. 00
1989 年	122775	6789	2106364. 11
1990 年	153635	5487	2033734. 11
1991 年	137354	5879	2157057. 94
1992 年	125679	7025	2699129. 46
1993 年	105991	12117	3543101. 81
1994 年	138141	12161	5369470. 70
1995 年	144796	11672	8198801. 12
1996 年	158425	8749	10742114. 62
1997 年	164427	9139	18590135. 81
1998 年	152256	8156	19780695. 70

年份	门诊人次	住院人次	年总收入（元）
1999 年	146351	8801	20261849.57
2000 年	149777	10926	25284599.32
2001 年	190151	12634	28640000.00
2002 年	212021	13241	29490297.18
2003 年	226706	13781	38892526.52
2004 年	254224	13125	44880414.16
2005 年	279513	16068	49461984.96
2006 年	173750	20430	63240000.00
2007 年	168103	21136	73795004.38
2008 年	197462	26018	89824799.83
2009 年	243876	34338	117408714.77
2010 年	289917	43462	139483829.85

第五节　业务表彰

　　建院后，主管部门以政治表彰为主，给予精神鼓励，业务上很少进行表彰奖励。能查到的记录是1959年，医院职工早上班晚下班，开展"十好"评比活动，评出年度评先进个人杨茂森（医生）、周家才（炊事员）、洪麟书（医生）、葛步楼（护士）、武美珍（工人）、保忠秀（妇产科医、护）、郭瑞儒（护士）、李炳录（总务）、汤麟生（医生）、李梅仙（会计）、张映华（护士）、周蔡祥（医生）、王永安（后勤工人）、海寿东（清洁工）、杜志英（消毒工）。同年，郭瑞儒、张映华、葛步楼被罗平县委、政府评为优秀工作者。此后无记录，直到1964年7月1日，护士郭瑞儒被罗平县委、政府评为"优秀护士"。之后一直是空白。

　　1983年10月，张孝莲被国家人事部、劳动部、卫生部评为长期在少数民族地区工作的科技工作者。1984年开展护理知识技能竞赛，凌云获第一名，邱树玉获第四名，柏国兰获第五名。同年凌云参加曲靖地区护理知识技能竞赛，获全区第三名。5月12日，开展护理知识竞赛，凌云获第一名，杨琼获第二名，陈黎明获第三名，三人代表罗平县参加全区竞赛，获集体第二名。

　　1985年，医院首次评选先进工作者，有44人受到奖励。1986年评出47人。1986年5月，县委、政府对连续从事护理工作的医务人员进行表彰，医院有马琼英、张孝莲、郭瑞儒、黄朝珍、陈砚芳、王琼仙六人评为先进工作者。柏国兰、凌云被云南省卫生厅评为"心灵美护士"。

　　1987年以后，业务表彰项目增多，既有行业部门评选的技术尖子，也有科技部门评选的先进科技工作者，劳动人事部门评选的劳动模范，学术团体评选的先进工作者，政府其它部门评选的先进个人。

　　受表彰人数最多的是护士。1990年，刘艳玲、杨琼、王丽华、史林芝等被中华护理学会罗平分会评为护理先进工作者。1991年，柏国兰被曲靖地委、行署评为优秀专业技术人才，获三等奖。10月，杨凤英、徐金玉被评为云南省卫生系统模范工作者。1994年6月，徐金玉获曲靖地区"无菌技术"（腰穿）竞赛三等奖，陈静、陈平、李俊等三人组成的团队参加曲靖地区护理操作技术大赛，获集体第三名，李俊获个人第三名。2001年8月12日，小儿科护士长史林芝被云南省卫生厅评为"优秀护士"。2002年9月，李茂娟被曲靖市政府评为十佳护士。2004年5月，陈黎明被云南省卫生厅评为优秀护士。2006年5月，陈静被云南省卫生厅评为优秀护士。2010年5月，护理部主任陈平、小儿科护士长史林芝、手术室护士长陈书莲、泌尿科护士段雪芬被曲靖市卫生局评为优秀护士。陈书莲被云南省卫生厅评为优秀护士。

　　受表彰次数最多、层次最高是院长舒占坤。1987年7月，被罗平县委、政府评为先进科技工作者。1997年12月，被曲靖地委、行署评为卫生先进工作者。2000年9月、2002年9月，两次被表彰为曲靖市民族团结先进个人。2002年10月，被曲靖市委、政府表彰为卫生工作先进工作者。11月，被曲靖市委、政府表彰为科普工作先进个人。2003年12月，被曲靖市人民政府授予"有突出贡献的优秀专业技术人才"。2004年4月，被曲靖市委、市政府评为全市十大"奔小康先进典型"。2008年11月，被中国医院协会评为全国优秀院长。2010年1月荣获"全国百姓放心示范医院优秀管理者"称号。同月被中华人民共和国卫生部、国家食品药品监督局、国家中医药管理局授予"全国医药卫生系统先进个人"称号。11月，被《中国医院院长》杂志社评为最具惠民精神的院长。

　　（名单详见社会荣誉名录）

第六节 政治荣誉

一、先进集体

1984 年以前，医院属业务部门，基本上与政治荣誉无缘。1984 年 3 月重组医院领导班子，医院各项工作有了起色。精神文明建设率先突破，被县委、政府表彰为"精神文明建设先进集体"，为建院以来第一个集体荣誉。1986 年，被云南省卫生厅评为省级文明医院；1987 年，被省委、省政府命名为省级文明单位，为第一个省级集体荣誉。1989 年后，由于医院管理体制出现问题，医院各项工作受到干扰，省级文明单位受到黄牌警告。1993 年下半年，县委、政府调整医院领导班子，医院规章制度得以恢复，工作走上正轨，各项工作不断受到表彰，表彰层次逐年提高。医院主要获奖情况如下：

1984 年 5 月，医院被县委评为精神文明先进集体。

1985 年 4 月，被授予县级"文明单位"称号。

1986 年 7 月，被云南省卫生厅评为省级文明医院。

1987 年 7 月，被曲靖地委、行署评为"讲文明单位"。10 月，被评为省级体育先进集体。在同月举行的曲靖地区爱国卫生运动大检查中，被评为全区卫生先进单位。11 月，被省委、省政府命名为省级文明单位。

1988 年 12 月，被评为省级体育运动"先进集体"。

1990 年，被评为全国防盲治盲先进县医院。

1994 年 6 月，被云南省卫生厅评为省卫生系统先进集体。10 月，再次评为全国防盲治盲先进县医院。

1995 年 10 月，被评为国家二级甲等医院。

1996 年 8 月，被评为国际爱婴医院。11 月，被国家卫生部、全国残联授予"全国防盲治盲先进县"，进入云南省四强县医院，全国排名第十八位。

1998 年 10 月，被评为云南省精神文明创建工作先进单位。

1999 年 10 月，被省委、省政府评为"云南省精神文明创建工作先进单位"。

2001 年 9 月，被曲靖市残联评为助残先进单位。

2002 年 3 月，被云南省卫生厅评为"云南省卫生系统行业作风建设先进单位"。12 月，云南省年度文明单位复查，医院被省委、省政府评为"全省精神文明建设先进单位"。

2003 年 9 月，被评为曲靖市抗击"非典"先进集体。

2004 年 10 月，被云南省文明办、云南省爱卫办评为"讲文明、讲卫生、讲科学、树新风"先进单位。11 月，被曲靖市政府征兵办公室表彰为"2003 年度征兵体检工作先进单位"。

2006 年 3 月，被云南省委、省政府评为云南省"文化、科技、卫生"三下乡活动先进集体。9 月，被中国职业经理联合会、世界华商周报、中国培训师协会评为"首届九.一中国企业学习节 2006 年度全国百佳学习型组织"荣誉称号。

2008 年 7 月，医院工会被曲靖市总工会"授予曲靖市模范职工之家"称号。

2009 年 3 月 12 日，医院拍摄的电视专题片《生命的跨越》在全国卫生系统首届《白衣天使感动中国》汇映活动中获优秀奖。

2010 年 5 月，被云南省住房和城乡建设厅评为省级园林单位。

（名单详见社会荣誉名录）

二、先进个人

1959 年"十好"评比，为先进个人评选最早的记录。1964 年 7 月 1 日，张孝莲被罗平县直机关党员大会评为优秀共产党员，为医院职工获得的第一个政治荣誉。1980 年 10 月，雷红玲被团县委评为优秀共青团员。1984 年后，获奖人员相应增多。主要获奖情况如下：

1984 年 11 月，李定才被评为云南省统战工作先进个人，受到省政府表彰。

1986 年 5·12 护士节，柏国兰、凌云被云南省卫生厅评为心灵美护士。

1987 年 7 月，舒占坤被中共罗平县委评为"优秀共产党员"。

1988 年 3 月，邱树玉被评为县级"三·八红旗手"。

1992 年 12 月，刘海被曲靖地委、行署授予"统一祖国，振兴中华"先进工作者。

1998 年 3 月，邱树玉被县政协评为"优秀政协委员"。

1999 年 10 月，邱树玉被中共曲靖市委组织部评为"优秀党员电教工作者"。2001 年，邱树玉被县、市、省、全国妇联四次评为"五好文明家庭"。

2004 年 6 月，舒占坤被中共曲靖市委、市政府评为全市"十大奔小康先进典型"。12 月，舒占坤被评为全市十大新闻人物。同月，舒占坤被省委、省政府表彰为实践"三个代表"重要思想先进个人。

2005 年，舒占坤被曲靖市保持共产党员先进性教育活动办公室评选为"先进性教育先进工作者——健康的忠诚卫士"。

2006 年 12 月，舒占坤被评为"曲靖市优秀人大代表"。

（名单详见社会荣誉名录）

第七节 交流往来

建院后限于条件，除上级派出医务人员和医疗队到院指导工作外，本院人员到上级医院学习进修，同级和区域外医院之间少有往来。1984年，医院与地区（市）内医院联系加强。

1993年，医院改革需要，6月15日至18日，院长舒占坤，副院长邱树玉等到寻甸、弥勒人民医院参观学习医院改革。8月31日，地区一院党委书记陶学周、院长杨中和、副院长张正华、医务科长史云宝到院检查指导医院管理。10月15日到11月4日，地区一院派出由学科带头人及医护骨干组成的医疗队到医院帮助指导医疗护理等业务工作。

1994年开展防盲治盲和创建等级医院，首次与省级医院建立联系，邀请省、昆明市医院的专家教授到医院开办讲座和指导工作。11月3日至7日，副院长叶亚怀、邱树玉一行34人到会泽县人民医院及地区一院参观学习创等级医院经验。1995年创建爱婴医院，2月24日至3月30日，妇产科分五批到地区妇幼医院跟班学习。5月22日，副院长叶亚怀、邱树玉，副书记杨福存一行38人到师宗县人民医院学习参观等级医院创建。医院领导和板桥中心卫生院就创建等级医院进行了多次双向交流。12月26日，水电十四局二公司医院一行九人到医院参观学习创等级医院活动和方法。

1996年，等级医院创建到了关键时刻，1月8日，副院长叶亚怀带领财务科长杨发昌，基建后勤科长方良华，医务科长袁家礼，保卫科龚建昌到弥勒县医院参观学习后勤管理及后勤社会化。昆医附一院院长、附二院院长、附三院院长一行八人到院检查指导工作。富源县人民医院和马龙县卫生局、马龙县人民医院也到院参观学习创等级医院的要求。

1997年合资购置的日本岛津4800CT安装调试完毕，昆明市第一人民医院惠金明等专家到医院进行使用论证。验收合格年，邀请省内部分医院和友邻的广西西林，红河州弥勒县医院，市内地一院和师宗、富源、陆良等医院领导参加开机仪式，地一院口腔科、CT室、烧伤科、神经科医师、护师一行九人到医院锻炼一个月。从这一年开始，医院先后接待和邀请曲靖地区医学学会消化学会、曲靖市麻醉学会、云南省麻醉学会、昆明市麻醉学会到医院召开年会。改革初见成效，市一院、宣威市人民医院等市内医院多次到医院参观学习医院管理和量化改革。1999年11月8日，医院组织职工分两批到海南学习、考查、参观。

2001年，与广西右江民族医学院达成共识，医院成为其实习医院，省外往来进一步密切。3月10日，广西右江民族医学院临床医院副院长潘小炎等到医院考察。省内玉溪市、昆明市的部分医院也到院参观学习医院改革。7月13日，北京海津总医院三位专家到医院参观医院改革及工作量化管理。2002年1月31日，曲靖铁路医院一行10人到院参观学习医院改革及医疗保险工作。3月14日，开远铁路局医院院长到院了解医院改革、医保、核算、分配等问题。3月26日，河北省保定市儿童医院李院长到院讲医疗改革、医院管理及今后的发展思路。9月27日，医院举行核磁共振开机仪式，陈副省长，陈厅长，杜副厅长，曲靖市委王书记等领导及昆医附一、二、三院院长，广西右江民医学院院长及专家教授共322人参加了开机仪式。2003年1月7日，广西右江民族医学院临床学院常务副院长赵帮教授及心内科刘主任等一行人到院了解实习医院及教学情况，并进行学术讲座。2月20日，与昆明市第一人民医院协作成立"罗平肿瘤分中心"。2月24日，上海市静安区卫生局尹局长一行六人在曲靖市卫生局吴有芳局长的陪同下，到院参观学习医院改革。2月25日，广西右江民医学院代表团一行28人在院长李陪春带领下到院，为广西右江民族医学院教学医院举行签字和挂牌仪式。2004年7月7日，上海复旦大学支援西部开发医疗队到院帮助指导工作。

2005年，先后有省内楚雄州禄丰县医院、牟定县医院，文山州广南县医院，昆明市禄劝县医院，云南省矿务精神病院、云南省农垦总局职工医院和市内会泽县迤车卫生院、师宗现代医院至医院参观学习。3月，卫生部医政司、中国护理研究院、护理中心巩玉秀处长，姚老师等到院指导护理工作。

2006年，省外有广西卫生厅副厅长许亚南和西林县医院，省内德宏州盈江县医院，市内宣威市羊场煤矿医院到医院参观学习。医院副院长叶亚怀率小儿科、内三科、防保科主任李定才，妇产科主任王菊芬，医务科长袁家礼，护理部主任陈平，办公室主任方茜，后勤基建科长张显德，保卫科长卢松，门诊部、急诊科主任保建强，检验科副主任赵有奎等11人到蒙自县参观学习。

2007年，省外有贵州省黔西南州兴义市第一人民医院，省内有昆明市寻甸县医院、晋宁县医院、保山市腾冲县医院，大理州永平县医院，红河州泸西县医院、开远市医院，玉溪市通海县中医院，市内有麒麟区卫生局、师宗县医院、会泽县第二人民医院、富源县医院等十余家医院，800余人次到医院参观学习。云南省医学会九届一次放射学会178名领导、专家，联合国卫生组织和泰国卫生部叶教授一行3人到院指导。

2008年，省外有贵州省黔西南州兴义市第一人民医院，省内有玉溪市人民医院、中医院，澄江县医院、通海县中医院，昆明市寻甸县医院、晋宁县医院，文山州麻利坡医院，迪庆州第一人民医院，市内有曲靖市第一人民医院、陆良中医院、师宗县医院到医院参观学习。北京《医院领导决策参考》主编刘龙生、编辑部主任鞠坤凌等4人到院调研。院长舒占坤应省卫生厅党组邀请，到省卫生厅作了题为《以改革促进医院的长期持续稳定发展》的交流发言。

2009年，省外有青海民和县医院，省内有德宏州瑞丽市卫生局、瑞丽市人民医院，昆明市嵩明县卫生局、嵩明县医院和乡镇卫生院，盘龙区人民医院、石林县卫生局、富民县医院，市内有曲靖市第二人民医院、宣威市精神病专科医院（私立医院）等多家医院到医院参观学习。

2010年8月26日，农工党中央社会服务部副部长刘杰在云南省卫生厅农村卫生管理处白志文和曲靖市政协领导的陪同下，到医院调研新医改和人事、分配制度的改革。省内有昆明医学院成教院、延安医院、迪庆州人民医院、昆明市晋宁县第二人民医院及曲靖市妇幼医院、陆良县中医院等到医院参观学习。

第八节　社会评价和表扬

建院以来，医院坚持党和国家的卫生工作方针，坚定不移走具有中国特色社会主义办医道路，工作中一切以病人为中心，强化服务第一、质量第一、技术第一、信誉第一的意识，以质量求信誉，以信誉求病人，以病人促医院发展，强调管理要严，服务要好，质量要高，技术要精，主动听取患者和广大人民群众的意见，爱岗敬业，忠于职守，文明行医，办事公道，乐于奉献，受到社会各界和广大人民群众的赞扬，收到病人或家属的锦旗、锦匾及感谢信200余次（件），拒收各种红包和礼品若干次。社会表扬主要事例有：

1990年7月27日及8月17日，参加两次特大交通事故的抢救，除上级党政及卫生主管部门的表彰外，省交通厅、地区交通局给医院送来感谢信。

1994年6月，救助贫病交加的罗平二中学生李云安，学校及李云安同班学生给予感谢和表彰。

1995年9月，救助四川省西昌市在罗平发生车祸伤者李兴加，外科王国渊医生尽职尽责，伤愈回四川后寄来100元钱表示感谢，王国渊医生收到后立即交党支部，并由党支部将其寄回该伤者李兴加。

1996年8月31日，内蒙古人冯国荣驾驶汽车行驶几千公里，在罗盘过境公路（现九龙大道）检修时，一辆失控的中巴车与他的车尾相撞，冯国荣不顾疲劳积极参加救护遇难者和伤者。由于劳累和惊吓，当晚冯国荣发生脑血管意外，第二天上午送到医院内科抢救。冯国荣单位的领导打电话请求医院尽力抢救。9月1日至14日，医生、护士不辞辛苦，给患者喂水、喂饭，把鲜花水果及地方特产送到病房，为患者及家属度过了一个难忘的中秋佳节。冯国荣的妻子王艳新赶到罗平，本想转院昆明，但看到医护工作人员尽心尽责，打消了转院的念头。9月14日病人病情恶化，全力抢救无效逝世，王艳新举目无亲不知所措，全科人员帮助料理后事，冯国荣单位的领导到院后说："你们的行为就是对死者家属最好的回答，我们要将你们这种敬业精神带回内蒙古，带回我们单位。"

1996年1月，环城乡法金殿小学房屋倒塌打伤小学生39人，受伤小学生送到医院，全院总动员仅用1个办小时就处理完所有伤者，同时成立以院长为组长的抢救治疗小组，经过近20天的抢救治疗，全部受伤学生无一人死亡和残疾，受到教育局、乡政府、法金殿小学及学生家长的感谢和表扬。

1997年5月，一位来自广西八大河布依族患儿李小弟在儿科住院，由于家庭经济困难，其家长一天只吃一顿饭，科室知道后立即发动全科职工献上一份爱心，解决李小弟及家属的生活问题，科室减免了部分手术费和治疗费，受到患者家属的好评。

1998年9月，私立苗苗幼儿园28名儿童食物中毒，医院领导及门诊部全力投入抢救治疗，无一人死亡，中毒儿童家长及苗苗幼儿园送门诊部五尺宽大锦匾一块。

1999年3月，云南电视台高级工程师、省级劳动模范张昆在罗平菜花节期间遇车祸住进外二科，受到精心的治疗和护理。张昆工程师的姐姐在昆医附一院任护士长，本想转院到附一院治疗，看到医院的工作责任心及医德医风、清洁卫生、服务态度比较好，便留在医院外二科治疗。伤痊愈出院回昆明前，送给医院外二科锦旗一个，上书"精湛技艺，高尚医德"。

1999年12月，长底乡本块小学发生食物中毒，转送学生存在一定困难，医院领导立即组织30多人到当地抢救治疗，无一人造成不良后果，受到长底乡及本块小学的高度评价和表扬。

2000年3月，一辆从贵州兴义开往文山州邱北县的客车在师宗高良翻车，造成重大人员伤亡，我院跨辖区抢救，受到市卫生局和文山州交通部门的高度评价。

2001年6月，陆良县建筑老板王鸭关之妻因子宫功能性出血及子宫肌瘤等疾病需要做子宫广泛性切除手术，入住陆良县人民医院，后专程由陆良县人民医院转到我院手术。术后特地送上"技术精湛，医德高尚"的锦旗以示感谢。

2002 年 4 月，患者王凯因患肾功能衰竭，家庭经济十分困难，连基本的生活费都不能保证，在医院外三科住院期间，科室经请示院长减免了住院期间部分手术费 1280 元，同时全科职工积极捐款赞助其生活费，患者家属对医院及外三科表示千恩万谢。

2003 年 8 月 4 日，外二科患者资谷生，因胃溃疡大出血，行胃大部切除术，术前术中失血太多，患者经济困难无法补血，生命垂危，叶贵荣医生主动为患者献血 200ml，受到患者、家属及医务人员的好评。

2003 年 9 月，患者曾利宽，大水井乡金歹人，因煤气中毒，家庭经济非常困难，无钱救治，内二科全科职工自愿捐款 1920 元为患者治疗，患者和家属对医院及内二科职工表示感谢。

2004 年 11 月 21 日，内三科 24 岁的男患者陈国强，家住罗平县马街镇革岗村，因病情危重于 2004 年 11 月 18 日因肺结核收住内三科，经医生全力抢救无效，于 2004 年 11 月 21 日死亡。为解患者家庭经济困难的燃眉之急，科室职工及部分住院患者伸出援助之手，为其捐款 420 元。

2004 年 7 月 14 日，患者严玉寿送红包一个给外三科医生王爱国（人民币壹仟元），王爱国退还给病人，病人坚持要送，随后王爱国把红包送到医院办公室，由副院长邱树玉退还给病人，并说明医生不能违反医德及科室规章制度。

2005 年 7 月 19 日，外二科 2 号病房的罗志林，男，20 岁，苗族，家住罗平县旧屋基乡，患者因右侧脓胸伴肺不张，肺压缩，左侧胸腔闭式引流术，病情危重，家境贫寒，为解决暂时现状，外二科医护人员为其捐款 1357.10 元。

2006 年 12 月，外二科患者计进梅，女，47 岁，富源老厂人，因右肱骨再发骨折住外二科治疗，当地村公所证明其家庭困难，望医院减免有关费用，经请示院长后，外二科为其减免了手术费、住院费、护理费、换药费等共计 2154.00 元。

2008 年 4 月，内二科陈黎明在走道内捡到患者常保兰家属丢失的钱包一个，内有人民币 2700 余元及相关证件和票据，经确认后即时归还给失主，失主当面表示感谢。

2008 年 7 月辽宁省患者黄健（司机）高血压、脑出血，经济困难，无回家的车旅费及治疗费，心脑血管内科职工为他捐款 2630 元，患者深表感谢。

2010 年 7 月，心血管内科患者周正荣、男、16 岁，家住罗平九龙腊庄江尾村，患肾病综合征住院，因病情危重需转上级医院治疗，家庭经济十分困难，科室医护人员自愿捐款 2260 元给患者，家属深表感谢。

2010 年 1 月至 8 月，中医科为经济困难的各种患者阿岗患者陈玉焕、大水井患者韩必贵、九龙雨洪患者刘永、罗雄圭山患者李二狗、九龙走马田患者杨林、师宗竹基患者帅永良、九龙德等患者杨建友、九龙关塘患者钱美芝、富源老厂押租患者黄玉兰、广西西林马蚌患者黄秀兰、富源黄泥河患者许贵荣、罗雄金鸡患者李树菊、马街宜那患者陈向琼、九龙腊庄患者彭巧芝、师宗高良患者刘兴才等 39 名患者减免各种针灸、推拿、拔火罐、理疗等治疗费用 9878 元。

医院和职工每年捐款数十万元，减免医药费 60 至 80 万元，得到广大患者和社会的广泛赞誉。

人 物

人物传记

胡济川

胡济川，名问津，男，汉族，生于清光绪三十年（1902 年），世居罗平县罗雄镇胜利街。

胡济川自幼好学，1924 年毕业于北京大学法律系，曾任国民革命军第三十九军军部秘书。1926 年任龙里县县长。后到贵阳从事教育工作兼学法律，参加法官考试及格后被任命为安顺县地方法院实习推事、麻江县审判官。1941 年法官训练所毕业，委任为都匀县地方法院推事，之后在贵阳地方法院任律师兼任中学教师并任贵州省政府参议。

胡济川在就学和游宦期间热爱中医，常拜请京沪名医为师学中医。由于天资聪颖古文功底深厚，加之勤学苦研，不久即融会贯通自成一家，为亲友诊脉看病多有佳效，颇得各方赞誉。1950 年辞官返回故土罗平，正式挂牌行医。翌年，罗平县卫生工作者协会成立，被选为理事会总干事。6 月，将其个人药品、药械、资金作为股金，与伏丹庭等人组建医药合作社。1952 年，合作社改名为罗雄联合诊所。1956 年，罗雄联合诊所与大水塘、圭山公社医院合并，成立罗雄联合医院。

1955 年，胡济川从昆明中医进修学校学习结业，1956 年调曲靖专区医院任中医师，后调曲靖卫校任教。1960 年调回罗平县医院任中医师，相继担任卫训班、赤脚医生班、中医复训班、中医提高班的教师。1980 年选为中华医学会曲靖分会理事，同时被授予中医主治医师职称。1983 年 12 月退休。

胡济川年轻时在外地宦游多年，归来时两袖清风。后半生致力于中医诊疗和研究，处方用药，常有独到之处。悬壶济世之情毕生未了，遇有特殊情况无法来就诊者求医，欣然出诊，往来于十里八乡之间，不受招待，不收诊费；有家贫短缺药费者，虽自感拮据，却经常解囊相助且逸然自乐。年高八十体弱多病，仍老骥伏枥，认真总结从医的经验，收入《曲靖地区老中医经验选编》一书。1983 年 8 月，因病情严重，领导敦促其子护送昆明治疗，确诊为颊粘膜癌症，后转罗平住院治疗。住院期间，已不能提笔书写，仍请住院病友陈敏新老师代笔，口授处方，为慕名而来的病人看病。病入膏肓弥留之际，遗嘱子女："死后不开丧，不请客，不收礼。"1985 年 4 月 22 日病逝于罗平县人民医院，享年83 岁。品德、医德和文章至今为人乐道。

胡济川为爱国民主人士。1958 年 6 月，相继选为罗平县第三届、第四届人大代表。1980 年 11 月，相继选为第八届、第九届人大代表、常务委员。

汤麟生

汤麟生，男，1918 年 12 月生，河北省人。1939 年考入桂林中医学校，后迁往贵州省安顺。1944 年毕业，随后分入滇越铁路医院任医师。1950 年 12 月，奉宜良专员公署之命调罗平县人民卫生院工作。1954 年 2 月定为主治医师。

汤麟生从医数十年，待患者态度和蔼、平易近人，不论地位高下，不分亲疏，均一视同仁，在县内享有较高声誉。1957 年 7 月，罗雄镇小学教师徐寿松强迫汤为其出具转院证明，汤认为不合转院条件坚持原则。事隔数天，徐寿松乘汤为他人看病不备之机，用菜刀向汤的头部、颈部连砍数刀。汤当时昏倒在地，经抢救后脱离危险治愈。

汤麟生擅长内科、儿科，长期从事医疗卫生，除认真钻研西医西药外，还积极学习中医理论，开展中西医结合治疗。除完成医疗任务外，还相继担任县卫生卫训班教师，培训乡村卫生医生、卫生员。1979 年 8 月退休，虽身染疾病，行动困难，但凡有上门求医者，来者不拒。1988 年 1 月 28 日逝世，终年 70 岁。安葬当天，附近百姓争相为汤抬棺送葬。

洪麟书

洪麟书，女，云南大理人，1918 年 8 月生。1938 年考入云南大学医学院，1944 年毕业，1945 年在昆明陆军医院从医。1946 年在昆明市开个人诊所行医。1950 年吸收参加工作，分配到宜良。1951 年 3 月，奉宜良专员公署之命调罗平县人民卫生院工作。在内科、儿科、妇科等方面有较深的造诣，从医数十年，为人忠厚，平易近人，医疗过程中诊治细心，患者尊敬，同事恭敬。对每年到医院实习的省、地卫校学生，严格要求，认真传授。曾于 1981 年出席地区卫生先代会。1984 年至 1987 年任罗平县第一届第二届政协委员。

1982 年 3 月退休，身患糖尿病在家休息治疗，但凡患者上门求医均热情接待。1988 年 2 月逝世，终年 70 岁，安葬当天，附近乡亲争相为其抬棺送葬。

杨福存

杨福存，男，汉族，1936 年 9 月生。家庭贫寒，10 岁开始求学，1955 年考入曲靖一中高中。1956 年 12 月加入中国共产党。1958 年考入昆明医学院医疗系。1963 年 10 月毕业，作为重点培养对象参加外科专业培训，后分到陆良县人民医院工作，有陆良"一把刀"之誉。1970 年参加建水县抗震救灾医疗队，1971 年 10 月调回罗平县人民医院，在门诊部工作，并在医院附设卫校任教至 1975 年 11 月。1981 年 6 月任医院副院长。1982 年 2 月任外科主治医师。1988 年经考核评聘为罗平县人民医院第一个副主任医师。1993 年 6 月任医院党支部副书记。1996 年 9 月退休。

曾任罗平县政协第四届委员会委员、常务委员等职务。

2010 年病逝，全院院科两级负责人到其家中吊唁。

杨耀光

　　杨耀光，男，汉族，1932年9月出生于云南宜良，1954年3月毕业于云南医生学校，分配罗平卫生院（罗平县人民医院前身）工作。1955年6月到曲靖地委党校学习，1956年到曲靖地区医院外产科进修，同年8月回到医院，即开展罗平县第一例宫外孕手术并获得成功，之后在院内开展外科手术动物实验，钻研手术技巧，相继开展了颅内血肿清除术、肺叶外伤修补术、胃大部切除术、肠吻合术、骨折手术复位、剖腹产手术、子宫全切术等手术，为医院外科手术的奠基者。1968年12月任医院革命委员会副主任，1973年9月任院副院长。1987年定为主治医师。

　　1960年被评为云南省先进工作者。1988年退休后仍有大量病人到其家中求治。

　　2010年4月病逝，全院院科两级负责人到家中吊唁。

赵　华

　　赵华，男，汉族，1935年10月生，昆明市人。1964年10月毕业于昆明医学院医疗系，本科。同年参加工作分到罗平县板桥卫生院，曾调环城卫生院工作。1982年调县医院从事内科工作。1987年7月晋升内科主治医师。1994年12月晋升内科副主任医师。1995年10月退休，2005年病故。

人物简介

舒占坤

舒占坤，男，彝族，1954 年 3 月生于罗平县钟山乡普里村。1968 年 10 月回乡，在普里大队合作医疗室任赤脚医生，兼团支部书记；1969 年先后任会计、生产队队长；1971 年 8 到曲靖卫校读书。1973 年 11 月，在罗平县人民医院附设卫校读书。1975 年 11 月毕业，分配在罗平县人民医院工作。1977 年 1 月，到曲靖地区人民医院进修普外、麻醉。1979 年 7 月，任外科负责人。1982 年 9 月，到昆明市第一人民医院进修脑系科。1984 年 3 月，任罗平县人民医院院长；6 至 12 月，参加全国医院院长管理学习班；1986 年 7 月，到曲靖卫生学校基础理论提高班读书，任班长。1986 年 7 月加入中国共产党。1987 年 7 月，就读于北京燕京函授医学院；1993 年 5 月兼任医院党支部书记。1994 年 10 月，到昆明医学院读书，任班长。1998 年 10 月，就读于昆明医学院中澳研究生班（函授）。2001 年 3 月脱产就读于澳大利亚拉筹伯大学卫生健康专业，2002 年 3 月毕业，获硕士学位。2004 年 8 月，晋升为外科主任医师。2007 年 6 月获美国城市大学博士学位（DBA）。

1984 年 3 月担任罗平县人民医院院长，当时医院只有几间破旧的土木结构房，面积不到 1000 平方米；医疗器械是听诊器、体温表、压舌板"老三件"，最先进的设备是一台 100mA 的 X 光机及一台国产 A 超，病床用木板和土基支砌。医疗技术只能开展中下腹部手术和急诊脑外伤清创及骨、腹部外伤。院内的环境脏、乱、差，全院固定资产仅有 29 万元。舒占坤带领医院一班人进行改革尝试，先搞科室承包，取得成效后搞单科核算，进而实行经济技术承包和综合目标管理，改革得到了患者和县委、县政府领导的认可。1993 年，县委、政府出台医院改革文件，在院长负责制下实行层层聘用制，岗位工作量量化与职工待遇全额挂钩，上不封顶、下不保底；药品采购院内集体招标、议标制，后勤管理服务社会化，医疗收入和药品收入分开核算。改革十余年锲而不舍，医院走上健康发展的快车道。2010 年，医院固定资产从 1983 年的 29 万元增至 1.7 亿元，业务收入从 31 万元增至 13948 万元。医院荣获曲靖市县级医院中唯一一家二级甲等综合医院；连续 23 年被省委、省政府授予"文明单位"称号；多次评为省、市"创建精神文明先进集体"、"行业作风建设先进集体"。2008 年被省卫生厅表彰为"医院管理年活动先进单位"；2009 年被中国医院协会认定为"全国百姓放心示范医院"；2010 年被卫生部指定为以电子病历为核心的信息化建设试点医院。国务院、卫生部和省、市领导多次到医院调研，总结推广罗平县医院的改革经验。

在不断实践医院管理和改革的同时，舒占坤勤学苦钻医疗业务，先后参加曲靖卫校基础理论提高班、全国院长管理学习班、北京燕京函授医学院、中国人民大学劳动人事学院、昆明医学院的进修和学习。2003 年获澳大利亚拉筹伯大学硕士学位，2007 年 6 月获美国城市大学经济管理学博士学位。在实践中学习，在学习中提高。1976 年始从事外科疾病诊治，1979 年主持组建罗平县医院麻醉科。从医 40 余年，主持各种外科手术 1 万余例，主持和指导开展新业务、新技术 4000 余台次。开创和主持颅内血肿微创碎吸术、心脏起搏器安装、立体定向脑胶质瘤手术、脑胶质瘤切除手术、脑膜瘤切除术、小脑桥肿瘤切除术、外伤性心脏修补术、肺叶切除术、乳腺癌根治手术、胃癌根治手术、直肠结肠癌根治术、肾切除、肾上腺肿瘤切除术、髋关节全髋置换、半髋置换术、先天性髋关节脱位整复、颈段、胸段、腰段椎管肿瘤切除术等若干首例和高难度手术。开展高血压脑出血脑内血肿微创碎吸术 30 例，颅内颈动脉瘤摘除术 2 例，在曲靖市内处于领先水平。

舒占坤每做一例手术，事前反复思考、分析，做出最佳方案，术后作好笔记，为科研和讲学准备第一手资料。先后撰写和在国际、国内医学杂志发表科研论文 100 余篇。论文《创伤性结肠损伤 61 例治疗分析》荣获加拿大传统医学金奖、世界华人医学金奖；论文《小切口胆囊切除胆总管探查术（附 135 例）报告》发表于世界名医论坛杂志；《急性化脓性胆总管（附 39 例）临床治疗分析》刊登在《国际东西方医学优秀成果经典》。这些论文多次在国际国内各类学术研讨会上交流。2007 年完成博士论文《基于病人价值链医院管理流程的研究》，系统、全面剖析和探讨了医院管理学与社会学、经济学及哲学的关系；2010 年主编并正式出版了专著《现代医院管理》。多年来，指导医院医务人员总结经验和撰写论文，至 2010 年底，全院医务人员发表和交流的有较高学术价值的论文 400 余篇。与昆明医学院联合承担的《云南省农村慢性病经济负担研究》，获得云南省自然科学基金和国家自然科学基金科研项目。

高超的医术和高尚的医德，让滇、黔、桂三省区周边的众多患者慕名而来，他一律给予热情接诊。在全院提出和开展"假如我是一个病人和病人家属"、"我能为病人做什么？病人需要解决什么？"等大讨论，确立"一切以病人为中心"和"管理要严、技术要精、质量要高、服务要好"的办院原则。参与和组织县域内外若干起重大突发事件的抢救，医院累计向社会捐款 300 余万元，减免贫困伤病员医疗费及下乡支农 600 余万元。坚持春耕和秋收秋种农忙季节送医送药下乡二十余年，个人为群众免费看病 35000 余人次，义诊 25000 余人次。2005 年 4 月组建医院巡回医疗小分队，下乡服务"三农"制度化，五年来医院医务人员下乡 8600 余人次，看病 46 万余人次，为贫困农民免费送医送药 360 余万元。帮助扶持合作医疗室 50 余个。医院还为全县所有乡村医生提供全免费、循环式培训，第一周期 503 人已培训结束。医院管理上最大限度降低治疗费用，与同级医院相比，连续五年测评平均门诊费用低 25.52%，出院病人费用低 26.24%。

医德医风建设独辟蹊径，结合自己的切身体会撰写有关思想政治工作的论文多篇，为医院医德医风建设辅导材料。医德医风建设和制度相互补充，二十多年医院在药品和大型医疗器材的采购上未发生一起腐败案件。

舒占坤医术精湛，荣获多项学术荣誉。1999 年 4 月受聘为加拿大传统医学会国际研究员。1999 年 5 月受聘为中国专家战略指导委员会委员。1999 年 5 月受聘为中国专家决策委员会委员。1999 年 7 月受聘为英国世界传统医学会常务理事。1999 年 8 月受聘为世界远程可视诊疗中心教授。1999 年 10 月受聘为香港科学院医学顾问。2000 年 11 月受聘为中国管理科学院研究学术委员会特约研究员。2002 年 12 月受聘为《当代中国人才库》编委。2003 年 2 月受聘为广西右江民族医学院兼职教授。2004 年 9 月受聘为中国国际行业组织研究会研究员。2006 年 8 月当选为云南省医院协会第一届理事会理事。2006 年 9 月被中国职业经理联合会、华商周报、中国培训师协会评选为 2006 年度全国百佳学习型领导荣誉称号和 2006 年度中国医疗健康大使。

舒占坤多次被各级党委、政府授予"优秀共产党员"和"先进工作者"称号。2000 年，被曲靖市委、市政府表彰为"先进卫生工作者"，享受市政府特殊津贴；2002 年 9 月被曲靖市委、市人民政府表彰为民族团结先进个人，11 月被曲靖市委、市政府表彰为 1998 年以来科普工作先进个人；2003 年评为罗平县有突出贡献的"先进科技工作者"并给予重奖；2004 年评为曲靖市十大"奔小康先进典型"，"曲靖市 2004 年十大新闻人物"，曲靖市人民政府授予"曲靖市有突出贡献的优秀专业技术人才"，省委、省政府授予"实践'三个代表'重要思想先进个人"称号；2005 年再次当选罗平县人大常委委员，荣获"中国管理创新人物金像奖"；2008 年被中国医院协会评为"2008 年度中国医院'先声杯'优秀院长"，2010 年荣获"全国百姓放心示范医院优秀管理者"称号，被中华人民共和国卫生部、国家食品监督管理局、国家中医药管理局授予全国医药卫生系统先进个人称号，全国最具惠民精神的基层医院优秀院长。

王明德

王明德，男，汉族，出生于二十世纪二十年代。幼年在本村私塾就读，1941年1月进入罗平县立初级中学就读，1944年1月回凤岗两级小学任教。1948年10月参加阿岗游击队，负责后勤。1949年10月在阿岗乡临时人民政府任乡副主席，1950年5月任阿岗乡人民政府主席。1951年4月调罗平县人民政府财政科任科员。1953年1月任第七区（阿岗）人民政府副区长兼区委委员；1954年10月任第七区（阿岗）区委副书记；1955年10月任第八区（竹基）区委书记。1956年10月调罗平县人民医院任党支部书记、院长、其间1960年被在职下放大水井劳动锻炼一年。1965年10月回医院任行政干部。1969年12月二次下放阿岗卫生院任会计。1973年2月因病难以坚持工作，提前退休回家。1982年6月按政策改为离休。

叶亚怀

叶亚怀，男，汉族，1956年11月16日生。1962年在罗平县阿岗乡大保谷小学读书，1966年在罗平县阿岗乡阿岗学校读书，1972年在曲靖卫校读书，1974年毕业分配到罗平县马街乡医院工作；1980年调罗平县阿岗乡阿岗医院工作，1981年调罗平县人民医院工作，1986年7月加入中国共产党，1988年任外科主任，1988年8月晋升外科主治医师。1993年6月任党支部委员、医院副院长。1999年8月晋升外科副主任医师。1998年10月就读于昆明医学院中澳研究生班，2000年10月毕业，获澳大利亚拉筹伯大学硕士研究生学位。2003年2月被右江医学院聘为兼职教授。2004年10月兼任医院工会主席。现任医院副院长、医院党总支副书记。

参加工作后刻苦钻研外科技术，多次到省、市和北京、上海等大医院进修学习，积累了丰富的临床经验，可开展普外科、骨外科、神经外科、妇科、泌尿外科等重大手术和诊治内科各种疑难危重疾病。1988年任外科主任后，多次带领职工参加院外急救。其中环城乡法金甸小学学校房屋倒塌，重伤11人，轻伤24人，经过抢救，无一人留下后遗症。大胆引进新技术和新疗法，科内引进的短频治疗仪、氦氖激光仪和光子治疗仪，全年施行氦氖激光照射6200人次，创收近百万元。带领外科工作人员进行罗平县泌尿系结石及胆囊结石流行病学的病因调查分析，带领医院的有关人员到乡镇进行支农扶贫等活动。主持外科工作3年，外科床位从49张床位增加到103张，人员从17人发展到51人。

担任副院长后，积极协助院长、支部书记抓好医院的改革和党务工作，全面贯彻实施"一切以病人为中心"提高医疗护理质量，学习和运用国内外先进技术，深入医务科、护理部开展院内会诊及疑难危重病历的讨论，制定了一套科学管理和奖惩制度，妥善安排好实习、进修生的带教工作。承担医院新建门诊楼、干部科、住院大楼、医学科技楼等工程的协调工作；多次参加医院大型医疗设备采购的考察和论证；组织全院职工到北海、新加坡、马来西亚、泰国考察、学习，给职工增长了见识。在医院改革中勇挑重担，率先在外科进行全额工资量化，成功后向全院推广。

在大量临床观察和随访的基础上，撰写学术论文63篇。并制定出有关论文撰写的奖励制度。

1998、1999、2004、2005年分别评为医院优秀共产党员；1997、2001年被罗平县委评为优秀共产党员，2000年评为罗平县劳动模范，2004年被罗平县政府评为征兵工作先进个人，2005年5月评为罗平县旅游工作先进个人。

邱树玉

邱树玉，女，汉族，1946年6月生，籍贯四川广安。1968年12月下乡到罗雄青法大队接受再教育，1972年4月在罗平县医院附设卫校二班读书，1973年9月分配到板桥中心卫生院工作。1981年4月调罗平县医院外科工作，即到曲靖地区医院进修手术室护士半年。1983年3月调医院办公室任主任。1986年7月加入中国共产党，同年8月晋升为主管护师。1989年任副院长，1993年兼任工会主席、妇委会主任、党支部委员。1998年8月晋升副主任护师。2003年2月被广西右江民族学院聘为副教授。曾当选县妇代会代表，县九次党代会代表，县政协五、六届政协委员。2004年10月退休。

多次参加各种学习、培训、交流。1985年7月到曲靖卫校学习一年的基础理论。1988年5月到大连陆军学院学习"全国护理管理"一个月；1990年参加曲靖市护理学术交流；1990年11月到昆明43医院参加省卫生厅组织的医院分级管理学习；1994年到曲靖地区一院学习护理四项操作；1994年8月到昆明医学院学习省卫生厅组织的"护理管理"等。1995年发表论文《试论对在职护士进行护士管理办法的再教育》。1997年论文《也谈手背静脉穿刺不宜握拳》在曲靖市护理学习第三届学术论文研讨会上被评为优秀论文。1998年《也谈影响医院护理质量因素与设想》论文在全国医药论文学术交流研讨会上交流。

参加工作36年，多次受到表彰。1984年在全县护理人员护理技术操作比赛中获三等奖，1986年获医院先进工作者，1997、1998、1999、2000年被县委评为优秀党员，1999年中共曲靖地委、行署授予"曲靖地区卫生先进工作者"、1999年中共曲靖市委授予"优秀党员电教工作者"，1998年、1999年评为先进政协委员，2001年荣获罗平县"三八"红旗手，2001年被国家、省、市、县四级妇联评为"五好家庭"。2003年被县委评为优秀党员及工作者。

余雄武

余雄武，男，彝族，1968年8月生于云南罗平。1987年毕业于曲靖卫校民族医师班，分到罗平县板桥卫生院工作，随即报名参军，在自卫还击前线任战场卫生员，火线入党并荣立三等功。1989年7月考入昆明医学院，毕业前参加昆医成人高考，录取于临床医学本科班，1992年毕业调罗平县人民医院工作，1993年任外科主任。1996年9月晋升外科主治医师。2003年2月被广西右江医院聘为讲师。2003年10月任副院长。2005年8月晋升外科副主任医师。2006年10月调任罗平县中医院院长，突出中医专科建设，调整和细化内部科室，推进重点专科及"三名"（名医、名科、名院）建设，开展显微外科等新技术、新业务。积极推进医院分配制度、考核制度的改革，全面推行以绩效工资为基础的分配制度，建立起重实绩、重贡献，向优秀人才和风险岗位、重点项目、新业务技术人才倾斜的分配机制，促进罗平县中医院在短时期内实现跨越式发展。2010年8月调任曲靖市中医院党总支书记、院长。

参加工作后多次到昆明医学院、协和医科大学研究生院、清华大学院长管理班，昆医附一院、广州军区总医院、北京医科大学人民医院进修骨科、脑外科和急诊急救业务。回来后主持开展神外、骨外、胸外、腹外等高难度手术，其中断肢再植为罗平首例。工作中不断总结经验，撰写学术论文近20篇，是医院外科学科带头人。连续多年被评为医院优秀共产党员；罗平县卫生工作先进个人、"油菜花旅游文化节"先进个人、防治"非典"工作先进个人、征兵工作先进个人；2008年1月被曲靖市人民政府评为2007年度曲靖市有突出贡献的优秀专业技术人才，2007年当选为罗平县人民代表。2010年，"断肢（指）再植技术应用"荣获曲靖市科学技术二等奖。

李虹道

李虹道，男，汉族，1969 年 3 月生。1978 年 9 月在罗平县东风小学读书。1982 年 9 月在罗平县第一中学读书，其间加入中国共产主义青年团。1988 年 9 月在昆明医学院临床医学系临床医学专业读书，1993 年 9 月毕业，获学士学位，同年分配罗平县人民医院工作。1995 年 11 月任内科副主任。1998 年 7 月加入中国共产党。1998 年分科后任内二科主任、内科系列总主任。2003 年 2 月被广西右江民族医学院聘为讲师。2005 年 5 月到复旦大学附属华山医院进行为期一年的进修。2006 年 10 月任罗平县人民医院副院长。2007 年 11 任医院党总支总支委员。2008 年 1 月当选罗平县第七届政协常委。2009 年 3 月晋升为内科副主任医师。

参加工作以来，多次受到表彰奖励。1998 年 2 月被中共罗平县委、罗平县人民政府评为全县卫生工作先进个人；1999 年 1 月被医院评为先进工作者；2003 年 10 月被中共罗平县委、罗平县人民政府评为县科技工作先进工作者；2003 年 10 月被医院评为防治"非典"先进个人；2006 年度被卫生局党委评为优秀共产党员；2008 年度被罗平县人民政府评为征兵工作先进个人；2009 年度被县卫生局党委评为优秀共产党员；2010 年 7 月被县卫生局党委评为"创先争优"优秀共产党员。

冯　锐

冯锐，汉族，女，1973 年 6 月 20 日生于云南省富源县富村乡水潮村。1989 年 9 月考入曲靖卫校护理专业，1992 年 8 月毕业分配到罗平县人民医院内科当护士。2001 年取得专科学历。2002 年 2 月任耳鼻咽喉科护士长。2003 年被罗平县政府评为抗击"非典"先进工作者。2003 年在罗平县总工会组织的护理技能竞赛中获"罗平县护理技术操作能手"称号。

2006 年取得本科学历。2006 年 10 月任副院长。2006 年 10 月到市委党校参加市卫生局组织的卫生系统领导干部培训班学习。2008 年 1 月当选为罗平县第七届人大代表，4 月加入中国共产党。2009 年 9 月到清华大学参加卫生系统干部培训班学习。

注：以下人物简介按汉语拼音字母顺序排序。

保建强

保建强、男、汉族，1968 年 4 月生。1993 年 7 月毕业于昆明医学院临床医学系临床医学专业，获医学学士学位，分配到罗平县医院儿科工作。1995 年 8 月下派到罗平县钟山乡进行为期 2 个月的"流脑"预防、检查、治疗及帮助乡村医院建立病历病案管理工作。1997 年 1 月参加曲靖市卫生Ⅵ项目师资培训。1997 年 5 月到昆明医学院附一院儿科进修一年。1999 年 7 月晋升为儿科主治医师，同年调医院门诊部，任门诊部、急诊科主任。2006 年任医院党总支委员、第二党支部书记。2007 年，主讲"小儿发热的家庭处理"、"小儿腹泻病的观察与家庭护理"等专题讲座。2009 年 3 月担任乡村医生培训教师，主讲儿科基础知识及相关临床病例分析。在医疗实践中注意观察、总结，撰写的论文在一定级别的杂志上发表。

保佑锐

保佑锐，男，回族，1969年1月16日生。1985年考入曲靖第一中学高中部，1988年考入昆明医学院口腔系，1993年7月本科专业，到罗平县人民医院口腔科工作，2007年3月任口腔科主任。工作中刻苦钻研，能够开展口腔内科、口腔修复、牙周病以及简单的颌面外科手术。将一个原来只有一人的科室发展为正式员工7人，聘用人员3人的科室。同年12月被评为医院"行业作风建设"先进个人。

陈桂玲

陈桂玲，女，汉族，1974年3月30日出生，籍贯，云南罗平，1992年7月毕业于曲靖卫校，分配到罗平县板桥镇中心卫生院工作，1994年8月取得功能科医士资格，1996年1月调到罗平县人民医院功能科工作。2004年3月任功能科副主任。

陈　平

陈平，女，汉族，1963年11月26日出生于罗平县。1982年7月毕业于曲靖卫校护士专业，分配到罗平县富乐卫生院工作，1984年2月调罗平县人民医院工作。1987年12月晋升为护师，1989年到手术室工作。1997年晋升为主管护师。1998年10月因医院外科分为三个专科，调普外科任护士长。2004年2月调护理部任主任。2008年晋升为副主任护师。

多次参加全国、省、市各种护理理论及操作培训班，其中1992年参加昆明附一院医院分级护理管理培训班；1998年7月参加北京全国护理知识更新提高班及论文交流会；2004年到昆明医学院第二附属医院进修护理管理。2007年到曲靖市第一人民医院进修护理管理及医院感染控制管理。2008年3月参加昆明市护理学会护理部主任护理管理干部培训班学习，同年11月到天津参加由中国医院协会主办的患者安全目标管理及监督员培训班学习；自2007年起，每次都参加全省护理操作规范化培训班学习。

积极撰写医学论文数篇发表于国家、省、市等杂志上，其中《1例腹腔多脏器及膈肌损伤的手术配合》发表在《中国医药指南》2005年6月第三卷第6期；《换位思考在护患交流中的应用》发表于《中国实用医学临床研究》杂志2008年3月第四卷；《"急危重新生儿家属的心理需求及对策"摘要》发表于《中华临床医药与护理》杂志2006年11月第四卷第11期；《一例脊髓损失病人的护理》发表于《中华临床医药与护理》杂志2006年1月第4卷第一期。当选曲靖市第一届医院感染管理专业委员会委员、曲靖市护理学会第五届理事。

曾多次受到行政主管部门及医院的表彰：1990年8月17日抢救特大交通事故中被评为先进个人；1994年"5·12"被县卫生局评为先进护士；2003年抗击"非典型肺炎"被评为先进个人。2010年"5·12"被曲靖市卫生局评选为"优秀护士"，同年被曲靖医学高等专科学校评选为"校外优秀带教教师"；2010年在征兵工作中被评为先进个人。

陈黎明

陈黎明，女，汉族，1959 年 11 月生。1977 年 7 月毕业于罗平县第一中学高中部，响应党的号召到罗雄镇羊者窝大队当知青。1979 年 5 月进入罗平县人民医院工作。1986 年毕业于曲靖卫校。1993 年任护士长。1998 年 10 月内科分科，任内二科护士长。2009 年 2 月内二科分科，任心血管内科护士长。2010 年 4 月，按以工代干政策办理退休手续后继续留任护士长。

1994 年通过成人自考获得大专文凭。多次获奖：1984 年在县卫生局组织的护理技术操作竞赛中获得第三名；1990 年参加"7.27"、"8.17"特大交通事故抢救，被县委县政府评为先进个人；1993 年被县卫生局评为先进个人；2004 年度被省卫生厅评为优秀护士。擅长文艺作品创作，编导和参与演出的节目多次在医院举行的元旦晚会等活动中获奖；编导的《话说"120"》等作品代表医院参加县委政府和各级卫生行政主管部门组织的文艺汇演。

1998 年至今连续担任三届市政协委员，一届、二届连续两年被评为"优秀政协委员"；第三届第三次会议期间荣获"优秀提案奖"。

陈 静

陈静，女，汉族，1959 年 10 月 20 日出生，学历：高中，职称：主管护师。1979 年 5 月参加工作钟山卫生院工作，1980 年 12 月至 1981 年 3 月在罗平县护训班学习，1981 年 7 月至 12 月在罗平县医院妇产科进修，1985 年 7 月至 1986 年 4 月到曲靖卫校基础理论提高班学习，1986 年 5 月调到罗平县人民医院外科从事护理工作，1993 年 7 月任外科护士长，1998 年 10 月，综合大外科分为三个科，任外科护士长，2008 年外二科分为脑胸外科和骨科，任骨科护士长，2010 年 4 月，按以工代干政策办理退休手续后继续留任护士长。

陈 丽

陈丽，女，汉族，1964 年 4 月生。1979 年从罗平县第三中学高中毕业，1980 年 10 月到罗平县人民医院内儿科工作；期间于 1985 年 7 月至 1986 年 4 月在曲靖卫校基础理论提高班进修学习；1986 年 8 月至 1988 年 7 月在曲靖卫校就读中专护理专业；1988 年 7 月至 1991 年在罗平县人民医院传染科工作；1991 年调内科工作，1999 年 7 月被评为主管护师，2009 年 7 月原内一科分为消化内科和呼吸内科，分到消化内科任护士长。

陈书莲

陈书莲，女，汉族，1969 年 10 月 25 日生。1988 年 7 月毕业于曲靖卫校护理专业，回罗平后分配到板桥卫生院从事外科护理兼手术室护理工作。1992 年 8 月调罗平县人民医院从事手术室护理工作，1998 年 10 月担任手术室护士长。多次外出参观和进修学习，建立手术室护理管理模式，人、财、物、信息、时间一体化管理，科室多次被评为先进科室。每年担负全院护理人员"三基三严"培训任务。坚持每年撰写护理论文一篇、护理总结一篇。

2002 年 12 月通过自学考试取得护理专科学历。2003 年 9 月参加中级护士资格考试取得主管护师资格，2004 年 1 月聘为主管护师。2008 年 1 月毕业于大理医学院护理本科。2003 年 11 月被医院评为"抗击非典工作先进个人"；2010 年 5 月被省卫生厅、市卫生局评为"优秀护士"。2010 年被医院评为优秀管理者。

崔茂排

崔茂排，男，汉族，1973 年 10 月生于云南宣威龙场平川村。1993 年 7 月毕业于曲靖卫校医士专业，分配到罗平县人民医院门诊部工作。1994 年 6 月调麻醉科，即到曲靖地区第一人民医院进修麻醉专业。1999 年取得临床医师执业证书。2000 年到昆明市第一人民医院手术室短期学习 1 个月。2004 年 12 月通过自学考试取得临床专科学历。2007 年 9 月参加中级主治医师资格考试，取得主治医师资格。2008 年 1 月聘为麻醉主治医师。2008 年 1 月毕业于昆明医学院临床专业本科。2009 年 6 月任麻醉科副主任。

崔荣刚

崔荣刚，男，汉族，1974 年生。1994 年毕业于曲靖卫生学校医士专业，同年分到板桥中心卫生院从事内儿科临床工作。1997 年至 2000 年在云南广播电视大学临床医学专业脱产学习，并分别在曲靖市妇幼医院儿科，昆明医学院第一附属医院大内科进修学习。2002 年调入罗平县人民医院内一科工作。2008 年 3 月在昆明医学院第一附属医院内分泌科进修，并就读昆明医学院临床医学专业（本科）。2009 年 8 月任消化内分泌科主任。2003 年被评为医院"抗击非典先进个人"荣誉称号，2010 年被医院评为"优秀管理者"。

董艳萍

董艳萍，女，汉族，1976 年生。1997 年毕业于曲靖卫校（现曲靖医专）护理专业，同年 12 月分配到罗平县板桥镇中心卫生院从事护理工作，2001 年 4 月调入罗平县人民医院急诊科工作。通过自学考试于 2003 年 12 月获专科学历，2009 年 1 月获昆明医学院本科学历，现任护师。擅长于头皮静脉穿刺技术、内儿科疾病的观察及护理，急危重症病人的观察及护理。2009 年 8 月任门诊部副护士长。曾多次受到医院表彰：2003 年 10 月在医院组织学习"立党为公、执政为民"的演讲活动中荣获三等奖；2006 年在医院组织"5、12"国际护士节护理知识竞赛中荣获二等奖；2007 年在医院组织"5、12"国际护士节护理技能竞赛中荣获三等奖；2010 年元旦晚会上被医院表彰为 2009 年度优秀护士；2010 年在医院组织的"5、12"国际护士节演讲比赛中荣获三等奖。

邓海滨

邓海滨，女，汉族，1971 年生。1989 年 7 月毕业于曲靖卫校护理专业，分配到旧屋基卫生院工作，期间到罗平县人民医院短期进修妇产科，返回后即在乡卫生院开展妇产业务，为当地老百姓解决了就医远、就医难、就医贵的问题。1993 年调入县医院，于 2002 年 9 月至 2005 年 6 月、2008 年 9 月至 2011 年 6 月参加昆明医学院护理学专业脱产学习，修完专科、本科教学计划规定的全部课程。先后到广州、曲靖等医院短期进修血液透析，医院的血液透析业务由无到有，由小到大，挽救各种中毒患者百余人的生命。2009 年 11 月，泌尿肛肠科分成泌尿肿瘤科及肛肠整形外科，任肛肠整形外科副护士长。

杜桂英

杜桂英，女，汉族，1939 年 12 月生。1956 年在昆明军区护校读书，1957 年分到昆明军区十三医院工作。1958 年在开远解化厂支工。1960 年调贵州省毕节军分区工作。1963 年调贵州威宁县人民医院工作。1971 年调宜良县江头村卫生院工作。1972 年调罗平县人民医院工作，同年 8 月任妇产科护士长。1989 年到北京参加全国妇产科重症培训班学习。1990 年荣获曲靖地区计划生育个人先进奖。1994 年退休。

杜正祥

杜正祥，男，汉族，1954 年 2 月生。1975 年在牛街卫生院工作。1977 年参加曲靖卫校防疫班学习。1979 年 4 月参加曲靖地区放射班学习一年。1980 年分配到八大河卫生院工作。

1984 年 7 月调罗平县人民医院放射科工作，1993 年任放射科主任。2011 年 6 月退休。

段雨生

段雨生，男，汉族，1949 年 2 月出生于昆明。1964 年 9 月考入云南省昆明第一卫生学校（现云南省医学专科学校）检验班读书，1968 年 12 月毕业后分配到罗平县马街中心卫生院工作。1971 年 1 月调罗平县制药厂工作。1978 年 10 月调罗平县药检所工作。1983 年 4 月调罗平县人民医院检验科工作。1993 年 6 月聘为临床主管检验师。2000 年 9 月任检验科主任。2009 年 5 月退休。

方良华

方良华，男，汉族，高级工，1937 年 10 月日出生于罗平县罗雄镇。1979 年 5 月在罗平县人民医院后勤科工作，1992 年 10 月任医院基建后勤科科长。1997 年 6 月退休。

方　茜

方茜，女，汉族，1972 年 5 月生，1996 年 6 月毕业于昆明理工大学，分配到罗平县人民医院信息科从事信息管理员工作。2004 年 2 月任医院办公室主任兼人事秘书科科长。

郭静清

郭静清，男，1971年10月29日生于罗平县罗雄镇（原环城乡）学田村公所以西嘎村。

1992年7月毕业于大理学院（原大理医学院）临床专业，同年7月分配到罗平县人民医院麻醉科工作，1992年10月医院选派到曲靖市第一人民医院麻醉科进修半年。1996年10月到广州医学院第二附属医院CT室学习CT诊断知识，1997年1月回医院参加医院CT安装调试和组建CT室，担任CT室主任至今。1998年取得执业医师资格证。2000年8月晋升为主治医师，同年12月加入中国共产党。2002年8月到深圳市安科高技术股份有限公司核磁部学习磁共振操作及诊断知识，2002年9月参加安装并使用安科0.2T磁共振机。2003年受医院委派参与考查医院信息化建设，引进安科公司的PACS系统，实现了医学影像数字化存储。2006年3月就读于大理学院临床专业，2008年1月取得本科文凭。2007年12任医院党总支第三支部书记。2009年通过副主任医师的考评。

工作期间参与编写的《低场磁共振诊断图谱》（任副主编）于2011年6月由陕西科学技术出版社出版发行。在国家核心期刊上发表的文章有：《PACS的临床应用》、《异位妊娠的CT诊断》、《更新医学影像资料存储介质的思考》、《脑后部可逆性脑病综合征的MRI表现》、《CTA应用在急性脑梗死超早期静脉溶栓中2例报导》等。2007年3月被县卫生局党委评为2005年度"优秀共产党员"；2008年10月被中共罗平县委评为"科技工作先进工作者"；2009年9月被曲靖市人民政府表彰为"先进工作者"。

胡贵仙

胡贵仙，女，汉族，1980年5月17日生。1996年9月就读于武汉冶金科技大学，1999年10月毕业到罗平县马街卫生院工作，2000年5月调罗平县人民医院内二科工作，2009年2月内二科分科后在心血管内科工作至今，2009年8月任心血管内科副护士长。

黄建能

黄建能，男，1973年12月生，汉族，专科学历。1995年9月考入大理医学院临床医学专业学习，1998年10月毕业到罗平县医院门诊部急诊科工作。2008年取得主治医师职称。

2009年就读昆明医学院临床医学本科（在读）。2008年9月通过考试取得内科主治医师资格。

黄　羽

黄羽，男，汉族，1973年7月生于云南大理鹤庆县。1993年从罗平一中考入大理医学院临床专业本科，1998年毕业进入罗平县人民医院大外科工作，大外科分设后在外Ⅱ科工作，主要从事神经外科、骨科、胸科治疗。2003年到昆医附一院进修神经外科专业一年零两个月。2006年12月任外Ⅱ科副主任。外Ⅱ科分科后任脑胸外科副主任。2006年加入中国共产党。2010年晋升为神经外科主治医师职称。

黄桂兰

黄桂兰，女、汉族，1969 年生于云南会泽。1989 年毕业于曲靖卫校护理专业，分配到会泽县罗布古卫生院工作，担任护士长。1992 年调入罗平县医院内科工作，2003 年取得主管护师资格证书，2004 年 5 月被医院聘为主管护师。2005 年毕业于昆明医学院护理专业，2006 年转往分院门急诊科，任护士长。擅长急危重病人的抢救及内科疾病、眼科疾病护理。

黄树芬

黄树芬，女，汉族，1956 年 6 月生，云南罗平钟山乡细戈黄小寨村人。1972 年初中毕业进入钟山乡细戈大队合作医疗室协助工作，1974 年被选送到曲靖市卫生学校中医班读书，1976 年毕业分配到罗平县人民医院工作。1985 年在昆明铁路医院进修。1977 年被评为罗平县卫生系统先进个人，1978 年被评为优秀团员并出席罗平县团代表大会。1991 年参加云南省中医自考大专班学习，1996 年学完全部课程并通过考试取得全部合格证。1995 年加入中国共产党，2000 年被科室职工选举为中医科主任。2003 年，论文《丹败四妙脂汤治疗慢性盆腔炎》发表于国家级中华中医学杂志上，被中国科学研究交流中心（科技社区）网站收录发表在网上。2003 年 2 月被广西右江医学院聘为兼职副教授，同年在抗击"非典"中被评为先进工作者。2006 年被曲靖市卫生局中医学会聘为理事。2008 年，论文《综合疗法治疗腰椎间盘突出症》在云南中医中药杂志上发表，论文《中医辨证论治与西医辨病治疗》在中国社区医师杂志上发表。2008 年被评为优秀共产党员。2009 年被聘为中医副主任医师。2010 年被评为优秀管理者。

侯建书

侯建书，女，汉族，1950 年 7 月生，云南罗平人。1968 年 10 月毕业于昆明医学院附一院护校，中专学历，分配到禄丰县大旧庄卫生院工作，任院长。1976 年 12 月调罗平县人民医院从事护理工作。1988 年 7 月加入中国共产党。1985 年 7 月任医院护理部主任。1987 年 7 月晋升主管护师。1998 年 8 月晋升副主任护师。2003 年 12 月退休。

工作 35 年，参加业务学习及学术活动数次。1971 年 10 月至 1972 年 5 月在楚雄州卫校西中班学习中医基础理论及实习；1982 年 9 月至 12 月在曲靖卫校护士长提高班学习医学基础理论；1990 年 11 月在北京医科大学举办的全国护士长进修班学习管理；1992 年 7 月在昆明参加卫生部医院评审委员会举办第九期医院分级管理讲习班；1994 年 9 月参加云南省卫生厅医政处举办的护士长学习班；在创建二级甲等医院过程中，认真组织全院护士按"三基""三严"的要求认真学习理论知识，培训各种操作规程。1998 年 7 月参加昆明医学院成人教育学院举办的继续护理学教育与新知识学习班；

撰写的论文有：1987 年 7 月《30 例腹部外伤合并内脏损伤的护理观察》；1992 年 5 月《如何做一个合格护士》；1995 年 11 月《浅谈护理部在护理管理中的基本思路》；1998 年 8 月《浅谈护士长在护理管理工作中的作用》；1998 年 12 月《健全护理质量标准提高护理质量》。

纪杏莲

纪杏莲，女，汉族，1960年6月生。1979年7月毕业于罗平县第一中学（高中），1980年10月到罗平县医院工作，从事护理专业。1996年7月任儿科护士长。2000年7月毕业于云南省电大曲靖卫校分校护理专业（专科）。2000年7月任眼科护士长。2011年5月退休。

李彩仙

李彩仙，女，汉族，1951年10月生。1973年毕业于曲靖卫校医士专业，分配到罗平县人民医院工作。1978年到曲靖妇幼医院进修一年。1992年任门诊部主任。1998年任急诊科主任。2007年退休。

李定才

李定才，男，彝族，1954年10月出生于罗平县钟山乡鲁邑村。1973年罗平县第一中学高中毕业后回乡接受再教育，1975年就读于昆明医学院，1978年毕业分配到罗平县人民医院工作。1983年选为云南省第五届青年联合会委员，同年12月任罗平县第一届政协常委。1984年担任内儿科主任，同年被省委、省政府评为统战工作先进个人。1986年到云南省第一人民医院进修，同年7月加入中国共产党。1997年8月晋升为副主任医师。1999年担任儿科、传染科、防保科主任。2001年聘为曲靖市医疗事故鉴定专家库成员。2003年2月被广西右江民族医学院聘为兼职副教授。2008年晋升为主任医师。先后在省及国家级刊物上发表论文十余篇。

1994年任罗平县医院党支部支部委员，2007年任医院党总支总支委员。工作中多次受到表彰。1984年11月被省政府表彰为云南省统战工作先进个人。1986年被评为医院先进工作者。1998年被县委、政府表彰为县卫生先进个人。2000年1月被县委、政府评为县民族团结先进工作者。1995、1997、2001、2002、2003、2004、2005被县委评为优秀共产党员。2000年11月评为罗平县第五次民族团结进步先进个人。先后当选为罗平县政协一、二届委员、常委，云南省第五届青年联合会委员。

雷红玲

雷红玲，女，汉族，1959年12月生。1977年7月作为知青下乡罗雄。1979年5月参加罗平县卫生局护理培训班学习，结业后分到罗平县人民医院工作。1980年5月任卫生系统团总支宣传委员。1985年到曲靖卫校提高班学习，1986年9月参加云南省首届统考职工中专班学习，1988年12月认定为护士。1993年认定为护师。1999年7月认定为主管护师，2000年9月任中医科护士长。2001年12月加入共产党。2003年11月在防治"非典"工作中被医院评为先进个人。2010年6月退休。

李家庆

李家庆，男，1950年5月生。1970年到罗平县医院附设卫校就读，1972年毕业到罗平县人民医院外科工作。1976 年到曲靖地区医院进修外科两年。1980 年北京进修神经外科。1981 年任罗平县人民医院外科副主任。1987 年认定为外科主治医师。1985 年任罗平县人民医院外科主任。1995 年因病休息，2003 年正式退休。

李 红

李红，女，汉族，1979 年生，1995 年考入曲靖卫校护理专业，1999 年 11 月到医院普外科工作。2002 年 7 月就读于昆明医学院护理专业，2005 年 3 月取专科毕业文凭。2008 年 3 月取得大理医学院护理本科文凭。2008 年 6 月 25 日医院成立肝胆创伤外科，任肝胆创伤外科副护士长并主持工作。2010 年被医院评为优秀管理者。

李茂娟

李茂娟，女，汉族，1970 年 10 月 20 日出生于罗平县富乐镇红岩村公所下嘎戈村。1989 年 7 月毕业于曲靖卫校护理专业，分配到老厂卫生院从事护理工作。1997 年 12 月调罗平县人民医院从事外科护理工作，2004 年 2 月担任外一科（普外科）护士长。1990 年 8 月取得护士资格证，1995 年 10 月取得护师资格证，2003 年 9 月取得主管护士资格证，2004 年 1 月聘为主管护师。2002 年 12 月通过云南省高等教育自学考试取得护理专科学历。2007 年连续五年参加云南省护理学会举办的《云南省护理技术操作规范化培训班》学习，院内担任对全院护理人员的"三基三严"培训工作。2008 年 1 月毕业于大理学院，获得护理本科学历。

2002 年 5 月 12 日被曲靖市人民政府评为曲靖市"十佳护士"。2007 年 8 月参加罗平县总工会和卫生局组织的罗平县护理技术技能竞赛中荣获第二名 。同年参加曲靖市护理技术技能竞赛荣获优秀奖。

李美琼

李美琼，女，汉族，生于 1955 年 10 月，1975 年毕业于曲靖卫校，分配到罗平县阿岗乡卫生院工作。1982 年调罗平县人民医院内科工作，1989 年任妇产科护士长。1994 年获得主管护师职称，曾到昆明市宜良进修学校学习基础理论一年，到妇幼医院进修妇产科专业技术，到云南省卫生厅主办的护士长提高班学习。曾在中华护理学论文集上发表过关于护理学的论文两篇。

李明花

李明花，女，汉族，1979 年 12 月 14 日生。1996 年 9 月就读于曲靖卫校护理专业。1999 年 10 月分配到钟山卫生院工作，2004 年 12 月调罗平县医院内二科工作，2009 年 2 月分科，任神经内科护士长。工作期间，2005 年 7 月获得昆明医学院成教院护理专科文凭，2009 年 7 月获得昆明医学院成教院护理本科学历。2001 年 5 月加入中国共产党。

李强虎

　　李强虎，男，汉族，1965年3月出生于云南省富源县营上镇民家村。1981年9月参加高考，录取于云南省卫生学校放射专业学习临床放射，1984年8月毕业后分配到罗平县人民医院放射科工作。1993年8月28日晋升为放射科医师。1990年、1998年被推荐为罗平县第3、4届政协委员。1999年5月1日晋升为放射科主治医师。1999年通过全国成人高考录取到云南广播电视大学省直分校医学影像学专业学习，2002年通过毕业考试考核及论文答辩，取得医学影像学专科学历；2006年再次参加成人高考，录取到大理学院临床医学专业学习，2008年1月取得临床医学本科学历。2007年2月被任命为放射科副主任。2008年6月被曲靖市放射专科学会吸收为学会委员。2009年8月11日晋升为放射科副主任医师。

　　工作中不断钻研业务技术，先后撰写医学论文二十余篇，多次参加省、市放射学会学术会议交流，其中六篇分别发表于《医用放射技术》《中国医药指南》《中国社区医师》《中华现代影像学杂志》等刊物。

李海丽

　　李海丽，女，汉族，1975年6月出生于罗平县罗雄镇。1993年毕业于曲靖卫校护理专业，1993年7月分配至板桥卫生院工作，先后从事内科、儿科、外科临床护理。1996年12月调入罗平县医院内科工作。2005年取得昆明医学院大专毕业证，2011年取得昆明医学院本科毕业证，2006年晋升为主管护师。

　　曾到昆明市一院进修心内科专科护理，2003年到广州军区总医院进修呼吸机护理，2005年到上海长海医院进行高压氧舱培训，取得上岗资格证。2008年取得云南省高压氧舱培训合格证。先后开展血磁、脱脂治疗和红光治疗仪、高压氧舱业务。多次到昆明进行护理操作的规范化培训考核。2004年2月被罗平县总工会、罗平县卫生局授予"罗平县护理技术状元"称号；2004年3月获曲靖市总工会、曲靖市卫生局"曲靖市护理技术优秀奖"；2007年8月在罗平县总工会、罗平县卫生局组织的罗平县护理技术技能竞赛中荣获第一名；2008年5月，评为云南省卫生厅、云南省教育卫生科研工会"云南省优秀护士"。2009年8月1日调骨科任副护士长。

李兴华

　　李兴华，男，布依族，1964年12月生于罗平县钟山乡鲁布格中寨村。1982年7月毕业于罗平县第三中学（现板桥镇一中），同年12月分配到罗平县老厂供销社工作，1986年6月调钟山供销社工作。1987年参加曲靖市供销干校会计培训班学习，1991年1月经县人事局、县卫生局考察，调罗平县卫生局公费医疗办公室任会计。1992年7月毕业于云南省中华会计函授学校会计专业，1993年6月调罗平县人民医院工作，同年10月任主办会计；1999年10月任财务科长兼主办会计。2007年6月毕业于云南省委党校经济管理专业，2009年12月毕业于中央党校公共卫生专业。

　　1985年被罗平县经济管理委员会评为先进个人；1998年度被医院评为先进个人；2007年5月获医院书法比赛一等奖，2010年财务科被医院评为先进科室。

李 俊

李俊，女，汉族，1955年12月出生。1972年8月到罗平县人民医院附属卫校读书，1974年10月毕业分配到罗平县人民医院工作。1981年1月获护士资格职称。1985年7月到曲靖卫生学校提高班读书，结业后回原单位工作。1987年12月获护师职称。1994年9月获曲靖护理技术操作竞赛第三名。1995年11月任传染科护士长，1996年9月获主管护师职称。1999年6月1日，因传染科被儿科兼并，李俊调外一科工作，2007年因患高血压不能坚持工作而退休。

李日学

李日学，男，汉族，1940年10月出生于宜良县北羊街。1959年9月考入曲靖卫校，1963年8月毕业，分配到罗平县马街卫生院工作。1964年12月任云南省交通厅国防工程处随行医生；1968年12月调罗平县阿岗卫生院工作。1983年9月调罗平县医院工作。1999年4月退休。

梁海忠

梁海忠，男，彝族，1952年5月12日出生于罗平县板桥镇品歹村。1975年10月毕业于曲靖卫校，分配到板桥卫生院从事临床医疗工作。1985年9月至1986年8月到云南省第一人民医院内科进修学习。1987年4月至1987年10月参加曲靖卫校举办的基础理论班学习。1992年9月至1993年8月到曲靖市第一人民医院普外科进修学习。1995年12月调罗平县人民医院工作，2004年6月担任外一科（普外科）主任。

刘 海

刘海，男，1945年7月5日出生于云南昆明，主管检验师，无党派人员。1967年毕业于曲靖卫校，分配到富乐镇卫生院工作。1974年4月调县卫生防疫站工作，1984年4月调县人民医院工作，1986年12月，被医院评选为"先进个人"，1991年受地委行署表彰为爱国先进工作者，1992年12月，地委、行署表彰"统一祖国、振兴中华先进工作者"，罗平县罗雄镇第八届人民代表大会代表，罗平县政协第五届、第六届委员会委员、常委。1993年6月任医院办公室副主任，兼人事秘书科科长，2000年7月，书写论文《强化管理，深化改革，促进医院发展》发表于《中华医院管理杂志》，2004年3月退休。

刘 华

刘华，男，汉族，1973年8月生于罗平。1992年9月至1997年7月在大理医学院临床医学系学习，毕业后分配到罗平县人民医院外科工作，期间曾到罗平县职业中学进行为期一年的教学。2002年到昆明医学院第二附属医院肝胆外科进修学习一年。2005年担任外一科副主任，2008年担任肝胆创伤外科主任。

刘吉才

　　刘吉才，男，汉族，1946 年 10 月 1 日生。1964 年在部队服役，1969 年转业后到罗平商业系统工作。1972 年到昆明医学院读书，1975 年毕业后分配到罗平马街卫生院工作。1984 年调牛街卫生院工作。1986 年调罗平县人民医院工作。2000 年退休。

刘麟江

　　刘麟江，男，回族，1962 年 8 月出生。1984 年 8 月毕业于曲靖卫校临床专业。1986 年 7 月至 1987 年 10 月到曲靖市第一人民医院进修骨科。2003 年 4 月至 2008 年 8 月任外 Ⅱ 科（脑胸外科、骨科）副主任。2005 年 7 月至 2006 年 2 月在昆明医学院附一院骨科进修关节、脊柱。2006 年 2 月至 2006 年 8 月在解放军昆明总医院进修关节创伤外科。2006 年至 2008 年 8 月主持骨科工作。2008 年 8 月任骨科副主任。

　　现为外科主治医师、主诊医疗美容医师。

卢　松

　　卢松，男 ，汉族，1974 年 9 月出生于罗平板桥。1990 年 9 月就读于罗平县职业技术中学，1994 年 12 月加入中国人民解放军，1997 年获"优秀士兵"荣誉称号、证章，1998 年 11 月转业到罗平县人民医院工作。2003 年在"抗击非典"中被评为先进个人。2004 年 3 月任医院安全管理委员会副主任委员，10 月任保卫科长。

念卫红

　　念卫红，女，汉族，云南罗平县人，1972 年 2 月出生。1989 年 9 月考入昆明医学院临床医学专业，1994 年 8 月毕业，分配到罗平县人民医院大内科任住院医师。1997 年 8 月加入中国共产党。1998 年院内分科，先后从事消化内科、呼吸内科、内分泌科工作。1999 年 7 月聘任为主治医师。2001 年 3 月到昆明医学院第一附属医院消化、呼吸、内分泌科进修；2006 年 3 月到昆明医学院第一附属医院内分泌科进修。2009 年 8 月任罗平县医院呼吸消化内分泌科副主任，并通过副主任医师评审，2010 年 5 月聘任为副主任医师。

　　2007 年 6 月被选为乡村医生技能培训指导教师，并在院内作专题讲座及实践技能操作演示，2009 至 2010 年以来共培训乡村医生约 400 余人次。2007 年被评为先进工作者。在国家级刊物发表论文 3 篇。

潘　瑜

潘瑜，女，汉族，1976 年出生于云南宣威。幼时就读于羊场煤矿学校，1996 年就读于昭通卫校，毕业后分配到宣威羊场煤矿职工医院工作，1999 年调入罗平县人民医院外科工作。2004 年 5 月到昆明医学院附属医院胸外科进修。2005 年 6 月毕业于昆明医学院成教院，获专科文凭。2009 年 3 月就读于昆明医学院成教院本科。2010 年 6 月任中医科护士长。

彭柏雁

彭柏雁，女，汉族，1977 年 3 月生于云南罗平。1993 年 9 月就读于楚雄卫校，1996 年 7 月毕业到罗平县人民医院内科工作。1997 年 7 月到长底卫生院工作。1999 年 9 月回罗平县人民医院五官科工作。2002 年 2 月分科，到耳鼻喉科工作。2007 年昆医成教院护理学专业专科毕业，现为本科在读。2006 年 12 月任耳鼻喉科副护士长。2009 年 5 月被罗平县医院评为优秀护士。

钱炳坤

钱炳坤，男，汉族，1970 年 5 月出生于云南罗平。1990 年 7 月毕业于昭通卫校，分配罗平县长底卫生院工作。1996 年 3 月调罗平县板桥卫生院工作。1997 年 2 月到昆明医学院第一附属医院进修内科。2000 年 3 月调罗平县人民医院工作。2005 年 3 月毕业于昆明医学院专科，2006 年 12 月任内二科副主任。2009 年 2 月任心血管内科主任。

沈改良

沈改良，男，汉族，1966 年 2 月出生于云南罗平。1986 年 7 月毕业于楚雄卫生学校药学专业，同年分配到水电部第十四工程局职工医院从事药剂工作。1989 年 9 月调罗平县医院工作。1991 年任药剂科副主任，专门从事医院灭菌制剂技术与管理工作。2006 年任药剂科主任，从事药品质量、处方调配、纯净水生产、供氧、医院传呼系统的管理维修与本科设备的保养维修工作。

盛云惠

盛云惠，女，汉族，1963 年 6 月出生于云南罗平。1986 年毕业于曲靖卫校护理专业，同年 7 月分配到罗平县人民医院妇产科工作。1986 年 10 调外科。1988 年 11 月调医院手术室。1992 年 11 月回外科工作。1998 年 10 月外科分科，任泌尿肛肠外科护士长。2005 年 6 月毕业于昆明医学院成人教育学院护理专业。2009 年 11 月分科，任泌尿、肿瘤科护士长。

史林芝

史林芝，女，汉族，1969年8月出生于云南师宗。1988年曲靖卫生学校护理专业毕业，分配到罗平县人民医院工作，时值儿科成立，到儿科从事护理工作。1995年1月取得护师专业技术职称。1997年7月加入中国共产党。1997年10月任儿科护士长。2003年9月取得主管护理专业资格。2003年12月通过高等教育自学考试，取得护理专业专科文凭；2008年1月大理学院护理学本科毕业。学术上刻苦钻研，撰写的多篇论文在国家及省级刊物上发表。

先后荣获多项奖励。1991年5月12日被中华护理学会罗平分会评为1990年度先进护理工作者。2001年5月被云南省卫生厅评为"优秀护士"。2007年被评为医院行风、政风先进个人，2010年连续荣获多项奖励：5月被曲靖市卫生局评为"优秀护士"；9月被曲靖市高等医学专科学校评为"优秀带教教师"；年底被医院评为"优秀管理者"。

宋光毕

宋光毕，男，1973年9月出生于云南罗平。1995年起在罗平县人民医院放射科从事影像诊断工作，2002年到CT室从事CT、MR诊断。先后到昆明医学院附属第一医院MR室、成都市第一人民医院、深圳、上海、杭州等进修，学习高场MR、64层CT的操作及诊断。以第一作者发表于国家核心刊物临床放射学杂志一篇，多次在省、市专业学会上进行论文交流、学习。参与编写的《低场磁共振诊断图谱》（任编委）于2011年6月由陕西科学技术出版社出版发行。

现任CT室副主任，医学影像专业主治医师。

孙桂芳

孙桂芳，女，回族，1941年7月生。1956年7月参加工作，到曲靖卫校干部班学习。1960年到曲靖地区医院进修化验。1962年到罗平县人民医院从事临床检验工作。1965年至1984年先后到曲靖地区医院、省第一人民医院、重庆医院进修学习。1996年退休。

1986年11月获国家人事部"长期在边疆地区少数民族地区从事科技工作30年荣誉证书"；1992年10月获西南九省检验学会"关于谷丙转氨酶全国推荐的临床应用体会"论文二等奖。

田春兰

田春兰，女，汉族，1950年7月出生于内蒙古伊图星河。1964年在罗平县第一中学读书，1968年12月到罗雄外纳小补朵下乡。1971年在思茅墨江县林业局医院工作，1979年调罗平县县人民医院工作。1986年7月加入中国共产党。1993年任罗平县人民医院工会副主席、妇女委员会主任。1994年任罗平县人民医院传染科科主任兼防保科科长。1999年5月退休。

田永波

田永波，男，汉族，1966 年 10 月出生于云南罗平。1982 年初中毕业考入罗平县第一中学，1985年考入昆明医学院临床系。1990 年毕业，取得学士学位，同年 9 月分配到罗平县人民医院内科工作。1991 年 3 月被选送到昆明医学院第一附属医院眼科进修学习，1992 年 6 月学习结束回医院五官科工作。1995 年被聘为眼科主治医师。1997 年 7 月加入了中国共产党。1998 年 8 月选派到华西医科大学第一附属医院眼科学习（美国海伦·凯勒国际基金会赞助）。1999 年 8 月学习结束回单位，率先开展 EC-CE + LOT 手术。2001 年 12 月五官科分科，担任眼科主任。2006 年 3 月因业务需要，再次被选送到北京同仁医院学习。

王官珍

王官珍，女，汉族，生于 1956 年。住罗平县大寨电厂三号院。1974 年毕业于曲靖地区妇幼医院附设卫校。毕业后留院从事助产士工作。1980 年调罗平县医院工作。1987 年到曲靖卫校学习基础理论一年。1988 年晋升为主治医师受聘为妇产科副主任。1991 年调到罗平县计划生育服务站任站长，从事计划生育及妇产科专业技术工作，1993 年到昆华医院学习进修 B 超半年，回站后兼职 B 超工作，1997 年调回罗平县医院继续从事妇产科专业工作及 B 超检查，2008 年担任妇产科主任。

王国俊

王国俊，女，汉族，1949 年 11 月生于罗平。1967 年在钟山蚱拉小学代课，1971 年 12 月到罗平县医院附属卫校读书，1972 年 12 月毕业分配到罗平板桥医院工作。1980 年 5 月调罗平县人民医院工作。1983 年任门诊部护士长。2000 年 1 月退休。

王国渊

王国渊，男，汉族，1972 年出生于云南罗平。1989 年 9 月考入大理医学院三年制专科临床专业学习，1992 年 7 月毕业分配到罗平县人民医院工作。1993 年 10 月调到综合内科。1995 年 8 月调到外科。1998 年 10 月综合外科分科，任外三科主任。2000 年晋升为外科主治医师，2003 年 2 月 21 日被右江民族医学院聘请为兼职讲师。2008 年取得大理医学院临床专业本科毕业证。2009 年加入中国共产党。先后到昆医附一院、上海复旦附属医院华山医院、上海第九人民医院进修泌尿外科和整形外科。

从未间断过自学和学术活动，先后开展泌尿科所有常见开放手术、输尿管镜技术、前列腺电切技术和经皮肾镜技术，肛肠专业开展术后镇痛技术和 PPH 技术，整形外科各种皮瓣转移技术，血液净化中的 CRT、血液灌流、血液滤过等。完成了《血液灌流清除高反应性抗体后进行肾移植》，《MEBO 联合红光照射治疗烧伤创面的观察》等临床专业课题，开展了本县内大宗人群尿路结石发病率调查。2003 年在防治"非典"工作中成绩突出被评为先进个人；2008 年当选为县政协委员；2007 年度医院政风、行风先进个人，2009 年被评为医院先进工作者，2008 年征兵工作中被评为先进个人，2009 年被评为县工会先进工作者。2010 年被评为医院优秀管理者。

王菊芬

王菊芬，女，汉族，1952年12月生于罗平。1968年6月在大水井革来村合作医疗室任赤脚医生，1971年1月到罗平县医院附设卫校上中专。1973年12月毕业，到罗平县医院妇产科从事助产士工作。1979年7月到会泽县医院进修一年。1980年8月任罗平县人民医院妇产科护士长。1983年7月到宜良进修学校读书一年。1985年1月任妇产科主任，2008年6月退休。

王建友

王建友，男，汉族，1953年生。1977年8月毕业于云南中医学院，同年10月分配在罗平县人民医院工作。1981年9月到曲靖地区卫生局举办的首届中医提高班学习一年。1984年中医科从内儿科分设，任中医科主任。1985年3月到云南中医学院附属医院五官科进修学习半年。1986年7月加入中国共产党。1986年8月当选中华全国中医学会曲靖地区分会罗平县中医学会理事。1987年6月当选罗平县中华医学会、中医学会理事长。1989年4月参加中国中医研究院举办的当代中医高级讲学班学习。1993年11月被评为曲靖地区中医学会"先进工作者"。曾任工会工作两届，被评为两次工会积极份子先进工会工作者。1983年5月在曲靖地区老中医经验选编发表《中药治疗溃疡病的体会》、《血府逐瘀汤治疗呃逆体会》，1993年在云南省滇中片区中医学术会发表《膈下逐瘀汤治疗胃溃病》一文。2003年退休。

王丽华

王丽华，女，汉族，1968年6月出生于云南罗平。1987年毕业于曲靖卫校护理专业，7月分配到罗平马街卫生院工作。1999年8月调入罗平县医院内科工作。1998年10月内科分科，任内一科护士长。2009年2月内一科分科，任呼吸内科护士长。2004年9月取得主管护师职称。工作期间就读于昆明医学院，2005年6月获得专科毕业证书。2009年就读昆明医学院本科护理专业。

王小建

王小建，男，汉族，1976年1月生。1998年考入大理医学院本科，就读于临床医学系，2003年毕业后到楚雄州姚安县人民医院工作。2004年2月调罗平县人民医院门诊部急诊科工作。2009年8月任分院急诊科副主任。2010年6月到云南省昆明医学院第一附属医院急诊科进修。

王 欣

王欣，女，汉族，1975年出生于云南罗平。1995年7月曲靖地区卫生学校护理专业毕业，1996年4月到罗平县大水井卫生院工作；1999年4月调罗平县牛街卫生院工作；2001年4月调罗平县人民医院内一科工作。2002年9月参加昆明医学院护理专业在职学习（专科）；2006年3月参加大理医学院护理专业在职学习（本科）；2007 年 7 月参加云南省危重症护理专业护士培训合格；2009 年取得护师资格。2009 年 8 月任消化内分泌科副护士长。

王学斌

王学斌，男，汉族，1957 年 10 月出生于罗平。1976 年考入曲靖地区卫校，1978 年毕业，分配到罗平县人民医院工作。1980 年到昆明进修眼耳鼻咽喉科。1983 年兼任三年制卫生班教学。1987 在曲靖就读一年的基础理论。1991 年 10 月，被省卫生厅表彰为"云南省卫生系统白求恩杯获得者"。1993 在昆明就读白内障手术培训专科班。多次参加省内外各种培训班及学术讲座，多次获得省卫生厅、教育厅、省委省政府、卫生部防盲办及曲靖市残联表彰为先进个人称号。2002 年 1 月，五官科分为眼科和耳鼻咽喉科，任耳鼻咽喉科主任。2010 年 8 月任医务科长，并兼耳鼻咽喉科主任。

王文英

王文英，女，汉族，1960 年 10 月生。1977 年 7 月罗平金鸡下乡（知青）。1979 年 5 月在罗平板桥卫生院工作。1989 年 10 月调罗平县中医院任护士长。1995 年 10 月调罗平县人民医院门诊急诊科任护士长。

王跃红

王跃红，男，汉族，1966 年 9 月出生，1983 年初中毕业，1986 年 4 月到罗平县人民医院工作，任医院采购。1993 年到医院食堂工作。1996 年医院食堂对外承包，到医院制剂室工作。2005 年 4 月调保卫科任 120 救护车驾驶员。2009 年 11 月任保卫科副科长。

王爱国

王爱国，男，汉族，1976 年 7 月生于罗平县板桥镇小法郎村。1994 年考入昆明医学院临床一系，学习期间被选为昆明医学院第一届学代会代表。1999 年毕业分配到板桥镇卫生院工作，2000 年 6 月调罗平县人民医院外三科。2005 年，科主任王国渊到上海进修学习，代理科主任，同年通过中级职称考试聘为主治医师。2007 年到云南省肿瘤医院进修，2008 年结业回科室即开展常见肿瘤的化疗。2009 年 11 月，泌尿肛肠科分成泌尿肿瘤科及肛肠整形外科，任泌尿肿瘤科副主任。

王红云

王红云，男，汉族，1971 年 12 月生。1988 年 9 月考入曲靖地区卫校，1992 年 8 月毕业，分配到长底卫生院工作。1997 年 9 月就读于云南广播电视大学专科，1999 年 10 月毕业。1999 年 10 月到昆明医学院第一附属医院心内科进修。2001 年 4 月调罗平县人民医院急诊科工作。2004 年 9 月到昆明医学院学习，取得本科文凭。2005 年 5 月调心脑血管内科，任代理主任。2006 年 9 月到昆明医学院第一附属医院神经内科进修。2009 年 3 月调神经内科，任主任。

吴海燕

吴海燕，女，1981 年 1 月出生于云南罗平。1999 年考取昆明医学院临床医学系，2004 年毕业。2006 年通过执业考试，2007 年 1 月考入罗平县人民医院妇产科工作。2007 年 11 月到昆明妇幼医院进修宫腹腔镜。2008 年 11 月任妇产科副主任，协助王官珍主任从事管理工作。

谢家应

谢家应，男，彝族，1973 年 9 月出生于云南罗平马街镇鲁基村。1993 年 7 月毕业于曲靖地区卫生学校西医士班，同年分配到罗平县富乐卫生院从事内、外儿科工作。1996 年 12 月调罗平县马街中心卫生院工作。1998 年 9 月至 1999 年 9 月在曲靖市第一人民医院进修骨科。1999 年 12 月至 2000 年 12 月在昆明医学院第一附属医院进修肝胆外科。2000 年 12 月毕业于云南省电大临床医学专科班。2002 年 6 月调罗平县人民医院普外科从事外科临床工作。能熟练掌握普外科疾病的诊断，治疗和各种手术操作，对疑难，危重病人的抢救，处理、积累了不少经验。2007 年被评为罗平县人民医院先进医务工作者。2008 年 1 月毕业于大理学院临床医学系本科。2008 年 3 月任普外科副主任。

徐金玉

徐金玉，女，汉族，1956 年 9 月生。1974 年 10 月毕业于罗平县医院附设卫校，分配在本院工作。1986 年从事麻醉专业工作，同年到曲靖卫校基础护理班读书。1987 年 7 月加入中国共产党。1992 年任麻醉科主任。1993 年 6 月晋升为麻醉主治医师。1994 年到昆明医学院成教班读书半年。2000 年任医院党支部委员。2001 年任医院工会副主席。2003 年 2 月被广西右江民族医学院聘为兼职讲师。2003 年 8 月晋升麻醉副主任医师。2008 年任县医院党总支委员、医院第一党支部书记。

先后多次到昆明、曲靖及省外医院进修学习麻醉专业，熟练掌握各种手术需要的麻醉技术及手术后镇痛。工作中不断积累经验，撰写麻醉专业论文 10 多篇在各级刊物上发表。

1985 年 5 月被县委、政府评为精神文明建设先进个人。1988 年 4 月被评为县工会积极分子。1991 年 10 月被省卫生厅评为省卫生系统模范工作者。1995、1997、1999、2002、2003、2004、2005 被县委评为优秀共产党。2003 年被县妇联评为双学双比先进工作者。2006 年 6 月当选为中共曲靖市第三届党代会代表。2008 年 3 月被县妇联表彰为百佳贤内助。

杨发昌

杨发昌，男，1941 年 4 月生。1956 年到贵州兴义一中读初中，1959 年在罗平一中读高中，1970 年毕业回家务农。1971 年在罗平黄磷厂工作。1973 年调罗平制药厂工作。

1979 年调罗平县人民医院工作。2001 年退休。

王家祥

王家祥，男，汉族，1974年出生于罗平县马街镇宜那村。1993年毕业于曲靖卫校临床医士专业，分配到罗平县板桥镇中心卫生院内儿科工作。1995年到曲靖专区医院进修普外科、骨外科，回卫生院后任外科主任。在乡镇医院较早开展上腹部手术和各种骨科手术。1999年参加国家首次执业医师考试获执业医师证。2001年调罗平县人民医院普外科工作。2002年到外二科工作（脑外、胸外、骨外）。2003年到成都军区昆明总医院进修脊柱外科，师从脊柱外科主任汤逊教授学习。期间在职修完昆明医学院成教学院本科学业。2005年考试合格取得骨科主治医师职称。2008年中华医学会曲靖分会骨科专业委员会成立，当选专业委员会第一批委员。同年任骨外科主任。

王绍芬

王绍芬，女，汉族，1939年4月生。1956年曲靖卫校卫训班毕业，分配到曲靖地区师范学校医务室工作，1957年调曲靖地区农业学校医务室，1958年调罗平县保健站从事护理工作。1960年调师宗县人民医院，1970年调嵩明县人民医院任总护士长。1973年调罗平县东方红电站医务室，1977年调罗平县人民医院。1978年至1984年任外科护士长，1984年任总护士长。1994年退休。

张保芬

张保芬，女，彝族，出生于1977年。1991年考入曲靖卫校，毕业后分配到罗平县长底卫生院工作，1998年1月调入罗平县医院内三科工作。1999年6月调医院供应室任护士长。2002年9月和2008年1月，分别参加昆明医学院大专班和大理医学院本科班学习并毕业。2009年5月取得中级职称；2010年7月受聘为主管护师。2002年在医院"双为"演讲比赛中获三等奖；2003年11月被县医院评为抗击"非典"先进个人；2008年5月在医院国际护士节演讲比赛中获三等奖；2009年5月被医院评为优秀护士。

张春权

张春权，男，汉族，1966年5月出生于罗平县富乐镇牛场街。1985年8月毕业于昭通卫校首届卫生会统专业，分配到罗平县卫生局工作，同年到曲靖学习内部审计三个月。1986年初到板桥本块下乡扶贫一年。1987年3月调入罗平县人民医院工作。1995年通过统计专业自学专科考试，1997年通过会计师资格考试，获会计师（中级）任职资格。1992年医院购入一台AST 386计算机，自学计算机应用和编程，1994年编写医院收入核算系统程序，医院收入、工资、资产等管理实现计算机单机管理。1995年7月加入中国共产党。1998年任信息科长，主持组建医院网络系统，医院收费初步实现网络化。2001年公费医疗改为医疗保险，医院网络与医保系统、新农合系统实现了连接。

现任医院第二支部委员、云南省医院协会信息专业委员会委员。

张传远

张传远，男，汉族，1947年5月生。1968年在板桥大队合作医务室当赤脚医生，1972年到罗平县医院附设卫校读书，1974年毕业后分配到罗平县卫生防疫站工作。1977年调板桥卫生院工作。1978年到曲靖地区医院传染科进修。1980年到昆明市一院学A超，并到宜良提高班读书。1992年到昆华医院进修B超、呼吸内科。1994年调罗平县医院工作。2008年退休。

张柱生

张柱生，男，彝族，1965年3月生于罗平。1984年8月毕业于曲靖卫校，分配到阿岗卫生院工作。1986年8月调板桥医院中心卫生院，1997年12月调罗平县人民医院内科。1998年11月内科分为内一、内二科，任内一科主任。2009年2月内一科分为呼吸、内分泌、结缔组织疾病内科和消化内分泌内科，任呼吸、内分泌、结缔组织疾病内科主任。

张西萍

张西萍，女，白族，1969年10月出生于云南师宗。1988年7月毕业于昭通卫校，同年8月分配至师宗县高良卫生院工作，1992年8月调师宗县大同卫生院工作。曾担任大同卫生院副院长，1988年加入中国共产党。1999年5月调罗平县人民医院工作，2000年任药剂科副主任。2005年6月取得昆明医学院专科毕业证书。

张显德

张显德，男，彝族，1975年10月生于罗平县长底乡本块村委会本块村。1996年9月考入昭通卫校卫生财会统计，1998年8月毕业分配到罗平县人民医院信息、财务科工作。1999年9月1日取得会计资格证书。2001年9月就读于云南省委党校罗平函授班经济管理专业，2004年7月毕业，取得专科文凭。2001年5月任医院团支部书记，2002年8月任基建后勤科科长，12月正式加入中国共产党。2003年抗击非典期间被医院评为"先进工作者"。2007年就读中央党校函授学院公共管理专业，期间被评为"优秀班干部"。2010年2月兼任医院设备科科长，同年被医院评为"优秀管理者"。2010年9月就读云南省委党校曲靖函授经济管理专业研究生。

张孝莲

张孝莲，女，汉族，1936年2月出生于云南宜良。1949年1月参加古城乡宣传员，1952年在宜良专区首次接生员训练班学习半年，同年6月任宜良县一区医院大组长。1952年6月由宜良专区保送到云南省妇幼保健班学习，1953年3月分配罗平县医院工作，1954年任罗平县一区妇幼保健站负责人。1956年在云南省卫生干部班学习。1961年在罗平县机关托儿所任负责人。1977年调罗平县人民医院任门诊部外科门诊负责人。1978 年到罗雄公社任医生，1979 年回罗平县医院内科工作。1980 年到曲靖地区医院传染科进修一年，1981 年任罗平县人民医院内科护士长，同年 4 月加入中国共产党，1984 年 6 月被县委表彰为优秀共产党员。1983 年 7 月被国家民委、劳动人事部、中国科协评为长期在少数民族地区工作的科技工作者，1986 年 5 月 12 日被卫生部授予从事护理工作 30 年荣誉勋章。

赵友奎

赵友奎，男，汉族，1973 年 1 月出生于云南罗平富乐镇大龙潭村。1993 年 9 月考入楚雄卫生学校临床医学检验专业学习。1995 年 7 月毕业。1997 年到昆华医院进修血液细胞学，回来后开展骨髓细胞学检查。2002 年通过全国成人高考录取到昆明医学院临床医学专业，2005 年毕业并取得专科学历；2003 年晋升为检验师。2004 年 1 月任检验科副主任。2007 年再次参加成人高专被录取到大理医学院临床医学检验专业学习，2009 年 3 月毕业取得临床医学本科学历。

多年来，先后带教多名乡镇卫生院检验科进修医生，参与多次乡村医生培训，带教多批次实习生。

郑周园

郑周园，男，汉族，1980 年 9 月出生于罗平县大水井乡波罗湾村。2001 年 7 月考入昆明冶金专科学校计算机系，9 月复读，次年 9 月考上大理学院护理系本科，曾任班长，学生会文体部部长。2004 年 7 月大理学院党校培训班结业，下派大理州漾濞县"三下乡"一个月。2006 年 7 月本科毕业，受聘于曲靖市第一人民医院 ICU。2008 年参加罗平县大中专毕业生就业考试，同年底录用于罗平县人民医院脑胸外科。2009 年 4 月任脑胸外科副护士长主持护理工作，撰写的论文《护理排班方式的探讨》收录入《罗平县人民医院论文集》。

周美轩

周美轩，女，汉族，1937 年 11 月出生于云南石屏。1959 年 11 月毕业于大理卫校，先后在罗平板桥卫生院、曲靖专区医院、罗平县医院、罗平县防疫站、罗平县保健站工作。1983 年 4 月调罗平县人民医院工作，任妇产科主任。1987 年 7 月晋升为妇产科主治医师。1984 年 9 月当选为罗平县第九届人民代表大会代表、常务委员会副主任。1987 年 4 月当选为罗平县政协第二届委员委员、政协副主席。1990 年 3 月当选为罗平县第十一届人民代表大会代表、常务委员会副主任。

1993 年 8 月退休，11 月经省高级职称评审委员会批准晋升为妇产科副主任医师。

周 宓

周宓，男，汉族，1978 年出生。1999 年毕业于大理医学院临床专业，分配到罗平县板桥镇中心卫生院内科工作。2000 年调入罗平县人民医院泌尿、肛肠、烧伤外科工作。2004 年到云南省第一人民医院及昆明市中医院进修皮肤及肛肠疾患。2005 年以来，先后在《中国烧伤疮疡杂志》、《中国肛肠病杂志》、《中国实用临床医药杂志》发表论文多篇。2006 年获专利一项。2009 年任肛肠、皮肤、烧伤整形外科、血液净化科副主任。

社会荣誉名录

党代会代表

徐金玉　中共曲靖市委员会第三届党代会代表
舒占坤　中共罗平县委员会第八届、第九届、第十届党代会代表
　　　　中共曲靖市委员会第四届党代会代表
邱树玉　中共罗平县委员会第九次党代会代表

人大代表

舒占坤　曲靖市第二届、第三届人大代表
胡济川　罗平县第三届、第四届、第八届、第九届人民代表大会代表
马文花　罗平县第八届人民代表大会代表
罗志仁　罗平县第三、四、五、六届人民代表大会代表
周美轩　罗平县第九届、第十届人民代表大会代表，人大副主任
舒占坤　罗平县第十三届、十四届、十五届人民代表大会代表、常委
冯　锐　罗平县第十五届人民代表大会代表
王菊芬　罗平县罗雄镇第六届人民代表大会代表
邱树玉　罗平县罗雄镇第七届人民代表大会代表
刘　海　罗平县罗雄镇第八届人民代表大会代表
王官珍　罗平县罗雄镇第九届人民代表大会代表

政协委员

陈黎明　曲靖市政协第一届、第二届委员
李虹道　罗平县政协第七届委员、常委
燕　雁　罗平县政协第一届、第二届委员会委员
洪麟书　罗平县政协第一届、第二届委员会委员
陈金石　罗平县政协第一、二、三届委员会委员
李定才　罗平县政协第一届、第二届委员、常委
周美轩　罗平县政协第二届委员会委员、副主席
付广誉　罗平县政协第一届、第二届委员会委员
李强虎　罗平县政协第三届、第四届委员会委员
杨福存　罗平县政协第四届委员会委员

舒占坤　罗平县第四届政协委员会委员、常委
邱树玉　罗平县政协第五届、第六届政协委员
刘　海　罗平县政协第五届、第六届委员会委员、常委
王国渊　罗平县政协第七届委员

群众团体职务

李定才　云南省第五届青年联合会委员

学术团体职务

舒占坤　英国世界传统医学会常务理事，中国社会经济决策咨询中心、中国专家决策委员会委员，中国社会经济决策咨询中心、中国专家战略指导委员会委员；香港科学院医学顾问、中国国际行业组织研究会研究员、中国国际行业组织研究会行业理事、加拿大传统医学会国际研究员、世界远程可视诊疗中心教授、中国管理科学院研究学术委员特约研究员、当代中国人才库编委、中国管理科学杰出研究者、中国未来研究院研究员、中国未来研究院院士、中国管理创新人物、中国亚太经济研究中心高级研究员、云南省医院协会理事会理事、曲靖市医学会副会长、罗平县医学会副会长。
刘麟江　中华微循环专业营养学会会员
舒占坤　曲靖市医学会副会长、曲靖市医学会医疗事故鉴定专家
邱树玉　曲靖市高龄护理学会会员
李定才　曲靖市医学会会员
侯建书　曲靖市护理学会会员、理事，
李强虎　曲靖市放射学会会员
徐金玉　曲靖市医学会麻醉学会会员、理事
陈　平　曲靖市护理学会会员、理事，曲靖市第一届医院感染管理专业委员会委员
沈改良　曲靖医学会药学会会员
王学斌　曲靖市医学会眼科专业学会会员
田永波　曲靖市医学会眼科专业学会会员、曲靖市医学会五官分会副主任委员
郭静清　曲靖市医学会放射学会会员
袁家礼　云南省放射学会会员、曲靖市医学会放射学会会员
保建强　曲靖市医学会内科学会会员、急诊学会会员
王文英　曲靖市护理学会会员
杜正祥　曲靖市放射学会会员
黄树芬　曲靖市中医学会会员、理事

医学院校兼职教师

舒占坤　广西右江民族医学院兼职教授
叶亚怀　广西右江民族医学院兼职副教授
邱树玉　广西右江民族医学院兼职副教授

侯建书　广西右江民族医学院兼职副教授
李定才　广西右江民族医学院兼职副教授
徐金玉　广西右江民族医学院兼职讲师
袁家礼　广西右江民族医学院兼职讲师
王菊芬　广西右江民族医学院兼职讲师
沈改良　广西右江民族医学院兼职讲师
王学斌　广西右江民族医学院兼职讲师
田永波　广西右江民族医学院兼职讲师
郭静清　广西右江民族医学院兼职讲师
余雄武　广西右江民族医学院兼职讲师
张传远　广西右江民族医学院兼职讲师
段雨生　广西右江民族医学院兼职讲师
丁佑伦　广西右江民族医学院兼职讲师
王国渊　广西右江民族医学院兼职讲师
张柱生　广西右江民族医学院兼职讲师
李虹道　广西右江民族医学院兼职讲师
保建强　广西右江民族医学院兼职讲师
杜正祥　广西右江民族医学院兼职讲师

外知名录

澳斯本教授，澳大利亚拉筹伯大学博士生导师，院长舒占坤硕士学位导师

政治荣誉名录

集体荣誉

1984 年 3 月，医院被县委、政府表彰为"精神文明建设先进集体"。

1984 年 5 月，团支部被团县委评为先进团支部。

1985 年 1 月，县委宣传部、县总工会举办"振兴中华"读书活动，被评为"先进集体"。

1985 年 3 月 8 日，县妇联举办拔河比赛，医院获团体第三名。

1985 年 10 月，医院工会被县总工会评为"先进职工之家"。

1985 年，全县卫生系统财会工作评比，医院名列第一，被评为卫生系统财务先进集体。

1986 年 10 月 4 日，省卫生厅授予罗平县人民医院省级"文明医院"称号。

1987 年 11 月 24 日，被省委、省政府命名为省级文明单位。

1987 年 7 月，被曲靖地委、行署评为"讲文明单位"。

1987 年 7 月，医院党支部被评为曲靖地区先进党支部。

1987 年 10 月，医院被评为省级体育先进集体。

1987 年 11 月，曲靖地区爱国卫生运动大检查，被评为"曲靖地区卫生先进单位"。

1988 年 3 月 8 日，医院女工委员会被县妇联评为"三·八"红旗集体。

1990 年 7 月 27 日和 8 月 17 日，参加抢救两次重大交通事故，被县委、政府授予"先进集体"光荣称号。

1990 年 11 月，被评为全国防盲治盲"先进县医院"。

1994 年 6 月，被云南省卫生厅评为省卫生系统先进集体。

1994 年 10 月，再次被全国残联、全国防盲办评为"全国防盲治盲先进县医院"。

1994 年 12 月 31 日，医院被县爱委会评为卫生先进单位。

1995 年 3 月，医院团支部被共青团曲靖地委授予青年文明号称号。

1995 年 10 月，被评为国家二级甲等医院。

1996 年 3 月 8 日，县妇联、县体委举行"三·八"妇女节拔河比赛，医院女队获第一名。

1996 年 4 月 1 日至 3 日，全县健康杯象棋比赛，医院获团体第四名。

1996 年 8 月，被评为世界卫生组织和国家卫生部认可的爱婴医院。

1996 年 10 月 19 日，在开展百日无医疗事故竞赛活动中，麻醉科、五官科、内科被评为医疗安全先进科室，其他科室为医疗安全科室。

1996 年 11 月，被国家卫生部、全国残联授予"全国防盲治盲先进县"，进入云南省四强县医院，全国排名第十八位。

1997 年 4 月 19 日，组队参加罗平县环保及爱国卫生知识竞赛，医院获集体二等奖。

1997 年 5 月，开展护理知识竞赛，外科获第一名，门诊部获第二名，内科获第三名。

1997 年 5 月，县委宣传部、县总工会、共青团县委举行"精神文明建设及迎香港回归知识竞赛"，获三等奖。

1997 年 6 月，被县卫生局评为"罗平县卫生工作先进集体"。

1997 年 7 月，曲靖地区召开卫生工作大会，医院被评为曲靖地区"卫生工作先进集体"。

1998 年 2 月 24 日，曲靖市精神文明办公室熊主任一行到医院举行"精神文明建设先进单位"授匾仪式。

1998 年 5 月，医院开展护理知识竞赛，小儿科获第一名，麻醉科获第二名，内科获第三名。

1998 年 6 月，被评为全民义务植树、城市绿化先进集体。

1998 年 10 月 1 日，医院工会被县总工会评为"工会工作先进集体"。

1998 年 10 月 1 日，中共曲靖市卫生局委员会授予医院"行业作风建设先进集体"称号。

1998 年 10 月 4 日，医院被评为云南省精神文明创建工作先进单位。

1999 年 9 月 30 日，曲靖市卫生局组织全市卫生系统文艺汇演，医院抽调 14 人组成罗平县卫生系统代表队参加汇演，荣获组织奖。

2000 年 7 月 1 日，医院党支部被罗平县委评为"先进党支部"。

2001 年 9 月，被曲靖市残联评为助残先进单位。

2001 年 7 月 1 日，医院党支部被县委评为"先进党支部"。

2001 年 9 月 4 日，曲靖市医政工作暨医疗改革工作会议在罗平县召开，医院同时被云南省卫生厅评为"省卫生系统先进单位"。

2002 年 4 月 19 日，医院被云南省卫生厅评为"云南省卫生系统行业作风建设先进单位"。

2002 年 12 月 25 日，云南省年度文明单位复查，医院被省委、省政府评为"全省精神文明建设先进单位"。

2003 年 9 月 19 日，医院被评为曲靖市抗击非典先进集体；小儿科（内三科）、门诊部、内一科、内二科被评为抗击非典先进科室。

2004 年 3 月 8 日，医院妇委会曲靖市妇联评为三八红旗集体。

2004 年 10 月 24 日，医院被云南省文明办、云南省爱卫办评为"讲文明、讲卫生、讲科学、树新风"先进单位。

2004 年 11 月，医院被曲靖市政府征兵办公室表彰为"2003 年度征兵体检工作先进单位"。

2005 年 1 月，被 315114 中国消费者查询网诚信联盟评为"亲诚信、重质量、诚信医院"。

2005 年 3 月 9 日，医院党支部被县委授予"先进党组织"称号。

2005 年 3 月 25 日，县保持共产党员先进性教育活动组织文艺晚会，医院获优秀奖。

2005 年 7 月 1 日，罗平县委、政府举行纪念中国共产党成立 84 周年、中国人民抗日战争暨世界反法西斯战争胜利 60 周年歌咏晚会，医院获第一名。

2005 年 8 月，医院被曲靖市卫生局授予"卫生改革先进集体"。

2005 年 8 月，医院党支部被县委授予"先进党组织"。

2006 年 3 月，被云南省委、省政府评为云南省"文化、科技、卫生"三下乡活动先进集体。

2006 年 6 月，被县委、政府评为 2006 年度菜花节旅游活动先进集体。

2006 年 6 月，医院参加曲靖市卫生系统文艺汇演，小品《医院彝山一家亲》获小品二等奖，舞蹈《生命之光》获舞蹈二等奖，快板《志在为民谋健康》获优秀创作奖，医院获组织奖。

2006 年 8 月，被县委、政府、县人民武装部评为"拥军优属先进单位"。

2006 年 9 月，被中国职业经理联合会、世界华商周报、中国培训师协会评为"首届九·一中国企业学习节 2006 年度全国百佳学习型组织"荣誉称号。

2008 年 5 月 12 日，医院被省卫生厅表彰为"医院管理年活动先进单位"。

2008 年 7 月 20 日，医院工会被曲靖市总工会"授予曲靖市模范职工之家"称号。

2009 年 3 月 12 日，医院拍摄的电视专题片《生命的跨越》在全国卫生系统首届《白衣天使感动中国》汇映活动中获优秀奖。

2009 年 8 月 31 日，医院被评为全国百姓放心示范医院。

2009 年 9 月，参加县委、县政府组织的庆祝中华人民共和国成立 60 周年大型歌咏比赛，荣获一等奖。

2009 年 9 月，参加曲靖市卫生系统组织的迎国庆 60 周年"祖国在我心中"文艺汇演，我院选送三个节目参赛，《在医改中奋进》、《笑着活下去》获最佳创作奖，情景剧《医患同乐》获最佳表演奖。

2009 年 12 月，医院被曲靖市医学会第五届理事会评为先进团体会员。

2010 年 4 月，医院被昆明医学院继续教育学院评为优秀教学点。

2010 年 5 月 6 日，医院被云南省住房和城乡建设厅评为省级园林单位。

2010 年 11 月，医院被《中国医院院长》杂志社评为最具惠民精神的基层医院。

卫生先进工作者、先进个人

杨茂森　1959 年，医院表彰先进个人

汤麟生　1959 年，医院表彰先进个人

洪麟书　1959 年，医院表彰先进个人

张映华　1959 年，医院表彰先进个人

周葵祥　1959 年，医院表彰先进个人

保忠秀　1959 年，医院表彰先进个人

郭瑞儒　1959 年，医院表彰先进个人

李梅仙　1959 年，医院表彰先进个人

杜志英　1959 年，医院表彰先进个人

海寿车　1959 年，医院表彰先进个人

李炳录　1959 年，医院表彰先进个人

王安乐　1959 年，医院表彰先进个人

葛步楼　1959 年，医院表彰先进个人

武美珍　1959 年，医院表彰先进个人

周家才　1959 年，医院表彰先进个人

桂平安　1986 年 12 月，医院评选"先进个人"（先进工作者）

凌　云　1986 年 12 月，医院评选"先进个人"（先进工作者）

陈　平　1986 年 12 月，医院评选"先进个人"（先进工作者）

周美轩　1986 年 12 月，医院评选"先进个人"（先进工作者）

王官珍　1986 年 12 月，医院评选"先进个人"（先进工作者）

王菊芬　1986 年 12 月，医院评选"先进个人"（先进工作者）

杜桂英　1986 年 12 月，医院评选"先进个人"（先进工作者）

李曰学　1986 年 12 月，医院评选"先进个人"（先进工作者）

杨月美　1986 年 12 月，医院评选"先进个人"（先进工作者）

陈保仙　1986 年 12 月，医院评选"先进个人"（先进工作者）

张莲珍　1986 年 12 月，医院评选"先进个人"（先进工作者）

杨凤英　1986 年 12 月，医院评选"先进个人"（先进工作者）

窦友轩　1986 年 12 月，医院评选"先进个人"（先进工作者）

王学斌　1986 年 12 月，医院评选"先进个人"（先进工作者）

刘吉才　1986 年 12 月，医院评选"先进个人"（先进工作者）

刘　海　1986 年 12 月，医院评选"先进个人"（先进工作者）

李彩仙　1986 年 12 月，医院评选"先进个人"（先进工作者）

郭官翠　1986 年 12 月，医院评选"先进个人"（先进工作者）

杨　敏　1986 年 12 月，医院评选"先进个人"（先进工作者）

黄　钰　1986 年 12 月，医院评选"先进个人"（先进工作者）

李树兰　1986 年 12 月，医院评选"先进个人"（先进工作者）

谢培香　1986 年 12 月，医院评选"先进个人"（先进工作者）

赏建中　1986 年 12 月，医院评选"先进个人"（先进工作者）

孙桂芳　1986 年 12 月，医院评选"先进个人"（先进工作者）

王菊莲　1986 年 12 月，医院评选"先进个人"（先进工作者）

陈柏林　1986 年 12 月，医院评选"先进个人"（先进工作者）

宋翠芬　1986 年 12 月，医院评选"先进个人"（先进工作者）

王崇芬　1986 年 12 月，医院评选"先进个人"（先进工作者）

周燕辉　1986 年 12 月，医院评选"先进个人"（先进工作者）

叶金菊　1986 年 12 月，医院评选"先进个人"（先进工作者）

叶云仙　1986 年 12 月，医院评选"先进个人"（先进工作者）

何建才　1986 年 12 月，医院评选"先进个人"（先进工作者）

高建华　1986 年 12 月，医院评选"先进个人"（先进工作者）

邱树玉　1986 年 12 月，医院评选"先进个人"（先进工作者）

侯建书　1986 年 12 月，医院评选"先进个人"（先进工作者）

李　俊　1986 年 12 月，医院评选"先进个人"（先进工作者）

毕美秀　1986 年 12 月，医院评选"先进个人"（先进工作者）

李定才　1986 年 12 月，医院评选"先进个人"（先进工作者）

杨菊英　1986 年 12 月，医院评选"先进个人"（先进工作者）

苏美焕　1986 年 12 月，医院评选"先进个人"（先进工作者）

柏国兰　1986 年 12 月，医院评选"先进个人"（先进工作者）

张孝莲　1986 年 12 月，医院评选"先进个人"（先进工作者）

黄朝珍　1986 年 12 月，医院评选"先进个人"（先进工作者）

杜　梅　1986 年 12 月，医院评选"先进个人"（先进工作者）

杨保安　1986 年 12 月，医院评选"先进个人"（先进工作者）

汤利英　1986 年 12 月，医院评选"先进个人"（先进工作者）

祝国华　1986 年 12 月，医院评选"先进个人"（先进工作者）

周绍信　1989 年 9 月，县政府表彰"卫生先进工作者"

杜桂英　1990 年 1 月，地委、行署表彰"计划生育工作先进个人"

舒占坤　1990 年 10 月，县政府表彰"招生工作先进个人"

徐金玉　1991 年 11 月，县委、政府表彰"7·27"、"8·17"重特大交通事故抢救先进个人

李强虎　1991 年 11 月，县委、政府表彰"7·27"、"8·17"重特大交通事故抢救先进个人

王菊芬　1991 年 11 月，县委、政府表彰"7·27"、"8·17"重特大交通事故抢救先进个人

陈　平　1991 年 11 月，县委、政府表彰"7·27"、"8·17"重特大交通事故抢救先进个人

李定才　1991 年 11 月，县委、政府表彰"7·27"、"8·17"重特大交通事故抢救先进个人

杨　琼　1991 年 11 月，县委、政府表彰"7·27"、"8·17"重特大交通事故抢救先进个人

陈　静　1991 年 11 月，县委、政府表彰"7·27"、"8·17"重特大交通事故抢救先进个人

盛云惠　1991 年 11 月，县委、政府表彰"7·27"、"8·17"重特大交通事故抢救先进个人

郭　玲　1991 年 11 月，县委、政府表彰"7·27"、"8·17"重特大交通事故抢救先进个人

陈黎明　1991年11月，县委、政府表彰"7·27"、"8·17"重特大交通事故抢救先进个人

桂平安　1991年11月，县委、政府表彰"7·27"、"8·17"重特大交通事故抢救先进个人

丁佑伦　1991年11月，县委、政府表彰"7·27"、"8·17"重特大交通事故抢救先进个人

杨保安　1991年11月，县委、政府表彰"7·27"、"8·17"重特大交通事故抢救先进个人

刘家丽　1991年11月，县委、政府表彰"7·27"、"8·17"重特大交通事故抢救先进个人

吴振义　1991年11月，县委、政府表彰"7·27"、"8·17"重特大交通事故抢救先进个人

赵　华　1991年11月，县委、政府表彰"7·27"、"8·17"重特大交通事故抢救先进个人

李家庆　1991年11月，县委、政府表彰"7·27"、"8·17"重特大交通事故抢救先进个人

祝国华　1991年11月，县委、政府表彰"7·27"、"8·17"重特大交通事故抢救先进个人

张广俊　1991年11月，县委、政府表彰"7·27"、"8·17"重特大交通事故抢救先进个人

王学斌　1991年11月，县委、政府表彰"7·27"、"8·17"重特大交通事故抢救先进个人

孙桂芳　1991年11月，县委、政府表彰"7·27"、"8·17"重特大交通事故抢救先进个人

杨琼美　1991年11月，县委、政府表彰"7·27"、"8·17"重特大交通事故抢救先进个人

张稳柱　1991年11月，县委、政府表彰"7·27"、"8·17"重特大交通事故抢救先进个人

杜　梅　1991年11月，县委、政府表彰"7·27"、"8·17"重特大交通事故抢救先进个人

王绍芬　1991年11月，县委、政府表彰"7·27"、"8·17"重特大交通事故抢救先进个人

段红刚　1991年11月，县委、政府表彰"7·27"、"8·17"重特大交通事故抢救先进个人

李定才　1993年12月，医院评选"先进工作者"

赵　华　1993年12月，医院评选"先进工作者"

陈小乔　1993年12月，医院评选"先进工作者"

王绍芬　1993年12月，医院评选"先进工作者"

保建强　1993年12月，医院评选"先进工作者"

王国渊　1993年12月，医院评选"先进工作者"

李虹道　1993年12月，医院评选"先进工作者"

徐金玉　1994年6月，获曲靖地区"无菌技术"竞赛三等奖

王学斌　1994年11月，省教育厅、省卫生厅"招生体检先进个人"

舒占坤　1997年12月，地委、行署"卫生工作先进工作者"

王学斌　1998年2月，县委、政府表彰"卫生工作先进个人"

李虹道　1998年2月，县委、政府表彰"卫生工作先进个人"

李定才　1998年2月，县委、政府表彰"卫生工作先进个人"

陈　静　1998年2月，县委、政府表彰"卫生工作先进个人"

刘　海　1998年12月，医院表彰"先进工作者"

杨发昌　1998年12月，医院表彰"先进工作者"

保建强　1998年12月，医院表彰"先进工作者"

王文英　1998年12月，医院表彰"先进工作者"

王　芸　1998年12月，医院表彰"先进工作者"

沈改良　1998年12月，医院表彰"先进工作者"

王菊芬　1998年12月，医院表彰"先进工作者"

李美琼　1998年12月，医院表彰"先进工作者"

刘　红　1998年12月，医院表彰"先进工作者"

陈　静　1998年12月，医院表彰"先进工作者"

王学斌　1998年12月，医院表彰"先进工作者"

陈祖德　1998年12月，医院表彰"先进工作者"

梁海忠　1998 年 12 月，医院表彰"先进工作者"

崔茂排　1998 年 12 月，医院表彰"先进工作者"

张柱生　1998 年 12 月，医院表彰"先进工作者"

李虹道　1998 年 12 月，医院表彰"先进工作者"

李兴华　1998 年 12 月，医院表彰"先进工作者"

张传远　1998 年 12 月，医院表彰"先进工作者"

舒占坤　2002 年 10 月，市委、市政府表彰"卫生工作先进工作者"

余雄武　2003 年，医院表彰"抗击'非典'先进工作者"

卢　松　2003 年，医院表彰"抗击'非典'先进工作者"

陈祖德　2003 年，医院表彰"抗击'非典'先进工作者"

马爱英　2003 年，医院表彰"抗击'非典'先进工作者"

王艳丽　2003 年，医院表彰"抗击'非典'先进工作者"

谢国玲　2003 年，医院表彰"抗击'非典'先进工作者"

董秋花　2003 年，医院表彰"抗击'非典'先进工作者"

李虹道　2003 年，医院表彰"抗击'非典'先进工作者"

郭官翠　2003 年，医院表彰"抗击'非典'先进工作者"

李彩仙　2003 年，医院表彰"抗击'非典'先进工作者"

梁凤仙　2003 年，医院表彰"抗击'非典'先进工作者"

刘月萍　2003 年，医院表彰"抗击'非典'先进工作者"

张兆琼　2003 年，医院表彰"抗击'非典'先进工作者"

徐金玉　2003 年，医院表彰"抗击'非典'先进工作者"

陈书莲　2003 年，医院表彰"抗击'非典'先进工作者"

梁海忠　2003 年，医院表彰"抗击'非典'先进工作者"

陈　平　2003 年，医院表彰"抗击'非典'先进工作者"

陈　静　2003 年，医院表彰"抗击'非典'先进工作者"

王家祥　2003 年，医院表彰"抗击'非典'先进工作者"

王国渊　2003 年，医院表彰"抗击'非典'先进工作者"

盛云惠　2003 年，医院表彰"抗击'非典'先进工作者"

黄树芬　2003 年，医院表彰"抗击'非典'先进工作者"

雷红玲　2003 年，医院表彰"抗击'非典'先进工作者"

王官珍　2003 年，医院表彰"抗击'非典'先进工作者"

张金惠　2003 年，医院表彰"抗击'非典'先进工作者"

冯　锐　2003 年，医院表彰"抗击'非典'先进工作者"

郭静清　2003 年，医院表彰"抗击'非典'先进工作者"

田永波　2003 年，医院表彰"抗击'非典'先进工作者"

张西萍　2003 年，医院表彰"抗击'非典'先进工作者"

杜正祥　2003 年，医院表彰"抗击'非典'先进工作者"

段雨生　2003 年，医院表彰"抗击'非典'先进工作者"

方　茜　2003 年，医院表彰"抗击'非典'先进工作者"

叶碧辉　2003 年，医院表彰"抗击'非典'先进工作者"

施书鹏　2003 年，医院表彰"抗击'非典'先进工作者"

张显德　2003 年，医院表彰"抗击'非典'先进工作者"

张保芬　2003 年，医院表彰"抗击'非典'先进工作者"

张传远　2003 年，医院表彰"抗击'非典'先进工作者"

张柱生　2003 年，医院表彰"抗击'非典'先进工作者"

张自云　2003 年，医院表彰"抗击'非典'先进工作者"

王丽华　2003 年，医院表彰"抗击'非典'先进工作者"

崔荣刚　2003 年，医院表彰"抗击'非典'先进工作者"

张春权　2003 年，医院表彰"抗击'非典'先进工作者"

舒占坤　2004 年 12 月，被罗平县人民政府征兵办公室评为"征兵工作先进个人"

叶亚怀　2004 年 12 月，被罗平县人民政府征兵办公室评为"征兵工作先进个人"

余雄武　2004 年 12 月，被罗平县人民政府征兵办公室评为"征兵工作先进个人"

王国渊　2009 年 10 月，被罗平县人民政府征兵办公室评为"征兵工作先进个人"

陈　平　2010 年 10 月，被罗平县人民政府征兵办公室评为"征兵工作先进个人"

舒占坤　2010 年 1 月，被中华人民共和国卫生部、国家食品监督管理局、国家中医药管理局授予全国医药卫生系统先进个人称号

优秀共产党员

张孝莲　1964 年 7 月 1 日，县直机关党员大会表彰"优秀共产党员"

舒占坤　1987 年 7 月 1 日，罗平县委表彰"优秀共产党员"

舒占坤　1993 年 7 月，县委表彰"优秀共产党员"

舒占坤　1994 年 7 月，县委表彰"优秀共产党员"

舒占坤　1995 年 12 月，医院党支部表彰"优秀共产党员"

李定才　1995 年 12 月，医院党支部表彰"优秀共产党员"

徐金玉　1995 年 12 月，医院党支部表彰"优秀共产党员"

舒占坤　1996 年 12 月，医院党支部表彰"优秀共产党员"

余雄武　1996 年 12 月，医院党支部表彰"优秀共产党员"

王菊芬　1996 年 12 月，医院党支部表彰"优秀共产党员"

舒占坤　1997 年 8 月，县委表彰"优秀共产党员"

叶亚怀　1997 年 11 月，医院党支部表彰"优秀共产党员"

徐金玉　1997 年 11 月，医院党支部表彰"优秀共产党员"

陈　静　1998 年 2 月，被县委政府评为"卫生工作先进个人"

舒占坤　1998 年 12 月，医院党支部表彰"优秀共产党员"

叶亚怀　1998 年 12 月，医院党支部表彰"优秀共产党员"

余雄武　1998 年 12 月，医院党支部表彰"优秀共产党员"

舒占坤　1998 年 12 月，县委表彰"优秀共产党员"

邱树玉　1999 年 10 月，市委组织部表彰"优秀党群电教工作者"

舒占坤　1999 年 11 月，医院党支部表彰"优秀共产党员"

邱树玉　1999 年 11 月，医院党支部表彰"优秀共产党员"

徐金玉　1999 年 11 月，医院党支部表彰"优秀共产党员"

舒占坤　2000 年 12 月，医院党支部表彰"优秀共产党员"

邱树玉　2000 年 12 月，医院党支部表彰"优秀共产党员"

余雄武　2000 年 12 月，医院党支部表彰"优秀共产党员"

叶亚怀　2001 年 7 月，县委表彰"优秀共产党员"

舒占坤　2001 年 12 月，医院党支部表彰"优秀共产党员"

叶亚怀　2001 年 12 月，医院党支部表彰"优秀共产党员"

李定才　2001 年 12 月，医院党支部表彰"优秀共产党员"

余雄武　2001 年 12 月，医院党支部表彰"优秀共产党员"

李定才　2002 年 12 月，县委表彰"优秀共产党员"

徐金玉　2002 年 11 月，医院党支部表彰"优秀共产党员"

李定才　2002 年 11 月，医院党支部表彰"优秀共产党员"

余雄武　2002 年 11 月，医院党支部表彰"优秀共产党员"

保建强　2002 年 11 月，医院党支部表彰"优秀共产党员"

邱树玉　2003 年，县委表彰"优秀党群工作干部"

余雄武　2003 年 12 月，医院党支部表彰"优秀共产党员"

徐金玉　2003 年 12 月，医院党支部表彰"优秀共产党员"

李定才　2003 年 12 月，医院党支部表彰"优秀共产党员"

保建强　2003 年 12 月，医院党支部表彰"优秀共产党员"

叶亚怀　2004 年 12 月，医院党支部表彰"优秀共产党员"

余雄武　2004 年 12 月，医院党支部表彰"优秀共产党员"

李定才　2004 年 12 月，医院党支部表彰"优秀共产党员"

徐金玉　2004 年 12 月，医院党支部表彰"优秀共产党员"

舒占坤　2004 年 12 月，省委、省政府表彰"实践三个代表重要思想先进个人"

保建强　2005 年 12 月，医院党支部表彰"优秀共产党"

郭静清　2005 年 12 月，医院党支部表彰"优秀共产党"

王菊芬　2005 年 12 月，医院党支部表彰"优秀共产党"

张春权　2005 年 12 月，医院党支部表彰"优秀共产党"

叶亚怀　2005 年 12 月，医院表彰"保持共产党员先进性教育活动先进个人"

余雄武　2005 年 12 月，医院表彰"保持共产党员先进性教育活动先进个人"

李定才　2005 年 12 月，医院表彰"保持共产党员先进性教育活动先进个人"

徐金玉　2005 年 12 月，医院表彰"保持共产党员先进性教育活动先进个人"

舒占坤　2005 年，市委、市政府表彰"曲靖市先进性教育先进工作者"

李虹道　2006 年 11 月，医院党支部评选优秀共产党员

徐金玉　2006 年 11 月，医院党支部评选优秀共产党员

保建强　2006 年 11 月，医院党支部评选优秀共产党员

李定才　2006 年 11 月，医院党支部评选优秀共产党员

郭静清　2007 年 3 月 6 日，被县卫生局党委评为 2005 年度"优秀共产党员"

郭静清　2010 年 7 月 1 日，被县卫生局党委评为 2010 年卫生系统"共产党员抗旱先锋"活动优秀党务工作者

优秀护士

郭瑞儒　1964 年罗平县政府表彰"优秀护士"

凌　云　1986 年，省卫生厅表彰"心灵美护士"

柏国兰　1986 年，省卫生厅表彰"心灵美护士"

马琼英　1986 年 5 月 12 日，县委、政府授予"在边疆从事护理先进工作者"

张孝莲　1986 年 5 月 12 日，县委、政府授予"在边疆从事护理先进工作者"

黄朝珍　1986 年 5 月 12 日，县委、政府授予"在边疆从事护理先进工作者"

陈砚芳　1986 年 5 月 12 日，县委、政府授予"在边疆从事护理先进工作者"

王琼仙　1986 年 5 月 12 日，县委、政府授予"在边疆从事护理先进工作者"

郭瑞儒　1986 年 5 月 12 日，县委、政府授予"在边疆从事护理先进工作者"

柏国兰　1989 年 5 月，省卫生厅"心灵美护士"

柏国兰　1992 年 5 月，县卫生局表彰"优秀护士"

陈　静　1994 年 5 月 10 日，在曲靖地区护理技术操作竞赛中获第三名

李　俊　1994 年 5 月 10 日，在曲靖地区护理技术操作竞赛中获第三名

陈　平　1994 年 5 月 10 日，在曲靖地区护理技术操作竞赛中获第三名

王国俊　1994 年 5 月，护理先进工作者

陈　平　1994 年 5 月，护理先进工作者

张绍菊　1994 年 5 月，护理先进工作者

席　燕　1994 年 5 月，护理先进工作者

燕　雁　1994 年 5 月，护理先进工作者

陈　静　1994 年 5 月，护理先进工作者

唐　丽　1994 年 5 月，护理先进工作者

毛惠菊　1994 年 5 月，护理先进工作者

陈黎明　1994 年 5 月，护理先进工作者

陈　丽　1994 年 5 月，护理先进工作者

付同玲　1994 年 5 月，护理先进工作者

贾荣琼　1994 年 5 月，护理先进工作者

盛云惠　1994 年 5 月，护理先进工作者

柏国兰　1994 年 5 月，护理先进工作者

纪杏莲　1994 年 5 月，护理先进工作者

刘　红　1994 年 5 月，护理先进工作者

刘家丽　1994 年 5 月，护理先进工作者

李美琼　1994 年 5 月，护理先进工作者

王艳丽　1994 年 5 月，护理先进工作者

史林芝　2001 年 5 月，省卫生厅表彰"优秀护士"

李茂娟　2002 年，市政府表彰"十佳护士称号"

李海丽　2004 年 2 月 18 日，被罗平县工会、罗平县卫生局授予"罗平县护理技术状元"称号

李海丽　2004 年 3 月 19 日获曲靖市总工会、曲靖市卫生局授予"曲靖市护理技术优秀奖"

陈黎明　2004 年 5 月，省卫生厅表彰"优秀护士"

李美琼　2006 年 6 月，省卫生厅表彰"从事护理工作三十年荣誉护士"

李　俊　2006 年 6 月，省卫生厅表彰"从事护理工作三十年荣誉护士"

谢香玉　2006 年 6 月，省卫生厅表彰"从事护理工作三十年荣誉护士"

王　云　2006 年 6 月，省卫生厅表彰"从事护理工作三十年荣誉护士"

陈建娣　2006 年 6 月，省卫生厅表彰"从事护理工作三十年荣誉护士"

陈　静　2006 年，省卫生厅表彰"省级优秀护士称号"

李海丽　2007 年 8 月，在罗平县总工会、罗平县卫生局组织的罗平县护理技术技能竞赛中荣获第
一名

李海丽　2008 年 5 月 12 日，被云南省卫生厅、云南省教育卫生科研工会评为"云南省优秀护士"

陈　平　2010 年 5 月 7 日，被曲靖市卫生局评为"优秀护士"
史林芝　2010 年 5 月 7 日，被曲靖市卫生局评为"优秀护士"
陈书莲　2010 年 5 月 7 日，被曲靖市卫生局评为"优秀护士"
段雪芬　2010 年 5 月 7 日，被曲靖市卫生局评为"优秀护士"
陈书莲　2010 年 5 月 12 日，被云南省卫生厅评为"优秀护士"

劳动模范

杨凤英　1991 年 10 月，省卫生厅表彰"云南省卫生系统模范工作者"
徐金玉　1991 年 10 月，省卫生厅表彰"云南省卫生系统模范工作者"
王学斌　1991 年 10 月，省卫生厅表彰"云南省卫生系统白求恩杯获得者"
舒占坤　2000 年 12 月，市委、市政府表彰"特殊津贴获得者"
叶亚怀　2000 年 5 月，县委、政府表彰"县劳动模范"

优秀共青团员、团干部

雷红玲　1980 年 10 月，团县委表彰优秀共青团员
陈红玲　1984 年 5 月，团县委表彰优秀团干部
陈　丽　1984 年 5 月，团县委表彰优秀共青团员
李强虎　1990 年 5 月，团县委表彰"优秀共青团员"
李强虎　1991 年 5 月，团县委表彰"优秀团员"

优秀科技人员

张孝莲　1983 年国家人事部、劳动部、卫生部评为长期在少数民族地区工作的科技工作者
舒占坤　1987 年 7 月 1 日，县委、政府表彰"先进科技工作者"
柏国兰　1991 年 10 月，地委、行署表彰"有突出贡献的优秀专业技术人才"
舒占坤　2002 年 11 月被曲靖市委、市政府表彰为科普工作先进个人
李虹道　2003 年 10 月，县委、政府表彰"科学技术先进工作者"
舒占坤　2003 年 10 月，县委、政府表彰"有突出贡献科技人员"
舒占坤　2005 年 8 月，市政府表彰"有突出贡献的优秀专业技人才"
舒占坤　2007 年 3 月，县委、政府表彰为"科技工作先进个人"
郭静清　2008 年 10 月 21 日，被中共罗平县委评为"科技工作先进工作者"
黄胜荣　2009 年 4 月，被曲靖市卫生局、曲靖市总工会表彰为"曲靖市推拿技术能手"

优秀女干部、三八红旗手

张绍菊　1984 年"三·八"节，县妇联表彰"三·八红旗手"
柏国兰　1985 年 3 月 8 日，县妇联表彰"县三·八红旗手"

凌　云　1987 年 3 月，县妇联表彰"县三·八红旗手"

徐金玉　1987 年 3 月，曲靖地区首届妇女法律知识竞赛三等奖获得者

邱树玉　1988 年 3 月，县妇联表彰"县三·八红旗手"

邱树玉　1989 年 3 月，县妇联表彰"先进女工干部"

徐金玉　2003 年 10 月，县妇联表彰"双学双比先进工作者"

徐金玉　2008 年 3 月，县妇联表彰"百佳贤内助"

其它表彰

李定才　1984 年 11 月，省政府表彰"云南省统战工作先进个人"

徐金玉　1985 年 4 月，县委政府表彰"县社会主义精神文明建设先进个人"

李兴华　1985 年 12 月，县计经委表彰"物价工作先进个人"

徐金玉　1988 年 4 月，县总工会表彰"工会积极分子"

舒占坤　1988 年 4 月，县总工会表彰"工会特邀积极分子"

邱树玉　1990 年 3 月，县妇联表彰"合格家长"

徐金玉　1990 年 5 月，县工会表彰"优秀工会工作者"

陈　平　1990 年 5 月，团县委表彰"学雷锋，学赖宁积极分子"

王学斌　1991 年 10 月，被评为云南省卫生系统白求恩杯获得者

刘　海　1992 年 12 月，地委、行署表彰"统一祖国、振兴中华先进工作者"

邱树玉　1998 年 3 月，县政协表彰"优秀政协委员"

邱树玉　2000 年 3 月，县政协表彰"优秀政协委员"

舒占坤　2000 年 10 月，市委、政府表彰"曲靖市第四届民族团结先进个人"

李定才　2000 年 12 月，县委、政府表彰"民族团结先进个人"

邱树玉　2001 年，全国妇联（省、市、县妇联）表彰"五好文明家庭"

舒占坤　2002 年 9 月，市委、市政府表彰"民族团结先进个人"

陈黎明　2002 年 2 月，被政协曲靖市委员会评为"曲靖市第一届优秀政协委员"

舒占坤　2004 年 6 月，市委、市政府表彰"全市十大奔小康先进典型"

舒占坤　2004 年 12 月，曲靖市委、市政府表彰"全市十大新闻人物"

余雄武　2005 年 10 月，县委、政府表彰"旅游工作先进个人"

舒占坤　2006 年 12 月，被评为"曲靖市优秀人大代表"

叶亚怀　2007 年 3 月，被罗平县委、政府表彰为"创卫活动先进个人"

陈黎明　2007 年 3 月，被政协曲靖市委员会评为"曲靖市第二届优秀政协委员"

舒占坤　2007 年 6 月，被中国管理科学院评为和谐中国推动力人物

舒占坤　2008 年 11 月，被中国医院协会评为中国医院"先声怀"优秀院长

郭静清　2009 年 9 月，因 2007—2008 年度无偿献血工作中成绩突出，被曲靖市人民政府表彰为"先进工作者"

舒占坤　2009 年 12 月，被曲靖市医学会评为"优秀会员"

舒占坤　2010 年 1 月，荣获"全国百姓放心示范医院优秀管理者"称号

陈黎明　2010 年 2 月，获政协曲靖市委员会"优秀提案"奖

陈　平　2010 年 9 月，被曲靖市医学高等专科学校授予"优秀带教教师"称号

史林芝　2010 年 9 月，被曲靖市医学高等专科学校授予"优秀带教教师"称号

文　献

文　件

关于加快县医院卫生体制改革的指示

县卫生局：

　　为认真贯彻落实党的十四大精神，加快改革开放的步伐，结合罗平实际，为了推动罗平卫生事业的发展，深化卫生体制改革，经中共罗平县委研究，将县人民医院作为全县卫生改革的试点，并就改革的有关问题指示如下：

　　一、卫生改革要按照改革开放的总体安排，根据上级有关卫生体制改革的指示精神，以"三个有利"为标准，结合实际，积极稳妥地、有计划按步骤地进行。

　　二、县卫生局要组织相应力量，在县级有关部门配合下，依靠医院党政班子和广大医务人员，拟定改革方案，经广大医务人员讨论，报县人民政府批准实施。

　　三、改革试点方案的基本思路和原则性是：重申过去已经实行的院长负责制；实行层层聘任制；科室承包制；探索对固定资产实行风险抵押制。党支部要通过党员的先锋模范作用和发扬"五种"精神，保证改革的顺利进行。力求通过改革，改变现行吃饭靠国家，花钱靠自己的体制，应当走向吃饭靠自己、建设靠国家的轨道上来。

　　四、县医院体制改革试点方案要充分体现社会效益高于经济效益的特点，坚持为人民服务的方向。改革不仅要有利于调动广大医务工作者的积极性，还要有利于提高服务质量，端正服务态度，争取最佳社会效益和经济效益。

　　五、关于是否允许在职医务人员搞第二职业的问题，由卫生局会同县医院，查找有关依据，分析利弊，提出方案，报县人民政府批准执行。

　　六、要加强卫生局对改革试点工作的领导。县卫生局要在抓好面上工作的同时，不断加强对县医院改革的领导，县政府和有关部门也要积极配合、支持，通过组建班子和实施改革方案，尽快扭转县医院乃至全县卫生工作的被动局面。贯彻执行的有关情况望及时汇报。

　　此示！

中共罗平县委

一九九三年五月十八日

注：该文文号为罗发（1993）9号文件。

罗平县人民医院改革方案的请示

县人民政府：

我院于 1986 年创建省级文明医院，1987 年被省委、省政府命名为"文明单位"，过去多次受到省、地、县领导部门的表彰和奖励，医院工作在全区卫生系统属于改革起步早、效果好的单位。但近两年来，由于各种不良因素的干扰，使医院很多工作不能正常运转，优良风气及正常的规章制度遭到践踏，医院脏、乱、差，病人看病难、住院难等问题严重存在，直接影响了医院的声誉，省级文明单位受到了黄牌警告。为了解决医院的问题，县委、县人民政府于 4 月 23 日派出工作组进驻县医院，5 月 18 日县委对罗平县医院的问题专门发了 1993 年 9 号文件《关于加快县医院卫生体制改革的指示》，钭县医院作为全县卫生改革的试点，作出了六条明确指示，要求尽快扭转县医院乃至全县卫生工作的被动局面，促进医院各项工作的正常开展。县医院的改革势在必行，不改革医院就没有出路。在商品经济发展的时代，医院只有实行改革，在改革中应以全心全意为人民服务为宗旨，以社会的需要，人民群众的需求为准则，打破卫生事业的传统观念，实行综合目标管理，必须注重社会效益，提高经济效益和技术效益，才能求得全民所有制医院本身的生存和发展，才能巩固和壮大社会主义全民所有制医院，力争早日做到由吃饭建设靠财政变为建设靠财政，吃饭靠自己的方向。为尽快落实县委 1993 年 9 号文件的指示精神，特制定如下方案：

一、医院改革的方向

1. 改革的指导思想是，坚持四项基本原则，以全心全意为人民服务为宗旨，提高社会效益和人民的健康需求为准则，打破卫生事业的传统观念，全面树立医院的医疗工作必须为经济建设这个中心服务，将医院工作投入到经济建设的良性循环中去。

2. 将福利型的办医模式转变到具有中国特色的社会主义公益性经营型的办医模式上来，实行具有事业性质的企业化管理。

3. 充分引入市场调节机制、商品机制、价格与价值的合理关系机制，树立良好的技术信誉、低耗信誉、服务信誉，以此途径来求得全民所有制医院本身的生存与发展，从而巩固和壮大社会主义全民所有制的人民医院。

二、增加医院医疗卫生工作的全方位投入

卫生工作的任务是进行有益的、保障人民身体健康的事业，是社会主义卫生事业的特点和社会主义优越性的体现之一。尽管在不同的革命时期和社会主义建设阶段有不同的侧重点，但其根本任务不变。在以经济建设为中心，加快社会主义现代化建设的基本国策的今天，仍然必须全方位的增加医疗卫生事业的硬性投入。

1. 卫生事业的状况是构成社会文明程度的标志之一，在社会主义条件下，其生产资料公有制的社会制度和医院是国家的国有资产，这就更加决定了其投入的主渠道是国家和地方的财政预算和拨款，为此，医院的改革不但不能削减人头费，而且国家对医院的固定资产的更新、改造，投入应随财政收入的增加而增加，从而巩固其固定资产全民所有制的绝对优势。

2. 在社会主义的社会健康保险制度未普及和建立之前，社会主义的医院尽管以公益性的经营模式出现，但其实质上的福利性和公益性没有改变。所以社会各部门、企事业单位、集体经济组织和整个社会集团、社会成员都有责任和义务增加其健康投入现捐赠，以扩大保障人民身体健康的医疗卫生机构。

3. 在保证社会主义公有制的主体的前提下，广开医院财源，提高职工的主人翁地位感和责任感，使职工做到与医院同兴衰、共命运，以医院为家，为振兴罗平经济服务，为罗平全县各族伤病员服务。

三、管理体制及分配制度的改革

1. 实行院长负责制、层层聘任制、科室承包制、固定资产折旧和风险金抵押制，依据《企业法》

和《全民所有制企业转换经营机制条例》，院长由县委任命，副院长由院长提名，报组织部批准，并建立健全以院长为首的行政指挥系统，院长在医院经营中活动中是唯一的法人代表。

科主任、护士长由院长聘任或任命，科室组成人员由主任聘任，院、科两级领导分别可享受一定的职务津贴；科室在聘任中可根据技术高低、质量好坏等进行高职低聘，低职高聘或合理的优化组合的层层聘任制。

科室与医院实行《综合目标管理合同承包责任制》。医院按《综合目标管理合同》及《院、科经济分配实施细则》进行核算，结余部分院、科两级分成。科室所得部分是科室的劳酬金（包括工资、奖金、加班超时超额及各种费用等），劳酬金分配科室有自主权，原则上上不封顶，下不保底，在分配中应打破大锅饭和中锅饭，克服平均主义；原则上打破原有结构工资制，根据职工工作质量、服务态度、各种效益等的好坏、高低，制定出合理的分配系数进行分配，真正做到奖勤罚懒、奖优罚劣。

风险抵押金制。医院分层次实行全员性受聘人员的风险金抵押，风险抵押要根据完成《综合目标管理责任制》和效益的高低进行百分之百、百分之一百五十、百分之两百的分成；如不能完成合同规定及任务，应百分之百扣除风险抵押金，交医院作为积累。

2. 医院管理人员的劳酬金的分配，可根据完成任务的好坏、职务的高低，按科室劳酬金分配的前二名低于平均数的 10~20% 或高于平均数的 30~50% 发给。科室负责人在完成任务较好的情况下，可高于全科平均数的 30~50%。

3. 建立健全党支部委员会、职代会、学术委员会、院务管理委员会等党政组织和群众组织机构，"坚持院长决策指挥，支部监督保证，职工民主管理、专家咨询服务"的管理体制。

4. 医院党支部是党在医院的基层组织，党的基层组织委员会应根据《党章》、《准则》的规定，认真履行其职责，保证医院改革和党的方针、政策在医院贯彻执行，带领广大党员在医院改革和建设中真正起先锋模范作用，并对上级党委负责。

5. 精简一切可以精简的行政职能机构，实行小机构大服务，一人多职，增加第一线工作人员。

四、医院劳动人事制度改革

1. 医院享有劳动用工权、人事管理权。对现有职工以档案方式保留职工的身份和待遇。在个人交纳了风险担保抵押金的前提下，实行工人合同制，管理人员、技术人员聘任制。医院有权面向社会公开招收专业技术人员，有权决定用工形式；有权在做好定编定员的基础上，实行合理的劳动优化组合。依照法律、法规和医院的规章制度实行待岗、试岗、解除劳动合同、辞退乃至除名。

2. 实行管理干部聘任制和技术职务聘任制、考核制。对被解聘的干部、专业技术人员，可以安排其他工作。对应聘的职工，在参照基础工资和工龄工资的前提下，职务工资、效益工资随职务、效益的变动而变动。

3. 实行内部待业制。对拒聘、辞聘人员（指已被聘任后又提出拒聘的人员），在超过15天不接受聘任者，按自动离职与医院自动脱钩，并交出所有培养、进修费用；不得开业行医；对其家属、子女及带入本院的亲属，也按自动离职处理，在规定有限内迁出医院。对落聘人员而无其它收入谋生的职工，在服从医院的临时安排下，医院承担其工资（基础工资、工龄工资）的70%；对无法安排的落聘人员，医院可采取倾斜政策鼓励其自谋出路。对老弱病残或因健康因素无力胜任本职工作的职工，鼓励其病退和提前3—5年退休。对技术骨干可延长退休年龄。对违反医院院规被辞退、除名的职工，其家属子女职工按辞聘、拒聘条款对待。

4. 关于停薪留职问题。医院工作人员按月在交足原实发费用的百分之百和退出培养、进修期间费用时，可办理停薪留职手续，其在医院工作的家属、子女等直系亲属必须同时办理停薪留职手续和迁出医院，签订合同时间必须至退休年龄为止。

对按政策去边远山区的卫生院、办事处卫生所的专业技术人员，则不受条件的限制。

5. 关于业余工作的问题，上级所提倡的业余创收活动，是指医院有组织、有计划、有利于巩固和发展科室、医院的活动；对妨碍科室建设、妨碍和动摇医院、科室的凝聚力、吸引力的个人业余创收活动一律取消。对劝阻不听者，医院和科室可解除合同，按拒聘人员处理，与医院正式脱钩。

五、转换经营机制、运行机制、分配机制

1. 医院经营机制转换后，必须遵循省卫生厅规定的等级医院的标准建院，服从上级主管部门的领导。

2. 医院在保证社会主义办医方向的前提下，上级主管部门应给予医院有经营自主权、人事劳动权、工资奖金分配权；在国家物价政策原则下的物价自主权、投资决策权、横向纵向联合权、购买权。

3. 在经营活动中，实行"以工助医、以副补主"的方针，只要社会需要，只要人民群众需要，可开办一、二、三产业的各种经济实体。在开办经济实体的前三年，国家给予免税、减税的优惠政策和给予宽松的经营环境。

4. 可开展优质、优先、优价的服务，逐步实现在现有成本基础上的成本收费和微利收费。

5. 对医院的技术专利、专有技术和技术成果，在转让、传授、培养时实行商品性质的收费。

6. 实行院、科两级负责制，科室或医院下设的经济实体，可实行优化组合。在正确处理好国家、集体、个人的关系后，所得利益应遵循国家财经纪律、政策，接受财务部门的监督管理；可实行任何形式的承包或租赁，承包者和租赁者的个人收入，只受国家调节税的控制，医院不再干预。

7. 承包人在每轮承包完成任务后，固定上浮一级档案工资或给予一定的奖励，并在同等条件下的晋升、晋职中有优先权。对医院发展有重大贡献的技术人员给予重奖。

8. 凡参与医院全员承包的人员，劳动保险等由医院与劳动部门办理。

六．应遵循的原则

1. 必须坚持四项基本原则，坚持全心全意为人民服务的宗旨；坚持发扬社会主义的人道主义精神。

2，发包方有权对质量控制、财务管理、内部审计、信息监测、计划指导、医德医风、精神文明建设等方面的工作有否决、行政和经济制裁的权利。

以上当否？请批示！

罗平县人民医院

1993 年 6 月 29 日

注：此文为讨论稿。

关于批转《罗平县人民医院改革方案（试行）》的通知

县卫生局：

《罗平县人民医院改革方案（试行）》，已经政府研究同意，现批转你们执行。望结合部门实际，尽快制定出细则，组织实施，并在工作中逐步完善。

此通知

罗平县人民政府

一九九三年九月一日

注：罗平县政发（1993）37 号

罗平县人民医院改革方案（试行）

随着市场经济发展的需要，医院只有进行改革，才能求得生存、巩固和发展。在改革中必须坚持全心全意为人民服务的宗旨，提高社会效益。技术效益和经济效益，为尽快落实县委（1993）9号文件精神，特制定本方案。

一、指导思想和发展方向

1. 指导思想是：坚持四项基本原则，全心全意为人民服务，顺应社会主义市场经济发展，使医院工作在服务于全县经济建设的同时，求得自身的巩固和发展。

2. 发展方向是：充分引入市场调节机制、商品机制，借鉴企业管理方法，逐步由福利型向公益性、效益型转变，树立良好的技术信誉、低耗信誉、服务信誉，坚持具有中国特色的办医方向。

二、管理体制

1. 行政管理：参照《企业法》和《全民所有制企业转换经营机制条例》，实行院长负责制，层层聘任制、承包制。

（1）院长在医院改革经营活动中是唯一的法人代表；

（2）副院长由院长提名报上级主管部门批准；

（3）科室主任、护士长由院长聘任；

（4）科室组成人员由科室主任和护士长优化组合，报院务会批准后，实施聘用；在聘任中，可根据技术高低、质量好坏等进行高职低聘，低职高聘。

2. 建立健全党支部委员会和和各群众团体组织机构的管理体制。

（1）坚持"院长决策指挥，支部监督保证，职工民主管理，专家咨询服务"的管理体制。

（2）医院党支部是党在医院的基层组织，党的支部委员会应根据《党章》、《准则》的规定认真履行其职责，保证医院改革和党的方针，政策在医院的贯彻执行，带领广大党员在医院改革和建设中真正起好先锋模范作用，并对上级党委负责。

（3）充分发挥职代会、学术委员会、院务管理委员会等群众组织在医院管理中的作用。

（4）精简一切可以精简的行政职能机构，实行小机构大服务，充实第一线工作人员。

三、劳动人事制度

1. 劳务用工，人事管理权。

（1）对现有职工实行保留职工档案的身份和待遇，在个人交出风险抵押金的前提下，实行工人合同制、管理人员、技术人员聘任制。

（2）医院经县级人事部门和业务主管部门批准有权面向社会公开招聘专业技术人员，有权决定用工形式，有权在定员、定编的基础上，实行合理的劳动优化组合。

（3）医院有权依照法律、法规政策和医院规章制度对职工实施待岗、试岗、解除劳动合同。辞退、直至除名等处理（除名需按人事管理权限报批）

2. 实行管理干部、技术干部聘任制、考核制。

对被解聘和落聘的干部、专业技术人员，可以安排其他工作。对应聘人员，在参照基础工资和工龄工资的前提下，职务工资、效益工资随职务、效益变动而变动。

3. 实行内部待业制。

（1）对拒聘、辞聘人员（指受聘人接到聘任通知15天不到岗者或已接受聘任中途辞聘者），按自动离职与医院自行脱钩，但须向院方交出所有培养、进修费用。

（2）对落聘而无其他收入谋生的职工，在服从医院安排的情况下，生活费由医院承担其原基础工资、工龄工资的70%；如不服从医院安排，鼓励其自谋出路，停发工资和不再享受医院的一切待遇。

（3）对老弱病残或因健康因素无力胜任本职工作的职工，实行病退或提前3—5年退休。

（4）对身体健康的技术骨干，可适当延长退休年龄。

（5）对违反医院院规被辞退、除名的职工，按拒聘、辞聘人员处理。

（6）自愿退职的职工，在按政策规定办理退职手续的同时，还应按医院规定交出有关费用。

4．关于留职停薪问题。

（1）医院在编工作人员不允许留职停薪。

（2）对按政策去承包边远山区的乡卫生院、办事处卫生所的专业技术人员，应积极鼓励。

5．关于业余工作的问题。

（1）业余创收活动必须由医院有组织、有计划、有步骤地统一安排。

（2）医院支持一切有利于巩固医院科室，医院活力，促进和解放生产力的创收活动。

（3）对妨碍医院科室建设，动摇医院、科室凝聚力的个人业余创收活动一律取缔。不听劝阻者，按拒聘人员处理。

（4）在职在编医务人员一律不能搞第二职业。

四、分配制度

1．医院实行改革后，将实行新的分配制度。

2．结合医院实际，将制定《综合目标管理合同制》和《院科经济分配实施细则》等配套文件。

3．院、科两级领导可分别享受一定的职务津贴。

4．科室在完成与院方签订的合同任务后，超额部分实行院科两级5：4分成。

5．科室所得部分是科室的酬劳金。酬工劳金的分配，科室有自主权。

6．分配原则是：

（1）克服平均主义，打破原有的结构工资，根据职工工作质量、服务态度、各种效益的高低，制定出合理的分配系数进行分配，真正做到奖勤罚懒，奖优罚劣。

（2）分配中原则上不封顶，下不保底。

（3）医院管理人员酬工劳务的分配，根据完成任务的好坏和职务的高低适当高于或者低于全院科室劳酬金分配的前三名的平均数。

（4）科室负责人可按完成合同及其他任务、指标的好坏适当高于或低于全科劳酬金前三名的平均数。

7．实行风险金抵押制。

（1）医院分层次实行全员性受聘人员的风险金抵押；

（2）风险抵押金要根据完成综合目标的数量和质量进行150%至200%的分成。

（3）如不能完成合同规定的任务，或违反有关规定可从风险金中扣除，直至100%的扣除风险抵押金作为医院积累。

8．凡参与医院承包人员的劳动保险，由医院与有关单位办理保险手续。

五、涉及的有关政策和必须遵循的原则。

1．医院的改革必须坚持医院的生产资料公有制性质。国家对医院固定资产的更新、改造、投入应随财政收入的增加而增加。

2．医院的改革不能削弱财政所拨人头费和政策性所增加的工资、补贴。

3．在保证社会主义公有制为主体的前提下，允许医院有自主权。

4．在经营活动中，实行"以工助医，以副补主"的方针，在开办经济实体的前三年，有关部门按有关规定给予减免税收，享受优惠政策，为医院创造宽松的经营环境。

5．实行优质、优先、优价服务，对医院的技术专利、专有技术和技术成果的转让、传授、培养允许参与市场竞争。

6．正确处理国家、集体和个人利益，在国家法律、法规范围内，可实行多种形式的承包租赁，对承包租赁者的个人收入受国家调节税的控制，按国家规定缴纳有关税收。

7. 对承包人在每轮承包任务完成时，在晋升晋职中，在同等条件下有优先权；对医院发展有重大贡献的专业技术人员设重奖，报批固定上浮一级档案工资。

8. 医院实行改革，必须遵循省卫生厅规定的等级医院的标准建院，服从上级主管部门的领导。保证完成上级下达的指令性任务和其他义务活动。自觉接受有关部门的质量监督、财务管理、内部审计、信息监测和计划指导。

9. 发扬革命的人道主义精神，坚持社会主义的医德医风，重视物质文明和精神文明一起抓，使医院建设适应较快发展的改革趋势。

10. 医院的改革在政府及其相关业务主管部门的领导和指导下进行。

关于《罗平县人民医院院内改革实施细则》的批复

罗平县人民医院：

你院报来的《院内改革实施细则》收悉。（以下简称细则）经卫生局一九九三年十二月十三日局务会议研究决定，原则同意按《细则》实施。现就有关问题批复如下：

一. 《细则》实施后，对实施过程中可能会出现的问题，要强化内部管理，医院领导和科室负责人要以身作则，认真督促检查。发现问题及时解决，切实减少或杜绝各种差错和事故的发生。

二. 本《细则》在实施过程中，发现问题，要广泛征求意见，逐步修改完善。

三. 要教育职工树立患者第一、信誉第一、质量第一、严格按照各种规章制度办事。

四. 在医务活动中，要反对拜金主义、个人主义、享乐主义。坚决杜绝以医谋私的倾向。

此复！

附《罗平县人民医院院内改革实施细则》

罗平县卫生局
一九九三年十二月二十四日

注：文号为罗卫字（1993）56 号。

罗平县人民医院院内改革实施细则

县卫生局：

在当今改革的历史潮流下，作为公益型的福利事业单位的医院，已经不可避免的接受着社会主义市场经济的严峻挑战，县委、政府、县卫生局将我院列为卫生改革的试点单位，要我院逐步地从福利型向福利经营型转变，按照县人民政府发（1993）37 号文件《关于批转罗平县人民医院改革方案》的精神，结合医院的具体实际，在政府批转改革方案的基础上，为进一步的加强内部管理，强化改革意识，根据医院的实际情况采取分步到位的办法，先走在全院范围内以科室为单位实行定编、定员、定质量、定数量、定消耗的综合目标管理责任制，再走优化组合，风险抵押的全员性承包的综合目标管理合同制，通过不同的改革方法，进一步的完善医院内部管理，增加医院自身活力，不断提高医疗护理质量，改善服务态度，加强自我约束机制。

在改革中无论实行那一种改革都必须与优质的服务、优良的管理、良好的医疗技术、全心全意为伤病员服务的思想在市场竞争中求生存、求发展，为此特制定以下条例：

　　一．医院各科室在全院统一要求的前提下，实行自主经营、自负盈亏、节余分成或递增性包干、自主分配；在分配中要基本上做到多劳多得，切实做到奖勤罚懒。

　　（1）医院对科室根据收入，设备的不同对药品批零差分别划为：外科、妇产科、五官科5%；内科6%；小儿科、传染科11%；门诊部10%；中医科14%；住院部西药房和库房工作人员合并按每月药品销售总额的3%作为科室收入。

　　药房库房存数以上月基数为准，每月在原基数上减少一万元的库存药品，奖给药房及库房奖金50元，每增加一万元库存扣药房及库房奖金100元，库存减少数额全院最终控制在15—18万左右（在此范围内享受正常的提成比例）

　　（2）治疗费、护理费及其他除去成本以外的收入一律计算为科室收入。

　　（3）手术费的划分：根据实际在手术室实行的手术，所有手术科室按纯手术费的25%划归手术室作为手术室收入。

　　（4）输血手术费的划分：每100ml18.05元，30%划归检验科，70%作为实行输血科室的收入。

　　（5）体检在50人/次以内的化验费及x光费都全部计入检验科或放射科作为收入，50人/次以上，人均10元以上的体检单独计算，按30%划归科室，70%划归院方收入（划归科室的30%不再参加提成）。

　　（6）住院部各科所看的门诊处方挂号0.3元直接计算为科室收入，不参加提成，中医科开的西医门诊处方、门诊部开到住院部的特殊检查、五官科在住院部所看的门诊的挂号0.3元钓按上法计算作为科室纯奖金，特检开单费在相应科室收入中扣除。

　　二．为了切实的加强内部管理，提高职工的主人翁地位和增强责任感，做到人人当家理财，提倡艰苦创业，增收节支，全院都应严格控制各种消耗，为了真正达到有效控制，医院统一规定出具体的消耗项目，每月按科室实际消耗的具体内容在科室收入中扣除，医院规定的消耗项目及内容如下：

　　1. 基本工费。2. 各种补助工资。3. 奖励工资及行政奖30元。4. 总务材料费。5. 小工工资。6. 水电费。7. 卫生材料费。8. 供应室消耗。9. 洗浆房消耗。10. 其它费用（出差、一个月内的外出学习费用）。11. 中夜班及加班（节假日、手术加班等）。12. 各种燃料费、蒸气费。13. 后勤材料维修费。14. 养气费及各种搬运费、15. 大型设备修理费及医疗器械维修300元内者科室自行承担，300元以上者，300元以上部分科室承担30%，院方承担70%。16. 被服消耗费按科室实际占用病床数每一病床单元每月提取被服消耗费15元。

　　三．质量控制指标：全院质量控制指标以等级医院管理和创建二级乙等医院标准为目标，在等级医院标准还没有作专门以科室下达任务前提，目前扔按"文明医院"第三次修订本标准为质量控制标准，一般以每月或每季度检查兑现一次。其各科具体指标为临床科室85%；放射、检验、药剂90%；门诊、后勤80%；供应室85%，每月根据检查结果每增1%奖科室总奖金的1%，每减少1%惩科室总奖金的2%。

　　四，全院各科室必须严格执行国家物价政策及其各种收费标准。不得少收，漏收各种费用，杜绝滥收费用和违反国家物价政策的不良行为发生，一经发现，必须将其多收费用退还给患者或家属。还要认真的向家属赔礼道歉，同时还要扣除该科室多收费用的200%上缴医院。

　　五，全院各科室收支一律由医院财务科统一管理，任何科室或个人不得随便收取现金（除病人用物及被服抵押金），如有不按财务手续科室或个人收取现金者除按有关财务制度和财经纪律处理外，还要扣除科室收取现金的200%上缴医院。

　　六．各科室必须无条件地完成医院安排的临时性、指令性任务，如不能完成一次扣科室奖金100—300元。

　　七．收支结余分配计算：

　　（一）临床科室按照医院规定的收入范围的实际收入减去细则中规定的16项支出，结余部分按人均第一个100元5：5分成；第二个100元6：4分成；第三个100元7：3分成；第四个100元和第五个100元钧按8：2院方与科室分成；第六个100元及以上按4：6院方与科室分成。

（二）放射、检验、制剂室、B超室按规定上缴医院的固定指标任务数，剩余部分按临床科室分配细则进行计算各科上缴医院指标数额为：

放射科每月上缴4000元，10月份上缴3000元，4000元以上提40%成本。

检验科每月上缴3000元，10月份上缴3000元，3000元以上提10%。

制剂室每月上缴160000元，10月份上缴16000元。（到新设备安装正常使用后还要另定指标）

B超室每月上缴3000元，10月份上缴2300元，3000元以上提30%成本。

心电图、超声心动图每月收入的50%归科室，50%归院方收入。

脑电图归院方收入。

（三）收费室按实际收取现费，并存入银行的1.5%提取作为科室收入，减去科室支出后按临床科室实施细则进行计算。

（四）锅炉房收入根据科室用气量和收入的具体情况分别提取作为锅炉房的收入，提取数额为制剂室1600元；供应室500元；厨房100元；外科100元；妇产科100元；内科50元；小儿科50元；传染科50元；洗浆房50元作为该科收入，减去其支出后按临床科室细则进行计算。锅炉房必须按时、圆满地供给全院各部门用气及洗澡、锅炉保养、维修、检修保证锅炉正常运行在供好各科正常用气时，所用气的科室每月纯收入总数增加一万元奖给锅炉房50元，如有科室供气不正常一次扣奖金50元，在水电正常的情况下如给制剂室供气不正常造成损失的制剂产品一律由锅炉房赔偿。

（五）药房、库房人员合并按实际药品销售额3%计算作为该科收入，减去支出后按细则规定统一计算。

（六）供应室、洗浆房按医院规定价格，根据各科室领用的实际数量计算科室收入减去支出后按细则计算。

以上各科室计算方法为：首先在科室收入中减去各种后勤、总务、卫生、中夜班、加班等全部费用后，剩余部分先分基础工资，再分补助工资，再分奖励工资及30元行政奖，在此范围内院方不作提成，不够者院方不作补偿，超出此基数者按本细则中提成方法进行提成。如在已发部分中科室收入不够者要在下月收入中如数扣除，总之，要求全院各科室充分挖掘潜力，扩大服务，调动一切可以调动的积极因素，为科室创收，为伤病员服务而努力工作。

八．医院管理人员及财务、后勤工作人员奖金的发放：

（一）院长必须完成上级交给的一切任务，向上级党组织负责，在全院各种任务完成较好的情况下可拿最高奖，如全院有1/3的科室拿不到奖金，院长拿最低奖，人全院有2/3的科室拿不到奖金，院长不能拿奖金。

（二）副院长、副书记必须认真履行职责，并向上级组织负责和提 副职向正职负责，在所分管的工作范围内积极工作，在全院各种任务完成较好的情况下可拿全院前三名的平均奖，如全院有1/3的科室拿不到奖金，只能拿最低奖，如全院有2/3的科室拿不到奖金，不能拿奖金。

（三）职能科室负责人及主办会计、计算机室工作人员等同志必须认真履行职责，严格按照其职能和职责积极工作，大胆管理，按质按量完成各种任务，在全院各种任务完成较好的情况下可拿全院前五名的平均奖，如全院有%的科室拿不到奖，只能拿最低奖，如全院有2/3的科室拿不到奖金，不能拿奖金。

支部委员的奖金拿职能科室负责人的数额，如支部委员所在科室奖金高于职能科室负责人时拿该科室所得奖，如低于职能科室负责人时由院方补足该支部委员的差额部分（所补部分不计算科室支出）。

（四）财务室、后勤科其他工作人员在圆满完成本职工作及任务的情况下，可拿全院平均奖，在奖金分配中必须按规章制度执行情况，工作质量好坏进行奖惩，拉开奖金档次，奖勤罚懒。

（五）驾驶员必须按时完成院内指派的各种任务，车辆保养和维修必须随时保持正常状态，在圆满完成各种任务的情况下，可拿低于职能科室负责人奖金的 10% 的数额，如不能按时出车一次或无原因不能完成任务一次扣奖金 10～30 元。

（六）科室负责人必须完成医院下达的指令性医疗、预防、教学、科研和后勤工作，医德医风考核，严格执行医院规章制度和教育职工遵纪守法，圆满完成临时安排的各种任务，职工收入水平在不低于改革前水平时可拿高于本科室职工平均奖的 30—50% 。

九．严格各种操作规程，严防差错事故的发生，因责任心不强或违反医疗原则所发生的医疗差错事故，必须严格按医疗差错事故进行处理，有关损失费用除按规定个人承担部分外科室还要承担损失的 1/2 。

十．科室应加强思想政治工作，提高队伍素质，严防在改革中"一切向钱看"的思想和行为发生，杜绝大处方、人情方和不利于医院和科室发展的短期行为的发生。如发现此种现象，除给予严肃的批评教育外，还要按有关规定进行处分。

十一。医院全体职工必须按照医德规范及职业道德标准严格要求自己，认真做到全心全意为伤病员服务，树立急病人之所急，想病人之所想的良好的职业道德风尚，任何医务人员不得与患者及家属吵架或借职业特点向病人及家属索要钱物，一经发现，要严格按有关党纪政纪论处，如与病人及家属吵架一次扣科室奖金 20 元，如有索要财物的情况发生，发现一次除扣本科室奖金 100～300 元外，还必须将所有财物退还本人并向其赔礼道歉。

此细则从一九九三年十月起执行，在执行中可根据其不同情况或因素作补充。

临床科室 300 元以上的设备，检查费的 50%，医院提为成本，50% 归科室记入科室收入参加提成。

根据实施细则中的第七条第二款规定，凡属增加此金额以上的设备一律按规定执行。

资源共享按 3：3：4 分成，即院方占 30%，其他科开单占 30%，设备科室占 40%，此设备所在科室自己开写则按 5：5：7，即设备科 50%，院方 50% 。

罗平县人民医院人事制度改革实施方案

总　则

根据中共中央组织部、人事部、卫生部《关于深化卫生事业单位人事制度改革的实施意见》和《云南省事业单位聘用办法》、《云南省事业单位人事制度改革实施意见》和省委组织部、人事厅、卫生厅《关于印发［云南省卫生事业单位人事制度改革实施意见］》的通知及《关于曲靖市卫生事业单位人事制度改革的实施意见（试行）的批复》、《关于罗平县事业单位人事制度改革实施意见》和罗平县委 1993 年 9 号文件、罗平县人民政府 1993 年 37 号文件的精神，为进一步深化医院内部的人事制度改革，使医院逐步建立起具有竞争、激励、科学、合理、约束和充满生机与活力的人事管理制度和运行机制，充分调动广大职工的积极性、主动性和创造性，保障医院职工的合法权益，结合我院实际，制定本方案。

第一章　医院人事制度改革的指导思想、主要目的和原则

第一条　医院人事制度改革的指导思想是：以邓小平理论和"三个代表"重要思想和党的十六大、十六届三中全会精神为指导，认真贯彻党的干部路线、组织路线和中央关于卫生改革与发展的决定精神。优化卫生人才资源配置，搞活用人制度，调动全院职工积极性，促进医院改革和医院工作的全面发展。

第二条　主要目标：2004 年 3 月底前基本建立起聘用制，通过医院人事制度改革进一步理顺人事关系，明确各类人员的职责和任务，建立起单位自主用人、自主分配，个人自主择业，人员能进能出，

职务能上能下，待遇能高能低，人才结构合理，科学分类管理，措施配套完善，有利于优秀人才脱颖而出。形成充满生机与活力的人才运行机制，实现人事管理的法制化、制度化、科学化、规范化，增强医院活力和自身发展能力。

第三条　基本原则　医院人事制度改革必须坚持干部队伍"四化"方针和德才兼备的原则：坚持尊重知识，尊重人才的原则；坚持公平、公开、公正、平等、竞争、择优的原则；坚持按劳分配、按生产要素分配、多劳多得的原则。

第二章　全面推行聘用合同制

第四条　聘用制是罗平县人民医院的基本用人制度，按照公开、公平、公正、平等、竞争、择优的原则，针对各类不同人员的特点实行相应的聘用办法。中层管理干部实行竞争上岗，择优聘任。职工全员聘用，打破行政职务、专业技术职务终身制。充分体现"能者上，平者让，庸者下"的用人激励机制，确实做到由身份管理向岗位管理转变。

第五条　医院与受聘人员必须签订聘用合同，通过签订合同，明确单位与受聘人的责、权、利，保证双方的合法权益。

第六条　聘用合同采取《云南省事业单位聘用合同书》，一式三份，甲乙双方各执一份，存入本人档案一份。

第七条　聘用合同应具备以下内容：

（一）聘用合同期限及生效时间；

（二）工作纪律、工作内容和工作条件；

（三）岗位职责和相关履职要求；

（四）劳动报酬、医院保险及其它福利待遇；

（五）聘用合同变更、解除、终止的条件；

（六）违反聘用合同的责任及当事人双方可依据有关法律协商约定的其它内容。

聘用合同的相关事宜按《云南省事业单位聘用制试行办法》（云人〔2000〕42号）的规定和罗平县人民政府罗发〔2002〕26号《罗平县人民政府关于印发〈罗平县事业单位人事制度改革实施意见（试行）〉的通知》及省市有关事业单位人事制度改革文件精神执行。

第八条　下列人员缓签聘用合同：

（一）经有关部门鉴定限制民事行为的职工；

（二）经有关部门认可，确有特殊原因，在册不在岗的职工；

（三）被有关部门停职审查、立案侦查的人员。

第九条　在首次聘用中，医院、科室愿意签订聘用合同，而本人不愿签订合同，又不属于在有关文件规定范围内的，医院给予3个月的自行流动期，流动期内医院发给基本工资部分，3个月自行流动期满后仍不愿与单位签订合同，也不辞职或调离医院者，医院有权按自动离职予以辞退，交社会人才市场管理。

第十条　根据不同情况，区别不同对象，实行不同聘用期限：

（一）原在职在编人员，经双方选择，竞争上岗，由医院科室择优聘用。

1. 对连续工龄不满10年的职工，聘用合同期为三年（一周期）；

2. 连续工龄满10年以上的受聘人员，经单位与当事人双方协商确定，可签订无固定期限的聘用合同，聘用期内达到法定退休年龄的，聘用合同签订到法定退休年龄当月为止，确因专业和技术工作和特殊工作岗位需要，须经医院领导统一研究决定；

3. 对优秀人才、有突出贡献的专家、学科带头人等特殊人才，可根据工作需要，签订以完成特定工作为期限的聘用合同。医院还可根据工作需要，对一些关键技术岗位聘用兼职技术骨干和专家。

（二）新进入医院的大中专毕业生和拟调入医院的人员，一律实行试用考核，医院领导根据试用考核结果，经集体讨论决定方可进入，并实行一年的试用期（引进人才除外），上述人员签订一年的试用期（适应期），在试用期内劳动报酬金按县人民政府［1993］37号文件精神执行，聘用合同期一年满后，经医院或科室按工作量考核合格者方可续聘。反之解除合同，予以辞退，续聘者试用期内可连续计算工龄和履职年限。

第三章　全面实行岗位聘任制

第十一条　按照县编制委员会批准的人员编制及人事部门核定的专业技术职务结构比例，本着精简、高效、科学合理的原则，精简行政、后勤工作人员，充实临床医技科室，科学合理地设置内部机构，做到定编、定员、定岗，设置专业技术岗位。

第十二条　医院实行并完善院长负责制，建立健全任期目标责任制。院长按干管权限由上级组织聘用或任命，副院长由院长提名报上级有关组织部门批准，根据不同时期，不同管理机制，院长也可由职工选举产生，充分发挥基层党组织的战斗堡垒作用，同时建立健全有效的监督保障机制。

第十三条　医院管理人员根据能力和水平，实行职务聘用制，中层管理干部实行竞争上岗，择优聘任制，不具备竞争上岗条件或特殊岗位的由院长提名，根据实绩考察任用，并实行任期目标责任制和任期目标考核。

第十四条　医院专业技术人员实行专业技术职务聘用制，聘用中以深化职称改革，推行执业资格管理制度，以从业准入制度为切入点。按照评聘分开，强化聘任的原则，坚持因事设岗，严格按照岗位工作量化与职工待遇全额挂勾的考核，同时按岗需要择优聘用。通过考核结果体现高职低聘、低职高聘、院内待遇、辞聘和解聘，对优秀人才、有突出贡献的专家、学术学科带头人、技术骨干、业务管理骨干，实行不同的聘期，在工作量化和劳动报酬金待遇上要适当的倾斜，以稳定专家、优秀人才和技术骨干为目的，在聘用期间，同样实行量化与劳动报酬金待遇全额挂勾的考核。

第十五条　医院后勤人员实行聘用合同制，根据岗位需要，技术等级，实际工作能力等条件，进行岗位工作量与本人待遇全额挂勾的考核办法，同时将医院后勤全面推向社会化。

第十六条　积极探索适合医院特点的后勤管理模式，根据不同时期和医院发展的具体情况，成立后勤管理中心，实行招标承包，独立核算，上交管理费用等办法进行。

第四章　聘用条件和程序

第十七条　受聘人员应具备以下条件

（一）思想品质好，认真学习时事政治理论，遵守国家法律、法规和医院规章制度和各项政策、纪律；

（二）爱岗敬业，确实做到爱院、爱科、爱岗如家，有良好的职业道德风尚，对工作认真负责，服务态度好，病人满意度高；

（三）刻苦钻研业务技术，业务素质好，能大胆开展新业务、新技术，能很好地履行岗位职责，能胜任本职工作；

（四）身体健康，能坚持正常工作；

（五）符合国家对执业资格的要求；

（六）本人努力工作，严格按照国家收费标准，根据医院改革要求，合理组织收入，经济效益好和收入高者；

（七）具备聘用岗位职责要求的条件。

第十八　聘用工作的基本程序

（一）根据工作需要，科学、合理地定编、定员、定岗；

（二）公布岗位拟聘职数、公开岗位职责、聘用条件、聘用期限和聘用的有关事项；

（三）竞聘人员按照聘用岗位的条件和要求，向科室写出书面申请，明确提出应聘岗位，并写出现任岗位履职情况的报告（总结），由科室提出意见后交医院审核；

（四）由医院和相关科室根据不同岗位组织考试、考核，成立演讲答辩专业组，可在全院统一或分组演讲、答辩，以公开竞争的方式，实行双向选择，竞聘上岗；

（五）按照公开、公平、公道、平等、竞争、择优的原则，根据考核结果择优确定受聘人员，公布聘用人员名单，并由医院与科室签订聘用合同；

（六）拟聘人员应服从工作安排，服从医院各种无偿的行政指令性任务的完成，否则按违反医院规章制度和有关纪律视其情节给予处理。

第十九条 医院中层管理干部可采取自荐、举荐、组织提名等方式公开竞争，择优确定后由院长聘任，聘期可暂定3~5年，所有医院中层管理干部都实行聘前公示，公示期为7天。

第二十条 专业技术人员的聘用

（一）高中级专业技术人员由科室提名推荐后，根据岗位工作量量化考核合格后，由医院聘任；

（二）初级（师、士）专业技术人员，由科主任提名或自荐后，根据岗位工作量量化考核结果的好坏，由科主任和护士长聘任。

第二十一条 一般管理人员的聘用

一般管理人员和工勤人员由科长（主任）根据岗位需要或自荐情况，由科室根据考核结果，由科长或主任聘用，所聘岗位工作量必须量化并与工资及所有待遇挂钩。

第二十二条 全院所有受聘干部、员工必须写出履职考核总结。

第五章 聘用待遇

第二十三条 坚持按劳分配和按生产要素分配的原则，全院各科室、部门必须按照医院改革的要求全面完善岗位工作量量化与职工待遇全额挂钩，受聘干部职工的工资在医院工作期间仅以档案形式挂起来，作为调出、晋升、晋级及缴纳各种保险金等政策性费用的依据。而本人的工资、劳动报酬必须通过自己的诚实工作，努力奋进而量化获得。要确实体现、引入竞争机制，实行绩效挂钩，打破和克服平均主义，将管理要素、技术要素、责任要素和完成工作量的多少，质量好坏，作为分配的主要依据，真正合理拉开分配档次，切实体现多劳多得的原则。

（一）根据不同岗位的工作量，责任大小，技术劳动的复杂性，承担风险的程度等，由科室制定具体量化指标。医院在定编、定员、定岗的基础上根据其科室的不同，按照［1993］37号文件《罗平县人民政府批转罗平县医院改革方案》的精神将全院每一个科室的人员工资及相关待遇，在院科两级核算时作为正常支出数额确定为全院各科室的支出。科室必须要不断完善职工工资与岗位工作量量化全额挂钩的管理办法，确实体现多劳多得，鼓励多劳多得者，引导人人都通过诚实劳动而多得报酬的原则。

（二）科室内部要本着重实绩、重贡献，向优秀人才和风险岗位、重大疑难手术、疑难危重病人的抢救治疗等重点项目、重点专业技术有明确的分配量化数额。鼓励敢于承担风险，大胆开发新技术、新业务和参与医学科学研究的专业技术人才，同时科室要有明确的分配数额倾斜于这些项目，这些人才。

（三）既从事行政管理，又被聘任了专业技术职务的人员，其劳动报酬金待遇按原医院改革方案执行（原则上就高不就低）。

第二十四条 医院按原县人民政府批转的改革方案，严格实行院科两级核算，科室实行岗位工作量量化与职工待遇全额挂钩的分配原则，科室自主分配。职工劳酬金待遇实行上不封顶，下不保底的政策。医院内部分配政策按1993年制定及以后医院根据改革的过程和医院实际所补充的全部分配政策不变。

第二十五条 受聘人员按国家的有关规定参加养老、失业、医疗、工伤等社会保险，享受各项社会保险和工休假、劳动保护、女职工保护等待遇。因公负伤、致残和死亡，非因公负伤和患病、死亡等按国家有关政策办理。

第六章　聘后管理与待遇

第二十六条　加强聘后管理，建立健全和完善聘后管理考核和解聘、辞聘制度，由院科按聘用岗位职责和相关要求，对受聘人员进行年度履职考核。并将考核结果作为受聘人员晋级、晋升、晋职、增资、奖惩和续聘的重要依据，对考核不合格者属中层干部实行诫免，期限为半年，对半年考核仍不合格者按院内待岗、辞聘或解聘。职工实行院内待岗、解聘或辞聘。

第二十七条　认真做好人事制度改革的思想政治工作，采取多种方式妥善安排未聘人员。

（一）采取积极稳妥，原则是以内部消化为主，不上交矛盾，个别情况也可采取转岗、同行业间互相流动，科室优化等方法解决；

（二）鼓励未聘人员从事个体、私营经济活动；

（三）对获市级以上劳模或相当于此称号者，原则上所在科室必须聘用；

（四）对确因身体健康状况、业务能力等未被聘用的在职在编职工，按罗平县事业单位人事制度改革政策按程序办理退休。

第七章　聘用合同的续聘、变更、终止和解聘

第二十八条　聘用期满或经双方当事人约定的聘用合同终止条件出现，聘用合同即自行终止，经双方协商可续签聘用合同。

第二十九条　因医院机构职能调整，可变更合同的相关内容，因医院内部机构发生变化可改签聘用合同。

第三十条　聘用合同一经签订，甲乙双方必须全面履行合同的内容，合同双方约定的续聘、变更的条件出现时，经甲乙双方约定一致可续聘或变更。

第三十一条　受聘人员有下列情况之一的，聘用单位可以解除聘用合同。

（一）聘用期间连续两年考核不合格、不能履行岗位职责、违章、违纪屡教不改者；

（二）连续旷工超过十五天，一年内累计旷工超过三十天者；

（三）无理起闹、打架斗殴、恐吓威胁单位职工和领导，严重影响工作秩序，诬告陷害、诽谤他人造成极坏影响者；

（四）失职、渎职或泄漏医院机密，造成重大经济损失者；

（五）违反岗位职责和操作规程，发生一级以上医疗事故以及其它重大工作责任安全事故（新开展新业务、新技术者除外），给单位造成极坏影响或重大经济损失者；

（六）在试用期、适应期或聘用期内发生不符合聘用条件或不能履行合同者；

（七）聘用期间违法乱纪，被开除、劳动教养或被判刑者；

（八）根据有关规定，不符合在聘用岗位工作者；

（九）医德医风差，服务态度不好，造成严重不良社会影响者；

（十）违反计划生育政策或严重违纪者；

（十一）国家明文规定的其它情况者。

第三十二条　受聘方患病或因公负伤，医疗期满后仍不能坚持正常工作，也不服从另行安排，经过培训和调整岗位后仍不能胜任的，签订聘用合同所依据的内容情况发生重大变化，导致合同无法正常履行，经双方协商不能就变更聘用合同达成协议的，聘用单位可以解除聘用合同，但要提前30天书面通知本人。

第三十三条　受聘人有下列情况之一的，聘用单位不得终止或解除合同。

（一）受聘人员因生病或负伤在医疗期内的；

（二）妇女在孕期、产期内的；

（三）受聘人员因公负伤或患有职业病医疗期终结，经有关部门认定完全或部分丧失工作能力的；

（四）国家法律、法规、政策另有规定的。

第三十四条 受聘人员因公受伤或患有职业病医疗终结，经有关部门签定，确认完全丧失工作能力的，经本人申请，聘用单位可按程序办理病退或退休；部分丧失工作能力的聘用单位不得终止或解除合同，但经双方协商一致的可以终止合同。

第三十五条 有下列情况之一的，受聘人员提出解除聘用合同，聘用合同立即解除，但要以书面形式通知聘用单位。

（一）聘用单位不能履行合同或违反国家有关政策规定的；

（二）经单位同意按国家规定考上研究生、普通高等院校、中等专业学校脱产学习的；

（三）经有关程序招考或选调到国家机关工作的。

第三十六条 有下列情况之一的受聘方暂不得提出辞聘或解除聘用合同。

（一）掌握本单位医疗科研技术资料或在关键技术岗位上工作，未征得单位批准的；

（二）属单位重点科室、学科带头人或技术骨干，辞聘后将对工作造成重大影响和损失的；

（三）经司法、行政等部门决定批准，正在接受审查和鉴定，尚未结案的直接责任人、当事人；

（四）单位出资进修、培训未达到培训后的约定服务期限的；

（五）法律、法规和有关政策和医院规章制度规定的其它情况。

第三十七条 聘用单位和受聘人员中一方要终止受聘合同，必须保证在不损害双方权益的情况下，按有关程序协商进行，任何一方不得擅自终止合同。

第三十八条 任何一方擅自终止合同，都必须承担违约责任，造成对方经济损失的，违约方应承担经济责任并负责赔偿，具体赔偿办法按有关法律规定进行。

第八章 争议与仲裁

第三十九条 人事制度改革政策性强、涉及面广，关系到医院全体干部职工的切身利益，医院要按照有关政策规定，切实加强聘用工作的监督管理及协调处理在实行聘用制中出现的人事争议。

第四十条 医院成立由院长、党支部书记、副院长、支部委员和相关领导参加的聘用争议调解小组，对单位与聘用人员发生的争议及时进行调解。

第四十一条 医院与聘用人员发生争议，双方当事人应协商解决，经协商未能解决的可申请调解或仲裁，对医院调解不服的，当事人可按有关规定在60日内分别向政府人事仲裁机构申请调解或仲裁。

第九章 附则

第四十二条 本方案在一定范围内征求意见，人事制度改革领导小组研究，现任中层管理干部和职工通过，并报经有关部门批准实施。

第四十三条 本方案实施过程中，如因国家和上级有新的规定，按新的规定执行。

第四十四条 本方案由医院人事制度改革领导小组负责解释。

罗平县人民医院
2003年10月18日

关于加快罗平县人民医院建设的会议纪要

为了把罗平县人民医院建设成为功能完善、实力强大、影响广泛、能代表云南东大门形象的云南省一流的县级人民医院。2004年1月8日，县长高阳、副县长明建稳、副县长吴彦英召集林业、水务、国土、县医院等部门负责人（参会名单附后）就如何扩大医院规模，加快建设进行研究。经与会人员认真讨论，形成如下会议纪要：

一、占地大约 60 亩的玉皇阁山林，划归县医院管理，供病人休闲、疗养，医院不得将山林用于经营牟利，不准毁坏森林。山林权属依然归林业局不变，享有按国家政策规定对山林的处置权；林业局应严格按照国有山林的有关要求保护好现有的森林资源建设和保持良好的生态。

二、占地约 8 亩现使用仅归水务局所有的原一中操场的整块土地，划拨给县医院使用。由县医院补偿 30 万元人民币、县政府补助 10 万元人民币给水务局龙王庙水库坝区管理处另行征地和安置有关职工等。管理处在资金到位后，两个月内搬出住房户，让出土地。

三、国土资源局要积极支持医院建设，帮助办理好相关手续。

四、县医院应高标准、高规格、高水平的搞好县医院整体规划，加大建设力度，加快建设进度，早日实现一流综合医院的目标。

参会人员名单

高　阳　　（县人民政府县　长）

明建稳　　（县人民政府副县长）

吴彦英　　（县人民政府副县长）

刘乔富　　（林业局局长）

杨兴贵　　（国土局书记兼副局长）

杜联凡　　（水务局副局长）

杨凡林　　（水务局坝区管理处处长）

保松云　　（县人民政府办公室秘书）

舒占坤　　（县人民医院院长）

叶亚怀　　（县人民医院副院长）

邱树玉　　（县人民医院副院长）

刘　海　　（县人民医院办公室主任）

张显德　　（县人民医院基建科科长）

候建书　　（县人民医院护理部主任）

罗平县人民政府关于批转《罗平县人民医院股份制新建第二住院大楼和购置部分设备的实施方案》的通知

县卫生局：

《罗平县人民医院股份制新建第二住院大楼和购置部分设备的实施方案》已经 2005 年 3 月 9 日县人民政府第十五次常务会议讨论同意，现批转你们，请结合部门实际，尽快制定实施细则组织实施，并在工作中逐步完善。

罗平县人民政府

二〇〇五年三月三十日

注：罗平县政发（2005）12 号

罗平县人民医院股份制新建第二住院大楼和购置部分设备的实施方案

为进一步深化医院改革，根据国务院卫生体制改革的指导性意见和罗平县人民政府要把罗平县人民医院做大做强的目标，经我院组织调研和党政领导、中层干部、全院职工反复讨论，决定实施全员性、分层次入股新建第二住院大楼和购置部份设备的改革，具体股份制改革方案如下：

一、指导思想

为了进一步深化医院内部管理机制的改革，全面地、更好地让医院保持持续、快速、健康的发展势头，全面地、有效地调动全体员工的积极性、主动性和创造性，使医院真正满足广大人民群众日益增长的物质文化生活对治疾病、保健康的需要，促进全县经济社会的协调发展。

二、股份制改革的原则

我院的股份制改革的原则是以积极稳妥的方法进行，前提是围绕现行改革的方法，不断深入，确保国有资产保值增值。在现有国有资产维持现行改革的情况下，对新投入的一些建筑和部份设备以全员性入股的方式进行股份制改革，更好地将医院员工，特别是专业技术骨干积极性全面调动，更好地为广大伤病员服务。

三、组织领导

1. 由县医院成立股份制改革筹备领导小组，按照建立现代企业制度的要求进行筹备，并按期召开股东代表大会，选举出董事会，在董事会的领导下进行管理。

2. 董事会负责对全院职工分层次入股股金的使用、运作、投资方向、资金管理、成本效益核算，并定期不定期地向全院分层次地进行报告或通报，以及策划、分析、考查和重大问题的决策。

四、具体实施方法

1. 全员性分层次入股。

2. 分层次入股具体运作如下：第一层次为院长、书记；第二层次为副院长、副书记；第三层次为支部委员、院务会成员；第四层次为科主任、护士长；第五层次为副主任、副护士长；第六层次为所有中级及中级以上专业技术员工；第七层次为师级及以下员工。

3. 任行政职务的人员属中级或中级以上的需加1万元的股金。

4. 董事会考核认定确有专业特长，职称为正高级的外请专家可作为股东代表，并交纳股金。

五、入股资金来源

1. 原则上在全员入股的基础上，全体员工必须将所承担股份金额用自己的钱或借他人的钱交到医院账户，方认定为股东。

2. 医院用现有资金和资产向中国建设银行罗平县支行协商按存贷原则进行运作，申请专项贷款，贷款利率及运作办法由医院与建行谈判商定，入股员工可在医院和建行谈定的运作原则下到建行办理贷款手续。

3. 入股员工如在建行贷款，必须按建行贷款赔款要求和医院规定的时间、数额赔还贷款，否则建行或医院有权在股东的工资及其它收入或房屋及有关资产扣押处理还贷。

六、资金运作及股份制管理的具体办法

由罗平县人民医院根据股份多少，经股东（全院职工）选举的相关机构制定具体实施细则进行管理。

罗平县人民政府

二〇〇五年三月四日

制　度

罗平县人民医院医务人员誓言

我自愿接受神圣的医疗卫生事业，我庄严的宣誓：

救死扶伤，实行革命人道主义精神，全心全意为人民服务，保障各族人民的身心健康，是我崇高的目标。

我要以严肃、认真、和蔼、热情的态度对待病人，忠于职守、廉洁行医、不谋私利。

我要尊重同行，互相学习，团结同志，共同工作，维护医院荣誉，我一定努力钻研医学科学，对技术精益求精，做一个人民的优秀医务工作者，为人民的健康事业献身。

我宣誓：终身恪守本誓言。

职工守则

爱祖国、爱人民、拥护中国共产党的领导，坚持四项基本原则，拥护社会主义制度。

模范遵守国家法规、法令，积极向不法行为作斗争。

树立院兴我荣，院衰我耻的思想，热爱医院，牢固树立质量第一，信誉第一，患者第一的思想，努力提高文化修养，刻苦钻研业务技术，维护医院的尊严和荣誉。

爱本职、爱病人，视病人为亲人，尊重病人的人格，以白求恩，赵雪芳同志为榜样，全心全意为伤病员服务。

严格遵守劳动纪律，不迟到、不早退、不遛班、不请霸王假、不旷工。坚持原则，坚守工作岗位。

爱护公共财物及医院设施，严格遵守财经纪律，不化公为私，不慷国家之慨，不搞吃、请、送，不敲诈勒索病人。

领导要关心职工，做好表率，职工要尊重领导，服从安排，尊重同道，敬重他科，争做团结协作的模范。不闹无原则的纠纷，要自觉维护医院安定团结。

讲文明礼貌、衣帽整洁、仪表端庄、风度优雅、说话和气，不干扰影响正常的工作秩序和他人的学习、工作、休息。

讲卫生，不随地吐痰，不乱丢烟头、纸屑、果皮，不乱倒垃圾，按时主动搞好公共卫生。

罗平县人民医院管理规范

为了进一步加强医院管理，建立健全医院正常工作秩序，认真执行党的各项方针、政策，改善服务态度，提高医疗护理质量，严防医疗差错事故的发生，保证医院工作任务及改革的顺利进行，特制定本规范，全院职工必须严格遵照执行，违者按本制度有关规定论处。

1. 每个职工必须拥护共产党，热爱社会主义，坚持四项基本原则，遵纪守法，努力学习时事政治和业务技术，全心全意为人民服务。积极投身于改革，在巩固和发展文明医院的基础上为争创等级医院作出贡献。

2. 认真执行各级政府及卫生主管部门的指示及有关政策，严格履行各级各类人员职责。

3. 正、副院长、书记及各职能科室负责人轮流参加院总值班，并按总值班职责履行工作，保证医院工作的正常运转。科主任、护士长一律上行政班。（特殊情况除外）

4. 不服从分工，不完成指令性任务，一律按旷工处理，对连续旷工15天者按政府及卫生主管部门有有关部门规定报请上级给予除名处理。

5. 请假者一律应写假条，未经批准的假或带口信请假者一律无效，按旷工处理。

6. 各类假及补休等，经科室负责人批准后报医院办公室登记备案后由科室安排休息，科室安排不休者一律作废。

7. 关于事假、病假的规定：

①事假扣发当天的职务工资，卫生津贴。

②病假扣发当天职务工资的20%及当天的卫生津贴，因病需要住院者由主管医师出具证明，院长批准方能住院，住院费用按县公费医疗管理的规定执行，确无原则到外地住院的职工，生活不能自理者，护理人员由家属承担，在省内住院者每天由医院付给护理费10.00元，省外每天付护理费15.00元。

③政发（93）7号文件规定的癌症、麻风病、精神病、公伤、急病病故和职业病按文件规定执行。

④其他条款按医院有关公费医疗管理的通知执行。

⑤无病事假者，年终才可享受全勤奖。

8. 凡上班、开会、学习、考核、考试一律不准做私事、带小孩，上班不准看非业务书籍，上述情况请假一次捐款10元，旷工一次扣除当月全部工资，由科室报办公室通知财务科执行。

9. 全院职工必须讲文明、讲道德、文明行医，礼貌待患，讲究职业首选风尚，端正待业作风，不问候语向病人及家属索要财物，不准和病人或家属吵架，职工之间打、骂他人者发现一次罚款30元及当月全部活工资部分，造成严重后果者责任自负。

10. 上班人员应坚守工作岗位，当班医护人员要认真巡视病房，夜班护士不准值睡班，违者按医院医疗护理质量管理规定执行处罚，其它按活工资有关规定执行。

11. 严格执行、遵守交接班制度，接班者未到下班者不能走，迟到、早退或遛班按活工资有关规定处理，如造成后果，责任自负。

12. 对违反医院各有关制度不报，虚报考勤发现一次扣当事人按医德医风的有关规定处罚。出现重大医疗差错事故应及时上报医院，不报者除按上述有关条例处理外还要按活工资有关规定执行。

13. 全院职工必须加强业务学习和自修，严格遵循各种技术操作规程。严防差错事故的发生，如违反操作规程发生的责任事故，医疗事故按等级医院规定处理，经济、责任法律等后果自负。

14. 在医疗、护理差错事故处理中，必须坚持实事求是的原则。杜绝徇私舞弊，自制假象，陷害他人的现象发生，违者由直接负责者负有关法律、法令、法规的处理及经济赔偿的按活工资有关部分执行。

15. 建立健全物资管理制度，职工调入、调出必须办理有关医院财物移交手续，不符或损坏无原则赔还成本费，调出不清理由所在科室赔偿。

16. 职工和家属必须保护医院环境，不准损坏院内花木，讲究卫生，鸡、鸭等必须圈养，不得放入公共场所，医院组织不定时检查，违者每次扣款50－100元。

17. 每个职工必须严格执行计划生育政策，违反计划生育政策按有关规定处理。

18. 加强医疗护理质量管理，所有的医疗护理文书的书写，必须严格按等级医院质量要求执行，直接与经济挂钩，病历必须在24小时内完成。

19. 严格执行医疗护理操作常规，坚持查对制度，有差错事故登记并有处理意见，不登记或无处理意见，违者按医疗护理质量管理规定给予相应处罚。

20. 门诊病人实行首人、首科、首诊负责制，不准拒推病人，住院不准拒收病人，如发现拒推病人、拒收住院患者，按医德医风管理有关规定处罚。

21. 坚持会诊制度，疑难、危重病案及死亡病案讨论制度，需要会诊的病人由主管医生填写会诊单，请会诊医生，对不执行会诊的医生扣款 30 元，如发生事故还要负一定责任，医院各科室之间应密切配合。

22. 严格转诊、转院，伤情鉴定必须真实，弄虚作假者医疗护理质量管理规定给予相应处罚。

23. 严格执行各种物价政策，财务、计价、收费人员必须认真负责，杜绝多收、少收、漏收等情况发生，如有发生由当事人承担解决，对违反收费标准者除按有关财经制度进行处理外，按医疗护理质量管理规定给予相应处罚。

24. 严格药品及处方管理制度，药品管理一律按《药品管理法》执行，违者按该法处理。处方管理应遵循签全名，未经院领导批准的处方一律不允许记账，谁违反记账制度，谁负责承担其费用。

25. 医院领导原则上要有三分之一的时间在临床或后勤、财务、医技等第一线工作，正副院长、医务科主任、护理部主任应定期出门诊。

26. 严格各种统计制度，全院各科室必须向统计室报有关数据，对迟报、不报甚至拒报者按《统计法》的有关条款执行，统计室定期完成各种统计报表，按时向统计及卫生业务主管部门及院办公室上报。

27. 外出进修学习者有关费用按卫生局文件和其它有关规定执行，对自己联系外出学习及读书者费用一切自理，医院不予认可。

28. 鼓励自学成才、积极书写论文、开展新技术活动，参加成人自学高考、函授等经考试及格发有毕业证书者，医院承认学历。论文在国家级刊物发表者给一次性奖金 300 元，省级 100 元，地区级 50 元，县级 20 元。

29. 经医院及卫生主管部门批准外出学习，读书者的待遇除按卫生局文件还要执行医院的人才培养制度。

30. 充分调动全院职工的积极性，医院各科室必须按量化考核的有关规定进行量化与劳酬金挂钩，不搞平均主义。

31. 全院必须节约用水，用电不得浪费，用电制度按医院用电管理规定执行。发现私人用水部分漏水，不报告，不修理者，按照医院用电管理规定处理。

32. 后勤、供应科室必须认真为全院的医疗、护理服务，保证正常工作的需要，如发生事故应随时维修，重大事故应及时报告院方。后勤工作按医院规定定额执行。

33. 旷工天数按罗平县卫生局（1993）53 号文件执行，同时按罗平县政府罗人工字（1994）107 号文件扣除活工资部分，并写出书面检查。

34. 遵守科室的规章制度。

关于星期四上午行政大查房的决定

为了加强医院管理，提高医疗、护理质量，抓好医德医风建设，保证医院各项工作的顺利进行，经医院一九九五年七月三日院务委员会议决定实行星期四上午行政大查房制度，院务会成员参加行政大查房，并轮流当好各周行政大查房的总负责人，组织好本周行政大查房的内容，具体的排班顺序为：

1. 舒占坤　2. 叶亚怀　3. 邱树玉　4. 杨福存　5. 刘　海　6. 袁家礼　7. 侯建书　8. 杨发昌顺序轮流，如有特殊情况因参加人员中的任何一位出差或因其他工作不能参加时请往下推。现将有关查房范围及内容通知如下：

全院各科室及部门经属查房范围，为方便轮转将全院分为以下几大部分进行检查：

1. 外科、内科、功能科、妇产科、小儿科

2. 检验科、收费室、药房、放射科、中医科、传染科、眼科

3. 门诊部

4. 后勤、供应室、锅炉房、洗浆房、厨房、各科清洁区

并可根据实际情况进行随机抽样检查。

查房内容：根据医院管理的要求，大查房主要检查医德医风，服务态度，科室管理，规章制度及等级医院的各项要求为内容。

大查房时所到被查的科室主任及护士长自觉参加配合。

罗平县人民医院

一九九五年七月三日

病人选择医生实施方案

病人就医，选择他信任的医生为他诊治疾病，是病人应有的权利，他信任的医生为他看病，他心里踏实，精神上愉快。病人选择医生和选择医院是一个道理，首先是选择医院再是选择医生，病人到我们医院就诊，也就是对我们医院的信任，我们医院经过大家的努力以及各级政府的支持，现有各方面的专业技术人才及各种大、中、小型的诊断治疗设备，能满足广大伤病员的需要，我们始终坚持一切与病人为中心，以提高医疗护理质量为核心的做好工作，争取做到一流的管理、一流的技术、一流的设备、一流的质量、一流的服务、一流的信誉、一流的效益。想病所想，急病人所急，临床第一线要想到病人需要我做什么？我能为病人做什么？功能、医技、财务、信息、后勤、药剂、行政等部门要想到我能为临床做什么？临床需要我做什么？共同协调做到为广大伤病员提供优质、高效、低耗的医疗服务，利用好现有的卫生资源，做到为伤病员明确诊断、合理用药、准确治疗，杜绝乱用药、滥用药，减轻病人负担。

病人选择医生，当然他是要选择医疗技术水平高，知识面广，工作责任心强，服务态度好的医生为他诊治，我们医院各科越来越细，专业越来越精，有不同的专业科室提供住院病人根据疾病的需要在专科内选择他满意的专业医生为他诊断及治疗。通过病人选择医生的改革，我们认为有以下优点：

1. 有利于促进医疗质量和业务技术水平的提高。医务工作者应该具备高超的医疗技术能力和专业特长以及优良的服务，都能为伤病员解除疾痛，都能使病人满意选择，就会促进广大医务人员形成比、学、赶、帮、超的竞争意识，全员性提高业务技术水平，广泛性提高医疗质量。

2. 有利于广大伤病员获得满意的服务。病人就医，他根据他病性的需要，选择到相关科室，并能选择到他满意的医生，这样的结果，我们所有的病人都能选择到他满意的医生，达到满意的诊治效果，最后自然就广大伤病员都能获得他满意的服务，达到满意的效果。

3. 有利于医院改革的进一步深化，从多劳多得一点深化到多劳多得。医院改革要县委政府的支持下，实行吃饭靠自己，建设靠国家，院内实行工作量化工资待遇全额量化的管理，医生、护士、功能、医技、药剂、财务、信息等全面实施岗位工作量化，在全院总体量化方案的全题下，各岗位实施了不同岗位、不同专长、不同职称、不同职务的量化，医生以收治病人数、处方数、完成病历数、病人满意度等质量的量化，通过这些量化管理，总的还是病人信任你，你的工作量就大，你的量化效果就好，所以，病人选择医生的改革，对我们院内实施的全额工作量与个人直接挂勾的量化管理将起到积极的促进作用。鼓励医技专业人才积极努力地去发挥自己的才智及作用。

4. 有利于医疗服务达到全方位使病人满意的目的。通过病人选择医生的改革，以上三条有利于医院的发展，业务的提高，最后就是全院全员性的提高技术水平，提高医疗质量及服务质量，大家都能

有高超的医疗技术服务于伤病员，病人对我们的医生都满意，病人选择医生的要求也就会淡化，能够达到这个目的，说明我们的工作做好了，整体业务素质提高了，所有的病人满意了。

病人选择医生，对医院的发展，提高业务能力及医院改革量化管理的顺利进行，最后高效、优质、低耗的服务于广大伤病员，首先要创造好医院整体条件，科室设置条件，病人在这种条件下选择医生，他的内心是很舒畅的，有了整体条件，我们还应具备以下条件供病人选择医生。

1. 全院所有工作人员挂牌上岗，让病人了解监督我们每个同志的工作。

2. 各科室以研究开工展示科内工作人员的照片、姓名、性别、年龄、职称、职务、专业特长、电话。

3. 各科室写出承诺，展示科内每个同志的专业技术能力，服务内容及服务项目，以及服务如何到位的措施。

通过以上方法，让别人明了我们的工作人员及工作能力，方便病人选择他最满意的医生，最终得到最满意的服务。

罗平县人民医院
2001 年 4 月 10 日

讲　话

在"5·12"国际护士节纪念日活动会上的讲话

舒占坤

一九九八年五月二十日

各位领导、各位从事护理工作的同志们！朋友们！

今天我们在这里隆重举行"5·12"国际护士节纪念活动，在这光辉的日子里，我代表医院领导向对从事护理工作，在护理工作中精心耕耘，付出辛勤劳动和汗水，作出积极贡献的全体同志表示衷心的感谢并致以最高的敬礼。

同志们，朋友们，回顾过去，我们医院的工作，在全院职工的努力下，在各级党委、政府以及各职能部门的重视、关心下，等级医院创建评审，爱婴医院创建评审，医院改革、建设和发展，都取得了辉煌的成绩，在这些成绩里面，我们的护理队伍，全体护理工作者起着举足轻重的作用，你们的付出，给人类和社会带来了健康的佳音和喜讯，您们的付出党和政府不会忘记，人民不会忘记，在这喜庆的日子里让我再道一声，同志们，您们辛苦了！

同志们，朋友们，当代生物医学技术以其无比的威力，改变着人类自身世界的面貌，冲击着人类的若干传统观念，使人们产生了许多迷茫和困惑，生物医学技术的强大的冲击波，把一系列高难度的论理问题提在人们的面前，一场关于医学生物高科技的善与恶，权利与义务，丑与美的大争论已经展开，作为医学主要组成部分的护理学，早已就成为一门独立的应用学科，站立于医学模式转变的最前沿，给医学模式的转变，医院管理的现代化，信息化，科学化奠定了良好的基础，为了更好地适应社会主义市场经济条件下医院护理发展的要求，借此机会提出护理工作要适应多元性文化发展的需要和护理工作者应具备的自身修养等两方面的问题进行探讨，供同志们在临床实践中参考。

一、护理工作要不断适应社会多元化性文化发展的需要

随着改革开放的不断深入，我国的国际交往日益广泛地增加，各种文化的相互碰撞，相互渗透，相互交融，使文化呈现出多元化的趋势，这种变革和趋势，使我们的护理理论与实践也受到了冲击，为此加快护理工作的改革，增加对社会多元性文化的适应性，才能适应发展的需要，因此，我们有必要进行认真的研究和探讨。

（一）文化包括思维方式，行为方式，有一定的规范性，文化也是区别于不同社会的标志，文化的差异对人的行为的影响，比地理和政治的影响更现实，这种影响是通过人们对人生观，价值观的多元性选择而表现出来的，"那些不容忍偏离和改变的文化称作一元性文化，其他文化称作多元性文化"，多元性文化相对于一元性文化而言，其对变革具有更大的宽容性。

文化多元性对护理工作和护理管理的影响具有双重性，一方面多元性文化促进了医学模式的转变，推动着护理学的发展，促进了心理学、伦理学、管理学、社会学等边缘学科的渗透，极大地丰富了护理学的内容，使护理学逐步地形成了独立的体系，护理管理从经验型的单纯技术管理向科学理论指导下的全面发展，另一方面，在多元性文化的影响下，人们的思维方式，行为规范发生了变化，并影响着他们在组织中的态度与形为，文化的多元性使护理工作遇到了空前的挑战，在具体工作中护理队伍的不稳定，护理工作的难做等问题，促使我们要从理论与实践相结合，进行系统的研究和讨论，有利益促进我们护理工作的具体实践和理论研究的健康发展。

（二）护理工作与多元性文化的影响

早期护理工作的成功经验是从伟大的护理先期者南丁格尔开始的，南丁格尔在创建近代护理学的同时，成功的应用了护理管理的方法，这种方法有当时护理管理学的初创时期"泰罗制"清晰痕迹，即是重视工作成序、技术管理和人员培训。

我国的护理工作从无到有，逐步的发展成为现代的医院系统中的重要组成部分，管理手段日益先进，管理标准及系统不断完善，并且积累了大量的经验，但是分析研究其理论的方法体系的内涵，本质上仍是"泰罗制"方法在起着主导作用，这种方法体系重视了工作的本身而忽视了管理者，管理层次定位不高，因此不适应文化多元化开放社会的需要，需要我们在具体实践中加以研究和改革。

护理在医学模式变化中也面临着很多困难

在医学生物模式的影响下，传统的护理工作和组织结构更多的是与疾病护理和护理人员的活动为出发点，较少考虑服务对象的社会和心理需要，随着经济的发展和社会的进步，文化的多元化，医院工作服务对象的主体意识的增强，对健康的要求的提高，新的医学模式下的护理服务模式已逐步发展成为以病人为中心的整体护理，在原来建立的功能制护理的基础上的护理质量管理，人员安排，技术培训等方面已经不能适应新的医学模式的要求，而且显得越来越吃力，因此也必须经过改革来适应需要。

随着医院改革的不断深入，护理工作的改革势在必行，要认真的研究医学模式的转变对护理工作的影响，从护理的组织方式、运行机制、管理手段等方面进行改革，从一元性文化的适应转向多元性文化的现代护理要求。

多元性文化影响下的社会转型阶段，人们的思想活跃，政府行政机构改革，国有大中型企业的改革等一系列革命对职业进行重新选择的机会增多，护理工作要充分认识其特点，改进工作方法，建立完善的人才管理和运行机制，重视组织文化建设，营造良好的工作气氛。

加强理论研究，积极探索文化演进过程中更适合我国国情的护理理论，共同构建符合国情的护理目标。

多元性文化对护理工作已经提出了非常现实的要求，我们要认真加以认识和研究，提高我们的护理工作质量及其护理管理方法。

二、在新时期护理工作者应具备的自身素质及素养，现代护理已经成为一门独立的科学，因此对医院护理队伍中每一位参与者，提出了更高的要求，其关键就是护理工作者的自身素质与素养。

护理工作在医院所处的位置是引人注目的，其自身的素质与整体工作息息相关，作为护理工作者要从专业理论，工作责任感，荣誉感和事业心等方面，在实践中作出体现，从语言、气质、神态等多方面塑造自身的美好形象，护理工作者同时要有良好的奉献精神，把整个身心倾注在工作中，把护理工作的好坏同自己的荣辱结合起来，为护理事业的发展作奉献。

随着护理事业的不断发展，对护理工作者的专业技术水平的要求也越来越高，护理工作者要不断的更新知识，及时的掌握国内外护理专业知识的新动态，准确、果断的处理各种疑难问题，以得到广大伤病员的信赖和钦佩，一个合格的护理工作者，应时时处处的提高自己的自身素质和水平，树立良好的自我形象，护理工作者的素质要求是一个很重要的方面，就是要具备良好的心理素质，要从思想、文化、气质、性格、仪表等方面提高自身的修养，还要有很好的人际交往和协调能力，对人要诚恳坦率，坚持原则，要有实事求是的工作态度及脚踏实地的工作作风，作为在工作中的自觉要求，护理工作者还应具备高尚的医德、渊博的知识、精湛的技术、认真负责的态度、进取的精神、超前的创新意识以及摄取护理信息的能力，在工作中自觉地做到任劳任怨，严谨细致，精益求精，不断的更新知识，加强学习，注意自身素质的培养，逐步的完善自我，以适应新形势下护理事业发展的需要。

同志们、全体护理工作者们：为人类的发展，社会的进步、经济的繁荣，在迫使我们要不断的提高认识，加强学习，不断地吸取新的知识，适应社会主义市场经济发展的需要。

我们殷切地希望，我们的全体护理工作者一定以自尊、自爱、自强、自律的良好传统做好我们的工作来报答党和政府对我们的厚爱。以热情和饱满的工作精神认真地为广大伤病员服务。

同志们、朋友们，让我们更好地团结在邓小平理论指引下，党中央和各级党委的领导下，把护理事业现代化推向光明的二十一世纪。

最后：预祝竞赛圆满成功 祝同志们节日快乐、家庭幸福。

谢谢！

改革是动力，创新是关键，服务是宗旨，发展是目的

——在中国医院协会院长大讲坛上的交流发言
2008 年 11 月 19 日
舒占坤

罗平县人民医院位于滇、桂、黔三省（区）结合部的罗平县城，是卫生部认定的二级甲等医院和世界卫生组织认定的爱婴医院及广西右江医学院的临床教学医院，保持了省级"文明单位"称号 20 余年。2008 年被省卫生厅表彰为"医院管理年活动先进单位"。医院现占地 800 余亩，拥有业务用房 4 万余平方米，开放病床 600 余张。现有在职在编职工 350 人，设置临床医技科室 24 个、行政职能科室 7 个。有核磁共振、全身 24 排螺旋 CT、全身彩色 B 超、大型生化、体外振波碎石、人工肾等先进设备 500 余台件。2007 年，固定资产 1.03 亿元、总收入 7380 万元、医院综合门诊量 174807 人次、住院 21138 人次，同医院改革关键年份对比：固定资产是 1983 年的 355 倍，1992 年的 34.1 倍，业务用房是 1983 年的 40 倍，1992 年的 5.73 倍；医院总收入是 1983 年的 254.48 倍，1992 年的 27.34 倍，门诊人次是 1983 年的 3.6 倍，1992 年的 1.97 倍；住院人次是 1983 年的 5.28 倍，1992 年的 3.01 倍；平均住院费为 2831.37 元，平均门诊费 63.69 元，与云南省市县三级医院平均住院费用 3524.17 元，平均门诊费 82.01 元相比，分别低 19.66% 和 22.33%。这些成绩的取得总结起来，我们的体会是"改革是动力、创新是关键、服务是宗旨、发展是目的"。

一、打破常规，以改革激活内在动力

流水不腐、户枢不蠹，改革、变革、变化是社会发展过程中的永恒话题。随着我国改革开放 30 年的历史进程，医院也在不断的改革中逐步发展，改革成为医院发展的内在动力。

探索改革方法，寻求医院生存发展之路步履维艰

客观地讲，我院的改革始于 1984 年。1984 年以前，医院实行的是财政差额补助、人员工资全部由财政承担、医院经营好坏与职工个人利益没有任何关系的"大锅饭"管理体制。固定资产只有 29 万元，业务上只能开展简单的中下腹部手术和内科疾病诊治。1984 年，借全国机构改革之机，医院领导班子也随之进行了重组。医院班子经过研究讨论，以门诊急诊科为试点，在全院率先进行了"单科承包"的改革试点。在取得一些经验后，全院实行"经济技术责任制承包"，将技术指标同经济指标结合在一起，特别是将"文明医院"指标考核纳入承包内容，基本打破了"大锅饭"的工作格局。1985 年医院第一批通过省卫生厅的"文明医院"验收，1987 年被省委、省政府授予"文明单位"称号。到 1989 年底医院业务得到了较好的发展，新成立了儿科、五官科等科室，医院业务得到了较好发展，职工收入也有所增加。然而，正当改革推进的关键时刻，医院领导班子内部对改革的认识出现了分歧，什么"拜金主义"、"个人主义"等告状信上书到各级、各部门，以各种冠冕堂皇的理由干扰改革的深入，致使初步拟定的"技术综合目标责任制"不能实施，医疗秩序陷入混乱，质量下滑，经济收入停滞不前。到 1992 年总收入只有 269.91 万元，发了工资，职工不仅没有一分钱的奖金，反而欠下医药公司近 40 万元的债务。

1993 年 5 月经过调整、充实的医院党政领导班子草拟的以"第一步走'吃饭靠自己，建设靠国家'的改革；第二步实行职工全员风险金抵押制；第三步全面引入竞争激励机制。"为主要内容的医院改革方案得到了罗平县委、县政府的认可，同时以罗政发 1993〔37〕号文件下发到医院。彻底打破

"大锅饭"，打破职工根深蒂固的我是国家干部身份的心态，实现"吃饭靠自己，建设靠国家"的目标。

　　工作量量化与职工待遇全额挂钩的改革全面激活了职工积极性

　　医院的分配改革从1993年开始，根据县政府批转的改革方案，分配上彻底打破"大锅饭"，打破原工资制，职工原工资标准作为档案工资挂起来，将其档案工资作为职工调出、退休、各类保险及有关行政指令缴纳费用的依据。实行绩效工资制（即：岗位工作量量化与职工待遇全额挂钩），在坚持按劳分配和按生产要素分配、效益优先和兼顾职称、学历、工龄的原则下，将管理要素、技术要素、责任要素和完成工作量的多少、质量好坏作为分配的主要依据；避免科室分配用经济收入与岗位工作待遇直接挂钩的分配现象发生。医院进一步强化各科室综合指标的考核，将综合指标量化成参与分配的直接指标，建立起重实绩、重贡献，向优秀人才和风险岗位、重大疑难手术、疑难危重病人的抢救治疗等重点项目、重点专业技术、开展新技术、新业务和参与医学科学研究的专业技术人才倾斜的分配机制。严格实行院科两级核算，医院将分配权下放科室，由科室自主按绩效分配。

　　各科室根据不同岗位的工作量、责任大小、技术劳动的复杂性、承担风险的程度等，制定具体量化考核分配指标，根据本科室的实际情况和工作岗位、内容等绩效指标，实行全额量化的劳动报酬金分配，职工劳酬金实行上不封顶、下不保底的政策。

　　分配的依据是各个岗位的综合绩效考核。医院根据各个岗位的实际情况，研究制定科学合理的量化考核实施办法。考核实行分级分类，时间上既有平时考核、班次考核，又有年度考核和聘期考核。考核内容包括德、能、勤、绩等各个方面，重点反映工作实绩。对中层管理干部，医院实行按月考核制度，对专业技术人员、一般管理人员和工勤人员，实行由科室下一班工作人员对上一班人员的工作量进行统计登记，按班次考核，考核的内容大到医德医风、新技术新业务的开展、病人满意度、病人治愈率、医院各项规章制度的执行、各项指令性任务的完成、诊疗操作规程的执行等，小到病历处方的书写、扫地、抹桌子等工作，考核兼顾工龄、职称、学历。考核的最后分值就是职工绩效工资的直接依据，与职工的当月待遇挂钩。考核结果除与考核对象待遇直接挂钩外，同时也是考核对象晋级、晋职、续聘、解聘、待岗、辞退的主要依据。对考核不合格的中层管理干部，医院同样实行诫勉、待岗、辞聘或解聘。以绩效工资为基础、以量化考核为依据的分配制度改革，真正体现了"多劳多得、少劳少得、不劳不得"的社会主义分配原则，拉开了分配档次，调动了广大职工的积极性，增强了职工的主人翁意识。倡导职工全员、全过程参与到医院、科室的管理中，较好地创新了医院管理机制，提高了医院的管理质量。

　　二、开拓奋进、以创新赢得发展先机

　　改革和创新，这是两个内涵交叉甚至重复的概念，改革其实就是创新，但创新的外延要比改革宽阔得多，改革需要胆识，创新需要见识。在医院25年的改革历程中，我们始终坚持在管理上创新、在制度上创新、在技术上创新、在服务上创新。

　　以聘用制为基础的人事制度改革，激活了用人机制

　　为实现医院人事管理的科学化、规范化、法制化、程序化，增强医院活力和自身发展潜力，形成充满生机与活力的人事管理机制，1993年，我院制定并完善了医院人事制度改革实施方案，医院内部机构设置、定岗、定员、定编及专业技术职务岗位设置方案。职工双向选择、竞聘上岗实施方案，引入竞争机制，打破行政职务、专业技术职务终身制，实行院长负责制、层层聘任制、待岗制、落聘制。确定医院和个人的人事关系、医院和个人、科室和个人双方的责、权、利，保证双方的合法权益，实行了人事管理由身份管理向岗位管理的转变，由行政依附关系向平等人事主体的转变，由单纯行政管理向法制管理的转变。2004年，医院全面实施中层干部竞争上岗，通过竞岗者的演讲、群众民主评分，选出新的中层领导干部。此次改革的顺利实施，更是搭建了一个健康的"能者上、平者让、庸者下"的用人平台。

　　1. 实行院长负责制。明确规定院长在医院管理经营活动中是唯一的法人代表，实行任期目标责任制。院长按干管权限由上级组织委任、聘用或职工选举产生。副院长由院长提名上报组织部门批准，科室主任和护士长由院长聘任。

2. 全面推行聘用制。引入"能者上、平者让、庸者下"的用人激励机制，按照公开、公平、公正、平等、竞争、择优的原则，实行针对各类不同岗位特点，以竞争上岗、择优聘任为主，其它选拔聘任方式为辅的相应聘用办法。

3. 实行待岗、转岗、辞聘、解聘制。全院所有在职在编职工在首次聘用中经考核不合格者须按院内待岗处理，直至辞聘和解聘，拟受聘人员应服从工作安排，服从医院总体调控，不服从者不以聘用，按医院规定的院内待岗处理。对严重违反医院规章制度的人员，医院给予停职及待岗处理。从1993年改革开始，我们对行政部门负责人给予待岗2人次，临床科室负责人待岗免职5人，一般职工待岗12人。

精简行政管理人员，提高医院管理效率

结合医院实际及业务发展需要，遵循精简、高效的原则，精简职能单一、职能相近、职责交叉、重复设置的管理职能科室，大力压缩行政、后勤科室，充实临床医技科室。行政职能部门一肩多职，主要设置医务科、护理部、财务科、基建后勤科、信息科，其余职能全部实行兼任。职能部门人员从1984年占全院人员总数的26.8%下降到1993年的10.3%，到现在管理人员总计只有14人，仅占职工总数的4%，真正体现了小机构大服务。

廉洁从政、尊重市场经济规律、创新经营模式

在行政管理过程中长期坚持集体办公，院长、书记、副院长、办公室主任只设一个办公室。在基本建设、设备采购、药品采购等重大事件的决策和管理中，长期坚持"集体讨论、集体决策、集体负责，谁违背集体讨论原则谁负责"这一基本的行政管理原则。公平、公正、公开、公道实行行政管理，杜绝了药品购销、基本建设、设备采购等方面的不正之风。

1995年我院还没有CT，患者为做进一步检查只能跑到昆明排队等候，许多危重病人就因为没有得到即时的检查而失去生命。为解决这一问题，医院领导下决心引进CT，而在当时医院资金紧张、技术不足，医院采用设备供应商入股一段时间的方法，不仅解决了资金紧张的问题，同时在技术上也得到了保障，还促进了医院新业务、新技术的开展，为广大患者节省了一大笔不必要的开支。

在市场经济条件下，药品购销环节中出现不正当竞争现象凸现时，医院不回避，从市场上出现"回扣"开始，就以领导班子集体决策的方式同药品经销企业公开议标、谈"回扣"（最高的"回扣"达28%），并签订药品购销合同，将所有"回扣"全部纳入医院财务统一管理，从院长开始，任何个人不得在集体签订合同之外购入药品。这种"集体讨论、集体决策、集体负责，谁违背集体讨论原则谁负责"的原则延伸到了医院基本建设、医疗器械采购及其他所有医院经营活动中。基本建设项目除按国家招投标政策要求按原则招标外其余每项工程均采用医院党政班子与施工方集体议标，实际核算成本，多家竞争的方式公开选择。医疗器械采购按设备使用科室、医院党政领导参与在"医疗器械博览会"上公开谈价的方式集体采购。在"打击药品购销不正之风"、"反商业贿赂"等活动中，医院没有任何一个人存在不正当的行为，不少员工无不感慨地说："是医院铁的纪律保护了我们"。

引入经济学概念，深入开展"基于病人价值链"的讨论和研究

"价值链"理论源于西方经济学领域，广泛用于市场经济的商品营销，经营决策。在为适应社会主义市场经济条件下的医院改革中，如何长期坚持"一切以病人为中心"，确保"病人价值链"在医疗服务过程中得到延伸，医院创新性地提出"基于病人价值链"，核心是病人"利得"与"利失"的讨论。在医疗护理过程中以"质量、安全、服务、费用"为重点，注重环节质量管理，在每一个环节上都以病人"利得"与"利失"为衡量环节质量的标准。通过每一个环节质量从而形成每项工作的流程管理。用每位员工辛勤的工作，为病人提供安全、有效的医疗服务，按国家物价政策合理收取费用，让每个病人在接受医院服务的全过程中感受到的是"利得"而非"利失"，凡是病人"利得"之事医院大力支持，凡是病人"利失"之事医院坚决打击，让"病人价值链"在医院的优质服务中得到延伸。

三、以人为本，以优质服务熔铸医疗品质

医院领导班子认为，中国特色的医疗卫生改革，人民医院的"人民"二字不能改掉，社会的公益性不能忘掉。从1984年改革起步之时，医院就在全院范围内提出了"假如我是一个病人或病人家属"、"病人需要我做什么？我能为病人做什么？"等大讨论。在医疗服务中，长期坚持"管理要严、技术要精、质量要高、服务要好"，努力为广大伤病员提供优质服务，使广大医务工作者在医疗服务过程中真正做到视病人为亲人，从病人利益出发，想病人所想，急病人所急。

基础设施建设体现全面服务于患者

为方便患者就医和为患者提供清洁、舒适、温馨的就医环境，医院积极改善就医环境，在病房安装中心供氧、中心吸引、电话、电视、饮水设施和传呼系统；近年来，医院先后改造了内科大楼，新建了传染病区、外科大楼和医学科技大楼，在每幢住院楼都安装奥的斯电梯，绿化美化医院环境，极大地改善了医院的就医场所，缓解了群众看病难的问题。同时各科室积极改进便民服务措施，改进服务流程，简化环节，增设服务窗口，缩短病人排队等候时间。

尊重病人知情权和选择权，让医疗服务贴近病人

推行院务公开、收费项目、药品价格公示。充分尊重患者的知情权、选择权，推行病人选择医生，病人选择护士，在大厅内公示病人选择医生和护士的照片、电话号码、专业特长以供患者选择；推行医药费用一日清单近二十年，在医院各大厅设置电子触摸屏，提供查询各种收费标准，实行单病种最低价格收费，推行承诺服务，主动接受社会各界广大人民群众和广大患者的监督。

加强质量管理，建立质量检查链

为使我们的服务真正落到实处，从1995年创建"二级甲等"医院开始，医院就成立了以院长为主任委员的"医疗护理质量管理委员会"，并建立了以月、周、日为单位的活动机制，每月有质量委员活动；每周有质量活动小组在督查；每日有质量监督人员在抽查的质量管理体系，并建立了医疗护理质量管理的长效机制。月、周、日循环不断的质量督查、自查、跟踪、落实，使医院质量管理自然地形成了一条长期有效的"质量检查链"，有效地改进了医院的工作作风、全面提升了医院的医疗护理服务质量，"质量、安全、服务、费用"的意识得到大大增强。

提升服务理念，建立医疗护理服务链

医院不断开展深化医疗服务质量的活动，要求全体医务人员深刻理解服务的内涵，变"为病人服务"为"为人人服务"。在服务过程中，灌输"接受服务"意识，让患者及家属理解并接受我们所提供的服务。提倡"服务到位"，使患者真正享受到我们医疗服务的品质；提倡"感动服务"，在服务过程中以我们细致入微的实际行动感动患者和家属；提倡"感谢服务"，通过我们自身的努力和优质的服务，当服务过程结束时，让患者和家属感受到我们的服务是满意的，从而感谢我们的服务。使服务的真正内涵覆盖我们医疗护理活动的每一个环节，从而在我们的实际工作中形成一条无形而牢不可破的"医疗护理服务链"。

延伸服务范围，尽力解决农村百姓看病难、看病贵问题

我们从改革之初就将解决广大农村人民群众看病难、看病贵的问题作为工作内容来抓，每年春耕大忙、秋收秋种季节组织医疗护理骨干到全县各乡镇免费送医送药，每年从几万元到数十万元。从2005年医院制定了《长年到农村为百姓服务巡回医疗小分队实施方案》，小分队下乡由间歇性转变为长期性、经常性。全院职工全员轮流开展"走千家、窜百村、连万民"的服务。据不完全统计，自1993年开展下乡服务以来，总计下乡巡回医疗1200多天，下乡医务人员7600余人次，看病36万余人次，为贫困群众送药品价值300余万元。全院职工为特困户和"四属五保户"及急难危重病人捐款60余万元；捐资19万元新建农村合作医疗室5个。每到一处都在宣传卫生保健科普知识、宣传艾滋病防治知识、宣传党和政府的方针政策。将医疗服务直接扩展到千家万户。

四、以科学发展观统揽医院工作全局，用发展检验改革成效

我院的改革能深入开展、工作能稳步推进、发展能持续稳定，除上述三个方面的因素外，更主要

的是还有一个团结拼搏、相互理解、相互支持的领导班子。长期以来，我们这个班子心往一处想、劲往一处使、齐心协力排除一切干扰，以科学发展观统揽医院工作全局。在实际工作中，班子的每个成员均能做到以情感人、以行服人。长期以来，医院班子行政管理人员基本不存在双休日，人人从自身做起、人人以院为家、人人思考医院的发展、人人全身心投入医院的建设。领导班子的精诚团结、开诚布公、齐心协力搞改革、一心一意谋发展，在全体员工中树立了良好的形象。那种相互推诿、相互扯皮、相互拆台的现象在我院班子中绝没有生存的土壤，这是我院能排除干扰，以发展统揽医院工作全局的关键所在。

经过25年的改革发展，25年的团结拼搏，保持了省级"文明单位"称号20余年，多次荣获省、市"创建精神文明先进集体"、"行业作风建设先进集体"。2008年被云南省卫生厅表彰为"医院管理年活动先进单位"，同时被省卫生厅推荐参加创建"全国百姓放心示范医院"。服务范围随着医院信誉的提升得到了扩大，从基本只是本县病人就医扩展到广西、贵州及周边市县的病员慕名而至，县外就诊率达18.6%。

科学发展是医院改革的最终目的，我们在征收的土地上做出了康复理疗中心、敬老院、老年公寓、养老院、护理院、临终关怀等中长期发展规划。我们的发展思路是利用医学科研支持临床，用临床支撑康复理疗，用康复理疗支撑老年公寓、护理院和临终关怀。为构建和谐社会、服务于所有人群，实践一种具有中国特色的集科研、医疗、养老、敬老、护理、临终关怀为一体的服务社会的新型模式，为社会经济协调、持续发展肩负起我们的社会责任。

履行神圣职责　做人民健康的忠诚卫士
——在曲靖市先进事迹巡回报告中的发言
舒占坤

罗平县人民医院是一个整体，它所取得的成绩是医院党政领导班子团结务实、开拓创新的结果，是全体医护人员尤其是临床一线的共产党员爱岗敬业，积极进取的结果。

我出生于罗平县钟山乡普里村的一个彝族家庭，先后在普里大队合作医疗室任赤脚医生，团支部书记、会计、生产队长。那时家乡贫困落后、缺医少药，我萌生了从医治病，让父老乡亲健康生活的想法。1969年9月，15岁的我如愿到曲靖卫校赤脚医生班读书，属于社来社去的学员，毕业后回到普里大队合作医疗室工作。1973年刚刚恢复高考，我有幸考入罗平县医院附设卫校读书。1975年11月毕业后分到罗平县人民医院工作，从此踏上漫漫从医人生路。为进一步提高自己的业务水平，我又先后到曲靖地区医院普外科、麻醉科、昆明市一院脑系科、北京天坛医院神经外科进修学习，并先后取得了医学专科、本科、硕士研究生的学历和学位。1984年，我担任罗平县人民医院院长，之后又兼任书记，直至今天。

一、直面改革，做医院发展的铺路石

接任院长时，我刚29岁，经验不足，能力有限，但有年轻人抓热情和冲劲，有对卫生事业的热爱的追求。把罗平县人民医院建成周边三省区老百姓的健康中心，是全院职工的共同心愿。但此时医院，业务用房是几间破旧的老房子，面积不到1000平米。医疗设备只有听诊器、体温表、压舌板老三件和一台100mA的X光机，一台国产A超，办公桌和病床是用旧黑板和土基拼搭起来。院内杂草丛生，道路凸凹不平，全院固定资产只有29万元，年业务收入31万元，技术上只能开展中下腹部的一般手术和急诊脑外伤清创及骨、腹部外伤。面对这些困难，我深感担子重责任大。如何使医院走出困境，成了我苦苦思索的问题。

人人都明白，改革是医院发展的唯一出路。从1984年我担任院长，先后进行了若干种改革，从科室承包到单科核算，从经济技术承包到综合目标管理。这些改革尽管是摸着石头过河，尽管有这样和那样的缺陷，但为我院的改革积累了一定的经验。1993年，在县委、政府及有关部门的高度重视和大力支持下，罗平县人民医院新一轮改革全面铺开，院长负责制下的层层聘用的人事制度改革；岗位工作量化与职工待遇全额挂钩，分配上不封顶、下不保底，彻底打破大锅饭，实行事业单位企业化管理的工资制度改革；药品采购实行院内集体招标和议标制，后勤管理实行社会化服务，医疗收入和药品收入分开核算等等。十二年的实践证明，这次改革极大地激发了广大医务工作者的积极性和创造性，增强了医院的发展后劲，拓展了医院的发展空间，使医院步入了快速健康发展的时期。

今天的罗平县人民医院，是曲靖市县级综合医院中唯一一所二级甲等医院，同时还是世界卫生组织认定的爱婴医院和广西右江医学院的临床教学医院。固定资产从 29 万元增至 8500 万元，业务收入从 31 万元增至 4000 余万元，而病人的看病费用却低于全省、全市的平均水平，以 2002 年的数据对比，门诊人次平均费用比全省低 46.6%，比全市低 37.72%，住院病人费用比全省低 48.18%，比全市低 41.5%。医院拥有业务用房 20000 余平方米，拥有核磁共振、全身 CT、8 排全身螺旋 CT、全身彩色 B 超、电子结肠镜、腹腔镜、小精灵体外振波碎石机等先进设备 500 余台件，安装了 CR、PACS、HIS、LIS 数字影像系统，实现了数据化、网络化管理，能开展脑、胸、腹等各个部位的各种高难手术，能诊治各个科目的各种疑难病症，连续 17 年被省委、省政府授予省级"文明单位"称号，多次被省市评为"行业作风建设先进集体"、"创建精神文明先进集体"。包括北京、上海在内的多家省内外医院络多次到我院参观。

回想改革之初，改革在医院掀起前所未有的轩然大波，必然触动一些人的利益，尤其是那些吃惯了大锅饭的人，那些无所事事混日子的人，那些无真才实学的人，对改革产生了抵触。吵闹，诬告，威胁、恐吓，我还在上初中的儿子，上学途中被人黑打，有人想方设法寻衅闹事，打断我的肋骨。那时，我有泪只能往心里流。我也是一个普通的人，一个有七情六欲的人。我也曾想，为什么别人的孩子可以欢蹦乱跳、无忧无虑的上学，而我的孩子却要整天担惊受怕？别人的家庭可以尽情地享受欢乐、幸福，而我的家庭却要无缘无故地遭受飞来横祸？面对儿子，我没有尽到一个父亲的责任；面对妻子，我没有尽到一个丈夫的责任；面对父母，我没有尽到一个儿子的责任。然而，我是院长，我是共产党员，我是共产党的基层支部书记，我的职责就是使医院获得发展。如果我个人所受的委曲和伤害能换来改革的成功，换来医院的发展，我愿意为此付出我的一切。为使改革顺利进行，我向他们耐心解释，改革的目的是实现利益的重新组合和再分配，改革对医院及个人的发展是有利的。我的耐心最终获得了他们的理解，我的忍让最终获得了他们的尊重，我的宽容最终赢得了他们的信任，他们最终投入到医院改革的浪潮中，并成长为医院的有用之才。甚至是伤害过我的人，只要改正了错误，该提拔的照样提拔，该重用的照样重用。我从改革中总结出来经验是四句话：看得见，想得透，做得正，行得明。我不敢说我有多大的勇气和多崇高的境界，我只是做了一个普通共产党员和基层卫生事业单位领导应该做同时又必须做的事。共产党之所以伟大，是由它的先进性决定的，作为一个普通的共产党员，我只求不辱党性；作为一个普通的医务工作者，我只求不辱良心和人格。

二、设身处地，做广大患者的贴心人

作为一名临床医生，一个农民的儿子，一个从深山里走出来的彝家男人，我了解农村缺医少药的状况，我知道农民患者的所思所想。对健康的渴望，对幸福的企盼，是就诊患者的共同要求。每一次面对濒临死亡的生命，不敢有一丝一毫的畏缩和懈怠，我必须竭尽全力地去救治和守护，面对他们，我唯一要做的就是关爱和尊重。

我不否认在医疗卫生战线有一些自以为是、草菅人命、不把患者当回事的白衣败类，不否认有一些高高在上、仗势凌弱的强势人渣。我是医生，医生的天职就是救死扶伤，就是挽救生命、守护生命。挺直腰杆做人，敞开心怀做事，"一切以病人为中心"、"以质量为核心"，是我的职业原则。但只我一个人还不够，要使之成为全院职工的行为准则，必须从制度、从职业道德教育入手。多年来，医院坚持病人选择医生，对病人实行一日清单制等行之有效的措施，同时定期不定期地在广大患者中开展问卷调查，一旦发现医务人员有对患者不负责任的行为，或患者对医护人员的服务不满意的情况，一律严肃处理。几年前，一个医生搭车开药 161.00 元，病人反映到医院后，医院医德医风领导小组调查核实清楚后，对该医生作出了"勒令退还病人药款并赔礼道歉、同时罚款761.00元"的处理决定。收费室的一位收费人员，上夜班时服务态度不好并多收费1.40元，由于影响不好，给予待岗处理并罚款214.00元。我常对医护人员说，我们要设身处地为患者着想，只有这样，患者才能得到真心实意的呵护和关爱。

随着改革开放和社会主义市场经济的发展，社会经济成分、组织形式、就业方式、利益关系和分配方式日趋多样化，人们思想活动的独立性、选择性、多变性、趋利性和差异性日趋明显，在是与非、荣与辱、优与劣、利与弊、得与失等方面的评价尺度也不一样。理想信念越来越淡漠，价值观念越来越多元，这已经影响到一些党员对共产主义理想的信仰、对社会主义的信念、对党的宗旨和信心的错位。医院不是一块净土，我作为党支部书记，如何令每一位党员和全体医务人员都树立起正确的世界观、价值观、人生观，真正成为广大患者精神深处的一盏灯，陪伴他们走过生命中那些伤痛的时光。而多年的工作实践使我深切地意识到，制度只能管到人，不能管到心。真正要使全院职工同心同德地做好本职工作，真心实意地热爱本职工作，搞好职工的思想政治工作至关重要。我的看法是，对于我们这些救死扶伤的医务工作者来说，一旦思想出了问题，后果将不堪设想。为此，我和支部一班人在医院长期开展"假如我是一个病人和病人家属"、"我能为病人做什么？病人需要什么？"等大讨论。在广大医务人员中全力培育和树立"一切以病人为中心"、"以质量为核心"的思想，坚持"管理要严、技术要精、质量要高、服务要好"，努力为广大伤病员提供优质服务，全力打造团队精神，在广大职工中树立"团结拼搏是我们的精神，严谨务实是我们的作风"的工作理念和"为医学科学发展而努力，为人民健康事业而献身"的工作目标。在工作中更新观念，在服务中转变意识。要求每一个职工对那些来自农村的患者，要体贴入微，不能有辱"白衣天使"的光辉形象。

在实际工作中，大到施行手术、抢救患者，小到病房服务、收费取药，都必须全心全意，恪尽职守。我们的病房早已实现公寓化管理，每间病房均配备电视、电话、卫生间、沙发座椅，为使这种管理名副其实，我们要求每间病房的卫生服务都必须做到宾馆化。病床的床单、被子必须勤换勤洗，每次进行病房卫生检查时，医院要求护理人员尤其是护士长自己脱了衣服睡在上面，如果我们可以睡了，患者自然也就满意了。

长期的思想政治工作有力地提升了广大医护人员的职业素养和敬业精神，增强了广大医护人员的服务意识和社会责任感，使广大医护人员无论在平时工作中，还是在重大突发事件中都能临危不惧、挺身而出。在对"七·二七"重大交通事故、牛街一中46名流感者、环城法金甸小学39名房屋倒塌受伤患者、师宗高良"3·15"重大交通事故等突发事件的抢救工作中，广大医务人员尤其是临床一线的共产党员们均表现出了高度的社会责任感和极端负责的职业精神。尤其是在2002年那场突如其来的"非典"灾难中，全体共产党员、广大医务人员更是同进退、共患难、齐心协力，仅用4天时间便建起了面积达800余平方米的磨盘山非典隔离室。在这场没有硝烟的战斗中，全体共产党员和广大医务人员无一人退却，人人都向支部递交请战书，充分显示了基层党支部的战斗堡垒作用。

中国有句俗话，"上梁不正下梁歪"，为真正起到模范带头作用，我对自己严格要求，一丝不苟。很多患者尤其是手术患者，为求一种心理上的平衡和安慰，都希望我亲自为他们诊治和施行手术，为满足他们的心理需要，减轻患者的精神负担，无论多苦多累，只要找到我，我绝不推辞。30余年来，我做了各种各样的手术8000余例，主持了成千上万次的疑难危重疾病的抢救治疗。平均每年主刀的手术在250余例，指导各类手术90余例，主持各种疑难危重病的诊治若干例。每一例手术的成功，每一次疑难危重病的治愈，看到患者和家属欣慰的笑容，我也仿佛看到了自己人生的价值。因此，本着对患者及家属负责的精神，本着对生命健康的敏感，在临床实践中，每一次大或小的手术，我都要认真论证，精心准备，绝不放过任何一个细节。2004年春天的一个中午，我刚刚做完一个胃癌根治手术，走出手术室时，一眼看见手术室外过道的担架上躺着一位双腿血肉模糊的伤者，凭着职业的敏感，我马上叫人喊来接诊的主治医生询问，得知伤者缘于一起车祸，双腿粉碎性骨折、肌肉已被撑烂、部分血管和神经已被毁坏，主治医生和科室其他医生商讨后决定采取截肢手术。截肢，那可是关系到伤者一生的大事啊，不到万不得已，绝不能走此下策。于是，我马上喊来医护人员一起清洗创面，认真查看伤情，经过慎重的思考，否定了既定的手术方案，决定亲自主刀，尽最大的努力为患者保住双腿。为使手术获得最大限度的成功，回家吃饭已经来不及，我马上吩咐医护人员，尽快做好手术前准备。晚上8点多，手术终于结束了，我连说话的力气都没有了，但想到伤者的双腿终于保住了，人世间从此少了一位失去双腿的残疾人，生命从此少了一段辛酸和苦难，我的心里却很高兴。这位患者出院时，家属和本人来和我告别，激动得泪流满脸。

2004年昆明医博会期间，我和班子成员及部分中层干部到昆明参加医博会，而不巧的是，外二科接到一个急诊手术病人，背部被砍数刀，伤及内脏，严重的伤情让主刀医生一时犯了难，但无论是送上级医院，还是我赶回去都已经来不及，手足无措的主刀医生拨通了我的电话，我了解伤情后，尽力安慰和鼓励主刀医生，叫他冷静下来，勇敢地实施手术，并通过电话指导手术全过程，5个多小时过去了，我也先后换了三块手机电池，手术终于做完了，伤者的生命终于保住了，远在昆明的我，也长长地舒了口气。

一个身患肺癌的老人，被病魔折磨得完全丧失了生活的信心和勇气，到罗平县人民医院就诊后，我对他的病情进行了详细的了解，多次和他交谈、开导，最后为他成功实施了手术，还给了他一个健康的生命，一个幸福的晚年。一个家境贫寒靠打工维持家庭生计的中年汉子，身患肾病多年，由于经济困难长期没来就医，直到疼得实在无法动了，才不得不走进医院，我为他作了详细的检查，发现他的一个肾已经坏死，要保住他的生命，必须切除那个已经坏死的肾，为此，我多次和他谈心，消除了他思想上的顾虑，使他安心走进了手术室，并减免了他部分手术费。手术后20天，患者安然出院了，手术后两个月，患者又活跃在了打工潮的人流中，并给我写来了一封感谢信。一对婚后多年不孕的夫妻，经我中西医结合治疗，终于有了自己的宝宝。罗平一中的一个孤儿贫困学生，身患甲、乙肝炎及肺部感染，生命垂危，我了解情况后，通过党政班子联席后讨论决定，不仅免去了他的治疗费，同时发动全院职工为他捐款。今年2月初，我到曲靖市电视台参加2005年曲靖市春节联欢晚会的录制，结识了一位身患白血病的贫困女大学生，我为他不屈不挠、自强不息、顽强与病魔抗争、与命运抗争的精神所折服，以一个长者的身份，鼓励她勇敢地面对生活、挑战生活，并把身上仅有的1000元钱给了她，叫她以后有什么困难再和我联系，但千万不能倒下，一定要勇敢地生活下去。这位身患绝症的女大学生和我成了忘年之交，多次给我打来电话，感谢对她的帮助。我说这些，不是要标榜我的什么功绩，而是旨在说明罗平县人民医院党支部、罗平县人民医院的全体共产党员在救死扶伤的平凡岗位上所展现出来的时代风貌和时代精神。医院长期开展的每年两次的送医送药下乡活动，全体共产党员无不奋勇当先，无论到哪个乡镇，拉开摊子就看病，直到累得直不起腰、说不出话。几年来，医院累计捐赠各种社会救济款200余万元，减免贫困伤病员医疗费及下乡支农40余万元。

三十余年的从医经历和二十余年的管理经验告诉我，只有设身处地、将心比心，真正把患者当做自己的亲人，才能真正履行好一个基层医务工作者的神圣职责。为此，我曾在一篇致词中写道："当我站在无影灯下或病床前，我唯愿自己化作一湾鲜活清凉的泉水，轻轻洗涤患者滴血的伤口；唯愿自己变成心灵与目光之间一缕轻柔的微风，悄悄拂去患者肉体与心灵的阴霾。或者变作燃烧在寒夜的一堆篝火，让穿透生命的光和热，从心灵深处涌出源源不断的温暖，在大地上撒下快乐、健康、幸福的光亮。"这是我的心声，我相信，也是广大基层医务工作者和全体共产党员的心声。

三、孜孜不倦、做医院学科带头人

我不是一个会生活的人，在很多人看来，我甚至只是一个枯燥、单调、乏味的工作狂。事实上，我没有太多的嗜好，从来不进舞厅，不打麻将，也很少喝酒。多年来，时尚总是那么的遥远和陌生。我能清楚地罗列每一天我所办的事、所做的手术、所阅读的文章；每天的上午，我几乎都在医院手术室度过，下午，处理各种各样的日常事务。真正属于我的时间，只有宝贵的夜晚。家、办公室、手术室成了我全部生活的三点一线。工作之余，我唯一的爱好就是思考、就是读书。

这些年来，对每一例手术，我都要作好笔录，以便为以后的手术和科研提供可靠的第一手资料，并对这些资料作认真的总结、科学的分析，在此基础上，写下自己的心得。20 余年来，我先后撰写了《外伤性颅内血肿 38 例报告》、《脑血管造影三例临床分析》、《28 例胃、十二指肠临床溃疡大出血的外伤治疗分析》、《急性胆总管十二指肠吻合 11 例临床总结》、《建筑性、交通性、多发性外伤伴颅脑损伤 166 例临床分析》、《胆囊息肉病变 33 例临床分析》、《胃部手术后胆囊结石 19 例临床分析》、《闭合性腹部外伤并脾破裂分析》、《胃神经鞘瘤合并胃出血 1 例分析》、《急性化脓性胆管炎（附 39 例）临床治疗分析》、《外伤性颅内血肿（附 18 例）手术治疗》、《药物性出血性胃炎 1 例治疗》等数十篇论文在国际国内刊物发表，并多次在各级各类学术研讨会上交流。这些论文，是我对自己几十年临床经历的回顾，更是自己几十年临床经验的总结。

在新业务和新技术开展方面，我努力做到精益求精，近年来开展的"小切口胆囊摘除胆总管探查术"、"膀胱前、耻骨后前列腺摘除术"在省内外处于较先进的水平，现已成功开展了 200 余例；2001 年医院引进了先进的腹腔镜，我亲自操作，开展了近 150 例"腹腔镜胆囊摘除术"，效果良好；同时在医院成功地开展了首例"颅内血肿微创碎吸术"及输尿管镜检查取石、输尿管弹道碎石等手术。这些手术的开展，为罗平县及周过三省（区）广大患者节省了一大笔不必要的开支，减轻了患者的经济负担。

为使医院的管理和思想政治工作更具实效，我撰写有关思想政治工作的文章作为医院医德医风建设的辅导材料，以促进和推动医院的精神文明建设。这些年来，我先后在《美国中华医学进发与临床》、《中国医院》、《中国医院管理》、《卫生事业管理》、《卫生软科学》、《综合临床医学》等全国性医院管理杂志上发表了《关于医院风险管理的思考》、《中国云南省罗平县人民医院在职医务人员医学继续教育项目报告》、《卫生人力资源管理及其中西方的比较》、《全面实施全程质量管理实现优质服务促进医院发展》、《抓好学会建设，促进科技兴医、提高医院技术水平》、《论在社会主义市场经济条件下医务人员的医德》、《论加强思想政治工作和精神文明建设的改建与策略》、《新时期医德的地位和作用》、《试论医院药房行为管理》、《努力适应社会发展需要提高护理队伍整体素质》、《浅谈生物心理社会医学模式的再认识》、《再谈职业道德建设的有效途径》、《论社会道德和医德在市场经济新时期的重要作用》、《加强思想政治工作的策略》、《论科主任如何抓科（室）管理和质量管理》、《论"医德医风"与"规章法治"的统一》、《医学继续教育应面向知识经济时代的思考》、《论医院改革与发展适应知识经济研究的关系》、《论新时期医德行为的评价与思考》、《加强医德医风建设实施诚信服务 树立医院品牌》、《新时期护理工作观念转变的探讨》、《加强政治思想工作 以诚信服务为本 靠优质服务促医院发展》等数十篇论文。

2001 年，47 岁的我又考入澳大利亚拉筹伯的大学卫生与健康专业读硕士研究生，系统的学习更加坚定了我的思想，坚定了"以人为本"的办院方针，同时丰富了我的专业知识，为我今后的工作和学习打下了坚实的基础。

我所做的工作得到了各级党委、政府的认可，先后多次被评为"优秀共产党员"和"先进工作者"。2003 年，被县委、政府评为"有突出贡献的先进科技工作者"；2004 年，被市委、市政府评为全市十大"奔小康先进典型"。2004 年，被云南省委表彰为"实践'三个代表'重要思想先进个人"。同时任云南省神经外科学会会员、曲靖市医学会常务理事，获加拿大传统医学会 1998 年度华人医学金奖，并聘为国际研究员。1999 年被聘为英国世界传统医学会常务理事和世界远程诊断中心兼职教授；2003 年被聘为广西右江医学院兼职教授。2004 年，晋升为主任医师。

面对众多的成绩和荣誉，我深感惭愧。我只是作了一个基层医院院长、党支部书记和一名医生所应该做的事，荣誉应该属于集体，属于与我长期共事并帮助鼓舞过我的老师和同行，属于罗平县人民医院广大医务工作者和全体共产党员。

四、廉洁奉公，做市场经济时代的清白人

当今时代，物欲横流，拜金主义、享乐主义等各种思潮侵蚀着每一个人，同时也在考验着每一个共产党人。在医院这样的社会热点部门，如果思想上放松警惕，只要稍有不慎，你便会走上邪路，成为党和人民的罪人。多年来，药品回扣一直是卫生系统的一颗毒瘤，吞噬着部分医务人员的良心和人格，同时也给广大患者带来了极大的伤害，造成了极坏的社会影响。但在罗平县人民医院，每次药品采购，我们都采取公开招标的办法，双方摆到桌面上，公事公办，对全过程实行透明操作，这样，患者和医院的利益得到了维护，药品供应商也高兴了，他们不用像在其他地方一样，偷偷摸摸、鬼鬼祟祟地做事，而是光明正大、堂堂正正地做生意。

药品如此，医疗设备供应也如此。市场上医疗设备的标价和它的真实价值相差甚远。1997 年，我们医院和深圳安科公司第一次合作安装核磁共振，当时在医疗设备展销会上，该公司核磁共振的明码标价是 760 万元，他们的设备确实处于国内领先水平，班子集体决定购买安科公司的产品。经多方打听，该公司核磁共振的售价多在 600 万元左右，因此，我和有关班子成员、专业技术人员一行 8 人到了深圳，请求对方告知明码实价。经过若干天的谈判，最后以 410 万元成交。透明的交易，安科公司和我院形成了良好而稳定的合作关系，他们认为，和罗平县人民医院打交道，他们省心省力、坦荡轻松。

这些年来，我不是没有面对过诱惑，但我始终保持清醒的头脑。金钱能够拯救人，也能毁灭人。这样的例子举不胜举。十多年来，医院基础设施建设很多，而许多建筑老板却望而止步。为什么呢？利润太薄。前不久，我们建立体停车场，协议价每平方米仅为 399 元，这样的价格，跟外面建筑市场相比，真是天上地下。我们认真算过，399 元一个平方，建筑老板不会亏本，只是工程利润少一点。医院的每一项建设，我们都要预先对各种材料落实核算，最后加上一点微薄的利润。为了把好关，我经常和这些建筑老板发生摩擦，建筑老板要维护他的利益，我要维护国家和医院的利益，因此争执争吵在所难免。我敢理直气壮地和他们争，昂首挺胸地和他们吵，因为我的屁股里没有夹着屎，我是清白人我就不怕。

几十年党的教育培养使我明白一个道理，那就是树立崇高的精神信仰，立志做一个大写的人。如果我们是一个大写的人，我们的一生就将变得刚直不阿，不卑不亢，坦坦荡荡，轩昂磊落。而共产党人，需要的正是这种品质。保持一个共产党人的先进性，需要的也正是这种品质。

艺　文

院　徽

以文庙和医院标识合成，含义为：慈善、文明、施善、救贫。

院 歌

院歌题目为《铸就辉煌》，由张明武、舒占坤作词，张明武作曲，歌词全文为：

巍巍腊峰是我们的脊梁，
十万大山是我们前进的足迹，
救死扶伤是我们的天职，
顽强拼搏是我们的品格。
太液金波滋润着我们，
九龙河水沐浴着我们，
金色花海养育着我们。
啊！我们是罗平人民医院，
我们同唱奋进的歌，
我们共铸辉煌的路，
我们的信念坚如磐石，
我们的理想铸就成功。

巍巍腊峰是我们的脊梁，
十万大山是我们前进的足迹，
救死扶伤是我们的天职，
自强不息是我们的精神。
太液金波亲吻着我们，
九龙河水沐浴着我们，
金色花海拥抱着我们。
啊！我们是罗平人民医院，
我们共唱丰收的歌，
我们铺就五彩的路，
我们的目标是实现跨越式发展，
我们的理想是铸就辉煌。

题　词

科学发展　造福人民

　　　　陈邦柱　题

　　　　2009 年 8 月

　　　　　　（作者时为中央学习实践科学发展观督导组组长）

医学榜样　改革先锋　造福百姓

　　　　刘杰　题

　　　　2010 年 8 月 26 日

　　　　　　（作者为农工党中央社会服务部副部长）

广献爱心的天堂　医院发展的楷模

　　　　朱发虞　题

　　　　2007 年 7 月 18 日

　　　　　　（作者为原中共曲靖地委书记）

开拓创新　争创一流

　　　　米东生　题

　　　　2005 年 4 月

　　　　　　（作者时为中共曲靖市委书记）

勇挑改革重担　树立杏林典范

　　　　陈觉明　题

　　　　2008 年 7 月 24 日

　　　　　　（作者为云南省卫生厅厅长）

创新发展　为民服务

　　　　陈世贵　题

　　　　2009 年 8 月

　　　　　　（作者时为曲靖市委副书记）

生命所系　健康所托

　　　　杨祖龙　题

　　　　2009 年 7 月 14 日

　　　　　　（作者时为云南省委实践科学发展观督导组组长）

以改革求发展　以作用求地位　以实力求生存

　　　　杨万泽　题

　　　　2007 年 2 月

　　　　　（作者为云南省卫生厅医政处处长）

改革创新　积健为雄

　　　　金新政　题

　　　　乙酉年冬月

　　　　　（作者为华中科技大学同济医科大学信息管理系主任）

乘改革之东风　建和谐之罗平

　　　　——题赠罗平县人民医院

　　　　张爱民

　　　　2008 年 1 月

　　　　　（作者曾任罗平县委书记、曲靖市人大副主任，时为人大巡视员）

医院改革的典范

　　　　唐锐　题

　　　　2008 年 7 月

　　　　　（作者时为曲靖市卫生局局长）

艰辛创业　改革先锋

　　　　程昌柏　题

　　　　2005 年 11 月 13 日

　　　　　（作者原为曲靖市卫生局局长）

医改先锋　造福患者　再接再励

　　　　周天让　题

　　　　2008 年 9 月

　　　　　（作者为云南省卫生厅党组成员、纪检书记）

看照片忆当年　感慨万千　舒院长架桥梁　共建两院美好明天

　　　　周铎　题

　　　　2007 年 7 月 5 日

　　　　　（作者时为昆明医学院附一院副院长）

班子团结　医院辉煌

　　　　高小增　题

　　　　2007 年 2 月

　　　　　（作者为曲靖市第一人民医院院长）

品德为本　做人成功　做事才能成功
　　　　张正华　题
　　　　2009 年 2 月 10 日
　　　　　　（作者为曲靖市第二人民医院院长）

创新发展　再创辉煌
　　　　李培春　题
　　　　　　（作者为广西右江民族医学院院长）

不仅是救死扶伤的地方　也是纯洁心灵的地方
　　　　李晋云　题
　　　　2005 年 1 月 18 日
　　　　　　（作者时为罗平县委副书记）

新　闻

云南罗平县医院 20 多年坚持改革　创造"罗平经验"

2008 年 08 月 27 日 16：58 来源：人民网

人民网昆明 8 月 27 日电（记者徐元锋）

云南省曲靖市罗平县人民医院，从 1993 年开始全面推行内部行政、人事和分配制度改革，在公益性质不改、国家投入不增、职工身份不变的前提下，经济收入 15 年间增长了 27 倍多，门诊人数和住院人数分别翻了两番和三番，2007 年资产过亿，实现"吃饭靠自己，建设也靠自己"，被誉为"罗平经验"。

机制改革创新做出大文章

早在 1984 年，罗平县人民医院就试点"单科承包"改革，之后又实行"经济技术责任制承包"，成效明显。但 90 年代初，由于院领导在是否要改革上的分歧，致使医院走入低谷，职工仅能发工资，1992 年还欠下医药公司 40 万元，省级"文明单位"称号被黄牌警告。1993 年，罗平县委、县政府将医院列为改革试点，重启改革进程。

"全额工作量化与职工待遇挂钩"的分配制度改革，是罗平县人民医院改革的核心。1993 年，医院制定了医院、科室两级核算方案，对职工实行"上不封顶、下不保底"的劳酬金分配政策，大到医德医风、新技术、新业务的开展，小到病例、处方的书写，乃至扫地抹桌子，都折算成"工分"用以计算劳酬金。

记者在神经、心胸外科的绩效考核统计表上看到，学历、职称、新手术新技术开展等都有相对的分值，做一次手术 10 分，而医德医风考核不合格要扣 200 分！麻醉科主任徐金玉告诉记者，劳酬金制度彻底打破了"大锅饭"，调动了大家的积极性，如今是抢着干活。

罗平县医院在人事制度上实行层层聘任制、待岗制和落聘制。赋予科室负责人随时解聘不称职员工的权力，医院对不能完成年度工作任务的科室负责人，也可以"待岗"处理。对科室"优化"下来的员工，发三个月基本工资，仍找不到工作的，仅发给最低生活保障费。1993 年至今，罗平县医院对职能部门负责人待岗 2 人次，一般职工待岗 12 人，震动极大。2004 年，医院又对中层干部实行竞争上岗。

罗平县医院如今共有在职职工 350 人，其中管理人员总计 14 人，仅占职工总数的 4%，真正做到了精简。1993 年以来，医院院长、书记一肩挑，院办、党办合二为一，支部委员全部由临床科室主任兼任。行政职能部门主要设医务科、护理部、财务科、基建后勤科和信息科，其余职能全部实行兼任，如办公室主任同时就是人事秘书科和改革办的主任。偌大一个医院，后勤上只有 2 人，后勤服务实现社会化。

在罗平县医院，院长、副院长等人同在一个办公室内办公。医院基本建设、设备药品采购等重大决策，坚持"集体决策、集体负责"，杜绝了不正之风。1984 年至今，医院没有发生过一起违反国家财经纪律的事件，"反商业贿赂"时无一人受牵连。

国家、医院、职工和患者实现多赢

8月10日，记者在罗平县人民医院采访时，医院一座17层的科技大楼已完成主体施工，令人意外的是，如此大的投入没有政府拨款，主要靠医院自身积累。医院干部职工集资入股，占到两成多的股份。罗平县人民医院靠自身力量，已拥有了24排螺旋CT、核磁共振、全自动中心供氧设备、大容量高压氧舱等先进设备500余台件。院长苏占坤自豪地告诉记者，医院至今没有一分钱的银行贷款！

内部改革"激活"了医院，固定资产从1983年的29万元增长到2007年的10274.79万；经济收入从1992年的269.9万元，增长到2007年的7379.5万元，年均增长24.68%。医院将六成利润用于积累，"吃饭靠自己，建设也靠自己"，国有资产不断增值。

医院职工如今最担心的，是领导班子变动。一些科室主任月收入已达到五六千元，没有红包、回扣，干干净净，但比市里的大医院还高！如麻醉科主任徐金玉，月收入近七千元，医院集资入股时，她投入16万元。据了解，尽管约定入股10年内不分红，但一般医生都入股4、5万元，他们对医院的未来充满信心。

在罗平县人民医院里，公开谈回扣，最高时综合回扣达28%！原来，医院集体议标选择药品供应商，将回扣款统一入账管理，其中大部分回报社会。2002年，医院又将科室核算中的药品批零差全部从科室收入中砍掉，避免不合理用药。医院，药品占业务收入的比重逐年下降，2007年仅为28.9%，比省内一般水平低10%还多。患者的门诊费用和住院费用，也都低于全省县级医院的平均水平。

2005年，罗平县人民医院制定了《常年到农村巡回医疗小分队实施方案》。自1993年下乡服务以来，医院下乡巡诊1100多天，看病36万余人次，为贫困群众送药品300多万元。

关于医院改革的几点启示：

1. 党政领导要坚定的支持医疗改革。

目前，从云南省的情况看，县级医院经营状况不理想，贷款搞发展的现象普遍，离群众的医疗需求差距更大。医院要实现良性发展，改革是唯一出路，地方党委、政府要坚定的支持改革，为其撑腰、清障，改革才能深入实施。

2. 医疗机构改革中机制创新大有可为。

据介绍，如今地方政府对罗平县人民医院每年仅投入200万元，可谓杯水车薪。曲靖市卫生局局长唐锐说，县级医疗机构承担着为群众尤其是农民提供基本医疗服务的重任，罗平县人民医院改革的示范意义在于，既坚持了"公益"性质，财政投入又没有大幅增加。

3. 实行院长负责制、公选制保障改革。

罗平县人民医院的院长苏占坤是唯一的法人代表，权责明确，改革中受到的掣肘少。苏占坤担任院长20多年，兢兢业业，也保证了改革的连续性。他认为，院长公选，是改革理性化、长效化的制度保障，但这仅凭卫生部门做不了主，还需要组织部等部门的支持。

罗平医改："踩着刀尖过日子"

本报记者　姚时美　熊波

护士由机械式服务向温馨服务转变

"罗平县人民医院的改革有效地解决了当地政府财政无力投入、医院业务用房紧张的实际问题，为患者提供了更加舒适、优美的就医环境，成为我省县级医院体制改革的一面旗帜。"9月2日，省卫生厅党组书记、厅长陈觉民这样评价罗平县人民医院的改革。25年改革的凤凰涅槃究竟承载了什么？连日来，本报记者进行了采访。

改革前 病人打地铺 护士常请假

几天前，罗平县板桥镇农民夏国江突发小脑梗塞，一度出现生命危险，住进了罗平县人民医院，令他没想到的是，一个星期他就可以出院了，妻子胡玉莲原以为丈夫至少还要住院一个月。而在住院期间，病人和家属在病房不仅能随时喝上矿泉水，还可以拨打免费电话，也亲身感受到了医生和护士们"母亲"般的"呵护"。这些点点滴滴显现了罗平县人民医院25年改革成果的冰山一角。

药品价格和收费项目价格可随时查询

罗平县人民医院位于罗平县城，始建于1939年，1950年在滇黔桂边区罗盘地委医务处的基础上重建。医院退休职工侯建书1976年开始在罗平县人民医院从事护理工作，她在32个春秋中见证了医院发展的风风雨雨。

侯建书刚调回罗平时，医院只有75名职工，病房还是原罗平一中的教室：一幢土木结构的房子。由于条件有限，医院所有科室混在一幢房子中，侯建书形容说："有时候狗都会跑进病房。"在计划经济体制下，侯建书和所有职工一样每月拿32元的固定工资，每个月仅有半斤的肉票，人均住房面积50多平米，唯一能享受到的福利就是每年春节单位下发的礼品。到1984年，医院新建住院大楼后，病房才有所增加。

公开常用药品价格方便病人

通过资料显示，在1984年以前，医院固定资产只有29万元，业务上只能开展简单的中下腹部手术和内科疾病诊治。侯建书回忆起当年的护理条件时说，病床都是木板床加草席，在医院床位不够时，病人通常需要打地铺，护士在给病人打针时甚至要趴在地上。器械也是一管多针，也就是说在给病人打完针后，只换针头不换针管，整个医院当时只有一台X光机。而医护人员中最高学历仅是中专。到1992年，职工不仅没有奖金，医院反而欠下医药公司近40万元的债务。侯建书当时已经是护理部主任，护理部共有6名护士，组织纪律涣散，护士经常请病假不来上班，侯建书只好去科室顶班。

改革势在必行 实行铁腕政策 砸烂铁饭碗

1993年4月29日，罗平县委、县政府派出工作组进驻罗平县人民医院，调整了领导班子，同时宣布医院为全县卫生工作改革的试点。院长舒占坤说："改革就是彻底砸烂铁饭碗的过程。"副院长叶亚怀则说："我们是踩着刀尖过日子。"医院收费在计划经济体制下，必须遵照云南省非营利性机构收费标准来收费。据介绍，如今地方政府对罗平县人民医院每年仅投入200万元，可谓杯水车薪。

罗平县医院开始在人事制度上实行层层聘任制、待岗制和落聘制。赋予科室负责人随时解聘不称职员工的权力，医院对不能完成年度工作任务的科室负责人，也可以"待岗"处理。2004年，医院又对中层干部实行竞争上岗。

在行政管理制度上，1993年以来，医院院长、书记一肩挑，院办、党办合二为一，支部委员全部由临床科室主任兼任。行政职能部门主要设医务科、护理部、财务科、基建后勤科和信息科，其余职能全部实行兼任。偌大一个医院，后勤上只有2人，整个后勤工作实行院内定价、议价。罗平县医院如今共有在职职工350人，其中管理人员总计14人，仅占职工总数的4%，真正做到了精简。

在工资制度上，医院打破原工资制，实行绩效工资制，职工劳动报酬金实行"上不封顶、下不保底"的政策。院长舒占坤说，这样医务人员的个人利益与服务对象、内容，从数量到质量，从制度到标准都是直接挂钩，例如病人如果对医生的评价为不满意，按标准医生将被处罚3000到50000元。同在一个科室，有的保不住基本工资，有的则要拿到高于基本工资甚至工资几倍的劳酬金。

设备更精尖 工作更积极

医院在病房中安装中心吸引、中心供氧、电话、电视机、饮水设施和电话传呼系统，各科室改进服务流程，简化环节，增设服务窗口，缩短病人排队等候时间。医院收费早在 2003 年就已经实现一日清单制。胡玉莲举了两个例子，丈夫入院做完检查后，一个小时后就拿到了清单，另外丈夫在做彩超时，也是在 20 分钟后就拿到了检查结果。

经过医院统计，2007 年医院的总收入达到了 7380 万元，医院领导称有信心在近两年突破亿元大关。1996 年，医院还被卫生部、联合国儿童基金会和世界卫生组织评为"爱心医院"。罗平县人民医院在滇黔桂地区也声名鹊起，富源、师宗、贵州兴义、广西西林等周边县市的患者也纷纷前来就诊。

侯建书退休了，但她仍能感受到医院的发展给自己带来的实惠，她现在每个月有 2000 多元的退休工资。至于福利，只要逢年过节，医院就会分发礼品给职工，就在 2001 年，医院还组织全体职工前往新马泰旅游，在她看来，一年领一次礼品、一个月吃半斤肉的时代已经一去不复返了。

药品价格公开 看病没有钱 医生借你钱

10 月 2 日 9 时许，来罗平县第一人民医院就诊的病人忙碌在医院的每一个角落，他们大多来自于偏远的农村。自从该县医院改革后，病人到医院就诊时，可以通过医院内科大楼门口的"病人选择医生阅览表"自主选择医生。而且，药品价格公开收费后，也大大减轻了以往看病的费用。来自罗平县大水井乡季郎村的祝庭勇说，在 20 多年前，平日生点小病他们一般都不愿到医院就诊，直到病情严重后才到大医院看病，而一到医院就得等上几个小时。10 月 2 日这天，祝庭勇带着儿子来检查肾结石，这次从检查到出院，一共才花了一个小时。

"以前来大医院看病还得看医生的冷眼。现在医生的态度不但变好了，而且主治医生还陪患者去检查，没有钱医生就借钱给你。"罗平县九龙镇斗达村村民顾志德 8 天前感到肚子疼，于是直接来到罗平县人民医院外科，由医生带着他先后做了肝功和 B 超，被检查出患肝腹水。由于所带的现金不够交医药费，顾志德还跟主治医生王医生借了 500 元钱。

"尽管我们农村人穿戴比较差，但是护士服务很好。"顾志德说，要是在以前，护士见病人穿着脏乱，就会另眼看待，原本就不好的脸色更是蒙上一层霜。现在不一样了，护士们每天都会来病房三四次，积极询问病人的病情，为病人量体温，到晚上来查房时，如果见到病人的被子没盖好，还会帮病人盖好被子。

王医生说，医生给病人借钱在罗平县人民医院已经不算新鲜事，而且借出去的钱一般都能收回来，如果遇到实在困难的病人，相应损失由医生个人承担，但是医生们长期以来相信农村病人的忠厚老实。

医德医风要考核 先治疗后交钱 死账由科室担

"全额工作量化与职工待遇挂钩"的分配制度改革，是罗平县人民医院改革的核心。"大到医德医风、新技术、新业务的开展，小到病例、处方的书写，乃至扫地抹桌子，都折算成'工分'用以计算劳酬金。"记者在普外创伤科的绩效考核统计表上看到，学历、职称、新手术新技术开展等都有相对的分值，做一次手术 10 分，而医德医风考核不合格要扣 200 分！普外创伤科护士长李茂娟说，劳酬金制度彻底打破了"大锅饭"，如今是抢着干活。

20 年前，李茂娟刚刚中专毕业在罗平县第一人民医院实习，当时令她记忆最深的是，由于医院的医生拿固定的财政工资，一天看一个病人和一天看十个病人都是一个样，从而导致一些医生的服务态度差。用李茂娟的话说："以前护士提供的是机械式服务，现在提倡温馨服务。"

到现在，医院实行看病不挂号，而且病人也逐渐增多，这样医生每天的工作也就紧张起来，普外创伤科共有 6 名医生，随时都保证有两三名医生在值班。

在病人当中不乏经济困难者，在病人没有能力缴纳医药费时，医院秉行了先治疗后办理住院手续的原则，因此拖欠医药费的情况在医院每年都有发生，仅普外创伤科每年就被拖欠三四万元，而这些死账最终由科室承担。

"罗平经验"

罗平县人民医院改革的示范意义在于既坚持了"公益"性质，财政投入又没有大幅增加。医院基本建设、设备药品采购等重大决策，坚持"集体决策、集体负责"，杜绝了不正之风。罗平县人民医院舒占坤担任院长 20 多年，是唯一的法人代表，权责明确，也保证了改革的连续性。因此被誉为"罗平经验"。

迤东赤子
——记为民服务的好医生舒占坤

在逶迤绵延的滇、黔、桂三省区结合部的云岭高原，有一个名字广为人们熟知和传颂，他几十年如一日，心系患者，情系农民，对病人满腔热忱，对工作极端负责。他用自己的热血和信仰谱写了一曲曲救死扶伤、为民服务的生命赞歌。他就是中国医院优秀院长、"云南省实践'三个代表'重要思想先进个人"、"曲靖市有突出贡献的优秀专业技术人才"、云南省罗平县人民医院院长、书记、主任医师，舒占坤。

一、只有亲临死亡情景的人，才能读懂生命的可贵；只有读懂生命可贵的人，才能实践救死扶伤的誓言。

罗平地处云岭高原东部，古名迤东。1954 年 3 月，舒占坤就出生在罗平县钟山乡下普里村的一个彝族家庭。这是一个群山绵绵、云贵两省隔山相望、鸡犬相闻的彝族聚居区。受父亲的影响，舒占坤很小就掌握了本民族的一些传统医术医道。1969 年，普里大队成立农村合作医疗室。年仅 15 岁，从小聪慧好学、酷爱医书的舒占坤，被乡亲们推荐为赤脚医生，并送到曲靖卫校赤脚医生班学习。1971 年 8 月，从曲靖卫校毕业的舒占坤，正式开始了他的乡村赤脚医生生涯。从此，人们经常看到一个身背红十字药箱、少年老成的大夫活跃在普里大队的村村寨寨。面对家乡缺医少药的现状，少年赤脚医生感到了肩上责任的重大。为进一步提高自己的医学知识，他开始系统地接触有关的医学书籍，寻找一切可能的机会参加培训。他明白自己肩上的责任，更清楚家乡人民的期盼和厚爱，他没有理由放弃或放松，唯一的选择就是前行。那个时期，人们经常看到这个早熟的年轻人身背背箩、手提锄头，穿行在云贵两省交界的崇山峻岭之中，他在寻找自己熟悉的中草药，以便为广大乡民治病。1971 年冬季，一位彝族老人感染伤寒，多日高烧不退，在西医治疗无效的情况下，舒占坤查阅相关药书后，便上山为老人找药，不慎在山上滑倒，一块锋利的石头深深扎进他的右小腿，至今留下一大块凹陷的疤痕。

舒占坤就这样成了家乡人民的卫生员，乡亲们也从此亲热地称他为"舒医生"。这个称呼从此伴随他一生，便在日后成为迤东大地上家喻户晓的名号。舒占坤也因这个称呼有了前所未有的自信。他每天走村串寨，尽自己的最大努力为老乡们服务，每当病人的痛苦得到缓解和消除，他便有说不出的高兴和满足。那时的他，年轻力壮，浑身有使不完的劲，无论患者在哪个村，路有多远，有多难走，他都二话不说，背上药箱，快速赶去。打针吃药，五分、八分他只收取成本费；中草药，他象征性地收点劳务费。他的人品和医德，赢得了家乡人民的肯定和赞誉，无论谁家大人小孩生病了，人们都习惯地找舒医生。

而凭当时的医疗条件和他所掌握的医疗知识，要当好家乡人民的卫生员，谈何容易？1971 年初冬，村里的孤寡老人、"五保户"杨义芝患了肠癌，舒占坤一天一趟甚至一天几趟地往他家里面跑，打针、吃药，中医、西医，他几乎用尽了所有的办法，老人的病情依然是起起伏伏，不见好转。送县医院，交通不便，路途遥远，更主要的是当时的舒占坤也无力拿出外出治疗的费用，只有尽力而为，想方设法为老人治疗。但他的药箱里，只有常规药品和常用针剂，根本不可能治愈老人的病。看着老人疼得浑身抽搐而束手无策时，看着老人痛苦地闭上双眼离开人世时，他的心都快碎了，他暗暗地下定决心，一定要想法改善家乡的医疗条件，一定要找机会再出去学习，提高自己的治疗水平，更好地为家乡人民服务。

1972 年，一场家庭变故更加坚定了舒占坤外出学医的信念。这年秋天，他一生敬重仰慕的父亲，因奔波在外时突遭大雨暴淋，从此一病不起，直至去世。在给父亲治病的艰难过程中，舒占坤的每一根神经都被深深地刺痛。

皇天不负有心人，就在父亲去世后的第二年，废弃多年的高考又恢复了，舒占坤报名参加，顺利考入罗平县人民医院附设卫校，从此踏上了漫长而艰辛的从医人生路。

在舒占坤之后的从医生涯里，他之所以能全心全意，无怨无悔地为患者付出，为患者服务，这与他少年赤脚医生的经历不无关系；他能从一个普普通通的乡村赤脚医生成长为一名出类拔萃的学科带头人和远近闻名的医学专家，从一个普普通通的卫校毕业生成长为知名学府的博士研究生，也跟这段少年赤脚医生的经历不无关系。正如他在自己的医学专著序言中所说："只有亲临死亡情景的人，才能读懂生命的可贵；只有读懂生命可贵的人，才能实践救死扶伤的誓言"。

二、面对濒临死亡的生命，我不敢有一丝一毫的畏缩和懈怠，我必须竭尽全力地去救治。我深深地懂得，面对生命，面对弱势群体，我唯一要做的就是关爱和尊重。

舒占坤 1975 年分到罗平县人民医院工作，1979 年主持组建麻醉科，1984 年担任院长，1993 年兼任书记至今。在他 30 多年的从医生涯里，他自始至终视患者为亲人，全心全意为患者服务，想方设法减轻患者痛苦。担任院长之后，他更是提出了"假如我是一个病人和病人家属，""我能为病人做什么？病人需要解决什么？"等大讨论，全力培育和树立"一切以病人为中心"的思想。他一再强调，医院不是以赢利为主的企业，我们不仅要注重医院的经济效益，更要体现它的社会效益。他要求每一个职工都要有强烈的社会责任感，要爱憎分明，济危帮困，不辱白衣天使的形象。正如他在曲靖市 2005 年优秀共产党员先进事迹巡回报告会上所说："面对濒临死亡的生命，我不敢有一丝一毫的畏缩和懈怠，我必须竭尽全力去救治，我深深地懂得，面对生命，面对弱势群体，我唯一要做的就是关爱和尊重"。

他是这样说的，也是这样做的。

在罗平县医院，凡舒占坤出门诊时，病人都会排起长长的队。1987 年的一天下午，舒占坤在出诊过程中发现，一位衣着褴褛的老人，几次排到他时又畏缩不前。凭直觉，舒占坤知道老人定有难言之隐。于是他和蔼地把老人叫到跟前，了解情况，得知老人是与罗平相邻的贵州省兴义市岔江人，身患风湿病多年，儿女不得力，早就听说舒医生名字，特地从贵州乡下赶来请他看病，但身上又只有几块钱，怕钱不够，所以不敢上前。得知情况后，舒占坤极力安慰他，为他开了中西药处方，并自己掏钱为老人付了药费，又给了他 30 元。老人千恩万谢，感动不已。一个多月后的一天。老人突然抱着一只老母鸡找到舒占坤家，舒占坤说什么也不要，老人急得直掉眼泪，舒占坤只好收下，又叫爱人装了一小袋米给老人，并把 20 元钱悄悄放入米中。

来自富乐镇下菜园村的患者王奎道，长期在外打工，身患肾病多年，由于经济困难长期未来就诊，直到疼得实在无法动了，才不得不走进医院。舒占坤为他作了详细的检查，并耐心地告诉他，他的左肾已经坏死，必须切除。患者听说要做手术，长吁短叹，情绪十分低落，并明确表示要出院。舒占坤知道，如果不做手术，患者只有等死，但那可是一条鲜活的生命啊！考虑到患者的实际情况，舒占坤和班子成员商量后，决定减免患者部分手术费和治疗费，并耐心开导患者，消除了他的思想顾虑，使他安心走进了手术室。手术后 20 天，患者安然出院了；两个月后，这个切除了左肾的中年汉子活跃在了打工潮的人流中。他逢人便讲，是舒医生给了他第二次生命。

孤儿贫困学生李云安，身患甲、乙型肝炎及肺部感染，病情严重，生命垂危。舒占坤了解情况后，一面组织医护人员抢救治疗，一面率先带头捐款，爱心和责任心终于使这位孤苦学生得以康复。出院时，他泪流满面地说："是医院给了我第二次生命，感谢医院，感谢舒医生。"李云安住院期间，舒占坤和他的同事共捐款1238元，同时免去其医药费3038元。

这就是舒占坤所说的：面对生命，面对弱势群体，我唯一要做的就是关爱和尊重。

2003年的一天清晨，罗平县公安局110指挥中心在县城九龙大道旁发现了一位昏倒在地、身份不明的外地人，将其送到了医院。公安人员和接诊医生一起给这位昏迷患者检查时，不仅身份弄不清楚，而且身无分文。"接不接诊"？接诊医生犹豫着，电话打给舒占坤。"接，怎么能不接？那是生命，不接是在犯罪。"舒占坤毫不含糊。几天后，昏迷者获救了，为了逃避医药费又偷偷跑了。损失，医院承担。

2005年2月，舒占坤以"曲靖市十大新闻人物"的身份到曲靖电视台参加春节联欢晚会节目录制，结识了一位身患白血病多年的女大学生。其不屈不挠、自强不息与病魔抗争的精神深深感动了他，他把身上仅有的1000元钱全部给了这位白血病患者，并鼓励她勇敢面对生活，同时把自己所知道的白血病治疗专家的联系电话告诉她。现在，这位白血病患者和舒占坤成了忘年之交，有什么苦恼困惑，她都会跟舒占坤说。她说："身为患者，我结识了很多医生，舒医生是个特例，他仿佛是一个白衣圣人。"

圣人，舒占坤自不敢当。他说："我只是一名医生。为医有德，行医有道。医德唯求厚，医术方有道。"舒占坤对汉字颇有研究，他认为，通俗地看"道"字的结构，其意简单明了。"道"者，用脑袋走路也。在易学中，"道"字蕴意深刻：二点为天，一横为地，首为脑，走为足。意即你在地上走，天在看着你，故行事做人，须用脑思考。此为道。这就是一位外科专家对"道"的阐释，这种阐释的背后，蕴藏的是一个人对生命、对职业、对生活的态度和胸怀。

1989年，罗平七中的学生互殴致伤，其中一位心肺均被刺伤。当时，舒占坤刚做完一个大手术，疲惫不堪，但他得知情况后，丝毫不敢怠慢，立即组织抢救。心肺修补手术成功了，一个年轻的生命得救了。舒占坤是这样认识这件事的，他说："我救的其实是两个人，你想，假如不能救活伤者，那另一个也要偿命，这岂不是白白葬送了两个人的生命。"这就是一个白衣天使的职业境界。

2003年，医院一位医生被歹徒砍伤，肾脏、心脏、腰椎严重受损，当时许多医生都已不抱任何希望。但舒占坤绝不放弃，他想到的是，如果不能救活伤者，那年老的父母将从此失去儿子，年轻的妻子从此失去丈夫，幼小的孩子从此失去父亲，医院也从此失去一位好医生。在他的鼓舞下，所有参与抢救的医护人员信心陡增，全力投入抢救工作。奇迹出现了，这个看似已被死神拽走的生命又重新回到了人间。现在，这位医生正全力以赴地扑在自己的岗位上，以自己的行动来回报人间的这份厚爱。也是这一年的一天深夜，睡梦中的舒占坤被手机铃声惊醒。电话是外二科一位医生打来的，说医院接诊了一位女患者，左手腕被入室抢劫的歹徒几乎完全砍断，只剩下一点点皮粘连着，他们不知如何处理，只好求助舒医生。放下电话，舒占坤三下五除二穿好衣服，马不停蹄地骑着摩托朝医院赶去。到了手术室，舒占坤断然否定了截肢的方案，接下来便是紧张的肌腱、血管、神经的吻合和断骨固定。手术进行到第二天清晨十点，伤者的手保住了，舒占坤满意地离开手术室。

本着对患者及家属负责的职业精神，本着对生命高度的责任心和敏感性，在临床实践中，每一次大的或小的手术，舒占坤都要认真论证，精心准备，绝不放过任何一个细节。几十年来，舒占坤不知挽救了多少濒临死亡的生命，不知为多少家庭找回了曾有的欢乐和幸福。2004年春天的一个中午，拖着疲惫身躯刚刚走出手术室的舒占坤，一眼便看见手术室外过道的担架床上躺着一位双腿血肉模糊的伤者，凭着高度的职业敏感，舒占坤立即喊来接诊医生询问情况，得知伤者缘于一起车祸，双腿粉碎性骨折，肌肉已被撑烂，部分血管及神经已被毁坏，主治医生和科室其他医生商讨后决定采取截肢手术。舒占坤听后感到事态严重，截肢，那可是关系到伤者一生的大事啊，不到万不得已，绝不能走此下策。他马上喊来医护人员一起清洗伤者创面，认真查看伤情，通过慎重周密的思考，舒占坤果断否定了既定的手术方案，决定尽最大努力为患者保住双腿。为使手术取得最大限度的成功，舒占坤决定自己亲自主刀。为此，刚刚做完一个大手术、疲惫不堪的他，再次走进手术室，亲自为患者实施手术。八个多小时过去了，手术成功了，伤者的双腿保住了，此时的舒占坤早已累得连站起来的力气都没有了。

2004年医博会期间，舒占坤同志和班子成员及部分中层干部到昆明参加医博会，外二科接收一个急诊重伤病人，背部刀伤伤及胸腔内脏，生命垂危，无论是送上级医院，还是舒占坤赶回去都已经来不及。主治医生拨通了舒占坤的电话，了解伤情后，舒占坤极力安慰和鼓励主治医生，要他冷静下来，勇敢地实施手术，并通过电话指导他做手术。6个多小时过去了，舒占坤换了三块手机电池，手术做完了，伤者的生命保住了，远在昆明的舒占坤，长长舒了口气。

舒占坤不仅能以手中的手术刀拯救患者的生命，在中医及中西医结合治疗方面同样造诣颇深。每天下午，只要他坐在院长办公室，慕名前来请他诊治的人真是络绎不绝。不论谁来，他一样地热情、一样地认真。广西壮族自治区西林县一个身患肺癌的老人，已被病魔折磨得完全丧失了生活的信心和勇气，舒占坤多次和他倾心交谈、耐心开导，最后为他成功实施了手术，还给了他一个健康的生命、一个幸福的晚年。环城乡一对婚后多年不孕的夫妻，吃了舒占坤的中药后，终于有了心爱的宝宝；一个患偏头痛多年的中年妇女，经舒占坤中西医结合治疗，终于痊愈，免去疼痛之苦；鲁布革乡一个被哮喘顽疾折磨了几十年的老年人，同样被舒占坤治愈……每当看到这一个个患者脸上洋溢着幸福灿烂的笑容而离开医院时，舒占坤别提有多快乐，有多开心了。

从医近40年来，舒占坤每天至少要诊治病人30人。截止目前，舒占坤诊治过的病人不下30万人次。这庞大数字的背后，凝聚着的是舒占坤的青春和生命、智慧和汗水。

罗平县人民医院组织了若干次重大突发事故的救护工作，每一次行动，舒占坤都责无旁贷地站在临床第一线。1998年7月27日，罗平境内发生重大交通事故，70多名伤员被紧急送到医院，医院的病房和过道躺满伤员，悲嚎之声不绝于耳。舒占坤身先士卒，亲自主持抢救，整整三天两夜，舒占坤没合一次眼，困了，冲冲冷水醒神，饿了，方便面充饥。在舒占坤和他的同事们废寝忘食的救护下，全体伤员均脱离了危险，保住了性命。看到伤员们都挣脱了死亡的威胁，舒占坤绷紧的神经终于放松下来。类似这样的救护行动，在舒占坤的从医生涯里，可以说不胜枚举。2006年3月15日的重特大交通事故、抢救牛街一中46名流感学生、抢救环城乡法金甸小学39名房屋倒塌致伤学生、抢救苗苗幼儿园26名食物中毒孩子以及2003年的"非典"事件，没有哪一次，舒占坤不是以身作则、冲锋在前。在他的生命中，病人的呼唤就是命令，患者的安危才是准则。近40年来，他就是这样以一颗高洁的心灵、一个济世的志向和他高超的医术来实践全心全意为患者服务的人生诺言。

为能最大限度地为患者提供优质服务，担任院长后，舒占坤一直坚持病人选择医生，对病人实行一日清单制，定期不定期在患者中开展问卷调查，一旦发现医务人员有对患者不负责任的行为，或患者对医护人员的服务不满意的情况，一律严肃处理。几年前，一个医生搭车开药161.00元，病人反映到医院，医院调查核实清楚后，对该医生作出了"勒令退还病人药款并赔礼道歉、同时罚款761.00元"的处理决定。收费室的一位收费人员，上夜班时服务态度不好并多收费1.40元，给予待岗处理并罚款214.00元。舒占坤说："这不是小题大做，而是表明一种态度：医护人员要设身处地为患者着想，只有这样，患者才能得到真心实意的呵护和关爱"。

长期面对患者，舒占坤非常清楚患者的所思所想。所以，一旦他跨入手术室，一旦走进病房，他所有的思想、情感便全部集中到了患者身上。面对他们，他完全是一个祥和宽容的天使，一位慈祥仁爱的长者。彝家人耿直豪放的性格使他的眼里容不下半点沙子。担任院长后，他经常要求大家换位思考、设身处地为患者着想。哪怕小到病床的床单、被子，他也不放过。他提出要医护人员自己脱了衣服睡在上面，如果你们都可以睡了，患者也就会满意了。尤其对那些来自广大农村的患者，舒占坤更是体贴入微。他常说，我们做医生的，治病救人是天职，绝不能趋炎附势，尤其对社会中的弱势群体，更要体现我们的医德医风。

在入院治疗费用的收取上，舒占坤想病人所想，采取有力措施，最大限度地降低治疗费用，使医院的病人费用大大低于全省、全市平均水平，近五年来，和云南省同级医院相比，平均门诊费用低25.52%，出院病人费用低26.24%，极大地减轻了患者的负担。

他永远不会忘记，从医，就是做人民健康的服务员。

三、我是农民的儿子，我非常了解农村缺医少药和因病返贫的严峻现状，我所能做的，就是尽量多地走到他们中间去，力所能及为他们减轻一点病痛，减少一点开支。

2005年4月14日清晨，在通往罗平县马街镇荷叶村委会洒伍子村的崎岖山路上，三个穿白大褂的人正和一位村民赶着一辆牛车艰难地向洒伍子村走去。这三个穿白大褂的人，是舒占坤率领的罗平县人民医院农村巡回医疗小分队。洒伍子村是马街镇一个比较贫穷偏远的彝族村子，至今未通公路。为了能让该村的老百姓看上病，舒占坤和他的同事天刚亮就请来当地的村民，用牛车拉了设备和药品，徒步走向这个村子。他们刚进村坐下，闻讯而来的老百姓已团团围了过来，尤其知道是舒医生来后，人更是越聚越多。舒占坤面带微笑，认真为他们把着脉，仔细询问他们的身体状况，认真回答他们的问题。时间就这样延续到下午三点多，舒占坤和他的同事才为这个小村子的老百姓们看完病。而此时，他们还要赶往马街，和到马街义诊的医院大队人马会合。

舒占坤率领的这个小分队在荷叶村委会已经整整四天，他们走遍了该村委会的蒿子冲、色戈新寨、色戈老寨、叉河等自然村，洒伍子村是他们的最后一站。每到一个村子，他们都顾不上休息，一门子心思扑在前来就诊的村民身上。无论多苦多累，他们都笑容满脸，热情接诊，耐心询问、对症下药。晚上和村民同吃同住，拉家常、话冷暖。这个小分队是罗平县人民医院农村巡回医疗小分队的第一组，舒占坤率先打头战。

截止目前为止，医务人员下乡8600余人次，看病46万余人次，为贫困群众送医送药价值360余万元。全院职工为特困和"四属五保"及急难危重病人捐款60余万元；帮助、扶持农村合作医疗室50余个。每到一处都在宣传党和政府的方针政策、卫生保健科普知识、艾滋病防治知识、爱国卫生，将医疗服务直接送到了农村千家万户。

而在此之前，自二十世纪八十年代以来，每逢农忙时节的赶集日子，神奇美丽的迤东大地上都会活跃着一支支身穿白大褂、手拿听诊器的健康信使，他们几十年如一日，坚持不懈地为农忙时节的家乡父老送医送药。他们，正是舒占坤所率领的送医送药下乡服务队。

他们"走千家、串百村、连万民"，以拳拳之心撑起家乡父老的健康天空，最大限度地解除家乡父老的病痛，最大限度地减轻家乡父老的经济负担。家乡人民称他们为迤东大地的白衣领头雁。

舒占坤，就是这群白衣领头雁中的重要一员。

自参加工作以来，舒占坤每年至少下乡义诊30天，每年下乡义诊病人不低于900人，30余年来，他下乡义诊的病人不低于30000人。在迤东大地，不认识那些达官显贵的人肯定有，但不认识舒占坤的恐怕就寥寥无几了。

他永远不会忘记担任乡村赤脚医生时所经历的一幕幕，永远不会忘记父亲临终前慈祥期盼的眼神，他的血管里流的永远是大山的血液，他的灵魂里跳动的永远是泥土的音符。亦如他自己所说："我是农民的儿子，非常了解农村缺医少药和因病致贫、因病返贫的严峻事实。我所能做的，就是尽量多地走到他们中间去，力所能及地为他们减轻一点病痛，减少一点开支。"

四、我不是天使，但我真的背负着沉重的行囊，那是一种责任，一种使命，是中国云南迤东大地上千千万万父老乡亲的健康。我无权逃避，唯一的选择就是前行。

自当乡村赤脚医生的那一天起，舒占坤对医学科学的追求就从来没有停止。他之所以能从一个普通的赤脚医生成长为闻名迤迩的外科专家、主任医师，从一个普通的卫校毕业生成长为知名学府的博士研究生，正是源于这种永无止境的追求。正如他在赴澳留学日记中写道的那样："我不是天使，但我真的背负着沉重的行囊，那是一种责任，一种使命，是中国云南迤东大地上千千万万父老乡亲的健康。我无权逃避，唯一的选择就是前行。"

1984年以来，舒占坤先后到全国医院院长管理学习班、曲靖卫校基础理论提高班、中国人民大学劳动人事学院、昆明医学院进修学习，2001 年考入澳大利亚拉筹伯大学脱产学习，获硕士学位；2005 年就读美国城市大学经济管理专业，2007 年获博士（DBA）学位。不间断的学习提高了他的理论水平，为他的临床实践提供了强有力的理论指导。近 40 年来，他所做过的各类手术上万例。对每一例手术，他都要认真思考，科学分析，做好笔录，以便为以后的手术和科研提供可靠的第一手资料，并在此基础上总结提炼成科研成果。他先后撰写了《外伤性颅内血肿 38 例报告》、《脑血管造影三例临床分析》、《28 例胃、十二指肠急性大出血的外科治疗分析》、《急性胆总管十二指肠吻合 11 例临床总结》、《建筑性、交通性多发性伤伴颅脑损伤 166 例临床分析》、《胆囊息肉样病变 33 例临床分析》、《胃部手术后胆囊结石 19 例临床分析》、《急性化脓性胆管炎（附 39 例）临床治疗分析》、《外伤性颅内血肿（附 18 例）手术治疗》、《腹腔镜胆囊摘除术中并发症防范的分析》、《经耻骨后前列腺摘除术 12 例分析》、《小切口胆囊切除 胆总管探查术（附 135 例）报告》、《腹腔镜胆囊摘除术中困难问题的研究（附 16 例报告）》、《46 例老年急性结石性胆囊炎的治疗分析》、《Mirizzi 综合征诊治分析》、《110 例 CT 扫描动态观察急性外伤性颅内出血的临床分析》、《CTA 应用在急性脑梗死超早期静脉溶栓中 2 例报导》等数十篇论文在国际国内刊物发表，并多次在各级各类学术研讨会上交流。他孜孜不倦的求学精神深深感染了一代医务工作者。在他的带领下，全院广大医务人员刻苦钻研，努力提高自己的业务素质。这些年来，全院共有 400 余篇有较高学术价值的论文发表于国际国内各种医学学术刊物，有力地提升了医院的知识文化层面，为医院专业技术人才的培养营造了一个宽松和谐的学术环境。

在临床实践中，舒占坤敢于开拓进取，不断发展创新，取得了令人瞩目的成就。1979 年主持组建了罗平县医院麻醉科，填补了医院没有麻醉科的空白。1976 年至今，他主要从事外科疾病的诊治工作，主持开展了脑胶质瘤切除手术、脑膜瘤切除术、小脑桥肿瘤切除术、颅内血肿清除术、外伤性心脏修补术、肺叶切除术、肺部肿瘤部分肺叶切除术、椎管肿瘤切除术、高位截瘫颈椎椎管减压、植骨加内固定术、颈段、胸段、腰段椎管肿瘤切除术、陈旧性肩关节脱位切开复位术、脊椎 AF 内固器的手术、髋关节全髋植换、半髋植换术、先天性髋关节脱位整复、腹腔镜手术、乳腺癌根治手术、胃癌根治手术、直肠结肠癌要治术、输尿管镜下手术、肾切除、肾上腺肿瘤切除术、输尿管弹导碎石术、耻骨后膀胱前前列腺摘除术、子宫肿瘤切除术、子宫全切除术各种手术 1 万余例，这些手术都获得了成功。同时，他每年都要培养带教中、初级专业技术人员 20 余人次，积极指导各级各类医学专业技术人员。

在新业务和新技术开展方面，舒占坤更是精益求精。1997 年以来，舒占坤牵头开展的"小切口胆囊摘除胆总管探查术"，在省内外都具有较先进的水平，现已成功开展了 1000 余例。2001 年，医院引进了先进的腹腔镜，舒占坤亲自操作，开展了近 500 余例"腹腔镜胆囊摘除术"，效果良好；同时，他成功地开展了首例"颅内血肿微创碎吸术"。2005 年以来，他带领颅脑外科医生开展的高血压脑出血脑内血肿微创碎吸术 18 例，均获得成功，在曲靖市内处于领先水平。他以高超的医术和高尚的医德赢得了广大老百姓的信赖和医疗同行的认可，三省区周边地区的许多患者时常慕名找他看病，对这些病人他都是热情接诊、体贴入微。

舒占坤同志是个学习狂，他没有别的什么爱好，打牌喝酒他不屑一顾，赌博跳舞他更是深恶痛绝。除了工作，他唯一的爱好便是读书学习。熟悉他生活、工作环境的人都清楚，他的办公桌上，他坐的沙发旁边，他睡的床头，到处堆放着大大小小的医学书籍，只要稍有空隙，他便会马上陷入到那些别人看似枯燥无味而他却嚼得津津有味的文字里。舒占坤同志是个工作狂，他几乎没有节假日，没有周末，一年 365 天，除了实在无法避开的会议之类的活动外，他的生活基本上形成了一个恒久不变的规律，即上午铁定在手术室，下午要么在办公室，要么在医院会议室或者病房。跟他一起的同事，都有这样一种感受，别人都已累得精疲力竭了，他看上去依然浑身是劲。他可以出差回来马上出门诊，下乡回来马上走进手术室。医院广大职工都说，他就是一头拖不垮、累不倒的牛。

舒占坤同志是个善于思考的人，更是一个善于记录自己思想的人，工作之余，他根据自己的切身体会，亲自撰写有关思想政治工作的论文作为医院医德医风建设的辅导材料，在医务工作者队伍中起到了强烈的震撼和激励作用。这些年来，他先后在《美国中华医学进展与临床》、《中国医院》、《中国医院管理》、《卫生事业管理》、《卫生软科学》、《综合临床医学》等全国性医院管理杂志上发表了《卫生人力资源管理及其中西方的比较》、《论社会主义市场经济的条件下医务人员的医德》、《论加强思想政治工作和精神文明建设的改建与策略》、《努力适应社会发展需要 提高护理队伍整体素质》、《浅谈生物心理社会医学模式的再认识》、《再谈职业道德建设的有效途径》、《论社会道德和医德在市场经济新时期的重要作用》、《论科主任如何抓科（室）管理和质量管理》、《论"医德医风"与"规章法治"的统一》、《对医学继续教育应面向知识经济时代的思考》、《论医院改革与发展适应知识经济研究》、《新时期护理工作观念转变的探讨》、《新时期护理工作要强化以人为本、实施人文关怀的思考》、《对医院危机与风险管理的思考》、《加强医德医风建设、强化诚信服务、树立医院形象》、《论医德医风建设与构建和谐医患关系》等数十篇论文，2007 年，他的博士研究课题《基于病人价值链医院管理流程的研究》，集以病人为中心的管理学和哲学、社会学、经济学于一体，对现代医院管理的新模式作了深刻而独到的剖析，得到导师和同行的肯定和赞许。这些论文，极大地丰富了医院的精神文化内涵，为医院的管理和建设提供了不可多得的理论支持。

舒占坤的努力换来的是医院的崭新面貌，今天的罗平县人民医院已成为省内外闻名遐迩的县级综合医院，成为曲靖市县级综合医院中唯一的一所二级甲等医院和世界卫生组织认定的爱婴医院及广西右江民族医学院的临床教学医院。十多年来，省内外同行络绎不绝地前来这所百姓放心、患者满意的医院考察学习。医院连续 22 年被省委、省政府授予"文明单位"称号，多次荣获省、市"创建精神文明先进集体"、"行业作风建设先进集体"。医院固定资产从 1983 年的 29 万元增至现在的 1.5 亿元，业务收入从 1983 年的 31 万元增至 2008 年的 8986 万元。近五年来，医院平均门诊费和平均住院费与全省县级综合医院平均率相比，分别低 25.52% 和 26.24%。每年为广大患者节约费用 1200 余万元，减免费用 10 余万元。罗平县人民医院，早已成为云南省基层卫生系统的一面旗帜，作为书记、院长的舒占坤，也早已成为广大患者心目中的健康卫士和贴心人。

舒占坤的先进事迹多次受到各级党委、政府及卫生行政主管部门的表彰奖励。1989 年以来，他多次被各级党委、政府授予"优秀共产党员"和"先进工作者"称号；2000 年，被曲靖市委、市政府表彰为"先进卫生工作者"，享受市政府特殊津贴；2003 年，县委、政府将他评为有突出贡献的"先进科技工作者"给予重奖，被曲靖市委、市人民政府授予"曲靖市有突出贡献的优秀专业技术人才"；2004 年，被市委、市政府评为全市十大"奔小康先进典型"、"曲靖市十大新闻人物"；2004 年 12 月被省委、省政府表彰为实践"三个代表"重要思想先进个人。1997 年晋升副主任医师，并任云南省神经外科学会会员、曲靖市医学会常务理事；2003 年被广西右江民族医学院聘为外科兼职教授；2004 年，晋升为外科主任医师，被云南省委、省政府表彰为实践"三个代表"重要思想先进个人；2006 年被云南省医院协会聘任为理事会理事；被评为曲靖市市委、市政府评为"优秀人大代表"；2008 年，被中国医院协会评为中国医院"先声杯"优秀院长。

面对众多的成绩和荣誉，舒占坤头脑并未发热，在广大患者和职工心中，他仍然是过去的那个"舒医生"。而他自己，则异常清醒，他深知，作为一个基层医疗单位的领导，要使医院获得长期稳定的良性发展，他还有许多的事情要做。而作为一名医生，在市场经济的大潮中，则需不断地洗涤自己的灵魂，使自己永远拥有一个博大的胸怀，一个济世的志向，一颗高洁的心灵。

二〇〇九年十二月

诗 词

新春寄语

院长舒占坤　副院长叶亚怀　李虹道　冯锐

新年的钟声，
久久在耳畔回响，
无比亲切，
分外嘹亮；
节奏铿锵，
令人激昂！
十七大春风送来温暖，
复兴中华的蓝图熠熠闪光。
特色社会主义大旗高高飘扬，
科学发展观点燃智慧的火花，
迸发出无穷的力量！
浩荡的航船势不可当，
腾飞的巨龙展翅翱翔，
奥运盛会聚焦北京，
和平崛起的中国屹立在世界的东方！

罗平县医院同全国一样，
过去的岁月硕果飘香。
一件白大褂展示一分成长，
一场搏击更添一分胆量，
一次风雨催生一次茁壮，
一圈年轮就多一次辉煌！

我们的天职是救死扶伤，
我们的理想是人民的安康。
以赤诚宽阔的胸膛，
用圣洁雪白的衣裳
凭除疴疗疾的双手，
靠科学技术的力量，
在时空交汇的生死线上，
筑起一道健康的屏障！

2008——充满希望

机遇和挑战激励我们奋发向上。

手拉着手，心连着心，

共建和谐，相辅相帮。

团结拼搏，斗志昂扬！

一流服务，提升质量；

严谨务实，再谱新章；

科技创新求发展，

志在为民谋健康。

一颗忠心献给党，

一片真心对同行，

一生热心为患者，

一腔诚心建家乡。

祝愿祖国繁荣兴旺，

祝福人民幸福吉祥！

与时俱进，

乘风破浪！

高举旗帜，

扬帆远航！

（刊载于《罗平耆园》2008 年第一期）

誓言与愿望（组诗）

柯 尧

誓 言

在白腊山麓　在九龙河畔

我们是永恒的白色风景

以心的虔诚　血的圣洁

构筑坚不可摧的白色屏障

我们不想无助的呻吟折磨患者

不愿苦难的心灵充满恐慌

我们是神农、华佗的后裔

无影灯和手术刀演绎善良的愿望

我们是希波克拉底和南丁格尔的传人

燕尾帽和红十字昭示透明的梦想

我们异常清楚

还有许多流血的伤口等待救护

许多孱弱的病体渴望健康

我们将义无反顾

用科学和责任砸开病魔的枷锁

用爱心和诚信起搏脆弱的心脏
用我们生命的全部
把患者灰暗的天空照亮
我们的誓言掷地有声
我们誓死守护生命　抚平创伤
人道是我们不眠的灵魂
医道是我们不灭的信仰
"救死扶伤"的旗帜
将永远在我们纯净的心空
飘扬

愿　望

1

让我们读懂生命
用我们赤诚的心灵
用我们睿智的头脑
用我们精湛的技艺
用我们高洁的品质
读懂生命的高贵和圣洁

2

把手伸给我
透过熟悉的体温
我会抵达你的内心
我的脉搏会和你一起跳动
你生命的旋律
也会在我双眸的慰藉中
变得轻盈而欢欣

3

让我们以心灵的春光透视疼痛
以情感深处最柔软的翎羽轻轻拂去
时间的忧伤　让所有的伤口
在结痂处开出花朵　让所有的花朵
绽为青宇的白云　让所有的白云
凝成午夜的露珠　清洗生命的灰尘

4

让心接受洗礼
我们的灵魂
因此干净而安宁
无论春秋冬夏
无论苦乐荣辱
我们都会小心绕过

岁月的荒径　此后
那些生命的空枝
将开满祥和的花蕾

5
需要一颗温热的心
触摸微弱的脉搏
需要柔软的目光
清洗忧怨的创痕
需要灵魂的甘露
吐露久远的芬芳
无论术前　还是术中
我们都会以全部的情怀
陪伴或守护
你生命中阴暗的时光

致医疗小分队

当那面鲜艳的旗帜
拂过岁月的面孔
当那些洁白的身影
嵌入时间的夹页
我们头顶的天空
定会绽放梦想的花蕊
我们脚下的大地
定会长满健康的新芽

无影灯下的灵魂

带着一颗心
一缕清风和一湾灵魂的清泉
步入生命的荒塬　无影灯下
花朵就要在刀锋上开放
那些意外的苦痛和忧伤
也将被悄悄剪去
面对高贵　尊严和圣洁
我们丝毫不敢怠慢　此刻
我们的肉身和灵魂
都己融入你的身体
并静静地行走在
抵达你内心的茫茫旅途中

白衣天使赞

他们是午夜中的阳光，
为冷寂的生命送去源源不断的温暖。

他们是晨光里的露珠，
给凄苦的心灵带来自信和吉祥。
他们是荒漠上的甘泉，
为绝望的灵魂送去欢乐与希望。
他们是浩宇的清风，
为痛楚的躯体吹拂伤口和迷惘。
他们是前沿的战士，
是救死扶伤、捍卫医道的核心力量。
他们是宿世的天使，
是六十万迤东父老健康的屏障。

古 风
赞罗平县人民医院五百言
李云国

巍巍腊山麓，盈盈太液滨。
杏林开画境，楼宇映锦屏。
天使撒花琼，玉皇布甘霖。
海棠娇带露，碧桃媚含情。
神农尝百草，黄帝著内经。
华佗善活人，仲景可治心。
罗平县医院，健笔诗韵新。
改革书宏文，高歌传飞声。
谋划计策奇，管理迈步平。
挥鞭有干将，奋进多精兵。
尽生命卫士，皆妙手观音。
医德能近佛，技艺可追神。
针药所施处，枯木杨柳青。
核磁连 CT，网络通沪京。
会诊邀名家，治疗有精英。
白衣翩翩来，笑靥脉脉亲。
初胎映旭日，蓓蕾灿然金。
分娩少阵痛，产室多温馨。
藻井无影灯，生命启明星。
移花接木巧，酿蜜鼓翅勤。

挥汗淋如雨，浇得嫩绿匀。
瞽叟暗夜永，聋妪索苦辛。
点化逢济公，悬壶救苍生。
五色一朝见，乐歌连夜听。
虚实困胃阳，寒热灼肺阴。
疑难析清楚，表里辨分明。
对症施良药，按穴下银针。
巧用千金方，便使百病轻。
急危困厄时，救星120。
赴难不辞苦，飞速似神兵。
医疗小分队，辗转忙不停。
山高云雾绕，路除冰凌浸。
柴门愁贫病，小户苦呻吟。
田园成荒芜，生计难支撑。
晓色叩紫霞，黄昏入烟林。
村头老槐树，逢迎喜难禁。
送医送温暖，送药送党心。
医患两情重，苗彝一家亲。
杏林百花艳，滇东一枝俊。
发展超夸父，换颜追星辰。
经济浪潮涌，奉献丰碑擎。
健康有保障，桑梓多福音。
任重道路远，寄语实殷殷。
知识社会里，人才在竞争。
碧梧招金凤，蓝天引苍鹰。
法祖雷卡尔，扁鹊李时珍。
俊才多最好，籍彼医院兴。
艳阳正中天，今夜是好景。
曙色接瀚海，明朝挂帆征。
莫畏前路难，千里杏花深。

守护生命（新韵）

骆明昌

皇阁坍塌玉帝杳，荒烟蔓草空留迹。
精英荟萃创新景，同心同德医院立。
且将废墟起大厦，敢与白腊比高低。
心电彩超检查仪，激光磁振深透析。
剖腹移肝起死术，死神遁逃何处居。
开颅清血除肿瘤，守护生命志不移。
辨证施治回春手，中西结合解民疾。

扶贫济世无昼夜，送医惠民行千里。
寒来暑往几经年，风餐露宿不足奇。
冉冉旭日冒出山，呱呱爱婴落下地。
"五星""十字"旌旗举，任重道远争朝夕。
扁鹊华佗有人继，医祖药师得慰藉。
灵霄金阙若有闻，玉皇诸仙当自愧。
知否杏林耕耘苦？莫要私下道无稽。
待到硕果枝头唱，不揣浅漏再献诗。

赞罗平县医院

陈泉源

罗平医院气象新，
花草馨香树有荫。
昔日医缺房旧破，
为今医强楼成群。
设备精良能斩魔，
德高术妙可回春。
载誉滇东廿二载，
昂首求实步锦程。

忆江南

古阁新歌

李希刚

听传说，罗平名胜多。七寺八庙九魁阁，贞节功名两坊落，童年闯中过。
黉学坡，孔庙老中学，名胜全毁存一阁，住院高楼救命所，古阁谱新歌。

医患情深

刘培炎

心地善良是医生，品德完善可赞称。
疑难疾症开动脑，科技施术除病根。
山乡巡回药送到，老幼谢党恩情深。
观音救世空佳话，大佛慈悲不作声。

对　联

百草回春延鹤寿，
千方着意续松年。

（谢永祥书）

科技施术两只起死回生手，
医德放光一颗安民济世心。

（刘绍炎书）

司岐黄医术，
疗人间疾苦。

（陈立焜书）

白衣天使救死扶伤人敬仰，
红十观音消灾除患世垂青。

（李文荣书）

电视片脚本

诚心济世　锐意创新
——云南罗平县人民医院

解说词：

小小县城，走出实践科学发展观的优秀典范！

同期声：云南罗平县人民医院 院长 舒占坤

让他（患者）真心实意地感受到我们这个民族、我们这个国家，是真正讲"以人为本"的。

解说词：

奉献社会的精神，驱动近三十年改革创新的辉煌历程！

同期声：云南罗平县人民医院 院长 舒占坤

还自己一个诚心，还社会一个诚心，还老百姓一个诚心。

解说词：

来自"油菜花之乡"的白衣卫士，肩负救死扶伤的神圣职责，坚守爱岗奉献的职业精神，坚持大胆创新勇于突破，正成为引领中国医疗改革的一面旗帜！

字　幕：诚心济世 锐意创新——云南罗平县人民医院

解说词：

云南罗平县人民医院的改革之路始于1984年，舒占坤院长上任后，在门诊部试行"单科承包"，并取得了较好效果，正与中国医疗改革的趋势不谋而合。1985年，中国医改正式启动，国家提出医疗卫生事业必须进行改革，"放宽政策，简政放权"，促进基层医院拓展思路、自主经营。随着相关政策到位、自主权和决策空间的扩大，罗平县医院也展开了全面体制改革，实行"技术经济责任制承包"，将技术指标同经济指标相结合，并在此后的二十余年中不断探索创新，更好的服务社会。罗平县人民医院现已成为曲靖市县级综合医院中唯一一家卫生部认定的二级甲等医院，也是世界卫生组织认定的爱婴医院、广西右江医学院临床教学医院。罗平县医院的蜕变，为中国医疗改革，特别是广大县级医院的改革、发展，树立了一个优秀范本。

同期声：云南罗平县人民医院 院长 舒占坤

作为一个医务人员，你怎么在这个行业中按照现代社会经济发展的速度，能够很好地承担起自己的社会责任，平心静气地去想一想，自己在这个社会间应该做什么，朝着什么方向去做，制定什么样的战略，实施什么样的目标，然后分步骤、分阶段、分时间、有计划地去实施，几十年这么一过来，就随着自己或者说这个团队（的发展），我们共同的一个心愿，就是为这个社会很好地、怎么去承担社会责任，而且要时时随着社会变化、变革、改革的需要。

解说词：

在医院发展的过程中，人事制度和分配制度的改革起到了关键的推动作用。医院推行院科两级分配，将分配权下放，由各科室自行考核。以绩效工资为基础、量化考核为依据的分配制度改革，真正体现了"多劳多得、少劳少得、不劳不得"，拉开了分配档次。同时，在明确实行院长负责制、任期目标责任制的前提下，全面推行聘用制，搭建了"能者上、平者让、庸者下"的用人平台，按照"平等、竞争、择优"的原则，选拔人、任用人、培养人，充分激活每一位医务工作者的积极性和紧迫感，彻底改变了过去"吃大锅饭"的局面，也严格杜绝"裙带关系"，吸引大量外地优秀人才来到罗平，医院的整体业务素质和服务态度都进入不断提升、进步的良性循环轨道。

同期声：云南罗平县人民医院 院长 舒占坤

作为院长、作为领导，当然就是按照人们常说的，要能够让人才脱颖而出，而且要让优秀人材脱颖而出，这又不是独断专行的，那是要真正地去理解、了解、分析自己这个团队里边优秀的是哪一些。有机会我都希望我的员工、我的所有的干部能够很好地积极向上地，能够有自己发展的空间和平台，这就形成了一个良好的良性循环，消除若干不自然的、人民（们）猜疑的、或者人民（们）认为现在社会中不正常的东西，就消除了。

解说词：

2009 年，中国新医改方案正式公布，强调以人为本的原则，着力解决人民看病难、看病贵的问题，破除"以药养医"，让群众享受到"安全、有效、方便、价廉"的医疗卫生服务。2011 作为公立医院改革三年任务的攻坚之年，卫生部将县级医院定位重点突破口，罗平县人民医院又一次走在了改革的前列。在"一切以病人为中心"的思想指导下，医院贯彻舒占坤院长主张的"向服务要效益"，以低廉价格为广大患者带来实惠。2010 年医院平均住院费 2631.47 元，比同级医院平均值低 19.32%；平均门诊人次费用为 63.63 元，比同级医院平均值低 47.59%；医院经济总收入每年以近千万元的速度增长，相反，药品占业务收入的比重却逐年下降。院内 CT、核磁共振、血液透析室等设备齐全、技术完善，县、乡、村镇患者不必为接受这些治疗而奔波前往大城市乃至外省市，真正实现了人民群众看病不难也不贵，营造出和谐的医患关系。

同期声：云南罗平县人民医院 院长 舒占坤

想尽一切办法地让他（患者）节约资金，而且要保证他（患者）的健康，就是我们通过卫生宣教等等这些方法，很好地跟患者、患者家属有效地沟通，通过沟通以后相互理解了，他（患者）自己都知道我来医院该做什么、我和医生该交谈什么、医生应该主动和他交谈什么，形成了一个和谐的、相互理解的、相互支撑的这么一个医患之间的良好关系。

同期声：患者

从医院的整体环境，医护人员服务质量，服务态度都还是比较满意的，像他（医院）做这些医疗都是针对个人病情。

解说词：

热忱的服务不仅奉献给前来就医的患者，更走出医院，来到缺医少药的农村群众身边。长期以来，医院形成一支以党组织（总支）为龙头、党员干部为骨干、全院职工为依托的医疗小分队，常年巡回在周边农村，为村民看病治病，送温暖，送健康，同时进行相关的疾病防治、爱国卫生以及党和政府的方针政策的宣传。农村医疗小分队开展活动以来，累计为贫困群众送药品价值达 360 余万元，全院职工为特困户和"四属五保户"及急难危重病人捐款 80 余万元，资助新型农村合作医疗室 10 多个，为新农村合作医疗培养多名乡村医生。小分队的队员们深入罗平的村村寨寨，接诊农村患者数以万计。每到一地，队员们热情接诊，耐心询问，再苦再累也毫无怨言，并且通过下乡送诊对自身的岗位和职责有了新的认识。

同期声：云南罗平县人民医院 院长 舒占坤

这么一支小分队在农村，天天在巡回，天天在轮转，真心实意地去给老百姓服务。另一方面，让我们的医务人员看到农村那种艰苦的现状，来回到自己的岗位上再看一看自己要做的事情，摆正自己的心态，他会自己得到一种锻炼，更重要的是，他心灵上得到一种良好的洗刷，在这样的基础上就自然而然地让他发挥了他自己在他岗位上的作用：他自己该做奉献吗？在什么情况下做奉献？应该做什么样的奉献？心态就完全不一样了。

解说词：

为实现医院已经制定的涵盖人民群众生命全过程的"大健康"构想，进一步践行科学发展观，适应新的医疗制度的改革，满足人民群众对健康的新需求，医院果断投资1300余万元，征用了紧邻医院西面600余亩土地，并顺利启动集康复中心、敬老院、老年公寓、护理院、临终关怀院及公墓开发于一体的新型医疗服务模式的规划建设项目，计划发展为一整套覆盖全民的新型医疗卫生体系模式，对不同需求的人群给予全面而专业的服务。

同期声：云南罗平县人民医院 院长 舒占坤

我们作为医疗卫生行业、作为医务人员能不能以医疗卫生队伍为依托，把社会责任这一部分真正地承担起来，让人老有所养，病有所医，百年了死有所归，能够形成这么一个整体的社会服务链，既发挥了医务人员在这个行业中的作用，更重要的是让老百姓有真正的社会和谐。

所以我们把整个规划向往到甚至五十年、一百年，都希望这样很好地发展，哪怕是我退休以后，我相信这个医院这种精神状态都会持续不断，优秀的人才会不断地在提升在发展。

解说词：

多年坚持不懈的改革创新结出了丰硕成果，与1983年相比，医院固定资产增长了5172倍，病床数增长11倍，平均职工收入增长100.8倍，业务总收入增长332.8倍。医院2008年被省卫生厅表彰为"医院管理年活动先进单位"，2009年被中国医院协会验收为"全国百姓放心示范医院"，医院每年都有数十篇有影响的学术论文发表在国际国内医学刊物，每年开展的新技术、新业务多达数十项。医院负责的态度、完备的设施、优质的服务不仅满足了当地群众的医疗需求，还吸引众多周边地区的患者慕名前来寻医问药，住院病人中每年有3000多人来自罗平县外邻近的广西、贵州的患者，占总住院数的20%左右。然而，面对成绩，舒占坤院长和全体医务人员有着清醒的认识：要适应新的医疗制度改革，要满足人民日益增长的健康需求，他们还有更长、更远的路要走。

同期声：云南罗平县人民医院 院长 舒占坤

自己做下来的结果还感觉远远还不够，还应该做的更好，我们若干方面还需要更好地做下去，这才是我们的初衷。

不敢说做多大的贡献，至少要承担这个基本的社会责任。

解说词：

对生活知足，对工作知不足，这是舒占坤院长对全院同仁提出的要求，也是他本人从医生涯中奉行的守则，几十年风雨历程，不变的是豁达的心境和高度责任感。在舒占坤院长的带领下，罗平县人民医院全体医务工作者立足奉献社会、真情服务患者，在崇高目标和宏伟规划的指引下，将以更加高昂的斗志和创新进取的精神再攀高峰，为深化医疗改革、捍卫人民健康做出新的贡献！

字 幕：悬壶济世辟新路 心底无私天地宽

生命的支点

——罗平县人民医院改革发展纪实

2008年3月29日，省委常委、常务副省长罗正富，省发改委主任米东生，曲靖市委常委、常务副市长周宗等领导来到罗平县人民医院调研和指导工作，深入病房和科室了解医院的管理和服务，听取了医院院长舒占坤的汇报，对医院的工作给予了这样的评价：管理是一流的，技术是一流的，服务是一流的。全省的县级医院都像罗平这样，卫生改革的局面就好了。

罗平县人民医院一无地缘优势，二无经济优势，至2007年底，在编职工350人，有一人取得博士学位，一人取得硕士学位，大学本科学历78人，专科学历159人；高级职称7人，中级职称100人，初级职称114人；医院设置临床医技科室22个，行政职能科室7个；总资产10247.79万元；综合门诊量174807人次，住院量21138人次，手术量3280多例，经济总收入7209.2万元。医院拥有磁共振、飞利蒲高档 24 排全身螺旋 CT、全身彩色 B 超、乳腺 X 线机、中心供氧、高压氧舱、血站、体外振波碎石机、人功肾、血液解毒治疗系统等先进设备 300 多台件，安装了 CR、PACS、LIS 及 HIS 数字影像系统。走进医院，140.4 亩的占地面积功能区清晰，环境清洁、舒适、优美。

成绩从何而来？时光倒流 16 年，罗平县人民医院却完全是另外一个样子。这个具有光荣革命传统的县级人民医院，走过了近 60 年的发展历程，其间短暂的辉煌之后，是长期的迷惘和曲折，尽管老一辈医务工作者进行了艰苦的探索，但到了 1992 年，罗平县人民医院还是走到了最低谷：经济总收入 1989 年就突破了 200 万元，但其后一直徘徊不前；内部管理混乱，有章不循，省级文明单位受到黄牌警告；已经进入九十年代，医务人员看病的医疗器械却还是听诊器、压舌板和温度计"老三样"，技术含量最高的设备是一台五〇〇毫安的 X 光机，因此本县的患者，大多远走贵州省兴义或曲靖、昆明，就诊人数急剧下降，职工基本工资难保，辛苦一年，不仅没有一分钱的奖金，反而欠医药公司近 40 万元的债务。人心思动，正常的医疗秩序难以维持。

【同期声，采访医院老职工，回顾这一段工作。

罗平县人民医院向何处去？医院职工在问，全县人民在问。1993 年 4 月 29 日，罗平县委、政府痛下决心，抽调三名县委常委组成工作组进驻医院。这在罗平县属单位中是绝无仅有的，不解决医院的问题绝不撤回工作组。

【同期声，采访医院职工，谈工作组进入时的情况。

走访调查，召开各种规格和形式的座谈会，医院广大医务工作者表达了自己的意愿，要解决问题，首先必须解决领导班子的问题，要把有能力、有开拓精神的人员推选到领导岗位上。工作组顺应民心民意，向县委、政府作了汇报，县委政府决定，实行院长负责制，县委、政府任命医院院长，领导班子和中层干部由院长提名，上级职能部门任命。5 月 19 日，罗平县委、政府在医院召开职工大会，县委、政府主要领导出席会议，任命舒占坤为罗平县人民医院院长、党支部书记。6 月 7 日，任命邱树玉、叶亚怀为副院长。同时宣布医院为全县卫生工作改革的试点。

解决了领导班子问题，不等于所有的问题已经迎刃而解。医院已经到了这样的境地：不改革则退，不改革则难以生存；要改革，必须触及深层次的问题，小打小闹，即便可以生存下去，但绝对生存不好，更发展不了。要改革，又该从什么地方寻找突破口？

6 月 15 日，在县委工作组完成任务撤回的第二天，院长舒占坤、副院长邱树玉即率有关人员到寻甸、弥勒等县医院考察，以他山之石，来雕琢罗平县人民医院这块璞玉。6 月 19 日，满载而归的考察组在院办公会议上介绍了考察情况，6 月 22 日晚上召开全院职工大会传达。别人的经验是否完全符合罗平县人民医院的实际，罗平县人民医院的改革要不要更上一层楼？6 月 26 日，召开科室负责人会议讨论医院改革方案。6 月 28 日上午召开院务会讨论，修订后下午再交科室负责人讨论，基本上获得通过。

这毕竟是一个事关医院发展的重大方案，稍有不慎，将产生不良后果。医院将所有科室分为 5 个大组，分组进行讨论。7 月 1 日，科室负责人会议一致通过改革方案，上报政府批准后执行。

【同期声，采访领导班子成员，谈大讨论和制定方案的情况。

县委、政府对医院上报的改革方案是十分慎重的，召开专门会议进行讨论，提出 9 点修改意见，反馈医院修改上报。9 月 17 日，医院对改革方案进行补充修订，再次上报县委、政府。10 月 10 日，改革方案获得县委、政府批准，医院改革正式开始。

改革的第一步是从管理体制入手，修改、补充、完善和新制定的规章制度涉及到财务管理、收费管理、药品管理、手术审批、医生和护士长查房、护理值班、交接班等方面。用制度管人，有章可循，有了规矩就有了方圆。管理制度凝聚了涣散的人心，医院的医疗秩序恢复正常。1995 年初，继续发挥规章制度的保驾护航作用，257 种制度、工作职责、管理办法汇编为《罗平县人民医院管理资料汇编》（第一辑），下发科室和部门对照执行。2005 年，经修改、完善的制度、工作职责和新增的应急预案、工作标准 500 多种，汇编《罗平县人民医院管理资料》（第二辑）；2006 年，在第一辑、第二辑的基础上增加了法律、法规中有关医疗卫生的条款 90 多种汇编为第三辑,规章制度总数达到了 600 多种。

改革的第二步要打破原有的分配制度和人事管理制度,事业单位企业化管理,由福利型逐步向公益型、效益型转变,推行小机构大服务,精简行政人员充实到第一线。全员实行层层聘任制、承包制、落聘制、待岗制,工作岗位定编、定员、定质量、定数量、定消耗;分配上实行院科两级核算,推行"多劳多得,少劳少得,不劳不得"的分配原则,奖勤罚懒,上不封顶,下不保底。

【同期声,采访副院长叶亚怀,谈改革推进的艰难。

确实,在改革中,原有的分配格局被打破,触及到个人的切身利益,必然要遭到强烈的反对,甚至于一开始支持改革的人,也会走向消极的反面。于是,告状信雪片般飞向上级机关,县委、政府定下的基调是:改革期间,所有的告状信暂不受理。1999 年 9 月,还有人向县委、政府反映医院存在的问题,县人大介入调查后认为,问题"十一条"不符合事实,不能否定改革成果。

历届县委、政府的支持,医院的改革在深水区平稳通过。1993 年下半年,不仅止住了就诊人数下滑的局面,经济总收入一跃突破了 300 万元大关,达到 354 万元。职工的收入有了前所未有的提高。

【同期声,采访院长舒占坤,谈年底职工的反映。

改革初见成效,阻力转化为动力。医院领导班子并没有盲目乐观,不回避,不绕开改革中存在的问题,让改革向纵深推进,步步为营,稳扎稳打。1994 年 3 月 21 日,医院要求广大干部职工在改革中做到"四个对得起":即对得起党,对得起人民,对得起病人,对得起自己的良心。院务、院周会议重新学习改革方案和实施细则,对后勤改革设岗设固定津贴,洗浆房、锅炉房承包经营。随后对专业技术人员津贴、技术工人岗位津贴、普通工人岗位津贴和未转入津贴的奖金等"活工资"捆绑打包,按业务质量指标和经济指标考核后兑现分配。分配体现了改革方案确定的原则,推行中波澜不惊,平稳过渡。

【同期声,采访职工谈当年的收入。

1994 年 12 月 15 日下午,改革实施一年半,县五班子领导来到医院听取工作汇报。认为改革基本上实现了县委提出的"建设靠财政,吃饭靠自己"的要求,经营上实现了"三增一改变",管理上实现了四个转变,改革中积累了四条经验。

【字幕:三增,经济总收入较 1993 年增 55%,职工收入增了一倍,固定资产有较大增长;一改观,院容院貌有较大改观。

管理上实现了四个转变:即由纯福利型转为服务经营型;由福利事业管理转为福利企业管理;由层层任命工作型转为层层聘任型;由纯政策利益型转为政策目标效益型。

积累了四条经验:领导重视,方案可行,实践检验;考察学习,统一认识,适应改革;

注重实际,针对问题,选准突破口,量化奖惩;领导班子团结,量化标准一致,执行坚决。

不仅是这些成绩,当年底,文明医院黄牌警告被撤销。

医院的改革是否就此告一个段落?不,任何改革都不可能一蹴而就,任何改革方案都不可能设计得完美无缺,需要不断的总结、深化和推进,需要不断的创新。没有创新,改革就会停滞不前甚至倒退。就在这个时候,创等级医院和爱婴医院的艰巨任务同时压上来,既给改革增加了动力,也给干部职工增加了无形的压力。

【同期声,采访院领导,谈当时的形势。

创等级医院,罗平县人民医院已经迟行了一步。后来者要迎头赶上,1994 年 12 月 19 日召开创建动员大会,从这一天开始,一场攻坚战在医院全面展开。学习《等级医院分等考核评分标准》、《评审检查方法附件》和《创建等级医院的方案》,责任目标划分到科室,"以创甲等为努力方向,创上乙等"是具体目标;一手抓创建等级医院,一手抓创建爱婴医院,在县委、政府的支持下,加速基本设施建设步伐。从 1994 年 9 月开始,投资近 120 万元,拆除通河会馆,在原址建盖砖混全框架结构一底五楼门诊部。投资 23.8 万元,新建医院大门和办公楼。投资 16.4 万元扩建眼科病房,增加病床位 25 张。投资 14 万元绿化美化院内环境。投资 8.46 万元,购置各种家俱 518 件。投资 150 多万元,先后购置三星救护车、315日立牌B超、四床多参数心电监护仪、伪彩超、记录仪、300mAX光机、氧气机、B激光治疗仪、电火花治疗机、半自动生化分析仪、传呼系统、奥林巴斯双目显微镜、治疗车、制剂室全自动流水生产线等。连同其它开支，等级医院创建共投资330多万元。

创建不仅衡量硬件，更注重软件质量的提高。医院制定了医疗、护理文件书写正规化奖惩办法，上级检查中病历被评定为甲级者，每份奖50元，乙级不奖不惩，丙级每份惩30元，等外病历者则降职使用。交接班记录抽查时缺一项惩10元。处方书写合格者每张奖1元，不合格者惩2元。各项惩款直接扣到科室和个人，同时用黑板报、简报的形式全院通报。

"医疗三项基本技术和护理四项操作技能"是创建等级医院的重中之重。医疗护理质量管理委员会制定了严格的奖惩和考核办法，所有医护人员分批分期进行人人过关考核，一次不过关下次再考，直到考核合格为止。共青团、妇委会和科室写了挑战书，干部职工加班加点工作，家属、子女送饭到科室，职工工作到深夜的感人故事屡见不鲜。上级医院也给予了无私的支持。曲靖地区第一人民医院、曲靖地区妇幼医院多次派出科主任到对口科室帮助指导，强化"三基"、"三严"训练，举办学术讲座，辅导新项目新技术，提高医务人员的技术水平，为等级医院的评审验收铺平了道路。

1995年10月26日至29日，等级医院评审团评审得分906分，达到二级甲等医院的标准。1996年3月29日，云南省等级医院评审委员会认定罗平县人民医院为二级甲等医院，成为曲靖市唯——一个县级二级甲等医院。1996年8月8日至10日，"爱婴医院"创建也通过了云南省爱婴医院评审团的验收。

为了保持二级甲等医院的标准不走样，1996年10月29日，医院决定每年组织一次等级医院自查，组织中层干部重新学习标准，按照考核考评标准进行为期三天的自查，得分909.4分。1999年，在卫生行政主管部门没有确定等级医院考核的新老标准时，医院继续按老标准开展自检自查。2000年得分928.5分；2001年得分920.2分；2002年得分953.23分；2003年得分962.1分；2004年得分942.71分；2005年得分955.68%，保持了二级甲等医院的标准。

等级医院、爱婴医院创建和改革齐头并进，推动了人事制度、分配制度改革的深化。2003年1月1日，院、科分配比例由固定的4∶6调整为阶梯式比例，即科室的成效越好，分配的比例越高。中层干部由聘任制转变为全员竞争上岗制，2004年3月5日，医院召开竞争上岗测评、演讲会议，王学斌的演讲《生死抉择》得到与会者的共鸣。

【同期声，采访王学斌，讲演讲题目的含义。

改革就是一场生死抉择，改革的成功与否决定了推进改革的单位能否生存并发展。如果说改革的初期是牵着走、推着走，那么到了此时，则是主动出击创新改革方式，丰富改革内涵。传染科长期属特殊科室，人们谈"传染病"色变，看病、住院的人少而又少。改革中，工资不能按时全额发放，职工要求在科室内自主选举科主任。医院领导班子给予大力支持，1994年3月31日选举产生科主任，承诺在三个月内若职工领不到工资将自动辞去主任职务。但由于多种原因，科室效益始终上不去，科主任辞去职务提前退休，仅剩一名医生和三名护士无法维持正常工作。这个科难道就没有救了吗？儿科主任李定才主动向医院领导提出，维持对内三科的倾斜政策不变，由儿科兼并传染科。

院内科室兼并是一件新鲜事，医院同意兼并，1999年6月1日，小儿科正式兼并内三科，李定才兼任内三科主任。管理机制改变，服务质量提高，信誉度增强，病人逐渐增多，病床由原来的24张增至35张。至2001年，内三科住院病人由兼并前的每月1人增至37人。

【同期声，采访李定才，谈兼并内三科的动因。

罗平县人民医院的改革得到了各级党委、政府和上级部门的高度关注。2003年12月，曲靖市卫生局派出人员专程到医院调研，结论是：医院发展、职工得利、质量提高。

改革的根本目的是事业发展，事业的发展推动了医疗技术质量和服务水平的大幅度提高。

这是一座老掉牙的建筑，是拆掉还是原样修复？医院选择了后者，大成庙的维修原模原样，青瓦青砖，白灰勾缝和土红油漆勾勒出的古色古香，让到医院参观的人羡慕不已。大成庙的维修激发出灵感，院务会决定，把医院建成标准化、规范化医院。住院病房安装了电话、有线电视，设立了卫生间，墙上悬挂了罗平的风景画，既美化了环境又宣传了罗平优美的自然风光，住院病人有了宾至如归的温馨。

【同期声，采访住院病人，谈医院环境。

有人来看病，关键在于看得好病，要看好病，就必须提高医疗技术装备和人员素质。1994年12月，医院一次性购进价值33.5万元的医疗设备，节约资金5万元。1995年5月，医院党政联席会议决定添置CT设备。九十年代初期，CT设备还是一个大家伙，价格惊人，买回来患者能否接受？谁也不敢下结论。为了降低风险，医院和汕头迈科公司商谈，以合作方式购买。迈科公司占三分之一，医院占三分之一，合作期限为五年。县委、政府、医院领导一同前往广东汕头，达成了合作项目。从洽谈到设备到位，仅用了半年时间。1996年1月30日，CT正式投入使用。

有了尖端设备，需要有掌握设备的人，人才培养成为当务之急。医院选送郭静清等3人到中山医科大学第一附属医院CT室学习CT操作、护理及诊断技术，回来后挑起了CT室工作的大梁。

【同期声，采访郭静清，谈派出学习的体会。

医院领导班子认识到，要培养出留得住、干得好的技术人才，人才培养必须制度化、长期化。医院制定了年度培训计划，请进昆明医学院附属医院、云南省第一人民医院、北京核医学研究所、上海菲利普公司、上海复旦大学附属医院的教授、专家、学者到医院举办学术讲座和指导工作；根据业务需要，把爱院、爱科、爱岗如家的优秀医疗护理骨干选派到上级医院和大专院校进修。1994年，医院出台了《本院职工在职教育计划》、《职工培训进修计划》，鼓励职工通过函授和高等自学考试提高消化水平。不同方式的学习在医院蔚然成风，研究生、硕士和博士学位成为医务人员努力的方向。

高、精尖医疗设备的运用和高技术人才培养相互促进，新技术、新业务推动了医疗设备的更新换代。1999年至2005年，医院投资410万元购进核磁共振，136.8万元购进菲利普HD13500彩色多普勒，9万元购进美国DA公司的脑地形图，42万元购进奥林巴斯1.6电子胃镜，190.7万元购进PACS系统。从1992年购进第一台386计算机，到2005年PACS、CR、HIS、LIS系统全部建成投入使用，实现了图像处理、存档、传输一体化医疗影像信息管理。二期LIS系统数字化网络建成后，医院将开通国内外远程会诊。

【同期声，采访信息科长，谈网络系统的自主开发。

大型设备的采购，大规模的基础设施建设，资金从何而来？医院从1993年开始，就走上了一条自我积累，滚动发展的良性循环之路。医院规定，凡设备器材和药品药品采购，一律集体讨论集体定价，产生的回扣交医院财务，全部用于基础设施建设。此举不仅保证了领导班子成员的廉洁，至今无一人有财务问题，也保证了供应商的正常经营。廉洁行医，是医务人员的最基本情操。1993年6月，一名医生搭车开药，收取病人现金60多元，医院追回药品退回药款，向病人赔礼道歉。

医院领导班子认为，改革适应市场经济，但人民医院的"人民"二字不能改掉，白衣天使的形象不能丢掉，社会的公益职责不能忘掉。"院荣我荣，院衰我耻"、"以院为家"不是一句空洞的口号。几年来，院长舒占坤先后撰写了《在当今市场经济条件下医务人员的地位与良心的浅谈》、《再谈职业道德建设的有效途径》等论文，作为医院医德医风建设的辅导材料。2004年6月，医院全面推行服务承诺制，公布了医院领导和科主任、护士长的电话，方便病人反馈意见。"一切以病人为中心"，强化服务第一、质量第一、技术第一、信誉第一的意识，以质量求信誉，以信誉求病人，以病人促医院发展。

服务好病人和家属，是医务人员的工作核心。一开始，有人提出：病人是上帝。县领导说，上帝我们是看不见的，最好实实在在地说，病人是我们的亲朋好友，我们像对待亲朋好友一样对待他们就够了。为此，医院开展了"假如我是一个病人或病人家属"的大讨论，服务态度和质量在工作中焕发出迷人的光彩。

1996年8月31日，内蒙古自治区驾驶员冯国荣在罗盘过境公路上停车检修，一辆失控的中巴车与他的汽车相撞，冯国荣积极参加救护遇难者和伤者，不料突发脑血管疾病，送到医院内科抢救。亲人和单位远在千里之外，9 月 1 日至 14 日，医生、护士轮流给举目无亲的患者喂水、喂饭，把鲜花水果及地方特产送到病房。患者家属赶到后，又在病房共同过了一个中秋佳节。患者病情恶化抢救无效逝世后，全科人员帮助不知所措的家属料理后事。单位领导赶到医院得知了这一切，感动至极，说："你们的行为是对死者和家属最好的安慰，我们要将你们的敬业精神带回内蒙古，带回单位，激励职工向你们学习。"

1999 年 3 月，云南电视台高级工程师、省级劳动模范张昆在罗平遇车祸住进外二科，姐姐是昆医附一院的一名护士长，到罗平之前本想转院治疗，到医院后看到医院清洁卫生、服务态度较好，便留在医院继续治疗。张昆伤痊愈出院，送给医院一面锦旗，上书"精湛技艺，高尚医德"。

2000 年 3 月 15 日，一辆从贵州兴义开往云南邱北县的客车在师宗县高良乡翻车，造成 6 死 7 伤的恶性交通事故。曲靖市卫生局通知罗平县人民医院前往抢救，医院组织车辆和外科医生、护士立即赶赴出事地点，将 17 名伤者拉回医院治疗，到院伤员无一人死亡，两月后全部康复出院。

把患者当做亲人，为家庭经济困难的患者减免住院期间的手术费，科室职工捐款解决患者家属的生活费等事例数不胜数。

服务于人民大众，服务于农村。1993 年，医院把下乡支农巡回医疗服务定为制度长期坚持，每年由医院党政领导带队，组织职能科室、临床科室主任、护士长、医生、护士等医疗骨干，分赴县内边远山区，免费为农民群众送医送药，咨询和诊治疾病。2005 年 4 月，医院制定了《长年到农村为百姓服务巡回医疗小组分队实施方案》，小分队下乡由间歇性转变为长期性、经常性，新增两辆依维柯救护车下乡服务，"走千家、串百村、连万民"，受到了农民群众的好评。2005 年，全年排出 18 个组轮流下乡，并携带一些先进设备，提高诊断治疗水平。据不完全统计，十六年来免费送药价值 200 余万元，就诊 36 万余人次。

【同期声，采访群众，谈小分队下乡为群众服务的感受。

改革促进发展，发展回报社会、人民和职工。1995 年元旦，医院召开职工大会，宣读了《元旦献辞》，对过去的一年进行简要总结，并从这一年开始形成制度。元旦、春节和其它重要节日，由工会组织，全院职工共进晚餐，然后举行文艺晚会。在工作允许的条件下，组织职工到国内外风景区旅游。职工的凝聚力增强了，医院的经济效益和社会效益双双获得丰收。

【字幕：1996 年，总收入 1000 万元。1997 年 1859 万元。1998 年 1978 万元。1999 年 2026 万元。2000 年 2528 万元。2001 年 2864 万元。2002 年 2949 万元。2003 年 3889 万元。2004 年 4488 万元。2005 年 4946 万元。2006 年 6324 万元。2007 年 7209 万元。

这些年来，医院共开展新业务、新技术 300 余项，在国际国内发表有价值的学术论文 400 余篇。医疗业务技术从 93 年以前只能做一般中下腹部手术、常规外伤和常见病、多发病的治疗诊断到现在可开展脑胶质瘤切除手术、脑膜瘤切除术、小脑桥肿瘤切除术、颅内血肿清除术、外伤性心脏修补术、肺叶切除术、肺部肿瘤部分肺叶切除术、椎管肿瘤切除术、高位截瘫颈椎椎管减压、植骨加内固定术、颈段、胸段、腰段椎管肿瘤切除术、陈旧性肩关节脱位切开复位术、脊椎 AF 内固器的手术、髋关节全髋植换、半髋植换术、先天性髋关节脱位整复、腹腔镜手术、乳腺癌根治手术、胃癌根治手术、直肠结肠癌要治术、输尿管镜下手术、肾切除、肾上腺肿瘤切除术、输尿管弹导碎石术、耻骨后膀胱前前列腺摘除术、子宫肿瘤切除术、子宫全切术、超乳白内障摘除术、鼻咽癌根治术等重大手术和各种外科、内科、小儿科、妇产科等疑难危重急病的抢救和治疗。

这只是显性的效益，隐性的效益有两笔：一笔是以 2007 年为例，药品收入占业务总收入的比重从 62.85% 下降至 23.59%；年平均床位费为 318.30 元，平均处方费为 63.69 元，病人平均住院费为 2829.80 元。另一笔是，以每年财政差额拨款 100 万元和医院实际支出计算，1993 年以来，累计为县财政节约资金近 1 亿元。

服务质量往高走，医疗费用往下行，仅最近几年，病人或家属送来锦旗、牌匾、感谢信 200 余次

（件）。那一封封热情洋溢、情真意切的感谢信，是对医院服务的最高褒奖。

改革、发展和优质服务，为广大患者提供了生命的支点，也让罗平县人民医院找到了生存并发展壮大的支点。生命不竭，改革不止，走过近六十个春秋和十六载改革的罗平县人民医院，正在酝酿新的跨越。高 17 层的医学科技大楼拔地而起，功能完善的外科大楼和传染病隔离病床已经建成投入使用。同时，一个适应社会发展需要，集医疗康复中心、护理院、老年公寓、敬老院、临终关怀为一体的发展蓝图已经绘就，不远的将来会以瑰丽的面貌出现于这方热土之上。

献　词

团结协作　为加强精神文明建设　为人民健康事业再作新贡献
1997 年新年献词

舒占坤　叶亚怀　邱树玉

时代的巨轮告别了 1996 年最后一抹夕照，迎来了 1997 年第一片灿烂朝霞。

在这一旦复始的喜庆时刻，我们代表罗平县医院党、政、工、青、妇各级领导班子，衷心地祝福全院职工、家属以及所有关心、支持我们的各界领导、朋友、同志们新年好！

刚刚过去的一年，是罗平县医院再现辉煌的一年，是各方面工作成绩较为卓著的一年，在罗平县医院发展史上，值得大书一笔。

在这一年里，我们的全体干部、职工团结协作、齐心协力，开创了振奋人心的新局面，巩固二级甲等医院的成果，创建了符合国家、国际标准的"爱婴医院"，医院改革、医学新技术开展、医学论文撰写都取得了突破性进展，医院知名度和社会效益、技术效益、经济效益都得到了很大的提高，医院综合实力得到进一步增强，为医院今后的发展迈出了坚实的关键性的一步。

在这一年里，总收入达到了 1007 万，是 1983 年的 25.8 倍，医院劳务收入达 41%，医院整体发展保持了持续、快速、健康的良好势头，医院的各项基础管理工作渐入佳境，CT 的购置，CT 楼的重点建设在顺利进行，先进高、精、尖进口的大型医疗设备 CT 即将投入使用，为全县 48 万人民的健康和周边三省八县（市）广大病员将提供良好、优质服务，为提高我院的整体业务技术水平将产生良好的效果，为 1996 年画上了一个圆满的句号。

1997 年是我县"九五"计划实现的重要一年，是我院实现 1300 万奋斗目标，各种质量标准、服务标准、管理标准都要达到或超过全区同级医院最好水平的一年，是实现全国卫生大会、党中央、国务院制订的卫生工作总方针、总目标的奠基之年，把今年的工作做好，对今后的发展具有十分重要的意义，我们一定要以更加昂扬的姿态，开好头，起好步，团结协作，进一步加强精神文明建设。

加强精神文明建设，就要统一思想，提高认识，按照党的十四届六中全会的决议和县委、政府及各级卫生行政主管部门下达的任务做好工作，我们的任务是艰巨的，这一步的成功与否，关系着我们 97 年的 1300 万，98 年的 1600 万和 6000 个平方米的新门诊楼建设等宏伟目标能否实现。全院每个干部职工都要充分的认识到实现这些目标的紧迫性、必要性、增强实现这些目标的责任感和使命感。

发扬艰苦创业、勤俭办院、团结协作、奋发进取、精益求精，为医学科学发展作贡献，为人民健康事业而献身，再攀新高峰的主人翁精神。

再攀新高峰，就要知难而上，乐于奉献，当前国民经济总体形势，医疗卫生的发展势头，对我们来说是十分有利的，但是医院在社会主义市场经济的条件下，如何找准自己的发展路子，形势不容乐观，医疗保险制度的改革，市场经济的竞争对医院来说日益激烈，面对种种困难，我们既不能掉以轻心，也不能畏缩不前，要继续发扬"团结拼搏、锐意改革、全心全意为人民健康服务"的事业精神，群策群力，朝着既定的目标开拓前进。

再攀新高峰，就要脚踏实地，讲求实效，我们要继续坚持"求索进取、精益求精"的事业理念。紧紧抓住"管理要严、技术要精、服务要好、质量要高"坚持公平、公正、公开的原则，坚持"精诚团结、精通技术"进一步倡导"忘我决策、忘我管理、忘我工作、院荣我荣、院衰我耻"的罗平县医院之魂。使医院的整个工作更上一层楼。

同志们、朋友们、全体职工们，世纪之交的钟声离我们越来越近，在为实现97年我们的目标和本世纪末我院要达到2500万元业务收入，成为一流的整体实力强、分科越来越细、专科越来越精的宏伟目标而奋斗的征途上，1997年将是十分重要的一年，让我们更好的团结起来。携手共进，满怀信心，迎接新的成功。再攀新的高峰，以壮丽、辉煌的成绩迎接二十一世纪光明的春天。

祝全院职工、家属、同志们家庭幸福、万事如意！

2010 年新年献词

舒占坤　叶亚怀　李虹道　冯锐

尊敬的各位领导、各位老师、各位专家、各位来宾、各位朋友、全院员工、家属同志们！

旧符辞岁去，新桃踏春来，翻开这熟悉的扉页，记录的是岁月的更替和奋斗的足迹，我们满怀创业的激情和美好的愿景，辞别了跨越与激荡同在的2009年，迎来了挑战和机遇并存的2010年。值此新年到来之际，我们谨代表罗平县人民医院党政领导班子向各位领导、各位老师、各位专家、社会各界朋友致以新一年的祈愿，祈愿各位领导、各位老师、各位专家、社会各界朋友在新的一年里生活得更加幸福和美好！祈愿我们的全体员工随着医院的发展工作得更加快乐和幸福！同时向长期关心支持我们的中共罗平县委、人大、政府、政协及各级卫生行政主管部门的各位领导表示衷心的感谢！向为全县人民健康、医院建设与发展而埋头苦干、无私奉献的全院干部职工和家属同志们致以诚挚的问候和崇高的敬礼！

此时此刻，抚今追昔，我们感慨万千，展望前程，我们心潮澎湃，过去的一年是医院发展史上具有里程碑意义的一年。在过去的一年里，我们全院上下精诚团结、开拓创新，取得了突出的成绩！

已经过去的2009年，迎来了伟大祖国60年华诞。我们在科学发展观的正确指引下，认真学习党的十七大报告和学习实践科学发展观活动。在学习实践科学发展观活动中，县委书记高阳同志亲自领导、指导、联系我们的工作，在第二批学习实践科学发展观的总结和全面落实阶段，我们迎来中央、省、市检查督导组的检查督导。在检查督导时，中央学习实践科学发展观督导组组长陈邦柱同志对我们的工作给予了高度的评价，他语重心长地说："我走过不少地方，看过不少医院，像罗平县人民医院这样好、发展上水平的实为少见，罗平县人民医院的发展才是真正的'以人为本'、全面、协调、可持续的科学发展观的真正体现。"

过去的一年我们被云南省卫生厅、云南省医院协会推荐创"全国百姓放心示范医院"。在卫生部和中国医院协会认定下，我们全面按照创建标准要求，组织实施，全院干部职工全身心地投入到创建活动中。整个创建活动历时一年多的时间，8月30日我们迎来了中国医院协会的领导和专家到医院评审验收，在评审过程中得到了专家组的一致好评。用他（她）们的话说，罗平县人民医院地处滇、桂、黔三省结合部，属西部欠发达地区，但医院有这么好的就医环境、这么好的医疗设备、这么好的住院条件、这么好的服务、这么精湛的医疗技术，就是在发达地区也是少见，在专家组的一致好评下，我们顺利地通过"全国百姓放心示范医院"的验收。

5月，我们抓住全球金融风暴、金融危机的时机，加大对医疗设备装备的投入，在县委政府的大力支持下我们自筹资金近叁仟万元购置了目前国际上最先进的飞利浦64层高档螺旋CT、1.5T超导核磁共振、两台DR、两台CR、德国目乐高档双头显微镜、日本奥林巴斯电子胃镜、支气管纤维镜等先进大型医疗设备，这些设备都已安装使用，正在为减轻人民群众看病难、看病贵作贡献！医学科技大楼主体和外装饰已经竣工，罗平文化艺术林园（公墓）项目已经正式启动。

我们对全县培训、培养乡村医生的阳光工程得到全面实施，全年共培训乡村医生5期340人次，全院员工为培养乡村医生作出了艰辛努力！

过去的一年我们始终坚持把维护群众利益、追求社会效益放在首位。我们的巡回医疗小分队走遍了全县的山山水水、村村寨寨，共下乡 360 天，下乡医务人员 600 余人次，在农村为人民群众看病 2 万余人次，减免医药费 24 万余元，捐资 10 万余元帮助改扩建农村新型合作医疗室十余个，为破解农村缺医少药，解决人民群众看病难、看病贵的问题作出了巨大贡献，目前新一轮下乡巡回医疗小分队已经启动。全院各科室为贫困伤病员减免医药费 80 余万元。全年共收治门诊病人 243876 人次，与去年同期相比增长 46414 人次；住院病人 34334 人次，与去年同期相比增长 8316 人次；手术 7722 台次，与去年同期相比增长 4505 台次，平均住院费 2848.02 元，平均住院天数 8.67 天，与去年同期相比分别下降 41.88 元和 0.37 天。全院药品在跟政府招标采购最低标的基础上，再让利两个百分点给广大伤病员，非标药品在市场最低价的前提下再让两个百分点给广大人民群众，仅以上几项共减轻广大伤病员直接经济负担 612 万元，确实体现了让人民群众看病不难也不贵。

过去的一年，我们开展新业务新技术 52 项，撰写医学科研论文 22 篇。与昆明医学院联合开展对云南省罗平县农村心脑血管疾病预防与治疗调查研究和农村慢性病经济负担的支付能力的调查研究，分别获得云南省和国家自然科学基金项目立项，为今后医学科学研究打下了良好的基础。我们与杭州创业、中南科技大学同济医学院管理学院联合研发医院电子计算机网络开发，为将来医院科学化、系统化、现代化和数字化管理的目标实现创下了很好条件。

在纪念建国 60 周年的时刻，全院职工以饱满的情绪参加全县歌咏大赛取得了一等奖的好成绩，文化兴则事业兴，我们应永葆这种拼搏向上的精神。

在过去的一年里，我们的累累硕果，都离不开中共罗平县委、人大、政府、政协和各级卫生行政管理部门的领导、关心、关怀，离不开各位老师、各位专家、社会各界朋友的帮助和关爱，更离不开我们全院干部员工的艰辛付出和努力，它饱含着我们严谨务实为医学科学发展而努力，团结奋进为人民健康事业而献身的医院之魂的精神力量，还饱含着一代又一代为医院发展创业者们的艰苦奋斗、卓越奉献的历史积淀，在医院发展史册上添了光辉的一页。为我们在新的起点上笑傲坎坷，放飞梦想积累了宝贵的经验，奠定了雄厚的基础。

各位领导、各位老师、各位专家、各位来宾、各位朋友，全院员工家属同志们！时代发展的脚步永不停歇，医院长期可持续发展的愿景指引着我们阔步向前。我们迎来的 2010 年是一个重要而富有历史使命的年份，我们要努力地转变观念，以奋发积极的态度努力深化医药卫生改革，我们务必要以党的十七大、十七届四中全会和中央经济工作会议精神为指导，以科学发展观统领医院全面发展，以县委十一届八次全会精神为指针，抓好一个学习、强化一个理念、树立一个"魂魄"、做到两个确保、完成十二项工作任务、完善两个坚持的医院工作目标已经制定，我们要紧紧围绕医院 2010 年的工作目标，坚定信心，迎难而上，以强烈的责任感、危机感、紧迫感、使命感，以比以往任何时候都更加昂扬的斗志，更加有力的措施，更加扎实地工作，变压力为动力，化挑战为机遇，务必更加突出地把质量、服务、安全、费用贯穿在医疗护理和医院工作的始终，务必把发展与稳定贯穿在医院工作的始终，务必更加突出地转变干部员工的脚踏实地扎实工作的作风，让我们事业博爱、关爱的阳光温暖广大伤病员的心灵！全体员工都要焕发激情，分享成功，努力为医院科学发展、和谐发展、可持续全面发展作出新的贡献！

各位领导、各位老师、各位专家、各位来宾、各位朋友、全院员工家属同志们！

年光翩翩过、世事局局新，新的一年、新的任务、新的开拓、新的辉煌，让我们更加紧密地团结起来，高扬科学发展观的伟大旗帜，勇挑历史赋予的神圣使命，殚精竭虑谋发展，乘风破浪再跨越，夺取医药卫生事业改革发展的新胜利，谱写员工幸福快乐的新篇章。

衷心地祝愿各位领导、各位老师、各位专家、各位来宾、各位朋友、全院员工家属同志们新年快乐、全家幸福、万事如意！

专　著

《基于病人价值链的医院业务流程管理模式研究》

　　本书为美国城市大学博士研究生舒占坤的博士论文，导师为朱雍；除摘要用中文外，全文为英文，共10万字符。当今医院的发展既面临着挑战又拥有机会，但我国的医院管理模式必须进一步创新。本文以顾客价值理论、价值链理论、全面质量管理理论和战略管理理论为基础，通过理论演绎的方法，将业务流程再造和全面质量管理的理论和方法整合在一起，构建了一个以病人价值链为基础的医院业务流程管理模式。这一管理模式包括病人价值与病人价值链、医院业务流程管理框架、基本方法论和绩效评价框架四个部分。病人价值被定义为病人在其所拥有的选择范围内，围绕医疗服务消费情景，对一定关系期间的医疗服务和辅助性服务实现其特定目标的贡献和效能与其所需的付出进行综合权衡所获得的认知。根据这一定义，病人价值被分解为情景维度和等级维度。病人价值的情景维度是指病人在认知和评价医疗服务的各种价值构成要素时要依赖一定的消费情景；等级维度是指医疗服务所提供的一系列不同的价值在病人心目中具有不同的重要性，或者说，病人价值的不同构成要素在病人的价值认知中具有不同的权重。两个维度分别置于一个矩阵的横轴和纵轴就构成了病人价值矩阵，这一矩阵用来分析病人价值要素。在医疗服务链上，不同的环节会有不同的病人价值要素。每一个环节上病人都会对其感知利得与感知利失进行权衡比较，最终形成病人感知价值，产生病人价值链。本研究认为，病人价值链是依据创造病人价值的交易过程和关系过程所形成的病人感知价值的整体，即包含交易价值也包含关系价值，它是病人参与到医院的医疗服务链中所获得的持续性的病人价值流量。病人价值链和病人价值矩阵可以构成一个病人价值立方体，这一立方体及对病人价值链的展开可以用来进行病人价值链的分析。

　　通过对病人价值和医院价值，病人价值链和医院价值链的分析，可以得出两个结论：病人价值是医院价值的核心部分；病人价值链和医院价值链是相互依存的关系。医院要拥有卓越的病人价值创造能力，一方面需要对医院的基本价值链进行优化和重构，另一方面还需要在整个行业价值链内对相关组织的价值链进行整合集成。医院的基本价值链重构和行业价值链集成需要对医院内部和外部的流程进行优化或者革新，这些流程都是跨部门或者跨功能区域，有的甚至是跨组织的。由此可见，病人价值链和医院业务流程管理之间存在一种相互依赖相互促进的关系，需要寻求一种新的管理框架将两者融合在一起。这样就产生了基于病人价值链的医院业务流程管理框架。

　　这一管理框架分为两个层面。其一是概念框架，其二是操作性框架。

　　概念框架是面向理论层次的。在这一框架中，基于病人价值链的医院业务流程管理是一个持续性的管理循环。这一循环从病人价值链开始，然后进行医院价值链优化和重组，接下来进行流程改善活动。流程改善活动集成了全面质量管理和业务流程再造的思想，即将渐增性改善和突破性改善结合在一起。这样就能更好的创造病人价值，使医院获得和发展竞争性优势。

　　操作性框架则是面向实践层次的。这一框架以流程图的形式基于病人价值链的医院业务流程管理基本程序。首先通过对病人价值链的分析确定病人价值要素，然后根据分析的结果对医院的价值链进行优化和重组，其目的是识别降低成本的活动和消除无价值的活动，从而设置流程管理的目标。完成这一阶段后，需要对医院现有的业务流程进行优化或者重新设计。根据上一阶段的目标，选择需要进行优化和重新设计的流程。对这些流程进行描述，以便能够更好的理解和评价流程。流程评价的重点在于两个方面：其一确定流程改善的优先顺序；其二，确定流程改善的风险，即哪些流程能够采用突破性的改善方法，哪些流程能够采用渐增性的改善方法。完成这一阶段的活动后，进入流程改善的阶段。流程改善阶段实际上分两个层次。第一层次为重新设计流程，采用业务流程再造（BPR）的方法；第二层次为流程管理阶段，即采用全面质量管理（TQM）的方法。在上一阶段流程评价中确定为采用渐增性改善的流程直接进入流程管理这一层次。而需要突破性改善的流程则进入流程重新设计这一层次。新的流程设计成功后开始实施，然后对其评价。此次流程评价的重点在于评价新流程是否已经成熟。如果不成熟，则需要返回到流程设计这一层次；如果成熟，这些流程则进入流程管理阶段。流程管理作为一种渐增性的改善过程类似于 PDCA 循环，是对流程持续性优化的过程。在这一过程中需要对病人的医疗服务经历进行描述和评价，如果存在损害病人价值的问题或者是增加病人价值的改善机会，则返回流程描述与评价阶段，反之，则进入本框架的最后阶段。本框架最后阶段包括两个活动：一是对病人价值的评价，二是对医院绩效的评价。两者均用于评价这一框架实施前医院发展战略和愿景实现的情况，确定医院的竞争性优势，并用于制定新的发展战略和愿景，从而实现概念框架中提出的管理循环。

作为一个完整的管理模式，这些框架需要一定的方法学支持。因此，构建支撑基于病人价值链的医院业务流程管理框架的基本方法论体系：核心方法和实施原则与程序。核心方法包括了一系列支持基于病人价值链的医院业务流程管理框架的技术，包括病人价值矩阵、病人价值链分析、病人价值－医院价值匹配矩阵、基于 IDEF0 的流程建模、流程评价、流程管理、基于 IDEF3 的病人服务经历描述、病人价值评价和绩效评价等等。本研究提出了实施基于病人价值链的医院业务流程管理活动的 10 条原则，分别是流程改善必须由高级管理层领导；由战略驱动流程改善；为病人增加价值；聚焦于流程而非功能；采用系统思维；周宓准备，终身学习；注重评价；以人为本；持续性改进；以及注重沟通。实施程序分成两个部分：突破性改善和渐增性改善。突破性改善则依次包括设计医院流程、实行模拟分析、实施新流程等三个阶段；渐增性改善则分为四个阶段：确定需要改善的关键流程、分析现有流程、改善流程、实施流程改善方案。

论文还以平衡记分卡为方法学基础，构建了基于病人价值链的医院业务流程管理的绩效评价框架。绩效评价应该将战略规划、关键业务流程、利益相关者的需要、高级管理层的参与、员工参与、概念框架、评价指标集成在一起。而根据对医院价值的理解，和基于病人价值链的医院业务流程管理模式的需要，本研究提出了一个绩效评价概念框架，这一框架则包含了五个方面的评价内容：医院财务绩效、流程绩效、病人满意度、员工满意度和社区满意度。

论文最后以云南罗平医院实施基于病人价值链的医院业务流程管理的情况为案例，探讨这一管理模式在实际应用中的做法和效果。案例分析表明这一模式在实践中可以有很多灵活的做法，同时对医院的发展产生了良好的效果。

《中国医院管理理论与模式》

主编舒占坤、金新政，副主编叶亚怀、李虹道，中国科学文化出版社出版，2010 年 7 月第一版。全书48.4 万字，分为 9 篇，第一篇介绍管理哲学，即系统理论、系统结构；第二篇管理科学的基本概念；第三篇介绍医院决策管理；第四篇介绍医院组织架构设计；第五篇介绍医院激励机制；第六篇介绍医院管理流程；第七篇介绍医院文化建设，第八篇介绍员工发展管理；第九篇介绍医院信息系统管理。

《中国医院管理程序规范》

主编舒占坤、金新政，副主编叶亚怀、冯锐，中国科学文化出版社出版，2010 年 7 月第一版。全书 21.7 万字，分为九章，内容包括医疗管理程序、门诊工作程序、护理管理程序、药剂管理程序、教学管理程序、从事管理程序信息管理程序，院内感染管理流程等。

《中国医院管理标准化作业流程》

主编舒占坤、金新政，副主编李虹道、张春权，由中国科学文化出版社出版，2010 年 7 月第一版。全书 28.5 万字，分为 5 章，内容包括医院制度，医院临床诊疗业务、各科室职责，后勤器械药剂相关制度、特殊医疗管理等。

论文及论文简介

论新时期医德行为的评价与思考

舒占坤　叶亚怀　邱树玉

　　摘　要　我国正经历着一场以市场为导向的深刻的社会变革，医德作为职业道德的一个种类，在社会转型时期如何评价是值得加以思考的问题，医德评价是医学伦理原则和规范赖以发生作用的"杠杆"，在医疗活动中具有调节、教育、规范、激励的作用。笔者着重论述新时期医德评价的客观标准，并进行分析和思考，认为要从历史发展趋势的社会转型期的整体高度来评价，当前医德水准在向更高的目标迈进，同时指出新的医德体系须建立在以市场为基础，也不能忽略思想教育和宣传，使物质文明和精神文明有机结合，构建良好的新时期医务人员工作的职业道德观。

　　关键词　新时期　医德　评价　思考

　　医务工作的职业道德是调节医务人员与病人、医务人员之间以及医院工作人员对集体、国家行为规范的总和。在新时期对医德这一总合如何进行评价是医院工作人员值得思考的问题，笔者认为，医德评价是根据医德的原则和规范，对医务人员以及全体员工和医疗卫生单位的医疗行为是否属道德所作的判断，适时的医德评价，有利于医院各层次的人员明确医德方向，促进和提高医院全员性的高尚的道德情操，21世纪的中国必然经历着以市场为导向的知识经济的深刻的社会变革，现实生活将错综复杂，人们对医德的评价众说纷纭，因此医德评价必须建立在新的客观思考的标准上，而医德规范已注入新的内容，本文试图对新时期医德评价的意义、标准和内容进行思考性论述。

新时期医德评价的重要意义的思考

　　在社会转型时期，变革和变化是社会发展的必然，医德在新时期的评价是医学伦理原则和规范赖以发生作用的"杠杆"，医德在医疗活动中的调节、教育、规范、激励等功能，只有通过医德评价的途径才能得以实现。

　　具体地说，新时期医德评价的作用主要表现在：

　　①对医院工作人员思想行为道德的评价，通过医德行为给予肯定或否定，使自我在理论上弄清职业道德的是非，逐步形成符合转型的社会医德的内心信念，在意识上养成强烈的道德责任感、除丑扬美、却辱争荣、弘抗是非、使这些信念作为选择和评价医疗行为和医院行为的指南。

　　②对医院员工具有深刻的教育作用，正常、健康、广泛深入的医德医风考核评价活动，是医院员工进行自我教育的有效途径，这种教育具有内省、深刻和持久性的特点，能够收到良好的效果，医德医风教育所造成的氛围和舆论的褒贬，形成一种影响医院和科室员工整体思想和行为的巨大教育力量，并植根于情感和心理之中，告诉医务人员怎样选择正确的医德，以及怎样在行为过程中努力使良好动机与良好效果统一起来，从而使医德水平不断提高。

　　③对全体员工的行为与医患之间关系具有调节、规范的作用，医德医风行为受医德意识支配，通过医德考核和评价，医务人员增强了医德责任感，同时医院员工全员性增强了是非感和正义感，从而指导和规范、纠正自己的行为与医疗、护理及医院工作的实践活动，以协调医患、医际、个人与群体、

整体及个人与社会之间的关系。

新时期医德评价的客观标准思考

由于社会转型的变化，对医德评价也论调各异，但归纳起来大概有两种意见，一曰"医德滑坡论"，一曰："医德爬坡论"。

一些人根据社会上存在的"红包"、"吃请"、"送礼"等等现象，极个别医务人员在工作中态度冷漠，不负责任的行为，把目光聚焦于社会转型期医德的滑落，惊叹"医德滑坡"，也有一些人认为，社会转型期伴随着的医德缺失是一种暂时的表面现象，而更深层次的是医

德进步的因素，如医疗服务模式从以疾病为中心到以病人为中心的转变；医护人员开始重视对病人从生理到心理的全方位系统化的治疗，医院本身不仅要做到满足病人基本的医疗需求，而且要重视满足病人特殊的医疗需求等，从历史看，这是新时期医德振兴的开始，从本质和发展趋势上看，医德正处在"爬坡"阶段。有此两种截然相反的评价，所以医德存在着深刻的伦理评价问题，从伦理和实践上看，衡量医德进退有两个层次，一是医德本身的标准，另一个是社会历史的标准。医德本身的标准，即具体的医德标准是以一定的医德体系为坐标，如医德观念，医德的基本要求，医德规范等，平衡医院和员工的行为和风气，凡是符合这些标准行为的就给予肯定，反之就加以否定。

社会历史的标准，则是以医德对于社会发展的意义和作用如何，作为衡量医德体系本身的标准，在不同的历史时期和不同的社会形态下，存在着不同的医德体系，因此，除医德自身标准外还有指导、影响、选择和评价医德体系的更高标准，如社会主流的共同的道德标准，符合这个标准的则是进步的合理的、反之是落后的、不合理的医德标准。

在社会变革时期，评价医德具体标准的社会道德标准，往往与转型期的新观念相冲突，如集体主义与自我价值的实现，奉献精神与经济利益、谦让与竞争等，新时期面临的医德观念的冲突，其深刻的焦点和背景就在这里。

对于医德是否"滑坡"，我们不能仅凭感觉和情绪去争论，还要具体的分析一下，所谓"滑坡"究竟是指什么？它是在哪方面，哪些层次上发生的？其原因实质如何？

勿需否认，在现行医疗实践中的极个别医务人员确实存在着医德"滑坡"的现象，如多收乱收病人费用，但这仅仅是局部的、极个别的，若夸大它，则不利于树立医院改革的信心和医疗卫生事业的整体推进，而更应该看到的是，广大医务工作者和全体员工的医德主流是好的，有许多医务工作者奋力拼搏、勇于奉献、挽救了无数濒死的生命，随着医疗卫生改革和医院改革的推进，"以病人为中心"的措施出台和实施，广大伤病员从中受到了较高水平的服务，如云南电视台的张昆患者，北京朱冬患者及全县很多伤病员等等都得到了较多的方便和实惠的服务。因此，从深层次上看，从历史发展趋势和社会转型期的整体高度来思考和评价，新时期医德水准会向更高的目标迈进。

新时期医德评价的客观分析与思考

社会生活实践是人类道德发展、变革、变化和完善的深厚基础，医德同样有较强的实践性，医德虽然作为观念形态的东西而区别于物质的社会关系，但它如果仅仅停留在观念和形式上而不转化为医疗实践行为，就不成其为真正的医德，因此，医德是人对世界的"实践——精神"的把握方式，纵观上千年的东西方医德文明史，每一历史时代，每一民族都有特定的医德规范和观念，评价善恶的医德标准也不是固定不变的，道德观念、善恶标准的这种历史差异，只有从社会实践的时代差异中才能得到合理的理解，从生产方式和交往方式的变革中才能找到客观的依据，我国所进行的改革包括从经济基础到上层建筑的各个方面，以医药卫生体制的改革，相应地医德也在发生着嬗变，对这些全新的医德观念的评价，也只能从生产方式和交往方式的变革中才能找到客观依据。

一是医学模式与医德评价，在不同的医学模式的指引下，医德的内容是不同的，生物医学模式只要求医务人员以物理学、化学分析的手段，来研究人体的运动和疾病的本质，并用药品或手术来治疗

疾病，生理——心理——社会医学模式则不同，它将医务人员与病人在生理治疗过程中的道德关系扩大到医生对病人的心理治疗，因而对医学道德提出了新的评价标准，如：不能只单纯重视病人的疾病，还应考虑病人所处的社会环境等因素，不能只重视药物和手术的作用，还应注意医学心理学和心理疾病的诊治，不能单纯依赖医疗技术提高医疗质量，必须同时提高医学职业道德的责任感等。

二是市场经济、知识经济与医德的评价，在继承和发扬传统的优良医德的同时，积极创立和形成与社会主义市场经济体制和21世纪的知识经济相适应的医德规范，医德标准是医生评价和评判的必然要求，这不仅意味着许多传统的医德观要重新加以检验和选择，其中包括多年来在计划经济体制下形成并习惯了的医德模式被一些新的医德模式所取代，确立更全面的医德规范体系。在医患关系层面上，医德规范应主要包括：①以病人为中心，实施全方位优质医疗服务。②视病人为亲人，竭尽全力救治病人。③在诊治活动中做到文明用语，禁说服务忌语，态度和蔼、耐心细致。④平等待人，尊重病人人格，必要时保守医疗秘密。⑤不得利用职权之便，索取、非法收受患者财物或牟取不正当利益。在医务人员与社会的关系层面上，医德规范应主要包括：①树立敬业精神、遵守职业道德、履行职责、对医疗护理技术精益求精。②树立奉献精神，热心参加社会公益活动。③树立整体观念，加强社会责任感和道德责任感。④贯彻执行时代所制定的卫生工作方针，面向社会，宣传卫生保健知识。⑤讲究文明礼貌，遵守社会公德，维护社会公益。在医务人员之间的关系层面上医德规范主要包括：①互相尊重，互相沟通和理解。②团结协作，密切配合，主动支持。③积极进取，取长补短。④敬志爱新，维护整体利益。

三是经济利益与医德评价，我国传统的道德观对医德产生了重要影响，自古以来"重义轻利"的道德观占据统治地位，这种影响的消极方面使医德与利益相分离，随着市场经济的深入发展，以"仁爱"、"重义"为核心的传统医德价值观与强调集体主义和大公无私为核心的社会主义价值观一起受到"拜金主义"，"利己主义"，"崇乐主义"的严重冲击，对医德的健康发展产生了不利影响。

显而易见，以上问题，无论是在理论和实践上都是非常复杂的需要进行深入研究，笔者想在这里强调：

①在市场经济和将来的知识经济中善与恶、义与利、利己与利他、个人与社会之间既相互对立又相互统一，医德需要一定的经济基础作保证，具有一定的经济基础，才能产生高尚的医德。

②市场知识的价值关系是不以人的意志为转移的客观存在，不论人们在主观意志上作什么样的判断，只要处于市场关系中货币就会成为价值尺度去支配人的行为，包括道德行为。

③新的医德价值体系必须以市场知识关系为基础，同时又注意思想教育和宣传，必须使义与利、利己与利他、个人与社会、物质文明与精神文明以及思想政治工作有机地结合达到协调统一，这样的价值体系才能成为一个美好的医学职业道德体系的基础，才能使新时期医德向着更高的方向发展。

【参考文献】

1. 杜金香，王晓燕主编. 医学伦理学教程. 北京科学出版社，1998.
2. 王志杰，李梅尹. 高等医学院校大学生医德教育系统化建议. 医学与哲学，1999，(6)：56

浅议现代医院的文化建设

叶亚怀

摘 要 本文主要论述了现代医院文化的起源和本质、内涵和实施步骤，以及在现代医院管理中的重要作用，提出了只有重视医院文化建设才能促进现代医院管理的持续发展。

关键词 医院管理 文化建设

一、医院文化的起源和本质

从根本上说，医院具有一个普通企业的特性，医院文化也属于广义的企业文化。它包含精神文化、组织文化、制度文化、形象文化、道德文化等几个层面，具有五个方面的作用：（1）导向作用，即把企业员工引导到确定的目标上来；（2）约束作用，即成文的或约定俗成的规章对每个员工的思想、行为都起很大的约束作用；（3）凝聚作用，即用共同的价值观和共同的信念使整个企业上下团结；（4）融合作用，即对员工潜移默化，使之自然地融合到群体中去；（5）辐射作用，指企业文化不但对本企业，而且还会对社会产生一定的影响。企业的成功，正因为他们建立了一种强大的企业文化，创造了一套稳定的价值系统，使企业能够安度外在环境的瞬间万变，历经管理层的变化更迭，而不断向前迈进。

医院文化就其本质是以人为本的文化，如何认识和看待医院文化，反映了医院管理者把握和驾驭医院发展的内在客观规律的能力和水平，将对医院的长远发展产生举足轻重的影响。医院文化是现代医院管理的新趋势和新发展，它能够使医院管理更加深化、内涵扩大，促进医院管理的变革，成为推动医院发展的源动力。所以说医院文化就是医院的现代文化管理形式。现代文化管理比以往管理先进的地方，就在于它以人为本，搞好人力资源开发的思想，医院是人性化的场所，所有活动最终都要靠人来执行，所以说医院文化是以人为本的文化，是围绕人力开发的文化，是人性关怀、服务的文化。强有力的医院文化最终将成为医院取之不尽、用之不竭的精神动力，文化力量是医院永恒的竞争力。一个希望有未来的现代医院具体的远景目标，就是要坚持人本理念和以病人为中心的全新的服务理念；提倡以德治院，提倡在医院内部讲政治、讲学习、树正气；增强员工事业心和责任感，增强爱岗敬业和奉献精神。医院以患者满意为标准，建立和谐的医患关系，从而使医院在的社会影响力不断得到加强和提高。

二、医院文化是一个医院的核心竞争力

核心竞争力这一概念是美国密执安大学商学院的普拉哈教授和伦敦商学院的哈姆尔教授于1990年在《哈佛商业评论》上发表的《公司的核心竞争力》一文首次提出的。医院核心竞争力是医院长期养成的个性化品牌力量，是同行无法与之抗争、无法替代的独特性。从文化层面来说，就是医院文化。不同的医院有不同的个性特征，不同的医院有不同的医院文化，这是竞争对手无法模仿套用的，是一个医院的优势所在。因此，医院文化也就成为各个医院特有的核心竞争力。正确培育和提升医院的核心竞争力，就是要提升医院文化凝聚力，营造先进的医院文化，创造巨大的无形资产，养成具有医院个性的品牌力量，持久建设有个性特征的医院文化。形成核心竞争力，不能光靠开展群众文化活动等一些传统方法。要把医院变成学习型组织，充分利用信息资源、知识联盟的优势进行学习与创新，促进医院与时俱进，提高自身内涵。

医院的核心竞争力，也是医院文化中的服务理念与核心的价值观。医院的文化思维、服务理念、民主意识、进取精神、职业道德、行为走向、价值观、市场观、用人观等等，都受医院文化的深刻影响。医院既是一台为社会和病人提供服务的机器，又是一个具有特殊资源、能够自身生存和发展的有机整体，医院文化已成为医院竞争力的一个重要组成部分，越来越具有全局性和战略性。只有当医院的物质财富和精神财富积累相适应、相统一时，医院才有持续发展的凝聚力和创造力。医院越发展，越成熟，医院文化越深厚，综合竞争能力就越强。

三、医院文化建设的几个方面和步骤

医院文化建设是一项系统工程，在实践过程中纷繁复杂，本文只能是挂一漏万，以管窥豹。我认为在当前开展医院文化建设应该注意以下四个方面。

1. 尽早确定医院经营理念和发展战略

医院经营理念和发展战略是医院文化建设中的一个重要内容，更是医院未来发展的根本和基础。有眼光的医院决策者应充分发挥医院文化的特有优势，科学地确定经营理念和发展目标，制定正确的经营战

略，以此作为医院发展的方针和路线，并逐步付诸实施，力争在当前激烈的医疗市场竞争中取胜。

2．逐步塑造良好的医院形象

塑造良好的医院形象是医院文化的具体体现，包括对内对外的信誉和形象。医院文化建设的一项重要内容就是设计、塑造、展现医院的形象。良好的医院形象是医院建设发展过程中的一笔无形资产，是医院创造效益的必要条件。具体说来，一是树立一个团结务实、开拓创新的领导班子形象，二是建立一个有理想、有道德、有纪律、有文化的职工队伍形象，三是塑造一个技术上乘、质量可信、服务优良的服务形象，四是打造一个花园式医院的环境形象。同时还要靠多种具体的方式来进行推介、传播，提高医院在群众中的知名度、信任度。

3．继续努力提高医院职工的素质

提高职工素质是医院文化建设的根本所在，离开了人，医院的经营理念、发展战略、精神和形象就会统统落空。医疗市场的竞争，归根到底是人才的竞争。用三个代表思想武装头脑，突出爱国主义、集体主义、优秀人文精神，把爱岗位、爱科学、学技术、学文化等思想观念注入医院文化建设过程中，注入职工群体的价值观念中，培养全体职工的主人翁精神。这样才能增强职工的工作责任感和社会责任感，塑造一个团结、和谐的工作集体，打造一个具有高度凝聚力的医院榜样。

4．从医院文化建设的步骤来说，最重要和首先是应从核心领导层开始。

医院院长作为医院的管理者，是医院的领导核心成员，优秀的医院领导与优秀的医院文化是相辅相成的。优秀的医院院长必须重视建设医院文化用于现代医院的管理。因此现代医院院长和核心层必须具备开拓创新的精神、忘我奋斗的精神、艰苦创业的精神，带领全体职工齐心协力、同心同德，朝既定目标拼搏的精神。从而让医院创造出良好的社会效益和经济效益。另一方面，医院文化的培植过程不是一个自觉的养成过程，它需要医院核心层采用多种形式向全体职工不断地灌输医院的核心价值理念，并运用管理权威来强化职工对医院自身价值理念的认同。通过干部率领全体职工，使主人翁的价值理念逐渐被职工认同，主动服务意识增强，使医院文化的培植成为职工的自觉行动。

同时，作为核心管理层，在医院管理工作中既要使患者满意，也要使职工满意。医疗行业是服务行业之一，但又不同于一般的服务行业，许多情况下是多部门多种专业协同工作，需要团队合作精神。"以病人为中心"的管理理念在医疗服务过程中，就是要使病人满意。而这首先要以职工满意作为基础和条件，否则就是一句空话。因此，在医院管理工作中要处处体现"公开、公平、公正"的管理理念，医院的政策与规章、职工的报酬、工作的控制与协调等都要体现公开性；与职工的沟通、信息的透明、学习晋升和职业的发展机会要均等，要体现公平性；工作满意度、职工对医院的信任等都应体现公正性。要坚持上述做法，视群众利益无小事，果断处理和化解一些难点和热点问题，就会得到广大职工的拥护和认可。工作热情高涨，从而使医院进入良性发展、可持续发展的轨道。

四、医院文化建设的作用

医院文化是现代医院管理的新趋势和新发展，也是现代医院管理理论体系中的一个重要组成部分。医院文化建设的根本目的，就是要在医院创造一种和谐、民主、乐观向上的环境氛围和正确的价值观。价值观的正确与否，直接决定着医院的成功与否。

1．医院文化建设能促进医院管理更加人性化

医院文化建设能够加强医院人文精神的培育，在管理中造成关心人、尊重人、信任人的作用，体现人的价值观在医院中的重要地位，激发人的使命感、自豪感和责任心，尊重知识、尊重人才，培养和激励职工积极的进取精神，让人人都能够参与医院管理，发挥他们的聪明才智，增强职工的自尊。并把这些带有"人文"色彩的信念、价值观等注入职工的心灵深处，在医院形成一种和睦相处、团结奋进的良好环境，最终促进医院管理更加人性化。

2．医院文化建设能扩大医院管理的内涵

先进的医院文化，使医院管理的内涵建设得以加强、深化和提高：精心地打造医院的内在品质，注重现代化管理思想在职工中内化程度，变不自觉为自觉行动。注重价值观念和道德准则的建设，使

之成为医院的群体意识，人人争当医院的建设者，而不是旁观者，从而产生强烈的责任感和使命感，为医院创造良好的竞争环境、和谐环境和心理环境，使医院能够长期充满生机和活力。

3. 医院文化建设能带来医院的管理效益

先进的医院文化一旦注入管理系统，就会给医院带来良好的社会效益和经济效益。医院员工在医院文化的熏陶和感染下，使得团队意识和服务意识变成一种内在的、自愿的思想，就能够打造属于自己的优质服务，与患者保持良好的关系。使医院成为一个值得依赖的机构，同时也能够 吸引顶尖人才、吸纳更多的资产、在病人心目中产生信赖、吸引更多的病人。因此医院文化建设和现代管理不仅能带来社会效益，而且会带来很好的经济效益，促进医院的全面发展。

4. 医院文化建设能保持医院的持续发展

现代化医院管理的持续发展，关键在于不断地提高医院职工队伍素质。医院文化建设就是要建立完善职工培训制度、培训方法和培训体系，建立学习型的医院、学习型的科室和学习型的职工的学习机制，使每个职工都成为终身学习的学员。在新的形势下，我们必须要有创新的理念。医院不仅是一个防病治病的机构，而且是一个体现传播文明和社会进步的窗口。医院文化的培育和熏陶，使每个职工都能够具有与时代相适应的精神风貌和价值观念；使每个医生都会努力成为受人们欢迎的"医德高尚、医术高明、医风高洁"的医务工作者。把培养、教育、学习作为医院文化建设的基石，医院文化建设才能促进医院管理的持续发展。

总之，医院要不断重视和加强医院文化建设，以医院文化建设促进医院改革的深化，真正实现经济效益和社会效益同时提高的目标，真正提高医院的综合实力和市场竞争力，使医院在激烈的医疗市场竞争中永远立于不败之地。

【参考文献】

1. 张大平，张帆. 整合医院文化建设力量，建立医院文化运行机制. 中国卫生杂志，2004，3：39.

2. 顾苏俊，李泽平. 塑造医院文化的现实路径. 中国医院院长杂志，2005，10：40.

3. 孙亚林，李斌，王向东. 医院文化建设中的误区. 中国医院管理，2002，10：57.

后 记

每个单位都有自己的历史。已经走过七十余年风雨历程的罗平县人民医院，尽管历尽艰辛和坎坷，但每一步都是一首动人的歌。编修《罗平县人民医院志》目的，就是记录下曾经匆匆走过的脚步，给后人留下一段相对完整的史实。这个念头起于1996年9月19日，医院党政领导班子讨论了院志编纂一事。出发点虽好，但当时限于资料、条件和人员等条件，这个愿望一直未能实现。2004年11月12日，医院党政联席会议讨论并成立《罗平县人民医院志》、《罗平县人民医院论文集》编纂领导小组和编纂委员会，院志编纂工作正式启动。

编纂院志的过程，是一个攻坚克难的过程。由于过去相当长一段时期人员不稳定，局势动荡，建院至90年代初期的档案资料散失十分严重，一些年代甚至成为空白，资料收集异常艰辛。为此，担负资料收集任务的人员，付出了极大的辛劳，特别是参与编写的特聘人员刘庭选先生克勤克俭恪尽职守。之后是细致入微的分类整理，进入撰写阶段，资料残缺的矛盾暴露无遗。为了弥补不足，医院上下总动员，或翻阅当年笔记本，或回忆过去的经历，查缺补漏，滴水穿石，终于完成了第二稿。可以这样说，院志编修的过程，是一个集思广益的过程，是一个广泛的"人民战争"的过程，更是一个检验我们战斗力的过程。没有全院广大职工的共同努力，没有大家的无私奉献，要完成编修是不可能的。由此再一次证明，一个单位，必须随时随地要有一种敢于创新、敢于拼搏、敢于胜利的精神，有了这种精神，我们的事业才能大步发展，我们的工作才会日新月异，永不止步。

前事之师，后世不忘。院志的出版，并不意味着它的完美无缺，而是留下很多的遗憾。这些遗憾告诫我们，必须从今天做起，从现在做起，做好必要的程序性工作。医院的每一项工作，都必须留下完整、全面的痕迹资料，为后人编修续志奠定基础。如果再出现后人感叹前人的事，那我们就负有不可推卸的责任。希望各科室也要做好资料的收集保存工作，个人的笔记本也要保管好，既是自己的财富，也是我们事业的财富。

值院志出版之际，写下以上的话，既是题外的说明，也是自我勉励。

叶亚怀

2012年6月

图书在版编目(CIP)数据

罗平县人民医院志/《罗平县人民医院志》编纂委员会
编. –北京：中国文史出版社 2012.11

ISBN 978-7-5034-3638-3

Ⅰ.①罗…　Ⅱ.①罗…　Ⅲ.①医院–概况–罗平县

Ⅳ.①R199.2

中国版本图书馆 CIP 数据核字(2012)第 262626 号

责任编辑：李春华

————————————————————————————

出版发行：中国文史出版社

社　　　址：北京太平桥大街 23 号　　　100811

设计制作：成都力扬文化传播有限公司　028-86965202

印刷装订：成都蓉军广告印务有限公司　邮编：610000

经　　　销：新华书店北京发行所

开　　　本：889×1194 毫米　　1/16

印　　　张：31　　　字数：775 千字

版　　　次：2012 年 11 月第 1 版

印　　　次：2012 年 11 月第 1 次印刷

定　　　价：200.00 元

————————————————————————————

文史版图书如有印、装错误，工厂负责退换。